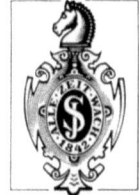

D. Vaughan   T. Asbury

Ophthalmologie

Diagnose und Therapie in der Praxis

Ein Lehrbuch für Studenten, Assistenten
und Ärzte

Übersetzt, bearbeitet und herausgegeben von
H. König und H. B. Gassmann
unter Mitarbeit von B. Gloor und D. Klein

Mit einem Geleitwort von M. Spitznas, Bonn

Mit 380 Abbildungen

Springer-Verlag
Berlin Heidelberg New York Tokyo 1983

Übersetzer und Herausgeber:

Dr. Heinrich König
Spezialarzt für Augenkrankheiten FMH
Seilerstraße 22, CH-3011 Bern

Dr. Hans B. Gassmann
Spezialarzt für Augenkrankheiten FMH
Spitalgasse 26, CH-3011 Bern

ISBN-13: 978-3-642-69330-4   e-ISBN-13: 978-3-642-69329-8
DOI: 10.1007/978-3-642-69329-8

CIP-Kurztitelaufnahme der Deutschen Bibliothek
Vaughan, Daniel: Ophthalmologie : Diagnose u. Therapie in d. Praxis ; e. Lehrbuch für Studenten, Assistenten u. Ärzte /
D. Vaughan ; T. Asbury. Übers., erg. u. hrsg. von H. König . . . unter Mitarb. von B. Gloor . . . — Berlin ; Heidelberg ; New York ;
Tokyo : Springer, 1983.
    Einheitssacht.: General ophthalmology (dt.)
    ISBN 3-540-12769-0 (Berlin, Heidelberg, New York, Tokyo)
    ISBN 0-387-12769-0 (New York, Heidelberg, Berlin, Tokyo)
NE: Asbury, Taylor:; König, Heinrich [Bearb.]

Die Übersetzung in deutscher Sprache ist

W. F. Hoyt,
Dept. of Neuro-Ophthalmology,
San Francisco Medical Center, San Francisco/USA

und

W. H. Spencer,
Pacific Medical Center, San Francisco/USA

gewidmet

Für die wertvolle Mithilfe bei der Herausgabe dieses Buches danken wir

B. Baumann-Seiling
E. Bichsel-Werder
S. Braga-Schmid
J. Brenner
B. Daicker
G. Eisner
C. Frey-Stämpfli
H. P. Graf
R. Haldimann

S. Hulliger-Hillesheim
B. Kipfer-König
R. Leuenberger
P. Loeliger
A. C. Martenet
P. Niesel
P. Schafroth
H. P. Schmid
J. Zahn

Geleitwort

In Zeiten rapide anwachsenden Wissens auf vielen Gebieten der Augenheilkunde ist es schwierig, ein Buch zu schreiben, das nicht sehr schnell seinen Wert dadurch einbüßt, daß es schon vor oder kurz nach seinem Erscheinen von der Entwicklung des Faches überholt wird. VAUGHAN und ASHBURY haben hier seit der ersten Auflage ihrer „General Ophthalmology" im Jahre 1958 eine Meisterleistung vollbracht. Es ist ihnen gelungen, ihr Buch durch Neuauflagen, die im Abstand von jeweils 2–3 Jahren erfolgten, auf dem neuesten Stand zu halten. Mit ungeheurem Fleiß und großem Geschick wurde dabei Überholtes eliminiert, während neue pathophysiologische Erkenntnisse, theoretische Konzepte und chirurgische Techniken aufgenommen wurden. Sehr gewissenhaft wurde dabei darauf geachtet, daß nur solche Neuerungen Eingang fanden, die sich in Klinik und Praxis bewährt und so ihre anhaltende Gültigkeit unter Beweis gestellt hatten. Auf diese Weise ist ein Werk entstanden, das keinerlei Ballast enthält, aber seit Jahren all das umfaßt, was der Student und der junge ophthalmologische Assistenzarzt über das Fach wissen sollten. Die medizinische Ausbildung hat in den letzten Jahren einschneidende Veränderungen erfahren. An die Stelle einer konsequent aufgebauten Vorlesung ist das Praktikum getreten, das nur einen unvollkommenen Einblick in den systematischen Aufbau des Faches, seine Probleme und seine Möglichkeiten vermitteln kann. Es ist daher in zunehmendem Maße Aufgabe eines guten Lehrbuches, diese Lücke zu schließen und dem Studenten in überschaubarer Weise einen möglichst kompletten Überblick über die wichtigsten Fakten moderner Augenheilkunde zu bieten. Dieser Herausforderung wird das vorliegende Buch in hervorragender Weise gerecht. Auch dem Assistenzarzt am Beginn der Weiterbildung zum Ophthalmologen sowie praktizierenden Ärzten anderer Fachrichtungen wird das Werk in vielen Situationen von praktischer Hilfe sein.

Das Buch entstand im Geiste der bekannten Lehrtradition der Francis I. Proctor Foundation in San Francisco, der die Hauptautoren und viele Nebenautoren angehören. Ehemalige Schüler dieser Institution sind es auch, die dieses mit großen Auflagen in bisher 5 Sprachen erschienene, meist gelesene ophthalmologische Lehrbuch der Welt nunmehr auch ins Deutsche übersetzt haben. Wenngleich die meisten jungen Akademiker heute in der Lage sind, englisch verfaßte Literatur zu verstehen, so ist für das Lernen reproduzierbaren Wissens die Muttersprache doch unersetzbar.

Erwähnenswert ist die Tatsache, daß bei der deutschen Ausgabe den Eigenheiten des deutschen Sprachraumes dadurch Rechnung getragen wurde, daß die entsprechenden Passagen der amerikanischen Originalfassung umgeschrieben bzw. ersetzt wurden. Dies gilt insbesondere für Untersuchungsmethoden sowie für medikamentöse, soziale und juristische Aspekte des Faches.

Bonn, Juli 1983   MANFRED SPITZNAS

Vorwort zur deutschen Ausgabe

General Ophthalmology ist 1958 erstmals in englischer Sprache erschienen. Seither wurde das Werk bis zur 9. Auflage laufend ergänzt und auf den neuesten Stand diagnostischer und therapeutischer Kenntnisse gebracht.

Die Tatsache, daß *General Ophthalmology* in viele Sprachen übersetzt wurde und weltweit eine gute Aufnahme fand, ließ schon bald den Wunsch entstehen, das kurzgefaßte Lehrbuch auch in deutscher Sprache erscheinen zu lassen. Es eignet sich als Nachschlagewerk für Studenten, Assistenten und praktizierende Ärzte aller Sparten.

Anläßlich der Bearbeitung zeigte es sich, daß eine wortgetreue Übernahme des amerikanischen Werkes nicht sinnvoll sein konnte. Die Herausgeber haben sich deshalb bemüht, die vorliegende deutsche Übersetzung den europäischen Erfordernissen anzupassen. Vielerorts wurde der Text gestrafft und hier und dort Ergänzungen angebracht. Einzelne Kapitel wurden weggelassen und dafür neue eingefügt. In diesem Zusammenhang weisen wir auf die Abschnitte „CT-Scan in der Ophthalmologie" und „Ophthalmochirurgie-juristische Aspekte" hin. In bezug auf ihr modernes Konzept sind diese Abschnitte in keinem vergleichbaren ophthalmologischen Lehrbuch deutscher Sprache zu finden. Besonderer Dank gilt Herrn Prof. B. Gloor, der uns die Modifizierung von Kapitel 27 ermöglicht hat.

Es ist zu hoffen, daß auch die deutsche Ausgabe eine gute Aufnahme findet. Neue Auflagen sind vorgesehen. Diese zu erweitern und zu ergänzen wird nur möglich sein, wenn laufend aus dem Kreise der Leser und Rezensenten Anregungen und Hinweise dazu eintreffen.

Den Herausgebern ist es ein Bedürfnis, allen Mitarbeitern ihren lebhaften Dank für ihre Mühe auszusprechen.

Besonders zu Dank verpflichtet sind wir dem Springer-Verlag, seinen Mitarbeiterinnen und Mitarbeitern, für ihre Beratung und Hilfe in jeder Phase der Bearbeitung.

Bern im September 1983   Die Herausgeber

Inhaltsverzeichnis

1. Anatomie 1

2. Wachstum, Entwicklung und Altersveränderungen 8

Embryologie des Auges 8
Stadium der Augenblasen 8
Stadium der Augenbecher 8
Embryologischer Ursprung der einzelnen Strukturen des Auges 8
Entwicklung der einzelnen Strukturen des Auges 8

Pathologie angeborener Augenmißbildungen 11

Wachstum und weitere Entwicklung 12

Augenveränderungen im zunehmenden Alter 13

3. Untersuchungsmethoden 14

Ophthalmologischer Status 14
Allgemeines 14
Symptomatik 14

Klinische Augenuntersuchung durch den Allgemeinpraktiker 17
Sehschärfe 17
Inspektion 17
Konfrontatorische Gesichtsfeldprüfung 18

Spezielle augenärztliche Untersuchungen 19
Spaltlampenuntersuchung (Biomikroskopie) 19
Instrumentelle Perimetrie 20
Tonometrie 20
Gonioskopie 22
Tonographie 22
Schirmer-Test 22
Vitalfärbungen 23
Keratometrie 23
Spülung der ableitenden Tränenwege 23
Sondierung der ableitenden Tränenwege 24
Lichtprojektion und Aderfigur 25
Exophthalmometrie 25
Farbensinnprüfungen 26
Untersuchungen bei Aggravation 27
Indirekte binokuläre Ophthalmoskopie 28
Ophthalmodynamometrie 28
Transkorneale Transillumination 29

Fluoreszenzangiographie 29
Amsler-Netz 31
Röntgenuntersuchung 32
Metalldetektor 32
Elektroretinographie (ERG) 32
VER und VEP (Visual Evoked Response und Visual Evoked Potential) 33
Ultrasonographie (Diagnostischer Ultraschall, Echographie,
Echoophthalmographie) 34

4. Therapeutische Prinzipien für die Behandlung häufiger Augenerkrankungen   36

Praxisausrüstung und Medikamente 36
Anamnese und morphologische Untersuchung 36
Bakteriologische und mikroskopische Untersuchungsmethoden 37

Die Behandlung einzelner Augenerkrankungen 38
Augenlider 38
Konjunktiva 38
Hornhaut 39
Uvealtraktus 39
Glaskörper 39
Retina 40
Linse 40
Sehnerv 40
Schielen 41
Glaukom 41
Trauma 42

Dringend zu behandelnde Augenerkrankungen und Verletzungen 42
Notfälle 42
Dringende Fälle 43
Infektiöse Augenerkrankungen, Prinzipien ihrer antibiotischen und
chemotherapeutischen Behandlung 44
Behandlungstechnik bei Augeninfektionen 45
Vorsichtsmaßnahmen bei der Behandlung von Augenerkrankungen 45

5. Lider und Tränenorgane 47

Augenlider 47
Physiologie der Symptome 48
Infektionen und Entzündungen der Lider 48
Stellungsanomalien der Lider 50
Anatomische Veränderungen der Lider 50

Tränenorgane 52
Infektion der Tränenwege 54

6. Tränen 56

Ursprung und Funktion der Tränen 56
Zusammensetzung der Tränenflüssigkeit 56
Präkornealer Tränenfilm 57
Syndrom des trockenen Auges (Keratoconjunctivitis sicca: KCS) 57
Andere Anomalien der Tränensekretion 60

7. Bindehaut   61

Anatomie und Physiologie   61

Konjunktivitis   61
Allgemeine Betrachtungen   63
Bakterielle Konjunktivitis   66
Chlamydienkonjunktivitis   68
Virale Konjunktivitis   73
Rickettsienkonjunktivitis   77
Konjunktivitis bei Pilzerkrankungen   78
Parasitäre Konjunktivitis   79
Atopische (allergische) Konjunktivitis   81
Konjunktivitis durch chemisch-physikalische Einflüsse   85
Konjunktivitis mit unbekannter Ursache   86
Konjunktivitis in Zusammenhang mit Allgemeinerkrankungen   89
Konjunktivitis bei Entzündungen der ableitenden Tränenwege   89

Degenerative Krankheiten der Bindehaut   90

Weitere Störungen der Konjunktiva   90

8. Hornhaut   94

Anatomie   94

Pathophysiologie der Erkrankungszeichen   95

Untersuchungen bei Hornhauterkrankungen   95

Hornhautulzera   96
Zentrale Hornhautulzera (Hypopyonulzera)   98
Mykotische Hornhautulzera   101
Virale Hornhautulzera   102
Chlamydienkeratitis   106
Epitheliale Keratitis durch Medikamente   106
Keratoconjunctivitis sicca (Sjögren-Syndrom)   106
Periphere Hornhautgeschwüre   107
Hornhautgeschwüre bei Vitamin-A-Mangel   109
Neurotrophische Hornhautgeschwüre   109
Expositionskeratitis   109

Degenerative Hornhauterkrankungen und Hornhautdystrophien   110
Hornhautdegenerationen   110
Hornhautdystrophien   111
Arcus senilis (Greisenbogen, vorderes Embryotoxon)   113

Andere Hornhauterkrankungen   114
Sklerokeratitis (sklerosierende Keratitis)   114
Keratitis superficialis punctata (Thygeson)   114
Rezidivierende Hornhauterosio   114
Interstitielle Keratitis bei konnataler Syphilis   115
Interstitielle Keratitis anderer Ursache   116

Hornhautpigmentierungen   116

Hornhauttransplantation   117

9. Sklera   120

Anatomie und Physiologie   120

Erkrankungen und Veränderungen der Sklera   120
Blaue Skleren   120
Sklerektasie   120
Staphylom   120
Axenfelds intrasklerale Nervenschleifen   121
Entzündungen der Sklera und Episklera   121
Skleraverletzungen   123
Hyaline Degenerationen   123

10. Uvealtrakt   124

Anatomie   124

Uveitis   126

Uveitissyndrome   129
Uveitis und Gelenkerkrankungen   129
Heterochromieuveitis (Fuchs-Heterochromie)   130
Chronische Zyklitis (Pars planitis)   130
Phakogene Uveitis (durch austretende Linsenanteile verursachte Uveitis)   131
Sympathische Ophthalmie (Ophthalmia sympathica)   131
Tuberkulöse Uveitis   132
Sarkoidose (Morbus Boeck)   132
Toxoplasmose der Uvea   133
Histoplasmose   133
Toxokariasis   134

11. Die Linse   135

Anatomie und Funktion   135

Katarakt   136
Cataracta senilis   137
Cataracta congenita   137
Cataracta traumatica   139
Toxische Katarakt   140
Cataracta complicata   140
Katarakt und Allgemeinerkrankungen   140
Nachstar   140

Staroperation   141
Linsenluxation (Luxatio bzw. Subluxatio lentis)   142

12. Glaskörper   145

Anatomie und Zusammensetzung   145
Untersuchung des Glaskörpers   145
Altersveränderungen des Glaskörpers   146
Plötzlich auftretende Lichterscheinungen (Phosphene, Photopsien)   148
Glaskörpertrübung (fliegende Mücken)   149

Synchisis nivea (asteroide Hyalose) 149
Synchisis scintillans 149
Massive Glaskörperschrumpfung 149
Traumatologie des Glaskörpers 150
Entzündliche Infiltrate im Glaskörper 150
Glaskörperblutung 150
Glaskörperchirurgie 151

13. Retina 152

Physiologie 153

Krankheiten der Retina 154
Arterieller Verschluß der Retina 154
Venöser Verschluß der Retina 155
Diabetische Retinopathie 156
Netzhautödem 159
Makroaneurysmen der Retina 160
Retrolentale Fibroplasie 160
Retinitis pigmentosa 161
Periphere zystoide Degeneration 162
Senile Retinoschisis 162
Pflastersteindegeneration der Retina 162
Gitterförmige Degeneration 162
Netzhautlöcher 164
Netzhautablösung 166
Präretinale Membranen (epiretinale Fibroplasie) 168

Die Makula 169
Zentrale seröse Netzhautablösung (Retinitis centralis serosa) 169
Abhebung des Pigmentepithels 170
Neovaskularisation unter dem Pigmentepithel und disziforme
Makuladegeneration 170
Senile Degeneration der Bruch-Membran 171
Angioid streaks 172
Das Syndrom bei wahrscheinlicher Histoplasmose 172
Makulalöcher 173
Erbkrankheiten der Makula 173

Trauma 173
Stumpfes Trauma 173
Penetrierende Verletzungen 174

Farbensinn und Farbenblindheit 174

14. Glaukom 177

Physiologie des Glaukoms 178
Spezielle diagnostische Methoden 179
Weitwinkelglaukom 181
Glaukom ohne Hochdruck (low pressure glaucoma) 184
Winkelblockglaukom (akutes Glaukom) 185
Subakutes oder chronisches Winkelblockglaukom 187
Primär kongenitales oder infantiles Glaukom (Buphthalmus, Hydrophthalmus) 188
Glaukom infolge Entwicklungsstörungen in Zusammenhang mit anderen
kongenitalen Anomalien 189

Sekundärglaukom 190
Sekundärglaukom bei Linsenveränderungen 190
Sekundärglaukom bei Krankheiten der Uvea 190
Sekundärglaukom nach Trauma 191
Sekundärglaukom nach Augenoperationen 191
Sekundärglaukom bei Rubeosis iridis 192
Sekundärglaukom bei arteriovenösen Fisteln 192
Sekundärglaukom bei lokaler Corticosteroidbehandlung 192
Okuläre Hypertension 192

Chirurgische Behandlungsmethoden beim Glaukom 192
Periphere Iridektomie 192
Mikrochirurgische Techniken 193
Laser-Trabekuloplastik 194
Zyklokryothermie 194
Goniotomie 194

15. Strabismus 196

Anatomie 196
Definitionen 197
Physiologie 198
Untersuchung 201
Ziel und Prinzipien der Strabismusbehandlung 206
Einteilung des Strabismus 207

Esotropie (Strabismus convergens, Einwärtsschielen) 208
Strabismus convergens concomitans 208

Exotropie (Strabismus divergens, Auswärtsschielen) 212
Intermittierende Exotropie 212
Strabismus divergens concomitans (Exotropie, Auswärtsschielen) 213

Höhenabweichung 214

Heterophorie 216
Beurteilung und Behandlung der Heterophorien 217

16. Orbita 220

Grundlagen orbitaler Symptome 224
Exophthalmusursachen und Einteilung verschiedener Exophthalmusformen . . 224
Enophthalmus 225

Orbitale Entzündungen 225
Orbitale Zellulitis 225
Sinus-cavernosus-Thrombose 226
Entzündlicher Pseudotumor der Orbita 226

17. Neuroophthalmologie 228

Erkrankungen des Sehnervs 231
Neuritis nervi optici 231
Retrobulbärneuritis 232

Entmarkungskrankheiten 233
Multiple Sklerose 233
Neuromyelitis optica (Devic-Syndrom) 234
Diffuse periaxiale Enzephalitis (Schilder-Syndrom) 234

Stauungspapille und Optikusatrophie 234
Stauungspapille 234
Sehnervenatrophie 236
Hereditäre Optikusatrophien 237

Erkrankungen des Chiasma opticum 238
Intraselläre Hypophysentumoren 238
Kraniopharyngeome 240
Supraselläre Menigiome 240
Gliome des Chiasma opticum 240

Die Sehbahn 240

Die Pupillenreflexbahn 241
Argyll-Robertson-Pupille 243
Pupillotonie 243
Horner-Syndrom 244

Augenbewegungen 244
Supranukleäre Zentren 244
Nukleäre und infranukleäre Verbindungsbahnen 247
Zusammenfassung von Störungen der III., IV. und VI. Hirnnerven 247
Syndrome der III., IV. und VI. Hirnnerven 248

Nystagmus 249
Physiologischer Nystagmus 250
Pathologischer Nystagmus 250

Neuroophthalmologisch wichtige Tumoren des zentralen Nervensystems 252
Tumoren der zerebralen Hemisphäre 252
Zerebellare Tumoren 253
Stammhirntumoren 253
Andere neuroophthalmologisch wichtige intrakranielle Tumoren 253

Ophthalmologisch wichtige zerebrovaskuläre Erkrankungen 254

Ophthalmologisch wichtige intrakranielle Infektionen 256
Meningitis 256
Hirnabszeß 256
Phakomatosen 257
Zerebrale Speicherkrankheiten 258
Sphingomyelie (Morbus Niemann-Pick) 259

Verschiedene neuroophthalmologisch wichtige Erkrankungen 259
Methanolamblyopie 259
Ernährungsbedingte Amblyopien (Tabak-Alkohol-Amblyopie) 260
Amblyopie durch Chinin und chininähnliche Substanzen 260
Amblyopie infolge einer Arsenvergiftung 261
Amblyopie durch Salizylate 261
Herpes zoster 261
Keratitis neuroparalytica 262
Marcus-Gunn-Zeichen 262
Duane-Syndrom 262
Kraniosynostosen 262

Dysostosis mandibulofacialis (Franceschetti-Syndrom) 263
Waardenburg-Syndrom 263
Myasthenia gravis 263
Zentralnervöse Komplikationen nach Gabe von Antikonzeptiva 263

18. Augenveränderungen und Allgemeinerkrankungen 265

Gefäßkrankheiten 265
Anatomie und Physiologie 265
Pathologische Veränderungen bei retinalen Gefäßerkrankungen 265
Atherosklerose und Arteriosklerose 270
Hypertensive Retinopathie 271
Subakute bakterielle Endokarditis 274

Hämatologische und lymphatische Veränderungen 274
Perniziöse Anämie 274
Akuter massiver Blutverlust 274
Hämorrhagische Diathesen 274
Leukämie 275
Hyperviskositätssyndrom 275
Sichelzellkrankheit 276
Das lokalisierte Lymphom 276

Neoplastische Erkrankungen 276

Stoffwechselanomalien 279
Diabetes mellitus 279
Gicht 282

Endokrine Erkrankungen 282
Schilddrüsenerkrankungen 282
Nebenschilddrüsenerkrankungen 285

Vitamine und Augenerkrankungen 285
Vitamin A (A-Avitaminose) 285
A-Hypervitaminose 286
D-Hypervitaminose 286
Vitamin B 286
Vitamin-C-Hypovitaminose (Skorbut) 287

Granulomatöse Erkrankungen 287
Augenkomplikationen bei Systemerkrankungen 287

Virale Erkrankungen 291
Herpes zoster (s. Kap. 17, Neuroophthalmologie) 291
Herpes simplex 291
Poliomyelitis 291
Röteln (Rubellae) 291
Masern (Morbilli) 292
Mumps 292
Pocken (Variola) 292
Impfpocken (Vaccina) 292
Windpocken (Varizellen) 292
Infektiöse Mononukleose (Pfeiffer-Drüsenfieber) 292
Zytomegalie (Einschlußkörperchenkrankheit) 293
Candidiasis 293

Immunologische Erkrankungen 293
Lupus erythematodes disseminatus (Erythematodes visceralis) 294
Dermatomyositis 294
Sklerodermie 294
Polyarteriitis nodosa 294
Wegener-Granulomatose (Wegener-Syndrom) 295
Rheumatoide Arthritis (primär chronische Polyarthritis, Polyarthritis chronica
progressiva) 295
Juvenile rheumatoide Arthritis (Still-Chauffard-Erkrankung) 296
Sjögren-Syndrom (Keratoconjuncitvitis sicca) 296
Spondylitis ancylopoetica (Morbus Bechterew-Marie-Strümpell) 297
Reiter-Krankheit 297
Behçet-Krankheit 297
Uveitis in Verbindung mit entzündlichen Veränderungen des
Gastrointestinaltraktes (ulzerative Kolitis, Crohn-Krankheit) 297
Leukozytenantigene beim Menschen 297

Vererbliche Krankheiten des Bindegewebes 299
Marfan-Syndrom (Arachnodaktylie) 299
Marchesani-Syndrom 301
Osteogenesis imperfecta (Fragilitas ossium, Osteopsathyrose) 301

Vererbliche Stoffwechselkrankheiten 301
Mukopolysacharidosen 301
Hepatolentikuläre Degeneration (Wilson-Krankheit) 302
Zystinose 302
Albinismus 302
Homozystinurie 303
Galaktosämie 303
Atrophia gyrata der Chorioidea und der Retina 303

Verschiedene Systemerkrankungen mit Augenbeteiligung 303
Vogt-Koyanagi-Harada-Krankheit 303
Erythema exsudativum multiforme (Stevens-Johnson-Syndrom) 303
Arteriitis temporalis (Riesenzellarteriitis, Polymyalgia rheumatica) 304
Idiopathische Arteriitis von Takayasu (pulslose Erkrankung) 304
Werner-Syndrom 304
Laurence-Moon-Bardet-Biedl-Syndrom 304
Rosazea (Akne rosacea) 305
Lowe-Syndrom 305

Okuläre Komplikationen bei allgemein verwendeten Medikamenten 305
Anticholinergika (Atropin und verwandte Medikamente) 305
β-Rezeptorenblocker 305
Chloramphenicol (Chloromycetin) 305
Chloroquin und Derivate 305
Chlorothiazid 306
Orale Kontrazeptiva (Ovulationshemmer) 306
Corticosteroide 306
Digitalis 306
Myambutol (Ethambutol) 306
Sauerstoff 307
Phenothiazinderivate 307
Salizylate 307
Tranquilizer 307

19. Immunologische Erkrankungen des Auges 309

Krankheiten, die durch Produktion humoraler Antikörper gekennzeichnet sind . . . 309
Heufieberkonjunktivitis 309
Conjunctivitis vernalis (Frühjahrskatarrh) und atopische Keratokonjunktivitis . 310
Rheumatoide Erkrankungen mit Augenbeteiligung 311
Andere, mit dem humoralen Immunsystem einhergehende Augenerkrankungen 313

Krankheiten, die durch zellgebundene Antikörper gekennzeichnet sind 314
Okuläre Sarkoidose 314
Sympathische Ophthalmie und Vogt-Koyanagi-Harada-Syndrom 315
Andere Krankheiten mit zellgebundener Immunität 316
Immunologische Veränderungen im Hornhauttransplantat 317

20. Augenheilkunde im Kindesalter 320

Der normale Augenbefund bei Neugeborenen und Kleinkindern 320
Kongenitale Augenmißbildungen 322
Allgemeine Entwicklungsstörungen mit Augensymptomen 324
Postnatale Störungen 325
Visusprüfung 326

21. Genetische Faktoren 328

Autosomal dominante Vererbung 329
Autosomal rezessive Vererbung 329
X-chromosomale (geschlechtsgebundene) rezessive Vererbung 330
Zytogenetische Anomalien 331
Syndrome, die mit einer abnormen Zahl von Chromosomen einhergehen 331
Anomalien der Geschlechtschromosomen 332
Sonstige genetische Betrachtungen 332

Definition genetischer Begriffe 333

22. Tumoren 336

Lidtumoren 336
Gutartige Lidtumoren 336
Maligne Primärtumoren der Lider 337

Tumoren der Bindehaut 338
Primär benigne Tumoren der Bindehaut 338
Primär maligne Tumoren der Conjunctiva bulbi (Epitheliom, malignes
Melanom, Lymphosarkom) 339

Tumoren der Kornea 340
Primär maligne Tumoren der Kornea (Epitheliom, Melanom) 340

Intraokuläre Tumoren 340
Primäre benigne intraokuläre Tumoren 340
Primäre maligne intraokuläre Tumoren 342

Tumoren der Orbita 344
Primärtumoren der Orbita 345
Sekundäre und metastatische Tumoren der Orbita 346

23. Trauma 348

Nichtpenetrierende Verletzungen des Bulbus 348
Penetrierende Verletzungen des Augapfels 351
Lidverletzungen 352
Verletzungen der Orbita 353

24. Optik und Refraktion 355

Optik von planen Oberflächen 355
Optik von sphärischen Oberflächen 356
Physiologische Optik 358

Refraktionsanomalien 360
Hypermetropie (Hyperopie, Übersichtigkeit) 361
Einfache Myopie (Kurzsichtigkeit) 363
Pseudomyopie 364
Degenerative Myopie (maligne Myopie, progessive Myopie) 364
Erworbene Myopie 365
Astigmatismus 365
Presbyopie (Alterssichtigkeit, „Altersweitsichtigkeit") 366

Grundsätze der Refraktionsbestimmung des Auges 367
Refraktion mit Zykloplegie 367
Brillenverordnungen 367
Kontaktlinsen 368

25. Präventive Ophthalmologie 370

Glaukom 370
Amblyopia ex anopsia (schwachsichtiges Auge) 370
Hornhaut- oder intraokuläre Infektion 371
Blenorrhagie der Neugeborenen 371

Augenverletzungen 371
Intraokuläre Fremdkörper 371
Strahlenschädigungen 371
Blow-out-Fraktur des Orbita 372
Xerophthalmie 372
Keratitis e lagophthalmo 372
Visusverlust als Folge medikamentöser oder iatrogener Beeinflussung 372

26. Die Computertomographie in der ophthalmologischen Diagnostik 373

Grundlagen und Technik 373
Die Computertomographie in der Orbitadiagnostik 376
Die Computertomographie in der Diagnose intrakranieller Ursachen
ophthalmologischer Symptome 379

27. Ophthalmologie und Ophthalmochirurgie — juristische Aspekte
(modifiziert nach einem Vortrag von B. Gloor, Basel)   380

Die Rechte des Patienten   380

Die Frage des Kunstfehlers   381

Die Aufklärungspflicht   382

Häufigste Ursache von Haftpflichtprozessen   384
Organtransplantation   385

Anhang A: Die opthalmoskopische Untersuchung   387

Arten der Opthalmoskopie   387

Anhang B: Gebräuchliche Medikamente in der Augenheilkunde   406

Oberflächenanästhetika   406
Lokalanästhetika zur Injektion   406
Mydriatika und Zykloplegika   407
Medikamente zur Behandlung des Glaukoms   408
Corticosteroide zur Lokaltherapie   410
Antiinfektiöse Medikamente in der Augenheilkunde   411
Desinfizienzien und Adstringenzien   413
Antihistaminika   413
Gefäßverengende und schleimhautabschwellende Medikamente   413
Künstliche Tränen und Benetzungsmittel   414
Diagnostische Vitalfärbungen   414

Sachverzeichnis   415

1. Anatomie

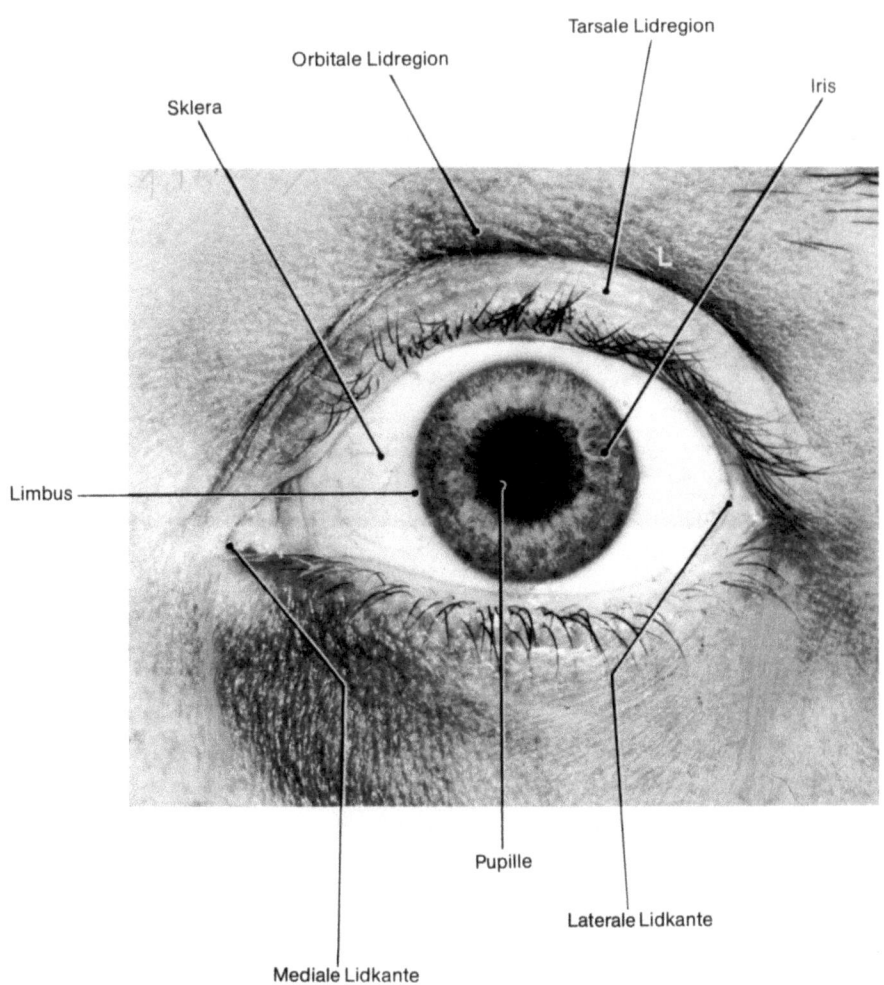

Abb. 1.1. Äußere Orientierungspunkte am Auge. Die Sklera wird von der durchsichtigen Konjunktiva bedeckt. (Photo von H. L. Gibson, nach: Medical Radiography and Photography)

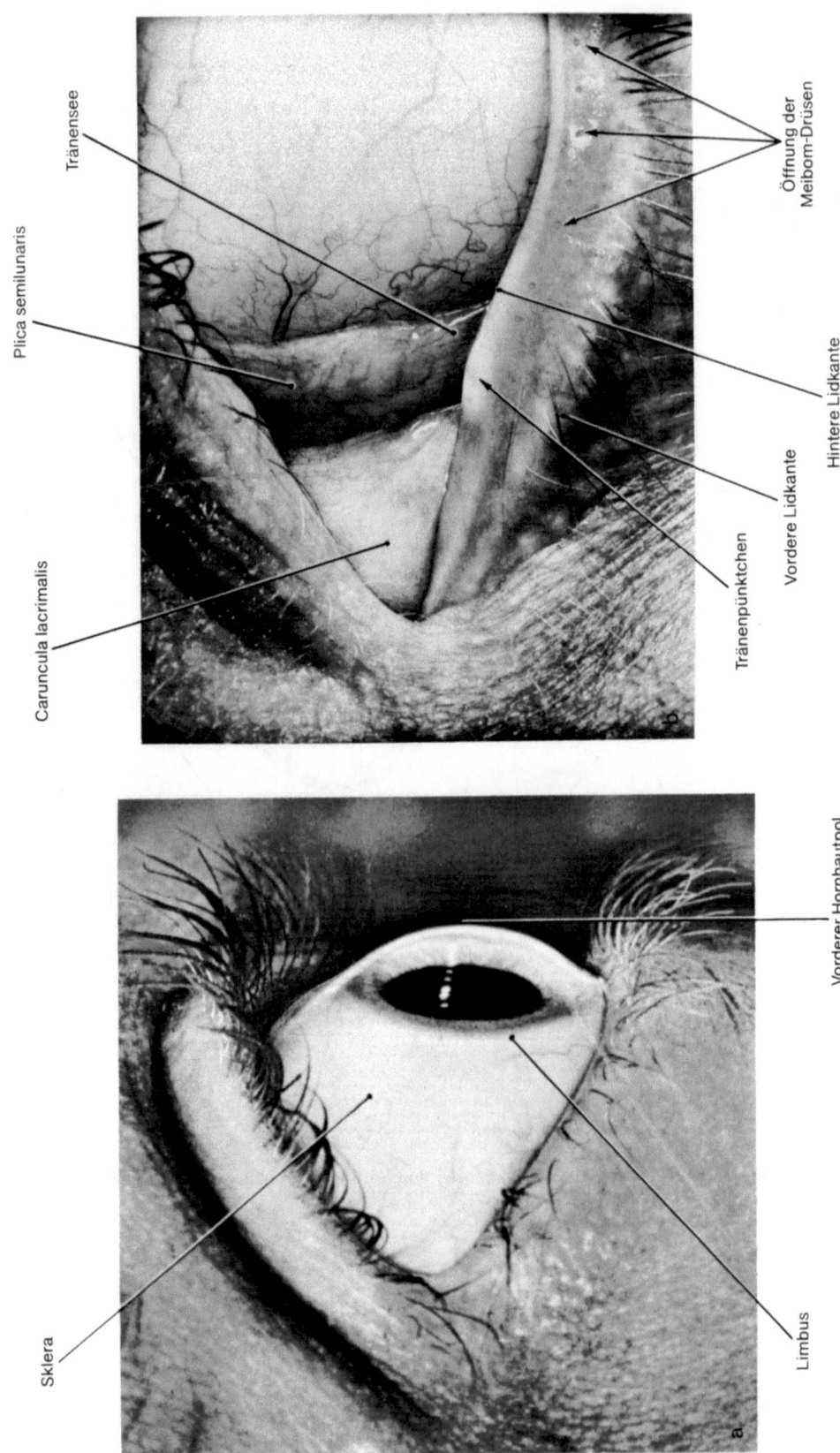

Abb. 1.2a, b. Äußere Orientierungspunkte am Auge. Die Sklera wird von der durchsichtigen Konjunktiva bedeckt. (Photo von H. L. Gibson, nach: Medical Radiography and Photography)

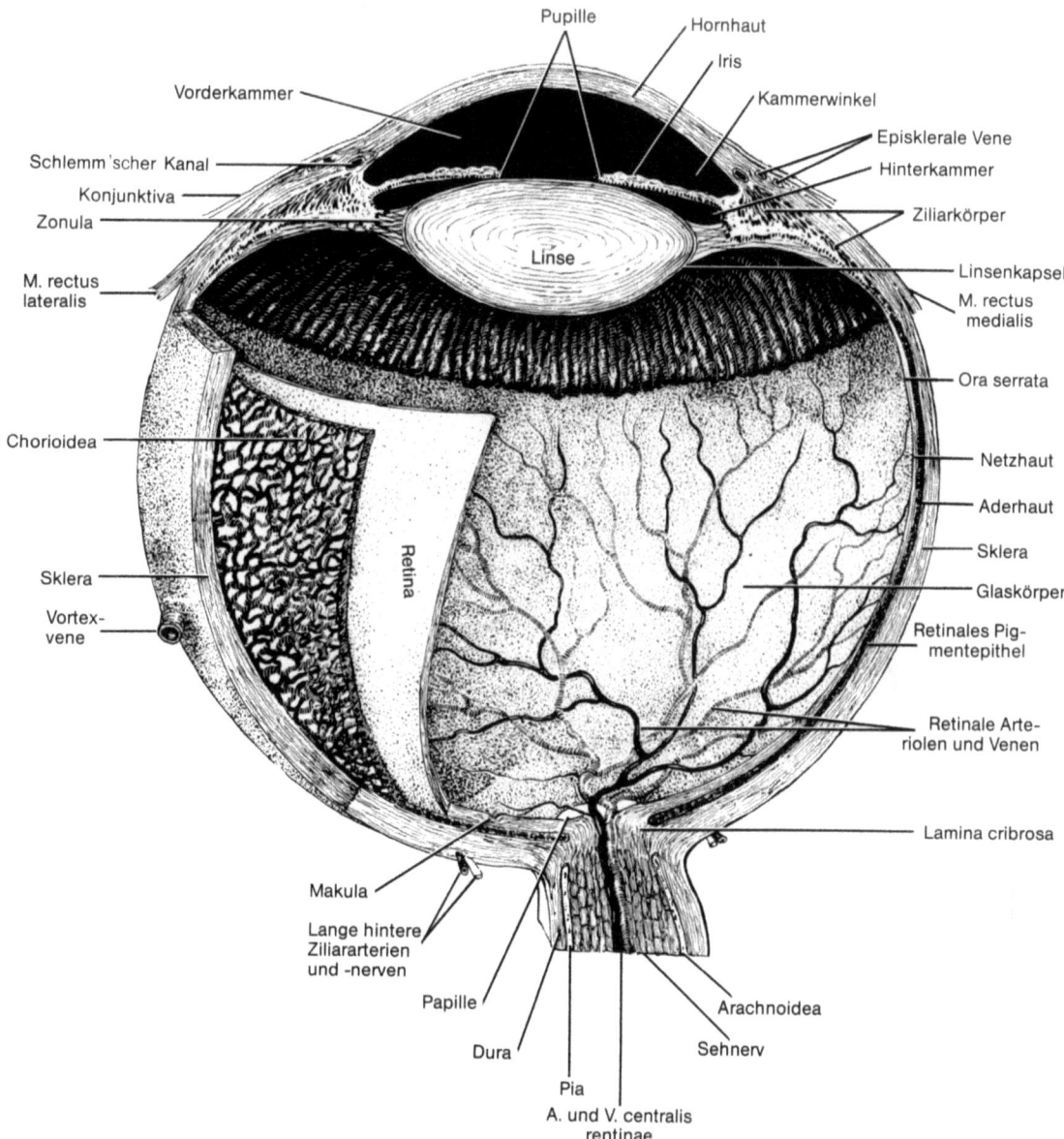

Abb. 1.3. Die inneren Strukturen des menschlichen Auges. (Nach: Peck P: The anatomy of the eye. Laboratorien der Fa. Lederle)

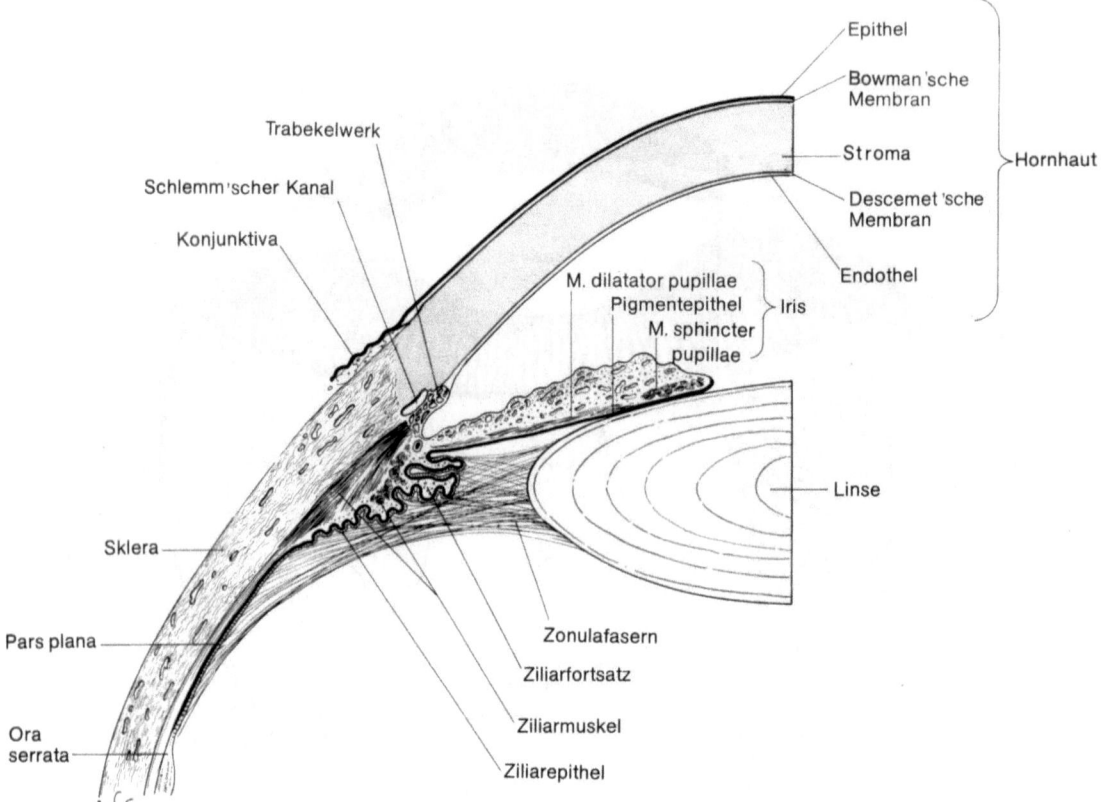

Abb. 1.4. Kammerwinkel und Umgebung

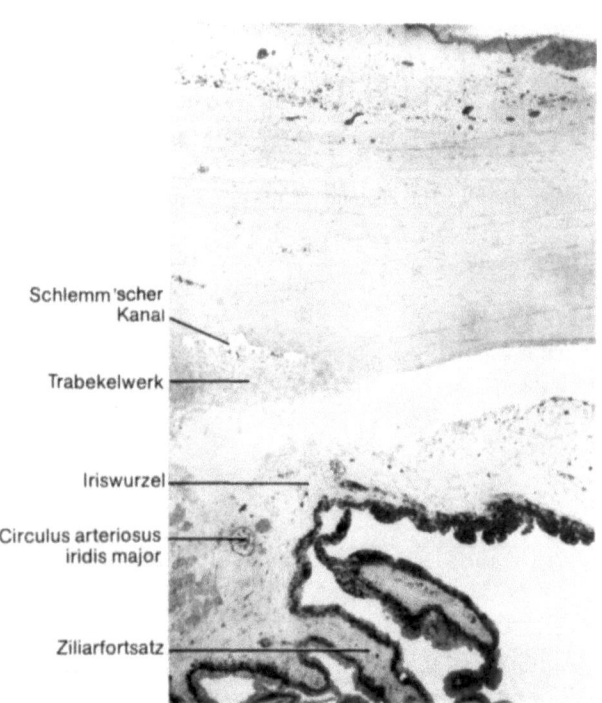

Abb. 1.5. Kammerwinkel und Umgebung
(Photographie)

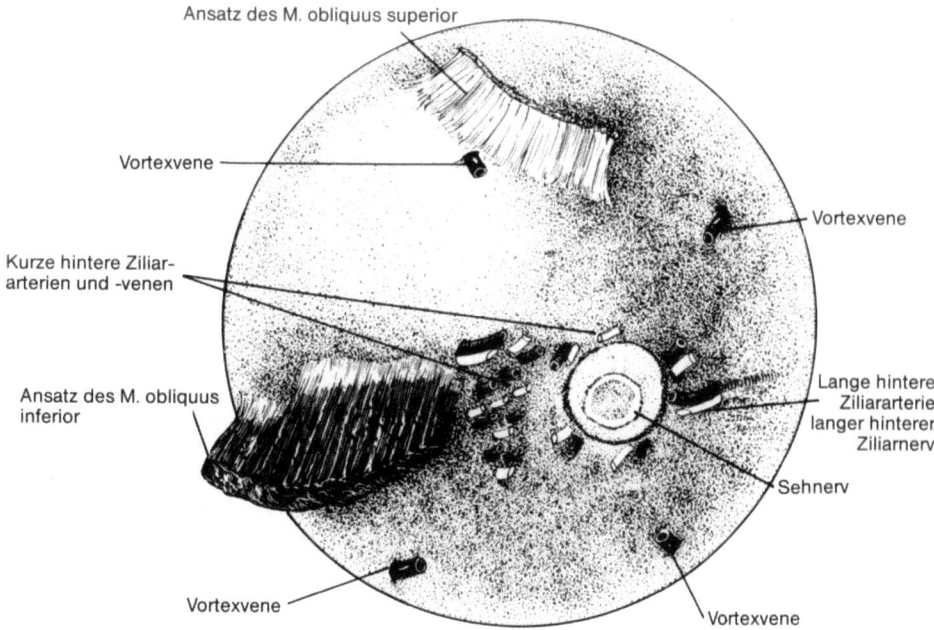

Ansatz des M. obliquus superior

Vortexvene

Kurze hintere Ziliar-
arterien und -venen

Ansatz des M. obliquus
inferior

Vortexvene

Vortexvene

Lange hintere
Ziliararterie
langer hinterer
Ziliarnerv

Sehnerv

Vortexvene

Abb. 1.6. Linkes Auge von hinten. (Nach: I. Wood and L. Garron)

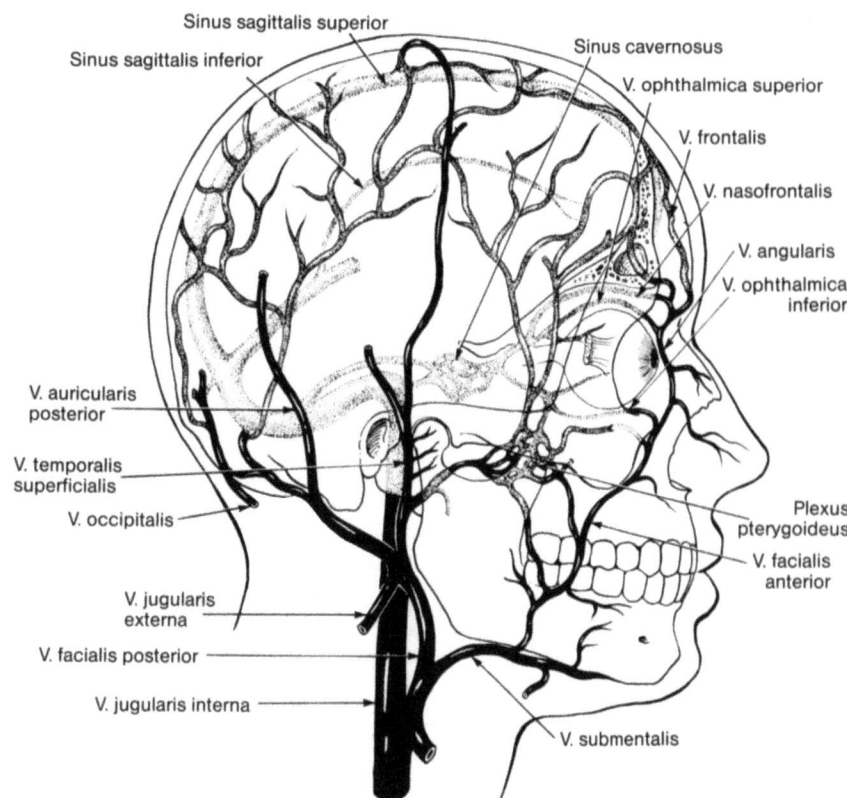

Sinus sagittalis superior

Sinus sagittalis inferior

Sinus cavernosus

V. ophthalmica superior

V. frontalis

V. nasofrontalis

V. angularis

V. ophthalmica
inferior

V. auricularis
posterior

V. temporalis
superficialis

V. occipitalis

Plexus
pterygoideus

V. facialis
anterior

V. jugularis
externa

V. facialis posterior

V. jugularis interna

V. submentalis

Abb. 1.7. Venöses Abflußsystem
des Auges. (Nach: Wolff E (1955)
Anatomy of the eye and orbit,
4th edn. Blakiston-McGraw-Hill,
New York)

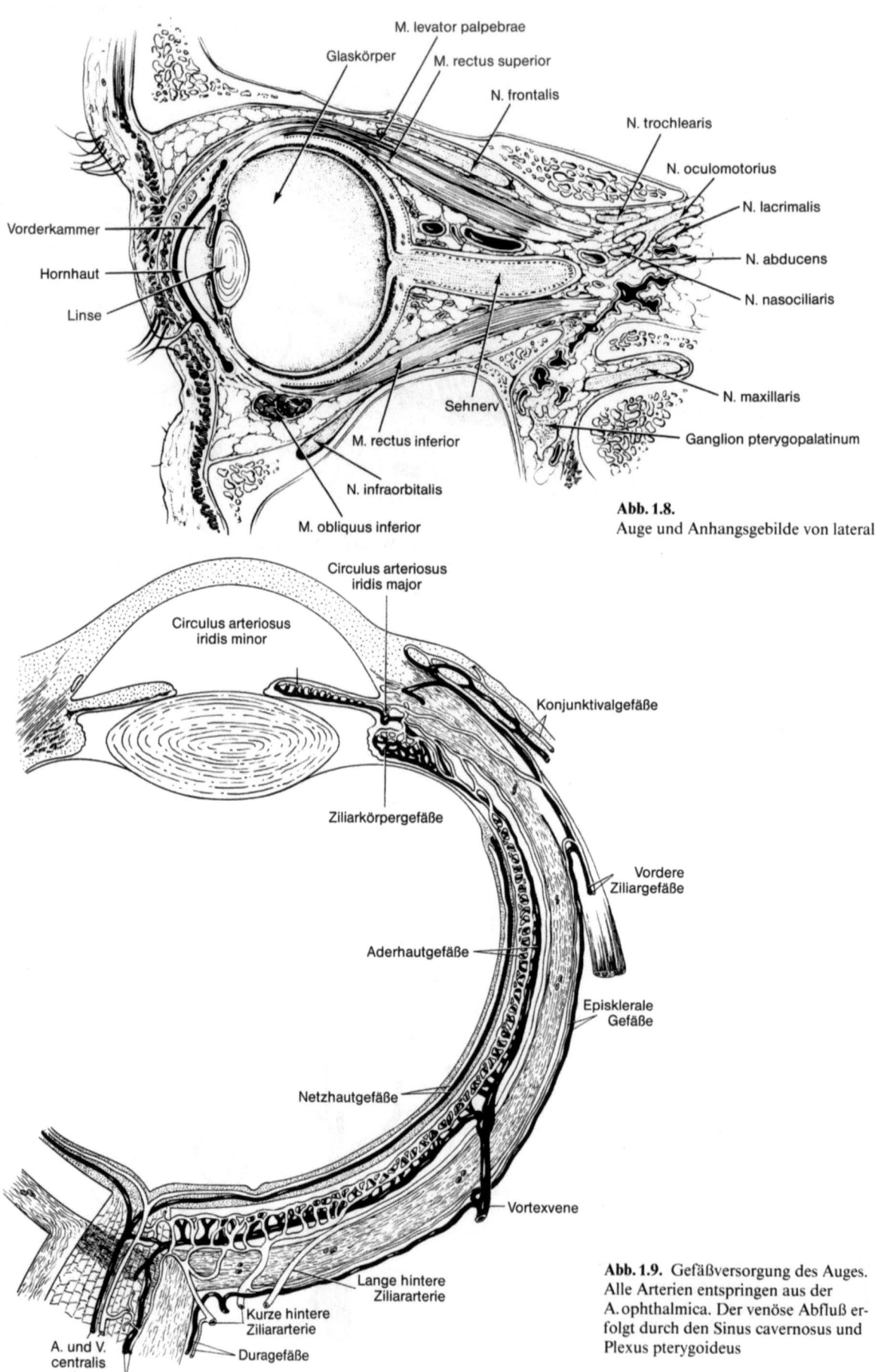

Abb. 1.8.
Auge und Anhangsgebilde von lateral

Glaskörper
M. levator palpebrae
M. rectus superior
N. frontalis
N. trochlearis
N. oculomotorius
N. lacrimalis
N. abducens
N. nasociliaris
N. maxillaris
Ganglion pterygopalatinum
Vorderkammer
Hornhaut
Linse
Sehnerv
M. rectus inferior
N. infraorbitalis
M. obliquus inferior

Circulus arteriosus iridis major
Circulus arteriosus iridis minor
Konjunktivalgefäße
Ziliarkörpergefäße
Vordere Ziliargefäße
Aderhautgefäße
Episklerale Gefäße
Netzhautgefäße
Vortexvene
Lange hintere Ziliararterie
Kurze hintere Ziliararterie
A. und V. centralis retinae
Duragefäße
Piagefäße

Abb. 1.9. Gefäßversorgung des Auges. Alle Arterien entspringen aus der A. ophthalmica. Der venöse Abfluß erfolgt durch den Sinus cavernosus und Plexus pterygoideus

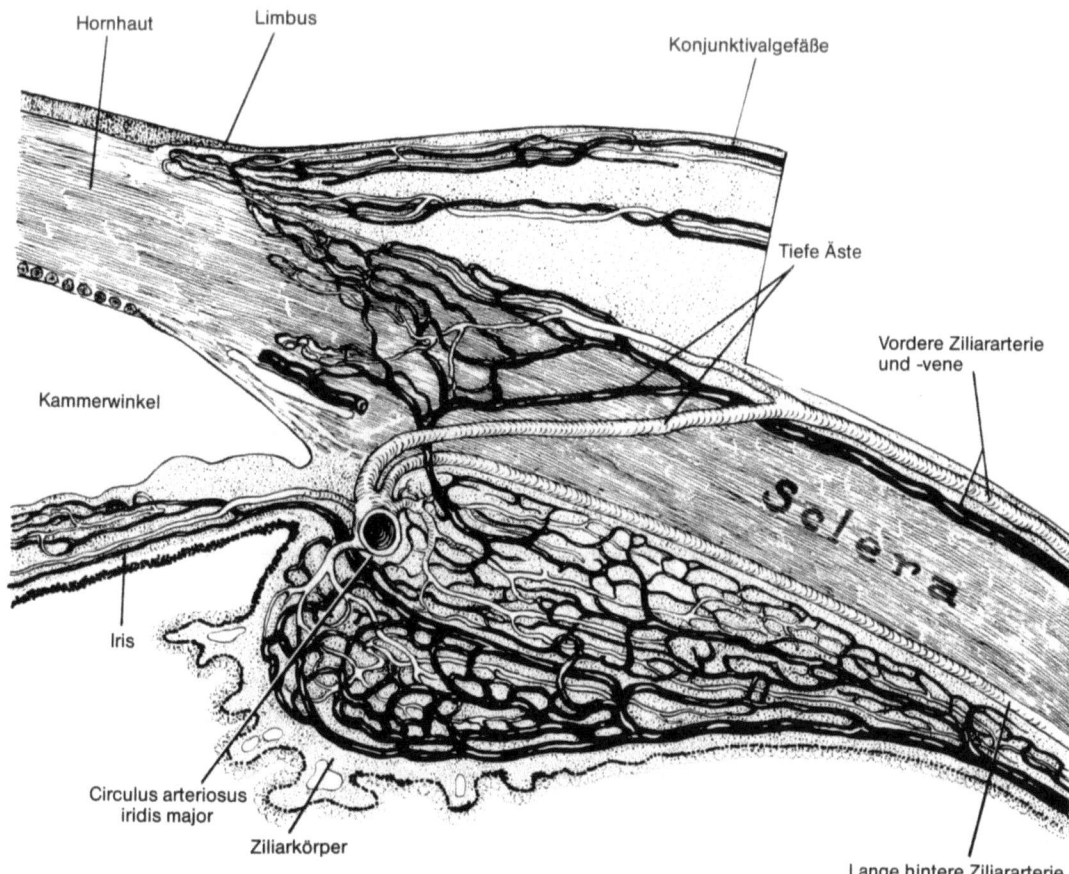

Abb. 1.10. Gefäßversorgung der Vorderabschnitte des Auges. (Nach: Wolff E (1955) Anatomy of the eye and orbit, 4th edn. McGraw–Hill, New York)

2. Wachstum, Entwicklung und Altersveränderungen

Embryologie des Auges

Stadium der Augenblasen

Das früheste Embryonalstadium, in dem okuläre Strukturen vom übrigen Embryo abgegrenzt werden können, ist das der Embryonalplatte. Die Lokalisation der Augen ist durch 2 abgeflachte Bezirke auf beiden Seiten der Neuralrinne bestimmt. Die Ränder der Neuralrinne (2,5-mm- oder 2-Wochen-Stadium) verdicken sich und bilden die Neuralfalten (Abb. 2.1a). Die Neuralfalten verbinden sich und formen das Neuralrohr, das in das tiefer liegende Mesoderm einsinkt und sich vom oberflächlichen Ektoderm löst. Bevor sich das vordere Ende des Neuralrohres vollständig schließt, wachsen 2 knospenartige Verdickungen von Neuroektoderm in Richtung auf das Oberflächenektoderm und bilden beidseitig die runden Augenbläschen (4-mm- oder 3-Wochen-Stadium). Diese Augenbläschen sind mit dem Gehirn durch die Augenblasenstiele verbunden. Im 4-mm-Stadium beginnt sich die Linsenplatte, eine Verdickung des Oberflächenektoderms, an den gegenüberliegenden Enden der Augenbläschen zu formen (Abb. 2.1b).

Stadium der Augenbecher

Die Augenbläschen stülpen sich ein und bilden die Augenbecher, so daß die ursprünglich äußere Wand des Augenbläschens sich der inneren Wand annähert (Abb. 2.1c). Die Einstülpung der unteren Oberfläche des Augenblasenstiels und Augenbläschens erfolgt gleichzeitig, wodurch eine Einbuchtung entsteht, die als fetale Augenspalte bezeichnet wird. Zur gleichen Zeit senkt sich die Linsenplatte ein und bildet erst eine Grube und dann einen runden Hohlraum, der als Linsenbläschen bezeichnet wird. Im 9-mm- (4-Wochen-)Stadium löst sich das Linsenbläschen vollständig vom Oberflächenektoderm und liegt frei innerhalb des Augenbechers (Abb. 2.1d). Die fetale Augenspalte erlaubt dem vaskulären Mesoderm, in den Augenstiel einzuwachsen und später

die hyaloiden Gefäße zu bilden. Wenn diese Einsenkung abgeschlossen ist, verengt sich die fetale Augenspalte (Abb. 2.1e), bis sie vollständig geschlossen ist (13-mm- oder 6-Wochen-Stadium). Es bleibt nur eine kleine Öffnung am vorderen Ende des Augenstiels erhalten (Abb. 2.1f), durch die die A. hyaloidea bis zum 100-mm- (4-Monate-)Stadium und später die A. und V. centralis retinae verlaufen.

Zu diesem Zeitpunkt ist der endgültige Aufbau des Auges bestimmt. Die weitere Entwicklung besteht in einer Differenzierung in Einzelstrukturen. Im allgemeinen verläuft diese Differenzierung in den hinteren Augenabschnitten schneller in den früheren Phasen, in den vorderen Augenabschnitten schneller in den späteren Phasen der Schwangerschaft.

Embryologischer Ursprung der einzelnen Strukturen des Auges

Oberflächenektoderm

Linse, Kornealepithel, Konjunktiva, Tränendrüse und ableitende Tränenwege, Glaskörper (auch das Mesoderm trägt zur Bildung des Glaskörpers bei).

Neuroektoderm

Glaskörper, Retina, Irisepithel, Ziliarkörper und Retina; Mm. sphincter und dilatator pupillae, Sehnerv.

Mesoderm

Sklera; Stroma der Hornhaut, Konjunktiva, Iris, Ziliarkörper, Chorioidea; Augenmuskeln, Lider (außer dem Kornealepithel), primärer Glaskörper, Sehnervenscheiden, Bindegewebe und Gefäße des Auges, knöcherne Orbita und Glaskörper.

Entwicklung der einzelnen Strukturen des Auges

Linse

Bald nachdem das Linsenbläschen frei innerhalb des Augenbechers liegt (13-mm- oder 6-Wochen-

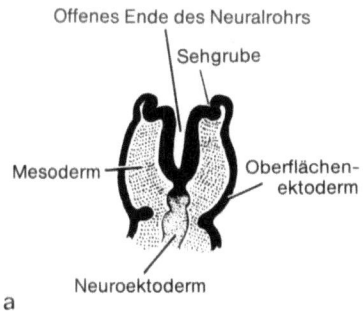

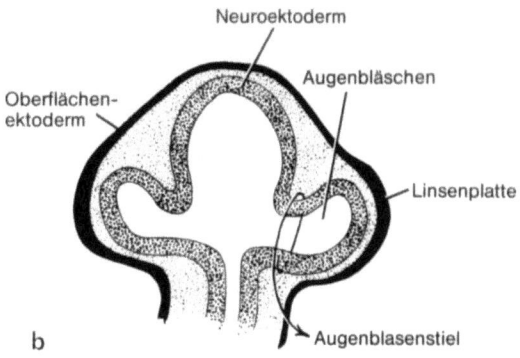

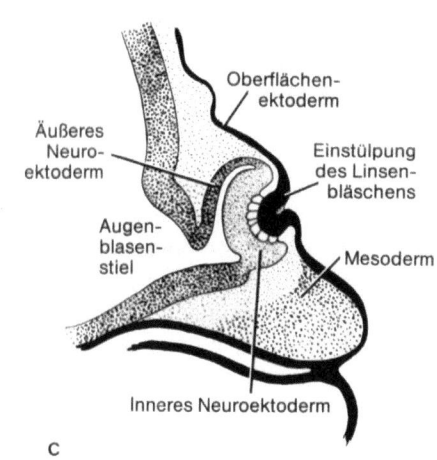

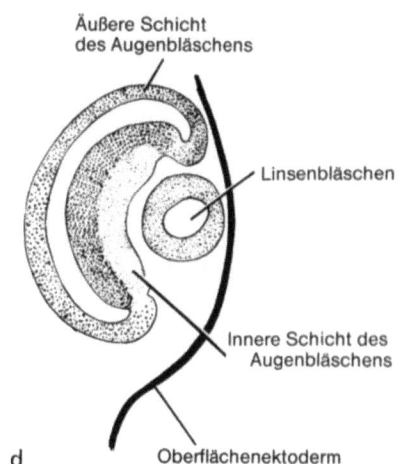

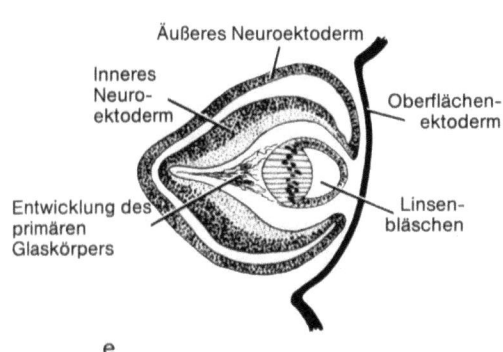

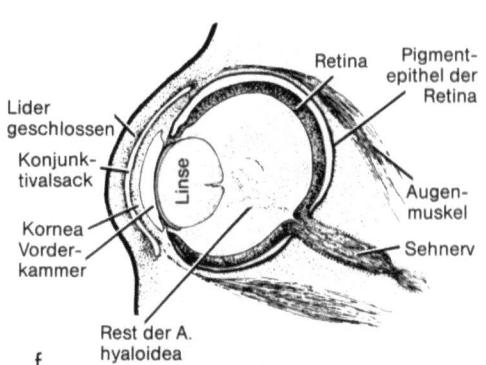

Abb.2.1a–f. Embryonalentwicklung des Auges. [Nach: Mann J. (1937) The development of the human eye. University Press Cambridge, England] **a** 2,5-mm-Stadium, **b** 4-mm-Stadium, **c** 5-mm-Stadium. Beginnende Einstülpung des Augenbechers, **d** 9-mm-Stadium. Das Linsenbläschen hat sich vom Oberflächenektoderm gelöst und liegt frei innerhalb des Augenbechers, **e** 13-mm-Stadium. Die fetale Augenspalte ist geschlossen. Die hinteren Linsenzellen wachsen nach vorn, **f** 65-mm-Stadium (3 Monate)

Stadium), werden die Zellen seiner Hinterwand länger, wachsen in die Höhle des Bläschens hinein und füllen sie aus (26-mm- oder 7-Wochen-Stadium). Ungefähr in diesem Stadium (13 mm oder 6 Wochen) sondern die Linsenzellen eine durchsichtige Kapsel ab. Sekundäre Linsenfasern wachsen aus der äquatorialen Linsenregion aus und nach vorwärts und rückwärts unter die Linsenkapsel und das darunter gelegene Linsenepithel, das als einreihiges kubisches Epithel erhalten bleibt. Diese Fasern treffen sich und bilden die Linsennähte (ein vorne aufrecht und hinten umgekehrt stehendes „Y"), die ungefähr

im 7. Monat vollständig sind. (Das Wachstum sekundärer Linsenfasern bleibt das ganze Leben lang
bestehen, allerdings mit einer etwas verminderten
Wachstumsrate. Das Linsenmaterial nimmt dadurch
langsam zu, was zu einer Kompression der Linsenfasern führt.)

Retina

Die äußere Schicht des Augenbechers bleibt ein-
schichtig und bildet das Pigmentepithel der Retina.
Die Pigmentation beginnt im 10-mm- (5-Wochen-)
Stadium. Die innere Schicht differenziert sich in die
9 anderen Schichten der Retina. Dies erfolgt langsam über den Verlauf der Schwangerschaft. Ungefähr im 7. Monat sind sowohl die äußerste Zellschicht (bestehend aus den Kernen der Stäbchen
und Zapfen) als auch die Schicht der bipolaren, der
amakrinen, der Ganglienzellen und der Nervenfasern vorhanden. Der Bereich der Makula ist bis zum
8. Monat dicker als die übrige Retina, dann entwikkelt sich die makulare Einsenkung. Die Entwicklung
der Makula ist erst ca. 6 Monate nach der Geburt abgeschlossen.

Der Sehnerv

Die Axone der Ganglienzellschicht der Retina bilden die innere Nervenfaserschicht. Die Fasern bilden langsam den Augenstiel und später den Sehnerv
(26-mm- oder 7-Wochen-Stadium). Mesodermale
Elemente dringen in die äußeren Strukturen ein und
bilden die vaskulären Septen innerhalb des Nervs.
Die Myelisierung der Nervenfasern erfolgt vom Gehirn her in Richtung auf den peripheren Nerv und
erreicht etwa um die Zeit der Geburt die Lamina cribrosa. Die Myelisierung ist ungefähr 3 Monate nach
der Geburt abgeschlossen.

Iris- und Ziliarkörper

Innerhalb der ersten 3 Monate (50-mm-Stadium)
wächst der Rand des Augenbechers nach vorwärts
vor die Linse und bildet eine epitheliale Doppel-
schicht hinter dem Mesoderm, aus der sich das Irisstroma entwickelt. Diese 2 Epithelschichten werden
in der Iris pigmentiert, während im Ziliarkörper nur
die äußere Schicht Pigment einlagert. In den epithelialen Schichten des Ziliarkörpers bilden sich Falten
aus; in diese Falten wächst Mesoderm ein und bildet
die Ziliarfortsätze. Im 5. Monat (150-mm-Stadium)
entwickelt sich der M. sphincter pupillae aus einer
Zellansammlung aus unpigmentiertem Epithel, die
sich aus der vorderen Epithelschicht der Iris im Bereich des Pupillenrandes bildet. Bald nach dem
6. Monat bildet sich der M. dilatator pupillae im Be-

reich der vorderen Epithelschicht in der Nähe des
Ziliarkörpers.

Chorioidea

Im 6-mm-Stadium (3,5-Wochen-Stadium) umgibt
ein Netzwerk von Kapillaren den Augenbecher und
bildet die Chorioidea. Ungefähr im 13-mm- (6-Wo-
chen-)Stadium hat die äußere Schicht des neuralen
Epithels die Bruch'sche-Membran abgesondert. Ungefähr im 3. Monat haben sich die temporären großen venösen Buträume der Chorioidea entwickelt,
die ihr Blut durch die Vortexvenen vom Auge abfüh-
ren.

Glaskörper (Abb. 2.2)

Stadium 1 (primärer Glaskörper, 4,5- bis 13-mm-
oder 3- bis 6-Wochen-Stadium). Ungefähr im 4,5-
mm-Stadium wachsen Fibrillen von der inneren
Schicht des Augenbläschens zusammen mit Bestandteilen des Linsenbläschens ein und bilden zusammen mit einigen mesodermalen Fibrillen und
der A. hyaloidea den primären Glaskörper. Wenn
die Linsenkapsel entstanden ist endet dieses Stadium, womit auch jede weitere Beteiligung von Linsengewebe bei der Bildung des Glaskörpers beendet
ist. Der primäre Glaskörper beginnt dann zu atrophieren und liegt schließlich unmittelbar hinter dem
hinteren Linsenpol in Form des Canalis hyaloideus.
Stadium 2 (sekundärer Glaskörper, 13- bis 65-mm-
oder 3.- bis 10.-Woche-Stadium). Die Fortsätze der
Müller-Zellen der Retina nehmen Kontakt auf mit
den Glaskörperfibrillen, so daß der sekundäre Glaskörper sich im wesentlichen vom retinalen Ektoderm ableitet. Aus dem hyaloiden System entwik-
keln sich Glaskörpergefäße und Gefäße, die die Linsenoberfläche versorgen (Tunica vasculosa lentis).
Das hyaloide System ist im 40-mm-Stadium am besten entwickelt und beginnt dann, von hinten nach
vorne zu atrophieren.
Stadium 3 (tertiärer Glaskörper, vom 65-mm- oder
10-Wochen-Stadium an). Während des 3. Monats
bildet sich das Grenzbündel nach Drualt. Es besteht
aus verdichteten Fibrillen, die sich vom späteren Zi-

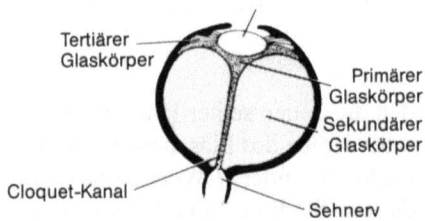

Abb. 2.2. Der Glaskörper. (Duke-Elder (1942) Textbook of
ophthalmology, vol 1. Mosby, St. Louis)

liarepithel des Augenbechers zum Linsenäquator hin erstrecken. Solche Verdichtungen bilden dann ein Halteband der Linse, das im 100-mm- oder 4-Monate-Stadium voll entwickelt ist. Während dieser Phase atrophiert das Hyaloideasystem vollständig.

Blutgefäße

Die langen Ziliararterien entspringen im 16-mm- (6-Wochen-)Stadium aus den Hyaloideagefäßen und anastomosieren mit dem Circulus iridis major um den Rand des Augenbechers herum im 30-mm- (7-Wochen-)Stadium. Das hyaloide System atrophiert im 8. Monat vollständig. Aus der A. hyaloidea entspringen die A. centralis retinae und ihre Äste (100-mm- oder 4-Monate-Stadium). Die Gefäße beginnen in die Retina einzusprießen und den retinalen Gefäßkreislauf zu bilden, der die Ora serrata im 8. Monat erreicht. Die Äste der A. centralis retinae entwickeln sich gleichzeitig.

Hornhaut

Das Hornhautepithel entsteht aus dem Oberflächenektoderm, während sich die übrige Kornea aus mesodermalen Strukturen entwickelt. Die früheste Differenzierung sieht man ungefähr im 12-mm- (5-Wochen-)Stadium, wenn sich die ersten Endothelzellen bilden. Die Descemet'sche-Membran wird von abgeflachten Endothelzellen ungefähr im 75-mm- (12-Wochen-)Stadium gebildet. Das Stroma wird allmählich dicker, hauptsächlich durch die Zunahme elastischer Fasern, und bildet eine vordere Verdichtung unmittelbar unter dem Epithel, die Bowman'sche-Membran, die etwa im 100-mm- (4-Monate-)Stadium erkennbar wird. Ein eindeutiger korneoskleraler Übergang besteht etwa ab dem 4. Monat.

Vorderkammer

Die Vorderkammer des Auges entsteht ungefähr im 20-mm- (7-Wochen-)Stadium und bleibt bis zur Geburt sehr flach. Ungefähr im 65-mm- (9- bis 10-Wochen-)Stadium bildet sich der Schlemm'sche-Kanal als eine gefäßartige Röhre auf der Höhe des Kammerwinkels und rückt mit weiterer Ausbildung des Kammerwinkels weiter nach vorn. Die Iris, die in frühen Entwicklungsstadien weit vorne liegt, kommt nach und nach mit der Entwicklung des Kammerwinkels weiter nach hinten zu liegen, vermutlich durch eine unterschiedliche Wachstumsrate der verschiedenen Anteile der Vorderabschnitte. Das Trabekelwerk entwickelt sich aus lose angeordnetem vaskulärem mesodermalem Gewebe, das ursprünglich am Rande des Augenbechers liegt. Noch vor der

Geburt ist das Abflußsystem des Kammerwassers funktionsbereit.

Sklera und Augenmuskeln

Die Sklera und Augenmuskeln bilden sich aus Verdichtungen des Mesoderms, die um den Augenbecher herum angeordnet sind und zuerst im 20-mm- (7-Wochen-)Stadium sichtbar sind. Die Entwicklung dieser Strukturen ist im 4. Monat schon weit fortgeschritten. Die Tenon'sche Kapsel über den Ansätzen der Rektusmuskeln erscheint ungefähr im 80-mm- (12-Wochen-)Stadium und ist im 5. Monat vollständig ausgebildet.

Lider und Tränenapparat

Die Lider entwickeln sich aus dem Mesoderm mit Ausnahme der Lidhaut und Konjunktiva. Die Ursprungszellen der Lidhaut finden sich ab etwa dem 60-mm- (6-Wochen-)Stadium, wo sie vor das Auge wachsen und im 37-mm- (8-Wochen-)Stadium miteinander Verbindung aufnehmen. Während des 5. Monats lösen sie sich voneinander und es entwickeln sich Wimpern, Meibom'sche- und andere Liddrüsen. Die Tränendrüse (einschließlich der akzessorischen Drüsen und der Konjunktiva) sowie die tränenableitenden Wege entwickeln sich aus dem Ektoderm. Die Canaliculi, der Tränensack und der Ductus nasolacrimalis entwickeln sich durch den Einschluß einer soliden Epithelleiste zwischen knöchernen Anteilen des Os maxillare und Os nasale. Diese Leiste bildet kurz vor der Geburt ein Rohr.

Pathologie angeborener Augenmißbildungen

Kongenitale Defektbildungen des Auges wurden unter 2 Oberbegriffen zusammengefaßt: 1. Mißbildungen oder Dysplasien embryonaler Genese, und 2. Gewebsreaktionen auf intrauterine Entzündungen in den letzten Schwangerschaftwochen.
Beispiele für Veränderungen der ersten Art sind Kolobome, Dermoide, ein Anophthalmus oder Mikrophthalmus.
Zur 2. Kategorie gehören bestimmte Läsionen vom chorioretinitischen Typ, vergleichbar den Chorioretinitiden, wie sie auch im späteren Leben beobachtet werden, sowie bestimmte Kataraktformen. Viele der angeborenen Mißbildungen sind erblich.
Betrachtet man die Embryogenese des Auges mit all ihren komplexen Faltungen, die zur Bildung der Augenbläschen, der Kornea, der Linse und Vorderkam-

mer führen, so ist es nicht verwunderlich, daß jede Rückbildungsstörung primitiver vaskulärer Gewebe oder jede Entwicklungshemmung embryonaler Gewebe zu einer Defektbildung, insbesondere der Iris oder Chorioidea (Kolobom) führt. Diese Entwicklungsstörungen können i. allg. überall zwischen Anteilen des Sehnervs, der Papille, entlang den chorioidalen Strukturen und des Ziliarkörpers oder eines Irissegments vorkommen. Makroskopisch ähneln diese Defekte, grob gesehen, einem ausgeschnittenen Irissegment oder sie sehen ophtalmoskopisch aus wie ein weißer Streifen, der sich von der inneren Oberfläche des Auges zur Peripherie hin zieht.

Ein Auge kann überhaupt nicht entwickelt sein (Anophthalmus) oder weniger entwickelt sein als normal (Mikrophthalmus). Ein mißgebildetes kleines Auge ist auch häufig funktionell minderwertig. Angeborene Linsentrübungen können zu jedem Zeitpunkt der Linsenentwicklung auftreten, oft läßt sich der Zeitpunkt, an dem sich die Linsentrübung entwickelt hat, aus der Tiefe der Trübung innerhalb der Linse ableiten. Der innerste fetale Linsenkern wird im frühen Embryonalstadium gebildet und ist von Embryonalkern umgeben.

Im späteren Alter bildet die ausgereifte Linse durch apositionelles Wachstum die peripheren subkapsulären Schichten aus. Bestimmte Formen der kongenitalen Katarakt treten familiär gehäuft auf, während andere durch reaktive Vorgänge nach intrauterinen Störungen auftreten.

Angeborenes versprengtes Gewebe wie Dermoide finden sich im Bereich der Augen häufig.

Wachstum und weitere Entwicklung

Augapfel

Bei der Geburt sind die Augen im Vergleich zum übrigen Körper größer als im Kindes- und Erwachsenenalter. Im Vergleich zu seiner endgültigen Größe, die mit 7–8 Jahren erreicht wird, ist das Auge mit durchschnittlich 17,3 mm in der optischen Achse relativ kurz. Das Auge wäre dadurch erheblich hyperop, bestünde nicht die hohe Brechkraft der nahezu sphärischen Linse.

Hornhaut

Das neugeborene Kind hat eine relativ große Hornhaut, die ungefähr im Alter von 2 Jahren voll ausgewachsen ist. Die Hornhaut ist flacher als die Hornhaut des Erwachsenen und in der Peripherie stärker gewölbt als im Zentrum (bei Erwachsenen verhält es

sich umgekehrt). Nahezu alle Formen des Astigmatismus werden durch unterschiedlich ausgebildete Wölbungen in den verschiedenen Meridianen der Hornhaut verursacht. Beim Kind hat der vertikale Meridian gewöhnlich die stärkste Wölbung. Im Erwachsenenalter hat die Hornhaut die Tendenz, flacher zu werden, wobei diese Abflachung im vertikalen Meridian stärker ist als im horizontalen, wodurch sich die Astigmatismusachse verändert. Trotzdem ändert sich der Grad des Astigmatismus im Laufe des Lebens meist nur geringfügig.

Linse

Bei der Geburt ist die Linse sphärischer als im späteren Alter, wodurch sie eine höhere Brechkraft hat, die die relative Kürze in der optischen Achse ausgleicht. Die Linse wächst während des Lebens, dadurch daß neue Fasern in die Peripherie eingelagert werden, was zu einer Abflachung führt. Die Konsistenz des Linsenmaterials verändert sich während des Lebens. Bei der Geburt ist sie mit einer weichen Plastikmasse vergleichbar, während sie im höheren Alter glasartig wird. Das ist die Ursache der geringeren Linsenelastizität, die wenn man älter wird, weniger Formveränderungen bei der Akkommodation zuläßt.

Refraktionszustand

Ungefähr 80% aller Kinder werden hyperop geboren, 5% myop und etwa 15% emmetrop. Die Hyperopie nimmt ungefähr bis zum 7.–8. Lebensjahr zu und dann, bis ungefähr zum 19. oder 20. Lebensjahr, immer mehr ab. Nach dem 7. oder 8. Lebensjahr nimmt die Myopie langsam zu, etwa bis zum 25. Lebensjahr. (Relativ nimmt eine Hyperopie weniger ab, als eine Myopie zunimmt.) Gewöhnlich kommen im 3. und 4. Lebensjahrzehnt nur noch geringe Refraktionsänderungen vor. Eine Presbyopie tritt beim Großteil der Bevölkerung zwischen dem 42. und 46. Lebensjahr auf.

Iris

Bei der Geburt ist die Irisvorderfläche nicht oder nur wenig pigmentiert. Dadurch, daß die hintere Pigmentschicht durch das durchsichtige Gewebe scheint, erscheint die Augenfarbe der meisten Kinder bläulich. Wenn sich das Pigment auf der Irisvorderfläche ausbildet, beginnt die Iris ihre endgültige Färbung anzunehmen. Wird viel Pigment eingelagert, werden die Augen braun. Eine geringere Pigmentierung des Irisstromas führt zu einer blauen, grauen oder grünen Augenfarbe.

Augenstellung

Während der ersten 3 Lebensmonate sind die Augenbewegungen meist so schlecht koordiniert (durch die normalerweise langsame Entwicklung der Reflexe), daß man sich über die Augenstellung im Zweifel sein kann. Im Alter von 3 Monaten sollten die meisten binokulären Reflexe ausgebildet sein. Eine Abweichung der beiden Augenachsen jenseits des 6. Monats bedarf einer genaueren Untersuchung.

Ableitende Tränenwege

Die Zelleiste, die eine Röhre bildet, um den späteren Ductus nasolacrimalis zwischen dem Tränensack und der Nase zu bilden, öffnet sich i. allg. zum Zeitpunkt der Geburt. Eine Funktionsstörung kann jedoch infolge einer mangelnden Tränensekretion in den ersten Lebenswochen unbemerkt bleiben. Eine mangelnde Tränensekretion nach dem 3. Lebensmonat sollte genauer untersucht werden.

Sehnerv

Der Abschluß der Myelisierung der Fasern des Sehnervs findet i. allg. innerhalb der ersten Wochen nach der Geburt statt.

Augenveränderungen im zunehmenden Alter

Augenlider

Der Alterungsprozeß in der Haut führt zu einem zunehmenden Elastizitätsverlust mit Faltenbildung und Herabhängen von Augenfalten (Dermatochalasis). Es kann zu fettigen Veränderungen innerhalb der Gewebe kommen (Xanthelasma).

Bindehaut

Oberflächliche Degenerationsherde und degenerative Infiltrationen finden sich häufig.

Hornhaut

Die Hornhaut kann ringförmige Einlagerungen degenerativen Materials am Limbus aufweisen (Arcus senilis). Eine Abflachung der Wölbung im vertikalen Meridian führt häufig zu Sehstörungen.

Linse

Die Linse wächst das ganze Leben hindurch, obwohl im Alter die Wachstumsrate abnimmt. Die Konsistenzänderung der Linse von einer mit weichem Plastik vergleichbaren Masse zu einer glasartigen Konsistenz führt zu einer zunehmenden Erschwerung der für die Akkommodation wichtigen Formänderung (Presbyopie). Störungen des Linsenstoffwechsels können zu Gewebsveränderungen führen, die die Linse undurchsichtig machen (Katarakt). Die meisten alten Menschen weisen irgendeinen Grad von Kataraktbildung auf.

Glaskörper

Mit zunehmendem Lebensalter treten sog. „mouches volantes" (muscae volitantes) infolge von Verplumpungen der Glaskörperfibrillen, Exsudatbildungen in den Glaskörper und degenerative Ablagerungen auf. Es kommt zur Verflüssigung und hinteren Glaskörperablösung.

Chorioidea und Retina

Eine Arteriosklerose der chorioidalen und retinalen Gefäße kann zu sekundären Gewebsuntergängen führen.

3. Untersuchungsmethoden*

Ophthalmologischer Status

Der ophthalmologische Status umfaßt eine sorgfältig aufgenommene Anamnese, die eigentliche Augenuntersuchung und eine Bestimmung der Sehfunktion. Bei der Anamnese soll nicht nur auf das Augenleiden eingegangen werden, vielmehr sind auch allgemeine Angaben über Alter, Beruf und Gesundheitszustand des Patienten zu beachten. Die zahlreichen Untersuchungsmethoden dienen dem Erkennen von pathologischen Vorgängen im Augenbereich und den Auswirkungen von Allgemeinkrankheiten. Wenn möglich sollte auch die frühere allgemeine Krankengeschichte des Patienten herangezogen werden.

Allgemeines

Alter

Der Augenstatus verändert sich im Laufe des Lebens ständig. Die Befunde eines Patienten sind deshalb mit den Normwerten seiner Altersgruppe zu vergleichen. Man weiß, welche Funktionen und Vorgänge in einem bestimmten Lebensalter normalerweise anzutreffen sind. Bei einer Amblyopie beispielsweise wird eine Okklusionsbehandlung vor dem 7. Lebensjahr i. d. R. erfolgreich sein, später jedoch kaum mehr. Andererseits spielt bei Kleinkindern ein voller Fernvisus eine untergeordnete Rolle, da nicht dieselben Ansprüche wie bei einem Schüler oder einem Erwachsenen bestehen. Das Lebensalter spielt auch bei der Myopie eine Rolle: im 2. Lebensjahrzehnt wird die stärkste Zunahme, im 3. Lebensjahrzehnt die Stabilisierung beobachtet.
Besonders wichtig ist das Alter der beginnenden Presbyopie im 4. Lebensjahrzehnt. Ein Patient mit bisher guten Sehfunktionen kann durch die ersten Anzeichen der Presbyopie stark beunruhigt werden und bedarf dringend der Aufklärung über die Umstände, welche zu seiner ersten Brillenverordnung führen.

Beruf

Der Beruf spielt eine entscheidende Rolle für die Ansprüche eines Patienten an die Sehfunktion. Zu beachten sind besondere Anforderungen, z. B. der Umgang mit sehr kleinen Gegenständen oder der Zwang zu ungewöhnlichen Arbeitsabständen. Es ist keineswegs verwunderlich, wenn 2 gleichaltrige Patienten mit derselben Refraktionsanomalie je nach ihrer Beschäftigung völlig verschiedene Ansprüche an die Brillengläser stellen. So können beispielsweise kleinere Brillenfehler, welche bei einem Büroangestellten zu großen Beschwerden Anlaß geben, bei einem Bauarbeiter völlig unbemerkt bleiben.
Wenn bei presbyopen Patienten eine Bifokalbrille zur Berufsausübung verschrieben werden muß, bestimmen wiederum die beruflichen Anforderungen die Größe und Stärke des Lesesegmentes.
Bei gewerblichen Augenverletzungen ist es wichtig, Zeit und Umstände des Unfalles, die bisher erfolgte Therapie und die Sehschärfe festzuhalten.

Symptomatik

Die meisten Augensymptome fallen unter die folgenden 5 Gruppen: 1. Herabgesetzte Sehschärfe. 2. Schmerz oder Fremdkörpergefühl. 3. Veränderungen im Aussehen der Lider, der Orbita oder des Bulbus. 4. Doppelbilder oder Schwindelgefühl. 5. Vermehrte Sekretbildung der Konjunktiva.

Herabgesetzte Sehschärfe

a) *Dauer:* Lag die Sehschärfe schon seit jeher in der gefundenen Größenordnung? Wurde neuerdings eine Veränderung festgestellt? Wurde die Veränderung rein zufällig durch Verdecken des anderen Auges festgestellt? Bestand in den letzten Monaten oder Jahren eine kontinuierliche Visusabnahme?

b) *Unterschiedliche Sehschärfe in den beiden Augen:* Ist der Patient sicher, daß früher bei beiden Augen

---

* Die Technik der Ophthalmoskopie wird in Anhang A behandelt

dieselbe Sehschärfe vorlag? Bestehen Aufzeichnungen von früheren Untersuchungen, z.B. Fahrzeuglenkerprüfung oder militärische Untersuchung?

c) Sehstörungen:
1. Verzerrung der Konturen von Gegenständen (Metamorphopsie) weist am ehesten auf Astigmatismus oder Schädigung der Macula lutea hin.
2. Photophobie weist auf Hornhautentzündungen, Katarakt oder Aphakie, Iritis oder Albinismus hin. Eine erhöhte Lichtempfindlichkeit kann auch durch Medikamente wie Chloroquin oder Acetazolamid hervorgerufen werden.
3. Farbveränderungen (Chromatopsie) und das Sehen von gelben, weißen oder roten Schimmern kommen bei chorioretinitischen Prozessen und bei Veränderungen der Augenlinse vor, ebenso bei Allgemeinerkrankungen (z.B. Gelbsehen beim Ikterus). Auch Medikamentnebenwirkungen kommen in Frage: bekannt sind die gelben und weißen Farberscheinungen bei der Digitalisintoxikation.
4. Ein schimmernder Hof um eine Lichtquelle (Halo) erweckt die Assoziation zum Glaukom; er kommt aber auch bei anderen Prozessen vor, welche mit Hornhautödem oder Hornhautinfiltration einhergehen. Auch Linsenveränderungen können diese Höfe verursachen. In der Tat stellt eine beginnende Katarakt die häufigste Ursache eines Halo dar.
5. Flecken for den Augen („mouches volantes") in Form von Punkten oder Fäden, welche beim Bewegen der Augen flottieren, weisen meistens auf harmlose Glaskörperveränderungen hin. Wenn allerdings Lichtblitze (Phosphänen) zusammen mit diesen Punkten auftreten, besteht Verdacht auf eine vitreoretinale Komplikation.
6. Gesichtsfeldausfälle kommen bei Störungen der Kornea oder der übrigen optischen Medien oder bei Erkrankungen von Retina, Sehnerv oder Gehirn vor. Zitternde oder flackernde Gesichtsfeldtrübungen (Flimmerskotome) können die Folge einer vorübergehenden Verengung von zerebralen oder retinalen Arterien sein.
7. Nachtblindheit (Hemeralopie) kann kongenital (Retinitis pigmentosa, hereditäre Optikusatrophie) oder erworben˙ sein (Vitamin-A-Mangel, Glaukom, Optikusatrophie, Katarakt, Netzhautdegeneration).
8. Vorübergehender Visusverlust (Amaurosis fugax) weist auf einen zerebrovaskulären Insult, einen Spasmus der A. centralis retinae oder einen Teilverschluß der A. carotis interna hin.

Schmerz oder Fremdkörpergefühl
Die am häufigsten geklagten Schmerzsymptome sind Kopfweh, Augenschmerz oder Brennen und Jucken der Lider. Eine Keratokonjunktivitis bewirkt Photophobie, Druckgefühl oder ziehende Schmerzen hinter den Augen. Ein akuter Schmerz, welcher sich beim Bewegen der Augen noch verstärkt, weist dagegen viel eher auf einen Fremdkörper oder eine Hornhauterosion hin. Neben den Sehstörungen sind *Kopfschmerzen* die häufigste Ursache, weshalb ein Patient den Augenarzt aufsucht. Wenn die Augenuntersuchung keine Erklärung für die Kopfschmerzen bringt, müssen die Abklärungen auf Störungen des Allgemeinorganismus ausgedehnt werden. Oft kann durch Ausschluß eines Augenleidens eine solche Abklärung in die rechten Bahnen gelenkt werden.

Treten die Kopfschmerzen z.B. schon frühmorgens beim Aufstehen oder kurz danach auf, ist eine Augenstörung wenig wahrscheinlich, eine allgemeinmedizinische Abklärung ist demnach indiziert. Andererseits sprechen leichte bis mäßige Kopfschmerzen, welche in zunehmendem Ausmaß bei der Arbeit auftreten, am ehesten für eine Augenstörung. Typisch ist in diesem Fall die Beschwerdefreiheit während der Freizeit und nachtsüber. Bei schweren und zunehmenden Kopfschmerzen sollte ein raumfordernder intrakranieller Prozeß niemals außer acht gelassen werden. Diese Fälle erfordern die Beurteilung der Sehnervenpapillen und der Gesichtsfelder sowie eine regelrechte neurologische Abklärung.

Stechende Augenschmerzen kommen mit oder ohne Beanspruchung der Augen vor. Im ersten Fall findet man oft eine Koordinationsstörung der Augenmotilität, im letzteren handelt es sich eher um Begleitsymptome bei Episkleritis oder Iridozyklitis. Auch der erhöhte Intraokulardruck beim Glaukom kann zu extremen Augenschmerzen führen. Beim schweren akuten kongestiven Glaukom (Winkelblockglaukom) zieht ein vernichtender Schmerz von der Frontalgegend durch den ganzen Schädel und ist von Übelkeit und Erbrechen begleitet. Die Symptomatik kann dermaßen eindrücklich sein, daß zunächst an ein abdominelles Geschehen gedacht wird. Augenschmerzen entstehen auch bei fieberhaften Infekten, Neuralgie, Retrobulbärneuritis und Arteriitis temporalis. Augenschmerzen sind oft das erste Symptom einer schweren Influenza oder eines Denguefiebers. Brennen und Jucken der Lider können durch Überanstrengung entstehen, viel häufiger sind sie aber Ausdruck einer Entzündung, z.B. bei Blepharitis, Konjunktivitis oder allergischer Reaktion mit Heuschnupfen. Der Juckreiz ist besonders typisch für ein allergisches Geschehen.

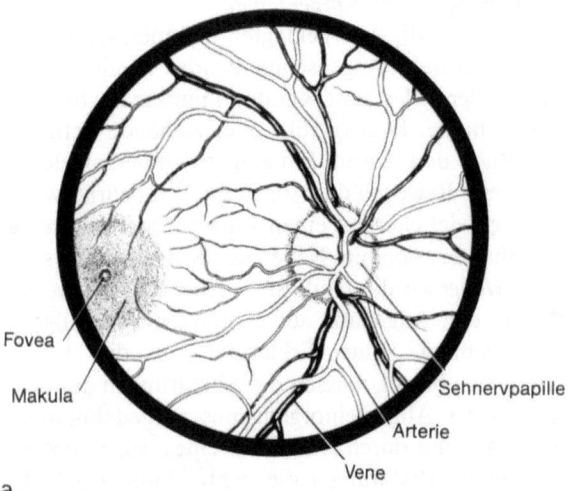
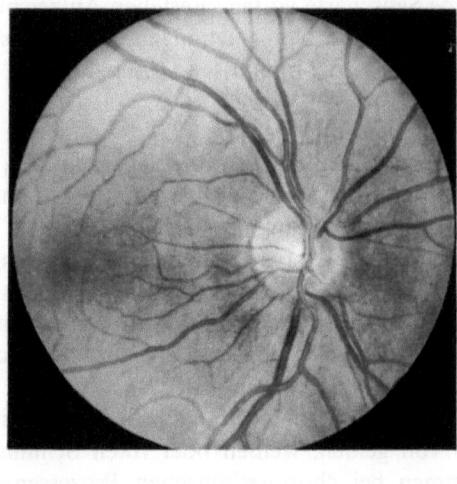

a   b

Abb. 3.1a, b. Der normale Fundus. Auf der schematischen Zeichnung (**a**) sind die wichtigsten Befunde der photographischen Aufnahme (**b**) eingetragen. (Photo von Diane Beeston)

Ein Druckgefühl der Augen wird oft im Zusammenhang mit neu verordneten Brillengläsern geäußert, besonders wenn die Korrektur des Astigmatismus geändert wurde. Die Erscheinung ist auch bei der Neuverordnung von Bifokalgläsern bekannt.

Verändertes Aussehen

a) Farbänderung: Die Rötung oder Hyperämie von Lidern, Konjunktiva oder Sklera entsteht durch eine akut-entzündliche Reaktion bei Infektion, Trauma, Allergie oder akutem Glaukom. Eine subkonjunktivale Blutung (Hyposphagma) entsteht unvermittelt und fällt stark auf. Eine intraokulare Blutung macht dagegen keine äußeren Zeichen. Farbveränderungen der Kornea entstehen bei Ulzeration oder intraokularer Infektion, wenn die purulente Exsudation in der Vorderkammer einen Spiegel bildet (Hypopyon). Farbveränderungen sind auch auf der Sklera möglich. Beim Ikterus und bei Intoxikation mit Antimalariamedikamenten (z. B. Quinacrin) sind die Skleren gelb. Blaue Skleren gehören zum Syndrom der Osteogenesis imperfecta. Eine dunkle Verfärbung der Sklera kann nach langdauernder lokaler oder allgemeiner Anwendung von Quecksilber- oder Silberverbindungen (selten) oder durch eine lokale Degeneration und Verdünnung entstehen.

b) Schwellung: Eine einseitige Lidschwellung spricht für einen lokalen Abszeß. Doppelseitige Lidödeme weisen auf eine mehr allgemeine Lidreaktion hin, etwa Blepharitis, Allgerie, Myxödem oder malignen Exophthalmus.

c) Raumforderung: Eine Raumforderung innerhalb der Orbita führt zur Vorlagerung des Augapfels

(Protrusio bulbi). Der Bulbus kann nach vorn oder seitlich verschoben sein, wobei auch die Stellung der Lider in Form einer Ptosis oder einer Retraktion beeinflußt wird.

Doppelbilder und Schwindel

Diplopie und Vertigo können nur durch eine sorgfältige Anamnese voneinander unterschieden werden. Die subjektiven Klagen des Patienten können in beiden Fällen sehr ähnlich sein. Bei richtigen Doppelbildern interessiert der Zeitpunkt des ersten Befalls sowie die Angabe, ob die Doppelbilder ständig ober intermittierend auftreten. Weiter muß ermittelt werden, ob die Doppelbilder nur in bestimmten Blickrichtungen oder auf bestimmte Distanzen auftreten und ob sich das Doppelbild seitlich oder in der Höhe einstellt. Eine monokulare Diplopie ist bei Veränderungen der Augenlinse und der Makula möglich, sie kommt aber auch bei Aggravation und Hysterie vor.

Schwindel wird vom Patienten meist zu Unrecht als Augenstörung eingestuft. In der Regel handelt es sich um die Unfähigkeit, während des Schwindelanfalls Gegenstände scharf einzustellen, da sich die ganze Umwelt zu drehen scheint. Die Anfälle entstehen oft bei plötzlicher Änderung der Körperstellung vom Liegen zum Sitzen oder bei plötzlicher Richtungsänderung des Kopfes durch die Halsmuskulatur.

Sekretion (Exsudation oder Tränen)

Es ist wichtig, die Menge und den Zeitpunkt der Exsudation zu kennen und zu beobachten, ob auch eine chronische Verkrustung der Lider vorliegt. Ein rein wäßriger Ausfluß ohne begleitende Augenentzündung (Epiphora) weist auf eine Überproduktion von Tränenflüssigkeit oder auf einen Verschluß der ableitenden Tränenwege hin. Die Durchgängigkeit der Tränenwege kann durch einen Spülversuch von der Canaliculi bis zum Ductus nasolacrimalis geprüft werden. Ist eine wäßrige Exsudation von Photophobie und Augenbrennen begleitet, spricht dies für eine virale Keratokonjunktivitis. Bei der bakteriellen Konjunktivitis entsteht ein purulentes Exsudat. In allergischen Exsudaten lassen sich oft eosinophile Granulozyten in großer Zahl nachweisen. Zur genaueren Beurteilung lassen sich die Exsudate mit Methylenblau, nach Gram oder nach Giemsa färben. Auch andere zytologische Färbungen sind möglich. Zur bakteriologischen Diagnostik werden Kulturen angelegt.

Veränderungen des Tränenflusses

Manche Allgemeinkrankheiten gehen mit einem verminderten Tränenfluß einher. Trockene Augen kommen oft bei älteren Patienten vor, sie sind aber auch typisch bei Kollagenosen (z. B. Sjögren-Syndrom) sowie bei Patienten, welche unter Psychopharmaka stehen. Übermäßiger Tränenfluß (Epiphora) entsteht bei chemisch-physikalischer Reizung (Rauch, Durchzug), bei Allergien, akuten Entzündungszuständen und bei Verschluß der ableitenden Tränenwege.

Klinische Augenuntersuchung durch den Allgemeinpraktiker

Sehschärfe

Die Bestimmung der Sehschärfe sollte ein Bestandteil jeder Routineuntersuchung sein. Sie muß auch bei Patienten ohne Augenbeschwerden durchgeführt werden.

Technik

Die Sehschärfe wird anhand einer Testtafel (z. B. Pflüger-Haken) festgestellt.
Der Patient sitzt in der auf der Tafel angegebenen Prüfungsdistanz von 5 oder 6 m und verdeckt das linke Auge mit der Hand und einem Papiertüchlein. Bei Brillenträgern kann das linke Brillenglas durch ein dreieckig gefaltetes eingeschobenes Papierstück verdeckt werden. Nun wird die kleinste Zeile notiert, die der Patient noch lesen kann, wobei ein Visus von 1,0 als normal gilt. Wenn der Patient die größte Zeile

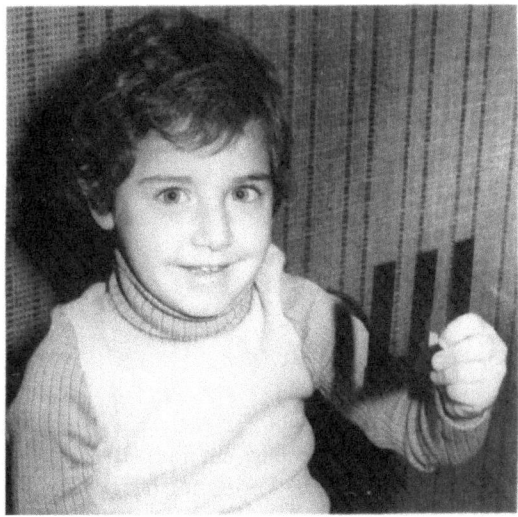

Abb. 3.2. Visusbestimmung mit Pflüger-Haken bei kleinen Kindern

nicht sieht, soll er sich der Testtafel nähern, bis er die Zeichen erkennt. Bei halber Testdistanz beispielsweise reduziert sich auch der auf der Tafel angegebene Visus um die Hälfte. Bei Brillenträgern soll die Prüfung mit und ohne Korrektur geprüft werden, wobei natürlich der sog. korrigierte Visus die Hauptrolle spielt.
Bei Kleinkindern und Analphabeten wird dem Prüfling ein Pflüger-Haken (Abb. 3.2) in die Hand gegeben, damit er in der entsprechenden Stellung präsentiert werden kann. Auf diese Weise können schon von 4jährigen sehr genaue Angaben erhalten werden. Für Kinder gibt es auch Bildertafeln, welche allerdings wesentlich ungenauer sind.
Ein Visus unter 0,7 ist als ungenügend zu betrachten.

Inspektion

Bei der Inspektion der äußeren Anteile des Auges (Lider, Konjunktiva, Kornea, Sklera, Tränenapparat) sollte auch das Oberlid ektropioniert werden, damit die Conjunctiva palpebrae sichtbar wird. Der Patient blickt nach unten, die linke Hand des Arztes zieht das Oberlid an den Zilien nach unten, worauf mit einem Stäbchen in der rechten Hand durch leichten Druck auf die Oberkante des Tarsus das Oberlid ektropioniert wird.
Die Untersuchung der Oberflächen soll Defekte, Fremdkörper, entzündliche Zeichen, Sekretion und Tränenfluß oder Trockenheit, daneben auch Transparenz und Farbe erfassen. Die Verwendung einer Lupenbrille (Abb. 3.3) bringt große Vorteile.

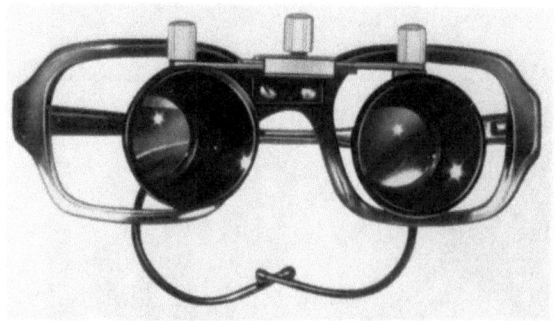

Abb. 3.3. Lupenbrille (Oculus)

Vorsicht: Wenn die Anamnese ein traumatisches Geschehen mit Verdacht auf Verletzung der Augenhüllen ergibt, sind die obenerwähnten Handgriffe und überhaupt jeglicher Druck auf den Bulbus verboten, da durch einen weiteren Verlust von intraokularen Strukturen der Schaden vergrößert werden kann. überhaupt empfiehlt es sich, im Falle von Schmerzen oder Blepharospasmus zur Erleichterung der Untersuchung vorerst einige Tropfen eines sterilen Oberflächenanästhetikums zu geben. Bei Kleinkindern kann sogar eine Rauschnarkose notwendig werden.

Pupille

Bei der Untersuchung der Pupille sind Größe, Farbe, Form sowie die direkte und die konsensuelle Lichtreaktion zu beachten (bei der Belichtung einer Pupille reagieren normalerweise beide Seiten). Die Lichtreaktion wird am besten in einem verdunkelten Raum geprüft, wobei der Untersucher neben dem Patienten steht. Eine besonders enge Pupille (Miose) entsteht unter dem Einfluß einer hellen Beleuchtung, bei Lues des zentralen Nervensystems, und unter dem Einfluß von Rauschgiften und parasympathomimetischen Medikamenten. Eine auffällig weite Pupille (Mydriase) entsteht bei Dämmerlicht, bei der Myopie, nach einer traumatischen Sphinkterläsion oder unter dem Einfluß von sympathomimetischen Medikamenten. Ungleiche Pupillen (Anisokorie) können eine Normvariante darstellen; die fehlende Pupillenreaktion auf der einen oder anderen Seite kann aber auch auf eine neurologische Störung hinweisen. Beim Argyll-Robertson-Syndrom besteht eine reflektorische Pupillenstarre für die direkte und konsensuelle Lichtreaktion, bei der Nahakkommodation jedoch verengt sich die Pupille. Von diesem Bild ist die tonische Pupille beim Adie-Syndrom (s. Kap. 17) abzugrenzen.

Augenstellung

Der Eindruck eines verkleinerten Auges entsteht nicht nur beim Mikrophthalmus, sondern auch beim Enophthalmus. Bei der Protrusio bulbi (Exophthalmus) erscheint das Auge vergrößert wie beim Makrophthalmus (Buphthalmus) oder bei der Megalokornea. Die Augenstellung wird durch Strabismus oder durch die Verdrängung bei einem Orbitatumor verändert. Im Falle eines Tumors hilft die Palpation zur Bestimmung von Größe, Konsistenz und evtl. Pulsation.

Wichtig ist auch die Bulbusmotilität: man beobachtet die Augenbewegungen in allen Blickrichtungen und bei der Konvergenz. Die Untersuchungsmethoden sind in Kap. 15 bei der Strabismusdiagnostik genauer beschrieben.

Konfrontatorische Gesichtsfeldprüfung

Ein Verlust des seitlichen Gesichtsfeldes ist keineswegs selten. Gesichtsfeldausfälle lassen sich auch ohne die aufwendige instrumentelle Perimetrie oft mit den einfachsten Hilfsmitteln nachweisen.

Ausrüstung

Man benötigt einen Bleistift mit aufgestecktem Radiergummi, einen kleinen weißen Knopf oder auch nur die Finger des Untersuchers.

Untersuchungstechnik

Patient und Arzt sitzen sich im Abstand einer Armlänge gegenüber. Der Patient verdeckt das eine Auge mit der Hand und fixiert die Nase des Untersuchers. Nun führt der Arzt das Testobjekt von allen Seiten her in das Gesichtsfeld und vergleicht die Angaben des Patienten mit seinen eigenen Wahrnehmungen. Auf diese Art wird in Abständen von 30–45° das gesamte periphere Gesichtsfeld über 360° geprüft. Anschließend wird das zweite Auge untersucht.

Befunde

Bei dieser konfrontatorischen Gesichtsfelduntersuchung können massive einseitige, homonyme oder bitemporale Hemianopsien entdeckt werden. Kleinere Gesichtsfeldausfälle werden natürlich erst durch die instrumentelle Perimetrie erfaßt.

Spezielle augenärztliche Untersuchungen

Spaltlampenuntersuchung
(Biomikroskopie)

Die Spaltlampe besteht aus einem Mikroskop und einer Einrichtung zur fokalen Beleuchtung. Die Spaltlampe eignet sich zur Untersuchung der Lider und des vorderen Augenabschnittes. Die gute Beleuchtung und Vergrößerung sind besonders nützlich beim Erfassen einer herpetischen Keratitis, eines Hornhautfremdkörpers, eines Iristumors oder einer Linsentrübung. Es lassen sich auch unschwer in der Vorderkammer zirkulierende Partikel erkennen, z. B. Leukozyten bei der Iritis oder Erythrozyten beim Trauma.

Ausrüstung

Eine Spaltlampe ist in Abb. 3.4 dargestellt.

Untersuchungstechnik

Patient und Arzt sitzen sich gegenüber, wobei Kinn und Stirn des Patienten fest in einer Stütze liegen. Der Untersucher benützt das Binokularmikroskop und bedient die Spaltbeleuchtung.

Durch anteroposteriore und laterale Bewegungen der miteinander verbundenen Beleuchtungs- und Beobachtungseinheiten können die Lider und die Oberfläche des Augapfels vergrößert zur Darstellung gebracht werden.

Außerdem kann bei schräg einfallendem Spaltlicht der sog. optische Schnitt durch das Hornhautstroma, die Vorderkammer, die Linse und den vorderen Glaskörper beobachtet werden. Die helle Beleuchtung führt allerdings zu einer beträchtlichen Verengung der Pupille.

Wenn die Pupille durch ein Mydriatikum erweitert ist, kann nach Instillation eines Oberflächenanästhetikums ein Funduskontaktglas auf das Auge aufgesetzt werden. Damit lassen sich der gesamte Glaskörper und der Augenhintergrund beobachten. Durch geeignete Spiegel im Kontaktglas wird die Netzhaut bis zur äußersten Peripherie sichtbar (Abb. 3.5). Wenn außen am Kontaktglas ein Sporn angebracht ist, läßt sich durch Eindellung des Bulbus (Indentation) sogar die Ora serrata darstellen.

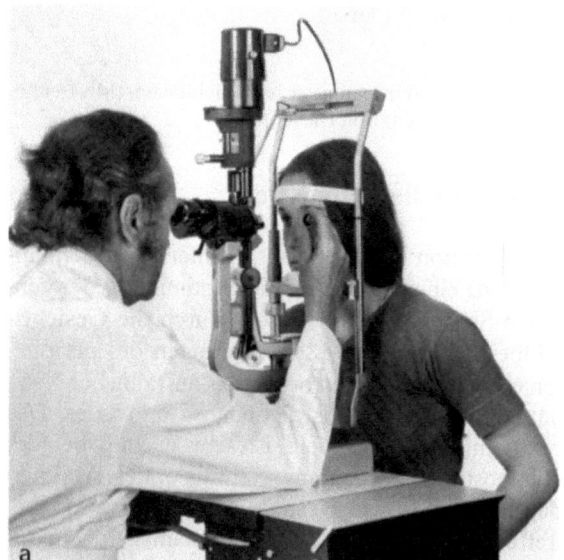

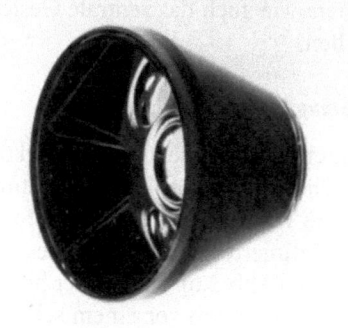

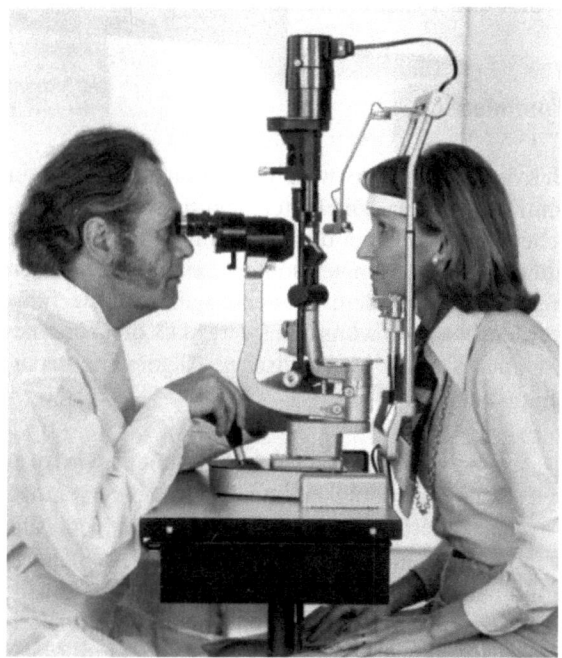

Abb. 3.4. Biomikroskopische Untersuchung der vorderen Augenabschnitte an der Spaltlampe. (Mit freundlicher Genehmigung von Haag-Streit)

Abb. 3.5a, b. Biomikroskopische Untersuchung des Augenhintergrundes mit dem Dreispiegelkontaktglas nach Goldmann. (Mit freundlicher Genehmigung von Haag-Streit)

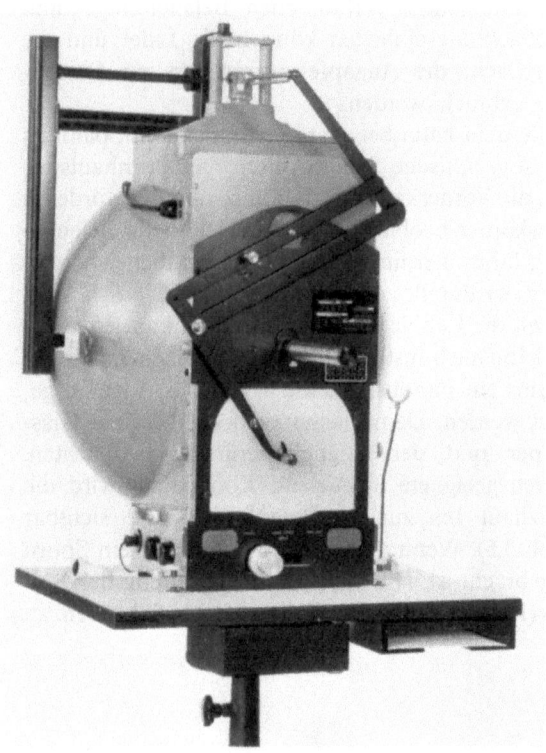

Abb. 3.6. Projektionsperimeter nach Goldmann. (Mit freundlicher Genehmigung von Haag-Streit)

Instrumentelle Perimetrie

Die Funktion von Netzhaut, Sehnerv und Sehbahnen wird einerseits durch die Bestimmung der zentralen Sehschärfe, andererseits durch die Gesichtsfeldbestimmung gemessen. Störungen des peripheren Gesichtsfeldes sind besonders auffällig bei Netzhautablösung, Retinitis pigmentosa und Lues. Das parazentrale Gesichtsfeld ist sehr wichtig bei der Diagnostik des Glaukoms. Neuritis optica, Makuladegeneration sowie Hysterie und Aggravation betreffen das zentrale Gesichtsfeld. Beim Verdacht auf eine intrakranielle Raumforderung ist sowohl das periphere wie auch das zentrale Gesichtsfeld zu untersuchen.

Ausrüstung

Gebräuchlich sind heute die Projektionsperimeter, bei welchen eine in Größe und Lichtintensität genau definierte Testmarke in einer weißen Halbkugel mit ebenso definierter Leuchtdichte des Umfeldes abgebildet wird (Abb. 3.6). Von früher her bekannt ist die Tangentenskala, wo vor einem schwarzen Vorhang ein auf einem schwarzen Stab befestigter weißer Testknopf in das Gesichtsfeld gebracht wurde. Neuerdings kommen auch computergesteuerte Perimeter zur Anwendung.

Ausführung

Der Patient blickt unverwandt auf den Fixierpunkt in der Mitte des Testfeldes und gibt ein Signal, sobald er das Testobjekt erkennen kann. Jedes Auge wird einzeln geprüft.

a) Kinetische Perimetrie: Die Testmarke wird alle 15° von außen her ins Gesichtsfeld geführt, bis die ganze Zirkumferenz erfaßt ist. Durch Verminderung von Größe und Leuchtdichte des Testobjekts werden die Empfindlichkeitsgrenzen in Form eines Schwellenwertes festgelegt. Die Punkte gleicher Empfindlichkeit werden auf einem Diagramm ausgezogen und heißen Isopteren. Die Empfindlichkeit nimmt gegen innen ständig zu. Am größten ist sie im Zentrum und entspricht der Fovea centralis. 15° temporal davon liegt ein ovaler Bereich von völliger Unempfindlichkeit, welcher dem Sehnervenkopf (Papille) entspricht. Er wird blinder Fleck genannt.

b) Statische Perimetrie: In einem vorgegebenen Meridian quer durch das Gesichtsfeld wird an einzelnen Stellen durch Variation der Intensität der Testmarke die Empfindlichkeitsschwelle bestimmt.
Zur genauen Erfassung eines Gesichtsfeldes und zur Definition von Gesichtsfeldausfällen (Skotomen) müssen die kinetische und die statische Perimetrie kombiniert werden. Besonders genaue Resultate liefert die automatische Perimetrie, bei welcher die Untersuchungsvorgänge durch einen Computer gesteuert und registriert werden.

Tonometrie

Bei der Tonometrie wird der Intraokulardruck in mmHg gemessen. Die Untersuchung spielt eine entscheidende Rolle bei der Glaukomdiagnostik. Routinemäßige Messungen sollten bei allen Patienten spätestens nach dem 40. Lebensjahr durchgeführt werden. Es wäre wünschenswert, daß die Tonometrie auch Teil der internistischen Allgemeinuntersuchung würde.

a) Schiötz-Tonometer: Dieses Instrument wird wegen seiner Ungenauigkeit immer weniger verwendet. Es bietet allerdings den Vorteil des geringen Aufwandes und der leichten Verfügbarkeit. Das Schiötz-Tonometer arbeitet nach dem Indentationsprinzip: ein definiertes Gewicht übt über einen Stempel einen Druck auf den Augapfel aus, wobei ein Zeiger angibt, wie tief der Stempel eindringt. Bei niedrigem Intraokulardruck werden größere Ausschläge registriert.

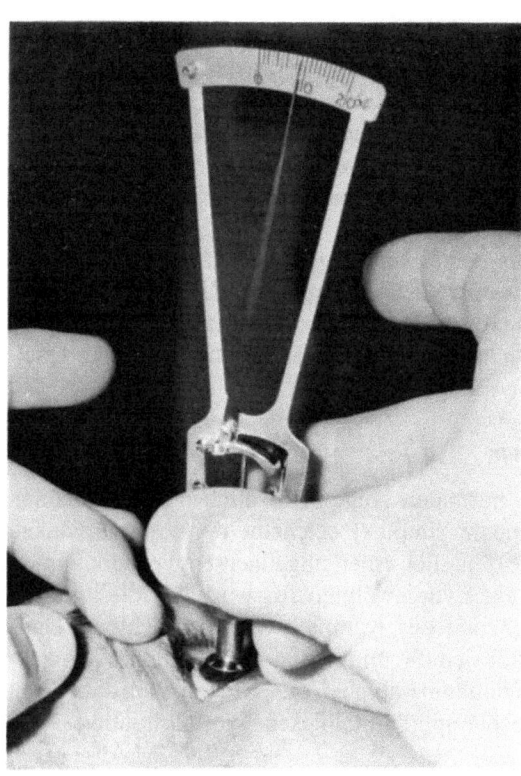

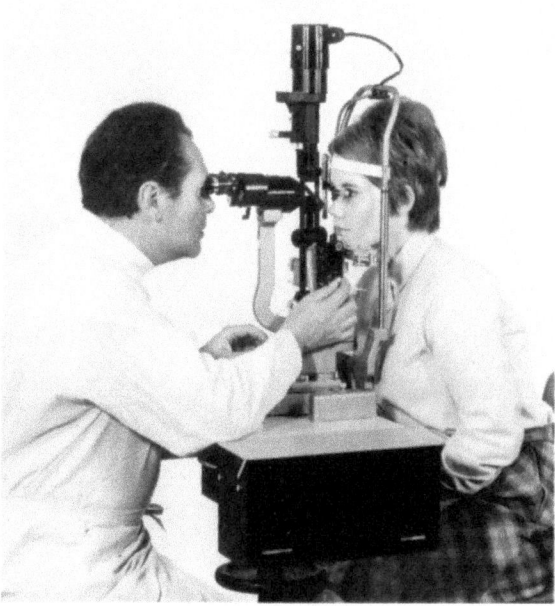

Abb.3.8. Applanationstonometrie an der Spaltlampe. (Mit freundlicher Genehmigung von Haag-Streit)

Abb.3.7. Messung des Intraokulardrucks mit dem Schiötz-Tonometer. (Photo von Diane Beeston)

Die mechanischen Teile des Tonometers müssen stets sauber gereinigt und chemisch oder durch Hitze desinfiziert sein. Trotzdem kann durch das Tonometer eine epidemische Keratokonjunktivitis verbreitet werden. Gerade bei der Tonometrie sind die Desinfektion des Instrumentes und das Händewaschen des Untersuchers vor jeder Untersuchung überaus wichtig.

Bevor das Tonometer aufgesetzt wird, muß das Auge mit einem Oberflächenanästhetikum vorbereitet werden. Der liegende Patient muß genau einen an der Decke befestigten Fixierpunkt beobachten (Abb.3.7). Durch ungeschickte Handhabung können leicht Erosionen am Hornhautepithel gesetzt werden.

b) Applanationstonometer: Die Applanationstonometrie stellt heute die Methode der Wahl dar. Ein Meßkörperchen mit definierter Oberfläche wird mit so viel Kraft gegen die Kornea gepreßt, bis eben diese Fläche abgeplattet (applaniert) ist. Aus der angewandten Kraft kann direkt auf den Intraokulardruck geschlossen werden. Bei dieser Methode entstehen nur minimale Gewebsverschiebungen, so daß Meßfehler infolge einer unterschiedlichen Verformbarkeit des Augapfels (Rigidität) weitgehend vermieden werden. Auch bei dieser Methode wird das

Auge oberflächlich anästhesiert, wobei zur Erkennung des Applanationseffektes auch noch ein Farbstoff (Fluorescein) beigegeben wird.

Die Applanationstonometer sind in der Regel an der Spaltlampe montiert und dadurch ortsgebunden und nur beim sitzenden Patienten anwendbar (Abb.3.8). Es gibt aber auch tragbare Applanationstonometer, welche sich beim liegenden Patienten anwenden lassen.

Normaler Befund

10–21 mmHg.

Pathologische Befunde

Glaukomverdacht besteht bei Werten zwischen 20 und 24 mmHg; bei Werten zwischen 25 und 30 mmHg liegt fast mit Sicherheit ein Glaucoma chronicum simplex vor. Das akute Glaukom (Winkelblockglaukom) führt zu Werten bis zu 70 mmHg und darüber.

Bei leicht erhöhtem Intraokulardruck muß die Tonometrie zu verschiedenen Tageszeiten wiederholt werden (Tagesdruckkurve). Zudem sind die gemessenen Druckwerte mit den Befunden der Sehnervenpapillen und der Gesichtsfelder zu korrelieren. Die Diagnose eines Glaukoms ergibt sich aus dem erhöhten Intraokulardruck, der exkavierten Sehnervenpapille und dem typischen Gesichtsfeldausfall. In zweifelhaften Fällen kann auch eine Tonographie durchgeführt werden (vgl. Kap.14).

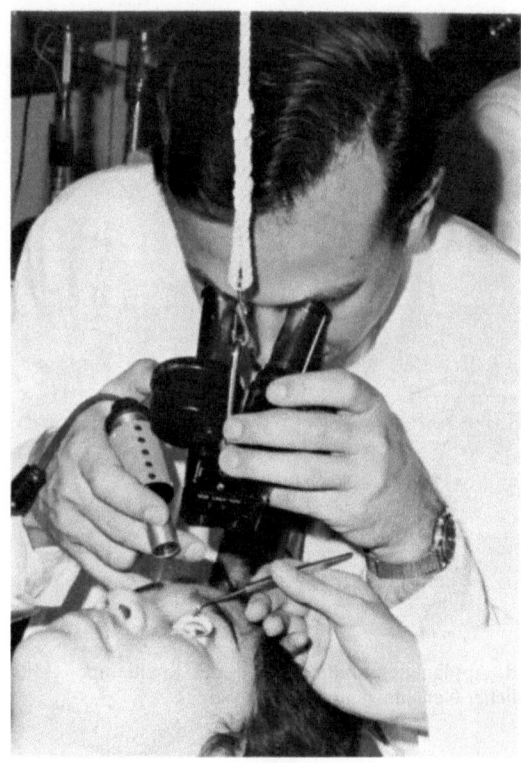

Abb. 3.9. Gonioskopie mit Koeppe-Linse, fokaler Beleuchtung und Handmikroskop. (Photo von Diane Beeston)

Meßfehler

Die technische Überlegenheit der Applanationstonometer gegenüber dem Schiötz-Tonometer (Indentationstonometer) wurde schon erwähnt. Wichtig ist auch, daß während des Meßvorganges nicht die Spannung des M. orbicularis oculi durch ein Kneifen der Lider auf den Augapfel übertragen wird. Dadurch könnte ein falsch-hoher Intraokulardruck registriert werden. Außerdem soll der Patient nicht im Sinne des Valsalvaversuchs pressen, da der erhöhte Venendruck ebenfalls den Intraokulardruck anhebt.

Gonioskopie

Bei der Gonioskopie werden die Strukturen des Kammerwinkels sichtbar gemacht. Die Untersuchung ist in jedem Falle von Glaukom indiziert, sie hilft aber auch bei der Erfassung von Tumoren der Iris und von Fremdkörpern im Kammerwinkel. Es können auch abnorme Gefäßstrukturen erkannt werden, welche bei einer vorgesehenen Glaukomoperation zu meiden sind.

Untersuchungstechnik

a) Köppe-Linse: Die Linse wird beim liegenden Patienten auf das anästhesierte Auge gelegt und festgehalten. Ein über der Linse aufgehängtes Beleuchtungs- und Beobachtungssystem ermöglicht die biomikroskopische Untersuchung (Abb. 3.9).

b) Gonioskopiekontaktglas nach Goldmann: Durch ein Kontaktglas mit entsprechend geneigtem Spiegel läßt sich der Kammerwinkel beim sitzenden Patienten an der Spaltlampe biomikroskopisch untersuchen (Abb. 3.5).

Befunde

Beim normalen Auge (und auch beim Glaucoma chronicum simplex) erscheint der Kammerwinkel weit offen. Bei einer abgeflachten Vorderkammer oder einer vorgewölbten Iris wird aber die innerste Begrenzung des Kammerwinkels unsichtbar. Daraus läßt sich die unmittelbare Gefahr eines Winkelblockglaukoms ableiten. Es handelt sich dabei um eine echte ophthalmologische Notfallsituation.

Tonographie

Bei der Tonographie wird durch Aufsetzen eines elektronischen Tonometers vom Schiötz-Typ während 4 min der Abfall des Intraokulardrucks gemessen. Daraus kann rechnerisch auf die Abflußrate des Kammerwassers geschlossen werden. In den vergangenen Jahren sind ernsthafte Zweifel gegenüber dieser Methode laut geworden, wodurch ihre Bedeutung bei der Glaukomdiagnostik eingeschränkt wurde.

Schirmer-Test

Beim Schirmer-Test wird die Menge der gebildeten Tränenflüssigkeit bestimmt. Die Untersuchung ist indiziert bei Patienten mit trockenen und chronisch entzündeten Augen. Ein Streifen Filterpapier in der Abmessung von 5mal 35 mm wird nahe am inneren Lidwinkel unten in den Bindehautsack eingelegt und bei geschlossenen Lidern 5 min lang belassen.
Durch die Tränenflüssigkeit sollten mindestens 15 mm des Filterpapierstreifens nach 5 min benetzt sein. Eine schwächere Benetzung bei wiederholten Versuchen spricht für eine eingeschränkte Produktion der Tränenflüssigkeit (vgl. Kap. 6).

Vitalfärbungen

Die Konjunktiva und insbesondere die Kornea lassen sich durch Fluorescein-Natrium oder Rose bengale in gewissen Fällen anfärben. Fluorescein färbt ein normales Epithel nicht an, jedoch um so deutlicher jede Unregelmäßigkeit und jeden Defekt, z.B. eine Hornhauterosion, ein Fremdkörperbett oder eine dendritische herpetische Keratitis. Die Vitalfärbung wird mit Lupenvergrößerung (Abb.3.3) oder noch besser an der Spaltlampe (Abb.3.4) beurteilt.

Vorsichtsmaßnahmen

Wenn eine Indikation zur Vitalfärbung vorliegt, besteht meistens auch ein Defekt im Hornhautepithel. Dadurch ist der wichtigste Schutzwall gegen eine Infektion der Hornhaut offen. Es ist deshalb überaus wichtig, daß jeder Farbstoff, insbesondere aber das Fluorescein, steril ist.

Material

Achtung: Das Fluorescein muß steril sein. Am sichersten sind Papierstreifen oder individuelle Tropfeinheiten mit Fluorescein. Es kommen auch Tropffläschchen mit Fluorescein zur Anwendung; es besteht hier aber immer die Gefahr der Übertragung einer Infektion mit Pseudomonas aeruginosa.

Ausführung

Der Papierstreifen mit dem Farbstoff wird mit steriler Kochsalzlösung oder mit der Tränenflüssigkeit des Patienten benetzt, so daß die Farbe austritt und sich mit dem Tränenfilm im Auge verteilt. Dadurch wird jede Unregelmäßigkeit der Hornhautoberfläche sofort sichtbar gemacht.

Befunde

Normalerweise bildet sich eine regelmäßige dünne Farbschicht über der Kornea. Im Falle einer Verletzung nimmt das befallene Gebiet mehr Farbstoff auf und erscheint in tiefgrüner Farbe. Es empfiehlt sich, das Bild der Vitalfärbung zu Vergleichszwecken in der Krankengeschichte des Patienten zu skizzieren.

Keratometrie

Ursprünglich diente das Keratometer (z.B. das Ophthalmometer nach Javal) zur Messung des Hornhautastigmatismus im Rahmen der Refraktionsbestimmung. Besonders wertvoll sind diese Angaben für ein aphakes Auge. Typisch sind die irregulären Meßdaten beim Keratokonus oder bei Horn-

hautnarben. In neuerer Zeit spielt die Keratometrie eine entscheidende Rolle bei der Anpassung von kornealen Kontaktlinsen. Dabei werden die Krümmungsradien der Hornhautvorderfläche in Millimetern nicht nur axial, sondern auch parazentral in mehreren Meridianen gemessen.

Placido-Scheibe

Die Placido-Scheibe besteht aus konzentrisch angeordneten schwarzen und weißen Ringen, in deren Zentrum sich ein Guckloch mit einer passenden Konvexlinse befindet. Dieselbe Anordnung findet man im Keratoskop nach Klein, das wie ein Augenspiegel gebaut ist. Man beobachtet die Spiegelung der Ringe auf der Hornhautvorderfläche und entdeckt Unregelmäßigkeiten bei narbigen Veränderungen und insbesondere beim Keratokonus (Abb.3.10).

Spülung der ableitenden Tränenwege

Die Tränenwegspülung wird zu diagnostischen und therapeutischen Zwecken durchgeführt bei Patienten, welche über einen vermehrten Tränenfluß klagen. Nach Dilatation des oberen oder unteren Punctum lacrimale wird mit einer stumpfen Kanüle sterile Kochsalzlösung injiziert, welche in den Nasopharynx gelangen soll (Vgl. Kap. 5).

Ausrüstung

Oberflächenanästhesie, Punctumdilatator, eine leicht laufende 1-ml-Spritze, eine stumpfe Tränenwegskanüle. Die Instrumente dürfen keineswegs spitz sein, da sonst die Tränenröhrchen sehr leicht perforiert werden könnten.

Ausführung

Nach Anwendung eines Oberflächenanästhetikums wird das obere und untere Tränenpunctum mit der konischen Sonde (Abb.3.11) dilatiert. Unmittelbar danach wird die stumpfe Tränenwegskanüle in den Canaliculus eingeführt, worauf die Spülung vollzogen werden kann.

Befunde

Wenn der Kopf des Patienten zurückgeneigt ist, fließt bei offenen Tränenwegen die Spülflüssigkeit sogleich in den Rachen. Bei vorwärtsgeneigtem Kopf tritt die Flüssigkeit aus der Nase aus. Wenn es bei der Injektion in den einen Canaliculus zum klaren Reflux aus dem anderen Canaliculus kommt,

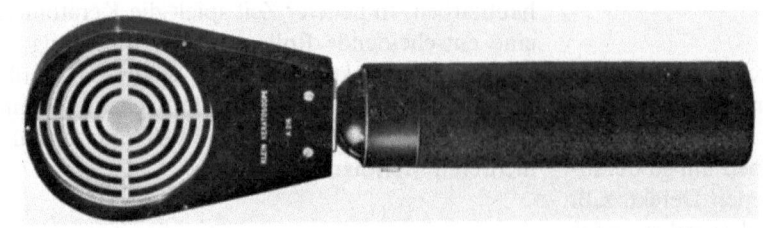

a

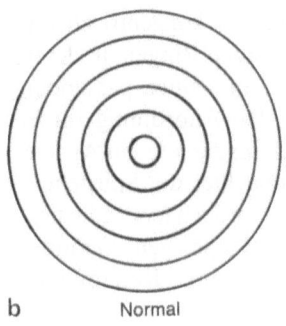

b   Normal

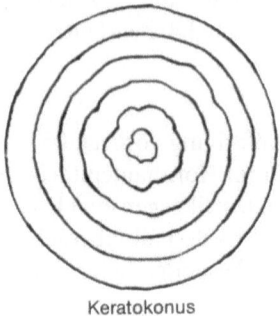

Keratokonus

Abb. 3.10. a Keratoskop von Klein. **b** Ringmuster der Placido-Scheibe bei normaler Hornhaut und beim Keratokonus

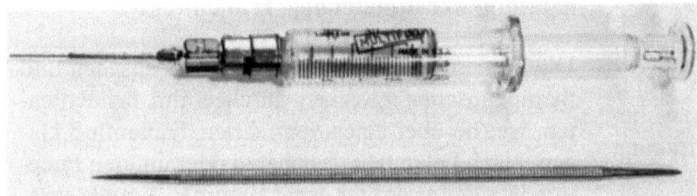

Abb. 3.11. Konische Sonde zum Erweitern des Tränenpunkts und stumpfe Silberkanüle zum Spülen der Tränenwege

liegt eine Stenose am Konfluens der Tränenröhrchen vor. Ein eitriger oder schleimiger Reflux spricht für eine Stenose am Ausgang des Tränensacks. Bei einer Stenose des Canaliculus läßt sich überhaupt keine Spülflüssigkeit einbringen.

Sondierung der ableitenden Tränenwege

Diese Untersuchung ist indiziert, wenn die einfache Spülung für eine Obstruktion spricht. Beim Vorliegen einer akuten Dakryozystitis sollte ein Eingriff allerdings unterlassen werden. Besonders günstig wirkt sich die Sondierung bei Neugeborenen mit der typischen Stenose im Ductus nasolacrimalis (sog. Hasner-Klappe) aus.

Eine gleichmäßig dicke Metallsonde oder Hohlkanüle wird durch das obere oder untere Punctum in ein Tränenröhrchen eingeführt, gelangt durch den Konfluens der Tränenröhrchen in den Tränensack und von dort in die Nase.

Es stehen die Silbersonden nach Bowman in verschiedenen Dicken von Nr. 1 (feinste) bis Nr. 8 zur Verfügung (Abb. 3.12). Besonders gut haben sich die Hohlsonden nach Bangerter bewährt.

Ausrüstung

Oberflächenanästhesie, Punctumdilatator und 1-ml-Spritze mit Hohlsonde oder Silbersonde. Es ist wichtig, daß die Sonde stumpf ist, da sonst der Canaliculus leicht perforiert werden kann.

Ausführung

Nach Eintropfen des Anästhetikums wird das obere oder das untere Punctum lacrimale dilatiert, worauf die Sonde waagerecht durch den Canaliculus geführt wird, bis ein sicherer Kontakt mit dem nasalen Knochen besteht. Dies wird durch lateralen Zug am Lid erleichtert. Dann wird die Sonde vorsichtig um 90° gedreht und in senkrechter Position nach unten bis in den Ductus nasolacrimalis gebracht. Wenn eine Hohlsonde nach Bangerter eingeführt wurde, kann jetzt durch Injektion von steriler Kochsalzlösung der Durchfluß geprüft werden.

Befunde

Die Sonde muß immer locker und ohne Anwendung von Gewalt durch die Tränenwege geführt werden. Wenn ein Widerstand auftritt, muß die Lokalisation

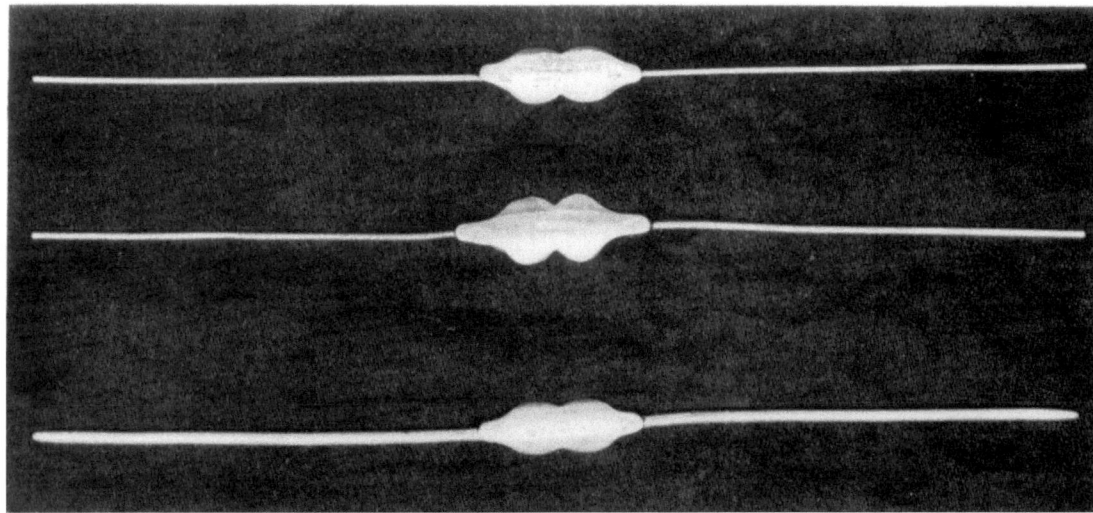

Abb. 3.12. Biegsame Tränenwegssonden nach Bowman. (Photo von Diane Beeston)

der Stenose registriert werden. Beim Erwachsenen bleibt eine gewaltsame Eröffnung der Tränenwege meistens ohne dauernden Erfolg. Ganz anders ist die Prognose beim Neugeborenen mit der typischen Stenose im Ductus nasolacrimalis (Hasner-Klappe), wo eine einmalige Durchstoßung der Stenose kurativ wirkt. Die Tränenwegsstenose beim Erwachsenen erfordert i. allg. die operative Behandlung durch Dakryozystorhinostomie oder Intubation der Tränenwege.

Lichtprojektion und Aderfigur

Diese groben Funktionsprüfungen der Retina sind indiziert bei Patienten mit getrübten optischen Medien (Hornhauttrübung, Katarakt), bei welchen eine operative Behandlung vorgesehen ist.

Ausführung

a) Lichtprojektion: Ein Auge wird durch einen Verband oder durch die Hand vollständig verdeckt. Der Patient wird nun aufgefordert, mit dem anderen Auge einer Lichtquelle zu folgen, welche durch alle 4 Quadranten geführt wird. Der Test wird ergänzt, indem ein Rotglas vor die Lichtquelle gehalten wird. Wenn der Patient die Richtung des Lichteinfalles und den Unterschied zwischen rotem und weißem Licht erkennen kann, besteht mit einiger Wahrscheinlichkeit eine normale Netzhautfunktion.

b) Aderfigur: Bei offenen oder geschlossenen Lidern wird ein starkes Licht in allen 4 Quadranten direkt vor dem Bulbus rasch hin und her bewegt. Der Patient wird gefragt, ob er schwarze Linien in der Art eines Spinngewebes (Aderfigur) erkennen kann. Besonders aufmerksame Patienten sind auch in der Lage, die gefäßfreie Zone der Makula zu erkennen (Makulachagrin). Der Test beruht darauf, daß durch den ständigen Wechsel des einfallenden Lichtes die sonst unbemerkt auf der Retina liegenden Gefäße vom Patienten plötzlich realisiert werden. Wenn die Region der Makula für den Patienten eher dunkel als rot erscheint, muß ein Schaden der zentralen Netzhaut angenommen werden. Die Untersuchung ist aber subjektiv eher anspruchsvoll und wird besonders von älteren Menschen oft nicht richtig verstanden.

Beurteilung

Die beschriebenen Methoden ergeben meistens einen recht guten Anhaltspunkt über die Funktion der Netzhaut. Bei sehr dichten Medientrübungen kann allerdings die Interpretation schwierig werden, weil zu wenig Licht auf die Retina gelangt.

Exophthalmometrie

Das Exophthalmometer ermöglicht eine genaue Bestimmung der Lage des vorderen Augenpols. Der besondere Wert dieser Methode liegt in der Verlaufskontrolle.

Ausrüstung

Exophthalmometer nach Hertel (Abb. 3.13).

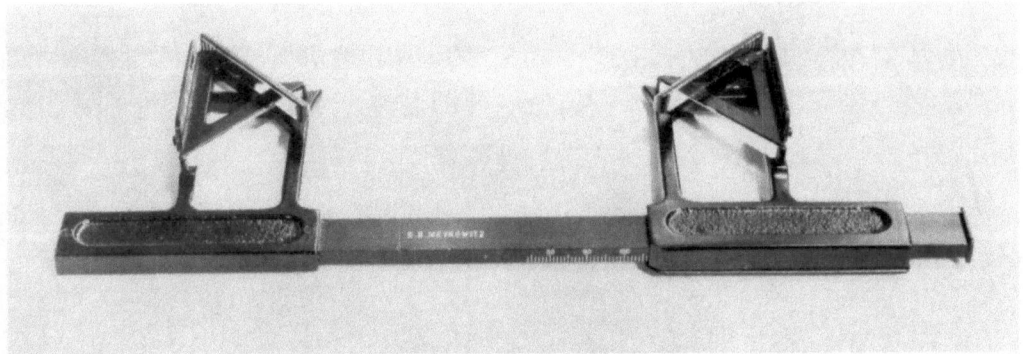

Abb. 3.13. Exophthalmometer nach Hertel. (Mit freundlicher Genehmigung von Jenkel-Davidson Optical Co.)

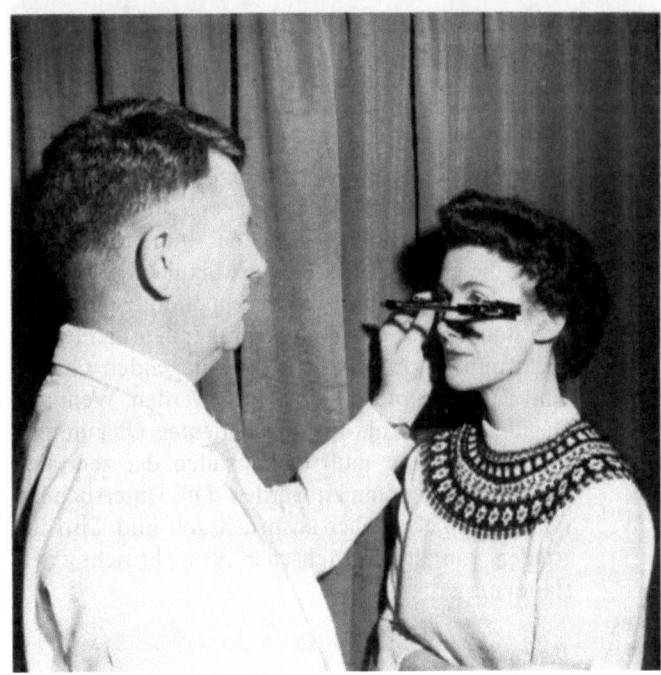

Abb. 3.14. Exophthalmometrie nach Hertel

Ausführung

Die beiden Aushöhlungen des Exophthalmometers werden auf die laterale Orbitakante aufgesetzt. Diese Basis wird in mm festgehalten und muß bei den Folgeuntersuchungen beibehalten werden.

Der Patient muß bei der Untersuchung geradeaus blicken, mit dem rechten Auge in die linke und mit dem linken Auge in die rechte Pupille des Arztes (Abb. 3.14). Der Untersucher sieht den Hornhautscheitel durch einen Seitenspiegel, in welchem gleichzeitig auch eine Millimeter-Skala projiziert wird. (Eine Messung lautet dann beispielsweise Basis 96 mm, rechtes Auge 17 mm, linkes Auge 17 mm.)

Befunde

Die Skala für die Position des Hornhautscheitels liegt zwischen 12 und 20 mm. Normalerweise sind die Ablesungen seitengleich und entsprechen der Distanz zwischen Hornhautscheitel und seitlicher Orbitakante. Im Falle einer Protrusio bulbi muß nach Erkrankungen der Schilddrüse oder nach einem Tumor der Orbita gesucht werden. Der größte Nutzen der Exophthalmometrie liegt in der Verlaufskontrolle.

Farbensinnprüfungen

Die Prüfung des Farbensinnes spielt eine besondere Rolle bei Pilotenanwärtern und bei Bahnangestell-

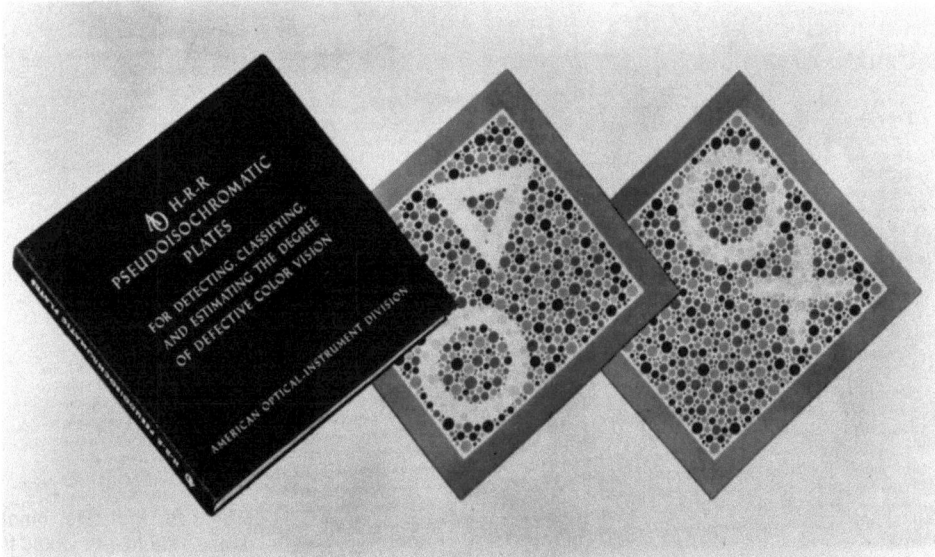

Abb. 3.15. Pseudoisochromatische Tafeln zur Prüfung des Farbensinns

ten, jedoch auch bei anderen Berufsgruppen, bei welchen die Farbenempfindung besonders wichtig ist.

Der Ausdruck „Farbenblindheit" ist oft irreführend. Da sämtliche Zwischenstufen vorkommen, ist der Ausdruck „gestörte Farbenempfindung" besser am Platze. Eine Farbensinnstörung bedeutet niemals Invalidität. Bei der Prüfung des Farbensinnes geht es nur darum, Anwärter mit einem ungenügenden Farbensinn von bestimmten Berufen fernzuhalten.

Ausrüstung

Man verwendet pseudoisochromatische Tafeln, z. B. nach Ishihara. Diese Tafeln bestehen aus Punkten in den Primärfarben, welche einen Hintergrund von verwirrenden Gegenfarben derselben Helligkeit aufweisen. Die Farbpunkte werden als Zahlen oder Linien angeordnet, welche ein Patient mit einer Farbensinnstörung nicht entdecken kann (Abb. 3.15).

Ausführung

Bei geeigneter Beleuchtung werden die pseudoisochromatischen Tafeln dem Patienten gezeigt. Dieser hat die Zeichen zu beschreiben.

Befunde

Patienten mit normalem Farbensinn können sämtliche Tafeln richtig bezeichnen. Bei einer Störung des Farbensinnes werden gewisse Tafeln falsch gesehen. Eine Rotgrünblindheit besteht bei etwa 8% der männlichen und etwa 0,4% der weiblichen Bevölke-

rung. Blaugelb- oder Violettstörungen sind überaus selten.

Meßgenauigkeit

Ein farbenblinder Patient kann gewisse Tafeln aufgrund seiner Erfahrung scheinbar richtig erkennen. In Zweifelsfällen ist die Untersuchung mit dem Farnsworth-100-Hue-Test und mit dem Anomaloskop nach Nagel indiziert. Im Falle einer nachgewiesenen Farbensinnstörung müssen auch Anomalien der brechenden Medien, der Netzhaut und des Sehnervs ausgeschlossen werden.

Untersuchungen bei Aggravation

Durch Vorsetzen einer starken Pluslinse vor dem scheinbar guten und einer schwachen Minuslinse vor dem scheinbar schlechten Auge wird der Visus an der Tafel geprüft. Im Probiergestell kann der Proband allenfalls die Gläsereinstellung erkennen, bei der Untersuchung im Phoropter fällt ihm dies schwerer.

Man kann auch eine prismatische Linse mit 10 dpt Basis außen vor das angeblich blinde Auge setzen. Wenn das Auge tatsächlich sieht, entstehen Doppelbilder, so daß eine Einstellbewegung nach innen zur Korrektur des Doppelbildes ausgelöst wird.

Man kann dem Probanden eine Rotgrünbrille aufsetzen. Das rote Glas liegt vor dem rechten, das grüne vor dem linken Auge. Wenn nun beispielsweise das linke Auge als „blind" angegeben wird und der

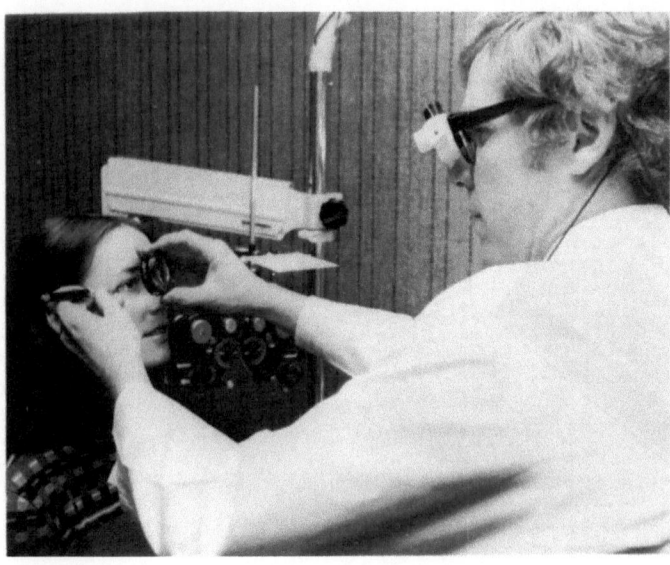

Abb. 3.16. Indirekte binokulare Ophthalmos kopie. (Photo von Diane Beeston)

Proband die grüne Schrift lesen kann, ist eine Blindheit ausgeschlossen. Das grüne Schriftbild bleibt nämlich wegen des roten Glases für das rechte Auge unsichtbar.

Indirekte binokulare Ophthalmoskopie (Vgl. Anhang A)

Bei der binokularen indirekten Ophthalmoskopie wird der Fundus mit einer starken Lichtquelle durch eine vor das Auge gehaltene Konvexlinse beobachtet. Der Arzt sieht ein verkleinertes umgekehrtes Bild der Retina, welches zwischen Ophthalmoskopierlinse und Untersucherauge entsteht (Abb. 3.16).

Die binokulare indirekte Ophthalmoskopie sollte bei jeder augenärztlichen Untersuchung durchgeführt werden. Ihr Vorteil gegenüber der direkten Ophthalmoskopie liegt im wesentlich besseren Überblick, in der stereoskopischen Beobachtung, in der größeren Helligkeit und in der Tatsache, daß viel weiter peripher gelegene Netzhautabschnitte sichtbar werden. Die Nachteile sind das umgekehrte Bild, die geringere Vergrößerung und der Umstand, daß zur gründlichen Untersuchung die Pupille medikamentös erweitert werden muß. Bei der Netzhautchirurgie spielt die indirekte Ophthalmoskopie sowohl präoperativ wie auch während des Eingriffs eine überragende Rolle.

Ophthalmodynamometrie

Die Ophthalmodynamometrie ergibt einen ungefähren Wert des Blutdruckes in der Zentralarterie (genauer in der A. ophthalmica) und erlaubt Rück-schlüsse auf die Zirkulation der A. carotis auf jeder Seite. Bei der Untersuchung wird mit einem federbelasteten Stempel Druck auf die Sklera ausgeübt und das Verhalten der Netzhautgefäße beim Abgang aus der Sehnervenpapille beobachtet. Zunächst wird der Druck langsam gesteigert, bis die Zentralarterie mit ihren Verzweigungen an der Sehnervenpapille zu pulsieren beginnt. Der dazu aufgewendete Druck von außen entspricht dem diastolischen Blutdruck der A. ophthalmica auf der geprüften Seite und beträgt etwa die Hälfte des Brachialisdruckes. Durch Anwendung eines hohen Stempeldruckes, welcher allmählich bis zum Auftreten von Pulsationen reduziert wird, lassen sich auch die systolischen Werte bestimmen. Wichtig ist der Seitenvergleich der Netzhautarteriendruckwerte zwischen den beiden Augen.

In Abb. 3.17 wird die Untersuchung mit dem Ophthalmodynamometer nach Bailliart gezeigt. Der Patient sitzt aufrecht und lehnt den Kopf hinten an.

Die Ophthalmodynamometrie ist indiziert bei der neurologischen Abklärung von Patienten mit Episoden von verdunkeltem Sehen (Amaurosis fugax) in einem Auge, mit Anfällen von Schwäche in einer Körperhälfte oder bei anderen Symptomen eines drohenden zerebrovaskulären Insultes. Ernsthafte Komplikationen sind von dieser Untersuchung nicht bekannt.

Ein Unterschied von mehr als 20% im diastolischen Druck zwischen den beiden Augen spricht für eine Insuffizienz der A. carotis auf der Seite der tieferen Ablesung.

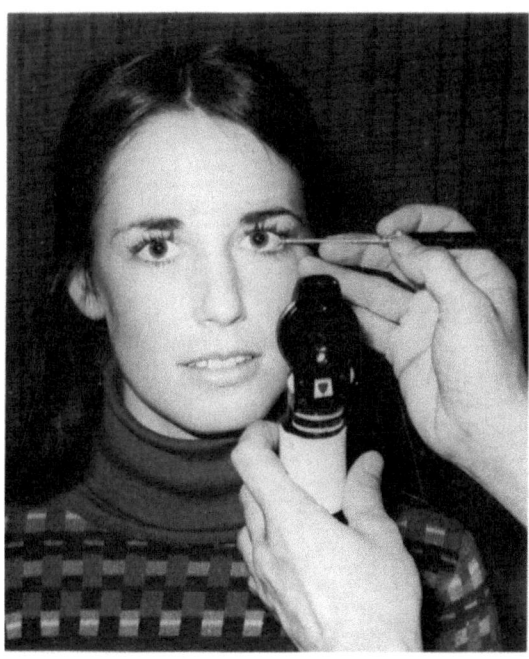

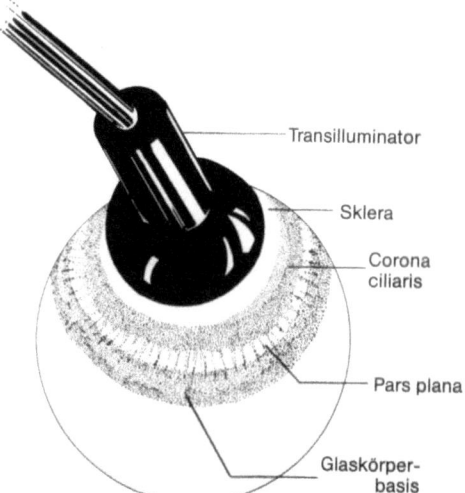

Abb. 3.18. Transillumination durch die Kornea mit dem Gerät nach O'Malley

Abb. 3.17. Messung des Netzhautarteriendrucks mit dem Ophthalmodynamometer nach Bailliart. (Photo von Diane Beeston)

Transkorneale Transillumination

Die Transillumination durch die Kornea ist eine ausgezeichnete Methode zur Darstellung von Tumoren, Verletzungen oder Blutungen im Ziliarkörper und in der vorderen Aderhaut. Besonders wichtig ist diese Untersuchungsmethode im Falle von Medientrübungen in Hornhaut, Linse und Glaskörper, welche eine Ophthalmoskopie unmöglich machen.
Wenn die Augen nicht allzu dunkel pigmentiert sind, können der Verlauf der Glaskörperbasis (entlang der Ora serrata, genau sichtbar), die Pars plana und die Corona ciliaris durch die Sklera in allen Einzelheiten beobachtet werden (Abb. 3.18).

Ausrüstung

Oberflächenanästhesie, Mydriatikum, transkornealer Transilluminator (Abb. 3.19 u. 3.20).

Ausführung

In einem verdunkelten Raum wird die anästhesierte Kornea mit einer Gummikappe so abgedeckt, daß alles Licht durch die weit dilatierte Pupille ins Auge gelangt. Dadurch entsteht eine vollständige Illumination (das Auge leuchtet wie eine Glühbirne auf), nur die Corona ciliaris und die Glaskörperbasis erscheinen deutlich als dunkelgefärbte zirkuläre Ränder. Der helle Bereich zwischen diesen Bändern entspricht der Pars plana. Die Ora serrata liegt mitten im Schatten der Glaskörperbasis, stellt sich aber selbst nicht dar.

Befunde

Ein Tumor, eine Blutung oder ein Fremdkörper im Ziliarkörper oder in der Aderhaut unterbrechen die Transillumination und erscheinen dunkel.

Fluoreszenzangiographie

Die ophthalmoskopische Beobachtung von i.v. injiziertem Fluorescein hat sich zu einer wichtigen Untersuchungsmethode in der Ophthalmologie entwickelt.
Dank einer leistungsfähigen fotografischen Apparatur kann der anatomische und physiologische Zustand der Gefäße von Netzhaut und Aderhaut auch in Bildsequenzen dargestellt werden.

Ausrüstung

Sterile Lösung von Natriumfluorescein mit Besteck zur i.v. Injektion sowie ein Ophthalmoskop mit Kobaltfilter. Es ist vorteilhaft, den Befund photographisch festzuhalten, wobei eine Funduskamera mit den geeigneten Filterpaaren in Beleuchtungs- und Beobachtungsteil ausgerüstet wird (Exzitations- und Sperrfilter, z.B. Kodak-Wratten-Filter Nr. 47 und 15).

Ausführung

Die Pupille wird maximal dilatiert. Dem an der Funduskamera sitzenden Patienten werden 5 ml einer

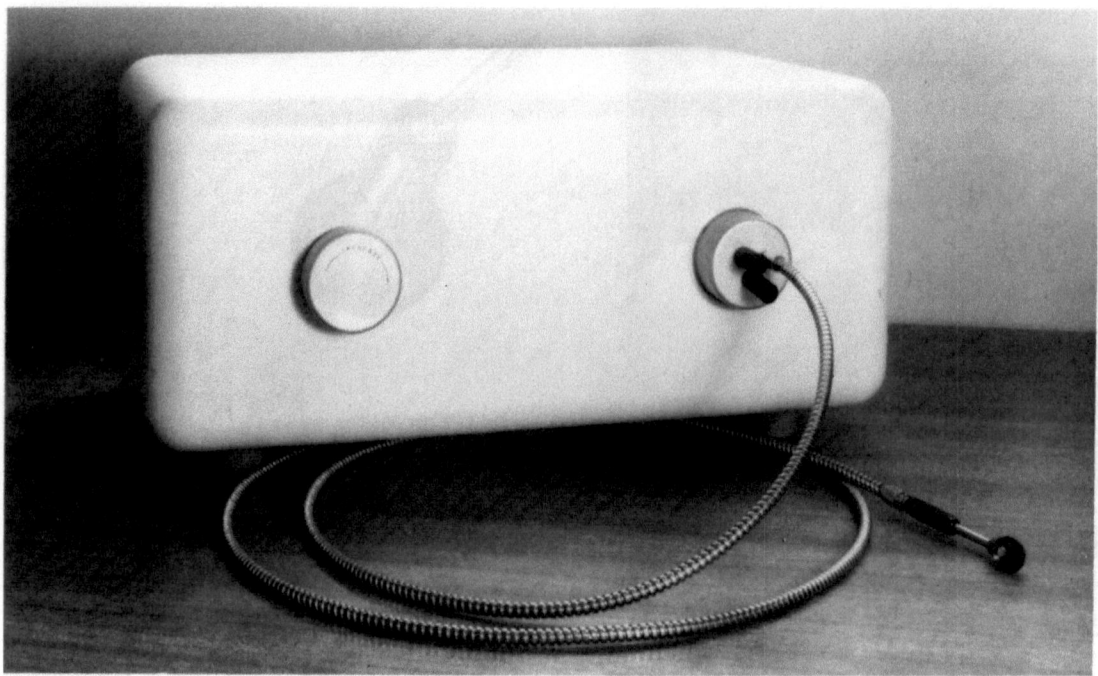

Abb. 3.19. Lichtquelle und Faseroptik des Transilluminators nach O'Malley. (Photo von Terry King)

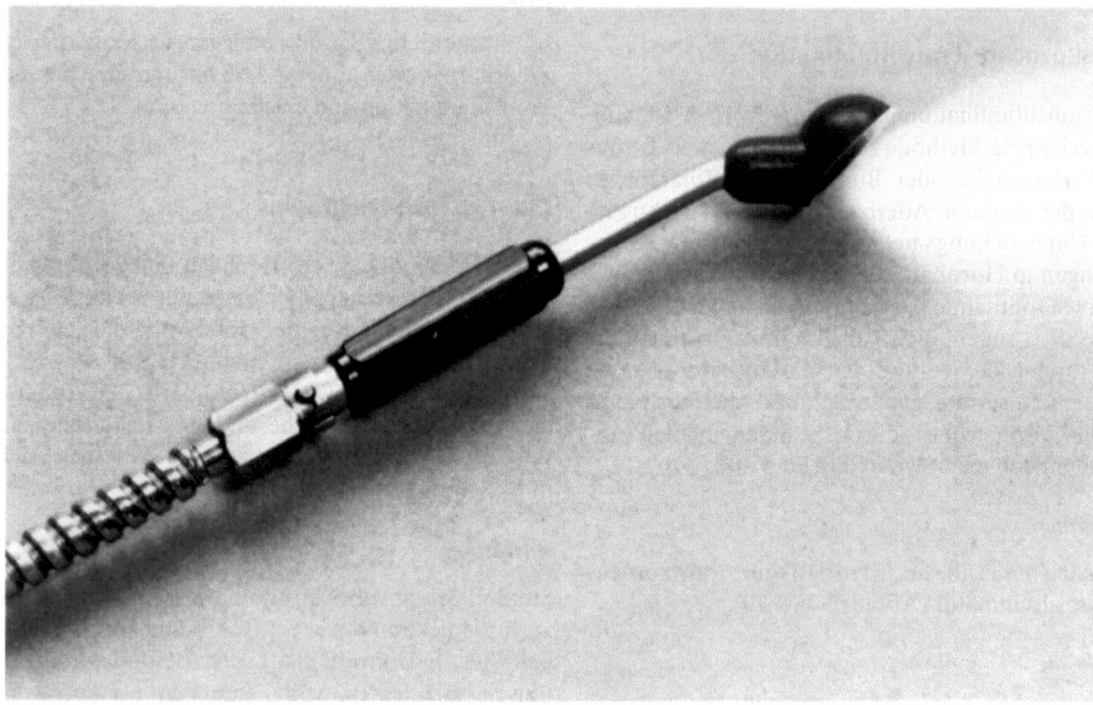

Abb. 3.20. Transilluminator nach O'Malley. (Photo von Terry King)

10%igen wäßrigen Natriumfluoresceinlösung rasch in eine Kubitalvene injiziert. Die Funduskamera ist dank motorisiertem Filmtransport und einem sehr leistungsfähigen Blitzlichtgenerator in der Lage, Aufnahmen im Abstand von 1–2 s zu machen. Nach einigen Leeraufnahmen werden in den ersten 20 s nach der Injektion möglichst viele Bilder geschossen, weitere Aufnahmen erfolgen nach 3, 30 und 60 min.

Auch ohne diese aufwendige photographische Einrichtung können bei der Fluoreszenzangioskopie wertvolle Befunde erhoben werden. Dabei wird ganz einfach mit einem geeigneten Blaufilter (Kobalt- oder Kodak-Wratten 47 A) die Verteilung des i.v. injizierten Farbstoffes durch ein indirektes Ophthalmoskop beobachtet.

Normale Befunde (Abb. 3.21)

Die normale Farbstoffverteilung bei der Fluoreszenzangiographie kann in 3 Phasen aufgeteilt werden:

a) *Füllungsphase (8–20 s):* Die Aderhaut füllt sich vor den Netzhautarterien. Die Fluoreszenz wird zuerst in der Makulagegend sichtbar und breitet sich gegen die Peripherie aus. In dieser Phase kommt auch eine zilioretinale Arterie zur Darstellung. Der Farbstoff tritt aus den Aderhautgefäßen in den extravasalen Raum aus.
Die Füllung der Netzhautarterien beginnt 0,5 s nach der Anfärbung der Aderhaut. Es folgt der Durchgang durch die Kapillaren, gefolgt von der Phase des venösen Abflusses.
Das Pigmentepithel der Retina stellt für das Fluorescein eine physikalische und optische Schranke dar. Es verhindert ein Durchtreten des Farbstoffes aus der Aderhaut in die inneren Schichten der Retina und verdeckt auch (außer bei Albinos) den größten Teil der Aderhautzirkulation.

b) *Rezirkulationsphase (3–5 min):* In der Aderhaut ist nun die Farbstoffkonzentration im intra- und extravasalen Raum gleich. In der normalen Netzhaut hingegen bleibt der Farbstoff streng intravasal und breitet sich nicht im Gewebe aus.

c) *Spätphase (30–60 min):* In den Netzhautgefäßen befindet sich kaum noch Fluorescein. Aderhaut und Lamina cribrosa können noch schwach angefärbt sein. In diesem Stadium wird der Farbstoff durch die Nieren wieder aus dem Körper ausgeschieden.

Pathologische Befunde (Abb. 3.22)

Gefäßanomalien wie arteriovenöse Aneurysmen, Mikroaneurysmen oder Neovaskularisationen werden in der frühen Füllungsphase entdeckt. Ein Farbstoffaustritt aus den Gefäßen (Leck) kann auch später gesehen werden. Fensterförmige Defekte im Pigmentepithel bilden einen Unterbruch in der optischen Schranke und lassen die Fluoreszenz der darunterliegenden Aderhaut durchscheinen. Stärker pigmentierte Stellen oder Netzhautblutungen schirmen hingegen die Aderhautfluoreszenz weiter ab. Ein seröses Exsudat der Aderhaut, welches unter dem Pigmentepithel liegt, zeigt eine frühe Fluoreszenz. Ein seröses Exsudat zwischen Sinnesepithel

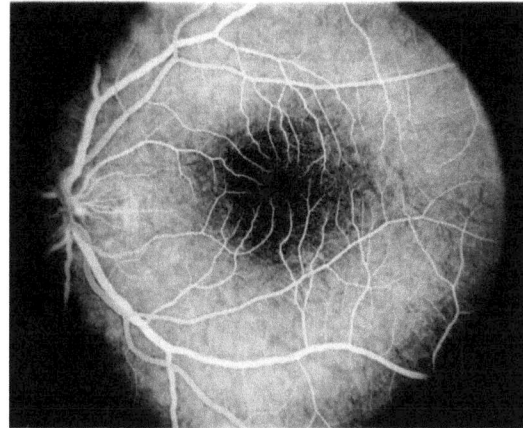

Abb. 3.21. Normales Fluoreszenzangiogramm, mittlere venöse Phase. (Mit freundlicher Genehmigung von Roger Griffith und Terry King)

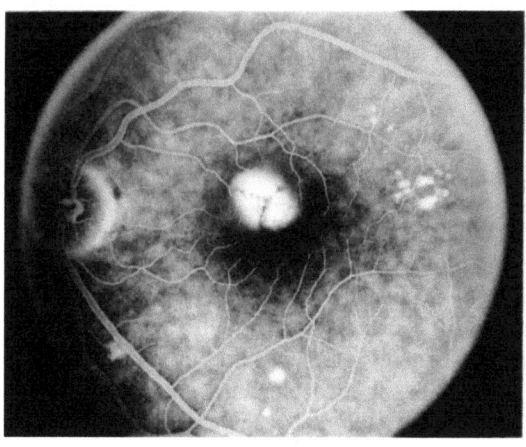

Abb. 3.22. Pathologisches Fluoreszenzangiogramm. Die Anfärbung im Makulabereich spricht für eine Abhebung des retinalen Pigmentepithels. (Mit freundlicher Genehmigung von Roger Griffith und Terry King)

und Pigmentepithel färbt sich langsamer und in einer späteren Phase. Ödematöse Netzhaut oder neugebildetes Bindegewebe können in verschiedenem Ausmaß fluoreszieren. Die Diagnose eines Papillenödems wird durch den Austritt von Fluorescein im Gebiet rings um die Sehnervenpapille bestätigt.

Amsler-Netz

Das Amsler-Netz eignet sich in besonderem Maß zur Entdeckung und Verlaufskontrolle von Zentralskotomen.

Ausrüstung

In Abb. 3.23 ist ein Amsler-Netz dargestellt.

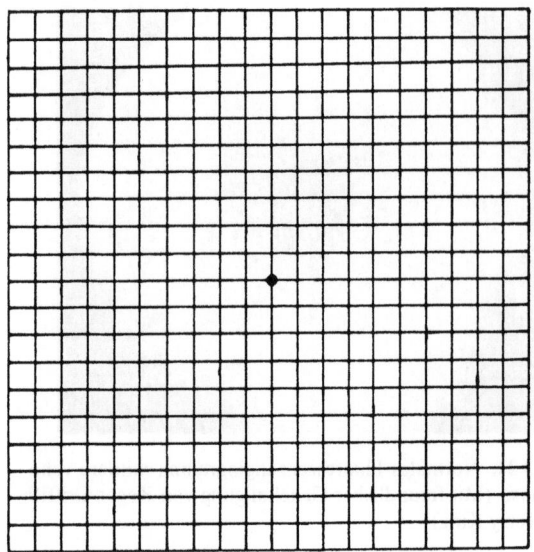

Abb. 3.23. Amsler-Netz. Noch bessere Untersuchungsbedingungen ergeben sich bei der Anordnung von weißen Linien auf schwarzem Hintergrund. (Mit freundlicher Genehmigung von H. O. V. Optical Co.)

Ausführung

Der Patient verdeckt ein Auge und betrachtet mit dem anderen Auge in seiner gewohnten Lesedistanz, nötigenfalls mit Brillenkorrektur, den zentralen Punkt im Amsler-Netz. Er wird nun gebeten, Ausfälle oder verbogene Strukturen im Bereich des Netzes mit einem Bleistift anzuzeichnen.

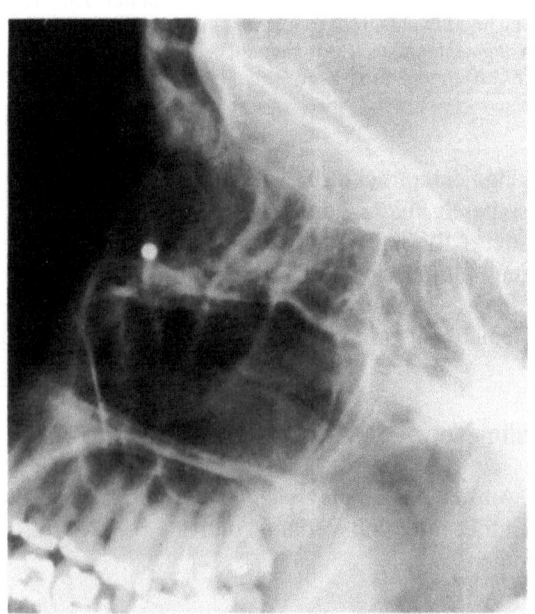

Abb. 3.24. Röntgenbefund bei metallischem intraokularem Fremdkörper (Bild von seitlich links)

Weitere Verlaufskontrollen mit dem Amsler-Netz können auch sehr gut durch den Patienten zuhause durchgeführt werden.

Befunde

Die Patienten sind in der Lage, anhand des Amsler-Netzes positive und negative Skotome sowie verzerrte Bereiche (Metamorphopsie) sehr genau in Form einer Skizze anzugeben.

Röntgenuntersuchung[1]

Die röntgenologische Untersuchung von Auge und Orbita ist indiziert beim einseitigen Exophthalmus, bei Erkrankungen unbekannter Natur des Sehnervs, bei intraokularen oder orbitalen Fremdkörpern und beim Verdacht auf Frakturen der Orbita.

Durch das Anbringen von strahlendichten Markierungspunkten auf der Kornea lassen sich durch Aufnahmen in verschiedenen Winkeln intraokulare oder orbitale Fremdkörper genau lokalisieren. Die Frage, ob ein Fremdkörper intraokular oder in der Orbita liegt, ist von großer Bedeutung. Wenn ein Fremdkörper ophthalmoskopisch nicht sichtbar ist, stellt die Röntgenuntersuchung das beste Hilfsmittel zur Lokalisation dar (Abb. 3.24). Eine eingehende Besprechung der Röntgenbefunde an Auge oder Orbita sprengt den Rahmen dieses Buches.

Metalldetektor

Der Metalldetektor arbeitet nach dem elektromagnetischen Prinzip des Minensuchgerätes und dient zur Lokalisation von metallischen Fremdkörpern. Er kann weiterhelfen, wenn die Lokalisation durch die röntgenologische und ophthalmologische Untersuchung nicht gelingt. Dank seiner sterilisierbaren Spitze eignet er sich ganz besonders für die intraoperative Anwendung während einer Fremdkörperentfernung.

Elektroretinographie (ERG)

Bei Einfall von Licht zeigt die Netzhaut elektrische Veränderungen. Die Messung dieser elektrischen Potentialschwankungen unter dem Einfluß von Licht wird Elektroretinographie (ERG) genannt. Das aufgezeichnete Elektroretinogramm entspricht

---

[1] Computertomographische Bilder werden im Anhang B gezeigt und besprochen

den Potentialunterschieden zwischen der Elektrode in einer kornealen Kontaktlinse und einer 2. Elektrode auf der Stirn des Patienten. Die Kurve des ERG stellt die Summe von zahlreichen elektrischen Vorgängen dar und besteht aus folgenden 4 Zacken:

a-Zacke: Initiale negative Potentialschwankung bei Belichtung nach vorheriger Dunkelheit (photorezeptorische Zellschicht).

b-Zacke: Positiver Ausschlag (Bipolarzellenschicht).

c-Zacke: Schwacher positiver Ausschlag.

d-Zacke (Aus-Effekt): Positiver Ausschlag bei Unterbrechung der Belichtung.
Die Ganglienzellschicht und die Nervenfaserschicht werden durch das ERG nicht erfaßt.
Die Elektroretinographie wird i. allg. unter photopischen (helladaptierten) und skotopischen (dunkeladaptierten) Bedingungen durchgeführt.
In den vergangenen Jahren ist das Interesse an der klinischen Anwendung des ERG neu erwacht. Die Untersuchung ist diagnostisch besonders nützlich bei diffusen Schäden der Netzhaut, welche sich allenfalls ophthalmoskopisch gar nicht erkennen lassen. Sehr nützlich ist das ERG auch bei der Beurteilung der Netzhautfunktion in Augen mit getrübten optischen Medien. Breite Anwendung findet die Elektroretinographie nach wie vor bei Untersuchungen in wissenschaftlichen Laboratorien.

VER und VEP (Visual Evoked Response und Visual Evoked Potential)

Wenn Licht auf die Retina gelangt, wird eine ganze Welle von Nervenimpulsen durch die optischen Bahnen in die okzipitale Rinde geleitet. Die Reaktion auf einen Lichtreiz kann aber nur dargestellt werden, wenn eine elektronische Einrichtung die asynchrone und spontane Hintergrundaktivität unterdrückt. So kann die Reaktion auf wiederholte Lichtreize (50–100) aufgezeichnet werden.
Die Abb. 3.25 zeigt die normale Antwort auf 100 Blitzlichtreizungen, aufgenommen über dem Okzipitallappen. Die erste Zacke nach oben mit einer Latenz von 40–50 ms gibt Anhaltspunkte über die Geschwindigkeit und Qualität der Nervenleitung entlang den Sehbahnen. Später auftretende Zacken entstehen bei der Verarbeitung der visuellen Information im Gehirn.
Wenn jedes einzelne Auge stimuliert wird, können Schädigungen am N. opticus dargestellt werden, da von der geschädigten Seite keine Reaktionen in den

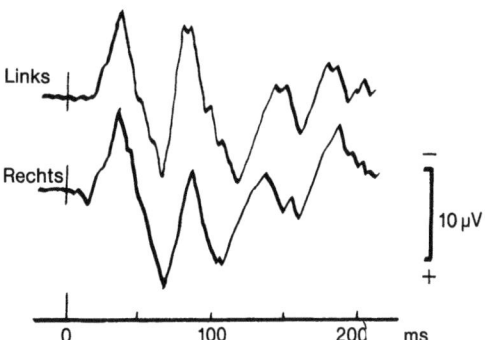

Abb. 3.25. Normales VER mit Ableitungen vom linken und rechten Okzipitalpol. (Feinsod 1976)

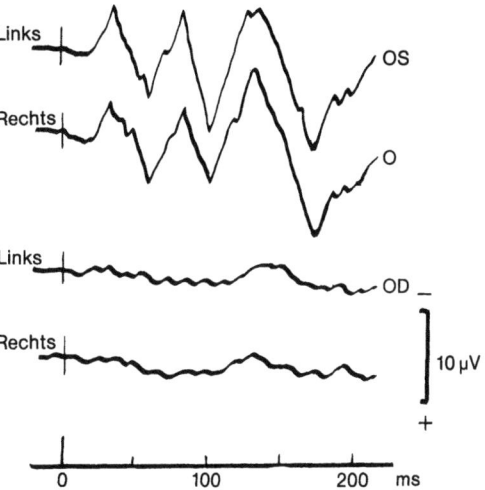

Abb. 3.26. VER bei vollständigem Ausfall des rechten Sehnervs. Bei Stimulation des rechten Auges *(OD)* fehlt eine Reaktion. (Feinsod 1976)

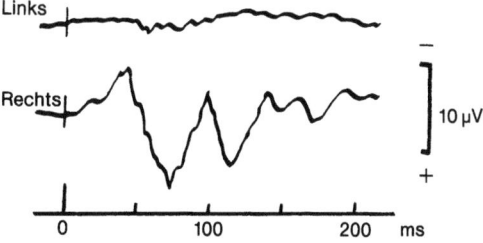

Abb. 3.27. VER bei homonymer Hemianopsie nach rechts. Die Reaktion der linken Hemisphäre fehlt. (Feinsod 1976)

Hemisphären ausgelöst werden (Abb. 3.26). Partielle Schäden des N. opticus äußern sich in einer verlangsamten Überleitung und in einer geringeren Amplitude. Schäden hinter dem Chiasma bewirken Unterschiede in den Hemisphärenreaktionen (Abb. 3.27). Das VER entwickelt sich zu einer wichtigen Untersuchungsmethode bei der Erforschung des visuellen Systems von Kleinkindern und nicht ansprechbaren

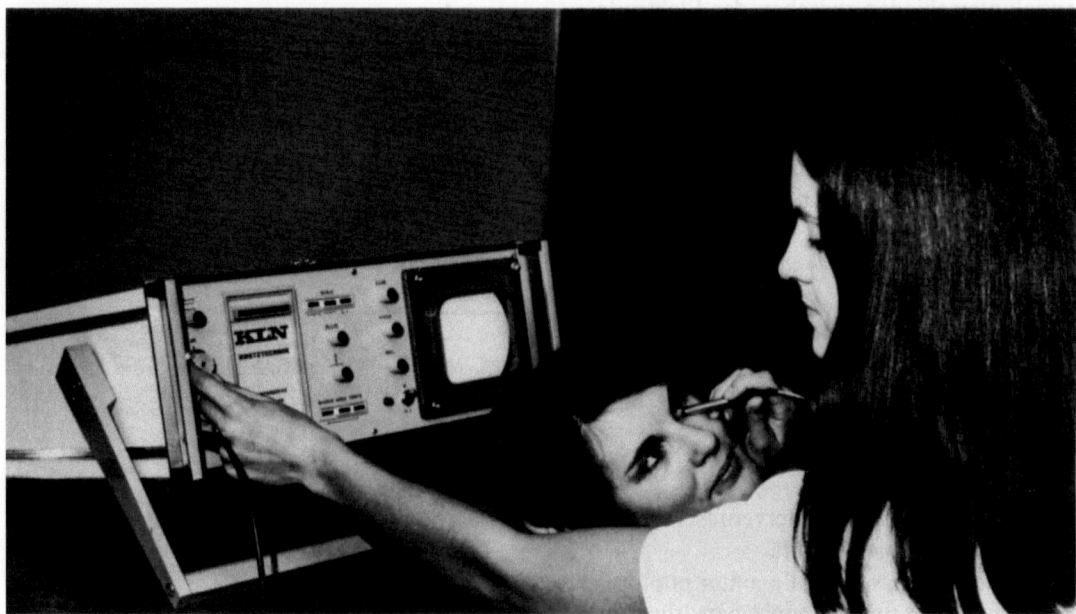

Abb. 3.28. Echoophthalmographie: Das Ultrasonoskop 7200 MA. (Mit freundlicher Genehmigung von Rohé Scientific Corp.)

Patienten. Die Methode eignet sich auch besonders gut zur Aufdeckung von subklinischen Schädigungen der Sehbahn, wie sie beispielsweise bei der multiplen Sklerose auftreten. Durch die Anwendung von Lichtmustern mit unterschiedlichem Raster hat sich das VER zu einer besonders wichtigen Methode bei der Erforschung der Amblyopie entwickelt.

Ultrasonographie
(Diagnostischer Ultraschall, Echographie, Echoophthalmographie)

Die technischen Fortschritte der vergangenen Jahre haben der Echographie auch in der Augenheilkunde zu einem festen Platz in der Diagnostik verholfen (Abb. 3.28).
Die Echographie erfaßt Tumoren der Orbita und unterstützt oder ersetzt sogar die Ophthalmoskopie, wenn durch eine Trübung der optischen Medien der Fundus nicht einsehbar ist.
Die Apparatur des Ultraschalls arbeitet mit äußerst hochfrequenten Schallwellen (8–10 MHz), welche als Echo von den weichen Gewebsstrukturen je nach ihrer Dichte reflektiert werden.
Die Sonde wird auf das geschlossene Lid gesetzt, sendet die Schallwellen aus und empfängt den reflektierten Ultraschall in der Form eines Echogramms. Die Echographie kennt 2 hauptsächliche Methoden, welche sich durch die technische Einrichtung unterscheiden: A-Scan und B-Scan. Der A-Scan benutzt einen geradlinigen Strahl von Schall-

wellen durch die Gewebe, wobei die zeitliche Verschiebung des Echos auf dem Bildschirm eine entsprechende Amplitude bildet. Der B-Scan bildet Schnitte durch ganze Gewebspartien und entspricht eigentlich einer Summe von A-Scans. Dadurch können Größe und Lage von Gewebswucherungen zweidimensional dargestellt werden.
Mit der Echographie kann der hintere Augenpol auch bei getrübten optischen Medien untersucht werden, etwa bei einer Katarakt. Die Methode erlaubt die Aufdeckung einer Netzhautablösung, von Gewebswucherungen hinter einer abgelösten Netzhaut, sie gibt Auskunft über Dichte und Ausdehnung von Glaskörpertrübungen, intraokularen Tumoren und Fremdkörpern und dient auch zur Exploration der Orbita.
Die Echographie gewinnt in der Augenheilkunde als diagnostisches Hilfsmittel bei intraokularen und orbitalen Prozessen zusehends an Bedeutung.

Literatur

Axenfeld T, Pau H (1972) Lehrbuch und Atlas der Augenheilkunde. Fischer, Stuttgart
Braley AE, Watzke RC, Allen L et al. (1970) Stereoscopic atlas of slit-lamp biomicroscopy, 2 vols. Mosby, St. Louis
Bodis-Woolner I, Yahar MD (1978) Measurements of visual evoked potentials in Parkinson's disease. Brain 101:661
Bronson NR (1979) Contribution of ultrasonography. In: Boyd BF (ed) Highlights of ophthalmology 1978–1979. Clinica Boyd, Panama, p 555
Bronson NR, Fisher YL, Tragnor EM et al. (1976) Ophthalmic

contact B-scan ultrasonography for the clinician. Intercontinental Publications, Westport, Conn.

Dallow RL (1978) Reliability of orbital tests: Ultrasonography, computerized tomography and radiography. Ophthalmology (Rochester) 85:1218

Davidorf FH (1975) A simplified B-scan ultrasonoscope for ocular diagnosis. Ann Ophthalmol 7:927

Feinsod M, Hoyt WF, Wilson WB et al. (1976) Visually evoked response. Arch Ophthalmol 94:237

Fuller DG, Snyder WB, Hutton WL et al. (1979) Ultrasonographic features of choriodal malignant melanomas. Arch Ophthalmol 97:1465

Harrington DO (1976) The visual fields: A textbook and atlas of clinical perimetry, 4th edn. Mosby, St. Louis

Keeney AH (1976) Ocular examination: Basis and technique, 2nd edn. Mosby, St. Louis

Krimsky E (1966) Simple eye tests. Postgrad Med 40:697

Marchesani O, Sauter H (1972) Atlas des Augenhintergrundes. Urban & Schwarzenberg, München

McQuon DS (1975) Ocular und orbital echography. Radiol Clin North Am 13:523

Miller BW (1973) A review of practical tests for ocular malingering and hysteria. Surv Ophthalmol 17:241

Moses R (1975) Adler's physiology of the eye, 6th edn. Mosby, St. Louis

Norton EWD (ed) (1973) Symposium: The value of fluorescein angiography in the study of choriodal and pigment epithelial disease. Trans Am Acad Ophthalmol Otolaryngol 77:724

Nover A (1969) Der Augenhintergrund. Schattauer, Stuttgart

Perkins ES (1976) Tonometry. Proc R Soc Med 60:63

Pinschmidt NW (1970) Evaluation of the Schirmer tear test. South Med J 63:1256

Quickert MH (1967) A fluorescein-anesthetic solution for applanation tonometry. Arch Ophthalmol 77:734

Schreck E (1976) Differentialdiagnose in der Ophthalmologie. Enke, Stuttgart

Smith SE (1972) Mydriatic drugs for routine fundal inspection. Ophthalmol Digest 34:10

Straub W (Hrsg) (1971) Die ophthalmologischen Untersuchungsmethoden. Enke, Stuttgart

4. Therapeutische Prinzipien für die Behandlung häufiger Augenerkrankungen

Es ist unnötig, jeden Patienten mit einer Augenerkrankung dem Augenarzt zur Behandlung zuzuweisen. Im allgemeinen können Hordeola, bakterielle Bindehauterkrankungen, oberflächliche Traumen an Lidern, Hornhaut und Bindehaut sowie nicht tiefsitzende Hornhautfremdkörper ebensogut vom Allgemeinpraktiker behandelt werden wie vom Ophtalmologen. Andererseits sollten ernsthaftere Fälle wie Iritis, Glaukom, Netzhautablösung, Strabismus, Augenschmerzen oder Sehstörungen unbekannter Genese, Diplopie, schwere Hornhauttraumen oder Hornhautinfektionen möglichst bald dem Augenarzt zugewiesen werden.

Wichtig ist, daß eine definitive, möglichst genaue Diagnose gestellt wird, bevor mit der Therapie begonnen wird, denn nicht jedes rote Auge ist gleichbedeutend mit einer Konjunktivitis. Aus diesem Grunde sollte auch die kritiklose Verordnung von steroid- oder antibiotikahaltigen, lokal applizierten Medikamenten vermieden werden, weil die Steroidkomponente zu weiteren Komplikationen führen kann. In diesem Kapitel wird versucht, für den Nichtspezialisten die diagnostischen und therapeutischen Prinzipien zusammenzufassen, während in den folgenden Kapiteln die einzelnen Krankheitsbilder eingehender besprochen werden.

Praxisausrüstung und Medikamente

Instrumentelle Grundausrüstung

Es werden zwar von spezialisierten Firmen zur Augenuntersuchung eine große Anzahl von Instrumenten angeboten; meist können die häufiger vorkommenden Augenaffektionen aber mit wenigen und relativ einfachen Geräten diagnostiziert werden:
1) Taschenlampe (mit gut gebündeltem, homogenem Licht),
2) Binokularlupe (notfalls auch einfache Lupe),
3) Ophthalmoskop,
4) Sehprobentafel,
5) Schiötz-Handtonometer (fakultativ).

Medikamentöse Grundausrüstung

1) *Lokalanästhetika:*
   a) Novesinlösung 0,4%, evtl. zusätzlich
   b) Kokainlösung 2%.
2) *Zur Intravitalfärbung:* Sterile Fluorescein-, evtl. auch Bengalrotpapierstreifen.
3) *Mydriatika:*
   a) Phenylephrin 5% oder
   b) Mydriaticum (Dispersa) sind die gebräuchlichen Medikamente zur diagnostischen Pupillenerweiterung.
4) *Miotika:* Pilocarpinlösung 1% sollte am Ende der Untersuchung in Mydriase instilliert werden, um einen akuten Glaukomanfall (Kammerwinkelblock bei engem Kammerwinkel) zu verhindern.
5) *Antibakterielle Medikamente:*
   a) Sulfonamidaugentropfen oder -salbe,
   b) ein nur lokal anwendbares Antibiotikum in Salben- oder Tropfenform (z.B. Bacitracin-Neomycin).

Anamnese und morphologische Untersuchung

Anamnese

Es bewährt sich, als erstes zu fragen: „Was fehlt Ihnen an Ihren Augen?" Nach Beschreibung durch den Patienten soll gezielt nach Sehstörungen, Schmerzen, roten Augen, Diplopie, Trauma, Kopfschmerzen etc. gefragt werden. Üblicherweise wird der Patient auf Befragen auch ein allenfalls vorliegendes Allgemeinleiden (Diabetes, Hypertonie) erwähnen. Da viele Augenerkrankungen einen erblichen Faktor aufweisen, lohnt sich die Aufnahme einer Familienanamnese. Alter und Beschäftigung sind wichtige Faktoren bei zahlreichen Augenbeschwerden, ebenso die Frage nach dem Zeitpunkt der letzten Brillenverordnung.

Morphologische Untersuchung

Mit der schon erwähnten Ausrüstung kann das Auge recht genau untersucht werden, wobei der wichtigste Teil die Sehschärfenbestimmung jedes einzelnen Auges darstellt. Diese sollte bei allen Patienten ausgeführt und notiert werden, sowohl ohne Brillenkorrektur wie auch mit der Fernkorrektur, auf eine Distanz von 5 m (oder 6 m, je nach Angabe des Herstellers der Sehprobentafel).

Die Untersuchung wird durch eine zweckmäßige Beleuchtung erleichtert, wobei gleichzeitig Lid-, Gesichts- und Kopfanomalien festgestellt werden (z. B. Akromegalie, Marfan-Syndrom mit dem leptosomen Körperbau und den langen Fingergrundgliedern), sowie Exophthalmus, Enophthalmus oder Lagophthalmus.

Mit der Taschenlampe werden Lider, Konjunktiven, Kornea und Sklera inspiziert, um entzündliche, narbige, ikterische oder evtl. tumoröse Veränderungen feststellen zu können. Der Untersucher wird daran anschließend die Pupillenreflexe prüfen. Er wird direkt und konsensuell prüfen. Grobe Veränderungen der Augenmotilität kann er feststellen, indem er die Augen dem Untersuchungslicht horizontal und vertikal folgen läßt, während der Kopf festgehalten wird.

Ein Fingerdruck auf den medialen Augenwinkel wird mukoides oder purulentes Sekret zum Vorschein bringen, wenn eine Entzündung der abführenden Tränenwege vorliegt.

Die Untersuchung der brechenden Medien (Hornhaut, Linse, Glaskörper) erfolgt im abgedunkelten Raum. Die brechenden Medien werden bei seitlicher Beleuchtung durch die Taschenlampe mit der Lupe betrachtet. Gewisse Ophthalmoskope besitzen eine Blende, die einen spaltförmigen Lichtstrahl erzeugen. Bei gleicher Anordnung läßt sich damit die Vorderkammer recht gut beurteilen. Mit der Methode des sog. „Lupenspiegels" eignet sich das Ophthalmoskop auch zur Beobachtung der brechenden Medien und der Hornhautoberfläche.

Technik: Das Ophthalmoskop wird mittels der Rekoss-Scheibe auf +20 dpt eingestellt (Beleuchtung wie für die Augenhintergrunduntersuchung). Der Arzt nähert sich langsam dem Patientenauge bis auf eine Distanz von etwa 6 cm. Durch die Beobachtungsöffnung betrachtet er nacheinander die verschiedenen Abschnitte des vorderen Segments bis auf die Pupillarebene, wobei er evtl. vorhandene Trübungen feststellen kann. Anschließend wird das Ophthalmoskop auf 0 bzw. auf die Brillenstärke des Untersuchers eingestellt und der Augenhintergrund, nach evtl. nötiger Scharfeinstellung infolge Brechungsfehler des Patienten, untersucht. Dabei werden systematisch die Pupille, die Netzhautgefäße, die Makula und die übrige Netzhaut betrachtet. Bei ungenügendem Einblick wird eine Pupillenerweiterung notwendig. *Vorsicht:* Vor Instillation eines Mydriatikums muß die Tiefe der Vorderkammer bei seitlicher Beleuchtung (s. Kap. 14, Kammerwinkel-

blockglaukom) geschätzt werden. Falls die Vorderkammer seicht ist (Irisdiaphragma nahe der Hornhaut), sollte die Pupille nur durch den Augenarzt erweitert werden, weil die Gefahr der Auslösung eines akuten Kammerwinkelblockglaukoms besteht. Eine einigermaßen zuverlässige palpatorische Feststellung des Augendrucks ist mit Schwierigkeiten verbunden. Im Zweifelsfall kann das Schiötz-Handtonometer mit befriedigender Genauigkeit weiterhelfen.

Bakteriologische und mikroskopische Untersuchungsmethoden

Vor Behandlungsbeginn jeglicher ernsthafter infektiöser Entzündung des äußeren Auges ist die ätiologische Abklärung durch direkten Abstrich empfehlenswert. Die Entnahme erfolgt im Bindehautsack oder beim Hornhautulkus aus dem unterminierten Rand des infizierten Hornhautdefekts. Zum Abstrich genügen ein Platinspatel, ein Alkohol- oder Bunsenbrenner, ein Objektträger und der übliche Gram- oder Giemsa-Farbstoff sowie ein Ölimmersionsmikroskop. Der Platinspatel wird nach Erhitzung abgekühlt und das Unterlid beim Blick nach oben abgezogen; 3–4 Abstrichbewegungen ergeben meist genügend Material für den Objektträger. Eine vorherige Tropfanästhesie der Bindehaut erleichtert die Entnahme.

Eine Bakterienkultur und ein Antibiogramm sollten beim Hornhautulkus und bei therapieresistenten Konjunktivitiden angelegt werden.

Die genaue Beurteilung des Direktabstrichs wird i. allg. schnellere und wertvollere Resultate ergeben als die Kultur, weil im Abstrich die bakterielle, mykotische oder eosinophile Natur direkt ermittelt werden kann. Die so gewonnenen Ergebnisse werden die therapeutischen Maßnahmen wesentlich beeinflussen, da beispielsweise der Pneumokokkus praktisch auf jedes Antibiotikum anspricht, während beim Staphylokokkus oft eine Resistenz auf verschiedene Antibiotika vorliegt. Akute Konjunktividen mit monozytärem, wäßrigem Exsudat ohne nachweisbare Bakterien im Abstrich sprechen für eine Viruskonjunktivitis, während Eosinophile für eine allergische Genese oder für Frühjahrskatarrh praktisch beweisend sind.

Die Behandlung einzelner Augenerkrankungen

Augenlider

Blepharitis marginalis

Die Lidrandblepharitis ist die häufigste Liderkrankung. Am wichtigsten für ihre Therapie ist die tägliche Schuppen- oder Krustenentfernung mit dem Wattestäbchen, einem feuchten sauberen Lappen oder einem sorgfältigen Abwaschen der Wimpern oder des Lidrandes mit Babyschampon. Die immer gleichzeitig bestehende Seborrhö (Kopfhaut, Gesicht, Rücken) sollte mitbehandelt werden, z. B. mit Seleniumdisulfidpräparaten. Wenn zudem eine bakterielle Superinfektion besteht (Krusten), muß abends eine antibiotikahaltige Salbe auf den Lidrand aufgetragen werden.

Hordeolum internum

Im wesentlichen handelt es sich um den Abszeß einer Meibom-Drüse, hervorgerufen durch Staphylococcus aureus. Empfohlen werden warme Kompressen 3 bis 4mal täglich während 15 min, zusätzlich eine Behandlung mit sulfonamid- oder antibiotikahaltiger Salbe oder mit Tropfen. Die Inzision erfolgt kurz vor dem Durchbruch durch Vertikalschnitt in der Conjunctiva palpebrae oder durch kurzen Horizontalschnitt am Augenlid.

Hordeolum externum

Ein Infekt der Zeis- oder Moll-Drüsen ist oberflächlicher und kleiner als das Hordeolum internum, jedoch ebenfalls schmerzhaft und von Entzündungserscheinungen begleitet. Die Behandlung ist die gleiche wie beim Hordeolum internum.

Chalazion

Beim Chalazion handelt es sich um die nicht schmerzhafte lipogranulomatöse Entzündung einer Meibom-Drüse. Hier muß die Exkochleation durch den Ophthalmologen erfolgen. Bei längerem Abwarten über Monate erfolgt manchmal eine spontane Resorption.

Dakryozystitis

a) Beim Erwachsenen: Die akute, im inneren Augenwinkel stark schmerzhafte Entzündung der abführenden Tränenwege ist auf einen Verschluß im Tränensack zurückzuführen. Eine perorale Antibiotikabehandlung ist i. allg. therapeutisch wirksam, während die rein lokale Antibiotikainstillation erfolglos bleibt. Falls die medikamentöse Behandlung keine Wirkung zeigt und wieder Rezidive auftreten, muß später die Dakryozystorhinostomie ausgeführt werden.

b) Beim Neugeborenen: Das schleimige Exsudat im Bindehautsack ohne Konjunktivalinjektion ist pathognomonisch für einen kongenital verschlossenen Tränennasenkanal. Es empfiehlt sich vorerst zu versuchen, durch 3- bis 4malige Tränensackmassage pro Tag und Tropfenapplikation die verschließende Membran zu sprengen. Bleibt diese Maßnahme erfolglos, so sollte die Sondierung des Tränennasenkanals durch den Ophthalmologen vorgenommen werden.

c) Tumoren: Verrucae und Papillome sind häufig. Sie können gefahrlos vom Allgemeinpraktiker oder Ophthalmologen exzidiert werden, solange sie nicht lidrandnah gelegen sind. Vorsichtshalber sollte das Exzisat histologisch untersucht werden. Die Exzision eines lidrandnahen Tumors kann leicht zur Liddeformation führen.

Konjunktiva

Die Hyperämie der Bindehautgefäße ist die häufigste Ursache für rote Augen. Rauch und andere umweltbedingte Luftverunreinigungen können chronische konjunktivale Reizsymptome verursachen. Die lokale Anwendung vasokonstringierender Tropfen oder kühler Kompressen bringt oft Linderung.
Gleiches gilt für allergische Entzündungen. Steroide sollten hier nur in schweren Fällen und dann vorsichtshalber unter augenärztlicher Kontrolle verwendet werden.
Eine mikrobielle Konjuntivitis (Bakterien, Viren, Fungi, Chlamydien oder Parasiten) spricht nach Identifikation des Verursachers gut auf die spezifische Therapie an. Weil Salbenapplikation während 1 h zu Verschwommensehen führt, ist die Tropfenapplikation tagsüber vorzuziehen, während Salbenpräparate mit ihrer längerdauernden Wirkung für die Nacht geeignet sind. Ein elementares hygienisches Verhalten ist zusätzlich wichtig (häufiges Händewaschen, Papierhandtücher, Vermeidung von Reiben der Augen), da die Infektion sonst leicht weiter verschleppt wird.

Hornhaut

Hornhaut- und Bindehautfremdkörper

Während Hornhauterkrankungen grundsätzlich vom Augenarzt behandelt werden sollten, kann der Allgemeinpraktiker oberflächlich liegende Hornhautfremdkörper ohne weiteres selbst entfernen. Aus medizinischen und legalen Gründen empfiehlt es sich, vor der Behandlung Zeit und Ort des Unfalls und, wenn immer möglich, die bestmögliche Sehschärfe jedes einzelnen Auges zu notieren.

Wenn der Patient über Fremdkörpergefühl klagt und eine entsprechende Anamnese aufweist, sollte die Hornhaut unter fokaler seitlicher Beleuchtung (Taschenlampe mit gut gebündeltem Licht) untersucht werden. Falls kein Fremdkörper gefunden wird, sollte das Oberlid beim Blick nach unten, mit leichtem Zeigefingerdruck auf den oberen Tarsusrand und Zug an den Wimpern umgestülpt werden. Ein Fremdkörper wird dann meist lidrandnah auf der Konjunktiva liegend aufgefunden. Mit der Fluoresceinfärbung können zusätzlich kleine Epitheldefekte der Hornhaut nachgewiesen werden. Vor der Entfernung eines Hornhautfremdkörpers wird lokal anästhesiert. Der Fremdkörper wird mit einem sterilen Wattestäbchen oder einer Fremdkörpernadel weggewischt bzw. abgehoben. Eine gute seitliche Beleuchtung und die Binokularlupe sind dabei unerläßlich. Anschließend werden desinfizierende Tropfen oder Salbe appliziert. Ein Verband ist nicht obligatorisch, jedoch die Nachkontrolle am nächsten Tag. Die Hornhautwunde heilt durch Epithelregeneration in 1–2 Tagen aus. Tritt eine Infektion auf — sie wird am grauen Kraterrand des Hornhautdefekts und am Auftreten bzw. Fortbestehen eines Reizzustandes erkannt — so bedarf der Patient unverzüglich spezialärztlicher Behandlung.

Hornhauterosion

Der Patient klagt über schweres Fremdkörpergefühl, besonders dann, wenn die Lider über das Auge gleiten. Wenn bei guter seitlicher Beleuchtung unter Beobachtung mit der Binokularlupe ein Epitheldefekt vermutet wird, soll dieser durch Fluoresceinfärbung (Fluoresceinpapierstreifen) nachgewiesen werden, wobei der Hornhautdefekt deutlich grünlich fluoreszierend aufleuchtet.

Therapeutisch wirkt die Instillation desinfizierender Tropfen oder Salben günstig. Bei starker Schmerzhaftigkeit wird das Anlegen eines Augenverbandes und evtl. sogar Bettruhe zum Ruhigstellen der Lider empfohlen. Die Nachkontrolle erfolgt am nächsten Tag. Der Defekt sollte nach 24–72 h ausgeheilt sein. Im Gegensatz zur Fremdkörperverletzung besteht hier wegen der starken Konjunktivalhyperämie nur eine geringe Infektionsgefahr. Hauptkomplikation ist eine verzögerte Heilung und die Möglichkeit einer rezidivierenden Erosion, Wochen und Monate nach einem unbedeutend erscheinenden Unfallereignis. Lokale Anästhetika oder Steroide sind wegen der verzögerten Reepithelisierung kontraindiziert, dagegen dürfen systemische Analgetika großzügig verabreicht werden.

Uvealtraktus

Alle Uvealerkrankungen können zu dauernden Sehstörungen führen, weshalb sie primär dem Augenarzt zugeführt werden sollten.

Uveitis anterior (Iritis)

Dies ist die häufigste uveale Erkrankung. Sie wird leicht verwechselt mit einer Konjunktivitis oder mit dem akuten Glaukom (s. Differentialdiagnose im Bucheinband). Lokale Zykloplegie- und Steroidbehandlung führen üblicherweise nach 1–4 Wochen zur Heilung. Rezidive sind aber nicht selten.

Uveitis posterior

Die Diagnose ist hier nur mittels Kontaktglas etc. möglich; die Behandlung ist langwierig und oft wenig erfolgreich.

Uveatumoren

Das Melanom der Chorioidea ist ein primärer, maligner Tumor der Uvea. Meist ist er im Augenhintergrund lokalisiert, und die Verdachtsdiagnose kann schon durch das Ophthalmoskop gestellt werden. Therapie i. allg.: Enukleation. Nur weit vorn liegende Melanome sind einer Strahlentherapie oder Iridektomie zugänglich. Eine sekundäre Metastasierung ist häufig.

Glaskörper

Eine der häufigsten Beschwerden sind die „fliegenden Mücken" beim Betrachten eines hellen Hintergrundes. Meist handelt es sich um feine, an sich harmlose Glaskörpertrübungen. Falls keine zusätzliche Retinaläsion vorliegt, kann der Patient beruhigt werden, da die feinen Trübungen mit der Zeit im Glaskörper absinken und aus dem Blickfeld verschwinden. Bei der frischen hinteren Glaskörperabhebung (pathognomonisch: Leuchterscheinungen nachts im peripheren Gesichtsfeld) können sie als Vorläufer einer Netzhautablösung auftreten.

Retina

Die Netzhautablösung

Hier ist eine frühzeitige und exakte Befunderhebung wichtig, weil die Diagnose relativ leicht und die chirurgische Behandlung im Frühstadium erfolgreich ist. Das plötzliche Erkennen feinster Leuchterscheinungen (Phosphene) nachts im peripheren Gesichtsfeld, der Eindruck von tanzenden Mücken im zentralen Gesichtsfeld bei heller Beleuchtung, evtl. auch eine Herabsetzung der zentralen Sehschärfe oder das Auftreten eines „Vorhangs" von oben oder von unten, verlangen eine sofortige und exakte Untersuchung des Augenhintergrundes wegen Verdacht auf Netzhautablösung. Prädisponiert sind stark Kurzsichtige, Staroperierte oder Personen, die kürzlich ein Kontusionstrauma des Auges erlitten haben.

Ein Patient mit Netzhautablösung sollte ohne Verzug und behutsam in eine Augenklinik transportiert werden, damit nicht durch unnötige Augenbewegungen die Netzhaut bis in die Gegend der Makula abgelöst wird, was irreversible Verluste des zentralen Sehvermögens zur Folge hat.

Retinoblastom (Gliom der Retina)

Beim Retinoblastom handelt es sich um den häufigsten, im Frühkindesalter auftretenden malignen intraokularen Tumor. Frühzeitiges Erkennen und adäquate Behandlung verbessern die Prognose dieses Leidens.

Linse

Katarakt

Eine erfolgreiche medikamentöse Therapie ist nicht bewiesen. Die einzige Behandlung besteht in der Extraktion, welche indiziert ist, sobald der Patient seinen Beruf nicht mehr ausüben kann oder zu stark behindert ist. Im Gegensatz dazu bedarf die kongenitale Katarakt einer frühzeitigen Behandlung, d.h. bevor sich ein irreversibler Nystagmus und eine Amblyopie eingestellt haben.

Die luxierte Linse

Es kann sich hier um die Folge eines Traumas oder um den Teilbefund einer genetischen Veränderung (Marfan-Syndrom, Marchesani-Syndrom) handeln. Sehstörungen und die Gefahr eines Sekundärglaukoms nach Luxation der Linse sind die Hauptindikationen zur Linsenextraktion.

Sehnerv

Neuritis N. optici – Retrobulbärneuritis

Die Optikusneuritis tritt als Komplikation verschiedener neurologischer Allgemeinerkrankungen auf. Sie kann auch das erste Zeichen einer multiplen Sklerose sein. In einem Teil der Fälle handelt es sich jedoch um eine isolierte Erkrankung mit unbekannter Ätiologie. *Symptome:* Plötzlicher Visusverlust mit Schmerzen bei Bulbusexkursionen und bei Druck auf den Bulbus. Die Ophthalmoskopie ergibt zu Beginn bei der Retrobulbärneuritis keinen pathologischen Befund, während bei der Neuritis N. optici die Papille leicht bis mäßig stark ödematös und hyperämisch erscheinen kann. Die perorale Steroidbehandlung zeigt keine eindeutige therapeutische Wirkung.

Häufig wird die normale Sehschärfe nach Ablauf einiger Wochen wieder erreicht. Ophthalmoskopisch findet sich dann meist eine sektorielle Abblassung des Sehnervs.

Stauungspapille

Diese tritt als Folge einer Erhöhung des intrakraniellen Drucks auf, wird aber auch bei maligner Hypertonie und bei der Thrombose der V. centralis retinae gefunden. Ophthalmoskopisch zeigt sich eine etwas erhöhte Papille mit verwaschenen Papillenrändern und Venenerweiterung. Dazu können peripapilläre Blutungsherde vorliegen. Intrakranielle raumfordernde Tumoren der hinteren Schädelgrube führen besonders frühzeitig zum Papillenödem und später, wegen ihrer behindernden Wirkung auf die Zirkulation der Zerebrospinalflüssigkeit zur Stauungspapille. Dagegen führen Tumore im Frontallappen selten und erst spät zum Papillenödem. Der Zeitpunkt des Auftretens einer Stauungspapille durch posttraumatische Erhöhung des intrakraniellen Druckes (z.B. nach Subduralhämatom) ist sehr variabel und abhängig von der Art und Ausdehnung des raumbeengenden Prozesses. Eine geringgradige Stauungspapille wird die Sehschärfe kaum beeinflussen, kann aber zu einer Vergrößerung des blinden Flecks im Gesichtsfeld führen.

Sehnervenatrophie

Die Papille erscheint hier blaß und weißlich, es handelt sich dabei meist um das Endstadium einer Sehnervenläsion (Details s. Kap. 17, Papillenödem und Optikusatrophie).

Gesichtsfelddefekt bei intrakraniellen Prozessen

Bei einigen zu Gesichtsfeldausfällen führenden Tumoren des Zentralnervensystems kann auch der Allgemeinpraktiker leicht durch eine konfrontatorische Gesichtsfelduntersuchung die Verdachtsdiagnose stellen, und zwar in einem Stadium, in dem die Tumoren einer chirurgischen Behandlung zugänglich sind. Dies gilt besonders für Hypophysenadenome, Meningiome oder Tumoren der hinteren Schädelgrube. Solche Patienten sollen dem Neurochirurgen zur Behandlung zugewiesen werden.

Schielen

Mit jeder Schielbehandlung versucht man folgende Ziele zu erreichen:
1) Erreichen einer normalen Sehschärfe beider Augen.
2) Angenäherter Geradestand der Augenachsen als kosmetisches Ziel.
3) Entwicklung eines befriedigenden binokulären und – wenn möglich – sogar stereoskopischen Sehens.

Die nichtchirurgische Therapie beginnt mit dem 6. Lebensmonat. Von diesem Zeitpunkt an beginnt das Kleinkind sein gutes Auge zu bevorzugen und das Bild des schlechteren, schielenden Auges zu unterdrücken, was zum Stillstand der normalen Entwicklung des Sehvermögens am schielenden Auge führt (Amblyopie ex Anopsie). Da die einzelnen Sehfunktionen sich stufenweise bis zum 7. Lebensjahr entwickeln, kann eine einmal erreichte Sehschärfe sogar zurückfallen, wenn in dieser Entwicklungszeit ein Strabismus oder eine andere Behinderung des normalen Sehens auftritt. Eine Abdeckbehandlung (Okklusion des guten Auges) kann dies verhindern und sollte deswegen ohne Verzug eingeleitet werden.

Bis zum 6. Lebensjahr kann durch Okklusion noch eine gute Sehschärfe erreicht werden. Als Faustregel gilt, daß im 1. Lebensjahr die Okklusionsbehandlung nach 1 Woche erfolgreich sein kann, während das gleiche Resultat beim 6jährigen erst nach 1 Jahr erreicht wird.

Es bestehen keine allgemein gültigen Regeln für den Zeitpunkt einer chirurgischen Geradestellung der Augenachsen. Vereinzelte Ophthalmologen operieren bereits 6 Monate alte Patienten, während andererseits gute Gründe vorliegen können, mit dem chirurgischen Eingriff abzuwarten. Wenn die Sehschärfe beider Augen gleich gut ist, und die Augenachsen weitgehend parallel stehen, können beim Blick in die Ferne (postoperativ, oder mit Korrekturgläsern beim akkommodativen Strabismus) in einem Teil der Fälle orthoptische Fusionsübungen und Prismengläser mithelfen, den Parallelstand beim Blick in die Ferne zu festigen. Fälle, in denen das

Schielen erst im Alter von 2–3 Jahren beginnt, oder solche, in denen es nur intermittierend auftritt, haben eine günstigere Prognose als solche, in denen das Schielen bereits bei Geburt vorliegt; bei letzteren ist es wichtig, rasch mit der Behandlung zu beginnen.

Glaukom

Das chronische einfache Glaukom weist in 90–95% aller Fälle einen offenen Kammerwinkel auf. Im Anfangsstadium bestehen dabei keine Krankheitssymptome. Die Glaukomprophylaxe besteht deshalb in der regelmäßigen Applanationstonometrie und der Ophthalmoskopie bei allen über 20 Jahre alten Patienten. Das chronische Glaukom weist einen schleichenden Verlauf auf und wird zufolge der herabgesetzten Blutzirkulation am Sehnerv vorerst meist die nasalen Quadranten des Gesichtsfeldes einschränken und erst im Spätstadium die zentralen Partien miteinbeziehen. Es spricht i. allg. gut auf die antiglaukomatöse Therapie an. Eine chirurgische Therapie wird erst notwendig, wenn mit der medikamentösen Therapie die Druckwerte sich nicht normalisieren lassen.

Acetolamide und andere Carboanhydrasehemmer (z. B. Dichlorphenamide) sind i. allg. wirksam zur Herabsetzung der im Ziliarkörper erfolgenden Kammerwasserproduktion. Aus diesem Grunde sind sie vor allem ein wesentliches Hilfsmittel in der präoperativen Phase des akuten Kammerwinkelblockglaukoms und in der Behandlung des Sekundärglaukoms. Wegen ihrer Nebenwirkungen (Nierensteine u. a.) ist oft eine Langzeitbehandlung mit ihnen unmöglich.

Epinephrin als Augentropfen von 0,5–2% appliziert, wirkt ebenfalls hemmend auf die Kammerwasserproduktion.

Timolol (0,1%, 0,25%–0,5%), ein neuerer Betablokker, ist heute schon eines der am häufigsten lokal verwendeten Medikamente zur Drucksenkung. Die Erfolge der Langzeittherapie sind noch ungewiß.

Wichtig ist, das Glaukom zu entdecken, bevor ein signifikanter und höchstwahrscheinlich irreversibler Gesichtsfeldverlust aufgetreten ist. Zur Verlaufsbeurteilung sind Applanationstonometrie, Ophthalmoskopie, Gesichtsfelduntersuchung, Gonioskopie und neuerdings auch die genaue photographische Verlaufsbeobachtung der Papille (sog. Stereochronophotographie) die wichtigsten Untersuchungsmethoden.

Bei 5% aller Fälle handelt es sich um ein plötzlich auftretendes Kammerwinkelblockglaukom mit plötzlicher Herabsetzung der Sehschärfe, gemischter

Bulbusinjektion und mittelweiter Pupille, begleitet von starken einseitigen Kopfschmerzen und Brechreiz. Die Behandlung ist meist chirurgisch, wobei vorher während einiger Stunden Miotika lokal, osmotisch wirksame Substanzen (Mannitol i.v., Glycerin per os) sowie Carboanhydrasehemmer verabreicht werden, damit die Operation bei normalisiertem Intraokulardruck und geringeren Komplikationsrisiken erfolgen kann.

Trauma

Konjunktivitis und Keratitis durch chemische Einwirkung

Die beste Behandlung besteht darin, die Augen unverzüglich und ausgedehnt mit Leitungswasser oder physiologischer Kochsalzlösung zu spülen. Ein Versuch, die Verätzung durch Säuren oder Laugen chemisch zu neutralisieren, ist nicht indiziert, weil oft die bei der Neutralisation auftretende Wärmeenergie zu weiteren Schädigungen führt. Falls die Verätzung durch eine alkalische Substanz verursacht wurde, sollte mindestens 1 h lang weitergespült werden. Laugen führen zu keiner Koagulation der Gewebseiweiße und können demzufolge ungehindert in die tieferen Schichten eindringen und so zusätzlich noch während Stunden weitere Schädigungen verursachen (Kolliquationsnekrose). Säuren führen zur Eiweißkoagulation, was ein weiteres Vordringen in tiefere Schichten verunmöglicht (Koagulationsnekrose). Die Spülung wird durch vorheriges Eintropfen eines lokal wirkenden Anästhetikums erleichtert. Die Pupille sollte gleichzeitig durch Homatropin 2% oder Scopolamin 0,25% erweitert und ruhiggestellt werden. Kollagenaseinhibitoren wie Acetylcystein 10% oder Athylendiamintetra-Azetat 0,1% werden vom Facharzt bei Alkaliverätzungen mit Erfolg angewendet. Günstig wirkt auch die subkonjunktivale Eigenblutinjektion wegen ihrer neutralisierenden und leicht kollagenasehemmenden Fermente. Im Hinblick auf die Spätfolgen benötigt der Patient sorgfältige, rasche und regelmäßige spezialärztliche Überwachung. Vernarbungen (Symblepharon, Canaliculusstenose, Hornhautnarben und Uveitis anterior) sind häufige Komplikationen schwerer Verätzungen und prognostisch ungünstig. Bei verlangsamter Hornhautepithelregenerierung kann das Tragen einer weichen, therapeutischen Kontaktlinse (mit hohem Wassergehalt und guter Sauerstoffdurchlässigkeit) wirksam sein.

Augenlider

Lidlazerationen, welche den Lidrand nicht erreichen, können wie jede andere Hautverletzung genäht werden, allerdings mit besonderer Sorgfalt und feinem Nahtmaterial. Ist der Lidrand mitbetroffen, so benötigt die Wunde eine korrekte plastische Versorgung, um eine dauernde und kosmetisch stark entstellende Lidrandeindellung zu verhindern. Dies gilt besonders für den Unterlidabriß am medialen Augenwinkel, weil dort leicht eine Verletzung des unteren Tränenröhrchens übersehen wird. In diesem Fall ist eine besonders vorsichtige plastische Versorgung wichtig, damit später keine Stenose eintritt.

Konjunktiva

Geringe Konjunktivalverletzungen benötigen keine Naht. Die Applikation desinfizierender Tropfen während 2–3 Tagen genügt zur Behandlung.

Hornhaut, Sklera, perforierende Bulbusverletzungen

Die beste primäre Versorgung einer perforierenden Verletzung besteht aus einem nicht drückenden sterilen Augenverband mit Ruhigstellung beider Augen. Auch eine noch so sorgfältige Untersuchung durch den Nichtophthalmologen kann leicht zum Irisprolaps oder Glaskörpervorfall führen.

Dringend zu behandelnde Augenerkrankungen und Verletzungen

Es muß hier unterschieden werden zwischen echten Notfallsituationen, welche unverzüglicher Behandlung bedürfen, und solchen, die baldmöglichst vom Facharzt betreut werden sollten.

Notfälle

Trauma

Hornhautfremdkörper und Hornhauterosionen sollen rasch behandelt werden, weil sonst der zunehmende Schmerz für den Patienten außerordentlich unangenehm wird. Perforierende Verletzungen sollten sobald wie möglich fachärztlich versorgt werden. Eventuell vorliegende intraokulare Fremdkörper werden je nach (oft schwieriger) Lokalisation entfernt. Manchmal gelingt es, sie mit dem Hand- oder Riesenmagneten durch die Eintrittspforte zu extrahieren. Ihre Lokalisation gelingt im Frühstadium leichter, wenn noch keine Medientrübung eingetreten ist.

Ein unter dem Oberlid liegender Fremdkörper mit der typischen Photophobie und dem Blepharospasmus ist leichter zu entfernen, wenn man den Patienten nach unten blicken läßt, mit einem Wattestäbchen leicht auf den oberen Tarsusrand drückt, und mit sanftem Zug an den Wimpern das Oberlid ektropioniert. Der gut sichtbare Fremdkörper wird dann mit einem Wattestäbchen weggestreift. Beim Blick nach oben wird das Oberlid wieder in seine ursprüngliche Stellung zurückgebracht.

Hornhautulkus

Das Hornhautgewebe ist unter bestimmten Bedingungen ein guter Nährboden für das Bacterium pyocyaneum (Pseudomonas aeruginosa). In diesem Falle besteht rasche Einschmelzungsgefahr. Bei Verdacht unverzügliche Überweisung an den Facharzt! (In isolierter Lage: Soforttherapie durch Gentamycin-Augentropfen, wobei vorher, wenn möglich, ein Konjunktivalabstrich gemacht werden sollte.)

Eitrige Bindehautentzündung

Bei der Mehrzahl aller Konjunktivitiden besteht keine Notfallsituation. Einzig die gonorrhoische Konjunktivitis bildet hier eine Ausnahme. Sie kommt sowohl beim Säugling wie auch beim Erwachsenen vor und kann leicht zum Hornhautulkus führen. Facharzt: In jedem Fall sofortige lokale antibiotische Therapie.

Herpes cornea

Ein Hornhautherpes ist im klassischen frischen Fall nach Fluoresceinfärbung nachweisbar, wobei sich bei Betrachtung mit dem Lupenspiegel ein feines, verästeltes Gebilde auf der Hornhautoberfläche darstellen läßt. Er tritt fast immer einseitig auf und führt unbehandelt primär, oder nach Rezidiven, zu schweren Hornhautkomplikationen. Deswegen ist die sofortige Zuweisung an den Facharzt wichtig. Steroide sind kontraindiziert.

Orbitaphlegmone

Eine Orbitaphlegmone kann traumatisch verursacht oder von einer Nasennebenhöhle fortgeleitet sein (Sinusitis ethmoidalis). Die rasche allgemeine Antibiotikabehandlung führt oft zu erstaunlich schneller Rückbildung, so daß eine Inzision mit Drainage nur in seltenen Fällen notwendig wird.

Chemische Verätzung

Zum Vorgehen s. unter „Konjunktivitis" und „Keratitis durch chemische Einwirkung".

Akute Iritis

Die akute Iritis verursacht starke Kopfschmerzen und Photophobie. Eine frühzeitige Mydriase verhindert die Bildung hinterer Synechien, evtl. Sekundärkatarakt und das Sekundärglaukom. Für die Beurteilung ist die Beobachtung an der Spaltlampe unerläßlich.

Akutes Glaukom

Wenn der Intraokulardruck sehr hohe Werte erreicht (60–100 mmHg), so tritt innerhalb von 24–48 h ein dauernder Optikusschaden mit Erblindung infolge Ischämie auf. Aus diesem Grunde muß der Patient unverzüglich fachärztlicher Behandlung zugeführt werden.

Verschluß der A. centralis retinae

Hier besteht eine echte Notfallsituation, weil die Photorezeptoren 30–60 min nach Totalverschluß ihrer ernährenden Gefäße dauernd funktionsuntüchtig werden. Die Diagnose wird vermutet bei plötzlichem, totalem und schmerzlosem Visusverlust des einen Auges einer meist älteren Person. Die ophthalmoskopische Untersuchung bestätigt die Diagnose: Anämische Papille, weißliches Retinaödem im hinteren Pol und vor allem kirschrotes Aufleuchten der Makula und blutleere Arteriolen.
Eine einfache und oft wirksame Behandlung besteht in der Parazentese, wenn sie innerhalb der ersten Stunde vorgenommen wird. Es wird eine scharfe Nadel (Nr. 25), oder ein Messer (Bard-Parker, Nr. 11) sorgfältig in die Vorderkammer eingeführt, so daß etwas Kammerwasser abfließen kann. Durch die plötzliche Herabsetzung des Intraokulardrucks kann die arterielle retinale Zirkulation manchmal wieder in Gang gebracht werden. Eine Hornhautnaht erübrigt sich. Im Fall eines partiellen Zentralarterienverschlusses können Antikoagulanzien die Zirkulationsverhältnisse wirksam verbessern.

Netzhautablösung

Therapeutisches Vorgehen s. unter Behandlung einzelner Augenerkrankungen „Retina".

Dringende Fälle

Strabismus, Anisometrie und Amblyopie im Vorschulalter

Grundsätzliches zur Behandlung des Schielens (s. Kap. 15).

Glaskörperblutung

Ein Patient mit Glaskörperblutung gehört in fachärztliche Behandlung. Am Kontaktglas wird dabei u. a. oft eine blutende Netzhautstelle gefunden mit Netzhauteinriß und hinterer Glaskörperabhebung, die später zu einer Netzhautablösung führen kann.

Frisch aufgetretener Exophthalmus

Die häufigste Ursache des frisch aufgetretenen beidseitigen, selten einseitigen, Exophthalmus ist der hyperthyreotische (Basedow-) Exophthalmus. Er kann auch nach der Thyreoidektomie, oder bei euthyreoten Personen auftreten und wird dann als endokriner Exophthalmus bezeichnet, dessen Ursache nicht eindeutig geklärt ist. Ein einseitiger Exophthalmus kann durch einen Orbitatumor (Meningiom, Hämangiom) durch eine Sinus-cavernosus-Thrombose oder eine Karotisfistel im Sinus cavernosus verursacht werden. Alle genannten Erkrankungen sind behandelbar und nicht zuletzt mit der Computertomographie relativ leicht abzuklären.

Akute Dakryozystitis

Es handelt sich um eine schmerzhafte Entzündung des Tränensacks mit Druckdolenz und Auftreibung im medialen Augenwinkel. Eine Tränensackspülung und die allgemeine und lokale Antibiotikabehandlung verbunden mit warmen Kompressen bringen den Prozeß meist zur Rückbildung und Heilung. Bei Rezidiven ist ein operatives Vorgehen indiziert.

Okuläre Tumoren

Zahlreiche Tumoren der Augen und der Augenlider (hier besonders das recht häufige Basalzellenkarzinom) können bei frühzeitiger Exzision (oder Bestrahlung) vollständig und mit guter Prognose behandelt werden.

Sehnervenerkrankungen

Diese lassen meist auf einen intrakraniellen, raumfordernden Prozeß oder eine Allgemeinerkrankung schließen. Aus diesem Grunde sollte neben der baldigen ophthalmologischen auch eine neurologische Untersuchung erfolgen.

Sympathische Ophthalmie

Eine sympathische Ophthalmie muß als Verdachtsdiagnose gestellt werden, wenn nach der perforierenden Verletzung eines Auges später das andere — oder beide Augen — Entzündungserscheinungen aufweisen. Wegen des guten Ansprechens nach frühzeitiger Steroid- oder immunosuppressiver Be-handlung ist die Prognose, vorausgesetzt wird ein prompter Therapiebeginn, heute viel günstiger als früher.

Infektiöse Augenerkrankungen, Prinzipien ihrer antibiotischen und chemotherapeutischen Behandlung

Die optimale Behandlung einer infektiösen Augenerkrankung (z. B. Konjunktivitis) besteht in der Anwendung des wirksamsten Medikaments, das später voraussichtlich nicht systemisch verwendet wird und kostensparend ist. Von den antibakteriell wirksamen Medikamenten sind Sulfonamide (Sulfacetamid, Sulfisoxazol) empfehlenswert, weil sie wenig allergisierend wirken und in Tropfen- oder Salbenform erhältlich sind.

Wenn Sulfonamide unwirksam bleiben, können Antibiotika verschrieben werden (lokal wirksame wie z. B. die Kombination Bacitracin-Neomycin-Polymyxin, evtl. Chloramphenicol). Ihr Wirkungsspektrum umfaßt gramnegative und grampositive Erreger.

In schweren Fällen kommen Erythromycin, Tetracyclin, Gentamycin in Frage. Diese Präparate können lokal appliziert werden. Seltener ist die Indikation für eine systemische Darreichungsform. Sie wird verwendet bei allen intraokularen Infektionen, bei Hornhautulzera, bei Dakryozystitis und bei der Chlamydieninfektion (Trachom, Einschlußkörperchen Blennorrhagie), sowie bei Örbitaphlegmonen und anderen schweren Erkrankungen des äußeren Auges, welche auf die lokale Therapie nicht angesprochen haben.

Die Salbenapplikation ist wegen der etwas längeren Verweildauer therapeutisch wirksamer, dafür muß während 1 h ein verschwommenes Sehen in Kauf genommen werden, was bei Anwendung von Augentropfen nicht der Fall ist.

Bevor eine spezifisch gegen den Erreger gerichtete Therapie angewendet werden kann, muß der Erreger bekannt sein. Pneumokokken werden, wie früher erwähnt, leicht auf die gängigen Sulfonamide oder Antibiotika ansprechen, während die wegen des rasch einschmelzenden Hornhautulkus gefürchtete Pseudomonas aeruginosa Infektion nur auf eine intensive Therapie mit Gentamycin, Polymyxin oder C/Colistin anspricht. Die häufige staphylogene Dakryozystitis ist wegen der penicillinaseproduzierenden Erreger durch Penicillin kaum beeinflußbar, während Erythromycin oder Methicillin meist rasch zur Heilung führen.

Vorsicht: Antibiotika führen, ebenso wie Steroide, nach längerer Applikation beim Hornhautulkus leicht zu einer sekundären Pilzinfektion, während dies auch nach längerer Sulfonamidtherapie nicht der Fall ist.

Behandlungstechnik bei Augeninfektionen

Augentropfen

Man lasse den sitzenden Patienten mit zurückgebeugtem Kopf nach oben schauen. Das Unterlid wird dann durch leichten Fingerzug nach unten abgehoben, wobei 1–2 Tropfen in den nasalen Teil des Bindehautsackes geträufelt werden. Man läßt nun den Patienten nach unten schauen, während der Finger das Unterlid noch für einige Augenblicke festhält und so dem Patienten das Zusammenkneifen der Lider verunmöglicht.

Augensalben

Der Applikationsmodus ist der gleiche wie für Tropfen, mit dem Unterschied, daß die Lider danach ungefähr 1 min lang geschlossen bleiben, damit die Salbe schmelzen kann.

Augenverband

Ein richtig sitzender Augenverband soll fest genug angelegt werden, um die Lider sorgfältig geschlossen zu halten. Eine ovale Mull-Watte-Augenkompresse, die mit Pflasterstreifen von der Stirn zur Wange befestigt wird, ist meist ausreichend. Wenn mehr Druck erwünscht ist, kann die Augenkompresse doppelt oder dreifach angelegt werden. Ein eigentlicher Verband mit feinen Kunstfaserbinden um den Kopf ist selten notwendig.

Warme Umschläge

Auf das betroffene Auge wird 3mal täglich 15 min lang ein mit warmem Kamillentee getränktes Taschentuch gelegt.

Vorsichtsmaßnahmen bei der Behandlung von Augenerkrankungen

Gefahren der Lokalanästhetika

Im Prinzip soll dem Patienten kein Lokalanästhetikum nach Hause mitgegeben werden; Augenschmerzen werden durch Analgetika peroral behandelt. Die unkontrollierte längere Applikation eines Lokalanästhetikums führt nicht nur zur verzögerten Epithelisierung der Hornhaut, sondern im Extremfall zur Entwicklung einer der Keratitis neuroparaly-

tica ähnlichen und therapeutisch schwer beeinflußbaren Keratopathie.

Diagnostische Irrtümer

Anstatt einer Konjunktivitis liegt eine Iritis, ein akutes Glaukom oder ein Herpes corneae vor (Einseitigkeit der Erkrankung!). Für die differentialdiagnostischen Merkmale s. Schema im Buchdeckel.

Pupillenerweiterung

Atropin sollte nie zu banalen diagnostischen oder therapeutischen Zwecken verwendet werden. Es führt zu einer 14 Tage dauernden Akkommodationslähmung und kann zudem ein akutes Glaukom im Fall eines engen Kammerwinkels auslösen. (Siehe Kap. 14, Kammerwinkelblockglaukom).

Lokale Kortikosteroidtherapie

Die lokale Steroidapplikation ist eine wirkungsvolle und recht häufig angewendete Therapieform. Es bestehen nach längerer Verwendung aber 4 Gefahrenmomente:
a) Rezidiv einer Herpes-simplex-Keratitis,
b) Auftreten eines Steroidglaukoms,
c) Entstehung einer Steroidkatarakt,
d) sekundäre Pilzinfektion.
Kortikosteroide erhöhen die Aktivität des Herpessimplex-Virus wahrscheinlich durch Erhöhung der Kollagenaseaktivität in der Kollagensubstanz der Hornhaut. Es kann dadurch eine Hornhautperforation entstehen, die vor der Steroidära eine außerordentliche Seltenheit war. Aus diesen Gründen sollte jeder lokal mit Steroiden behandelte Patient sorgfältig überwacht werden, und die Indikation sollte sich auf besonders gelagerte Fälle, wie Iritis, besondere Keratitiden und allergische Erkrankungen beschränken. In der Allgemeinpraxis sollte keine lokale Steroidtherapie angewandt werden.

Verabreichung verunreinigter Augenmedikamente

Die Konjunktiva und das Hornhautepithel sind zwar gegenüber Infektionen sehr widerstandsfähig. Falls aber eine traumatische oder entzündliche Epithelläsion vorliegt, so ist das darunterliegende Gewebe wenig widerstandsfähig und kann leicht infiziert werden. Aus diesem Grunde sollen Augentropfenlösungen mit der gleichen Sorgfalt zubereitet werden wie i. v. zu verabreichende Flüssigkeiten. Besonders gefährdet ist die Fluoresceinlösung, die leicht durch Pseudomonas aeruginosa verunreinigt wird.
Die im Handel vorrätigen steril abgefüllten Plastikfläschchen bieten hierfür günstige Voraussetzungen,

solange sie nicht durch Kontakt mit infizierten Wimpern oder zu langes Aufbewahren sekundär kontaminiert werden. Wenn das Auge durch einen Unfall oder ein Operationstrauma verletzt wurde, ist die Verabreichung steriler Augenmedikamente von großer Bedeutung.

Literatur

Axenfeld T, Pau H (1972) Lehrbuch und Atlas der Augenheilkunde. Fischer, Stuttgart

Ellis PP, Smith DL (1977) Ocular therapeutics and pharmacology, 5th edn. Mosby, St. Louis

Fraunfelder FT, Roy FH (eds) (1980) Current ocular therapy. Saunders, Philadelphia

Gasteiger H (1970) Augenheilkunde. De Gruyter, Berlin

Gombos GM (1977) Handbook of ophthalmologic emergencies, 2nd edn. Medical Examination, Garden City

Hruby K (1972) Kurze Augenheilkunde mit besonderer Berücksichtigung der dringlichen und bedrohlichen Erkrankungen des Auges. Urban & Schwarzenberg, München

Straub W (Hrsg) (1971) Die ophthalmologischen Untersuchungsmethoden. Enke, Stuttgart

Thiel R (1970) Therapie in der Augenheilkunde. Thieme, Stuttgart

Thygeson P (1977) The unfavorable effect of corticosteroids in herpetic keratitis. In: Brockhurst RJ et al. (eds) Controversy in ophthalmology. Saunders, Philadelphia, p 450

5. Lider und Tränenorgane

Die Augenlider

Anatomie

Die Lider sind bewegliche Gewebsfalten, welche dazu dienen, das Auge zu schützen. Die Haut der Lider ist die dünnste des Körpers. Sie ist lose, elastisch und erlaubt ein extremes Anschwellen mit nachfolgender Rückbildung zu normaler Größe und Form. Die Tarsalplatte besteht aus dichtem fibrösem Gewebe mit einigen dazwischengelagerten elastischen Fasern. Sie ist von der Conjunctiva palpebrae bedeckt. Mit Septum orbitale bezeichnet man eine Faszie, welche hinter dem M. orbicularis oculi zwischen Orbitarand und Tarsus liegt. Sie dient als Abschrankung zwischen Lidern und Orbita. Der M. orbicularis oculi, innerviert vom VII. Hirnnerven, ist oval angelegt und dient zum Verschluß der Augenlider. Er

wird aufgeteilt in einen orbitalen, präseptalen und prätarsalen Abschnitt. Die präseptalen und prätarsalen Muskelfasern reichen bis über die Faszie des Tränensacks. Wenn sie sich kontrahieren, wird demzufolge Tränensekret in den Ductus nasolacrimalis hineingepumpt.

Der M. levator palpebrae wird vom III. Hirnnerven innerviert. Seine Aponeurose inseriert an der Vorderfläche der Tarsalplatte und der Lidhaut und dient dazu, das Lid zu heben. Der M. tarsalis superior (Müller-Muskel) wird vom Sympathikus innerviert. Er entspringt am M. levator palpebrae und inseriert am Oberrand des Tarsus, wo er unter der Levatoraponeurose liegt (Abb. 5.1).

Im Lid kommen 4 Arten von Drüsen vor: Die Meibom-Drüsen, die Moll- und Zeis-Drüsen sowie die akzessorischen Tränendrüsen nach Wolfring und Krause. Bei den Meibom-Drüsen handelt es sich um

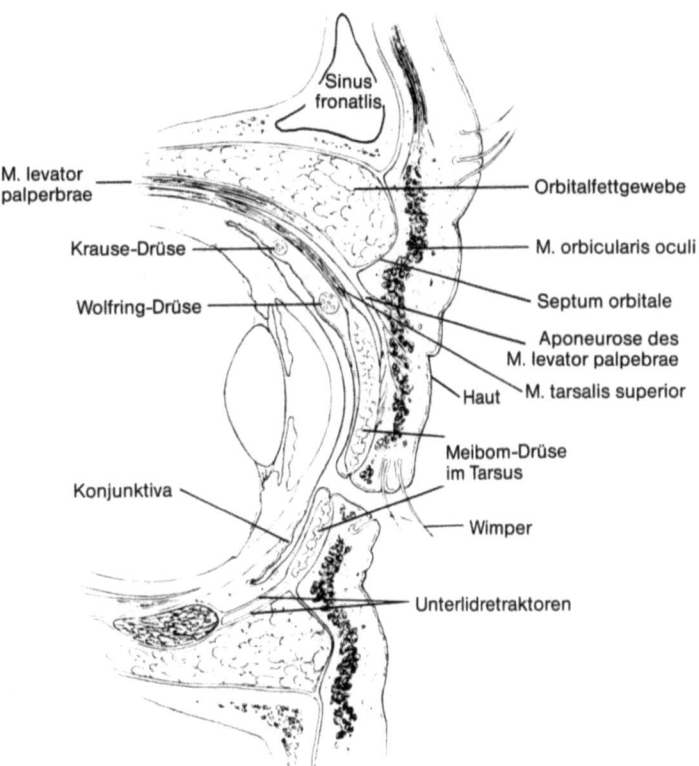

Abb. 5.1. Schnitt durch das Oberlid (nach Beard 1976)

lange, fadenförmige, talgproduzierende Drüsen der Tarsalplatte. Sie kommunizieren nicht mit den Haarfollikeln. Im Oberlid liegen ca. 25, während im Unterlid nur ca. 20 Meibom-Drüsen vorhanden sind. Sie erscheinen auf der Conjunctiva palpebrae als gelbe, feine, vertikale Striche, tief in der Konjunktiva eingebettet. Die Meibom-Drüsen produzieren eine Talgsubstanz, welche als feintropfige Schicht zuäußerst auf dem Tränenfilm liegt. Diese ölige Schicht verhindert eine rasche Verdampfung der Tränenflüssigkeit.

Die Zeis-Drüsen sind kleinere, modifizierte Talgdrüsen, welche mit den Follikeln der Wimpern verbunden sind.

Die Moll-Schweißdrüsen sind unverzweigte gewundene Tubuli, welche als Spirale am Lidrand beginnen.

Die akzessorischen Tränendrüsen (Krause- und Wolfring-Drüsen) liegen in der Conjunctiva palpebrae eingebettet. Sie produzieren die normalerweise notwendige Tränenflüssigkeit für Kornea und Konjunktivalsack. Am Lidrand des Ober- und Unterlides findet sich eine graue Linie (mukokutane Demarkationslinie). Eine Inzision entlang dieser Linie spaltet das Lid in 2 sauber getrennte Teile, wobei der hintere Teil die Konjunktiva und den Tarsus enthält, während der vordere Teil den M. orbicularis oculi, Haut und Haarfollikel aufweist. Die Blutversorgung der Lider stammt hauptsächlich von der A. ophthalmica, A. zygomatica und A. angularis. Die abführenden Lymphwege ziehen über die präaurikulären, Parotis- und submaxillären Lymphknoten.

Physiologie der Symptome

Lidveränderungen stellen ein häufiges Problem in der Ophthalmologie dar. Da besonders die Lidränder mit zahlreichen sensiblen Nervenfasern versorgt sind, wird ein Patient bei einem Hordeolum und der dadurch bedingten starken Gewebsschwellung möglicherweise über starke Schmerzen klagen. Bei der reinen Lidrandblepharitis treten zwar keine Schmerzen auf, dafür ist der Lidrand chronisch gerötet, und die dabei abgesonderten Stoffe führen zu konjunktivalen Reizerscheinungen, die für den Patienten recht störend sind. Falls ein Patient über rezidivierendes Fremdkörpergefühl klagt, so kann ein Entropium mit den auf der Kornea schleifenden Wimpern des Unterlids vorliegen. Wenn kein offensichtliches Entropium nachweisbar ist, so kann dies durch starken Lidschluß allein ausgelöst werden. Im Gegensatz dazu wird ein nicht am Bulbus anliegendes Unterlid (Ektropium) zum Tränenträufeln führen, weil die Tränen vom unteren Tränenröhrchen nicht mehr

aufgenommen werden. In seltenen Fällen führt das Ektropium zu einer oberflächlichen Keratitis.

Technik des Ektropionierens am Oberlid

Man läßt den Patienten nach unten blicken, faßt die Wimpern sorgfältig zwischen Daumen und Zeigefinger und drückt mit einem Wattestäbchen ebenso sorgfältig den oberen Tarsusrand nach unten, wobei ektropioniert wird.

Infektionen und Entzündungen der Lider

Hordeolum

Beim Hordeolum handelt es sich um eine staphylogene Infektion der Liddrüsen, die durch eine rote, geschwollene und schmerzhafte Stelle charakterisiert ist. Es besteht im wesentlichen aus einem kleinen Abszeß mit zentraler Nekrose und purulentem Sekret innerhalb der affizierten Drüse. Wenn es sich um eine Infektion der Meibom-Drüsen handelt, so ist das Hordeolum relativ groß und wird als Hordeolum internum bezeichnet. Die kleineren und mehr auf der Lidoberfläche gelegenen Hordeola externa betreffen Abszesse der Zeis- oder Moll-Drüsen. Der Schmerz ist das Hauptsymptom, dessen Intensität von der Stärke der Lidschwellung abhängig ist. Das Hordeolum internum kann nach außen oder innen perforieren, während das Hordeolum externum immer nach der Lidhaut zum Lidrand hin perforiert. Die Behandlung für beide Hordeola ist gleich, 3- bis 4mal täglich Auflegen von warmen Kompressen während 10–15 min, Inzisiion (Abb. 5.2) und Drainage des purulenten Materials, sobald Fluktuation besteht; Applikation einer antibakteriellen Salbe 3mal täglich auf die Augenlider und in den Bindehautsack, um ein Weitergreifen zu verhindern. Die Lidphlegmone ist eine seltene Komplikation des großen Hordeolum internum.

Chalazion

Beim Chalazion (Abb. 5.3) handelt es sich um die sterile, granulomatöse Entzündung einer Meibom-Drüse, deren Ätiologie unbekannt ist. Das Chalazion ist durch eine lokale Anschwellung im Ober- oder Unterlid charakterisiert. Es kann mit Entzündungserscheinungen und Schmerzhaftigkeit beginnen, ähnlich wie ein Hordeolum. Der entzündliche Zustand kann sich aber über Tage und Wochen hinzie-

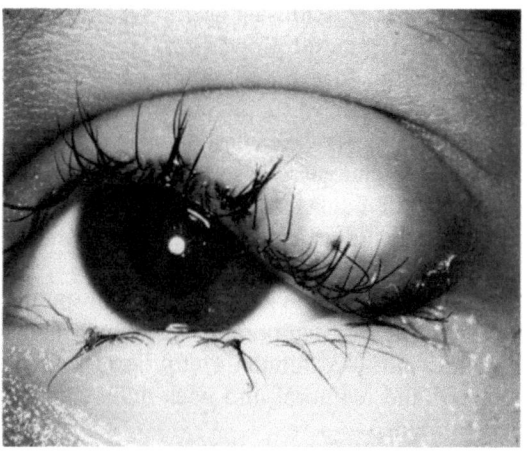

Abb. 5.2. Hordeolum internum des linken Oberlids, das durch eine horizontale Hautinzision entleert werden sollte

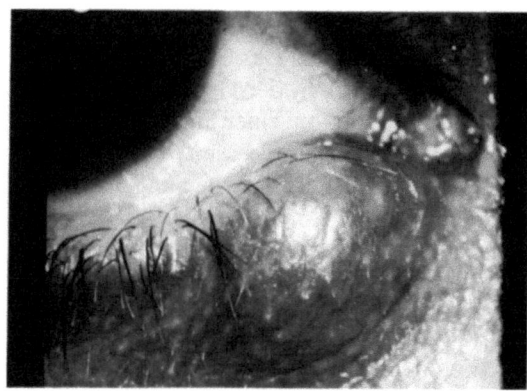

Abb. 5.3. Chalazion des rechten Unterlids. (Mit freundlicher Genehmigung von Tabbara)

hen. Die Mehrzahl aller Chalazia entwickelt sich gegen die Conjunctiva palpebrae hin. Am ektropionierten Lid läßt sich das Chalazion als kleiner, roter, erhabener Tumor erkennen. Ein genügend großes Chalazion des Oberlides kann auf den Bulbus drücken und wegen des Astigmatismus Sehstörungen verursachen. Das voll entwickelte Chalazion weist im Gegensatz zum Hordeolum keine wesentlichen entzündlichen Erscheinungen mehr auf. Ein Chalazion resorbiert sich selten spontan. Wenn es so groß ist, daß das Sehen beeinträchtigt wird oder wenn es zu einer kosmetischen Entstellung führt, ist die Exkochleation indiziert. Pathologisch anatomisch findet sich eine Proliferation der endothelialen Drüsenauskleidung mit granulomatösen Veränderungen und Langhans-Fremdkörperriesenzellen. *Vorsicht:* Wenn ein Chalazion an der gleichen Stelle rezidiviert, sollte eine Biopsie durchgeführt werden, weil es sich um ein Basalzellenkarzinom handeln könnte.

Blepharitis marginalis

Die Blepharitis ist eine häufige, chronische, beidseitige Entzündung der Lidränder. Es gibt im wesentlichen 2 Typen: a) Die staphylogene und b) die seborrhoische Blepharitis. Während die staphylogene Blepharitis meist ulzerativ vorkommt, liegen bei der seborrhoischen Form kleine Ulzera vor, doch findet sich im Abstrich häufig das Pityrosporum ovale, dessen pathogene Wirkung nicht mit Sicherheit feststeht. Die seborrhoische Blepharitis ist immer mit einer Seborrhö der Kopfhaut, der Augenbrauen und der Ohrmuscheln verbunden. Oft kommen beide Typen gemischt vor.

Die Hauptsymptome bestehen aus Brennen, Jucken und Reizsymptomen an den Lidrändern. Die Augenlider sind nur an den Lidrändern gerötet, an den Wimpern kann man Hautschuppen in Form einer Halskrause finden. Im staphylogenen Typus sind diese Schuppen verkrustet und trocken, unter ihnen liegen die kleinen Lidrandulzera. Die Zilien haben die Tendenz auszufallen (Madarose). Im rein seborrhoischen Typus sind diese Schuppen glänzender und fettiger. Darunter liegen kleine Ulzera des Lidrandes, und die Rötung ist nur mäßig. Im Abstrich findet sich einerseits der Staphylococcus aureus und andererseits wie erwähnt das Pityrosporum ovale. Da der Staphylococcus aureus während des Schlafs ein echtes Ektotoxin ausscheidet, kommt es oft zu einer Keratitis superficialis punctata im unteren Drittel der Hornhaut. Bei der seborrhoischen Blepharitis ist diese Keratitis selten und oft nur angedeutet. Träger einer staphylogenen Blepharitis entwickeln leicht Chalazia und Hordeola. Therapeutisch sind hygienische Maßnahmen wichtig: Regelmäßige Reinigung der Lidränder mit einem feuchten Tupfer, evtl. mit nichtreizendem Babyschampon. Die Krusten sollten dabei entfernt werden. Gleichzeitig soll die Seborrhö der Kopfhaut und der Augenbrauen mitbehandelt werden. Bei der staphylogenen Blepharitis empfiehlt sich die Applikation einer gegen Staphylokokken wirksamen Augensalbe in einmaliger abendlicher Applikation über längere Zeit. Die Begleitkonjunktivitis oder -keratitis wird spontan ausheilen, Rezidive sind aber häufig; die einfachen, oben beschriebenen hygienischen Maßnahmen sind am besten geeignet, um einen Rückfall zu verhindern.

Meibomitis

Die beidseitige chronische Entzündung der Meibom-Drüsen ist eine seltene Krankheit unbekannter Genese, die besonders im mittleren Lebensalter

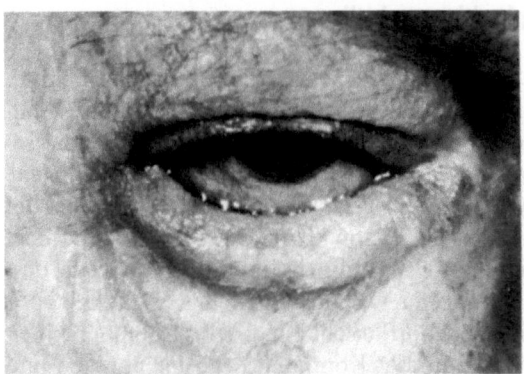

Abb. 5.4. Entropium. (Nach Quickert 1972)

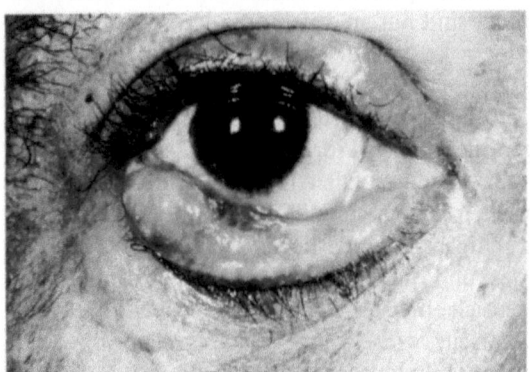

Abb. 5.5. Ektropium. (Nach Quickert 1972)

nach einer Blepharitis auftritt. Der Patient klagt über starkes Lidsekret und ständig gerötete Augen. Bei der Inspektion fallen die prominenten roten Meibom-Drüsen am Lidrand und das schaumige Konjunktivalsekret auf. Das gelbliche auspreßbare Drüsensekret enthält keine Mikroorganismen. Die Begleitkonjunktivitis beruht wahrscheinlich auf dem sekundär veränderten Meibom-Sekret. Therapeutisch hilft Auspressen durch Lidmassage. Die Behandlung ist aber undankbar und oft recht erfolglos.

Stellungsanomalien der Lider

Entropium

Das Entropium (Einwärtsdrehen der Lider) ist häufig am Unterlid und äußerst selten am Oberlid (Abb. 5.4). Es tritt selten bei Personen unter dem 40. Lebensjahr auf. Die häufigste Form ist das senile (spastische) und das Narbenentropium. Eine degenerierte Faszienverbindung zum M. orbicularis oculi im Unterlid, verbunden mit einer Dehiszenz der Unterlidaponeurose (Unterlidretraktor), erlaubt den

präseptalen Orbikularismuskelfasern, nach oben zu gleiten und das Unterlid einwärts zu drehen. Das Narbenentropium dagegen ist durch eine Vernarbung in der Conjunctiva palpebrae und am Tarsus bedingt. Es kommt deswegen besonders häufig beim Trachom am Oberlid vor. Die so nach innen gedrehten Zilien schleifen auf der Kornea (Trichiasis) und verursachen neben dem starken Fremdkörpergefühl bei Superinfektion ein Hornhautulkus.

Die chirurgische Therapie ist in beiden Entropiumformen wirksam. Als temporäre Maßnahme kann das Unterlid mit 1–3 dünnen Heftpflasterstreifen, die vom Lidrand temporal und nach unten ziehen, evertiert werden.

Ektropium

Bei dieser Stellungsanomalie handelt es sich um ein gewöhnlich beidseitiges Auswärtsdrehen der Unterlider bei älteren Personen. Das Ektropium (Abb. 5.5) kann durch Erschlaffung der Orbikularismuskelfasern oder als Teilsymptom einer Faszialisparese entstehen. Die Symptome bestehen aus Tränenträufeln und aus konjunktivalen Reizerscheinungen. Bei starkem Auswärtsdrehen kann eine oberflächliche Keratitis auftreten.

Die chirurgische Therapie des Ektropiums besteht darin, das Unterlid im horizontalen Abschnitt zu verkürzen. Das seltenere Narbenektropium ist durch eine narbige Kontraktur der Unterlidhaut bedingt. Die Narbe muß exzidiert und plastisch gedeckt werden. Ein geringgradiges Ektropium (Eversio) kann weitgehend korrigiert werden, indem mehrere, ziemlich tiefe Diathermiekoagulationsstellen in der Conjunctiva palpebrae 4–5 mm vom Lidrand entfernt an der unteren Tarsalplatte gesetzt werden.

Anatomische Veränderungen der Lider

Dermatochalasis und Blepharochalasis

Bei der Dermatochalasis handelt es sich um einen Verlust der elastischen Fasern in der Lidhaut, so daß die normalerweise vorhandene Lidfalte über die Tarsalplatte des Oberlids fällt (Abb. 5.6). Es ist eine häufige Erscheinung, die meist im späteren Lebensalter auftritt, aber auch als Folge rezidivierender Episoden von Lidödem beobachtet wird. Wenn diese Pseudoptosis stark störend auffällt, so kann die überflüssige Hautschürze leicht in Lokalanästhesie exzidiert werden.

Mit Blepharochalasis (Abb. 5.7) wird eine seltene Lidveränderung bezeichnet, die durch rezidivieren-

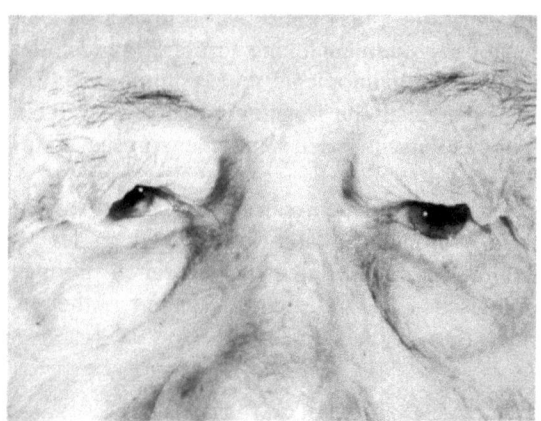

Abb. 5.6. Dermatochalasis der Oberlider mit Herniation des Orbitafettgewebes in die Unterlider. (Nach Quickert 1972)

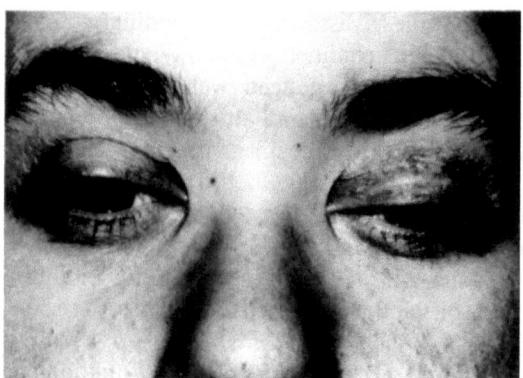

Abb. 5.7. Blepharochalasis

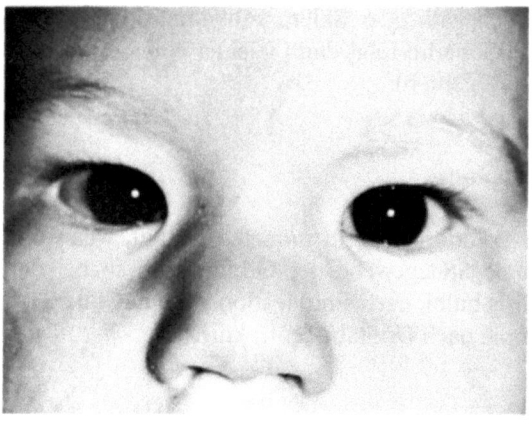

Abb. 5.8. Epikanthus

de Episoden von Lidödemen bedingt ist. Es entsteht dann eine dünne, gerunzelte, vergrößerte Lidhaut, die Zigarettenpapier ähnlich sieht. Atrophische Veränderungen des übrigen Lidgewebes verursachen zusätzlich eine Ptosis und, wegen Atrophie des orbitären Fettgewebes, ein Einsinken der Oberlider.

Symptome dieser Ödeme beginnen in der Pubertät und haben Tendenz, mit zunehmendem Alter zu verschwinden. Die überschüssige Haut kann exzidiert werden, gleichzeitig muß allerdings eine Resektion der Levatoraponeurose vorgenommen werden.

Epikanthus

Ein Epikanthus ist durch die vertikale Lidfalte in der Gegend des medialen Augenwinkels charakterisiert (Abb. 5.8). Er ist typisch für die asiatische Rasse, kann aber in einem hohen Prozentsatz bei Kleinkindern aller Rassen beobachtet werden. In nicht seltenen Fällen ist der Epikanthus breit genug, um einen Strabismus vorzutäuschen (Pseudostrabismus). Er benötigt meist keine Behandlung, da er sich spontan zurückbildet und im Schulalter nur noch selten zu beobachten ist.

Blepharospasmus

Unter Blepharospasmus wird die persistierende oder intermittierende, ungewollte Kontraktur des M. orbicularis oculi verstanden. Er ist meist bilateral und im höheren Lebensalter häufiger. Die Pathogenese ist nicht bekannt. Es kann sich um eine Reizerscheinung der Kornea oder Konjunktiva, häufiger aber um eine Überregbarkeit des N. facialis handeln. Emotionelle Zustände, aber auch Ermüdung, können ihn verstärken. Die Augen sollten vorsichtig untersucht werden, um entzündliche Veränderungen, wie Hornhautfremdkörper, Meibomitis und Trichiasis, auszuschließen.

Wenn der auslösende Faktor nicht gefunden wird, ist die Behandlung schwierig. Im Falle eines stark störenden Blepharospasmus wird eine Alkoholinjektion in das Gebiet des M. orbicularis oculi gegeben, um eine temporäre Parese zu erreichen. Vorher wird meist der Faszialis mit einem lang wirkenden Lokalanästhetikum betäubt. Die selektive Entfernung der entsprechenden Fasern ist in einzelnen Fällen erfolgreich. Besonders die schon seit langer Zeit bestehenden Blepharospasmen sind aber oft therapieresistent.

Ptosis

Eine Ptosis (Herunterhängen der Augenlider bei geöffnetem Auge) kann einseitig, beidseitig, konstant oder intermittierend auftreten.

Ätiologie

a) Kongenital: Bei der kongenitalen Ptosis handelt es sich üblicherweise um eine Entwicklungsanomalie des M. levator palpebrae allein, oder in Verbindung mit dem M. rectus superior (häufigste Form). In der kombinierten Form kann es sich auch um das seltene Bild der externen Ophthalmoplegie handeln. Sie ist oft genetisch determiniert und wird dominant vererbt.

b) Erworbene Form:

1. Mechanische Faktoren. Ein abnorm hohes Lidgewicht kann die Hebung erschweren, z.B. bei der chronisch entzündlichen Lidschwellung, bei Lidtumoren und bei einer zusätzlichen Lidfalte, wie sie beim Xanthelasma vorkommt.
2. Myogene Faktoren (Myasthenia gravis, muskuläre Dystrophie). Die einseitige oder beidseitige Ptosis ist oft das erste Zeichen einer Myasthenia gravis und tritt im späteren Verlauf der Krankheit in 95% aller Fälle, nach mehrmaliger forcierter Lidhebung, auf. Es handelt sich dabei wahrscheinlich um einen Defekt in der humoralen Transmission an der motorischen Endplatte.
3. Neurogene (paralytische) Faktoren. Es kann sich auch um eine Entwicklungsstörung der Okulomotoriusnervenfasern im Versorgungsgebiet des M. levator palpebrae handeln, und zwar vom Mittelhirn ausgehend bis zur motorischen Endplatte (Details s. Kap. 17).

Klinische Befunde

Die kongenitale Ptosis kann schon bei der Geburt beobachtet werden und geht oft mit einer Parese anderer extraokulärer Muskeln einher. Das betroffene Oberlid weist eine glatte, zarte Haut auf; die Lidfalte fehlt, weil der normale Muskelzug des M. levator palpebrae ungenügend ist. Beim Blick nach oben ist der Defekt besonders gut nachweisbar. Falls das Lid so weit herunterhängt, daß es die Pupille ganz oder teilweise bedeckt, wird auch das Kleinkind versuchen, die Anomalie durch Anheben des Kinns und Heben der Augenbrauen mit dem M. frontalis zu kompensieren. Besonders auffällig wird dies, wenn die Ptosis beidseitig ist. Beim einseitigen Bedecktsein der Pupille besteht die Gefahr einer Amblyopie (Schwachsichtigkeit infolge Nichtgebrauchs). Eine Ptosis bei muskulärer Dystrophie ist sehr langsam progredient und wird im Endstadium die Pupille vollständig bedecken.

Bei der Myasthenia gravis tritt das Herunterhängen stufenweise auf und kann sich besonders gegen Abend mit der Ermüdung verstärken, ohne am nächsten Tag nachweisbar zu sein.

Später wird die Ptosis konstant. In über 80% aller Fälle läßt sich dann auch eine vorübergehende oder dauernde Ophthalmoplegie mit Diplopie nachweisen. Die diagnostische Tensiloninjektion bewirkt ein temporäres Verschwinden sämtlicher Augensymptome.

Das klinische Bild der neurogenen Ptosis variiert sehr stark, je nach Lokalisation im Verlauf des M. oculomotorius. Die damit verbundenen übrigen neurologischen Veränderungen können mithelfen, die Affektion zu lokalisieren.

Behandlung

Ist das Herunterhängen des Oberlides so geringgradig, daß keine kosmetische Störung vorliegt, und die Sehschärfe nicht beeinflußt wird, so ist eine chirurgische Therapie nicht nötig.

Ist sie durch eine Myasthenia gravis bedingt, so muß das Grundleiden behandelt werden. Wenn die Ptosis chirurgisch nicht angegangen werden kann, oder wenn sie nur vorübergehend auftritt, kann dem Patienten mit einer Brille, die mit sanftem Druck durch einen Stahldrahtbogen das Oberlid anhebt, geholfen werden. Bei ästhetischer Entstellung ist eine chirurgische Intervention indiziert.

1) Wenn der M. levator palpebrae (gute Lidfalte) nicht vollständig paretisch ist, soll er reseziert werden.
2) Wenn der M. levator palpebrae nicht funktioniert (keine Lidfalte), so empfiehlt es sich, das Oberlid am M. frontalis über der Augenbraue durch Einlegen eines nichtresorbierbaren Fadenmaterials, Fascia lata oder Sklera subkutan, anzuhängen. Das Oberlid folgt dann leichter einer Anhebung (Abb. 5.9a, b).

Pseudoptosis

Eine Pseudoptosis tritt immer dann auf, wenn das normale Stützgewebe der Orbita fehlt, so bei der Phthisis bulbi, nach Enukleation, aber auch bei Hypotropie nach Orbitabodenfraktur.

Tränenorgane

Anatomie

Der tränenproduzierende Apparat besteht aus Tränendrüse, akzessorischen Tränendrüsen, Puncta lacrimalia, Canaliculi, Tränensack und Ductus nasolacrimalis. Die Tränendrüse produziert das Tränen-

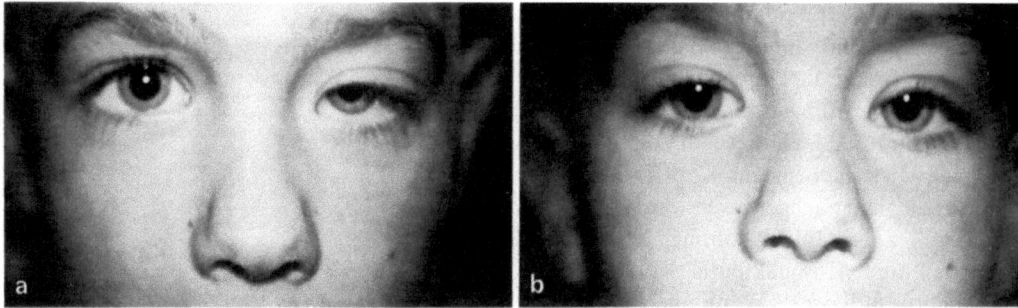

Abb.5.9a, b. Ptosisoperation. **a** Präoperativ mit linksseitiger Ptosis. **b** Postoperativ (nach Levatorresektion), s. den beidseitig gleichen Lidstand und die natürlich erscheinende Oberlidfalte

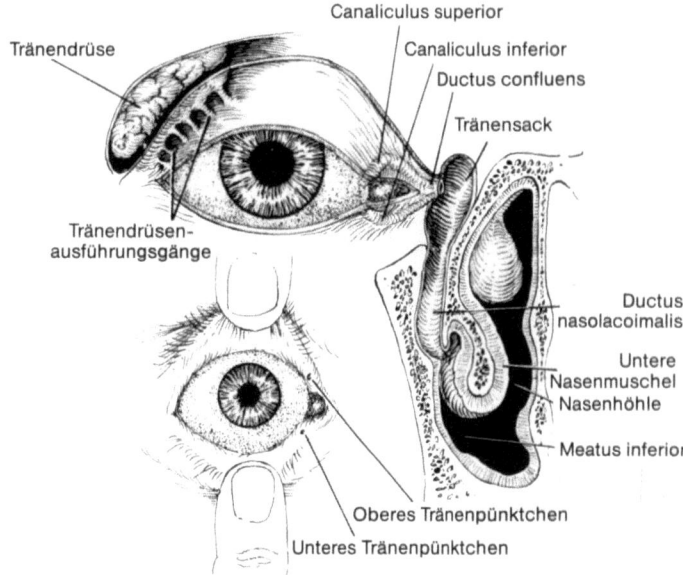

Abb.5.10. Abführende Tränenwege. (Modifiziert nach Thompson 1949)

sekret und ist im vorderen, oberen, temporalen Teil der Orbita unter dem Lid gelagert. Verschiedene Ausführungsgänge verbinden die Tränendrüse mit dem oberen Fornix. Das Tränensekret fließt durch die Puncta lacrimalia in die Canaliculi des Ober- und Unterlides. Durchmesser der Puncta ca. 0,5 mm, der Canaliculi 1 mm, Länge bis zum Tränensack ca. 8 mm. Divertikel können normalerweise vorkommen und neigen zu Infektionsherden durch höhere Bakterien (Actinomyces) oder Fungi.

Beim Tränensack handelt es sich um den erweiterten Anteil der abführenden Tränenwege. Er liegt in der knöchernen Fossa lacrimalis.

Mit Ductus nasolacrimalis wird die Verlängerung des Tränensackes bezeichnet. Seine untere Öffnung findet sich lateral der Concha inferior.

Die abführenden Tränenwege sind mit einem Epithel ausgekleidet. Die Kombination von Kapillarität in den Canaliculi, die Schwerkraft und die Pumpaktion des M. orbicularis oculi über dem Tränensack

läßt die Tränen in den Ductus nasolacrimalis, Nase und Nasopharynx abfließen (Abb. 5.10).

Physiologie der Symptome

Patienten mit krankhaften Störungen in den Tränenwegen beschweren sich entweder über Tränenträufeln oder Trockenheitsgefühl in den Augen. Beim Tränen ohne anatomische Veränderungen am äußeren Auge handelt es sich meist um eine Abflußbehinderung und selten um Hypersekretion. Die paradoxe Epiphora (eine gelegentliche Spätkomplikation der Lähmung des VII. Hirnnervs) ist bedingt durch aberrierende Speicheldrüsenfasern, welche die Glandula lacrimalis innervieren. Beim trockenen Auge handelt es sich um eine ungenügende Tränenproduktion der Tränendrüsen oder der akzessorischen Tränendrüsen, seltener auch um erhöhte Abdampfung des Tränenfilms nach Exophthalmus. Die Tränenproduktion kann mit dem Schirmer-Test einigermaßen bestimmt werden. Der Zustand des Tränenfilms kann an der Spaltlampe beobachtet werden, während die Durchgängigkeit mit dem Fluoresceintest geprüft wird. (Das in den Bindehautsack eingeträufelte Fluorescein soll normalerweise bei nach vorne gebeugtem Kopf in kurzer Zeit an der Nasenspitze nachgewiesen werden können.) Für das Tränenträufeln kommen zahlreiche Ursachen in Frage: Konjunktivitis, Keratitis, Iritis und Hornhautfremdkörper. Wenn aber das Tränenträufeln das einzige Symptom darstellt, so liegt in der Mehrzahl aller Fälle eine Abflußbehinderung im Gebiet der abführenden Tränenwege vor.

Infektion der Tränenwege

Dakryozystitis

Eine Infektion des Tränensacks ist eine häufige akute oder chronische Erkrankung beim Kleinkind oder bei Personen über 40 Jahren (9 von 10 chronischen Fällen im Erwachsenenalter treten bei Frauen in der Menopause auf). Bei jüngeren Menschen ist sie selten und tritt als Folge eines Traumas oder einer Pilzinfektion auf. Die chronische Dakryozystitis (Abb. 5.11) ist meist einseitig und immer der Folgezustand eines Verschlusses im Ductus nasolacrimalis. Die Ursache dieses Verschlusses beim Erwachsenen bleibt in den meisten Fällen unbekannt. Akute Fälle sind oft ein Folgezustand der chronischen Dakryozystitis und treten nach einer chronischen Konjunktivitis (vorzugsweise beim Trachom) auf. Ätiologisch handelt es sich meist um den Staphylococcus aureus, seltener um einen betahämolytischen Streptokokkus. Im Abstrich der chronischen Dakryozystitis wird oft der Streptococcus pneumoniae, seltener die Candida albicans gefunden. Mischinfektionen kommen nicht vor. Bei der Pilzdakryozystitis liegt eine Verlegung des Ductus nasolacrimalis durch einen Dakryolithen vor. Nach Entfernung desselben können die abführenden Tränenwege wieder durchgängig sein, Rezidive sind aber häufig. Es ist bemerkenswert, daß die Dakryozystitis selten sekundär durch eine Konjunktivitis kompliziert wird, obwohl ständig mukopurulentes Exsudat von den Puncta lacrimalia in den Bindehautsack ausgeschieden wird.

Klinische Symptome

Pathognomonisch ist das Tränen und das mukopurulente Exsudat im Bindehautsack. In der akuten Form tritt eine starke Schmerzhaftigkeit im medialen Augenwinkel mit Schwellung und Druckdolenz

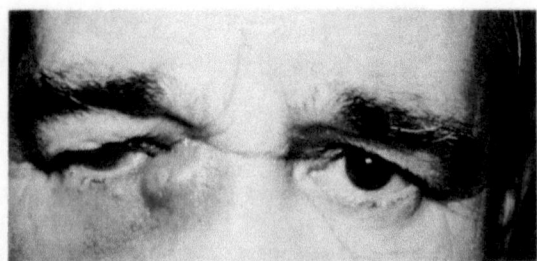

Abb. 5.11. Akute Dakryozystitis

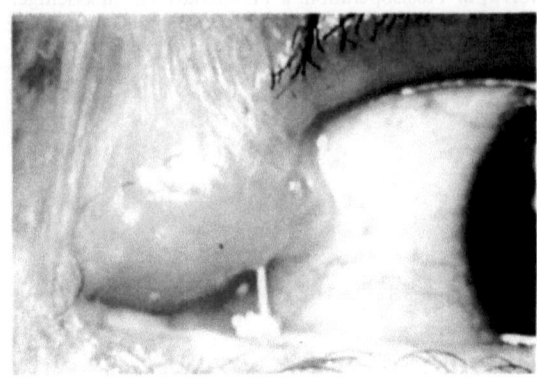

Abb. 5.12. Pilzinfektion des Canaliculus superior durch Actinomyces israelii. (Nach Thygeson 1969)

der Tränensackgegend auf. Manchmal kann purulentes Material aus dem Tränensack in den Bindehautsack ausgepreßt werden. In der chronischen Form sind Tränenträufeln und mukoides Material die einzigen Krankheitssymptome. Oft kann der Erreger nach Ausmelken des Tränensacks mikroskopisch nachgewiesen werden.

Bei nichtinjizierter Konjunktiva kann ein geringgradiges Hornhauttrauma zum Ulcus corneae führen, besonders dann, wenn Pneumokokken im Tränensack vorhanden sind.

Eine Perforation durch die Haut kommt nur in der akuten Form vor, die Entstehung einer Fistel ist äußerst selten (Tuberkelbazillen). Ein Hornhautulkus bei chronischer Dakryozystitis benötigt intensive lokale und allgemeine antibiotische Therapie. Eine Dakryozystektomie oder besser Dakryorhinostomie sollte gleichzeitig ausgeführt werden.

Behandlung

a) Dakryozystitis des Erwachsenen. Empfehlenswert sind warme Augenumschläge im *akuten* Stadium, Spülung und intensive lokale, evtl. allgemeine antibiotische Behandlung gegen die wahrscheinlich vorliegenden Staphylokokken oder Pneumokokken. Im *chronischen* Stadium ist wegen der Verlegung des Ductus nasolacrimalis eine Dakryorhinostomie die einzige auf die Dauer wirksame Therapie. Wenn Tränenträufeln die einzige Störung bedeutet, so verzichten zahlreiche Patienten auf den chirurgischen Eingriff.

b) Anders liegen die Verhältnisse bei der Dakryozystitis des Kleinkindes. Normalerweise öffnet sich die Membran im untersten Teil des Ductus nasolacrimalis spontan vor der Geburt oder im ersten Lebensmonat. Diese physiologische Eröffnung der Tränenwege kann verzögert sein, wobei es zum schleimigen Exsudat im Bindehautsack bei nichtinjizierter Konjunktiva des Neugeborenen kommt. Kräftige Massage über der Gegend des Tränenkanals und die 3–4mal tägliche Applikation antimikrobieller Augentropfen führen oft zur Heilung. Wenn dies nach einigen Wochen nicht der Fall ist, sollte der Tränenkanal sondiert und gespült werden. In 75% aller Fälle wird er nach einmaliger Sondierung durchgängig sein.

Verlauf und Prognose

Die akute Erwachsenendakryozystitis spricht gut auf eine allgemeine antibiotische Therapie an, wenn auch Rückfälle ohne Dakryorhinostomie nicht selten sind. Die chronische Form läßt sich wie erwähnt nur durch die Dakryorhinostomie endgültig heilen.

Kanalikulitis

Bei der Kanalikulitis handelt es sich um eine seltene, einseitige chronische Entzündung des oberen oder unteren Canaliculus, die vorwiegend durch Pilze (Actinomyces israeli, Candida albicans oder Aspergillus) hervorgerufen wird (Abb. 5.12). Der untere Canaliculus erkrankt häufiger als der obere, nur Erwachsene werden davon betroffen. Es tritt immer eine sekundäre, purulente, einseitige, geringgradige Konjunktivitis auf. Der Patient klagt über ein chronisch leicht entzündetes Auge mit mukopurulentem geringgradigem Exsudat. Das Punctum lacrimale wird vorgetrieben, der Canaliculus erweitert, und oft kann durch gewöhnlichen Druck auf den Canaliculus käsiges Material in den Bindehautsack gepreßt werden. Dies erlaubt eine ätiologische Diagnose im Direktabstrich, nach Giemsa gefärbt. Die Kürettage nach Inzision am Calaniculus, unter Schonung des Tränenpünktchens, mit nachfolgender Entfernung des nekrotischen Materials und feiner Naht, führt i. allg. zur Heilung. Eine Spülung mit wäßriger Jodlösung wird wegen ihrer fungiziden Wirkung empfohlen.

Dakryoadenitis

Die akute Tränendrüsenentzündung ist eine seltene einseitige Erkrankung, welche bei Kindern als Mumps-, Masern- oder Influenzakomplikation gefunden wird, bei Erwachsenen kommt zusätzlich der Gonokokkus ätiologisch in Frage. Sie kann sich aber auch nach einem perforierenden Trauma in der Tränendrüsengegend entwickeln oder als retrograde Infektion bei einer bakteriellen Konjunktivitis auftreten.

Im akuten Stadium findet sich eine starke Schwellung, Schmerz und Injektion im Oberlid temporal. Das Lid nimmt die typische Paragraphenform an.

Bei einer bakteriellen Infektion sollten Antibiotika allgemein gegeben werden. Eine Inzision ist nur indiziert bei fluktuierendem Abszeß.

Die chronische Dakryoadenitis findet sich beidseitig als Komplikation der Boeck-Sarkoidose, verbunden mit einer Schwellung der Parotis, und wird dann Heerfordt-Syndrom genannt (Febris uveoparotidea). Eine chronische Dakryoadenitis wird auch bei Tuberkulose, lymphatischer Leukämie und Lymphosarkom gefunden.

Literatur

Beard C (1976) Ptosis, 2nd edn. Mosby, St. Louis

Collin JRO, Rathbun JE (1978) Involutional entropion. Arch Ophthalmol 96:1058

Fanta H (1959) Lider und Tränenorgane. Fortschr Augenheilkd 9:267–377

Fraunfelder FT et al. (1977) Role of cryosurgery in external ocular and periocular disease. Trans Am Acad Ophthalmol Otolaryngol 83:713

Heydenreich A (1976) Krankheiten der Augenlider. In: Velhagen K (Hrsg) Der Augenarzt, Bd III. Thieme, Leipzig, S 133–374

Hoffmann D (1965) Pilzinfektionen des Auges. Fortschr Augenheilkd 16:63–217

Jones LT, Wobig JL (1976) Surgery of the eyelids and lacrimal system. Aesculapius, Birmingham, Ala p 72

Müller F (1975) Erkrankungen der Tränenorgane. In: Velhagen K (Hrsg) Der Augenarzt, Bd III. Thieme, Leipzig, S 7–132

Quickert MH (1972) The eyelids. In: Sorsby A (ed) Modern ophthalmology, vol 3,4. Butterworth, London, pp 937–954

Richards WW (1973) Actinomycotic lacrimal canaculitis. Am J Ophthalmol 75:155

Thompson JH (1949) Radiographie der naso-lacrimalen Tränenwege. Med Radiogr Photogr 25:66

Thygeson P (1969) Complications of staphylococcic blepharitis. Am J Ophthalmol 68:446

6. Tränen

Ursprung und Funktion der Tränen

Bei den Tränen handelt es sich um eine Mischung aus dem Sekret der Tränendrüsen und den akzessorischen Tränendrüsen der Konjunktiva, d. h. den Becherzellen und Meibom-Drüsen. Unter normalen Bedingungen bildet der Tränenfilm eine dünne, ca. 7–10 μm dicke Schicht, welche Bindehaut- und Hornhautepithel bedeckt. Die Funktion dieser ultradünnen Schicht besteht einerseits darin, eine glatte Hornhautoberfläche – durch Ausebnen auch minimaler oberflächlicher Epithelirregularitäten – herzustellen, andererseits dient sie dazu, Hornhaut- und Bindehautepithel zu benetzen, damit die Epithelzellen nicht beschädigt werden. Der Tränenfilm vermindert auch das Wachstum von Mikroorganismen durch die mechanische Spülfunktion und durch die antimikrobielle Wirkung der Tränenflüssigkeit (Lysozym).

Die Gewebemasse der akzessorischen Tränendrüsen entspricht ungefähr ¹/₁₀ der Tränendrüsen.

Zusammensetzung der Tränenflüssigkeit

Das normale Tränenvolumen pro Auge beträgt ungefähr 6 μl, wobei im Durchschnitt ca. 1,2 μl/min produziert werden. Wenn die Tränenflüssigkeit mit größter Sorgfalt abgesaugt wird, so enthält sie einen hohen Anteil an Proteinen, Dabei sind durch Papierelektrophorese 3 Fraktionen nachweisbar: Albumin, Globulin und Lysozym. Die antimikrobielle Aktivität der Tränenflüssigkeit wird durch die γ-Globulin- und Lysozymfraktion erreicht.

Beim γ-Globulin der normalen Tränenflüssigkeit handelt es sich um IgA, IgG und IgE. IgA ist am stärksten vertreten und dem IgA der übrigen Körpersekrete, welche Schleimhautoberflächen benetzen (wie Speichel, Bronchial- und Nasensekret sowie gastrointestinale Sekrete), gleichzusetzen. Allerdings ist IgA der Tränenflüssigkeit höher konzentriert als Serum-IgA. Bei gewissen allergischen Veränderungen, wie z. B. bei der Conjunctivitis vernalis, erhöht sich die IgE-Konzentration. Lysozym wirkt synergistisch mit IgA zusammen bei der Lyse von Bakterien.

Wenn auch der lytische Infekt von Lysozym auf gewisse Bakterien bekannt ist, bedeutet dessen Abwesenheit noch nicht unbedingt ein höheres Infektionsrisiko. Eine Verminderung der Lysozymkonzentration wird üblicherweise im Frühstadium des Sjögren-Syndroms gefunden und ist deshalb diagnostisch recht wichtig. Neuerdings ist im Tränensekret ein antibakterieller Faktor gefunden worden, der dem β-Lysin nahesteht. β-Lysin ist deswegen wahrscheinlich ein physiologischer Anteil der menschlichen Tränenflüssigkeit und wirkt antibakteriell synergistisch mit Lysozym.

Die durchschnittliche Glucosekonzentration der Tränenflüssigkeit beträgt 2,5 mg/dl. Eine annähernde Bestimmung der Glucosekonzentration bei Patienten mit Hyperglykämie kann mit den bekannten Papierstreifen (Clinistix etc.) auch in der Tränenflüssigkeit ausgeführt werden. Dies ist eine wertvolle Nebenuntersuchungsmethode beim komatösen Patienten.

Die Harnstoffkonzentration beträgt ca. 0,04 mg/dl. Veränderungen in der Blutkonzentration von Glucose und Urea verlaufen denjenigen in der Tränenflüssigkeit parallel.

Ionen wie K^+, Na^+ und Cl^- weisen in der Tränenflüssigkeit eine höhere Konzentration als im Plasma auf. Der durchschnittliche pH-Wert der Tränen beträgt 7,35. Unter physiologischen Bedingungen ist die Tränenflüssigkeit isotonisch. Der osmotische Druck bewegt sich zwischen 295 und 309 mosm/l. Bei der Keratoconjunctivitis sicca findet sich ein erhöhter osmotischer Druck im Tränenfilm.

Wenn beim Sammeln der Tränenflüssigkeit ein Trauma gesetzt wird, so verändert sich die physiologische Tränenzusammensetzung. Es erfolgt eine Transsudation aus den konjunktivalen Blutgefäßen. Bei gewissen entzündlichen Veränderungen der Konjunktiva ist eine auffallende Transsudation von Immunglobulinen aus dem Blutkreislauf in die Tränenflüssigkeit nachweisbar.

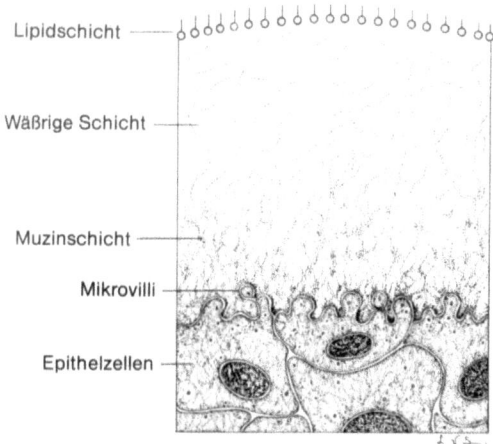

Lipidschicht

Wäßrige Schicht

Muzinschicht

Mikrovilli

Epithelzellen

Abb. 6.1. Die 3 Schichten des normalen Tränenfilms über dem Hornhautepithel

Präkornealer Tränenfilm

Der Hornhaut- und Bindehautepithel bedeckende präkorneale Tränenfilm ist aus 3 Schichten zusammengesetzt (Abb. 6.1):

1) Die oberflächliche Lipidschicht, eine monomolekulare Schicht, aus dem Sekret der Meibom-Drüsen stammend, deren Funktion in der verzögerten Evaporation der wäßrigen Schicht besteht.

2) Die mittlere wäßrige Schicht, welche aus den Tränendrüsen und akzessorischen Tränendrüsen stammt. Sie enthält wasserlösliche Substanzen (Salze und Proteine).

3) Die tiefe muköse Schicht, welche aus Glykoproteinmuzin zusannengesetzt ist und Hornhaut- sowie Konjunktivalepithel netzförmig überzieht. Die epithelialen Zellmembranen bestehen aus Lipoproteinen und sind deswegen relativ hydrophob. Eine solche Oberfläche kann mit einer wäßrigen Lösung allein nicht benetzt werden. Muzin (Glykoprotein) ist ein wichtiger Faktor in der Benetzung der genannten Oberflächen. Es wird partiell an die Zellmembran des Hornhautepithels absorbiert und in den Mikrovilli dieser Epithelzellen verankert. Damit entsteht eine neue hydrophile Oberfläche für den wäßrigen Anteil des Tränenfilms; die Oberfläche wird somit benetzt durch eine Herabsetzung der Oberflächenspannung der Tränenflüssigkeit. Das Muzin stammt aus den Becherzellen der Konjunktiva, und wahrscheinlich produziert auch die Tränendrüse einen gewissen Anteil desselben.

Ein periodisches Wiederausbreiten des Tränenfilms ist wichtig, um trockene Stellen zu verhindern; dies wird beim gesunden Auge durch den Blinkmechanismus erreicht.

Syndrom des trockenen Auges (Keratoconjunctivitis sicca: KCS)

Fehlt im Tränenfilm eine der Komponenten, so setzt dies die Stabilität desselben herab. Der Tränenfilm bricht auf, und es treten trockene Stellen auf dem Hornhaut- oder Konjunktivalepithel auf. Ein trockenes Auge kann sich deshalb bei jeder Krankheit einstellen, welche mit Herabsetzung irgendeiner Komponente (wäßrig, Muzin oder Lipid) des Tränenfilms einhergeht. Die Pathogenese der Keratoconjunctivitis sicca ist vielfältig. Wenn sie aber mit einer rheumatoiden Arthritis oder anderen Bindegewebserkrankung verbunden ist, so wird sie üblicherweise als Sjögren-Syndrom bezeichnet.

Ätiologie und prädisponierende Faktoren für das Syndrom des trockenen Auges

a) *Veränderungen durch Hypofunktion der Tränendrüsen*
   - Sjögren-Syndrom
   - Riley-Day-Syndrom (familiäre Dysautonomie)
   - Kongenitale Alakrimie (Aplasie oder Hypoplasie der Tränendrüse)
   - Trachom
   - Zustand nach chirurgischer Entfernung der Tränendrüse
   - Mumps
   - Neurogene Läsionen (z. B. kongenitale Aplasie des Trigeminus)
   - Systemerkrankungen, welche die Tränendrüse mitbetreffen (Sarkoidose, Leukämie, malignes Lymphogranulom, Amyloidose, Hämochromatose etc.)
   - Medikamentös (Atropin, Diuretika, allgemeine Anästhetika, β-Blocker).

b) *Veränderungen, die mit erhöhter Abdampfung der Tränenflüssigkeit einhergehen:*
   - Neuroparalytische Keratitis; Keratitis e lagophthalmo, trockenes, heißes Klima in Wüstengegenden
   - Verminderung der oberflächlichen Lipidschicht im Tränenfilm (nach Lidchirurgie, chronische Meibomitis)

c) *Muzindefekte:*
   - A-Avitaminose
   - Stevens-Johnson-Syndrom
   - Pemphigoid
   - Trachom
   - Chemische Verbrennungen
   - Chronische bakterielle oder virale Konjunktivitis

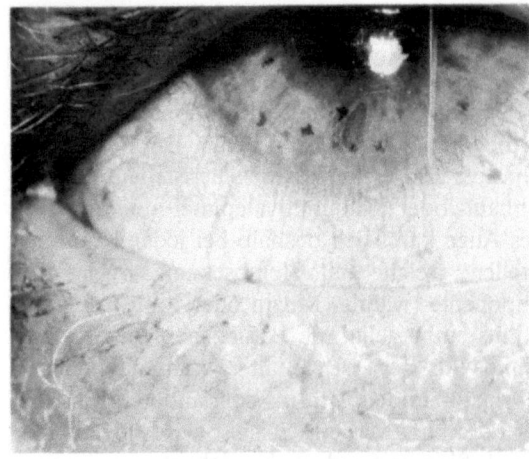

Abb. 6.2. Bengalrotfärbung verhornter Hornhaut- und Binde-hautzellen bei einer 54jährigen Patientin mit Keratoconjuncti-vitis sicca. (Nach Tabbara et al. 1974)

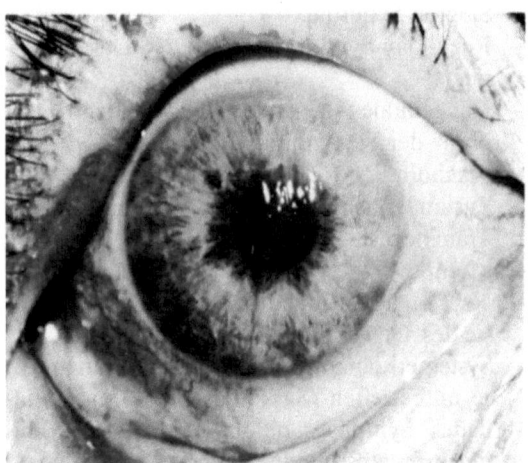

Abb. 6.3. Hornhautfilamente bei einem 56jährigen Patienten mit Keratoconjunctivitis sicca. (Nach Tabbara et al. 1974)

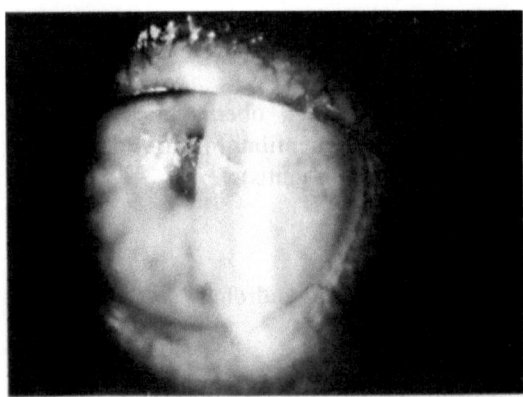

Abb. 6.4. Keratoconjunctivitis sicca mit Hornhautfilamenten bei einem 48jährigen Patienten (Spaltlampenbild)

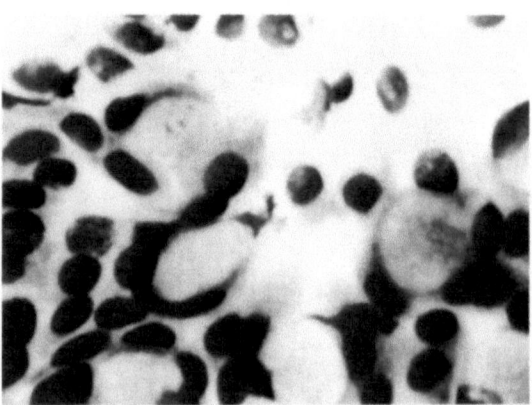

Abb. 6.5. Becherzellen im Konjunktivalabstrich bei Sjögren-Syndrom (Giemsa-Färbung). (Nach Tabbara et al. 1974)

- Medikamente (Antihistamine, Anticholiner-gika)

d) Andere Faktoren:
- Bei Oberflächenveränderungen des Horn-hautepithels und verminderter Muzinabsorp-tion auf der Hornhautoberfläche, z. B. bei Hornhautnarben, Fehlen der epithelialen Mi-krovilli und herabgesetztem Blinkmechanis-mus

Klinische Befunde

a) Patienten mit dem *Syndrom des trockenen Auges* klagen meist über ein kratzendes oder sandiges Ge-fühl. Andere häufige Symptome sind Jucken, ver-mehrte Schleimproduktion und die Unmöglichkeit, Tränen zu produzieren. Seltener liegt Augenbren-nen, Photophobie, Rötung, Schmerz oder eine Ein-schränkung der Lidbewegungen vor. Auffallend ist die Tatsache, daß bei grober Inspektion des Auges keine krankhaften Veränderungen gefunden wer-den.
Eine Tränendrüsenvergrößerung findet sich selten beim Sjögren-Syndrom. Häufig kann mit der Spalt-lampenuntersuchung ein unterbrochener oder feh-lender Tränenmeniskus über dem Auge nachgewie-sen werden. Im unteren Fornix finden sich zudem festhaftende, gelbliche, mukoide Faden. Die Con-junctiva bulbi ist weniger spiegelnd, oft verdickt, ödematös und hyperämisch.
Das teilweise keratinisierte Hornhaut- und Binde-hautepithel färbt sich mit 1%iger Bengalrotlösung rötlich an (Abb. 6.2), Hornhautepitheldefekte kön-nen mit der Fluoresceintechnik nachgewiesen wer-den. In der Interpalpebralgegend färbt sich das Hornhautepithel punktförmig mit Fluorescein an.
In fortgeschrittenen Stadien der Keratoconjunctivi-tis sicca können oft auch Filamente gefunden wer-

den, deren eines Ende am Hornhautepithel haftet, während das andere frei über der Hornhautoberfläche pendelt (Abb. 6.3 u. 6.4). Dabei kann man 3 Arten von Hornhautfilamenten unterscheiden:
1. Filamente, die ausschließlich aus Schleim bestehen,
2. Filamente, die ausschließlich aus Epithelzellen zusammengesetzt sind,
3. Kombinationsformen.
Im Giemsa-Abstrich aus der Konjunktiva treten die Becherzellen in erhöhter Anzahl auf (Abb. 6.5).

b) Schirmer-Test: Die Verwendung eines benetzbaren Filterpapierstreifens zur quantitativen Messung der Tränensekretion ist erstmals von Köster (1900) in Verbindung mit einer Studie über die Fazialislähmung angegeben worden. 1903 hat dann Otto Schirmer die Köster-Methode modifiziert und standardisiert. Sie besteht jetzt darin, daß ein 0,5 cm breiter und 3,5 cm langer Filterpapierstreifen beim Blick nach oben in den temporalen Lidwinkel gelegt wird. Beim Schirmer-Test handelt es sich um eine einfache Methode, um die Tränenproduktion zu prüfen. 15% der Resultate sind jedoch nicht verwertbar. Wenn der Filterpapierstreifen nach 5 min über eine Strecke von weniger als 15 mm benetzt wird, so gilt er als subnormal (Schirmer-positiv). Ein negatives Resultat kann wegen der Stimulation der Tränendrüse ein trockenes Auge nicht ausschließen. Wird der Schirmer-Test nach Lokalanästhesie ausgeführt, so tritt keine Stimulation der Tränendrüse ein, und es wird ausschließlich die Funktion der akzessorischen Tränendrüsen geprüft.
Die akzessorischen Tränendrüsen (Wolfring- und Kraus-Drüsen im Konjunktivalepithel) sondern unter normalen Umständen genügend Flüssigkeit ab, um das Auge feucht zu halten. Andererseits muß die Tränendrüse selbst imstande sein, in kritischen Situationen, z. B. bei Austrocknungserscheinungen im heißen Luftstrahl, nach Hornhautverletzungen, Fremdkörpern, verschiedenen äußeren Noxen, aber auch bei emotionellen Zuständen, genügend Tränenflüssigkeit zu produzieren.

c) Aufbrechen des Tränenfilms, zeitlicher Faktor: Es besteht heute noch keine praktische Methode zur intravitalen Bestimmung der Muzinkomponente in der Tränenflüssigkeit. Eine Messung des Zeitintervalls zwischen intaktem und aufgebrochenem Tränenfilm kann gute Anhaltspunkte über den Zustand desselben ergeben. Eine Verminderung im Muzingehalt wird vorerst nicht den Schirmer-Test beeinflussen, aber doch zu einer Instabilität des physiologischen Tränenfilms führen, nämlich in der Form, daß der Film schneller aufbricht als üblich. Es entstehen

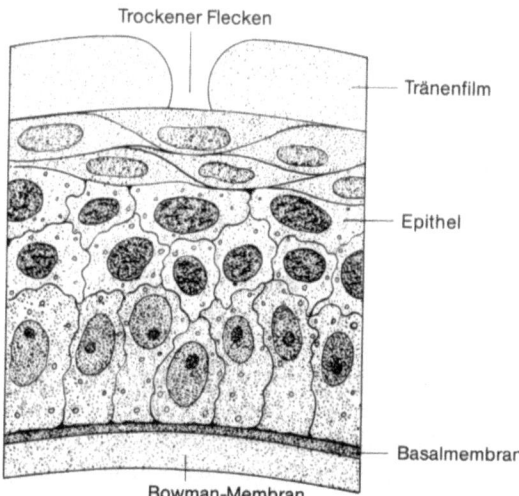

Abb. 6.6. Offenes Zutagetreten des Hornhautepithels nach Auftreten eines trockenen Fleckens bei Ruptur des Tränenfilms. (Modifiziert nach Dohlman 1971)

dann trockene Stellen (Abb. 6.16) im Tränenfilm, die mit der Fluoresceinmethode an der Spaltlampe leicht nachgewiesen werden können. Ein häufiges Aufbrechen des Tränenfilms führt mit der Zeit zu Störungen an den Epithelzellen der Kornea, sie werden Verhornungserscheinungen zeigen, die dann ihrerseits durch Bengalrotfärbung nachgewiesen werden können. Wenn tiefere Epitheldefekte auftreten, so lassen sich die genannten fluoresceinpositiven Punkte auf der Hornhaut nachweisen (Abb. 6.6).
Die Aufbruchzeit des Tränenfilms kann gemessen werden durch vorherige Applikation eines leicht angefeuchteten Fluoresceinstreifens auf die Conjunctiva bulbi. Nach kurzem Lidschluß wird die Hornhautoberfläche mit dem Kobaltblaufilter der Spaltlampe beobachtet, während der Patient nicht zwinkern darf. Es wird der Zeitpunkt des ersten Auftretens eines trockenen Fleckens auf der Hornhaut notiert. Normalerweise geschieht dies erst nach mehr als 15 s. Das Zeitintervall wird verkürzt nach Verwendung eines Lokalanästhetikums oder nach Manipulationen am Auge. Wenn eine Verminderung des Muzingehalts oder der Tränenflüssigkeit vorliegt, so wird das Zeitintervall immer stark verkürzt gefunden.

Komplikationen

Es kann eine geringgradige Herabsetzung der zentralen Sehschärfe, in seltenen Fällen auch ein indolentes oberflächliches Hornhautulkus und in schweren Fällen eine Hornhautverdünnung mit Perforation gefunden werden. Eine sekundäre bakterielle Infektion, die Hornhautvernarbung und sekundäre

Vaskularisation, kann zu einer wesentlichen Herabsetzung der Sehschärfe führen. Nur eine frühzeitige medikamentöse Therapie kann diese Komplikationen verhindern.

Therapie

Die Therapie wird in erster Linie die auslösende Ursache berücksichtigen. In Frühfällen sind die Hornhaut- und Bindehautveränderungen immer reversibel.

Die Verminderung der Tränenflüssigkeit kann durch Tränenersatzlösungen behandelt werden. Eine Muzinverminderung kann teilweise kompensiert werden durch besondere Tropfengrundlagen von hohem Molekulargewicht, z. B. wasserlösliche Polymere, Methylzellulose etc., oder durch das Serum des Patienten, appliziert in Form lokaler Augentropfen. Bei allen 3 Formen wird versucht, die Oberflächenspannung herabzusetzen, um so die Tränenflüssigkeit besser über die Hornhaut auszubreiten und dadurch eine bessere Benetzung des Epithels zu erreichen (Filmbildner). Beim Sjögren-Syndrom ist die übermäßige Schleimproduktion oft recht störend, weshalb die Anwendung mukolytischer Substanzen (Acetylcystein 20%) den subjektiven Zustand bessern kann.

Andere Anomalien der Tränensekretion

Lakrimale Hypersekretion

Diese ist immer bedingt durch eine Stimulation der Tränendrüse. Die psychische Hypersekretion ist verbunden mit Schmerz oder emotionellen Problemen. Die Tatsache, daß diese Hypersekretion erst nach dem 1. Lebensmonat auftritt, erklärt, warum Neugeborene keine Tränen produzieren, wenn sie schreien. Die neurogene Hypersekretion wird durch die Reflexstimulation des N. petrosus superficialis major bedingt. Augenermüdung, Hornhautverletzung, ein heißer trockener Windstoß, ein Hornhautfremdkörper in der Kornea oder Konjunktiva kann diesen Trigeminusreflex auslösen und vermehrte Tränensekretion mit sich bringen. Der gleiche Reflex wird auch ausgelöst bei starker Beleuchtung, Reizung des N. facialis, Gähnen, Erbrechen, Lachen etc. Tränenträufeln tritt als Folge einer Obstruktion der abführenden Tränenwege auf. Es kann sich hier um eine Eversion der Puncti oder eine Okklusion derselben, sowie um einen kanalikulär oder nasal bedingten Verschluß handeln. Die Mehrzahl dieser Fälle benötigt eine chirurgische Korrektur.

Krokodiltränen (paradoxic lacrimation)

Hier liegt eine erworbene einseitige − nur sehr selten beidseitige − Veränderung vor, die charakterisiert ist durch übermäßiges Tränen während des Essens. Meist tritt sie im Gefolge einer Bell-Fazialislähmung auf und ist das Resultat aberrierender, regenerierter Fazialisfasern.

Blutige Tränen

Dieses Symptom hat verschiedene Ursachen. Es kann als vikariierende Menstruation auftreten. Blutige Tränen können aber auch sekundär nach Konjunktivalblutung oder irgendeinem Bulbustrauma, sowie bei Blutdyskrasien oder Tumoren des Tränensackes nachgewiesen werden. Fälle von blutigen Tränen beim hypertonischen Patienten mit Epistaxis und retrograder Strömung der Tränenflüssigkeit durch den Ductus nasolacrimalis sind beschrieben worden.

Literatur

Allansmith MR, O'Connor GR (1970) Immunoglobulins: Structure, function, and relation to the eye. Surv Ophthalmol 14:367

Allen M, Wright P, Reid L (1972) The human lacrimal gland: A histochemical and organ culture study of the secretory cells. Arch Ophthalmol 88:493

Banta RG, Seltzer JL (1973) Blood tears from epistaxis through the nasolacrimal duct. Am J Ophthalmol 75:726

Crandall DC, Leopold IH (1979) The influence of systemic drugs on tear constituents. Ophthalmology (Rochester) 86:115

Dohlman CH (1971) The function of the corneal epithelium in health and disease. Invest Ophthalmol 10:383

Duke-Elder S (1974) Diseases of the lacrimal apparatus. In: System of ophthalmology, vol XIII, part 2. Kimpton, London, pp 596–766

François J (1977) The Riley-Day syndrome. Ophthalmologica 174:20

Hoffmann WH (1965) Pilzinfektionen des Auges. Fortschr Augenheilkd 16:63–217

Mackie IA, Seal DV, Pescod JM (1977) Beta-adrenergic receptor blocking drugs: Tear lysozyme and immunological screening for adverse reactions. Br J Ophthalmol 61:354

Moses RA (1975) Adler's physiology of the eye. Clinical application. 6th edn. Mosby, St. Louis

Miller F (1975) Erkrankungen der Tränenorgane. In: Velhagen K (Hrsg) Der Augenarzt, Bd III. Thieme, Leipzig, S 7–132

Norn MS (1966) The conjunctival fluid, its height, volume, density of cells, and flow. Acta Ophthalmol 44:212

Tabbara KF, Ostler HB, Daniels TE et al (1974) Sjögren syndrome: A correlation between ocular findings and labial salivary gland histology. Trans Am Acad Ophthalmol Otolaryngol 78:467

Trieschmann A (1973) Krokodilstränen bei Conterganschäden. Klin Monatsbl Augenheilkd 162:564–550

7. Bindehaut

Anatomie und Physiologie

Die Bindehaut stellt eine dünne, durchsichtige Schleimhaut dar. Sie bedeckt die Rückseite der Lider (Conjunctiva palpebrae) und die vorderen Teile der Sklera (Conjunctiva bulbi). Am Lidrand geht sie in die Lidhaut über (Haut-/Schleimhautgrenze), am Limbus setzt sie sich fort als Hornhautepithel.

Die **Conjunctiva palpebrae** kleidet die Rückseite der Lider aus und haftet fest am Tarsus. Am oberen bzw. unteren Rand des Tarsus bildet die Bindehaut eine Umschlagfalte (oberer und unterer Fornix) und bedeckt dann die Sklera als Conjunctiva bulbi.

Die **Conjunctiva bulbi** ist in den Fornices locker mit dem Septum orbitale verbunden und in zahlreiche Falten gelegt. Dadurch erhält der Augapfel die nötige Bewegungsfreiheit, zudem wird die sezernierende Oberfläche der Bindehaut vergrößert. (Die Ausführungsgänge der Tränendrüse enden außen im oberen Fornix.) Die Conjunctiva bulbi ist nur locker mit der Tenon-Kapsel und der darunterliegenden Sklera verbunden. Eine Ausnahme bildet die 3 mm breite Zone am Limbus, wo die Bindehaut sehr fest haftet.

Am inneren Kanthus befindet sich eine weiche, verschiebliche und verdickte Falte der Conjunctiva bulbi *(Plica semilunaris),* welche der Nickhaut der Tiere entspricht. Weiter nasal liegt eine kleine fleischige Erhebung auf der Plica semilunaris, die *Karunkel.* Hier beginnt wieder eine Übergangszone zwischen Schleimhaut und Haut.

Histologie

Das **Epithel der Bindehaut** besteht aus 2 oder mehr Schichten von zylindrischen Epithelzellen, oberflächliche und basale. In der Gegend des Limbus und über der Karunkel besteht das Bindehautepithel aus geschichteten Plattenzellen. Die *oberflächlichen Epithelzellen* enthalten runde oder ovale schleimabsondernde Becherzellen. Wenn der Schleim in der Becherzelle gebildet wird, drängt er den Zellkern ganz an den Rand. Das Sekret gibt dem Tränenfilm vor der Kornea die nötige Oberflächenspannung. Die *basalen Epithelzellen* erscheinen im histologischen Präparat dunkler gefärbt und können Pigment enthalten.

Das **Stroma der Bindehaut** wird aufgeteilt in eine oberflächliche adenoide und eine tiefe fibröse Schicht. Die *adenoide Schicht* enthält lymphatisches Gewebe und bildet stellenweise follikelähnliche Strukturen ohne Keimzentrum. Die adenoide Schicht entwickelt sich erst in den ersten 2–3 Lebensmonaten. Damit wird verständlich, weshalb die Einschlußkörperkonjunktivitis der Neugeborenen eine papilläre und nicht etwa eine follikuläre Form hat. Die *fibröse Schicht* besteht aus Bindegewebe, welches am Tarsus dicht, an den übrigen Stellen locker angeordnet ist.

Die **akzessorischen Tränendrüsen** (Krause- und Wolfring-Drüsen) gleichen der Tränendrüse in Bau und Funktion. Sie befinden sich im Bindehautstroma. Die meisten der Krause-Drüsen befinden sich im oberen Fornix, nur wenige im unteren. Die Wolfring-Drüsen liegen am oberen Tarsus.

Die Blutgefäße der Bindehaut werden durch die vorderen Ziliararterien und die palpebralen Arterien versorgt. Die Nerven kommen vom ramus opthalmicus des V. Hirnnervs. Es gibt nur wenige Schmerzfasern. Die Bindehaut enthält zahlreiche Lymphgefäße.

Konjunktivitis

Die Bindehautentzündung (Konjunktivitis) ist die häufigste Augenkrankheit in der westlichen Hemisphäre. Ihr Schweregrad reicht von leichter Hyperämie mit Tränenfluß (z. B. Heuschnupfenkonjunktivitis) bis zu schweren nekrotisierenden Prozessen (membranöse Konjunktivitis). Der Anlaß für eine Konjunktivitis kommt meistens von außen, es gibt aber auch endogene Fälle.

Ätiologische Einteilung der Konjunktivitis

Die Bindehautentzündungen lassen sich nach ihrer Art und den häufigsten Ursachen wie folgt einteilen:

a) Bakteriell

1. Eitrig
   - Neisseria gonorrhoeae
   - Neisseria meningitidis
2. Akut katarrhalisch (rotes und verklebtes Auge)
   - Pneumokokkus (Streptococcus pneumoniae) in gemäßigtem Klima
   - Hämophilus aegypticus (Koch-Weeks-Bazillus) in tropischem Klima
3. Subakut katarrhalisch
   - Hämophilus influenzae (in gemäßigtem Klima)
4. Chronisch, oft als Blepharokonjunktivitis
   - Staphlyococcus aureus
   - Moraxella lacunata (Diplobazillus Morax-Axenfeld)
5. Seltene Formen (akut, subakut und chronisch)
   - Streptokokken
   - Neisseria catarrhalis
   - Coliforme
   - Proteus
   - Corynebacterium diphtheriae

b) Chlamydien[2]

1. Trachom (Chlamydia trachomatis)
2. Einschlußkörperkonjunktivitis (Chlamydia oculogenitalis)
3. Lymphogranuloma venereum (LGV) (Chlamydia lymphogranulomatis)
4. Psittakose (Chlamydia psittaci)
5. Seltene Formen: Erreger der Psittakose der Sittiche, Katzenpneumonie, Rinderabort

c) Viral

1. Akute virale follikuläre Konjunktivitis
   - Pharyngokonjunktivalfieber (PCF) durch Adenoviren, Typ 3 und 7
   - Epidemische Keratokonjunktivitis (EKC) durch Adenoviren, Typ 8 und 19
   - Herpes-simplex-Virus
   - Newcastle-disease-Virus
   - Akute hämorrhagische Konjunktivitis durch Enterovirus, Typ 70, selten Coxsackie-Virus A 28
2. Chronische virale follikuläre Konjunktivitis
   - Molluscum-contagiosum-Virus
3. Virale Blepharokonjunktivitis
   - Vakzinepustel durch Kuhpockenvirus
   - Varizellen und Zoster durch Varizellen-Zoster-Virus
   - Masernvirus

---

[2] Vgl. die Anmerkungen auf S. 68 über den Stand der Einteilung (Taxonomie) dieser Erreger

d) Rickettsien

Typisch ist eine nicht purulente Konjunktivitis mit Hyperämie und leichter Infiltration
- Fleckfieber (Läusetyphus)
- Murines Fleckfieber (Flohfleckfieber)
- Buschtyphus
- Rocky-Mountain-Fleckfieber
- Mediterranes Fleckfieber
- Q-Fieber

e) Pilze (selten)

1. Katarrhalisch mit Blepharitis
   - Candida
2. Granulomatös
   - Rhinosporidium seeberi
   - Coccidioides immitis (San-Joaquin-Valley-fever)
   - Sporotrichum schenckii

f) Parasiten (selten, aber wichtig)

Chronische Konjunktivitis und Blepharokonjunktivitis durch
- Onchocerca volvulus (Zentralamerika und Afrika)
- Thelazia californiensis
- Loa loa
- Ascaris lumbricoides
- Trichinella spiralis
- Schistosoma haematobium (Bilharziose)
- Taenia solium (Zystizerkus)
- Phthirus pubis (Filzlaus)
- Fliegenlarven (okuläre Myiasis, z.B. Östrus ovis)
- Raupenhaare

g) Atopisch (allergisch)

1. Direkte (humorale) Reaktion der Hypersensibilität
   - Heuschnupfenkonjunktivitis (Gräser, Pollen, Tierhaare etc.)
   - Keratoconjunctivitis vernalis (Frühjahrskatarrh)
   - Atopische Keratokonjunktivitis (Ekzem)
   - Riesenpapillenkonjunktivitis der Kontaktlinsenträger
2. Verzögerte (zelluläre) Überempfindlichkeitsreaktion
   - Phlyktänulose
   - Begleitkonjunktivitis bei Blepharitis (durch Erregerkontakt)
3. Autoimmunkrankheiten
   - Keratonconjunctivitis sicca beim Sjögren-Syndrom
   - Psoriasis
   - Schleimhautpemphigoid

- Letales Mittelliniengranulom und Wegener-Granulomatose

h) Chemisch-physikalisch
1. Iatrogen: lokal angewandte Augenmedikamente wie Miotika (Eserin) oder Iododesoxyuridin
2. Berufskrankheiten: Säure, Alkali, Rauch, Wind, ultraviolettes Licht

i) Unbekannte Ätiologie
1. Follikulose
2. Chronische follikuläre Konjunktivitis der Kinder (sog. Waisenkinderkonjunktivitis oder Axenfeld-Konjunktivitis), möglicherweise durch Chlamydien verursacht
3. Okuläre Rosazea
4. Erythema multiforme majus (Stevens-Johnson-Syndrom) und minus
5. Dermatitis herpetiformis
6. Epidermolysis bullosa
7. Keratokonjunktivitis des oberen Limbus (M. Thygeson)
8. Conjunctivitis lignosa
9. Reiter-Syndrom

k) Begleiterscheinung von Allgemeinkrankheiten
1. Konjunktivitis bei Störungen der Schilddrüse
2. Konjunktivitis bei Gicht
3. Konjunktivitis beim Karzinoidsyndrom

l) Sekundär bei Dakryozystitis oder Kanalikulitis
1. Konjunktivitis als Folge einer Dakryozystitis
   - Pneumokokken oder β-hämolysierende Streptokokken
2. Konjunktivitis als Folge einer Kanalikulitis
   - Actinomyces israeli, Candidaspezies, Aspergillus (selten)
3. Konjunktivitis als Folge von Tumoren der Bindehaut oder der Lidränder

Allgemeine Betrachtungen

Die Bindehaut ist infolge ihrer exponierten Lage ständig einer Vielzahl von Erregern und chemisch-physikalischen Reizen ausgesetzt. Dieser Ansturm wird zunächst durch die Tränenflüssigkeit abgewehrt. Durch die Verdünnung der Erreger und durch das Fortschwemmen von Fremdmaterial in Richtung der ableitenden Tränenwege vermindert die Tränenflüssigkeit in großem Ausmaß die Anfälligkeit der Bindehaut. Die Tränen enthalten aber auch Lysozym, β-Lysin, IgA und IgG, die alle das Wachstum von Erregern hemmen.

Mehrere Faktoren sorgen dafür, daß die Konjunktivitis normalerweise spontan abheilt *(Selbstbegrenzung):* Tränenfluß, reichliche Anwesenheit von lymphatischen Elementen, ständige Abschilferung von Epithelzellen, Abkühlung des Konjunktivalsacks durch die Verdunstung der Tränen, der Pumpmechanismus der Tränenröhrchen in Richtung Tränensack bei jedem Lidschlag, und schließlich die Möglichkeit, daß Erreger durch den Schleim der Bindehaut buchstäblich eingepackt und so ausgeschieden werden.

Es ist bemerkenswert, daß zahlreiche pathogene Erreger aus dem Urogenitaltrakt auch die Bindehaut befallen, daß aber andererseits Erreger aus dem Nasopharynx sich auf der Bindehaut kaum vermehren und umgekehrt. So reagiert die Bindehaut in der Regel wenig empfindlich auf Erkältungsviren, ist jedoch überaus anfällig gegenüber Infektionen mit Gonokokken oder Einschlußkörpern aus dem Urogenitaltrakt. Werden aber diese Erreger im Falle einer Konjunktivitis durch die ableitenden Tränenwege in den Nasen-Rachen-Raum gebracht, vermehren sie sich dort kaum je einmal.

Bei der Differentialdiagnose der Konjunktivitis, die mit einem geröteten, schmerzhaften und gereizten Auge einhergeht, müssen unbedingt Keratitis, Iritis und akutes Glaukom ausgeschlossen werden (Tabelle 7.1). Die Krankheitserreger der Konjunktivitis lassen sich oft im gefärbten Direktpräparat nachweisen. Bevor eine Behandlung eingeleitet wird, sollten Abstriche zur Kultur und Resistenzbestimmung entnommen werden.

Zytologie der Konjunktivitis

Die Schädigung des Bindehautepithels durch äußere Einflüsse kann zu Epithelödem, Zelltod und Exfoliation, epithelialer Hypertrophie oder zu Granulomen führen. Es können auch ein Ödem im Bindehautstroma (Chemosis) und Hypertrophie der adenoiden Stromaschicht (Follikel) auftreten. Im Präparat lassen sich entzündliche Zellen, wie polymorphkernige Neutrophile, Eosinophile, Basophile, Lymphozyten und Plasmazellen, nachweisen, welche oft einen Hinweis auf die Art der Schädigung geben. Diese entzündlichen Zellen wandern vom Stroma der Bindehaut durch das Epithel. Auf der Oberfläche der Bindehaut vermischen sie sich mit Fibrin und mit dem Schleim aus den konjunktivalen Becherzellen und bilden so das konjunktivale Exsudat, welches zum Verkleben der Augen besonders während der Schlafenszeit führt.

Man untersucht die entzündlichen Zellen im Exsudat oder besser in Abstrichen, welche mit einem ausgeglühten Plantinspatel von der anästhesierten Bin-

Tabelle 7.1. Differentialdiagnose der häufigsten Formen von Konjunktivitis

Klinische Befunde und Zytologie	Viral	Bakteriell	Chlamydial	Atopisch (allergisch)
Juckreiz	Wenig	Wenig	Wenig	Massiv
Hyperämie	Allgemein	Allgemein	Allgemein	Allgemein
Tränenfluß	Massiv	Mäßig	Mäßig	Mäßig
Exsudation	Wenig	Massiv	Massiv	Wenig
Präaurikulärer Lymphknoten	Häufig	Selten	Häufig nur bei Einschlußkörperkonjunktivitis	Nie
Abstrich	Monozyten	Polymorphkernige und Bakterien	Polymorphkernige, Plasmazellen, Einschlußkörper	Eosinophile
Halsweh und Fieber	Gelegentlich	Gelegentlich	Nie	Nie

dehaut entnommen werden. Das Material wird entweder nach Gram (Bakteriologe) oder nach Giemsa (Zytologie) gefärbt. Hauptsächlich polymorphkernige Neutrophile sind charakteristisch für eine durch Bakterien oder Chlamydien hervorgerufene Konjunktivitis (eine Ausnahme bilden die Infektionen mit Neisseria catarrhalis und Moraxella lacunata; da die entzündliche Reaktion bei dieser Infektion überaus gering ist, herrschen im Abstrich mononukleäre Zellen vor). Ein Vorherrschen von mononukleären Zellen, insbesondere von Lymphozyten, spricht in der Regel für eine virale Konjunktivitis. (Ausnahme: Wenn Pseudomembranen gebildet werden, wie z. B. bei der epidemischen Keratokonjunktivitis oder beim Herpes simplex, können infolge der nekrotisierenden Prozesse die Polymorphkernigen überwiegen.) Bei Chlamydieninfektionen wird oft ein Mischbild beobachtet.

Eosinophile und Basophile findet man bei allergischen Konjunktivitiden, besonders typisch sind die verstreuten eosinophilen Granula aus geplatzten Zellen bei der Keratoconjunctivitis vernalis. Plasmazellen befinden sich bei jeder Form von Konjunktivitis im Stroma der Bindehaut. Sie wandern aber nicht durch das Epithel und werden deshalb in den Abstrichen nicht nachgewiesen, es sei denn, das Konjunktivalepithel wird nekrotisch. Dies kommt typischerweise beim Trachom vor, wo ein platzender Follikel die Plasmazellen an die Oberfläche des Epithels bringt. Da die reifen Trachomfollikel sehr leicht aufbrechen, spielt auch der Befund von großen, blaß gefärbten Lymphoblasten (aus den Keimzentren) bei der Diagnose eines Trachoms eine große Rolle.

Symptome der Konjunktivitis

Die wichtigsten Zeichen einer Konjunktivitis sind Fremdkörpergefühl, das Gefühl von Kratzen oder Brennen, ein Druckgefühl rings um das Auge, Juck-

reiz und, falls die Kornea mitbeteiligt ist, auch Lichtscheu.

Fremdkörpergefühl, auch das Gefühl von Kratzen und Brennen, können oft mit der Gewebsschwellung und der papillären Hypertrophie der hyperämischen Konjunktiva in Zusammenhang gebracht werden. Ein Gefühl von Schmerz spricht für eine Mitbeteiligung der Kornea. Ein Schmerz, welcher besonders frühmorgens beim Aufwachen stört und sich im Laufe des Tages zurückgeht, spricht für eine Infektion der Lider mit Staphylokokken. Fehlt jedoch der Schmerz frühmorgens und tritt er erst im Laufe des Tages auf, spricht dies für eine Keratonconjunctivitis sicca. Juckreiz, besonders wenn er vom Patienten spontan und nicht erst bei der Befragung geäußert wird, spricht für eine allergische Konjunktivitis vom Soforttyp.

Klinische Befunde bei Konjunktivitis

Die Hauptsymptome einer Konjunktivitis sind Hyperämie, Tränenfluß, Exsudation, Lidödem (Pseudoptosis), papilläre Hypertrophie, Chemosis, Follikel, Pseudomembranen und Membranen, Granulome sowie die Vergrößerung der präaurikulären Lymphdrüsen.

Hyperämie ist das auffälligste klinische Zeichen einer akuten Konjunktivitis. Die Rötung ist am auffälligsten in den Umschlagfalten und nimmt in Richtung Limbus ab, da besonders die hinteren Konjunktivalgefäße erweitert sind (konjunktivale Injektion). (Eine Gefäßerweiterung am Limbus spricht für eine Entzündung der Kornea oder der tieferen Abschnitte, und sie wird ziliare Injektion genannt). Helle Rötung spricht für eine bakterielle Konjunktivitis, ein milchig-blasser Aspekt eher für Allergie. Hyperämie ohne zellige Infiltration spricht für physikalische Reizung, z. B. durch Wind, Sonne oder Rauch. Selten kommt sie auch in Zusammenhang mit einer allgemeinen Gefäßerweiterung zustande, z. B. Acne rosacea oder Karzinoid.

Der Tränenfluß ist bei der Konjunktivitis oft ausgeprägt und wird ausgelöst durch Fremdkörpergefühl, Kratzen oder Jucken. Zu der Tränenflüssigkeit gesellt sich auch eine Transsudation aus den erweiterten Blutgefäßen. Eine auffällig spärliche Tränensekretion spricht für eine granulomatöse Konjunktivitis oder für eine Keratoconjunctivitis sicca.

Exsudation gehört zu allen Formen der akuten Konjunktivitis. Bei der bakteriellen Konjunktivitis ist das Exsudat flockig und amorph, bei den allergischen Formen fadenziehend. Eine gewisse Verklebung der Lider frühmorgens beim Erwachen kommt bei fast allen Formen der Konjunktivitis vor. Ist das Exsudat aber reichlich und klebt die Lider fest zusammen, liegt am ehesten eine Infektion mit Bakterien oder Chlamydien vor.

Pseudoptosis bedeutet eine Senkung des Oberlides durch das vermehrte Gewicht infolge der zellulären Infiltration. Dieses Zeichen ist besonders typisch bei Trachom und epidemischer Keratokonjunktivitis.

Papilläre Hypertrophie stellt eine unspezifische Reaktion der Bindehaut dar und bildet sich nur dort aus, wo die Konjunktiva durch feine Fibrillen fest mit der Unterlage verbunden ist, also am Tarsus und am Limbus. Die Papille wird durch Exsudat und zelluläre Elemente sowie ein zentral verlaufendes Gefäßbäumchen gebildet, welches sich an der Basalmembran des Epithels ringsum verzweigt wie das Gerüst eines Regenschirmes. Das entzündliche Exsudat zwischen den Fibrillen führt zu wallartigen Erhebungen in der Bindehaut. Bei nekrotisierenden Prozessen (z. B. Trachom) kann dieses Exsudat durch Granulationsgewebe und später durch Bindegewebe ersetzt werden.

Sind die Papillen klein, erhält die Bindehaut ein glattes, samtartiges Aussehen. Eine stark gerötete papillär veränderte Bindehaut spricht für eine Infektion mit Bakterien oder Chlamydien (*Beispiel:* die samtartige gerötete Conjunctiva tarsi ist ein typisches Zeichen des Stadium II b beim Trachom). Größere Papillen erscheinen abgeflacht, polygonal und milchigweiß gefärbt. Am oberen Tarsus sprechen sie für eine Keratoconjunctivitis vernalis, am unteren Tarsus für eine atopische Keratokonjunktivitis. Riesenpapillen können auch am Limbus entstehen, besonders im Bereich der Lidspalten (zwischen 2 und 4 sowie zwischen 8 und 10 h). Sie erscheinen dort als gallertartige Infiltrate und können auf die Hornhaut übergreifen. Diese limbalen Papillen kommen typischerweise bei der Keratoconjunctivitis vernalis, selten bei der atopischen Keratokonjunktivitis vor.

Chemosis der Bindehaut spricht in erster Linie für eine akute Konjunktivitis bei Heufieber, kommt aber auch bei der Gonokokken- und Meningokokkenkonjunktivitis sowie bei der epidemischen Keratokonjunktivitis vor. Eine Chemosis der Conjunctiva bulbi ist auch bei der Trichinose ein auffallendes Zeichen. Die Chemosis kann auch vor der eigentlichen zellulären Infiltration und Exsudation einsetzen.

Follikel treten auf bei fast allen Fällen von Viruskonjunktivitis, bei allen Fällen von Chlamydienkonjunktivitis und bei allen Fällen von toxischer Konjunktivitis durch lokale Medikamente wie Jododesoxyuridin oder Miotika. Follikel in den Umschlagfalten und an den Enden des Tarsus sind diagnostisch weniger wertvoll. Wenn sie aber auf dem Tarsus (besonders auf dem oberen Tarsus) liegen, sollte unbedingt an eine virale, chlamydiale oder toxische Konjunktivitis gedacht werden.

Der Follikel stellt eine herdförmige lymphoide Hyperplasie innerhalb der adenoiden Schicht der Konjunktiva dar und enthält normalerweise ein Keimzentrum. Der klinische Aspekt wird mit einem Sagokorn verglichen, einer weißlichgrauen, runden avaskulären Struktur. Die Spaltlampenuntersuchung zeigt kleine Blutgefäße, welche die Follikel umrahmen.

Pseudomembranen und Membranen entstehen durch Koagulation unterschiedlichen Ausmaßes, hervorgerufen durch Infektionen oder toxische Wirkungen. Als Pseudomembran bezeichnet man ein Koagulum auf der Oberfläche des Epithels, nach seiner Entfernung bleibt das Epithel intakt. Eine Membran hingegen besteht aus einem Koagulum unter Einschluß des gesamten Epithels, nach dessen Entfernung eine offene, blutende Oberfläche erscheint. Pseudomembranen und Membranen kommen vor insbesondere bei der epidemischen Keratokonjunktivitis, bei der Konjunktivitis im Rahmen der Herpes-simplex-Primärinfektion, bei Konjunktivitiden durch Streptokokken oder Diphtherie, und beim Erythema multiforme majus. Sie können auch als Folge chemischer Einwirkungen entstehen, besonders bei der Laugenverätzung.

Bei einer Sonderform der chronischen Konjunktivitis, der Conjunctivitis lignosa, bilden sich fortlaufend bilaterale Membranen oder Pseudomembranen am oberen und unteren Tarsus und nehmen ihren Ursprung oft in einem granulomatös veränderten Bezirk. Verwechselt werden können Pseudomembranen mit den konjunktivalen Schleimhautflecken der sekundären Lues (kaum erhaben, weißlich, umgeben von einem schmalen rötlichen Saum).

Granulome der Bindehaut beziehen immer das Stroma mit ein. Häufig ist die Ursache endogen (z. B. Tu-

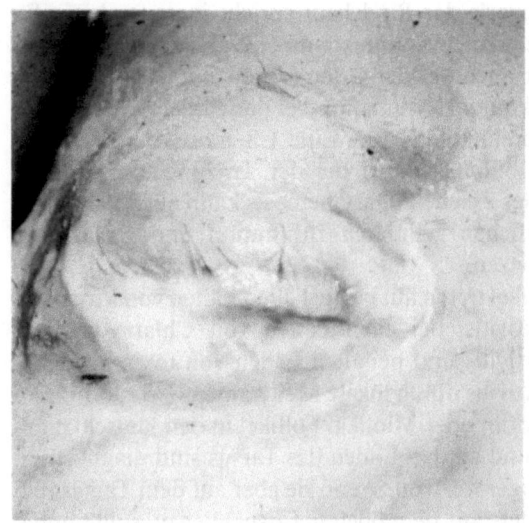

Abb. 7.1. Gonokokkenkonjunktivitis mit starker eitriger Exsudation. (Mit freundlicher Genehmigung von P. Thygeson)

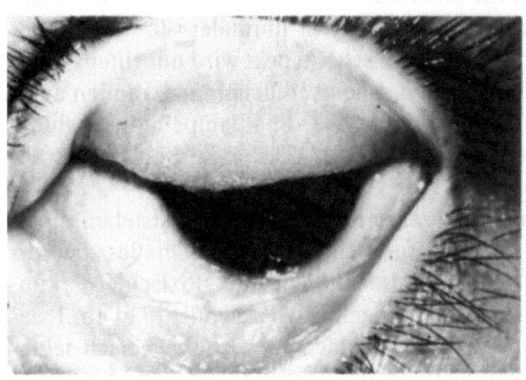

Abb. 7.2. Akute katarrhalische Konjunktivitis verursacht durch Koch-Weeks-Bazillen (Hämophilus aegypticus). (Mit freundlicher Genehmigung von H. B. Ostler)

berkulose, Syphilis, Kokzidioidomykose), es gibt aber auch viele exogene Ursachen (z. B. Leptotrichose, Lymphgranuloma venereum, Tularämie). Das Chalazion (Lipogranulom) und die Gewebsveränderungen beim okuloglandulären Syndrom von Parinaud gehören auch zu diesen Granulomen. Eine ätiologische Diagnose läßt sich bei den Granulomen oft nur mit einer Biopsie stellen.

Phlyktänen sind Ausdruck einer lokalisierten mikrobiellen Allergie, vergleichbar mit dem Tuberkel der Haut.

Präaurikuläre Lymphknoten sind ein wichtiges Zeichen. Ein auffallend großer präaurikulärer Lymphknoten tritt beim okuloglandulären Syndrom von Parinaud auf, seltener bei der epidemischen Keratokonjunktivitis. Ein mehr oder weniger großer präaurikulärer Lymphknoten, manchmal etwas weich,

entsteht bei der Konjunktivitis der Primärinfektion mit Herpes simplex, bei der epidemischen Keratokonjunktivitis, der Einschlußkörperkonjunktivitis und beim Trachom. Kleine und derbe präaurikuläre Lymphknoten kommen vor allem beim Pharyngokonjunktivalfieber, bei der Newcastle-disease-Konjunktivitis und bei der akuten hämorrhagischen Konjunktivitis vor. Bei den bakteriellen Konjunktividen beobachtet man keine Vergrößerung der präaurikulären Lymphknoten.

Bakterielle Konjunktivitis

Die akuten und chronischen und bakteriellen Konjunktividen stellen die häufigste Form der Bindehautentzündung dar. Der akuten Phase folgt in der Regel eine chronische mit der Tendenz zur Selbstheilung nach höchstens zwei Wochen in unbehandelten Fällen. Eine antibiotische Lokaltherapie führt i. allg. innerhalb von wenigen Tagen zur Heilung.

Klinische Befunde

a. Symptome und klinische Hinweise: Die meisten der vorkommenden Erreger einer bakteriellen Konjunktivitis wurden auf S. 62 genannt. Sie führen zu einer doppelseitigen Reizung und Injektion, zu einem purulenten Exsudat und verklebten Augen frühmorgens beim Aufstehen, bisweilen auch zu Lidödem. Die Infektion beginnt meistens einseitig und wird mit den Händen ins andere Auge verschleppt. Durch Textilien kann sie auch auf andere Personen übertragen werden.

Die *eitrige Konjunktivitis* (hervorgerufen durch Neisseria gonorrhoeae und Neisseria meningitidis) fällt durch ein überaus reichliches purulentes Exsudat auf (Abb. 7.1). Die Meningokokkenkonjunktivitis ist in der Regel weniger heftig als die Gonokokkenkonjunktivitis und hat auch weniger Begleiterscheinungen, und doch verlangt jede schwere Konjunktivitis mit ausgiebiger Exsudation sofortige Abklärung im bakteriologischen Labor und sofortige Behandlung. Im Falle einer Verzögerung sind schwere Schädigungen der Kornea zu befürchten und zudem kann die Bindehaut zur Eintrittspforte der Meningokokken in die Blutbahn und damit in die Meningen werden.

Die *akute katarrhalische Konjunktivitis* tritt oft in Form von Epidemien auf und wird vom Laien an den roten verklebten Augen erkannt (Abb. 7.2). Sie beginnt typischerweise mit einem akuten Schub von konjunktivaler Hyperämie und mäßiger mukopurulenter Absonderung. Als häufigste Erreger kommen der Pneumokokkus im gemäßigten und der Hämo-

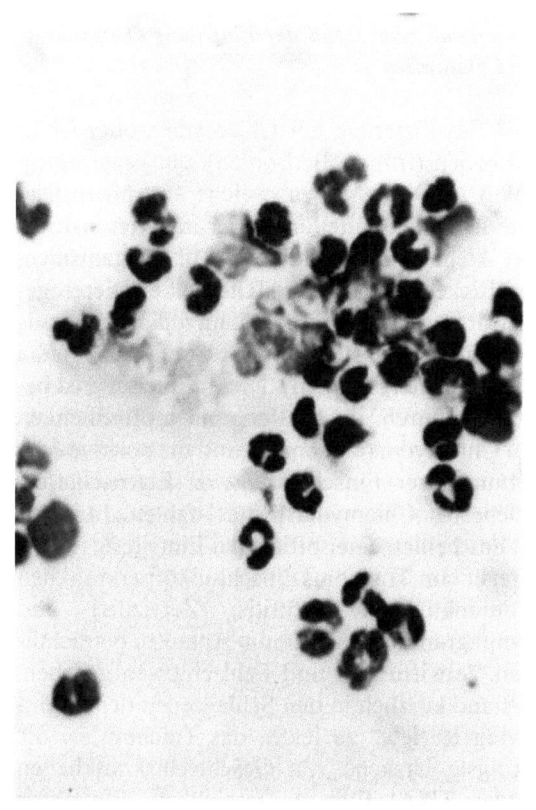

Abb. 7.3. Polymorphkernige Reaktion im Giemsa-Präparat eines Bindehautabstriches bei bakterieller Konjunktivitis. (Mit freundlicher Genehmigung von M. Okumoto)

philus aegypticus im tropischen Klima vor, seltener Staphylokokken und Streptokokken. Die Infektionen mit Pneumokokkus und Hämophilus aegypticus können zu subkonjunktivalen Blutungen führen.

Die *subakute katarrhalische Konjunktivitis* wird oft durch Hämophilus influenzae, selten durch Escherichia coli oder Proteusspezies verursacht. Bei Infektionen mit Hämophilus influenzae ist ein dünnes wäßriges oder flockiges Exsudat charakteristisch.

Die *chronische katarrhalische Konjunktivitis* wird in der Regel durch den Staphlycoccus aureus unterhalten. In warmem Klima ist auch Moraxella lacunata häufig. Die chronische Infektion mit Moraxella lacunata, seltener auch mit Staphylokokken, erzeugt eine lokalisierte anguläre Konjunktivitis. Dabei bilden sich im inneren oder äußeren Kanthus Rhagaden der Lidhaut mit umgebender Dermatitis, während die konjunktivale Exsudation nur noch sehr spärlich ist.

Seltene bakterielle Konjunktivitiden können verursacht werden durch Corynebacterium diphtheriae und Streptococcus pyogenes. Diese Bakterien regen die Bildung von Pseudomembranen oder Membra-

nen auf der Conjunctiva palpebrae an. Die seltenen Formen von chronischer Konjunktivitis, hervorgerufen durch Neisseria catarrhalis, coliforme Bazillen, Proteus, lassen sich in der Regel klinisch nicht diagnostizieren. Die Infektionen mit Mycobacterium tuberculosis und Treponema pallidum führen zu einer granulomatösen Konjunktivitis, begleitet von deutlich sichtbaren präaurikulären Lymphdrüsen (Weiteres s. Abschn. okuloglanduläre Syndrome).

b) Laborbefunde: In den meisten Fällen von bakterieller Konjunktivitis können die Erreger im gefärbten Direktpräparat nachgewiesen werden. Charakteristisch sind die zahlreichen polymorphkernigen Neutrophilen (Abb. 7.3). Direktabstriche und Kultur sind in jedem Fall empfehlenswert, obligatorisch jedoch bei starker purulenter Exsudation oder bei Membran- oder Pseudomembranbildung. Im Interesse einer gezielten antibiotischen Therapie sind auch Resistenzprüfungen in jedem Falle zu fordern.

Komplikationen und Folgeerscheinungen

Im Verlaufe einer unbehandelten Staphylokokkenkonjunktivitis kann eine chronische marginale Blepharitis entstehen (Ausnahme: Kleinkinder neigen nicht zur Blepharitis). Nach einer membranösen oder pseudomembranösen Entzündung kommt es zu Narbenbildung in der Konjunktiva. In schweren Fällen kann die Narbenbildung die Trophik der Kornea so weit stören, daß Ulzeration oder sogar Perforation auftritt.

Randulzera der Hornhaut werden im Verlauf der Infektion mit Neisseria gonorrhoeae, Hämophilus aegypticus oder Staphylococcus aureus gesehen. Toxine von Neisseria gonorrhoeae können durch die Kornea in die Vorderkammer diffundieren und eine Iritis hervorrufen.

Behandlung

Die spezifische Behandlung der bakteriellen Konjunktivitis stützt sich auf die ätiologische Diagnose des Erregers. Auch wenn die Laborbefunde noch ausstehen, soll die Lokaltherapie mit einem Sulfonamid oder Antibiotikum begonnen werden. Bei allen purulenten Konjunktividen muß aber ein Antibiotikum gewählt werden, welches insbesondere gegen Neisseria gonorrhoeae und Neisseria meningitidis wirksam ist. Bei Verdacht auf eine solche Infektion sollte unverzüglich nach Entnahme der Proben für das Laboratorium neben der lokalen auch die allgemeine antibiotische Behandlung eingeleitet werden. Bei der purulenten und bei der akuten katarrhalischen Konjunktivitis muß das Sekret durch Spülung des Konjunkivalsacks mit physiologischer Kochsalzlösung entfernt werden. Die Spülung der ableitenden Tränenwege ist empfehlenswert. Der Patient und seine Familie müssen zu besonderer persönlicher Hygiene angehalten werden, damit sich die Infektion nicht weiter ausbreiten kann.

Verlauf und Prognose

Eine akute bakterielle Konjunktivitis heilt fast immer spontan ab (Selbstbegrenzung). Ohne Behandlung dauert sie 10–14 Tage, mit geeigneter Behandlung 1–3 Tage. Ausnahmen sind die Staphylokokkenkonjunktivitis, welche sich zu einer chronischen Blepharokonjunktivitis weiterentwickeln kann, und die Gonokokkenkonjunktivitis, die ohne Behandlung zur Hornhautperforation und Enophthalmitis führen kann. Schließlich sei daran erinnert, daß die Konjunktiva zur Eintrittspforte für den Meningokokkus in die Blutbahn und die Meningen werden kann. Aus einer unbehandelten Konjunktivitis kann so eine Meningokokkenmeningitis entstehen.

Die chronische bakterielle Konjunktivitis verliert oft die Tendenz zur Selbstheilung und sie kann deshalb zu einem schwierigen therapeutischen Problem werden.

Chlamydienkonjunktivitis

Trachom

Das Trachom ist eine der ältesten heute bekannten Krankheiten. Schon im 27. Jahrhundert vor Christus wurde erkannt, daß es Trichiasis verursacht („Ägyptische Augenkrankheit"). Es befällt Menschen aller Hautfarben. Mit über 400 Mill. Erkrankten in der Gesamtbevölkerung der Welt ist es eine der häufigsten chronischen Krankheiten der Menschheit. Der regionale Unterschied in Häufigkeit oder Schweregrad kann durch die unterschiedliche persönliche Hygiene, die unterschiedlichen Lebensbedingungen und die klimatischen Verhältnisse erklärt werden. Eine Rolle spielen auch der Zeitpunkt der Ersterkrankung sowie Häufigkeit und Art der begleitenden bakteriellen Augeninfektionen. Bei der weißen Bevölkerung der USA kommen nur sporadische Fälle vor, häufiger befallen waren die Indianer in den Reservaten der Südweststaaten.

Das Trachom hat eine besondere Affinität für das Auge und tritt meistens beidseitig auf. Die Ausbreitung geschieht entweder durch direkten Kontakt oder durch Textilien, normalerweise von Mutter auf Kind oder Großmutter auf Enkel. Die Familienmitglieder eines mit Trachom befallenen Kindes sollten immer mitbehandelt werden, sofern bei ihnen die

---

> ### Bemerkung zum Stand der Einteilung (Taxonomie) der Chlamydien
>
> Die Klassifizierung der Chlamydien oder Chlamydozoen (früher: Bedsonien) gibt gegenwärtig Anlaß zu Diskussionen, welche an frühere Dispute über die Einteilung einer anderen Gruppe von kleinen intrazellulären Mikroorganismen, den Rickettsien, erinnern. Offiziell existieren gegenwärtig nur 2 Spezies: Chlamydia trachomatis (bekannt als Untergruppe A) und Chlamydia psittaci (Untergruppe B). Diese Einteilung ist begründet durch die Sulfonamidempfindlichkeit von Chlamydia trachomatis und die positive Jodfärbung ihrer Einschlüsse, zwei Eigenschaften, welche bei Chlamydia psittaci fehlen. Indessen hat das Fehlen einer offiziellen Einteilung für die Erreger von Trachom, Einschlußkörperkrankheit (Konjunktivitis, Urethritis, Zervizitis) und Lymphgranuloma venereum Anlaß zu beträchtlichen Verwirrungen und Fehlschlüssen gegeben. So stand kürzlich in den Schlagzeilen der „Sight-Saving Review" zu lesen, das Trachom sei die häufigste Ursache von Geschlechtskrankheiten in den USA! Eine ausgezeichnete Einteilung wurde 1957 von Rake vorgeschlagen. Er bezeichnete den Erreger des Trachoms als Chlamydia trachomatis, den Erreger von Einschlußkörperkonjunktivitis, Urethritis und Zervizitis als Chlamydia oculogenitalis und den Erreger des Lymphgranuloma venereum als Chlamydia lymphogranulomatis (Bergey's Manual of Determinative Bacteriology 1957).
>
> Die Einteilung aufgrund von biologischen Eigenschaften fällt bei den Chlamydien wegen der vielen Überschneidungen schwer. Vernünftiger und auch unerläßlich ist die Einteilung gemäß der immunologischen Typisierung, des pathogenetischen Erscheinungsbilds bei Primaten, Gewebsprädilektion und der klinischen Manifestation beim Menschen. Heute gebrauchen die meisten in der Ophthalmologie tätigen Mikrobiologen die Einteilung nach Rake, von der wir nur hoffen können, daß sie mit wenigen Abänderungen bald zur offiziellen erklärt wird.

Krankheit auch gefunden wurde. Bei der Übertragung spielen auch Insekten, besonders Fliegen und Mücken, eine gewisse Rolle. Im akuten Schub ist das Trachom stärker kontagiös als in den chronischen Narbenstadien. Je mehr infektiöses Material inokuliert wurde, um so heftiger bricht die Krankheit aus. Oft wird das Trachom zusammen mit Epidemien von bakterieller Konjunktivitis während der Trockenzeit in Ländern mit tropischem und subtropischem Klima verbreitet.

Klinische Befunde

a) Symptomatik: Die Inkubationszeit des Trachoms beträgt durchschnittlich 7 Tage mit einer Spanne von 5–14 Tagen. Bei Säuglingen und Kindern verläuft die Infektion in der Regel fast unbemerkt und die Krankheit kann mit geringfügigen oder überhaupt keinen Komplikationen abheilen. Beim Erwachsenen ist der Krankheitsausbruch hingegen viel eher subakut oder akut und die Komplikationen können sich schon früh einstellen. Zu Beginn gleicht das Trachom oft einer bakteriellen Konjunktivitis mit der Symptomatik wie Tränen, Photophobie, Schmerz, Exsudation, Lidödem, Chemosis der Conjunctiva bulbi, Hyperämie, papilläre Hypertrophie, Follikel am Tarsus und Limbus, Keratitis oben, Ausbildung eines Pannus und eines kleinen, weichen präaurikulären Lymphknotens. Gemäß der Einteilung von MacCallan durchläuft die Krankheit folgende 4 klinische Stadien:

Stadium I (frühe lymphoide Hyperplasie): Papilläre Hypertrophie und unreife (kleine) Follikel am oberen Tarsus.

Stadium IIa (florides Trachom): Papilläre Hypertrophie und reife (große) Follikel am oberen Tarsus.

Stadium IIb (florides Trachom): Papilläre Hypertrophie herrscht vor, so daß die Follikel am oberen Tarsus verdeckt werden (Abb.7.4).

Stadium III (narbiges Trachom): Beginnende konjunktivale Narbenbildung in Form von feinen weißen Linien subepithelial unter der Konjunktiva, dazu immer noch Follikel und papillärer Hypertrophie der Bindehaut am oberen Tarsus. (Da der Krankheitserreger des Trachoms epitheliotrop ist, müssen die subepithelialen Narbenbildungen der Conjunctiva tarsi und der Kornea auf die Diffusion eines Toxins zurückgeführt werden.)

Stadium IV (abgeheiltes Trachom): Narbige und linienförmige Vernarbung der Konjunktiva ohne entzündliche Zeichen am oberen Tarsus.

Das floride Trachom zeigt auch eine oberflächliche und subepitheliale Keratitis im oberen Hornhautdrittel und Pannus. Follikel kommen auch an der oberen Zirkumferenz des Limbus vor, aus welchen schließlich Narben werden; diese sind bekannt als die peripheren Dellen von Herbert (Herberts pits). Diese limbalen Follikel und Herbert-Dellen sind für das Trachom pathognomonisch. Die Follikel erscheinen als gallertige, halb durchlässige spitze Erhebungen, umgeben vom Pannus. Die Dellen erkennt man als kleine Vertiefungen am Limbus. Sie

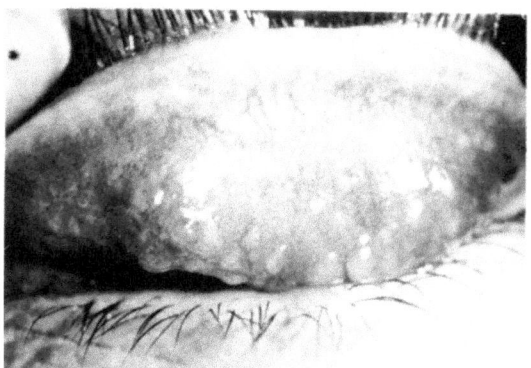

Abb.7.4. Trachom, Stadium IIb. Papillen und Follikel auf der Conjunctiva tarsi des Oberlides. (Mit freundlicher Genehmigung von P. Thygeson)

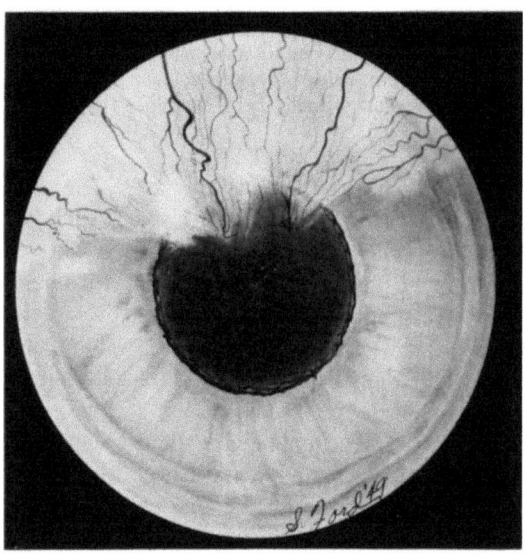

Abb.7.5. Pannus trachomatosus. (Mit freundlicher Genehmigung von P. Thygeson)

sind mit Epithelzellen aufgefüllt und erscheinen als kleine, durchsichtige Kreise oder Halbkreise in einer fibrovaskulären Membran, welche am Limbus beginnt und Gefäßschlingen von oben her auf die Kornea schickt (Abb.7.5). Alle diese Zeichen des Trachoms sind in den oberen Teilen von Konjunktiva und Kornea viel stärker ausgebildet als in den unteren.

b) Laborbefunde: Die Bindehautabstriche zeigen mit der Giemsa-Färbung eine vorwiegend polymorphkernige Reaktion, daneben aber auch Plasmazellen, Leberzellen (große Makrophagen mit phagozytiertem Detritus) und Follikelzellen. Plasmazellen und Leberzellen sprechen für Trachom, die Follikelzellen aber sind pathognomonisch. Leider

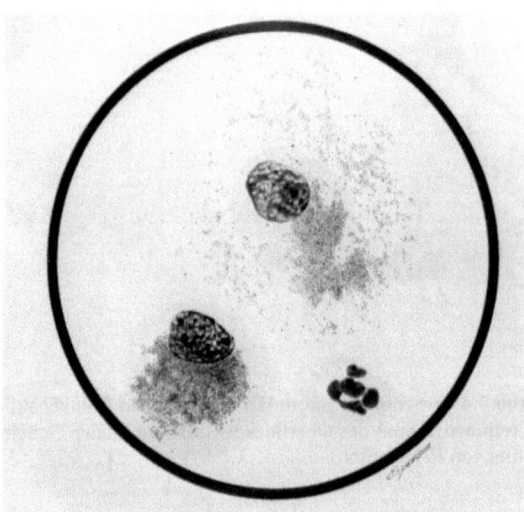

Abb.7.6. Zytoplasmatische Einschlußkörper in konjunktivalen Epithelzellen bei Trachom. **Rechts** geplatzte Zelle mit freien Einschlußkörpern, **unten** polymorphzelliger Neutrophiler typisch für Bindehautabstriche bei Trachom. (Thygeson u. Dawson 1971)

sind sie aber nicht immer nachweisbar. Auch die Einschlußkörper können beim chronisch aktiven Trachom nicht immer gefunden werden. Im Giemsa-Abstrich erscheinen sie als dunkelblau bis violette oder auch mehr hellblaue Einschlüsse, welche kappenartig auf dem Kern der Epithelzelle sitzen (Abb.7.6).

Der Erreger des Trachoms gleicht dem Erreger der Einschlußkörperkonjunktivitis von der Morphologie her, eine Differenzierung ist aber entweder serologisch durch Mikroimmunfluoreszenz oder durch die Pathogenität bei Primaten möglich. Beide Erreger lassen sich im Dottersack des Hühnerembryos oder in Gewebekulturen unter besonderen Kautelen kultivieren.

Differentialdiagnose

Bei der Unterscheidung des Trachoms von viralen Infektionen sind 2 Punkte wichtig: 1) Mit einer einzigen Ausnahme (follikuläre Konjunktivitis bei einem Molluscum contagiosum der Lidkante) dauern sämtliche viralen Konjunktivitiden weniger als 3 Wochen. 2) Ausgenommen bei Pseudomembranbildung zeigen alle viralen Infektionen im Abstrich eine vorwiegend mononukleäre Entzündungsreaktion. Follikuläre Konjunktivitiden im Zusammenhang mit Joddesoxyuridin oder Miotikabehandlung können einem Trachom ähnlich sehen, die follikuläre Reaktion verschwindet aber nach Absetzen des Medikamentes, und die Konjunktivalabstriche zeigen eine spärliche, jedoch ausgeglichene Anzahl von

polymorphkernigen und mononukleären Zellen. Eine langdauernde Dakryozystitis oder chronische Kanalikulitis bei Kindern kann gelegentlich auch durch eine follikuläre Konjunktivitis kompliziert werden. Unter diesen Umständen findet man aber keine Veränderung der Kornea, und die Konjunktivitis heilt ohne Narbenbildung ab, sobald die ursächliche Infektion behoben ist. Schließlich kann bei Kindern die Follikulose vom adenoiden Typus etwa einem Trachom gleichen, es fehlen aber hier die Veränderungen der Kornea wie auch die papilläre Hypertrophie; die Konjunktiva zwischen den Follikeln ist normal.

Die Erreger der Einschlußkörperkonjunktivitis, der Katzenpneumonie und der Psittakose (alles ebenfalls chlamydiale Infektionen) können eine follikuläre Konjunktivitis erzeugen. Sie führen aber nicht zur Narbenbildung, mit Ausnahme der kleinen flachen Narben, welche gelegentlich nach einer Einschlußkörperkonjunktivitis des Neugeborenen mit Pseudomembranbildung entstehen können.

Das okuloglanduläre Syndrom von Parinaud kann bei Kindern ebenfalls mit einer follikulären Konjunktivitis einhergehen. Das auffälligste Zeichen des Parinaud-Syndroms jedoch, der deutlich sichtbare präaurikuläre Lymphknoten, kommt beim Trachom niemals vor.

Die Keratoconjunctivitis vernalis wird gelegentlich wegen der Veränderungen am oberen Tarsus mit dem Trachom verwechselt. Bei der Keratoconjunctivitis vernalis hat die Konjunktiva aber einen milchigweißen Aspekt und zeigt die polygonalen oben abgeflachten Riesenpapillen; zudem findet man in den Konjunktivalabstrichen zahlreiche Eosinophile und verstreute eosinophile Granula.

Komplikationen und Folgeerscheinungen

Die Narbenbildung der Konjunktiva ist für das Trachom charakteristisch. Sie kann die Ausführungsgänge der akzessorischen Tränendrüsen und die Ausführungsgänge der Tränendrüse selbst verschließen. Dadurch nimmt der wäßrige Anteil des Tränenfilms auf der Kornea massiv ab, und auch der muköse Anteil wird durch den Verlust der Becherzellen reduziert. Insbesondere führt die Narbenbildung auch zum Entropium des Oberlides. Dadurch entsteht eine Trichiasis, wobei die schleifenden Zilien das Hornhautepithel abradieren. Dadurch entsteht häufig ein Hornhautulkus mit bakterieller Infektion. Es resultieren narbige Trübungen der Kornea (Abb.7.7), welche in schweren Fällen zur Erblindung führen.

Ptosis (Abb.7–8), Verschluß des Ductus nasolacrimalis und Dakryozystitis sind weitere häufige Komplikationen des Trachoms.

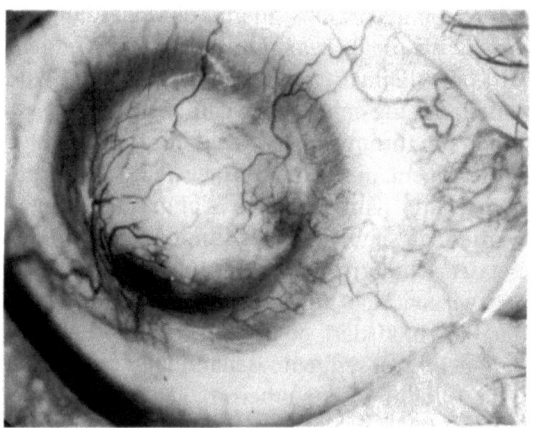

Abb. 7.7. Fortgeschrittenes Trachom. Status nach Hornhautulzeration und Narbenbildung. (Mit freundlicher Genehmigung von P. Thygeson)

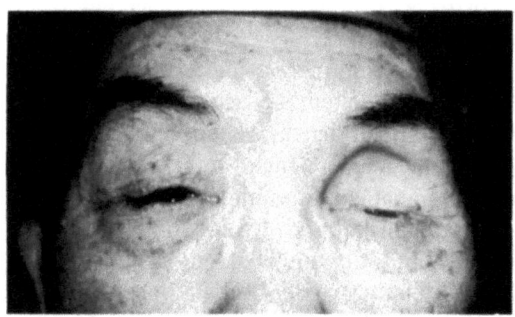

Abb. 7.8. Ptosis mit der S-förmigen Linie des Oberlides als Folge des chronischen Trachoms. (Mit freundlicher Genehmigung von P. Thygeson)

Behandlung

Tetracyclin 1–1,5 g täglich oral in 4 Dosen über 3–4 Wochen, oder Erythromycin 1 g täglich in 4 Dosen über 3–4 Wochen, führt in der Regel zu einer bemerkenswerten Besserung des klinischen Bildes. Allerdings sind bisweilen mehrere Kuren bis zur definitiven Heilung notwendig. Tetracycline allgemein sollten Kindern unter 7 Jahren und Schwangeren nicht verabreicht werden, da sie in den wachsenden Schneidezähnen der Kinder Verfärbungen und beim Fötus Störungen der Epiphysen hervorrufen.

Lokal angewendete Salben oder Tropfen mit Sulfonamiden, Tetracyclinen, Erythromycin und Rifampicin, 4mal täglich während 6 Wochen appliziert, sind manchmal auch erfolgreich.

Die maximale Wirkung einer Therapie stellt sich erst 10–12 Wochen nach Beginn ein. Einige persistierende Follikel am oberen Tarsus sprechen also in den ersten Wochen nach durchgeführter Therapie keineswegs für ein Versagen der Behandlung.

Verlauf und Prognose

Das Trachom ist eine chronische Krankheit von ungewöhnlich langer Dauer! Unter günstigen Umweltverhältnissen konnte aber eine Spontanheilung von etwa 20% aller diagnostizierten Trachome im Verlauf eines Jahres festgestellt werden. Wenn eine Behandlung durchgeführt werden kann, ist die Prognose sogar ausgezeichnet. Da aber unglücklicherweise schlechte Umweltverhältnisse vorherrschen und die therapeutischen Möglichkeiten oft ungenügend sind, erleiden heute immer noch etwa 20 Mill. Menschen auf der ganzen Welt einen massiven Verlust der Sehfunktion infolge des Trachoms.

Einschlußkörperkonjunktivitis
(Einschlußkörperblenorrhö)

Die Einschlußkörperkonjunktivitis befällt i. allg. beide Augen und ist besonders bei der sexuell aktiven jungen Generation sehr häufig geworden. Die Chlamydien als Infektionserreger befallen beim Mann die Urethra und bei der Frau die Zervix. Die Übertragung auf das Auge des Erwachsenen geschieht in der Regel direkt vom Urogenitaltrakt zum Auge. Indirekte Übertragung durch ungenügend desinfizierte Schwimmbäder kommt vor. Das Neugeborene wird beim Durchtritt durch den Geburtskanal direkt durch das Zervikalsekret infiziert. Die Credé-Prophylaxe bietet keinen Schutz gegen die Einschlußkörperkonjunktivitis.

Klinische Befunde

a) *Symptomatologie:* Die Einschlußkörperkonjunktivitis kann akut oder subakut beginnen. Die Patienten klagen über starke Rötung der Augen, Lidödem (Pseudoptosis) und eitrige Sekretion, besonders frühmorgens. Die Neugeborenen zeigen eine papilläre Konjunktivitis mit mäßiger Exsudation. Bei besonders heftigem Verlauf können sich Pseudomembranen bilden, welche zu Vernarbungen führen. Zur Follikelbildung kommt es beim Neugeborenen nicht, da das Stroma der Konjunktiva noch kein adenoides Gewebe besitzt (s. S. 61). Wenn aber die Konjunktivitis während 2–3 Monaten aktiv bleibt, treten auch die Follikel auf und der klinische Aspekt entspricht dann dem Befund bei älteren Kindern und Erwachsenen.

Beim Erwachsenen ist die Conjunctiva tarsi, insbesondere am unteren Tarsus, voll von Papillen und Follikeln (Abb. 7.9). Da sich beim Erwachsenen nie Pseudomembranen bilden, kommt es auch nicht zur Vernarbung. In den oberen Bezirken der Kornea wird oft eine oberflächliche Keratitis beobachtet, seltener ein Mikropannus (weniger als 1–2 mm tief).

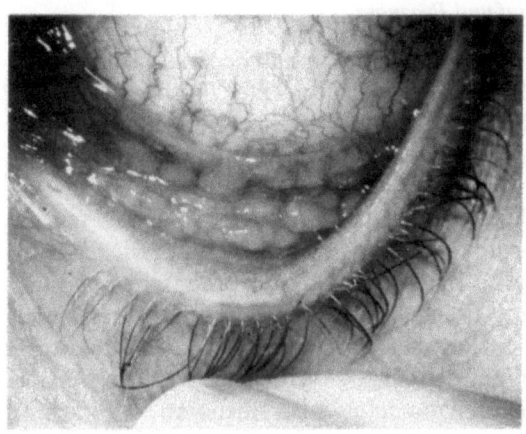

Abb.7.9. Akute follikuläre Reaktion bei Einschlußkörperkonjunktivitis. 22jähriger Mann mit Urethritis. (Tabbara et al. 1974)

Selten entwickeln sich subepitheliale Trübungen in der Hornhautperipherie. Ein begleitender Tubenkatarrh mit Otitis media kommt vor.

b) Laborbefunde: Die Bindehautabstriche zeigen 1) eine vorwiegend polymorphnukleäre Zellreaktion, 2) keine Bakterien, 3) basophile zytoplasmatische Einschlußkörper (nicht zu unterscheiden von den Einschlußkörpern beim Trachom, oft aber größer an Zahl). Die bakteriologischen Kulturen fallen negativ aus.

Differentialdiagnose

Die Einschlußkörperkonjunktivitis kann klinisch in folgenden Punkten vom Trachom abgegrenzt werden: 1) die Übertragung geschieht bei der Einschlußkörperkonjunktivitis im Sinne einer Geschlechtskrankheit, beim Trachom von Auge zu Auge. 2) Narbenbildung in der Bindehaut, welche für das Trachom sehr typisch ist, kommt bei der Einschlußkörperkonjunktivitis nur ausnahmsweise, nämlich beim Neugeborenen als Folge einer pseudomembranösen Entzündung vor. Die so entstandenen Narben erscheinen flach und diffus und nicht linear oder sternförmig wie beim Trachom. 3) Die Einschlußkörperkonjunktivitis führt nur in gewissen Fällen zur Bildung eines Mikropannus, niemals aber zu einem richtigen großen Pannus, wie er beim Trachom regelmäßig vorkommt. 4) Die für das Trachom charakteristischen Hornhautnarben und Dellen von Herbert (limbale Narben) kommen bei der Einschlußkörperkonjunktivitis niemals vor.

Behandlung

Beim Neugeborenen ist die Lokalbehandlung mit 1% Tetracyclin als ölige Suspension oder Salbe,

Erythromycinaugensalbe oder Sulfonamidaugentropfen (5- bis 6mal/Tag während 14 Tagen) überaus wirksam. Beim Erwachsenen bringt eine 3wöchige Behandlung mit Tetracyclin per os 1–1,5 g/ Tag oder Erythromycin 1 g/Tag die vollständige Heilung. Allgemein sollten Tetracycline schwangeren Frauen und Kindern unter 7 Jahren nicht gegeben werden, da sie beim Fötus Epiphysenstörungen und bei den Kindern eine Verfärbung der Schneidezähne bewirken.) Die Untersuchung der Sexualpartner der Patienten darf nicht vergessen werden, da nur durch eine konsequente Behandlung aller Beteiligten die Infektionskette unterbrochen wird.

Nach einer solchen Normalkur sind Rückfälle selten. Ohne Behandlung aber dauert die Einschlußkörperkonjunktivitis 3–9 Monate, im Durchschnitt 5 Monate.

Konjunktivitis bei Lymphogranuloma venereum

Infektionen der Konjunktiva mit Lymphogranuloma venereum sind selten. Sie erfolgen entweder akzidentell im Labor oder als venerische Krankheit. Die Bindehaut reagiert nicht follikulär, sondern massiv granulomatös und es bildet sich ein deutlich sichtbarer präaurikulärer Lymphknoten (Bubo). Durch Verschluß der ableitenden Lymphbahnen kann eine Elefantiasis der Augenlider entstehen, welche mit der Esthiomène der weiblichen Genitalien vergleichbar ist. Konjunktiva und Kornea vernarben diffus. Bei Befall des Gesamtorganismus, ausgehend von einem urogenitalen Herd, sind Neuritis N.optici, Uveitis, Episkleritis und Phlyktänulose beschrieben worden.

Der Erreger, Chlamydia lymphogranulomatis[3], wird durch Überimpfen von Abstrichen der befallenen Konjunktiva auf Mäusegehirn oder Gewebskulturen diagnostiziert. Die Abstriche selbst können die typischen Einschlußkörper in den Monozyten und Makrophagen, nicht aber in den Epithelzellen, zeigen. In über 50% der Fälle ist der Frei-Test positiv, in der Regel liegt auch ein hoher Titer von komplementbindenden Antikörpern vor.

Sulfonamide oder Breitspektrumantibiotika, allgemein 3–4 Wochen lang gegeben, führen zur definitiven Heilung.

Psittakose

Ein Fall einer Laboratoriumsinfektion mit Chlamydia psittaci[4] von Sittichen ist bekannt geworden. Die

---

[3] Vgl. Kasten auf S.68   [4] Vgl. Kasten auf S.68

Konjunktiva zeigte eine chronische Infiltration und papilläre Hypertrophie am oberen Tarsus, daneben bestand eine epitheliale Keratitis. In den Epithelzellen wurden keine Einschlußkörper gefunden, die Kulturen waren aber für Chlamydien positiv. Konjunktivitis und Keratitis sprachen nur langsam auf die Allgemeintherapie mit Tetracyclinen an.

Katzenpneumonie

2 Fälle von follikulärer Konjunktivitis bei Patienten mit intensivem Kontakt zu Katzen sind bekannt. Die Tiere litten an der Katzenpneumonie, hervorgerufen durch eine Infektion mit Chlamydia psittaci. In beiden Fällen war die Konjunktivitis von einer zentralen epithelialen Keratitis begleitet. Die Heilung erfolgte nach 4wöchiger Allgemeintherapie mit Tetracyclinen ohne Residuen. Hier zeigten die Abstriche nach Giemsa Einschlußkörper in den Epithelzellen, während dies beim Sittich nicht der Fall war.

Virale Konjunktivitis

Virale Konjunktivitiden kommen sehr häufig vor und werden durch die verschiedensten Virusarten hervorgerufen. Obwohl schwere Krankheitsbilder mit bleibendem Schaden vorkommen, ist der Krankheitsverlauf i. allg. harmlos und neigt zu einer raschen Spontanheilung.

Akute virale follikuläre Konjunktivitis

Pharyngokonjunktivalfieber

Das Pharyngokonjunktivalfieber (PCF) besteht aus einer fieberhaften Erkältung der oberen Luftwege mit Temperaturen zwischen 38,5 und 40 °C sowie follikulärer Konjunktivitis in einem oder beiden Augen. Die Follikel sind oft sehr deutlich sichtbar nicht nur auf der Konjunktiva (Abb. 7.10), sondern auch auf der Schleimhaut des Pharynx. Häufig sind beide, seltener nur ein Auge befallen. Die Untersuchung ergibt Injektion, Tränenfluß, vorübergehende superfizielle epitheliale Keratitis und manchmal auch subepitheliale Hornhauttrübungen. Ein derber präaurikulärer Lymphknoten ist typisch. Es kommen auch unvollständige Formen dieses Syndroms mit nur einem oder zwei der Kardinalsymptome Fieber, Pharyngitis und Konjunktivitis vor.

Die Erreger des Pharyngokonjunktivalfiebers sind meist Adenoviren Typ 3, seltener Typ 4 und 7. Das Virus kann auf HeLa-Zellen kultiviert und durch Neutralisationstests identifiziert werden. Im Verlauf

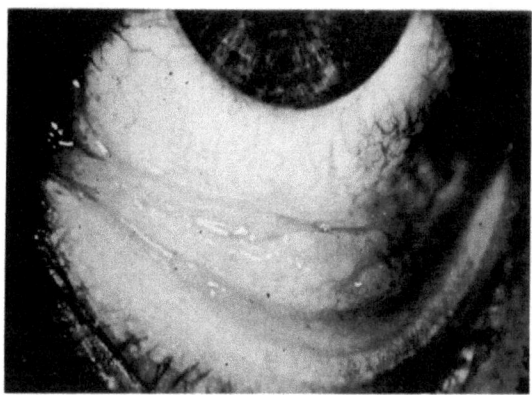

Abb. 7.10. Akute follikuläre Konjunktivitis, verursacht durch Adenovirus Typ 3. (Mit freundlicher Genehmigung von P. Thygeson)

der Krankheit wird auch die serologische Diagnose möglich, indem der Titer der neutralisierenden Antikörper gegen das Virus ansteigt. Die Labormethoden kommen allerdings selten zur Anwendung, da die klinische Diagnose in vielen Fällen unproblematisch ist.

Die Bindehautabstriche zeigen vorwiegend mononukleäre Zellen, in den Kulturen wachsen keine Bakterien. Die Krankheit kommt bei Kindern häufiger vor als bei Erwachsenen. Sie kann auch in an sich gut desinfizierten Schwimmbädern übertragen werden. Eine spezifische Therapie ist nicht bekannt, die Konjunktivitis heilt aber spontan ab, meist nach etwa 10 Tagen.

Epidemische Keratokonjunktivitis

Die epidemische Keratokonjunktivitis (EKC) befällt i. allg. beide Augen. Allerdings ist anfangs oft nur eine Seite befallen, wobei der Verlauf im ersterkrankten Auge in der Regel schwerer ist. Zu Beginn klagt der Patient über Rötung, mäßige Schmerzen und Tränenfluß, nach 5–14 Tagen auch besonders über Photophobie. Zu diesem Zeitpunkt nämlich haben sich die epitheliale Keratitis und die runden subepithelialen Hornhauttrübungen entwickelt. Die Hornhautsensibilität ist normal. Charakteristisch ist ein großer, weicher präaurikulärer Lymphknoten, den man palpieren, aber nicht direkt sehen kann. Zur akuten Phase gehören Lidödeme, Chemosis, starke konjunktivale Hyperämie, dazu Follikel und subkonjunktivale Blutungen besonders in den ersten 48 h. Es können sich Pseudomembranen und seltener echte Membranen entwickeln, welche zu Symblepharon oder flachen Narbenbildungen führen (Abb. 7.11).

Die übliche Krankheitsdauer beträgt 3–4 Wochen. Die subepithelialen Hornhauttrübungen sind rund

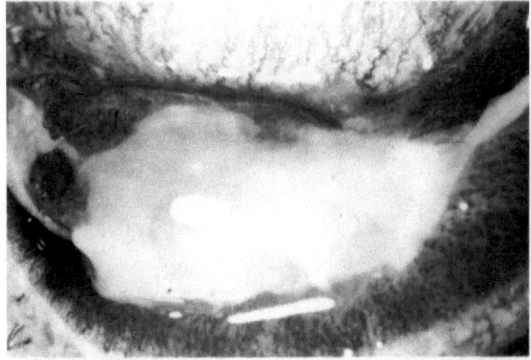

Abb. 7.11. Epidemische Keratokonjunktivitis (EKC). Dicke weiße Membran auf der Conjunctiva palpebrae des Unterlides. (Mit freundlicher Genehmigung von P. Thygeson)

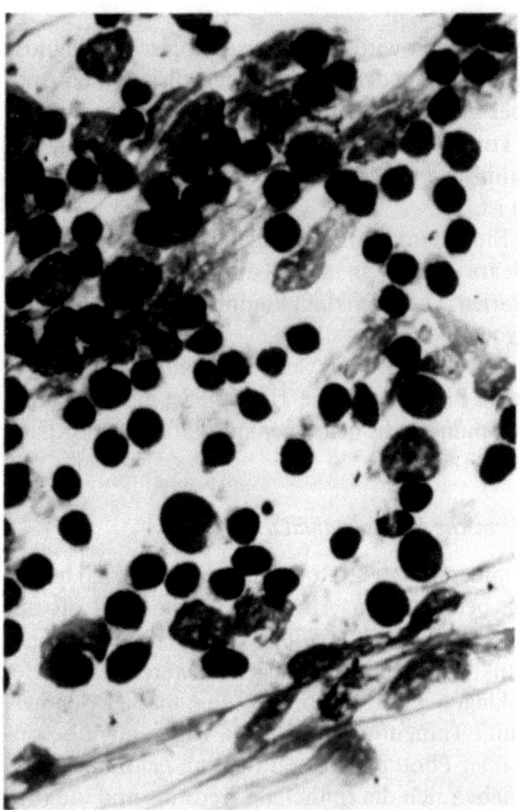

Abb. 7.12. Mononukleäre zelluläre Reaktion im Bindehautabstrich eines Patienten mit Viruskonjunktivitis durch Adenovirus 8. (Mit freundlicher Genehmigung von M. Okumoto)

um das Zentrum angeordnet, die Hornhautperipherie bleibt klar. Oft lassen sich diese Trübungen noch während Monaten beobachten, sie verschwinden aber fast immer ohne Narbenbildung.

Die epidemische Keratokonjunktivitis wird durch Adenoviren Typ 8 und 19 verursacht. Das Virus läßt sich auf HeLa-Zellen kultivieren und im Neutralisationstest identifizieren. Ein Titeranstieg der neutrali-

sierenden Antikörper im Patientenserum ist pathognomonisch. Die Abstriche der Konjunktiva zeigen anfangs eine mononukleäre entzündliche Reaktion (Abb. 7.12). Im Zusammenhang mit der Pseudomembranbildung treten auch polymorphkernige Neutrophile auf.

Beim Erwachsenen beschränkt sich die epidemische Keratokonjunktivitis auf die äußeren Abschnitte des Auges. Bei Kindern gibt es aber auch eine virale Allgemeininfektion mit Fieber, Halsschmerzen und Durchfall. Die Krankheit wird leider nur allzuoft durch die ungewaschenen Hände des Arztes, durch ungenügend desinfizierte Augeninstrumente (Tonometer) oder durch kontaminierte Augentropfen weiter übertragen. Alle Augentropfen, besonders auch die Oberflächenanästhetika, können durch Kontakt der Zilien mit dem Tropfer kontaminiert werden. Das Virus kann in der Tropfflasche überleben. Durch Weiterverwendung der Augentropfen wird die Infektion epidemieartig ausgebreitet.

Das Risiko durch kontaminierte Augentropffläschchen läßt sich durch den Gebrauch von sterilen individuellen Tropfeinheiten umgehen. Ebenso wichtig ist das Händewaschen zwischen 2 Untersuchungen und eine möglichst sorgfältige Sterilisation des Tonometers. Die Fußplatte des Schiötz-Tonometers muß nach jedem Gebrauch feucht desinfiziert werden, nach Untersuchung eines entzündeten Auges sogar über der Flamme oder in Heißluft. Die Applanationstonometer müssen mit einer für das Auge harmlosen Desinfektionslösung gespült und sorgfältig mit einem Zellstofftuch abgetrocknet werden. (Die epidemische Keratokonjunktivitis ist die einzige bekannte schwere Krankheit, welche durch die Tonometrie übertragen wird.)

Konjunktivitis durch Herpes-simplex-Virus

Die durch das Herpes-simplex-Virus hervorgerufene Konjunktivitis ist wenig bekannt und kommt nur bei Kleinkindern vor. Man beobachtet eine einseitige Injektion und Reizung, schleimige Sekretion, Schmerzen und mäßige Photophobie. Die Krankheit entsteht nur beim ersten Befall, d. h. bei der Primärinfektion mit Herpes-simplex-Virus (Abb. 7.13). Oft besteht auch eine Herpeskeratitis mit diskreten Epitheldefekten, welche dann zu einzelnen oder mehreren Dendriten konfluieren. Die Konjunktivitis ist follikulär, seltener pseudomembranös. (Patienten, welche unter Lokalbehandlung mit Jododesoxyuridin stehen, können eine toxische follikuläre Konjunktivitis entwickeln, welche mit der Entzündung bei Herpes-simplex-Primärinfektion nicht verwechselt werden darf.) An den Lidern und Lidrändern erscheinen oft Herpesbläschen, wobei in der Regel ein

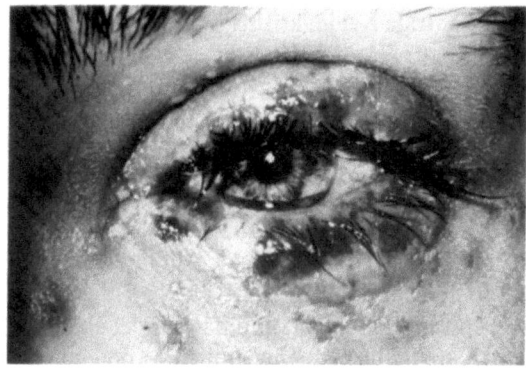

Abb. 7.13. Herpetische Primärinfektion des Auges. (Mit freundlicher Genehmigung von H. B. Ostler)

massives Lidödem auftritt. Typisch ist auch ein mehr oder weniger großer, weicher präaurikulärer Lymphknoten.

In Abstrich und Kultur lassen sich keine Bakterien nachweisen. Im Falle einer follikulären Konjunktivitis erscheint die entzündliche zelluläre Reaktion vorwiegend mononukleär, beim Auftreten von Pseudomembranen überwiegt die polymorphkernige Reaktion infolge der nekrotisierenden Vorgänge. Die intranukleären Einschlußkörper des Herpesvirus werden im Giemsa-Präparat nicht sichtbar (wegen Randzeichnung des Chromatins). Der Nachweis ist aber in der Papanicolaou-Färbung nach Naßfixation möglich. Das Auftreten von multinukleären epithelialen Riesenzellen im Giemsa-Präparat gilt als wichtiger diagnostischer Hinweis.

Das Virus läßt sich problemlos isolieren, wenn durch leichtes Reiben mit einem Wattestäbchen das infektiöse Material von der Bindehaut entnommen und auf eine abradierte Kaninchenhornhaut oder eine geeignete Gewebekultur übertragen wird. Die Konjunktivitis mit Herpes-simplex-Virus kann 2–3 Wochen lang dauern. Waren Membranen vorhanden, so entstehen feine strichförmige oder flache Narben. Zu den Komplikationen gehören die Dendriten auf der Kornea und die Bläschen auf der Haut. Meistens handelt es sich um Herpesvirus Typ 1, es kommt aber auch Typ 2 bei Erwachsenen wie auch bei Neugeborenen vor. Im übrigen ist beim Neugeborenen eine generalisierte Herpesinfektion mit Enzephalitis, Chorioretinitis, Hepatitis etc. bekannt.

Da die herpetische Konjunktivitis eine gute Tendenz zur Selbstheilung zeigt, ist eine Behandlung i. allg. nicht notwendig. Eine Hornhautabrasion kann nützlich sein, möglich ist auch die Applikation von Jododesoxyuridin-Salbe 4mal tägl. während 7–10 Tagen. Der Gebrauch von Corticosteroiden hingegen ist kontraindiziert, da die Infektion mit Herpes-simplex-Virus dadurch viel schwerer verläuft. Aus einer kurzdauernden Krankheit mit Spontanheilung wird dadurch ein gefährliches chronisches Leiden.

Konjunktivitis bei der Newcastle-Krankheit

Die Konjunktivitis bei der Newcastle-Krankheit ist selten. Sie äußert sich in Form von Tränen, Juckreiz, Schmerz, Rötung, Tränenfluß und selten auch Trübsehen. Meist tritt sie als kleine Epidemie bei Personen auf, welche mit Geflügel arbeiten und sich dabei infizieren. Auch Veterinäre oder Laboranten, welche mit dem Virus oder den Lebendvakzinen arbeiten, können befallen werden.

Oft bestehen Chemosis und Lidödem. Die Krankheit ist meistens einseitig; doppelseitiger Befall in den ersten Tagen ist aber auch möglich. Man beobachtet einen kleinen derben präaurikulären Lymphknoten, wenig Sekretion und Follikel, welche am unteren Tarsus am meisten auffallen. Selten wird auch die Kornea miteinbezogen in Form einer feinen epithelialen Keratitis oder runder, zentral gelegener subepithelialer Trübungen. Es kann sich auch ein grippöses Syndrom mit etwas Fieber, Kopfweh und Gelenkschmerzen entwickeln. Die Krankheit verschwindet spontan nach einer knappen Woche, eine spezifische Therapie ist nicht bekannt.

In Abstrich und Kultur werden keine Bakterien nachgewiesen, die entzündliche zelluläre Reaktion ist vorwiegend mononukleär. Das Virus kann im Hühnerembryo oder auf Gewebekulturen gezüchtet werden. Im Patientenserum findet man komplementbindende, neutralisierende und hämagglutinationshemmende Antikörper.

Akute Hämorrhagische Konjunktivitis

Mit Ausnahme von Nord- und Südamerika gab es auf allen Kontinenten schon größere Epidemien dieser akuten hämorrhagischen Konjunktivitis. Weil die Krankheit erstmals in Ghana 1969 zum Zeitpunkt der Mondexpedition von Apollo XI erkannt wurde, wurde sie oft auch als Apollo-XI-Konjunktivitis bezeichnet.

Charakteristisch sind die kurze Inkubationszeit (8–48 h) und der kurze Verlauf (5–7 Tage). Die üblichen Symptome sind Schmerz, Photophobie, Fremdkörpergefühl und massiver Tränenfluß, Rötung, Lidödem und subkonjunktivale Blutungen (Abb. 7.14). Auch Chemosis kommt vor. Die subkonjunktivalen Blutergüsse sind i. allg. diffus, am Anfang erscheinen sie aber punktförmig oben in der Conjunctiva bulbi, von wo die Ausbreitung nach unten erfolgt. Fast alle Patienten zeigen einen präaurikulären Lymphknoten, eine follikuläre Konjunktivitis und eine epitheliale Keratitis. Es wurde auch eine

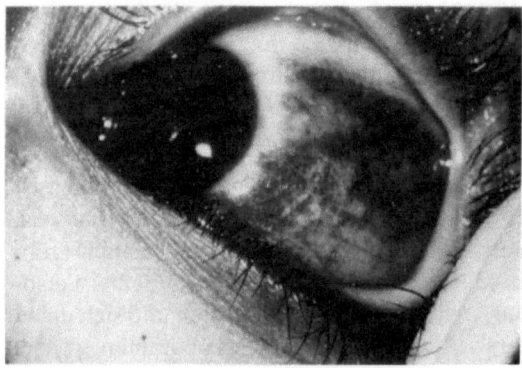

Abb. 7.14. Akute hämorrhagische Konjunktivitis. (Mit freundlicher Genehmigung von K. Tabbara)

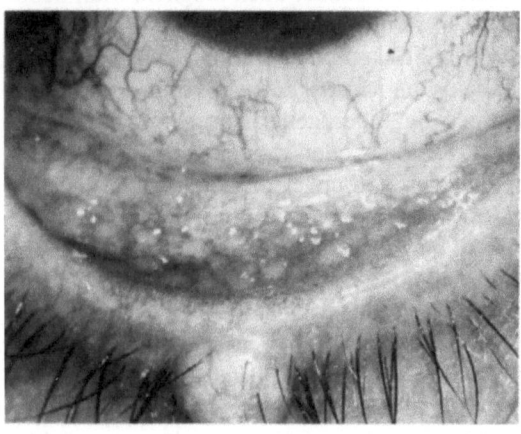

Abb. 7.15. Molluscum contagiosum der Unterlidkante mit follikulärer Konjunktivitis. (Mit freundlicher Genehmigung von H. B. Ostler)

Uveitis anterior beschrieben. Eine Allgemeinerkrankung mit Fieber, Abgeschlagenheit und allgemeinen Muskelschmerzen ist in etwa 25% aller Fälle beobachtet worden. In seltenen Fällen wurden in Indien und Japan motorische Paralysen der unteren Extremitäten beobachtet.

Das Virus wird durch den direkten Kontakt von einer Person zur anderen sowie durch gemeinsam benutzte Handtücher, aber auch durch kontaminierte ophthalmologische Instrumente und durch das Wasser übertragen. Die Spontanheilung erfolgt innerhalb von 5–7 Tagen; eine Therapie ist nicht bekannt.

Konjunktivitis bei Coxsackie-Virus

Man kennt Fälle von akuter Konjunktivitis, welche durch verschiedene Coxsackie-Viren bei Laboranten und bei Kindern gleichzeitig mit der Erkrankung von Hand, Fuß und Mund aufgetreten sind.

Chronische virale Konjunktivitis

Blepharokonjunktivitis bei Molluscum contagiosum

Ein Molluscumknötchen auf der Lidkante, besonders am Oberlid, kann eine chronische einseitige Konjunktivitis mit Keratitis und Pannus oben verursachen. Das Krankheitsbild gleicht also stark dem des Trachoms. Die entzündliche zelluläre Reaktion im Abstrich ist aber — anders als beim Trachom — vorwiegend mononukleär, und das runde, eher weiche und blaß-weiße nichtentzündliche Knötchen mit dem typischen Nabel im Zentrum (Abb. 7.15) führt hier zur richtigen Diagnose. Der während 24 h gefärbte Giemsa-Abstrich von diesem Knötchen zeigt die kleinen rotgefärbten Elementarkörper. Eindeutig ist der histologische Befund mit den riesigen eosinophilen zytoplasmatischen Einschlüssen, welche die ganze Zelle füllen und vergrößern und dabei den Zellkern an die Wand drängen.

Eine Exzision oder auch schon eine einfache Inzision des Knötchens, welche zur Blutung führt, bringt die unmittelbare Heilung der Konjunktivitis. In ganz seltenen Fällen (in der Literatur 2mal beschrieben) wurden Molluscumknötchen auch auf der Konjunktiva gefunden. Auch unter diesen Umständen wurde durch die Exzision des Knötchens die Heilung der Konjunktivitis erzielt.

Blepharokonjunktivitis bei Vakzinepusteln (Kuhpocken)

Die Blepharokonjunktivitis nach Vakzination geht in der Regel mit einer Infektion des Lides oder des Lidrandes einher, welche ihrerseits durch Autoinokulation (Schmierinfektion) oder Kontakt mit dem Vakzinebläschen einer anderen Person entstanden ist (Abb. 7.16). Sind die Patienten noch nicht oder nur wenig immunisiert, gibt es i. allg. einen schweren Krankheitsverlauf. Die Lider sind gerötet und überaus stark gequollen, das klinische Bild gleicht demjenigen einer Zellulitis der Orbita. Man findet einen großen, weichen präaurikulären Lymphknoten, die Konjunktiva zeigt entweder ein großes Ulkus oder mehrere kleine Ulzera, evtl. auch Pseudomembranen. Vernarbung der Konjunktiva mit Bildung von Symblepharon und Entropium wie auch Keratitis sind häufige Komplikationen. Bei Patienten mit einer gewissen Immunität sind die Folgeerscheinungen viel harmloser.

Die Bindehautabstriche zeigen ein Vorherrschen der polymorphkernigen Zellen als Folge der nekrotisierenden Vorgänge bei ulzeröser oder pseudomembranöser Konjunktivitis.

Unter Versuchsbedingungen hat die Lokalbehandlung mit Jododesoxyuridin und Rifampicin einen gewissen Erfolg gezeitigt und könnte auch beim

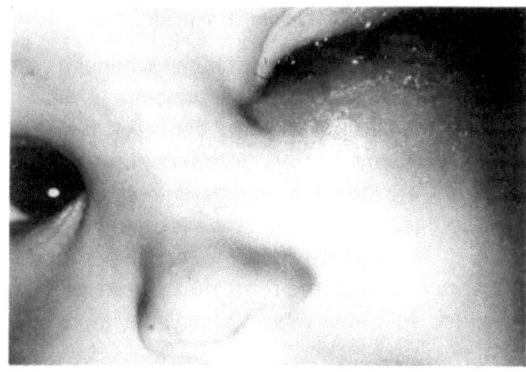

Abb. 7.16. Vakzinepustel am Unterlid. (Mit freundlicher Genehmigung von H. B. Ostler)

Menschen versucht werden. Die parenterale Gabe von spezifischem Hyperimmunglobulin bewirkt eine Besserung der Konjunktivitis, die Kornea hingegen kann durch die Immunreaktion sehr ungünstig beeinflußt werden.

Es ist zu erwarten, daß nach Aufhebung des Impfzwanges gegen Pocken auch dieses Krankheitsbild verschwinden wird.

Blepharokonjunktivitis bei Varizellen und Zoster

Hyperämie und Infiltration der Konjunktiva, zusammen mit den typischen Bläscheneruptionen entlang den Fasern des Ramus ophthalmicus des Trigeminus gehören zum charakteristischen Bild des Zoster ophtalmicus. Die Konjunktivitis ist meistens papillär, es sind aber auch Follikel, Pseudomembranen und ulzerierende Bläschen beschrieben worden. Früh im Verlauf wird ein weicher, präaurikulärer Lymphknoten palpabel. Ziemlich selten bleiben Narben am Lid mit Entropium und fehlstehenden Zilien zurück.

Die Lider werden von Varizellen in der üblichen Bläschenform befallen. An den Lidrändern können Narben zurückbleiben. Oft besteht auch eine leichte katarrhalische Konjunktivitis ohne größere Veränderung der Bindehaut. Am Limbus jedoch sind Eruptionen von Bläschen möglich und durchlaufen die üblichen papulären und ulzerativen Stadien. Diese Erscheinungsform gleicht sehr einer Phlyktäne. Die angrenzenden Hornhautpartien werden infiltriert und später vaskularisiert.

Beim Zoster ophthalmicus und bei den Varizellen zeigen die Abstriche aus den Bläschen am Lid vorwiegend polymorphkernige Zellen. Die Bindehautabstriche bei Varizellen oder Zosterbläschen zeigen Riesenzellen und Monozyten. Das Virus kann auf menschlichen embryonalen Zellkulturen isoliert werden.

Eine befriedigende Therapie ist leider nicht bekannt.

Keratokonjunktivitis bei Masern

Bekanntlich geht der Hauteruption bei Masern das charakteristische Enanthem voran. In diesem Frühstadium zeigt die Konjunktiva einen eigenartigen Glanz, welchem nach wenigen Tagen die Schwellung der Plica semilunaris folgt (Meyer-Zeichen). Mehrere Tage vor der Hauteruption entwickelt sich eine katarrhalische Konjunktivitis mit mukopurulenter Sekretion. Mit Beginn der Hauteruptionen erscheinen auf der Konjunktiva und evtl. auch auf der Karunkel Koplik-Flecken. Es entwickelt sich auch eine epitheliale Keratitis, bei Kindern tritt sie früh, bei Erwachsenen später im Verlauf auf.

Beim immunkompetenten Patienten heilt die Masernkeratokonjunktivitis ohne Folgeerscheinungen ab. Bei gestörter Immunität oder bei Unterernährung wird aber die Augenentzündung oft durch bakterielle Infektionen, beispielsweise mit Pneumokokkus oder Hämophilus influenzae, kompliziert. In diesen Fällen entsteht oft eine schwere purulente oder sogar pseudomembranöse Konjunktivitis mit Ulzeration oder sogar Perforation der Kornea. In vielen Entwicklungsländern ist die Masernkeratokonjunktivitis, die mit Volksheilmitteln unzweckmäßig behandelt wurde, die Ursache für die meisten Erblindungsfälle.

Die Konjunktivalabstriche zeigen eine mononukleäre Zellreaktion und Riesenzellen; bei Pseudomembranbildung oder bakterieller Superinfektion herrschen die polynukleären Zellen vor. Da eine spezifische Therapie nicht bekannt ist, stehen palliative Maßnahmen im Vordergrund. Besondere Beachtung erfordern allerdings die bakteriellen Superinfektionen.

Rickettsienkonjunktivitis

Alle für den Menschen pathogenen Rickettsien können auch die Konjunktiva befallen. Die Konjunktiva ist sogar in vielen Fällen die Eintrittspforte, z. B. bei Q-Fieber, Marseille-Fieber (fièvre boutonneuse), murinen Fleckfieber, Rocky-Mountain-Fleckfieber und Fleckfieber.

Q-Fieber

Beim Q-Fieber beobachtet man i. allg. eine massive konjunktivale Hyperämie, selten auch eine Entzündung und Gangrän der Lider.

Die Konjunktivalabstriche zeigen weder Bakterien noch Einschlußkörper, die zelluläre Reaktion ist hauptsächlich polymorphkernig. Die Diagnose kann durch die Komplementbindungsreaktion und die Weil-Felix-Reaktion gesichert werden.

Die systemische Behandlung mit Tetracyclinen oder Chloramphenicol führt zur Heilung.

Marseille-Fieber (Fièvre Boutonneuse)

Die Konjunktivitis beim Marseille-Fieber hat eine ulzerative oder granulomatöse Form und erzeugt einen deutlich sichtbaren präaurikulären Lymphknoten. Man zählt die Erscheinung zum okuloglandulären Syndrom von Parinaud. Die Konjunktivitis erscheint i. allg. 5–6 Tage vor den Allgemeinsymptomen.

Murines Fleckfieber (endemischer Typhus), Zeckenbiß-Fleckfieber, (Rocky-mountain-spotted-fever)

Die Konjunktivitis bei diesen Rickettsienerkrankungen ist in der Regel mild. Sie zeigt konjunktivale Hyperämie und Photophobie, evtl. eine leichte katarrhalischen Exsudation.

Fleckfieber (Läusetyphus, Typhus exanthematicus)

Die Konjunktivitis beim Fleckfieber zeigt konjunktivale Hyperämie und auch subkonjunktivale Blutungen. Die konjunktivale Reaktion ist mäßig. Zusammen mit den Hauteruptionen der Krankheit können auch auf der Konjunktiva kleine rote ovale Flecken auftreten.

Konjunktivitis bei Pilzerkrankungen

Konjunktivitis durch Candida

Die Konjunktivitis durch Candida kommt selten beim Neugeborenen vor und bildet weiße Auflagerungen auf der Bindehaut, welche fälschlicherweise als Pseudomembranen interpretiert werden können. Oft besteht eine gewisse Exsudation. Beim Erwachsenen herrscht das Bild der Candidablepharitis vor, die von einer ulzerativen oder granulomatösen Konjunktivitis begleitet sein kann. In seltenen Fällen erfolgt auf diese Weise eine Narbenbildung in der Bindehaut.

Die Abstriche zeigen eine polymorphkernige zelluläre Reaktion. Die Candidapilze wachsen problemlos auf Blutagar oder Sabouraud-Nährmedium. Man erkennt sie leicht als Sproßpilze in der Hefeform oder seltener als Pseudohyphen.

Die Pilze reagieren empfindlich auf Amphotericin B (3–8 mg/ml) in wäßriger (nicht physiologischer) Lösung oder auf dermatologische Nystatinpräparate (100000 E/g) 4- bis 6mal täglich. Die Salbe muß sorgfältig appliziert werden, damit sie tatsächlich in den Konjunktivalsack gelangt und sich nicht nur an den Lidrändern anhäuft.

Konjunktivitis bei Sporotrichum schenckii

Gelegentlich befällt Sporotrichum schenckii die Konjunktiva allein oder in Zusammenhang mit einer granulomatösen Erkrankung der Lider. Die Bindehaut zeigt kleine, gelbe, ulzerierte Granulome. Dazu gehört ein deutlich sichtbarer präaurikulärer Lymphknoten (okuloglanduläres Syndrom von Parinaud). Der Krankheitsprozeß folgt den lymphatischen Bahnen am Lid und führt zur Ulzeration. Man infiziert sich meistens durch Verletzung an einem Dornengestrüpp.

Bei der mikroskopischen Untersuchung des Materials aus den Granulomen findet man grampositive, zigarrenförmige Konidien (Sporen). Die Allgemeinbehandlung mit Jod ist erfolgreich, obwohl die Pilze in vitro nicht jodempfindlich sind.

Konjunktivitis bei Rhinosporidium seeberi

Rhinosporidium seeberi zeigt manche Charakteristika der Pilze, konnte aber noch nie kultiviert werden. Bei Augenbefall werden die Konjunktiven, der Tränensack, die Lider, die Canaliculi und die Sklera befallen.

Als typische Veränderung gilt ein polypenartiges Granulom, welches von der Conjunctiva tarsi oder bulbi oben oder unten ausgeht. Es handelt sich um schmerzlose, weiche, rötliche Auswüchse mit weißen Flecken an der Oberfläche. Die Patienten bemerken oft den kleinen Tumor, welcher bei der geringsten Verletzung blutet. Die übrige Bindehaut erscheint normal, es gibt auch keine vergrößerten Lymphknoten.

Die histologische Untersuchung zeigt ein Granulom mit großen Kugeln, welche Tausende von Endosporen enthalten. Die Behandlung besteht ganz einfach in der Exzision und Kauterisation des Granuloms an der Basis.

Kokzidioidomykose (San-Joaquin-Valley-Fever)

Coccidioides immitis ist eine seltene Ursache für eine granulomatöse Konjunktivitis mit massiver Vergrößerung des präaurikulären Lymphknotens (okuloglanduläres Syndrom von Parinaud). Oft kommt es zu mukopurulenter Sekretion und bisweilen entsteht eine dünne, durchsichtige Pseudomembran. Die Granulome sind erhaben, indolent und ausgebreitet. Innerhalb der rötlichen Vorwölbungen erscheinen Stellen mit lokalisierter Nekrose. Ein Primäraffekt am Auge wurde nie beobachtet. Vielmehr stellt die Konjunktivitis eine Metastase der pulmonären Primärinfektion dar. Bei der disseminierten Kokzidioidomykose ist die Haut (auch die Lidhaut) häufiger betroffen als die Konjunktiven.

Die Primärerkrankung verläuft wie ein grippaler Infekt mit Fieber, Abgeschlagenheit, Husten, Gliederschmerzen und nächtlichen Schweißausbrüchen. Die dunkle Rasse wird stärker befallen als die helle, besonders empfindlich sind die Filippinos. Nur in seltenen Fällen kann der Körper den Primäraffekt nicht abgrenzen, worauf es zur Dissemination kommt.

Niedrige Titer der komplementbindenden Antikörper (weniger als 1:16) sprechen für eine begrenzte Ausdehnung der Krankheit. Titer über 1:16 weisen auf eine allgemeine Dissemination mit schlechter Prognose hin.

Die histologische Untersuchung zeigt Granulome, welche doppelwandige Kugeln enthalten, die mit Endosporen gefüllt sind. Auf dem Sabouraud-Nährboden wachsen die Kolonien watteartig.

Die Behandlung mit Amphotericin B allgemein hat bisher die besten Ergebnisse gebracht, doch hofft man jetzt auf den Transferfaktor. In leichteren Fällen ist nur eine palliative Behandlung notwendig.

Parasitäre Konjunktivitis

Onchozerkose

Die Onchozerkose ist heute weltweit für zahlreiche Fälle von Blindheit verantwortlich und steht in der Bedeutung anderer Geißeln der Menschheit, wie Trachom oder Vitamin-A-Mangel, nur wenig nach. Die Krankheit ist eine chronische Infektion mit dem Parasit Onchocerca volvulus. Sie ist endemisch in den tropischen Zonen von Afrika und in vielen Ländern von Mittel- und Südamerika (Mexico, Guatemala, Venezuela, Kolumbien). Die Infektion mit den Parasiten geschieht durch den Biß infizierter Fliegen des Stammes Simulium, welche nur an rasch fließenden Strömen gedeihen. Daher kommt auch der Name „Flußblindheit".

Die Mikrofilarien werden aus der Haut des menschlichen Wirtes beim Biß auf das weibliche Simulium übertragen. Die Larven entwickeln sich im Innern der Fliege während 6–12 Tagen. Nach dieser Zeit sind sie infektiös und wandern ins Labium der Fliege, um beim nächsten Biß wiederum auf einen menschlichen Wirt übertragen zu werden. Im Menschen durchlaufen die Larven einen Reifeprozeß über 12–18 Monate, bis sie das Endstadium der Filarien erreichen, sich in subkutanen Knötchen ansammeln und dort bis 15 Jahre überleben.

Die ausgewachsenen weiblichen Filarien scheiden zahlreiche Mikrofilarien aus, die auch ins Auge wandern und zahlreiche entzündliche Vorgänge im vorderen Augensegment verursachen. Man hat lebende Mikrofilarien in der Vorderkammer beobachtet; die Augenkomplikationen sind Konjunktivitis, Keratitis, chronische Uveitis, Katarakt, seltener auch Chorioretinitis und Neuritis N. optici. Die Augenerkrankungen werden also ausgelöst durch eine direkte Invasion der Mikrofilarien und die Gewebsreaktionen, die sie in lebendem und totem Zustand verursachen.

Die Diagnose gelingt durch den Nachweis der Mikrofilarien in einem Hautstück, welches in Salzlösung zerzupft wurde oder im Aspirationsmaterial aus einem Knötchen.

Die Behandlung mit Diäthylkarbamazinzitrat (Hetrazan) zerstört die Filarien; es muß aber mit fieberhaften allergischen Reaktionen auf das Medikament sowie auf die untergehenden Würmer gerechnet werden, so daß die zusätzliche Gabe von Corticosteroiden oft notwendig wird. Die Exzision von einzelnen Knötchen hat einen gewissen prophylaktischen Wert.

Thelazia californiensis

Der natürliche Lebensraum dieses Rundwurmes ist das Auge des Hundes, es können aber auch die Augen von Katzen, Schafen, Schwarzbären, Pferden und Rotwild befallen werden. Die akzidentelle Übertragung auf den Konjunktivalsack des Menschen ist bekannt.

Beim Hund bleiben die Würmer normalerweise an der Oberfläche der Konjunktiva und führen zu Reizung und Tränenfluß, seltener zu Läsionen des Hornhautepithels. Die Eier werden in den Tränenkanal, in den Konjunktivalsack oder auf die Nickhaut gelegt, so daß der ganze Entwicklungszyklus im Konjunktivalsack und in den Tränenwegen stattfinden kann. Die Übertragung auf andere Tiere erfolgt wahrscheinlich durch Insekten als Zwischenwirt (z.B. Fannia canicularis oder Fannia benjamini).

Die Krankheit wird durch die Entfernung der Würmer aus der Bindehaut mit Wattetupfer und Pinzette erfolgreich behandelt.

Loa-Loa

Loa-Loa ist der typische Augenwurm in Afrika. Er lebt im Bindegewebe von Menschen und Affen, welche das Reservoir bilden. Der ausgewachsene Wurm kann bis 55 mm lang werden. Das Weibchen deponiert die eingescheideten Embryonen (Mikrofilarien) ins Bindegewebe des Wirtes. Von dort wandern sie in die Blutbahn und werden von Mangofliegen und Bremsen, die den Wirt stechen, aufgenommen. Nach 10 Tagen sind die filariformen Larven entwickelt und infektiös und gelangen durch einen erneuten Fliegenbiß wieder auf den Menschen (die Fliegen stechen nur bei Tageslicht, besonders zur Mittagszeit).

Der Wurm wandert ins Bindegewebe des Menschen, wo er während 1 Jahres reift. Während dieser Zeit kann er auch in die Orbita oder unter die Konjunktiva gelangen und Anlaß zu Schmerzen geben. Auch die subkutane Wanderung in die Augenlider ist beschrieben, der Wurm wurde in der Vorderkammer, im Glaskörper und selbst in der Retina nachgewiesen.

Der Befall mit Loa-Loa erzeugt eine Eosinophilie von 60–80%. Die Diagnose wird entweder durch direkte Entfernung eines Wurmes gestellt oder durch den Nachweis der Mikrofilarien im Blut, welches zur Mittagszeit entnommen wurde. Die Allgemeinbehandlung mit Diäthylkarbamazinzitrat (Hetrazan) ist die Therapie der Wahl.

Ascaris lumbricoides (Fleischerkonjunktivitis)

Askaris kann eine seltene Form von heftiger Konjunktivitis auslösen. Wenn Fleischer oder auch Pathologen askarishaltiges Gewebe zerschneiden, kann Gewebsflüssigkeit von diesen Organismen ins Auge spritzen. Darauf setzt eine heftige und sehr schmerzhafte Konjunktivitis ein, welche durch extreme Chemosis und Lidödeme gekennzeichnet ist. Die Behandlung besteht in einer sofortigen gründlichen Spülung des Bindehautsackes.

Trichinella spiralis

Der Parasit verursacht keine eigentliche Konjunktivitis, aber es kommt im Verlauf der allgemeinen Dissemination oft zu einem teigigen Ödem der Lider. Mehr als 50% der Patienten zeigen eine Chemosis, eine blaßgelbliche Schwellung hauptsächlich über dem Rectus externus und internus, weniger prominent gegen den Limbus zu. Die Chemosis kann 1 Woche oder länger dauern, und oft ist die Bewegung der Augen schmerzhaft.

Die Diagnose wird durch positive serologische Tests, positiven Hauttest oder positive Muskelbiopsie gestellt. Es besteht immer eine Eosinophilie von 10–50%.

Die Veränderungen der Konjunktiven erfordern nicht unbedingt eine Behandlung, jedoch lindert Thiabendazol die Symptome und vermindert die Eosinophilie. Der Wert einer allgemeinen Corticosteroidbehandlung ist umstritten.

Schistosoma haematobium (Bilharziose)

Diese parasitäre Erkrankung (Schistosomiasis, Bilharziose) ist in Ägypten endemisch, besonders in der vom Nil bewässerten Region. Besonders bei Män-

nern beobachtet man kleine, weiche, glänzende rotgelbliche Granulome in der Bindehaut. Es bestehen praktisch keine Beschwerden. Die Diagnose wird durch die mikroskopische Untersuchung von Biopsiematerial gestellt. Man sieht ein Granulom mit Lymphozyten, Plasmazellen, Riesenzellen und Eosinophilen, welche die Bilharzieneier in verschiedenen Abbaustadien umgeben.

Die Behandlung besteht in der Exzision der konjunktivalen Granulome sowie in der Allgemeintherapie mit Antimonpräparaten wie Niridazole.

Taenia solium

Der Parasit führt nur selten zur Konjunktivitis. Viel häufiger befällt er die Retina, die Chorioidea oder den Glaskörper und erzeugt das Bild der okulären Zystizerkose. Wenn die Bindehaut befallen ist, beobachtet man i. allg. eine subkonjunktival gelegene Zyste als kugelige Vorwölbung, meist im inneren Winkel des unteren Fornix. Die Zyste ist mit der darunterliegenden Sklera verbunden und führt zu Druckdolenz. Konjunktiva und Lider können Entzündung und Ödem zeigen.

Die Diagnose wird gesichert durch eine positive Komplementbindungsreaktion, den Präzipitintest oder den Nachweis der Organismen im gastrointestinalen Trakt. Eine Eosinophilie ist immer vorhanden.

Die beste Behandlung besteht in der direkten Exzision der Zysten. Der befallene Gastrointestinaltrakt kann mit Niclosamid behandelt werden.

Phthirius pubis (Filzlaus)

Phthirius pubis befällt häufig die Zilien und Lidränder. Die Filzlaus bevorzugt wegen ihrer Größe einen Ort mit weit voneinander entfernt liegenden Haaren, deshalb nistet sie sich sowohl in der Schambehaarung wie auch in den Zilien ein. Die Parasiten scheiden offensichtlich eine reizende Substanz aus (wahrscheinlich Fäzes), welche bei Kindern eine toxische follikuläre und bei Erwachsenen eine stark störende papilläre Konjunktivitis unterhält. Die Lidränder sind meistens gerötet und der Patient klagt über starken Juckreiz.

Die Diagnose wird gestellt durch den Nachweis der ausgewachsenen Läuse oder durch die rundlichen Nissen, welche an die Wimperhaare gekittet sind. Gamma-Benzen-Hexachlorid (Gamene, Kwell) 1% wird nach mechanischer Reinigung auf die Schamhaare und Zilien aufgetragen und führt i. allg. zur Heilung. Es scheint allerdings, daß jegliche Augensalbe an den Lidrändern die Tendenz hat, die Läuse zu ersticken. Man sollte nie vergessen, auch die Familienmitglieder und andere enge Kontaktpersonen mitzuuntersuchen und ggf. zu behandeln.

Fliegenlarven (Okuläre Myiasis)

Der Befall der Konjunktiven mit Fliegenlarven (Oestrus ovis und andere) kommt nur in den Tropen häufig vor. Es scheinen verschiedene Fliegenspezies vorzukommen. Eine leichte Form von Larvenkonjunktivitis (okuläre Myiasis) ist bekannt, bei welcher die Larven im Bindehautsack durch fliegende oder sich absetzende Insekten deponiert werden. Die Symptome bestehen in extremem Juckreiz, Reizung, Augenbrennen und Tränenfluß. Die Konjunktiva ist stark gerötet und enthält zahlreiche längliche weiße Larven, besonders in den Fornices. Die Larven befinden sich besonders in den tiefen Falten der Konjunktiva und sind dort schwer zu entdecken.

Wenn ein Patient von sehr vielen Larven befallen ist, kann die Myiasis zu schweren Nekrosen führen. Die Gewebe der Orbita können total zerstört werden und der Tod kann als Folge der meningealen Beteiligung eintreten, oft schon nach 24–48 h.

Behandlung: Die Larven werden durch Instillation von 10%igen Kokainaugentropfen gelähmt und anschließend direkt entfernt.

Raupenhaare (nodöse Ophthalmie)

In seltenen Fällen gelangen Raupenhaare in den Bindehautsack, wo sie ein oder auch mehrere Granulome erzeugen (Ophthalmia nodosa). Bei mikroskopischer Vergrößerung erkennt man im Zentrum jedes Granuloms einen kleinen Fremdkörper.

Zur Behandlung muß jedes Raupenhaar einzeln entfernt werden. Bleibt ein Haar liegen, kommt es in der Regel zum Durchbruch in die Sklera und in die Aderhaut.

Atopische (allergische) Konjunktivitis

Humorale Hypersensibilitätsreaktionen vom Soforttyp

Heuschnupfenkonjunktivitis

Eine leichte und unspezifische konjunktivale Entzündung geht meistens mit dem Heuschnupfen (allergische Rhinitis) einher. Es handelt sich meistens um Allergien gegen Pollen, Gräser, Tierhaare etc. Der Patient klagt über Juckreiz, Tränen und Rötung der Augen und äußert oft ein Gefühl, als würden seine Augen im umgebenden Gewebe versinken. Man beobachtet eine mäßige Injektion der Conjunctiva palpebrae und Conjunctiva bulbi. Während der aku-

ten Schübe kommt es auch oft zu einer massiven Chemosis (wodurch tatsächlich das Gefühl, die Augen würden im Gewebe versinken, erklärt ist). Oft wird ein zähes Sekret abgesondert, besonders wenn der Patient seine Augen gerieben hat. Im Konjunktivalabstrich findet man einige Eosinophile. Die Konjunktiva zeigt weder Papillen noch Follikel.

Zur Behandlung wird ein Vasokonstriktor während den akuten Phasen eingesetzt (Adrenalinlösung 1:1000 bringt nach lokaler Applikation einen Rückgang von subjektiven Beschwerden und Chemosis innerhalb von 30 min). Kalte Lidkompressen helfen gegen den Juckreiz, auch Antihistaminika per os sind nützlich. Die Erfolge dieser Therapie sind nur vorübergehend. Es kommt immer wieder zu Rückfällen, bis endlich das Antigen eliminiert werden kann. Glücklicherweise nehmen Frequenz und Schweregrad der Anfälle mit zunehmendem Alter ab.

Keratoconjunctivitis vernalis

Diese eher seltene Störung, auch Frühjahrskatarrh genannt, stellt eine bilaterale allergische Krankheit dar. Sie beginnt i. allg. vor der Pubertät und dauert 10–15 Jahre. Bei Knaben ist sie viel häufiger als bei Mädchen. Über die Art eines etwaigen Allergens herrscht immer noch Unklarheit, wenn auch manchmal Patienten mit Conjunctivitis vernalis auch andere allergische Manifestationen aufweisen, wie man sie von der Pollenhypersensibilität her kennt. Die Krankheit kommt im gemäßigten Klima weniger häufig vor als in der Wärme, und ist im kalten Klima praktisch unbekannt. Fast immer kommt es zu Exazerbationen im Frühjahr, Sommer und Herbst, während im Winter relative Ruhe herrscht.

Die Patienten klagen über außerordentlich starken Juckreiz und ein zähes Augensekret. Oft weisen die Familienanamnese sowie die persönliche Anamnese der jungen Patienten auf andere allergische Manifestationen wie Heuschnupfen oder Ekzem hin. Die Konjunktiva nimmt einen milchigweißen Aspekt an, und am unteren Tarsus beobachtet man zahlreiche kleine Papillen. Bei der sog. *palpebralen Form der Keratoconjunctivitis vernalis* zeigt die Konjunktiva des oberen Tarsus oft Riesenpapillen, die wie Pflastersteine aussehen (Abb. 7.17). Jede Riesenpapille ist polygonal begrenzt und oben abgeflacht und enthält ganze Büschel von Kapillaren.

Man kann auch fadenziehendes Konjunktivalsekret und eine feine fibrinöse Pseudomembran (Maxwell-Lyons-Zeichen) beobachten. Bei gewissen Patienten, besonders der schwarzen Rasse, sind die auffälligsten Veränderungen am Limbus lokalisiert, wo man gallertartige Erhebungen (Papillen) beobachtet. Die-

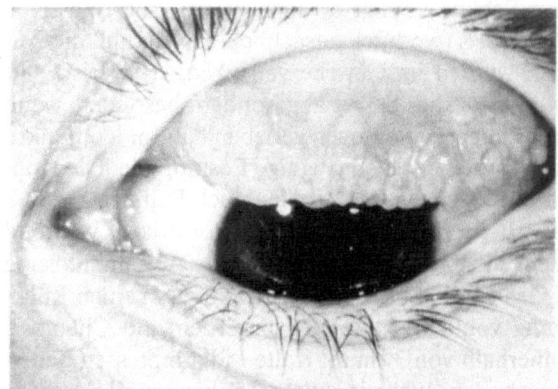

Abb. 7.17. Conjunctivitis vernalis. Pflastersteinartige Riesenpapillen der Conjunctiva tarsi am Oberlid. (Mit freundlicher Genehmigung von P. Thygeson)

se Art der Krankheit wird als die *limbäre Form der Keratoconjunctivitis vernalis* bezeichnet. Ein Pseudogerontoxon (Arcus) wird oft in der Nachbarschaft der limbären Papillen auf der Kornea festgestellt. Die Giemsa-Präparate zeigen massenhaft Eosinophile sowie freiliegende eosinophile Granula.

Bei der palpebralen und limbären Form der Keratoconjunctivitis vernalis beobachtet man oft einen Mikropannus; ein richtiger Pannus ist indessen sehr selten. Eine Vernarbung der Konjunktiva findet nicht statt, es sei denn, der Patient ist mit Kryotherapie, chirurgischer Abtragung der Papillen, Bestrahlung oder anderen schädigenden Prozeduren behandelt worden. Oberflächliche Plaques von ovaler Form können in der Hornhaut entstehen und zu feinen Narben führen. Man beobachtet auch eine typisch angeordnete oberflächliche (epitheliale) Keratitis. Die Hornhautveränderungen sprechen kaum auf die übliche Therapie an.

Behandlung: Die Keratoconjunctivitis vernalis neigt im Prinzip zur Selbstheilung, deshalb sollte man sich davor hüten, einem vorübergehenden Therapieerfolg zuliebe eine bleibende Schädigung am Auge zu riskieren. Die lokale und allgemeine Anwendung von Corticosteroiden lindert zwar den Juckreiz und bessert geringfügig die Hornhautveränderungen, die Nebenwirkungen (Glaukom, Katarakt etc.) können jedoch zu einer schweren irreversiblen Schädigung der Augen führen. Nützlich hingegen sind Vasokonstriktoren, kalte Umschläge und Eisbeutel. Wenn der Patient in einem kühlen Raum schlafen und nach Möglichkeit auch arbeiten kann, bleiben die Beschwerden im Rahmen. Die wirksamste Maßnahme wäre eine Umsiedlung in ein Gebiet mit kälterem Klima. Patienten, welchen dieser Schritt möglich war, fühlen sich viel besser oder sogar völlig beschwerdefrei.

Die Lokalbehandlung mit 2% Dinatriumcromoglycinicum (Opticrom) lindert die konjunktivalen Symptome der Keratoconjunctivitis vernalis und übt auch auf die Hornhautveränderungen einen günstigen Einfluß aus. Nebenwirkungen sind nicht zu befürchten, die Behandlung muß aber mehrere Tage lang durchgeführt werden, bevor sich die ersten Erfolge einstellen. Die Wirkung des Medikamentes liegt allein in der Verhinderung der Ausschüttung von gefäßaktiven Aminen. Schwere Schübe mit übermäßiger Photophobie, welche den Patienten schwerstens behindern, dürfen kurzfristig mit Corticosteroiden lokal behandelt werden, wobei zur Unterstützung auch Vasokonstriktoren und kalte Kompressen gegeben werden. Die anhaltende Behandlung mit Corticosteroiden muß jedoch unbedingt vermieden werden, denn nur allzuoft resultiert daraus eine herpetische Keratitis, eine Katarakt, ein Steroidglaukom oder ein Hornhautulkus durch Pilze oder andere opportunistische Infektionserreger.

Die Desensibilisierung gegen Pollen oder andere Antigene hat sich leider als unwirksam erwiesen. Eine staphylogene Blepharitis oder Konjunktivitis sind häufige Komplikationen, welche nach den gültigen Regeln zu behandeln sind. Rückfälle sind leider die Regel, besonders im Frühjahr und Sommer. Nach etlichen Schüben verschwinden die Papillen aber vollständig und ohne Narbenbildung.

Atopische Keratokonjunktivitis

Patienten mit atopischer Dermatitis (Ekzem) leiden oft auch an atopischer Keratokonjunktivitis. Die Symptome sind Augenbrennen, schleimige Sekretion, Rötung und Lichtscheu. Die Lidränder sind gerötet und die Oberfläche der Konjunktiva erscheint milchig weiß. Man findet feine Papillen, jedoch kaum Riesenpapillen. Wenn solche überhaupt auftreten, dann am Tarsus des Unterlides (ganz im Gegensatz zu den Riesenpapillen der Keratoconjunctivitis vernalis, welche sich am Tarsus des Oberlides befinden). Im späten Verlauf der Krankheit treten nach vielen entzündlichen Schüben auch korneale Komplikationen in Form einer peripheren oberflächlichen Keratitis mit nachfolgender Vaskularisation auf. In sehr schweren Fällen kann die gesamte Hornhaut infolge von Vaskularisationen getrübt und die Sehschärfe dadurch eingeschränkt werden.

Meistens ergeben Familienanamnese oder persönliche Anamnese weitere allergische Manifestationen, wie Heuschnupfen, Asthma oder Ekzem. Die meisten Patienten leiden seit dem 1. oder 2. Lebensjahr unter der atopischen Dermatitis. Häufig sieht man auch Hautveränderungen in den Beugefalten von Handgelenk, Ellbogen und Knie. Die atopische Keratokonjunktivitis zeigt wie die begleitende Dermatitis einen überaus langwierigen Verlauf mit Exazerbationen und Remissionen. Wie bei der Keratoconjunctivitis vernalis besteht auch hier die Tendenz zur Beruhigung im Verlauf des 5. Lebensjahrzehntes.

Die Bindehautabstriche zeigen Eosinophile, allerdings nicht so viele wie bei der Keratoconjunctivitis vernalis. Narbenbildung von Konjunktiva und Kornea kommt häufig vor. Die atopische Katarakt zeigt hintere subkapsuläre oder vordere schalenförmige Trübungen. Keratokonus, Netzhautablösung und Herpes-simplex-Keratitis kommen bei Patienten mit atopischer Keratokonjunktivitis gehäuft vor. Man beobachtet auch viele bakterielle Blepharokonjunktivitiden, meist durch Superinfektion mit Staphylokokken.

Die Behandlung der atopischen Keratokonjunktivitis ist oft sehr unbefriedigend. Jede Sekundärinfektion muß natürlich behandelt werden. Eine kurzfristige lokale Behandlung mit Corticosteroiden führt zwar zu einer subjektiven Besserung, kann aber gefährliche Nebenwirkungen haben. Wie bei der Keratoconjunctivitis vernalis ist Cromolyn (Opticrom) von einigem Wert. In fortgeschrittenen Fällen mit schweren Hornhauttrübungen kann eine Keratoplastik zur Wiederherstellung der Sehfunktion versucht werden.

Riesenpapillenkonjunktivitis (Pseudovernalis)

Eine neue Form von Konjunktivitis mit Riesenpapillen, welche sehr stark der Keratoconjunctivitis vernalis gleicht, kann sich bei Patienten einstellen, welche Augenprothesen oder Kontaktlinsen aus Plastikmaterial tragen. Es handelt sich um eine Überempfindlichkeitsreaktion, wahrscheinlich gegenüber den Bestandteilen des Plastikmaterials, die durch die Tränenflüssigkeit ausgewaschen werden. *Therapie:* Ersatz des Kunststoffmaterials durch Glas für die Augenprothesen und Ersatz der Kontaktlinsen durch Brillengläser.

Verzögerte (zelluläre) Reaktion der Hypersensibilität

Phlyktänulose

Die phlyktänuläre Keratokonjunktivitis stellt eine verzögerte Hypersensibilitätsreaktion gegen mikrobielle Eiweiße dar, z. B. die Proteine von Tuberkelbazillen, Staphylokokken, Candida albicans, Coccidioides immitis oder Chlamydia lymphogranulomatis. Vor nicht zu langer Zeit war die Hauptursache für die Phlyktänulose in der westlichen Welt das Eiweiß des menschlichen Tuberkelbazillus. In Entwicklungsländern ist dies heute noch der Fall, wäh-

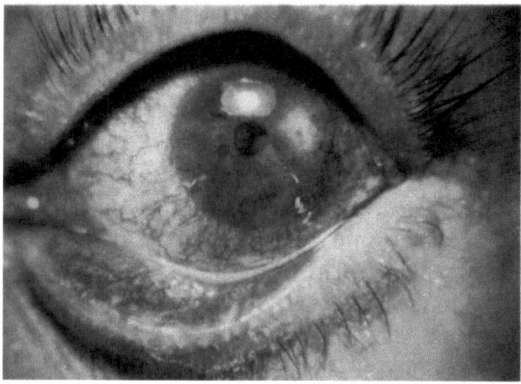

Abb. 7.18. Status nach Phlyktänulosis. Sektorielle vaskularisierte Narbe im temporalen unteren Quadranten der Kornea

rend in den westlichen Staaten heutzutage die meisten Fälle von verzögerter Hypersensibilitätsreaktion auf den Staphylococcus aureus zurückzuführen sind.

Die Phlyktäne beginnt als kleines hartes Knötchen (1–3 mm im Durchmesser), welches deutlich erhaben ist und von einer hyperämischen Zone umgeben wird. Die Phlyktänen am Limbus bilden eine dreieckförmige Injektion mit der Spitze Richtung Kornea (sektorielle Injektion). Bald entwickelt sich ein grauweißes Zentrum, welches ulzeriert und nach 10–12 Tagen abheilt. Die ersten Phlyktänen bei einer Neuerkrankung wie auch bei einem Rückfall entstehen immer am Limbus, später können sie auch auf der Conjunctiva bulbi und noch seltener auf der Conjunctiva tarsi lokalisiert sein.

Im Gegensatz zu der Phlyktäne auf der Konjunktiva, welche problemlos abheilt, führt eine Phlyktäne auf der Kornea immer zu einem amorphen grauen Infiltrat und heilt unter Narbenbildung. Man sieht diese unterschiedliche Reaktion auch bei den limbären Narben, welche sich immer nur in Richtung Kornea entwickeln, die Konjunktiva aber verschonen. So verbleibt eine dreieckige Narbe mit Basis am Limbus, welche auch bei späterer Beurteilung ein wichtiges diagnostisches Zeichen für eine abgelaufene Phlyktänulose darstellt (Abb. 7.18).

Die Phlyktänen der Konjunktiva verursachen meistens nur mäßige Reizung und Tränenfluß. Bei kornealen Phlyktänen kommt ganz charakteristisch eine massive Lichtscheu dazu; besonders heftig ist diese bei den Fällen mit Tuberkelprotein. Die durch Staphylokokken ausgelösten Fälle verlaufen bezüglich Photophobie weniger dramatisch. Die Phlyktänulose wird oft durch eine aktive bakterielle Blepharitis oder Konjunktivitis ausgelöst, besonders bei Patienten mit Mangelernährung. Durch die Hyperämie der aktiven bakteriellen Entzündung kann das auslösende bakterielle Eiweiß in großen Mengen gegen den Limbus transportiert werden. Als Spätfolge der Vernarbung von Phlyktänen tritt oft die noduläre Hornhautdegeneration nach Salzmann auf.

Im histologischen Präparat erscheint die Phlyktäne als eine herdförmige, subepithelial gelegene Infiltration von kleinen Rundzellen. Kommt es zur Ulzeration mit Nekrose und Verschorfung des darüberliegenden Epithels, beherrschen die Polymorphkernigen das Bild. Dieser Ablauf der Vorgänge ist ganz typisch für die verzögerte Hypersensibilitätsreaktion des Tuberkulintypus.

Bei der Phlyktänulose durch Tuberkelprotein oder andere Allgemeininfektionen bringt die Lokalbehandlung mit Corticosteroiden eine dramatische Besserung. Nach 24 h sind die Beschwerden praktisch verschwunden, nach weiteren 24 h sind auch die Phlyktänen nicht mehr sichtbar. Im Gegensatz dazu reagiert die Phlyktänulose durch Staphylokokkenprotein (von einer staphylogenen Konjunktivitis) nur mangelhaft auf Corticosteroide. Die Behandlung muß sich hier gegen die verursachende Krankheit richten, und die Corticosteroide sollten, falls sie überhaupt wirken, nur kurzfristig in akuten Stadien eingesetzt werden. Sehr wichtig ist eine ausgewogene Ernährung, wesentlich ist die Beherrschung einer bakteriellen Konjunktivitis. In Fällen mit schwerer Narbenbildung kann eine Hornhauttransplantation versucht werden.

Leichte Begleitkonjunktivitis bei Kontaktblepharitis

Die Kontaktblepharitis wird ausgelöst durch Atropin, Neomycin oder Breitspektrumantibiotika in Augenmedikamenten. Sie ist meistens begleitet von einer leichten infiltrativen Konjunktivitis, welche Hyperämie, eine leichte papilläre Hypertrophie und wenig schleimige Sekretion aufweist. Die Giemsa-Präparate zeigen nur wenige abgeschilferte Epithelzellen, wenig polymorphkernige und mononukleäre Zellen und keine Eosinophile.

Die Therapie sollte in der Erkennung und Vermeidung des schädigenden Medikaments bestehen. Die Anwendung von lokalen Corticosteroiden kann zwar einen raschen Erfolg bringen, aber die Langzeitbehandlung der Lider mit Steroiden kann zum Steroidglaukom und auch zur Atrophie der Lidhaut mit unschönen Teleangiektasien führen.

Konjunktivitis bei Autoimmunkrankheiten

Keratoconjunctivitis sicca (mit Sjögren-Syndrom)

Das Sjögren-Syndrom besteht aus einer klinischen Trias: Keratoconjunctivitis sicca, Xerostomie und Störungen des Bindegewebes (Arthritis). Die Dia-

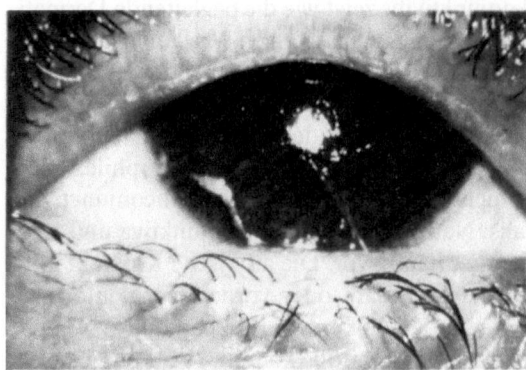

Abb. 7.19. Keratoconjunctivitis sicca. (Mit freundlicher Genehmigung von H. B. Ostler)

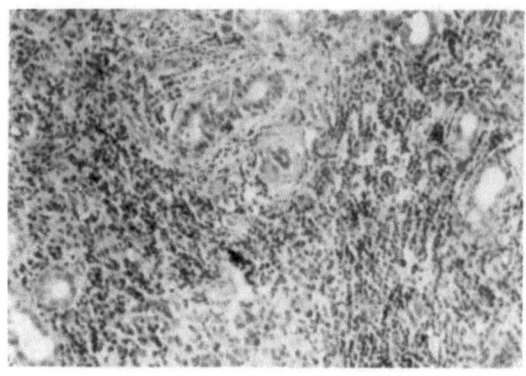

Abb. 7.20. Mononukleäre Infiltration der akzessorischen Speicheldrüsen bei einer Patientin mit Sjögren-Syndrom. (Tabbara et al. 1974)

gnose wird gestellt, wenn mindestens 2 dieser Veränderungen vorliegen. Die meisten Fälle betreffen Frauen während oder nach der Menopause. Seltener sind auch Männer oder jüngere Frauen befallen. Die Tränendrüse ist mit Lymphozyten oder Plasmazellen infiltriert, wobei das Drüsengewebe atrophiert und schließlich untergeht.

Bei der Keratoconjunctivitis sicca beobachtet man nur leichte konjunktivitische Zeichen; die subjektiven Beschwerden der Patienten sind dagegen beträchtlich.

Am Anfang kann auch eine katarrhalische Konjunktivitis auftreten. Auf der Kornea entwickeln sich besonders in der unteren Hälfte fleckförmige Epithelfiguren und Filamente. Der Schmerz nimmt besonders in den Nachmittagsstunden zu, am Morgen sind die Beschwerden viel geringer oder sie fehlen sogar. Der Tränenfilm ist reduziert und enthält oft schleimige Fetzen (Abb. 7.19).

Die Diagnose wird bestätigt durch den Nachweis von Lymphozyten und Plasmazellen in den akzessorischen Speicheldrüsen. Das Material kann durch einen einfachen chirurgischen Eingriff aus der Lippe biopsiert werden (Abb. 7.20).

Die Behandlung besteht in Unterstützung oder Ersatz des Tränenfilms durch künstliche Tränenflüssigkeiten. Man führt auch die Obliteration der Tränenpunkte und die Behandlung unter einer feuchten Kammer durch; vorteilhafter ist es aber, zunächst weniger einschneidende Maßnahmen zu versuchen.

Psoriasis

Obwohl die Hautveränderungen bei Psoriasis vulgaris normalerweise an lichtgeschützten Stellen auftreten, sieht man doch in 10% der Fälle eine Beteiligung der Augenlider. Die Plaques können auch auf die Konjunktiva übergreifen und Reizung, Fremdkörpergefühl und Tränenfluß verursachen. Bei der Psoriasis ist auch eine unspezifische chronische Konjunktivitis mit beträchtlichem schleimigem Sekret bekannt. Selten zeigt die Kornea ein Randulkus oder eine tiefe vaskularisierte Trübung.

Die Veränderungen an Lidern und Konjunktiva kommen und gehen zusammen mit den Hautsymptomen und sind keiner spezifischen Behandlung zugänglich. In seltenen Fällen sind Narbenbildungen der Konjunktiva mit Symblepharon und Trichiasis, Hornhautnarben oder Verschluß des Ductus nasolacrimalis beschrieben worden.

Schleimhautpemphigoid
(okuläres Pemphigoid, Narbenpemphigoid)

Diese Krankheit beginnt i. allg. als unspezifische chronische Konjunktivitis, welche jeglicher Therapie widersteht. Die Konjunktiva kann allein betroffen sein, oft sind aber auch Mund, Nase, Ösophagus, Vulva und Haut mitbeteiligt. Die Konjunktivitis führt zu einer zunehmenden Vernarbung und Obliteration der Fornices, besonders des unteren Fornix (Abb. 7.21). Die Hornhaut wird erst von den Folgeerscheinungen betroffen, wenn aufgrund der obliterierten Fornices der Tränenfilm wegfällt. Bei Frauen verläuft die Krankheit schwerer als bei Männern. Sie befällt die Patienten im mittleren Lebensabschnitt, selten vor dem 45. Lebensjahr. Bei Frauen kann ein rascher Verlauf bis zur Erblindung innerhalb 1 Jahres beobachtet werden. Bei Männern verläuft die Krankheit langsamer, es sind auch spontane Remissionen möglich.

Die Bindehautabstriche können einige Eosinophile zeigen. Eine spezifische Behandlung ist nicht möglich. Man muß mit einem langwierigen Prozeß und einer schlechten Prognose rechnen. Normalerweise kommt es durch vollständige Symblepharonbildung und Austrocknung der Kornea zur Erblindung.

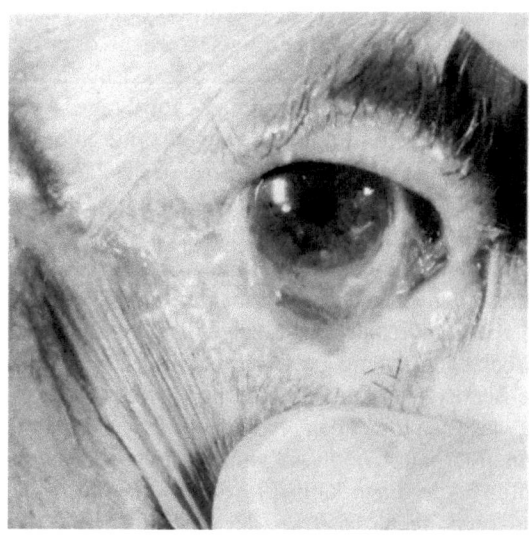

Abb. 7.21. Benignes Schleimhautpemphigoid. (Mit freundlicher Genehmigung von M. Quickert)

Letales Mittellinien-Granulom und Wegener-Granulomatose

Die Wegener-Granulomatose ist wahrscheinlich eine Autoimmunkrankheit. Das Syndrom besteht aus generalisierten nekrotisierenden Granulomen, generalisierter Arteriitis und Glomerulonephritis. Die Glomerulonephritis bildet den Unterschied zum letalen Mittelliniengranulom. In beiden Fällen kommt es zur progressiven Zerstörung der Weichteile und Knochenstrukturen in der Gegend des Ethmoides. Bei der Wegener-Granulomatose kann auch der untere Anteil der Atmungsorgane befallen sein, die Terminalstadien zeigen eine Urämie.

Bei beiden Krankheiten kann ein einziges oder mehrere der folgenden Augensymptome auftreten: Exophthalmus, Chemosis, Expositionskeratitis, Papillitis bei Übergreifen des Prozesses auf die Orbita, Episkleritis, Skleritis, marginale Infiltrationen und Ulzerationen der Hornhaut, Uveitis und Retinitis mit Blutungen und weißen Herden. Die typischen Veränderungen auf der Konjunktiva sind multiple kleine Granulome am Limbus.

Corticosteroide und andere Immunosuppressiva können den Krankheitsverlauf etwas mildern.

Konjunktivitis durch chemisch-physikalische Einflüsse

Iatrogene Konjunktivitis durch Lokalbehandlung

Eine toxische follikuläre Konjunktivitis oder eine infiltrative unspezifische Konjunktivitis mit Narbenbildung werden oft durch die langdauernde Anwendung von Miotika, Jododesoxyuridin oder Neomycin verursacht. Es kommen auch toxische oder reizende Konservierungsmittel oder Vehikelsubstanzen bei sämtlichen Augenmedikamenten in Frage. Auch das bei der Credé-Prophylaxe eingetropfte Silbernitrat erzeugt beim Neugeborenen eine leichte Konjunktivitis. Wenn als Folge einer ständigen Reizung die Tränenproduktion nachläßt, können sich die toxischen Augenmedikamente noch stärker auswirken, da sie nicht mehr verdünnt werden.

Die Konjunktivalabstriche zeigen oft keratinisierte Epithelzellen, wenig Polymorphkernige und selten eine Becherzelle. Die Behandlung besteht im Absetzen des schädigenden Augenmedikaments und, wenn überhaupt nötig, in ganz harmlosen Augentropfen. Allerdings kann die Reaktion der Bindehaut auch nach Absetzen der ursächlichen Noxe noch wochenlang persistieren.

Konjunktivitis als Berufskrankheit
(chemisch-physikalische Noxen)

Säuren, Laugen, Rauch, Durchzug und fast jede reizende Substanz können eine Konjunktivitis auslösen. Besonders erwähnenswert sind Düngemittel, Seife, Deodorants, Haarspray, Tabak, Augenkosmetika (Wimperntusche etc.) und die verschiedensten Säuren und Laugen. In gewissen Gebieten ist der Smog zur häufigsten Ursache für eine leichte Konjunktivitis geworden. Der spezifische Reizstoff im Smog ist noch nicht mit Sicherheit identifiziert worden, es gibt deshalb auch keine gezielte Therapie. Die Augen werden nicht bleibend geschädigt, sie sind aber ständig gerötet und gereizt.

Bei Säureverätzungen werden die Proteine des Gewebes sofort denaturiert (Koagulationsnekrose). Die Laugen hingegen bewirken eine Kolliquationsnekrose und penetrieren rasch in die Tiefe der Gewebe, wo sie verweilen. Je nach Menge und Stärke der eingedrungenen Lauge dauert die Gewebsschädigung noch stunden- bis tagelang an. Verklebung der Conjunctiva bulbi mit der Conjunctiva palpebrae (Symblepharon) und Hornhauttrübungen kommen bei Laugenverätzungen viel häufiger vor. Beide Arten von Verätzungen erzeugen Schmerz, Rötung, Photophobie und Blepharospasmus als Hauptsymptome. Meistens weist die Anamnese auf die Art des chemischen Traumas hin.

Sofortige und ausgiebige Spülung des Bindehautsacks mit viel frischem Wasser (evtl. Kochsalzlösung) stellt bei weitem die wichtigste Maßnahme dar. Feste ätzende Partikel müssen mechanisch entfernt werden. Es ist sinnlos, nach chemischen Antidota zu suchen. Bei extremem Blepharospasmus muß der Zugang zum Konjunktivalsack evtl. durch eine Akinesie des M. orbicularis (Infiltrationsanäs-

thesie) erzwungen werden. Allgemeine Maßnahmen bestehen in kalten Kompressen und 1%igen Atropinaugentropfen. Bei Bedarf sind Schmerzmittel allgemein zu geben. Die Narbenbildung auf der Kornea kann eine spätere Keratoplastik notwendig machen, auch das Symblepharon erfordert manchmal eine plastische Korrektur der Konjunktiva. Die schweren Verätzungen der Kornea haben auch bei Anwendung der chirurgischen Methoden eine schlechte Prognose. Entscheidend ist die sofortige Augenspülung nach dem Unfall, da nur auf diese Weise der späteren Narbenbildung begegnet werden kann.

Konjunktivitis mit unbekannter Ursache

Follikulose

Die Follikulose ist eine weitverbreitete, gutartige bilaterale Veränderung der Konjunktiva ohne Entzündung in Form einer follikulären Hypertrophie. Bei Kindern ist sie häufiger als bei Erwachsenen, es bestehen praktisch keine Beschwerden. Die Follikel sind im unteren Fornix und am unteren Tarsus häufiger als oben. Da die Follikulose ohne begleitende Entzündung oder papilläre Hypertrophie abläuft, kommt es auch nicht zu Komplikationen.

Für die Follikulose gibt es keine Therapie. Die Follikel verschwinden spontan nach 2–3 Jahren. Die genaue Ursache ist unbekannt, oft ist die Follikulose nur eine Manifestation einer allgemeinen adenoiden Hypertrophie.

Chronische follikuläre Konjunktivitis
(Waisenkinderkonjunktivitis, Axenfeld-Konjunktivitis)

Diese beidseitig auftretende und übertragbare Kinderkrankheit zeigt zahlreiche Follikel auf der oberen und unteren Conjunctiva tarsi. Es besteht eine leichte Sekretion und Entzündung ohne Komplikationen. Alle Behandlungsversuche schlagen fehl, nach 2 Jahren kommt es aber zur spontanen Abheilung. Möglicherweise handelt es sich um eine Infektion mit Chlamydien.

Okuläre Rosazea

Die Acne rosazea im Augenbereich ist eine eher seltene Komplikation des Hautleidens und kommt beim hellen Hauttyp häufiger vor. Sie verläuft meist in Form einer Blepharokonjunktivitis, die Kornea kann aber auch betroffen sein. Man beobachtet eine mäßige Injektion und Reizung, oft auch eine begleitende staphylogene Konjunktivitis. Die Blutgefäße der Lidränder sind erweitert und die Bindehautgefäße zeigen besonders im Lidspaltenbereich eine Hy-

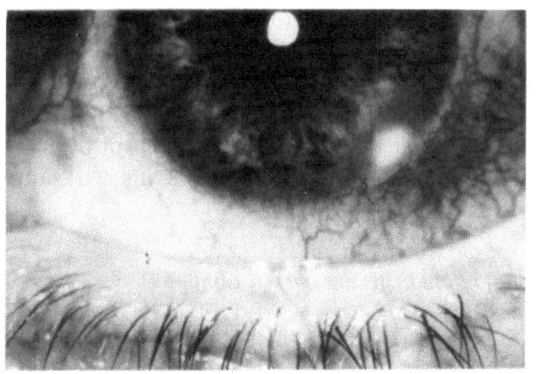

Abb. 7.22. Konjunktivitis mit Hornhautinfiltration bei einem Patienten mit Acne rosacea. (Mit freundlicher Genehmigung von H. B. Ostler)

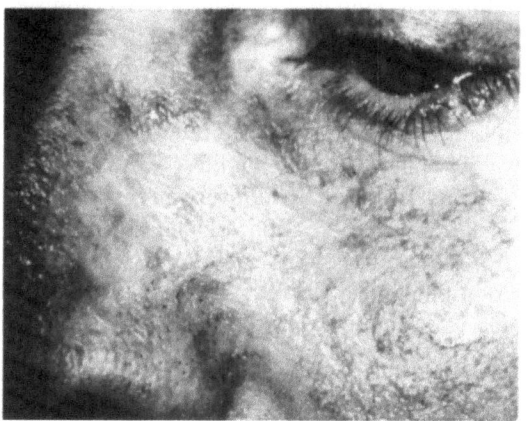

Abb. 7.23. Hautveränderungen bei Acne rosacea. (Mit freundlicher Genehmigung von H. B. Ostler)

perämie. Seltener kommt es zu einer nodulären Konjunktivitis mit kleinen grauen Knötchen auf der Conjunctiva bulbi – insbesondere in Limbusnähe – die ulzerieren. Diese Knötchen unterscheiden sich von den Phlyktänen dadurch, daß auch nach ihrer Abheilung die erweiterten Gefäße persistieren.

Im histologischen Präparat zeigen die Knötchen Lymphozyten und Epithelzellen. Es kommt auch zur Ulzeration und Vaskularisation an der Hornhautperipherie, die Keratitisherde haben oft eine schmale Basis am Limbus und eine breitere Ausdehnung gegen die Hornhautmitte zu. Der Pannus in der Kornea ist oft sektoriell oder keilförmig (Abb. 7.22 u. 7.23).

Die Behandlung der okulären Rosazea besteht in der Vermeidung von Alkohol und heißen und stark gewürzten Speisen und Getränken. Man will dadurch eine weitere Dilatation der Gefäße im Gesichtsbereich vermeiden. Eine begleitende Staphylokokkeninfektion sollte unbedingt behandelt werden. Eine Kur mit Tetracyclinen allgemein wirkt oft sehr günstig, besonders wenn die Behandlung mit sehr

kleinen Dosen über längere Zeit weitergeführt wird. Die Krankheit ist chronisch, Rückfälle sind häufig und der Behandlungserfolg läßt oft zu wünschen übrig. Solange die Kornea nicht beteiligt ist, besteht keine Gefahr für die Sehkraft. Leider greift aber die Krankheit früher oder später doch auf die Hornhaut über, so daß im Verlauf der Jahre der Visus immer stärker leiden kann.

Erythema multiforme (majus und minus)

Das Erythema multiforme majus (Stevens-Johnson-Syndrom) befällt die Schleimhäute und die Haut. Die Hautveränderungen bestehen in erythematösen, urtikariell-bullösen Eruptionen, die plötzlich auftreten und oft symmetrisch angeordnet sind. Am Auge ist eine bilaterale Konjunktivitis, meist mit Bildung von Pseudomembranen, die häufigste Erscheinungsform. Die Patienten klagen über Schmerzen, Rötung, Sekretion und Photophobie. Die Kornea wird erst später betroffen, wobei Vaskularisation und Narbentrübung die Sehkraft schwer beeinträchtigen können. Das Stevens-Johnson-Syndrom kommt vorwiegend bei jungen Patienten vor, ein Befall nach dem 35. Lebensjahr ist überaus selten.

Die Kulturen zeigen kein bakterielles Wachstum. Im Bindehautabstrich sieht man vorwiegend polymorphkernige Zellen. Man glaubt, daß Corticosteroide allgemein den Verlauf der Allgemeinkrankheit bessern, die Augenkomplikationen werden aber durch eine solche Behandlung kaum beeinflußt. Sorgfältige Spülung des Bindehautsackes zur Entfernung der angehäuften Sekrete ist nützlich, auch die Anwendung von künstlicher Tränenflüssigkeit kann helfen. Neu aufgetretene Verklebungen in den Fornices der Bindehaut (Symblepharon) werden durch tägliche Behandlung mit dem Glasspatel gelöst. Durch die Vernarbung der Konjunktiva kann es zu Entropium und Trichiasis kommen, was entsprechende therapeutische Maßnahmen verlangt. Die Lokaltherapie mit Corticosteroiden ist wahrscheinlich nutzlos, bei protrahierter Anwendung kann sogar die Ulzeration und Perforation der Kornea begünstigt werden.

Die akute Phase des Stevens-Johnson-Syndroms dauert in der Regel 6 Wochen. Die Folgeerscheinungen am Auge jedoch, nämlich Vernarbung der Bindehaut, Verlust der Tränenflüssigkeit, Komplikationen durch Entropium und Trichiasis können zu einem langwierigen Krankheitsverlauf führen. Zudem neigt die Kornea zur progressiven Narbenbildung (Abb. 7.24). Eigentliche Rückfälle sind aber selten.

Das Erythema multiforme minus kommt als Komplikation einer katarrhalischen Konjunktivitis mit Tränenfluß und schleimigem Sekret vor. Die Patien-

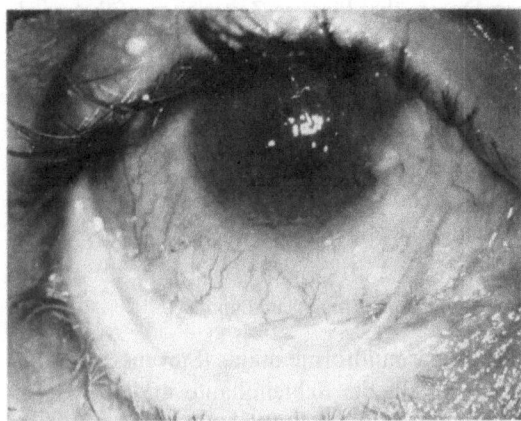

Abb. 7.24. Spätfolgen beim Stevens-Johnson-Syndrom: Vernarbung und Verhornung von Konjunktiva und Kornea. (Mit freundlicher Genehmigung von P. Thygeson)

ten klagen besonders über gereizte Augen, Rötung und Ausfluß. Die Konjunktivitis heilt spontan ab; sie kann aber rezidivieren, wenn die Hauteruptionen wiederkehren, normalerweise im Frühjahr und Herbst. Die Bindehautabstriche zeigen eine polymorphkernige zelluläre Reaktion. Die bakteriellen Kulturen fallen negativ aus.

Die Ursache der Krankheit ist unbekannt. Sie kann jedoch durch Herpes-simplex-Infektionen, durch Antibiotika und besonders durch Sulfonamide ausgelöst werden.

Das Erythema multiforme minus heilt spontan ab, wobei die Veränderungen der Konjunktiva zusammen mit den Hauteffloreszenzen verschwinden. Zur Behandlung der Hautkrankheit werden oft Corticosteroide allgemein gegeben. Im Gegensatz zu den Augenkomplikationen beim Erythema multiforme majus bleiben die Konjunktiva ohne Narben, und die Kornea ohne Trübungen.

Dermatitis herpetiformis

Diese seltene Hautkrankheit bildet Gruppen von erythematösen, papulovesikulären, vesikulären oder bullösen Eruptionen in symmetrischer Anordnung. Es besteht eine Prädilektion für die hintere Axillärfalte, die Sakralgegend, das Gesäß und die Vorderarme. Der Juckreiz ist oft massiv. Selten kommt es zur pseudomembranösen Konjunktivitis mit Bildung von Narben wie beim okulären Pemphigoid. Die Hauteruptionen und auch die Konjunktivitis sprechen i. allg. auf eine Allgemeintherapie mit Sulfonen oder Sulfapyridin an.

Epidermolysis bullosa

Diese seltene Erbkrankheit zeigt Vesikeln, Blasen und epidermale Zysten. Meistens sind sie auf den

Streckseiten der Gelenke lokalisiert sowie auf anderen Körperpartien, die mehr einer Traumatisierung ausgesetzt sind. Die schwere dystrophische Form kann auch zu Narbenbildung der Bindehaut führen, ähnlich wie bei der Dermatitis herpetiformis und beim okulären Pemphigoid. Es ist keine wirksame Therapie bekannt.

Keratokonjunktivitis des oberen Limbus
(Morbus Thygeson)

Diese Keratokonjunktivitis befällt den oberen Tarsus und die obere Zirkumferenz des Limbus. Die Patienten klagen über Reizung und Hyperämie. Bei der Untersuchung findet man eine papilläre Hypertrophie am oberen Tarsus, eine Injektion der Conjunctiva bulbi oben, eine Verdickung und Keratinisierung oben am Limbus, eine epitheliale Keratitis und immer wieder auftretende Filamente sowie einen Mikropannus von oben her. Die Abstriche vom oberen Limbus zeigen keratinisierte Epithelzellen.

In etwa 50% aller Fälle konnte diese Krankheit mit einer Dysfunktion der Schilddrüse in Zusammenhang gebracht werden. Zur lokalen Behandlung kann 0,5%- oder 1%iges Silbernitrat auf den elektropionierten oberen Tarsus aufgetragen werden, welcher dann sofort in die normale Stellung gebracht wird und somit das Medikament auch an den oberen Limbus bringt. Dies bewirkt eine Abschilferung der keratinisierten Zellen, worauf ein beschwerdefreier Zeitraum von 4–6 Wochen folgt. Die Behandlung darf wiederholt werden. Komplikationen sind nicht bekannt. In der Regel dauert die Krankheit über 2–4 Jahre an.

Konjunktivitis lignosa

Es handelt sich um eine bilaterale chronisch-rezidivierende pseudomembranöse oder membranöse Konjunktivitis. Sie beginnt im Kindesalter, meistens bei jungen Mädchen, und kann oft jahrelang dauern. Oft kommt es zur Ausbildung von Granulomen, und die Lider können sich ganz hart anfühlen. Eine wirksame Behandlung ist nicht bekannt.

Reiter-Syndrom

Das Syndrom besteht aus der bekannten Trias: unspezifische Urethritis, Arthritis und Konjunktivitis oder Iritis. Die Krankheit kommt bei Männern viel häufiger vor. Die Konjunktivitis ist vom papillären Typ und meistens beidseitig. Die Bindehautabstriche enthalten polymorphkernige Zellen. Die bakteriellen Kulturen zeigen kein Wachstum. Die Arthritis befällt meist die großen, stark belasteten Gelenke. Eine wirksame Behandlung ist nicht bekannt. Es besteht ein Zusammenhang mit HLA-B27. Möglicherweise handelt es sich um eine Chlamydien-Infektion.

Mukokutanes Lymphknotensyndrom
(Kawasaki-Krankheit)

Diese Krankheit mit immer noch unbekannter Ursache wurde erstmals 1967 in Japan beschrieben. Die Diagnose geschieht nach 6 Punkten:
1) Konjunktivitis,
2) Fieber, das durch Antibiotika nicht gebessert wird,
3) Veränderungen an den Lippen und in der Mundhöhle,
4) induratives Palmar- und Plantarerythem sowie membranöse Abschilferung an den Fingerspitzen,
5) polymorphes Exanthem am Stamm,
6) akute, nicht eitrige Schwellung der zervikalen Lymphknoten.

Die Krankheit kommt fast nur bei Kindern vor der Pubertät vor und hat eine Mortilität von 1–2% wegen Herzversagen. Die Konjunktivitis wird nicht als schwer beschrieben, Hornhautveränderungen wurden nicht beobachtet. Die Behandlung ist rein palliativ.

Konjunktivitis in Zusammenhang mit Allgemeinerkrankungen

Konjunktivitis bei Erkrankungen der Schilddrüse
(endokriner Exophthalmus)

Beim thyreotoxischen und thyreotropen Exophthalmus (Morbus Basedow) erscheint die Bindehaut gerötet und chemotisch, der Patient klagt über starken Tränenfluß. Bei fortschreitender Krankheit kann die Chemosis so weit zunehmen, daß die Konjunktiva durch die Lidspalte herausgepreßt wird.

Die Behandlung richtet sich gegen die Grundkrankheit. Überaus wichtig ist der Schutz der Kornea durch eine indifferente Augensalbe. Bei mangelhafter Bedeckung der Kornea durch die Lider sind ein Uhrglasverband, eine Tarsorrhaphie oder sogar eine Dekompression der Orbita notwendig. Neuerdings wird auch versuchsweise Strahlentherapie angewandt.

Konjunktivitis bei Gicht

Die Patienten klagen oft über ein brennendes Auge während des Gichtanfalls. Die objektiv feststellbare Konjunktivitis ist viel weniger deutlich, als man dies aufgrund der subjektiven Klagen erwarten könnte. Bei der Gicht kommen auch Episkleritis oder Skleritis, Iridozyklitis, Keratitis urica, Glaskörpertrübungen und Retinopathie vor. Die Behandlung richtet sich gegen die Gichtanfälle mit Colchicin oder Allopurinol.

Konjunktivitis bei Karzinoid

Bei den Karzinoidanfällen erscheint die Konjunktiva stark injiziert und zyanotisch aufgrund der Serotoninausschüttung durch die chromaffinen Zellen im Gastrointestinaltrakt. Die Patienten klagen über starkes Augenbrennen während der Anfälle.

Konjunktivitis bei Entzündungen der ableitenden Tränenwege

Konjunktivitis bei Dakryozystitis

Bei der chronischen Dakryozystitis sieht man häufig einseitige und therapierefraktäre Konjunktivitiden durch Pneumokokken, oder perakute purulente Formen durch β-hämolysierende Streptokokken. Die eigentliche Ursache für diese Entzündungen bleibt natürlich unklar, solange die ableitenden Tränenwege nicht untersucht sind.

Konjunktivitis bei Kanalikulitis

Die Infektion der Tränenröhrchen durch Actinomyces israelii oder Candida (oft auch Aspergillus) kann eine einseitige mukopurulente Konjunktivitis lange Zeit hindurch unterhalten. Die eigentliche Ursache der Entzündung wird oft übersehen. Erst die genaue Untersuchung zeigt den entzündlich aufgeworfenen Tränenpunkt mit dem eitrigen Exprimat aus dem Canaliculus. Die mechanische Reinigung des Canaliculus (Kürettage) führt zur Heilung.

Die Bindehautabstriche zeigen hauptsächlich polymorphkernige Zellen. Die Kulturen fallen negativ aus, wenn nicht anaerob untersucht wurde. Candida wächst zwar auf allen üblichen Kulturmedien, die meisten Fälle sind aber durch Actinomyces israelii, welcher ein anaerobes Milieu erfordert, verursacht.

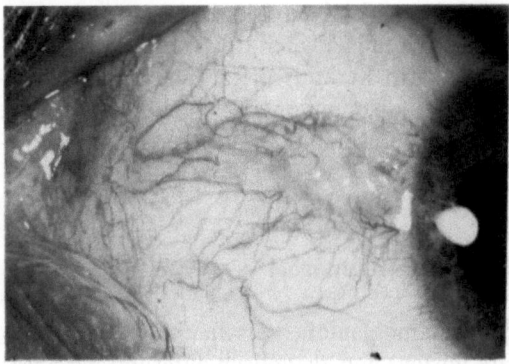

Abb. 7.25. Pinguecula. (Mit freundlicher Genehmigung von A. Rosenberg)

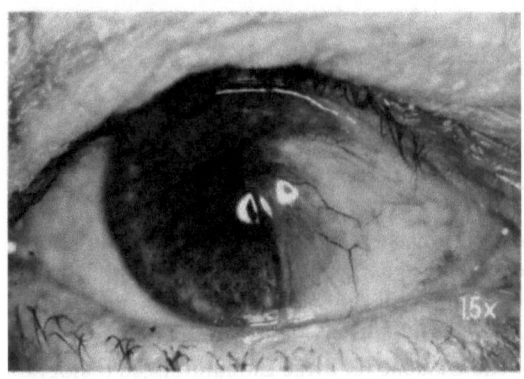

Abb. 7.26. Pterygium, auf die Kornea übergreifend. (Mit freundlicher Genehmigung von G. Mintsioulis)

Degenerative Krankheiten der Bindehaut

Pinguecula

Die Pinguecula kommt fast bei allen erwachsenen Menschen vor. Man sieht sie als gelbliche Erhöhung auf beiden Seiten der Kornea (häufiger nasal) im Bereich der Lidspalte. Die Knötchen enthalten hyalines und degeneriertes elastisches Gewebe und nehmen in ihrer Größe kaum zu. Hingegen entstehen oft Entzündungsschübe, welche das avaskuläre Knötchen deutlicher erscheinen lassen (sog. „Pinguekulitis"). Eine Therapie der Pinguecula ist selten indiziert (Abb. 7.25).

Pterygium (Flügelfell)

Das Pterygium besteht aus einer dreieckigen Bindehautfalte, welche meist von nasal her aus der Gegend der Pinguecula auf die Hornhaut übergreift (Abb. 7.26). Meistens sind beide Augen befallen. Die

auftretende Hornhauttrübung wird von den Patienten oft als Katarakt fehlgedeutet. Man glaubt, daß ein Pterygium durch den Reiz des ultravioletten Lichts entsteht, da es am häufigsten bei Personen vorkommt, die sich oft im Freien aufhalten (Bauern, Hirten, Streckenarbeiter bei der Eisenbahn). Das histologische Bild gleicht dem der Pinguecula. Auf der Kornea wird die Bowman-Membran durch hyalines und elastisches Bindegewebe ersetzt, was zur Narbentrübung führt.

Wenn ein Pterygium sich vergrößert und gegen das Pupillargebiet wächst, sollte mit der chirurgischen Entfernung nicht gewartet werden. Bei der Exzision wird auch ein kleines Stück der noch nicht befallenen Kornea mitentfernt, der Defekt der Bindehaut wird plastisch gedeckt. Rückfälle können oft vermieden werden, wenn die Patienten im Freien eine Schutzbrille tragen.

Weitere Störungen der Konjunktiva

Lymphangiektasie

Bei der Lymphangiektasie beobachtet man kleine, durchsichtige gewundene und scharf abgegrenzte Bläschen in der Konjunktiva. Es handelt sich dabei lediglich um erweiterte Lymphgefäße, eine Behandlung ist nicht notwendig. Nur bei ausgedehnter Entwicklung kann aus kosmetischen oder anderen Gründen eine Exzision oder Kauterisation wünschenswert werden.

Kongenitales konjunktivales Lymphödem

Diese seltene Krankheit kann einseitig oder beidseitig auftreten und besteht in einer massiven roten Verdickung der Conjunctiva bulbi. Da die Veränderung schon beim Neugeborenen sichtbar ist, denkt man an einen kongenitalen Ausfall des lymphatischen Abflusses aus der Konjunktiva. Die Veränderungen wurden auch beim chronischen hereditären Lymphödem der unteren Extremitäten (Milroy-Syndrom) beobachtet und mit dieser Krankheit in direkten Zusammenhang gebracht.

Zystinose

Die Zystinose ist eine seltene kongenitale Störung des Aminosäurenhaushaltes und führt zu ausgedehnter intrazellulärer Ablagerung von Zystinkristallen in allen Geweben, auch in der Konjunktiva und Kornea. Man unterscheidet 3 Typen: den kindlichen, jugendlichen und erwachsenen Typ. Die Lebenserwartung bei den ersten 2 Formen ist herabgesetzt.

Subkonjunktivale Blutung (Hyposphagma)

Diese häufig beobachtete Störung kann in jedem Lebensalter spontan auftreten und ist meistens einseitig. Der Patient ist durch die plötzliche Ausbreitung des gut sichtbaren Blutergusses oft beunruhigt. Die Blutung entsteht durch Ruptur von kleinen Bindehautgefäßen, und kann durch Reiben, Husten, Pressen oder heftiges Niesen ausgelöst werden.
Der Bluterguß wird in 2–3 Wochen spontan resorbiert. Die beste Behandlung besteht in der Beruhigung des Patienten.
In seltenen Fällen werden rezidivierende bilaterale Konjunktivalblutungen beobachtet. In solchen Fällen sollte eine hämatologische Krankheit ausgeschlossen werden.

Ophthalmia neonatorum

Der Begriff der Ophthalmia neonatorum umfaßt im weiteren Sinne jegliche Infektion der Konjunktiva beim Neugeborenen. Im engeren und mehr gebräuchlichen Sinn wird er für die Gonokokkeninfektion gebraucht, welche durch Infektion des Kindes durch das mütterliche Zervikalsekret beim Durchtritt durch den Geburtskanal erfolgt. Da die Infektabwehr beim Neugeborenen aber noch unvollständig ist, können zahlreiche Bakterien (auch das Herpesvirus Typ 2) aus dem mütterlichen Genitaltrakt zur Augenentzündung führen. Nicht zuletzt aus Gründen der ärztlichen Haftpflicht sollten alle Fälle von Ophthalmia neonatorum durch Beurteilung des Exsudates, durch Epithelabstriche und durch Kulturen ätiologisch richtig abgeklärt werden. Bei der klinischen Diagnose spielt der Zeitpunkt des ersten Auftretens eine wichtige Rolle. Die beiden wichtigsten Formen – die gonorrhoische Ophthalmie und die Einschlußkörperblenorrhö – haben nämlich eine sehr verschiedene Inkubationszeit. In der Regel beträgt sie für die Gonokokken 2–3 Tage, für die Chlamydien jedoch 5–12 Tage. Die dritte wichtige Infektionsmöglichkeit aus dem Geburtskanal ist durch das Herpesvirus Typ 2 gegeben. Die Keratokonjunktivitis beginnt nach 2- bis 3tägiger Inkubationszeit und kann im Falle einer generalisierten Ausbreitung zu einer überaus schweren Krankheit werden.

Die Credé-Prophylaxe mit 1%igem Silbernitrat schützt nur gegen die gonorrhoische Ophthalmie, aber leider nicht gegen die Einschlußkörperblenorrhö oder die herpetische Infektion. Die leichte Reizung der Konjunktiva durch das Silbernitrat spielt keine Rolle und verschwindet rasch, vorausgesetzt, daß nicht zuviel Silbernitrat appliziert wurde. Ob das Silbernitrat durch Penicillin oder andere Antibiotika ersetzt werden sollte, steht heute noch zur Diskussion.

Okuloglanduläres Syndrom (Parinaud-Syndrom)

Bei dieser Gruppe besteht in der Regel eine einseitige Infektion der Konjunktiva, begleitet von subfebrilen Temperaturen und einem deutlich sichtbaren präaurikulären Lymphknoten. Auf der Bindehaut bilden sich einzelne oder mehrere Granulome. Das Syndrom wird durch die verschiedensten Erreger hervorgerufen: Mycobacterium tuberculosis, Treponema pallidum, Francisella tularensis, Leptotrichia buccalis, Pasteurella (Yersinia) pseudotuberculosis, Chlamydia lymphogranulomatis[5], Coccidioides immitis etc. Weitaus am häufigsten ist die Infektion mit Leptotrichia buccalis (bis zu 90% der Fälle).

Leptotrichosis der Bindehaut
(Parinaud-Konjunktivitis im engeren Sinne)

Es handelt sich um eine langdauernde, aber gutartige granulomatöse Konjunktivitis bei Kindern, welche in engem Kontakt mit Katzen leben. Leptotrichia kommt beim Menschen häufig, bei der Katze sogar obligatorisch in der Mundhöhle vor. Man nimmt an, daß die Infektion der Konjunktiven der Kinder durch den Speichel der Katzen erfolgt, entweder durch direkte Übertragung mit den Fingern oder durch Speichelrückstände auf dem Kopfkissen. Die kleinen Patienten sind nicht schwer krank, haben aber subfebrile Temperaturen und entwickeln sehr große präaurikuläre Lymphknoten und ein oder mehrere konjunktivale Granulome (Abb. 7.27). Es kommt auch zu herdförmigen Nekrosen und Ulzerationen. Die stäbchenförmigen Mikroorganismen können in Giemsa-Präparaten aus den nekrotischen Stellen oder in histologischen Präparaten leicht erkannt werden.
Die Behandlung besteht in der Exzision der konjunktivalen Knötchen, wobei im Fall von solitären Knötchen die Heilung eintritt. Die Krankheit heilt an sich nach 2–3 Monaten spontan aus. Durch die Gabe von Breitspektrumantibiotika läßt sich der

---

[5] Siehe Kasten auf S. 68

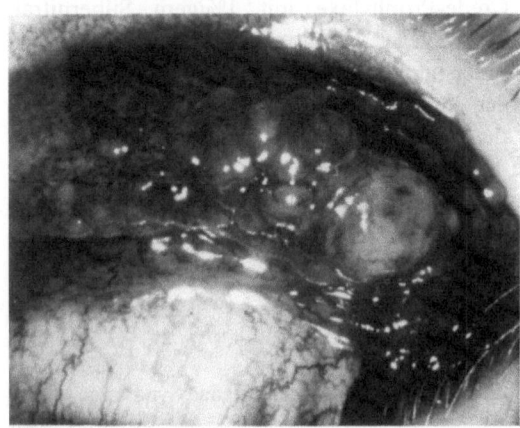

Abb. 7.27. Granulom der Konjunktiva. (Mit freundlicher Genehmigung von P. Thygeson)

Verlauf abkürzen. Die vergrößerten Lymphknoten zeigen keine Tendenz zur Eiterung.

Konjunktivitis bei Neoplasmen (Maskierungssyndrom)

Bei oberflächlicher Untersuchung kann ein Neoplasma der Konjunktiva oder der Lidränder oft als chronische infektiöse Konjunktivitis oder Keratokonjunktivitis fehldiagnostiziert werden. Man spricht vom Maskierungssyndrom, da der verursachende Tumor oft nicht erkannt wird. Es handelt sich um folgende Neoplasmen: Karzinom der Meibom-Drüsen, Karzinom der Konjunktivalkapillaren, Konjunktivalkarzinom in situ, Molluscum contagiosum, infektiöses Papillom der Konjunktiva sowie Verruca vulgaris. Eine auf der Lidkante gelegene Verruca oder ein Molluscum contagiosum können toxisches Material ausscheiden, welches eine chronische Konjunktivitis, Keratokonjunktivitis oder auch Keratitis unterhält.

Literatur

Allansmith MR, Hahn GS, Simon MA (1976) Tissue, tear, and serum IgE concentrations in vernal conjunctivitis. Am J Ophthalmol 81:506

Allansmith NR, Korb DR, Greiner JV et al. (1977) Giant papillary conjunctivitis in contact lens wearers. Am J Ophthalmol 83:697

Armstrong JH, Zacarias F, Rein MF (1976) Ophthalmia neonatorum: A chart review. Pediatrics 57:884

Baker DA, Phillips A (1979) Fatal hand-foot-and-mouth disease in an adult caused by coxsackievirus A7. JAMA 242:1065

Bergey's Manual of Determinative Bacteriology (1957) Williams & Wilkins, Baltimore

Dawson CR (1960) Epidemic Koch-Weeks conjunctivitis and trachoma in the Coachella Valley of California. Am J Ophthalmol 49:801

Dawson CR, Darrell R (1963) Infections due to adenovirus type 8 in the United States. 1. An outbreak of epidemic keratoconjunctivitis originating in a physician's office. N Engl J Med 268:1031

Dawson CR, Hanna L, Wood TR et al. (1970) Adenovirus type 8 keratoconjunctivitis in the United States. 3. Epidemiologic, clinical and microbiologic features. Am J Ophthalmol 69:473

Dawson CR, Daghfous T, Messadi M et al. (1976) Severe endemic trachoma in Tunisia. Br J Ophthalmol 60:245

Dodd MJ, Pusen SM, Green R (1978) Adult cystinosis: A case report. Arch Ophthalmol 96:1054

Drug and Therapeutic Information (1970) Prophylaxis of gonococcal ophthalmia. Med Lett Drugs Ther 12:38

Fahmy JA, Moller S, Bentzon MW (1974) Bacterial flora of the normal conjunctiva. (Part 1). Acta Ophthalmol 52:786

François J, Hollwich F (1977) Augenheilkunde in Klinik und Praxis, Bd. 1. Thieme, Stuttgart New York

Friedlaender M, Allansmith MR (1975) Ocular allergy. Ann Ophthalmol 7:1171

Hales RH, Ostler HB (1973) Newcastle disease conjunctivitis with subepithelial infiltrates. Br J Ophthalmol 57:694

Hanna L, Merrigan TC, Jawetz E (1967) Effect of interferon on tric agents and induction of interferon by tric agents. Conference on trachoma and allied diseases. Am J Ophthalmol 63:1115

Hogan MJ (1952) Atopic keratoconjunctivitis. Trans Am Ophthalmol Soc. 50:265

Jarudi N, Golden B, Hoyme J et al. (1975) Comparison of antibiotic therapy in presumptive bacterial conjunctivitis. Am J Ophthalmol 79:790

Kawasaki T (1967) Acute febrile mucocutaneous syndrome with lymphoid involvement with specific desquamation of fingers and toes in children: Clinical observation of 50 cases. Jpn J Allergy 16:178

Kimura SJ, Thygeson P (1955) The cytology of external ocular disease. Am J Ophthalmol 39:137

Korting GW (1969) Haut und Auge. Thieme, Stuttgart

Lee TJ, Vaughan D (1979) Mucocutaneous lymph node syndrom in young adult. Arch Intern Med 139:104

Nakhla LS, Al-Hussaini MK, Shokeir AAW (1970) Acute bacterial conjunctivitis. Br J Ophthalmol 54:540

O'Day DM, Guyer B, Hierholzer JC et al. (1976) Clinical and laboratory evaluation of epidemic keratoconjunctivitis due to adenovirus types 8 and 19. Am J Ophthalmol 81:207

Ostler HB, Conant MA, Groundwater J (1970) Lyell's disease, the Stevens-Johnson syndrome, and exfoliative dermatitis. Trans Am Acad Ophthalmol Otolaryngol 74:1254

Ostler HB, Lanier JD (1974) Phlyctenular keratoconjunctivitis with special reference to the staphylococcal type. Trans Pac Coast Otoophthalmol Socc Annu Meet 55:237

Paton D (1975) Pterygium management based upon a theory of pathogenesis. Trans Am Acad Ophthalmol Otolaryngol 79:603

Paul EV, Zimmermann DC (1970) Some observations on the ocular pathology of oncocerciasis. Hum Pathol 1970:581

Reich H, Jünemann G (1970) Das Debré-Lamy-Lyell-Syndrom. Klin Monatsbl Augenheilkd 157: 358–365

Sjögren H (1971) Keratoconjunctivitis sicca and the Sjögren syndrome. Surv Ophthalmol 16:145

Straub W, Rossmann H (1962) Atlas der Erkrankungen des vorderen Augenabschnittes. Urban & Schwarzenberg, München Berlin

Tabbara KF et al. (1974) Sjögren's syndrome: A correlation between ocular findings and labial salivary gland histology. Trans Am Acad Ophthalmol Otolaryngol 78:467

Thatcher RW, Pettit TH (1971) Gonorrheal conjunctivitis. JAMA 215:1494

Theodore FH (1967) Conjunctival carcinoma masquerading as chronic conjunctivitis. Eye Ear Nose Throat Mon 46: 1419

Thiel R (1965) Die bösartigen Geschwülste der Bindehaut. Buech Augenarztes 44:154–178

Thompson TR, Swanson RE, Wiesner PJ (1974) Gonococcal ophthalmia neonatorum. JAMA 228:186

Thygeson P (1069) Observations on conjunctival neoplasms masquerading as chronic conjunctivitis or keratitis. Trans Am Acad Ophthalmol Otolaryngol 73:969

Thygeson P (1971) Historical review of oculogenital disease. Am J Ophthalmol 71:975

Thygeson P, Dawson CR (1966) Trachoma and follicular conjunctivitis in children. Arch Ophthalmol 75:3

Thygeson P, Dawson CR (1971) Pseudotrachoma caused by molluscum contagiosum virus and various chemical irritants. Excerpta Med Int Congr Ser 222:1894

Thygeson P, Kimura SJ (1963) Chronic conjunctivitis. Trans Am Acad Ophthalmol Otolaryngol 67:494

Whitcher JP, Schmidt NJ, Mabrouk R et al. (1976) Acute hemorrhagic conjunctivitis in Tunisia. Arch Ophthalmol 94:51

8. Hornhaut

Anatomie

Die Hornhaut ist ein durchsichtiges, gefäßloses Gewebe, das in Form und Gestalt einem kleinen Uhrglas ähnelt. Am Limbus ist die Hornhaut in der Sklera verankert. Am Übergang zur Sklera befindet sich eine zirkuläre Vertiefung, der Sulcus sclerae (Limbusfalz). Die Hornhaut erfüllt einerseits eine Schutzfunktion und andererseits dient sie als ein brechendes Medium, durch dessen „Fenster" die Lichtstrahlen auf die Netzhaut gelangen. Ihre Brechkraft beträgt +43 dpt.

Die Hornhaut eines Erwachsenen mißt im Durchmesser 11,5 mm. Ihre Dicke beträgt am Limbus 1 mm und im Zentrum 0,5–0,6 mm. Im histologischen Schnitt kann man von vorne bis hinten 5 verschiedene Schichten unterscheiden (Abb. 8.1): Das Epithel, das kontinuierlich in das Epithel der Bindehaut übergeht, die Bowman-Membran, das Stroma, die Descemet-Membran und das Endothel. Das Epithel ist 5 oder 6 Schichten dick; das Endothel besitzt nur eine. Die Bowman-Membran ist ein beson-

ders strukturierter Teil des Stromas. Sie ist homogen und zellfrei. Die Descemet-Membran ist durchscheinend und elastisch. Bei der Untersuchung mit dem Elektronenmikroskop sieht man, daß sie aus vielen feinen Fibrillen aufgebaut ist. Das Hornhautstroma macht etwa 90% der Hornhautdicke aus. Es ist aus sich verzweigenden Fibrillenbündeln von ungefähr 1 µm Breite aufgebaut, die fast über die ganze Hornhaut hinwegziehen. Sie verlaufen parallel zur Hornhautoberfläche und bewirken aufgrund ihrer Größe und Periodizität die Durchsichtigkeit der Kornea. Zwischen den Hornhautlamellen liegen die abgeflachten Kerne der Keratozyten.

Die Hornhaut wird vom Limbus her ernährt, aus dessen Gefäßsystemen die Nährstoffe in die gefäßlose Kornea diffundieren. Die Hornhautoberfläche erhält ihren Sauerstoff zum Teil auch aus der umgebenden Atmosphäre. Die sensible Versorgung der Hornhaut entstammt dem ersten Ast des V. Hirnnervs (N. trigeminus). Im Hornhautepithel findet man ein reichverzweigtes Netzwerk nackter Nervenfaserendigungen. Diese vermitteln bei einer Verletzung der Hornhautoberfläche den Schmerz. Ihre große Zahl und die Lage ihrer Endigungen erklären den heftigen Schmerz, der schon durch kleine Defekte im Hornhautepithel hervorgerufen wird.

Die Durchsichtigkeit der Hornhaut beruht auf ihrer gleichförmigen Struktur, ihrer Gefäßlosigkeit und Wasserarmut. Die Entquellung — ein Zustand relativer Dehydratation des Hornhautgewebes — wird durch aktive Pumpvorgänge im Endothel und Epithel aufrecht erhalten (Na$^+$K$^+$-Pumpen, HCO$_3^-$-Pumpen). Das setzt ihre anatomische Unversehrtheit voraus. Das Endothel ist für die Dehydratationsvorgänge wesentlich wichtiger als das Epithel. Ein chemischer oder physikalischer Endothelschaden hat deshalb schwerwiegendere Folgen als ein Epithelschaden. Ein Endothelzellverlust kann zu einer erheblichen Hornhautschwellung und zum Verlust der Durchsichtigkeit führen, während ein Epithelschaden nur zu leichten vorübergehenden und örtlich begrenzten Hornhautstromaschwellungen führt, die reversibel sind, wenn die Epithelzellen regenerieren. Die Verdunstung von Wasser aus dem präkornealen Tränenfilm macht diesen hyperton und trägt so viel-

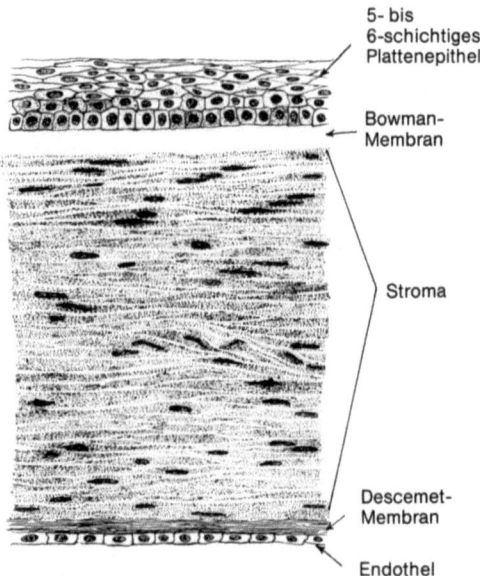

5- bis 6-schichtiges Plattenepithel

Bowman-Membran

Stroma

Descemet-Membran

Endothel

Abb. 8.1. Querschnitt durch die Hornhaut

leicht dazu bei, dem Hornhautstroma Wasser zu entziehen und den Zustand der relativen Dehydratation aufrecht zu erhalten.

Das Eindringen von Medikamenten in die unversehrte Hornhaut verläuft in 2 Phasen. Fettlösliche Substanzen können das intakte Epithel passieren, wohingegen für die Passage des Hornhautstromas Wasserlöslichkeit erforderlich ist. Medikamente, die durch die Hornhaut diffundieren sollen, müssen deshalb sowohl in fett- als auch in wasserlöslicher Form vorliegen können.

Schutz der Hornhaut vor Infektionen

Das Hornhautepithel bildet eine verläßliche Barriere gegen das Eindringen von Mikroorganismen in die Hornhaut. Wenn das Epithel aber verletzt ist, stellen das Stroma und die Bowman-Membran einen ausgezeichneten Nährboden für eine Vielfalt von Mikroben dar, insbesondere für Pseudomonas aeruginosa. Die Descemet-Membran widersteht den meisten Bakterien, aber nicht den Pilzen. Das einzige wirklich für die Hornhaut pathogene Bakterium ist Streptococcus pneumoniae (Pneumokokkus). Alle anderen Erreger sind nur fakultativ pathogen und erzeugen nur dann eine Infektion, wenn sie in großer Menge inokuliert werden oder auf ein geschwächtes Gewebe treffen (z. B. verletztes Epithel). In der vorantibiotischen Ära der Ophthalmologie wurden fast alle bakteriellen Hornhautgeschwüre durch Pneumokokken hervorgerufen und alle Pilzulzera beobachtete man in ländlichen Personenkreisen. Seit der Einführung der Corticosteroide 1953 werden viele Ulzera durch fakultativ pathogene Bakterien erzeugt, und die mykotischen Hornhautgeschwüre findet man nicht nur bei der ländlichen, sondern auch bei der städtischen Bevölkerung. Der fehlerhafte Gebrauch von Corticosteroidaugentropfen verändert die akute entzündliche Reaktion (die zweite Abwehrfront gegenüber Infektionen) dergestalt, daß sich Pilze vermehren können.

Ein klassisches Beispiel für ein fakultativ pathogenes Bakterium ist Moraxella liquefaciens, das man bevorzugt bei Alkoholikern findet, die Pyridoxinverarmt sind. In den letzten Jahren hat man eine Zahl weiterer „opportunistischer" Bakterien identifiziert, z. B. Serratia marcescens, Mycobacterium fortuitum, Streptococcus viridans, Staphylococcus epidermidis und verschiedene Coli- und Proteuserreger.

Pathophysiologie der Erkrankungszeichen

Da die Hornhaut viele Schmerzfasern enthält, erzeugen die meisten Hornhautverletzungen — gleichgültig, ob oberflächlich oder tief (Hornhautfremdkörper, Hornhautabrasio, Phlyktäne, interstitielle Keratitis) — Schmerzen und Lichtscheu. Der Schmerz wird durch Lidbewegungen, insbesondere des Oberlides über die Hornhaut, verstärkt und hält gewöhnlich bis zur Heilung an. Da die Hornhaut als „Fenster" des Auges wirkt und Lichtstrahlen bricht, führen Hornhauterkrankungen gewöhnlich zu einer Herabsetzung der Sehschärfe, insbesondere bei zentraler Lokalisation.

Die Lichtscheu bei Hornhauterkrankungen erklärt sich durch die schmerzhafte Kontraktion der hyperämischen Iris. Die Erweiterung der Irisgefäße erfolgt auf dem Reflexweg durch Irritation der Hornhautnervenendigungen. Bei herpetischen Hornhauterkrankungen ist die sonst so starke Photophobie nur gering, weil diese Erkrankung häufig mit einer Hypästhesie verbunden ist, die auch diagnostisch genutzt werden kann.

Außer Lichtscheu gehört auch Epiphora zu den häufigen Begleitzeichen einer Hornhauterkrankung; entzündliche Absonderungen findet man aber außer bei eitrigen bakteriellen Hornhautgeschwüren kaum.

Untersuchungen bei Hornhauterkrankungen

Beschwerden und Krankheitszeichen

Der Arzt muß die Hornhaut mit einer geeigneten Beleuchtungsmethode untersuchen, was oft durch Eintropfen eines Lokalanästhetikums erleichtert wird. Eine Anfärbung mit Fluorescein wird einen oberflächlichen Epithelschaden darstellen, der sonst möglicherweise kaum zu sehen ist. Vergrößerungslupe und Spaltlampe sind hilfreiche Instrumente, aber nicht absolut notwendig. Eine geeignete Beleuchtung kann schon mit einer Taschenlampe erreicht werden. Dabei bewegt man den Lichtstrahl sorgfältig über die gesamte Hornhaut und beobachtet das Verhalten des Reflexes. Auf diese Weise erkennt man Epitheldefekte, die sich durch unscharfe Areale verraten.

Auch die Anamneseerhebung ist bei Hornhauterkrankungen wichtig. Oft wird von einer Verletzung berichtet, und in der Tat stellen Hornhautfremdkörper und Epithelverletzungen die 2 häufigsten Hornhautschäden dar. Bestand früher schon einmal eine Keratitis, so ist auch diese Auskunft wertvoll. So rezidiviert z. B. eine Herpes-simplex-Keratitis häufig. Dies trifft auch für eine rezidivierende Erosio zu. Da diese aber sehr schmerzhaft ist, eine Herpeskeratitis aber nicht so sehr, kann man diese beiden Erkrankungen häufig schon aufgrund ihres Beschwerdebildes unterscheiden. Auch sollte man eine genaue Medikamentenanamnese erheben, da der Patient z. B. Corticosteroide genommen haben kann und auf diese Weise anfällig für bakterielle, mykotische oder virale Infektionen geworden ist, insbesondere für eine Herpes-simplex-Keratitis.

Laboruntersuchungen

Für die richtige Therapie von Hornhautinfektionen sind Laboruntersuchungen unerläßlich. Dies trifft besonders auf Hypopyonulzera zu. Bakterielle und mykotische Geschwüre erfordern z. B. eine vollständig unterschiedliche Therapie. Da schon eine Therapieverzögerung von nur wenigen Stunden zu schweren bleibenden Sehschäden führen kann, sollten vom Ulkus sofort sowohl Gram- als auch Giemsa-Abstriche angefertigt und die infektiösen Mikroorganismen damit vorläufig bestimmt werden, während der Patient wartet. Danach kann man sofort mit der geeigneten Therapie beginnen. Bakterien- und Pilzkulturen sollten zur selben Zeit angelegt werden. Mit dem Therapiebeginn sollte man aber keinesfalls so lange warten, bis die bakteriologische Vermutungsdiagnose kulturell bestätigt ist.

Morphologische Diagnose von Hornhauterkrankungen

a) Subepitheliale Keratitis: In Tabelle 8.1 sind eine Reihe wichtiger Keratitisformen mit subepithelialen Läsionen aufgeführt. Häufig entwickeln sie sich in der Folge einer epithelialen Keratitis (z. B. nummuläre Herde bei durch Adenovirus 8 und 19 hervorgerufener epidemischer Keratokonjunktivitis). Meist kann man sie schon mit bloßem Auge entdecken, sie können aber auch bei der Spaltlampenkontrolle einer epithelialen Keratitis erstmals auffallen.

b) Epitheliale Keratitis: Das Hornhautepithel ist bei den meisten Formen einer Konjunktivitis oder Keratitis mitbetroffen; selten einmal gibt es auch eine Keratitis ohne Konjunktivitis (z. B. Keratitis superficialis punctata Thygeson). Das Spektrum der epithelialen Veränderungen ist groß und reicht vom einfachen Ödem und Vakuolisierung zu kleinen Erosionen, Fädchenbildungen, partieller Verhornung etc. Dabei erkranken verschiedene Stellen der Horn-

Tabelle 8.1. Subepitheliale Keratitis

Keratitisformen mit runden, feinen, subepithelialen Trübungen
1. Keratitis nummularis (Padi-Keratitis des Orients)
2. Keratoconjunctivitis epidemica
3. Nummuläre Hornhauttrübungen bei Trägern weicher Kontaktlinsen
4. Nummuläre Hornhauttrübungen bei Zosterkeratitis
5. Nummuläre Hornhauttrübungen bei konnataler syphilitischer Keratitis

haut. Alle diese Veränderungen besitzen ausgesprochen große diagnostische Bedeutung (Abb. 8.2) und deshalb sollte eine Spaltlampenuntersuchung mit und ohne Fluoresceinanfärbung Bestandteil einer jeden Untersuchung des äußeren Auges sein.

Hornhautulzera

Narben nach Hornhautulzera stellen den Hauptgrund für Erblindung und stark eingeschränkte Sehkraft überall in der Welt dar. Sehr oft wäre der Sehverlust vermeidbar, wenn man frühzeitig eine ätiologische Diagnose stellte und sofort entsprechend behandelte. Das Hypopyonulkus, der wichtigste Typ, wurde früher fast ausschließlich durch Pneumokokken (Streptococcus pneumoniae) hervorgerufen, die einzigen Bakterien, die auch intakte Hornhaut angreifen. In den letzten Jahren wurden aber mehr Hornhautulzera durch fakultativ pathogene Bakterien, Pilze und Viren erzeugt als durch Pneumokokken. Dies ist die Folge der verbreiteten Anwendung abwehrschwächender systemischer und lokaler Therapieformen, zumindest in den sog. entwickelten Ländern.

Abb. 8.2 a–o. Die Haupttypen einer epithelialen Keratitis in der Reihenfolge ihrer Häufigkeit. **a** Staphylokokkenkeratitis (punktförmige fluoresceinpositive Erosionen bevorzugt im unteren Hornhautdrittel), **b** Herpes-simplex-Keratitis (typischerweise bäumchenartig, gelegentlich auch rund oder oval, mit Epithelödem und -degeneration, **c** Varizellen-Zoster-Keratitis (verstreuter als bei Herpes-simplex-Keratitis, gelegentlich lineare Läsionen, Pseudodendritica), **d** Adenoviruskeratitis (punktförmige fluoresceinpositive Erosionen verstreut über die gesamte Hornhaut mit Bevorzugung des Zentrums), **e** Keratitis bei Sjögren-Syndrom (kleine, pleomorphe, fluoresceinpositive Degenerations- und Erosionsbezirke des Epithels, bevorzugt in der unteren Hornhauthälfte und typischerweise mit

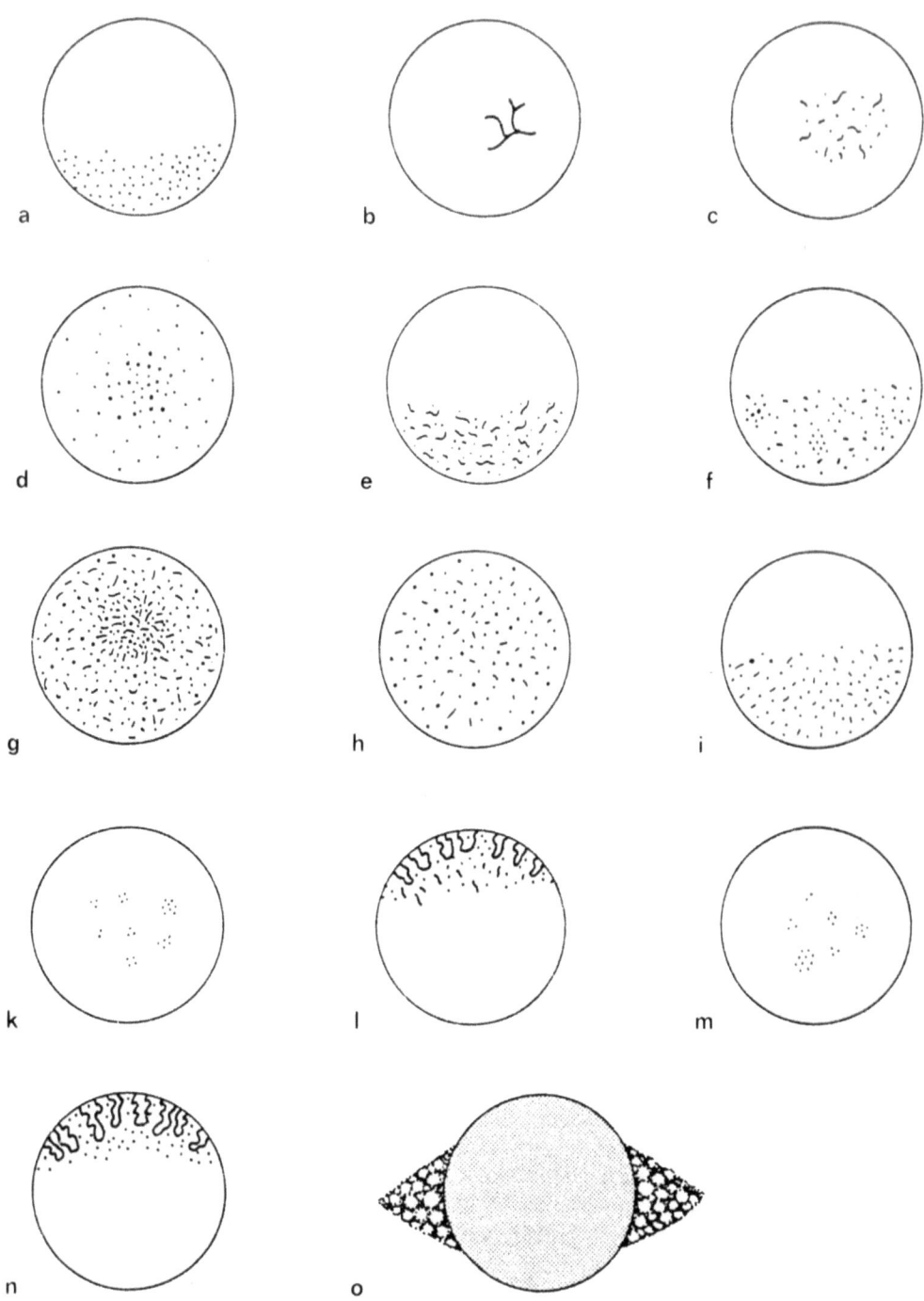

Schleim- und Epithelfäden, **f** Expositionskeratitis durch Lagophthalmus oder Exophthalmus (kleine, fluoresceinpositive
irreguläre Erosionen, bevorzugt in der unteren Hornhauthälfte), **g** Keratoconjunctivitis vernalis (fleckige, trübgraue, syn-
zytiumähnliche Herde, typischerweise besonders ausgeprägt
oberhalb des Pupillargebietes, gelegentlich bilden sich trübe
Epithelplatten), **h** Trophische Keratitis z. B. nach Herpes-
simplex- und Zosterinfektion sowie nach Zerstörung des Ganglion Gasseri (diffus verteiltes fleckiges Epithelödem mit
Schwerpunkt im Lidspaltenbereich bei 9–3 h), **i** Medikamentenbedingte Keratitis insbesondere durch Breitbandantibioti-
ka (kleine fluoresceinpositive Erosionen mit feinpunktigem,
sehr charakteristischem Epithelödem), **k** Keratitis superficialis punctata (Thygeson) (runde oder ovale Gruppen ödematö-
ser Epithelzellen, die prominent hervorstehen, wenn die Erkrankung aufflammt), **l** Obere Limbuskeratokonjunktivitis
(feine, fluoresceinpositive Erosionen im oberen Hornhautdrittel mit Fädchenbildungen während akuter Schübe, Lim-
bushyperämie und -quellung sowie Entwicklung eines Mikropannus), **m** Keratitis bei Masern, Röteln und Mumps
(Punctataveränderungen vom Virustyp, bevorzugt im Pupillargebiet, ähnlich wie bei **k**), **n** Trachom (kleine fluoresceinpositive Erosionen im oberen Hornhautdrittel), **o** Keratitis bei
Vitamin-A-Mangel (fleckige, graue Trübungen einzelner Epithelzellen infolge partieller Verhornung. Dabei findet man Bi-
tot-Flecke)

Zentrale Hornhautulzera (Hypopyonulzera)

Zentrale Ulzera entstehen in der Regel durch Infektionen nach Epithelschädigung. Dabei kann der Epithelschaden durchaus auch peripher liegen; das Ulkus wandert immer vom gefäßhaltigen Limbus weg zur Hornhautmitte. Gewöhnlich, aber durchaus nicht immer, findet man gleichzeitig ein Hypopyon. Dieses ist bei bakteriellen Ulzera fast immer steril, wohingegen es bei Pilzgeschwüren Pilzelemente enthalten kann. Der ehemals häufigste Erreger eines Hypopyonulkus, der Pneumokokkus, ist schon in geringer Zahl für das freiliegende Hornhautstroma pathogen. Wenn dagegen fakultativ pathogene Bakterien ein Ulkus erzeugen sollen, müssen 2 Vorbedingungen erfüllt sein: der Wirtsorganismus muß lokal durch Anästhetika, zytotoxische Medikamente oder Corticosteroide immunsupprimiert worden sein, oder das Bakterieninokulum muß sehr groß gewesen sein, z. B. durch die Instillation von diagnostischen Fluoresceintropfen, die sehr stark mit Pseudomonas aeruginosa kontaminiert sind.

Viele durch verschiedene Bakterien hervorgerufene Hornhautulzera sehen gleich aus und unterscheiden sich lediglich hinsichtlich ihrer Schwere. Dies trifft besonders für Ulzera zu, die durch fakultativ pathogene, „opportunistische" Bakterien hervorgerufen werden (z. B. α-hämolytische Streptokokken, Staphylococcus aureus, Nocardia und Mycobacterium fortuitum). Diese erzeugen relativ indolente Hornhautgeschwüre, die sich langsam oberflächlich ausbreiten.

Pneumokokkenulkus (akutes Ulcus serpens)

Auch heute gilt noch, daß der Pneumokokkus das einzige wirklich für die Hornhaut pathogene Bakterium ist. In einigen Bevölkerungsgruppen (z. B. bei den Indianern im Südwesten der USA) ist es fast die einzige Ursache eines bakteriellen Hornhautulkus. Als Dakryozystorhinostomien noch nicht so häufig durchgeführt wurden, fanden sich Pneumokokkenulzera häufig bei Bergleuten oder anderen Personen, die unter Verletzungen des Hornhautepithels litten und dann eine sekundäre Infektion aus einem primär infizierten Tränensack bekamen.

Das Pneumokokkenulkus entwickelt sich gewöhnlich 24–48 h nach der Inokulation der Erreger in eine oberflächlich verletzte Kornea. Typischerweise beginnt das Ulkus mit einer grauen, gut umschriebenen Infiltration und wandert vom ursprünglichen Infektionsort zum Hornhautzentrum (Abb. 8.3). Der wandernde Ulkusrand zeigt aktive Geschwürbildung und Infiltration, während am „Ende" des Ulkus schon die Heilung beginnt (wegen dieses

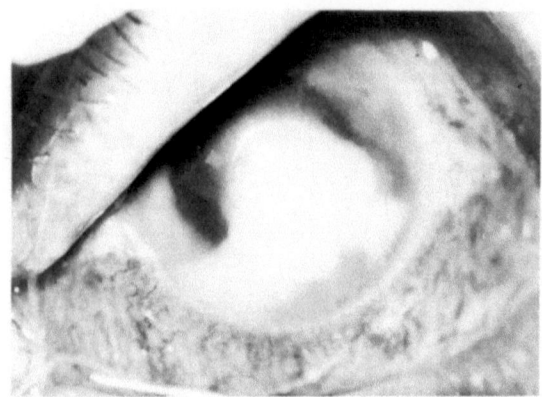

Abb. 8.3. Pneumokokken-Hornhautulkus mit Hypopyon

Kriecheffektes nannte man es auch „akutes Ulcus serpens"). Zunächst erkranken die oberflächlichen Hornhautschichten, erst dann das tiefere Stroma. Die das Ulkus umgebende Hornhaut ist oft klar. Gewöhnlich bildet sich ein mäßig großes Hypopyon aus. Das Hypopyon besteht aus einer Ansammlung von Entzündungszellen, bevorzugt polymorphnukleäre Leukozyten mit einigen Monozyten und Makrophagen. Es gilt als diagnostisch sicheres Zeichen sowohl für zentrale bakterielle als auch zentrale mykotische Hornhautulzera. Ein Hypopyon bei einem bakteriellen Hornhautulkus ist in der Regel steril, sofern es nicht zu einem Riß in der Descemet-Membran gekommen ist; wohingegen ein Hypopyon bei Pilzulzera häufig Pilzelemente enthält, weil die Pilze eine intakte Descemet-Membran überwinden können.

Abstriche vom progredienten Rand eines Pneumokokkenulkus zeigen die typischen grampositiven lanzettförmigen Diplokokken. Die für die Therapie empfohlenen Antibiotika sind in den Tabellen 8.2 und 8.3 zusammengestellt. Eine gleichzeitig bestehende Dakryozystitis muß ebenfalls behandelt werden.

Pseudomonasulkus

Ein Pseudomonashornhautulkus beginnt mit einem grauen oder gelblichen Infiltrat an einer Verletzungsstelle des Hornhautepithels (Abb. 8.4). Es erzeugt gewöhnlich heftige Schmerzen. Üblicherweise breitet sich das Infiltrat wegen der durch die Mikroorganismen produzierten proteolytischen Enzyme schnell in alle Richtungen aus. Obwohl es anfangs oberflächlich liegt, kann es doch die ganze Hornhaut ergreifen. Häufig findet man ein großes Hypopyon, das mit der Zunahme des Ulkus ebenfalls an Größe zunimmt. Infiltrat und Exsudat können auch eine blaugrünliche Färbung annehmen.

Tabelle 8.2. Therapie mikrobieller Hornhautgeschwüre

Erreger	Applikationsart	Empfohlenes Antibiotikum		
		Mittel erster Wahl	Mittel zweiter Wahl	Mittel dritter Wahl
Grampositive Kokken, lanzettförmig mit Kapsel: Pneumokokken	Lokal Subkonjunktival[a] Systemisch[b]	Erythromycin Penicillin G Penicillin G	Bacitracin Cephaloridin oder Lincomycin Cefazolin	Vancomycin Erythromycin oder Methicillin Oral: Erythromycin
Andere grampositive Erreger: Kokken und Stäbchen	Lokal Subkonjunktival[a] Systemisch[b]	Erythromycin Methicillin und Gentamycin Nafcillin	Bacitracin Cephaloridin und Gentamycin Cefalozin	Gentamycin oder Vancomycin Vancomycin und Methicillin Oral: Erythromycin
Gramnegative Kokken[c]	Lokal Subkonjunktival[a] Systemisch[b]	Erythromycin Methicillin und Gentamycin Nafcillin	Bacitracin Gentamycin und Cefazolin Cefazolin	Gentamycin oder Vancomycin Erythromycin und Methicillin Oral: Erythromycin
Gramnegative Stäbchen (dünn = Pseudomonas)	Lokal Subkonjunktival[a] Systemisch[b]	Polymyxin B Tobramycin …	Colistin Gentamycin …	Gentamycin oder Carbenicillin Polymyxin B, Colistin oder Carbenicillin …
Gramnegative Stäbchen, große eckige Diplobazillen: Moraxella	Lokal Subkonjunktival[a] Systemisch[b]	Gentamycin Selten erforderlich …	Sulfacetamidnatrium … …	Zinksulfat oder Chloramphenicol … …
Andere gramnegative Stäbchen	Lokal Subkonjunktival[a] Systemisch[b]	Gentamycin Gentamycin und Carbenicillin Ampicillin	Carbenicillin Gentamycin und Cephaloridin Cefazolin	Chloramphenicol und Streptomycin Carbenicillin und Cephaloridin Carbenicillin
Grampositive Stäbchen, dünn und von unterschiedlicher Länge = Mycobacterium fortuitum, Nocardia, Actinomyces	Lokal Subkonjunktival[a] Systemisch[b]	Sulfacetamidnatrium Streptomycin Oral: Sulfonamide[d]	Streptomycin … Oral: Tetracyclin[d]	Tetracycline … …
Hefepilze = Candida[e]	Lokal Subkonjunktival[a] Systemisch[b]	Amphotericin B und Flucytosin Amphotericin B Oral: Flucytosin	Natamycin und Flucytosin … …	Nystatin oder Miconazol … …
Hyphenbildende Organismen: Pilzulkus	Lokal Subkonjunktival[a] Systemisch[b]	Natamycin Amphotericin B …	Amphotericin B … …	Miconazol … …
Verdacht auf bakterielle Infektion ohne Erregernachweis	Lokal Subkonjunktival[a] Systemisch[b]	Polymyxin B und Bacitracin Gentamycin und Methicillin Penicillin G	Gentamycin und Erythromycin Penicillin G und Colistin Nafcillin	Colistin und Vancomycin Cephaloridin und Polymyxin B Cefazolin
Verdacht auf mykotische Infektion ohne Erregernachweis	Lokal Subkonjunktival[a] Systemisch[b]	Natamycin Selten erforderlich: Amphotericin B …	Amphotericin B … …	Miconazol … …

[a] Subkonjunktival
[b] Falls nicht anders angegeben: intravenös (nur bei gefährlichem Ulkus)
[c] Tritt ein Ulkus bei einer hyperakuten Konjunktivitis auf (z. B. Gonokokkenkonjunktivitis), dann sollte es mit dem gleichen Antibiotikum wie die Konjunktivitis behandelt werden
[d] Diese 2 Antibiotika wirken oft synergistisch
[e] Selten können einmal *P.* ovale oder *P.* orbiculare mit Candida verwechselt werden

Tabelle 8.3. Antibiotikakonzentrationen und -dosierungen für die Behandlung von Hornhautulzera

Antibiotikum	Lokal[a]	Subkonjunktival[a]	Systemisch[a] (intravenös, falls nicht anders angegeben)
Amphotericin B	1,5–3,0 mg/ml	750 µg/ml/Injektion jeden 2. Tag	...
Ampicillin	...	...	150–200 mg/kg KG/Tag in 4 Dosen
Bacitracin	10000 E/ml	...	...
Carbenicillin	4 mg/ml	125 mg/0,5 ml/Injektion	100–200 mg/kg KG/Tag in 4 Dosen
Cefazolin	...	100 mg/0,5 ml/Injektion	15 mg/kg KG/Tag in 4 Dosen
Cephaloridin	...	100 mg/0,5 ml/Injektion	...
Chloramphenicol	5 mg/ml	...	...
Colistin	1,5–3,0 mg/ml	25 mg/0,5 ml/Injektion	...
Erythromycin	5 mg/g (Salbe)	100 mg/0,5 ml/Injektion	Oral: erste Dosis 1 g, dann 0,5 g alle 6 h
Flucytosin	1%ige Lösung	...	Oral: 200 mg/kg KG/Tag in 4 Dosen
Gentamycin	3–8 mg/ml	20 mg/0,5 ml/Injektion	...
Lincomycin	...	300 mg/ml; Injektion: 0,25–0,33 mg	...
Methicillin	...	100 mg/ml; Injektion: 0,5–1 ml	...
Miconazol	1%ige Lösung oder 2%ige Salbe	...	...
Nafcillin	...	...	1 g alle 4–6 h
Natamycin (Pimaricin)	4- oder 5%ige Lösung	...	...
Nystatin	100000 E/g (Salbe)	...	...
Penicillin G	...	1 Mill E/ml/Injektion	40–50 E/kg KG/Tag in 4 Dosen oder kontinuierlich
Polymyxin B	17000 E/ml	10 mg/ml/Injektion	...
Sulfacetamidnatrium	10%ige Lösung	...	...
Streptomycin	50 mg/ml	40–50 mg/ml/Injektion	...
Sulfonamide	...	...	Oral: 70 mg/kg KG/Tag in 4 Dosen oder 4 g (niedrigste Dosierung wählen!)
Tetracycline	5 mg/ml	...	Oral: 1,5 g/Tag in 4 Dosen für Patienten mit weniger als 70 kg KG; bei höherem Gewicht: 2 g/Tag
Tobramycin	...	20 mg/0,5 ml/Injektion	...
Vancomycin	50 mg/ml	100 mg/ml; Injektion: 0,25 ml	...
Zinksulfat	0,5 mg/ml	...	...

[a] Dosierungsschema: Lokal: Tagsüber stündlich, nachts 2stündlich, für 5 Tage. Subkonjunktival: Eine Injektion täglich für 4 Tage, falls nicht anders angegeben; in besonders schweren Fällen kann die Eingangsdosierung nach 12 h nochmals gegeben werden. Systemisch, intravenös oder oral: wie angegeben für 5 Tage

Diese Färbung ist pathognomonisch für eine Pseudomonas-aeruginosa-Infektion und wird durch ein Pigment hervorgerufen, das die Bakterien produzieren.

Oft werden Pseudomonasinfektionen durch kontaminierte Fluoresceinlösungen oder kontaminierte therapeutische Lösungen hervorgerufen, die man zur Untersuchung und Behandlung von Hornhautabrasionen oder Verletzungen benutzt. Dabei handelt es sich um iatrogene Infektionen, die nicht vorkommen sollten. Es ist absolut notwendig, daß der Arzt sterile Therapeutika und eine sterile chirurgische Technik benutzt, wenn er Patienten mit Hornhautverletzungen behandelt.

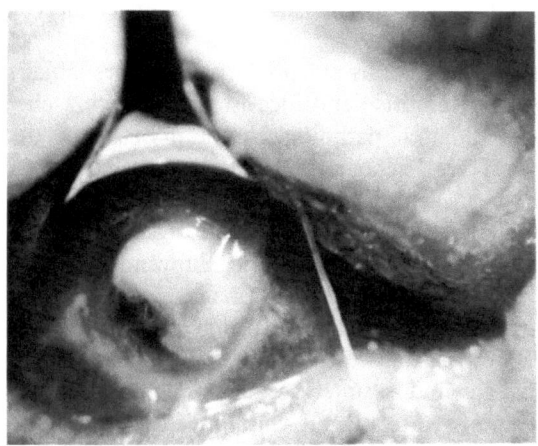

Abb.8.4. Wegen dieses Pseudomonas-Hornhautulkus des rechten Auges wurde eine Eviszeration durchgeführt

Ulkusabstriche zeigen lange, dünne gramnegative Stäbchen, die nicht sehr zahlreich sind. Die für die Therapie empfohlenen Medikamente finden sich in den Tabellen 8.2 und 8.3.

Moraxella-liquefaciens-Ulcus

Eine Moraxella-liquefaciens-Infektion verursacht gewöhnlich in der unteren Hornhauthälfte ein langsam progredientes, ovales Geschwür, das im Verlauf von Tagen langsam in die Tiefe fortschreitet. Üblicherweise findet man kein Hypopyon oder allenfalls ein kleines, und die umgebende Hornhaut ist i. allg. klar. Moraxella-liquefaciens-Ulcera beobachtet man fast immer bei Alkoholikern, Diabetikern oder Patienten mit anderen immunsupprimierenden Erkrankungen. In den Abstrichen findet man große, eckige, gramnegative Diplobazillen. Die für die Therapie empfohlenen Medikamente sind in den Tabellen 8.2 und 8.3 aufgeführt.

Streptococcus-pyogenes-Ulcus

Durch β-hämolytische Streptokokken hervorgerufene zentrale Hornhautgeschwüre besitzen keine charakteristischen Kennzeichen. Das umgebende Hornhautstroma ist oft infiltriert und ödematös; gewöhnlich findet man ein großes Hypopyon. Die Abstriche zeigen grampositive Kettenkokken. Die empfohlenen Antibiotika sind in den Tabellen 8.2 und 8.3 aufgelistet.

Klebsiella-pneumoniae-Ulcus

Hornhautulcera durch Klebsiella pneumoniae schreiten gewöhnlich langsam und oft ohne Hypopyonbildung voran. Manchmal findet man ein Ödem des umgebenden Stromas. Die Abstriche enthalten gramnegative Stäbchen mit umgebender Kapsel. Die empfohlenen Antibiotika finden sich in den Tabellen 8.2 und 8.3.

Hornhautulzera durch Staphylococcus aureus, Staphylococcus epidermidis und Streptococcus viridans

Zentrale, durch diese Erreger hervorgerufene Hornhautgeschwüre findet man immer häufiger; meistens bei Patienten, die zuvor lokal Corticosteroide bekommen haben. Oft handelt es sich um langsam fortschreitende Ulzera; sie können aber auch mit einem Hypopyon und etwas umgebender Hornhautinfiltration einhergehen. Überwiegend bleiben sie oberflächlich, und der Ulkusgrund fühlt sich bei der Abrasio fest an. Im Abstrich findet man grampositive Kokken, die einzeln, zu Paaren oder auch in Ketten liegen können. Die empfohlenen Antibiotika finden sich in Tabellen 8.2 und 8.3.

Mycobacterium fortuitum und Nocardia-Ulzera

Ulzera durch Mycobacterium fortuitum und Nocardia sind selten. Gewöhnlich folgen sie einem Trauma, und oft gab es vorher Kontakt mit Erde oder Schmutz. Es handelt sich um mehr chronische Ulzera. Der Ulkusgrund verzweigt sich oft in radiäre Linien, die wie eine zerbrochene Windschutzscheibe aussehen. Ein Hypopyon kann, muß aber nicht vorhanden sein. Im Abstrich sieht man säurefeste dünne Stäbchen (Mycobacterium fortuitum) oder grampositive fädchenartige und sich verzweigende Organismen (Nocardia). Die empfohlenen Antibiotika finden sich in den Tabellen 8.2 und 8.3.

Mykotische Hornhautulzera

Seit der Einführung der Corticosteroide in die Ophthalmologie (1952) sind mykotische Hornhautulzera, die man zuvor lediglich in ländlichen Bevölkerungskreisen beobachtete, auch in der städtischen Bevölkerung relativ häufig geworden. Vor der Corticosteroidära gab es Pilzgeschwüre der Hornhaut nur dann, wenn eine sehr große Erregerzahl in das Hornhautstroma inokuliert wurde. Dies kommt auch heute noch gelegentlich bei Landarbeitern vor. Eine in ihrer Widerstandskraft unbeeinträchtigte Hornhaut hingegen scheint mit kleinen Inokulationsmengen, so wie sie sich gewöhnlich in einer städtischen Bevölkerung ereignen, ohne Erkrankung fertig zu werden.

Pilzgeschwüre verlaufen chronisch. Sie besitzen ein graues Infiltrat, häufig ein Hypopyon und eine ausgeprägte Bindehautrötung. Sie ulzerieren oberflächlich und bilden Satellitenherde. Diese bestehen ge-

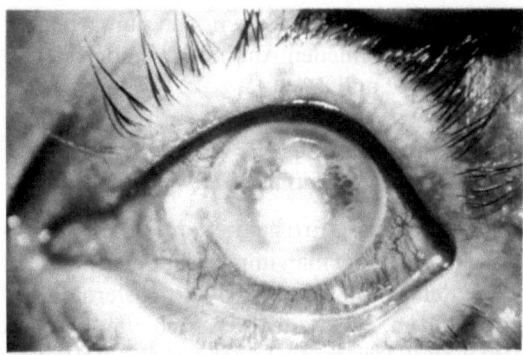

Abb. 8.5. Hornhautulkus durch Candida albicans. (Mit freundlicher Genehmigung von P. Thygeson)

wöhnlich aus Infiltraten, die in einiger Entfernung vom Hauptulkus liegen (Abb. 8.5). Das Hauptulkus – und oft auch die Satellitenherde – ist durch einen endothelialen Plaque mit irregulärer Begrenzung gekennzeichnet, der hinter den Hauptinfiltraten liegt. Meist findet man eine heftige entzündliche Vorderkammerreaktion; die Hornhautinfiltrate nehmen abszeßartige Bilder an.

Die meisten mykotischen Geschwüre werden von fakultativ pathogenen Erregern, wie Candida, Fusarium, Aspergillus, Penicillium, Cephalosporium u.a., hervorgerufen. Es gibt keine klinischen Kriterien, die eine eindeutige Differentialdiagnose ermöglichen.

Hornhautabstriche von mykotischen Geschwüren zeigen mit der Ausnahme von Candida-Ulzera fädige Elemente. Abstriche von Candidageschwüren enthalten gewöhnlich Pseudohyphen oder Hefen mit charakteristischen Sproßformen. In den Tabellen 8.2 und 8.3 sind die für die Behandlung mykotischer Ulzera empfohlenen Medikamente aufgelistet.

Virale Hornhautulzera

Herpes-simplex-Keratitis

In den USA ist die Herpes-simplex-Keratitis die häufigste Ursache für eine Hornhautulzeration. Es gibt sie in 2 Formen, als primäre und als rezidivierende Keratitis. Die primäre herpetische Keratokonjunktivitis ist selten und kommt vor allem bei Kindern vor; die Rezidiverkrankung ist häufig und tritt überwiegend, aber keinesfalls immer, als Keratitis dendritica auf. Früher wurden wahrscheinlich alle Herpeskeratitiden durch Herpes-simplex-Virus Typ 1 hervorgerufen, der auch der Erreger des Herpes labialis ist. In letzter Zeit hat die Änderung des Sexualverhaltens dazu geführt, daß auch Herpes-simplex-Viren Typ 2, die vorwiegend einen Herpes genitalis verursachen, Augenerkrankungen hervorrufen können.

Die Herpeskeratitis entspricht dem Herpes labialis, und die Keratitis dendritica ist den Fieberbläschen immunologisch, pathologisch und in bezug auf den Verlauf vergleichbar. Der einzige Unterschied im klinischen Verlauf besteht darin, daß bei der Keratitis die Heilung wegen der Gefäßlosigkeit der Hornhaut länger dauert, weil die Einwanderung von Lymphozyten und Makrophagen zum Erkrankungsherd mehr Zeit in Anspruch nimmt. Eine okuläre Herpes-simplex-Infektion heilt gewöhnlich von selbst aus und ist unter normalen immunologischen Verhältnissen relativ gutartig; hingegen kann sie bei Immunsuppression chronisch verlaufen und erheblichen Schaden verursachen. Rezidive einer Herpeskeratitis (Abb. 8.6) werden durch Fieber, ultraviolettes Licht, Verletzungen, psychischen Streß (insbesondere Ärger), Menstruation oder einige andere Umstände ausgelöst, die zu einer lokalen oder generellen Änderung der Abwehrlage führen. Gewöhnlich bleibt die Erkrankung einseitig. Beide Augen erkranken in 4–6% aller Fälle. Dabei handelt es sich häufig um atopische Patienten. Erste Krankheitszeichen sind gewöhnlich Kratzen, Lichtscheu und Tränen. Erkrankt die Hornhautmitte, so wird auch über Visusminderung geklagt. Da oft schon frühzeitig im Krankheitsverlauf die Hornhautsensibilität beeinträchtigt ist, können die Beschwerden so gering sein, daß der Patient zunächst nicht zum Arzt geht. Häufig gibt er an, daß er schon früher Fieberbläschen oder andere herpetische Infektionen gehabt hat. Eine Herpeskeratitis kann es aber auch ohne jegliche Hinweise auf eine weitere rezidivierende Herpesinfektion geben. Am typischsten ist die Keratitis dendritica. Hier erkrankt das Hornhautepithel linienartig verzweigt mit charakteristischen Endknospen (Abb. 8.7). Durch Anfärbung mit Fluorescein kann man die Dendriticafigur sehr leicht sichtbar machen. Unglücklicherweise kann eine Herpeskeratitis fast jede andere Hornhautinfektion simulieren, und sie muß deshalb bei der Differentialdiagnose vieler Hornhautläsionen und -entzündungen differentialdiagnostisch in Betracht gezogen werden.

Auch subepitheliale Trübungen können durch Herpes-simplex-Viren hervorgerufen werden. Eine abdruckähnliche Dendriticafigur im oberflächlichen Stroma sieht man z. B. nach einer vorausgegangenen Keratitis dendritica. Der Abdruck bleibt in der Regel oberflächlich. Meist hellen sich diese Trübungen auf und persistieren nicht länger als 1 Jahr.

Die häufigste tiefe Herpeserkrankung ist die disziforme Keratitis. Der Erkrankungsbereich zeigt ein mäßiges bis schweres Ödem und wird durch dahinterliegende kleine bis mittelgroße weiße Präzipitate

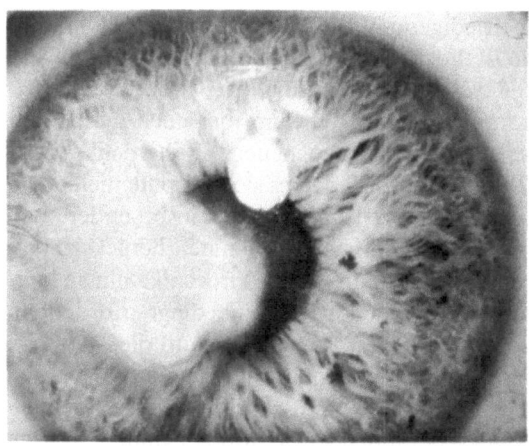

Abb. 8.6. Hornhautnarbe nach rezidivierender Herpes-simplex-Keratitis. (Mit freundlicher Genehmigung von A. Rosenberg)

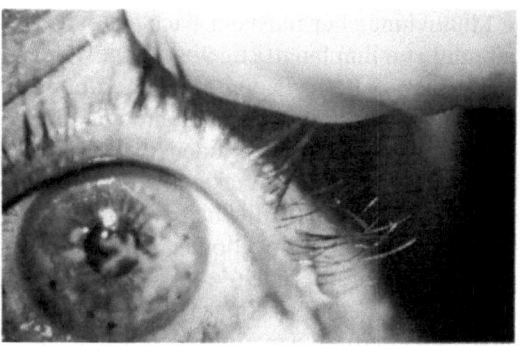

Abb. 8.7. Dendriticafiguren bei Herpes-simplex-Keratitis

charakterisiert; diese bestehen v. a. aus Immunzellen, die das von Herpesviren befallene Hornhautendothel angreifen.

Wie alle anderen herpetischen Erkrankungen heilt auch die Keratitis disciformis normalerweise innerhalb von einigen Wochen oder Monaten spontan aus — meist mit nur mäßiger oder sogar nur geringer Vernarbung oder Vaskularisation. Ist aber die Körperabwehr lokal oder systemisch beeinträchtigt, so kann eine Keratitis disciformis chronisch werden, und weitere tiefe Herpeserkrankungen, wie eine interstitielle Herpeskeratitis oder eine Herpesiritis, können hinzutreten und das Bild komplizieren. Dabei findet man nur selten ein Hypopyon. Wenn es auftritt, zeigt es gewöhnlich eine mikrobielle Superinfektion an. Ganz ausnahmsweise kann es aber wohl auch einmal nur durch die pyogenen Reize eines zerfallenden Hornhautgewebes entstehen. Obwohl Steroide bei der Keratitis disciformis sehr wirksam sind, da sie die Immunzytolyse der Endothelzellen beenden und damit zu einer schnellen Entquellung der Hornhaut führen können, sind sie

keineswegs unbedenklich, weil es offenbar schwer ist, nur die überschießenden Immunreaktionen zu bremsen, ohne die nützlichen ebenfalls zu beeinträchtigen. So kommt es unter einer Steroidtherapie nicht selten zur Entwicklung einer chronischen Endotheliitis herpetica, und auch eine Hornhautperforation kann drohen. Vor 1952, dem Einführungsjahr der Lokalsteroide in die Augenheilkunde, gab es praktisch keine Hornhautperforationen bei disziformer Keratitis. Seit diesem Zeitpunkt haben die Perforationen bedauerlicherweise zugenommen.

Ist es zu einer Hornhautperforation gekommen oder steht sie unmittelbar bevor, so sollte man eine Hornhauttransplantation (à chaud) durchführen. Alternativ kann man auch eine Bindehautdeckung versuchen oder die Perforationsstelle mit Gewebeklebern oder Verbandlinsen abdecken und so eine Heilung und Vernarbung zu erreichen suchen.

Die oben erwähnte interstitielle Herpeskeratitis kann auch isoliert auftreten. Sie unterscheidet sich von der disziformen Keratitis dadurch, daß hier die Keratozyten des Hornhautstromas vom Herpesvirus befallen sind. Als Reaktion auf die zerfallenden Keratozyten kommt es zur Einwanderung von Entzündungszellen, so daß mehr oder weniger dichte Stromainfiltrate entstehen, die in schweren Fällen sogar einen weißen, „eitrigen" Charakter annehmen können.

Auch Randkeratitiden können herpetischer Ätiologie sein. Gewöhnlich sind sie länglich strukturiert und weisen einen Epithelverlust auf, bevor das unterliegende Hornhautstroma infiltriert wird. Dies unterscheidet sie eindeutig von den mit bakterieller Hypersensibilisierung verbundenen üblichen Randgeschwüren (z. B. gegenüber Staphylococcus aureus bei Staphylokokkenblepharitis), bei denen die Infiltrate dem Verlust des darüberliegenden Epithels vorangehen. Die Hornhautsensibilität ist gewöhnlich aufgehoben oder so stark reduziert, daß der Patient viel weniger lichtscheu ist als Patienten mit nichtherpetischen Randinfiltraten und -ulzera.

Die meisten Herpeserkrankungen der Hornhaut werden immer noch durch Typ 1 hervorgerufen; aber sowohl bei Kindern als auch bei Erwachsenen fand man jetzt auch Fälle, die durch Typ 2 erzeugt wurden. Klinisch sind die Erkrankungen nicht voneinander zu unterscheiden. Abstriche von herpetischen Dendriticafiguren des Hornhautepithels enthalten vielkernige Riesenzellen. Früher hat man das Virus auf der Chorioallantois-Membran embryonierter Hühnereier angezüchtet; dies geschieht heute aber bevorzugt in verschiedenen Zellkulturen, z. B. auf HeLa-Zellen, wo das Virus charakteristische Plaques erzeugt. Überwiegend aber kann man die Herpesdiagnose schon klinisch aufgrund einer typischen Dendriticafigur oder eines Ulcus geographicum stellen, wobei eine stark herabgesetzte oder fehlende Hornhautsensibilität die Diagnose stützt.

Behandlungsziel der Herpestherapie ist die möglichst schnelle Eliminierung des Virus aus der Hornhaut sowie ggf. die Dämpfung schädlicher überschießender Immunreaktionen. Zwar verläuft eine Herpeskeratitis auch ohne Therapie selbstbegrenzt; dabei entsteht aber immer ein gewisser Schaden, und wir müssen danach streben, diesen Schaden zu minimieren, wobei immer gegenwärtig sein muß, daß man mit einer unsachgemäßen Therapie auch vermeidbare zusätzliche schwere Schäden setzen kann. So ist es ein Kunstfehler, wenn man bei einer Keratitis dendritica Corticosteroide gibt, weil in diesem Fall heilungsfördernde Immunreaktionen gedämpft werden, was die Heilung verlängern und darüberhinaus die Entwicklung tiefer herpetischer Hornhautentzündungen fördern kann.

Richtig hingegen ist es, wenn man sich bei der Keratitis dendritica ausschließlich auf antivirale Therapieprinzipien beschränkt, z.B. auf die Entfernung des im Epithel befindlichen Virus durch eine Epithelabrasio, wodurch im Epithel befindliches Virus leicht entfernt werden kann. Die Abrasio führt man am besten durch vorsichtiges Abschieben des Epithels von der anästhesierten Hornhaut mittels eines festgedrehten Watteträgers durch. Man kann auch einen sterilen Platinspatel oder z.B. ein Hokeymesser benutzen. Der Gebrauch von Jod oder Äther bei der Abrasio ist wertlos und kann darüberhinaus eine chemische Keratitis erzeugen. Das normalerweise fest auf der Bowman-Membran verankerte Epithel haftet im Fall einer Herpeserkrankung nur locker und kann leicht entfernt werden. Anschließend gibt man ein Zykloplegikum, z.B. 1%iges Atropin oder 5%iges Homatropin in den Bindehautsack und legt einen Augendruckverband an. Der Patient wird täglich anläßlich des Verbandwechsels untersucht bis zur Heilung des Hornhautdefektes, was gewöhnlich 2–3 Tage dauert.

Diese sehr einfache und wirksame Therapiemethode ist allerdings durch Sofortrezidive der Keratitis dendritica in ca. 25% der Fälle belastet. Deshalb ist sie in den letzten Jahren zunehmend zugunsten der alleinigen Anwendung synthetischer antiherpetischer Virostatika verlassen worden. Die früher mit Recht ausgesprochenen Warnungen gegenüber der potentiellen Toxizität der Virostatika verlieren mit der Entwicklung von Substanzen, die immer selektiver wirksam sind, allmählich ihre Berechtigung. So kann heute Joddesoxyuridin (IDU) kaum noch empfohlen werden; auch bei Vidarabin (Adeninarabinosid, Ara-A) ist die spezifische Wirkung nicht immer befriedigend. Das Trifluorthymidin (TFT) hingegen ist hochwirksam, und neue Entwicklungen (z.B. Acyclovir) haben möglicherweise die gleiche gute antiherpetische Wirkung bei noch geringerer Toxizität. Auch bei den neuen Antiherpetika darf nie vergessen werden, daß es sich um potentiell zytotoxische Substanzen handelt, was insbesondere bei schwer vorgeschädigten Hornhäuten berücksichtigt werden muß. Deshalb sollten Virostatika nur so lange eingesetzt werden, wie es unbedingt erforderlich ist. Bei einer Keratitis dendritica muß die Therapie mit modernen Virostatika nur selten länger als 10 Tage dauern (im Durchschnitt ca. 6 Tage). Bei tiefen Herpeskeratitiden sowie -iritiden kann – sofern nicht gleichzeitig ein Oberflächenherpes besteht – *zusätzlich* zur Virostatikatherapie eine Steroidtherapie angezeigt sein. Wegen der potentiellen schweren Komplikationen und wegen der Gefahr der Entwicklung chronischer Krankheitszustände darf eine solche Maßnahme aber nur vom Facharzt eingeleitet, und muß von ihm langfristig überwacht werden. Ist zu erwarten, daß ein Patient den Anordnungen nicht sorgfältig folgt und die Kontrolltermine nicht einhält, dürfen bei Herpeskeratitiden keine Steroide gegeben werden. Die Schwierigkeit bei der Steroidtherapie ist, daß man ausschließlich die schädlichen überschießenden Immunreaktionen stoppen will, ohne die heilungsfördernden zu beeinträchtigen. Dies zu erreichen bedarf es einiger Erfahrung. Häufig müssen die Steroide nach initial schnellerer Absenkung im unteren Dosisbereich noch über längere Zeiträume ausschleichend gegeben werden. Die *alleinige* Anwendung von Steroiden bei tiefen Herpeskeratitiden ist lediglich in niedrigen Dosisbereichen vertretbar. Müssen höhere Steroiddosen gegeben werden, ist unbedingt anzuraten, hiermit immer eine Volldosis lokaler Virostatika zu kombinieren (z.B. 5mal TFT-Tropfen/d), weil andernfalls eine Keratitis dendritica als Komplikation drohen kann.

Kontrolle von Auslösemechanismen eines Herpesrezidivs

Rezidive okulärer Herpeserkrankungen sind häufig. Etwa 40% aller Patienten erleben innerhalb von 2 Jahren nach Ersterkrankung das erste klinische Rezidiv. Oft kann man durch sorgfältige Anamneseerhebung einen Auslösemechanismus erfragen und diesen so vermeiden. Zur symptomatischen Fiebersenkung z.B. ist Aspirin geeignet. Vor exzessiver Sonnenbestrahlung oder ultraviolettem Licht kann man sich schützen. Psychische Streßsituationen sollte man zu vermeiden suchen. Wenn Rezidive mit der Menstruation verbunden sind, kann man unmittelbar vorher Aspirin nehmen.

Varizellen-Zoster-Keratitis

Varizellen-Zoster-Virusinfektionen gibt es in 2 Formen, als primäre Infektion (Varizellen) und als Rezidiverkrankung (Zoster). Bei Varizellen findet man nur sehr selten eine Augenerkrankung, bei Zoster ophthalmicus hingegen häufig. Die Varizellen (Windpocken) gehen gewöhnlich mit Bläschen an den Lidern und Lidrändern einher. Selten sieht man eine Keratitis. Meist manifestiert sie sich als eine phlyktäneähnliche Limbusinfiltration. Noch seltener gibt es eine epitheliale Keratitis mit oder ohne Pseudodendrititica. Ganz selten scheint es auch zu einer Keratitis disciformis mit kurzdauernder Uveitis zu kommen.

Im Gegensatz zu den seltenen und gutartig verlaufenden Hornhauterkrankungen bei Windpocken ist ein Zoster ophthalmicus oft von einer Keratouveitis begleitet, deren Schweregrad in Abhängigkeit vom Immunstatus des Patienten unterschiedlich ausgeprägt sein kann. So kann eine Zosterkeratouveitis bei Kindern überwiegend gutartig verlaufen, bei betagten Patienten hingegen kann sie in sehr schwerer Form auftreten und in Erblindung enden. Findet man einen Hautausschlag entlang des Versorgungsgebietes des N. nasociliaris, so muß man mit Hornhautkomplikationen bei Zoster ophthalmicus rechnen.

Im Gegensatz zur Herpes-simplex-Keratitis, die häufig nur das Epithel betrifft, erkrankt bei der Zosterkeratitis sofort auch das Stroma und die vordere Uvea. Gewöhnlich sind die Hornhautepithelherde grobfleckig und plump, und nur selten einmal findet man eine Pseudodendritica, die nur vage an die echte Dendritica bei Herpes-simplex-Keratitis erinnert. Die Stromatrübungen sind gewöhnlich deutlich ausgeprägt und nummulär geformt, und befinden sich überwiegend, wenn auch nicht ausschließlich, subepithelial. Manchmal entwickelt sich eine disziforme Keratitis, die der Keratitis disciformis bei Herpes-simplex-Infektion ähnelt. Ein Verlust der Hornhautsensibilität ist immer mit dieser Erkrankung verbunden. Die begleitende Uveitis ist oft Wochen oder Monate nachweisbar, heilt aber in der Regel auch ohne Therapie allmählich aus.

Inwieweit Lokalsteroide bei Zosterkeratitis und -uveitis langfristig eher von Nutzen oder von Schaden sind, ist gegenwärtig noch umstritten. Zwar gelingt es in fast allen Fällen, die akuten Krankheitssymptome schnell zu beseitigen, die Gefahr der Entwicklung einer chronischen Keratitis unter Steroideinfluß scheint aber bei der Zostererkrankung noch mehr gegeben zu sein als bei den Herpes-simplex-Keratitiden. Zurückhaltung ist auch deshalb angezeigt, weil gegenwärtig noch keine bewiesenermaßen wirksame antivirale Zostertherapie zur Verfügung steht. Erst wenn dies der Fall sein wird — Acyclovir und Bromovinyldesoxyuridin werden derzeit bei dieser Indikation erprobt —, kann man abschätzen, ob der Nutzen einer zusätzlichen Steroidtherapie die Risiken aufwiegt. Gegenwärtig sollte man die Anwendung von Steroiden bei Zoster ophthalmicus auf die schweren Verläufe beschränken, wo ohne Steroide mit erheblichen Komplikationen zu rechnen ist. Die Reduktion der Lokalsteroide muß über viele Wochen und Monate erfolgen.

Die quälendste Komplikation beim Zoster ist eine postherpetische Neuralgie, von der besonders ältere Patienten betroffen sind. Glücklicherweise endet sie meistens nach einigen Monaten von selbst; es kann deshalb für den Patienten sehr hilfreich sein, wenn man ihn dieser langfristig günstigen Prognose versichert und nicht nur Analgetika verschreibt.

Variolakeratitis

Hornhautnarben nach Pockenulzera waren einstmals eine weitverbreitete Ursache für Erblindung in Entwicklungsländern. Gewöhnlich erkrankten die zentralen Hornhautareale; häufig resultierten Ulzera und es kam zu einem Leucoma adhaerens. Die Variolakeratitis ist eine der wenigen Augenerkrankungen, die man nicht mehr sehen wird, weil die Pocken jetzt laut Angabe der WHO ausgerottet sind.

Vakzinekeratitis

Im Verlauf einer Impfung mit Vakzine zum Schutz gegen die echten Pocken kam es sehr selten auch zur Vakzinekeratitis. Sie manifestierte sich entweder als eine grobpunktige epitheliale Keratitis oder als ein echtes Hornhautgeschwür. Gewöhnlich fand man auch eine Vakzineblase am Lidrand. Manchmal kam es auch zu einer atypischen disziformen Keratitis. Lokaltherapie mit Rifampicin war manchmal erfolgreich. Jetzt gibt es die Vakzinekeratitis nicht mehr, weil die Impfung gegen Pocken überflüssig geworden ist. Von wissenschaftlichem Interesse ist aber die Beobachtung, daß manchmal eine intramuskuläre Injektion mit Vakzineimmunglobulin den Zustand einer disziformen Vakzinekeratitis verschlechterte.

Adenoviruskeratitis

Eine Keratitis ist bei allen Formen einer Adenoviruskonjunktivitis sehr häufig. Sie erreicht ihr Maximum 5–7 Tage nach Beginn der Bindehautentzündung. Die feine epitheliale Keratitis sieht man am besten mit der Spaltlampe nach Anfärbung mit Fluorescein. Die punktförmigen Läsionen können sich zu größeren Herden gruppieren.

Oft folgt der epithelialen Keratitis die Entwicklung subepithelialer Trübungen. Bei der epidemischen Keratokonjunktivitis, die durch Adenoviren der Typen 8 und 19 hervorgerufen wird, sind die subepithelialen Herde rund und mit bloßem Auge sichtbar. Sie erscheinen 8–15 Tage nach Beginn der Konjunktivitis und können für Monate, in seltenen Fällen auch für einige Jahre, persistieren. Ähnliche Beobachtungen macht man ausnahmsweise auch bei anderen Adenovirusinfektionen, z.B. bei solchen, die durch die Typen 3, 4 und 7 hervorgerufen werden. Diese Erkrankungen verlaufen aber schneller und milder und dauern höchstens einige Wochen.

Obwohl die Hornhauttrübungen bei Adenoviruskonjunktivitis mit Hilfe lokaler Corticosteroide vorübergehend zum Verschwinden gebracht werden können und der Patient sich mit Steroiden wohler fühlt, verlängert eine solche Therapie eher die Dauer der Erkrankung und kann deshalb nicht grundsätzlich empfohlen werden. Eine spezifische antivirale Therapie gibt es noch nicht.

Andere Viruskeratitiden

Auch bei anderen Virusinfektionen der Hornhaut, wie z.B. bei Masern, wobei die Hornhautmitte besonders betroffen ist, oder bei Röteln, Mumps, infektiöser Mononukleose, akuter hämorrhagischer Konjunktivitis, Newcastle-disease-Konjunktivitis und Warzen am Lidrand, kann man eine feinpunktige epitheliale Keratitis beobachten. Mollusca contagiosa an den Lidrändern sind oft mit einer epithelialen Keratitis in der oberen Hornhauthälfte und einer Pannusbildung vergesellschaftet. Bei Schafhirten in Kalifornien und Nevada hat man seltene Fälle von Orf-Viruskeratitis beobachtet.

Chlamydienkeratitis

Alle 5 Hauptarten einer Chlamydienkonjunktivitis (Trachom, Einschlußkonjunktivitis, primäres okuläres Lymphogranuloma venereum, Psittacosekonjunktivitis und Konjunktivitis durch Katzenpneumonie) gehen mit Hornhautbeteiligungen einher; aber nur bei Trachom und Lymphogranuloma venereum kann die Erkrankung so schwer sein, daß die Sehschärfe herabgesetzt wird oder der Patient erblindet. Am besten untersucht sind die Hornhautläsionen bei Trachom. Sie sind von sehr großer diagnostischer Bedeutung.
Sie treten in folgender zeitlicher Reihenfolge auf:
1) Epitheliale punktförmige Erosionen im oberen Hornhautdrittel,
2) Mikropannus,
3) subepitheliale runde Infiltrate, die man allgemein „Trachompusteln" nennt,
4) Limbusfollikel und ihre narbigen Folgezustände, bekannt als periphere Dellen nach Herbert,
5) Makropannus,
6) ausgedehnte diffuse subepitheliale Narbenbildungen. In leichten Trachomfällen findet man nur eine epitheliale Keratitis und einen Mikropannus. Sie heilen ohne Visusbeeinträchtigung aus.

Die seltenen Fälle einer Keratitis durch Lymphogranuloma venereum sind nicht ganz so charakteristisch, haben aber auch durch diffuse Hornhautnarben und Pannusbildung zur Erblindung geführt. Alle anderen Chlamydieninfektionen erzeugen lediglich einen Mikropannus mit epithelialer Keratitis sowie selten subepitheliale Trübungen, die funktionell nicht sehr bedeutsam sind.

Chlamydienkeratokonjunktivitiden sprechen auf eine Behandlung mit Sulfonamiden, Tetracyclinen und Erythromycin an. Eine Ausnahme sind die seltenen Chlamydia-psittaci-Infektionen, bei denen Sulfonamide nicht wirken.

Epitheliale Keratitis durch Medikamente

Bei Patienten, die Virustatika (IDU und Vidarabin) oder Breit- bzw. Mittelspektrumantibiotika nehmen, sieht man nicht selten eine epitheliale Keratitis. Gewöhnlich ist sie grobpunktig und betrifft bevorzugt die untere Hornhauthälfte und den Lidspaltenbereich.

Keratoconjunctivitis sicca (Sjögren-Syndrom)

Charakteristisch für diese Autoimmunerkrankung, bei der die Sekretion der Tränendrüsen und der akzessorischen Tränendrüsen beeinträchtigt oder völlig aufgehoben ist, sind epitheliale Fädchenbildungen in den unteren Hornhautquadranten. Auch sieht man bevorzugt unten eine grobpunktige epitheliale Keratitis. In schweren Fällen haften muköse Pseudofilamente an trockenen Epithelstellen.

Diese typische Keratitis bei Sjögren-Syndrom muß von anderen Formen einer Keratitis sicca, z.B. nach vernarbenden Erkrankungen wie Trachom und Pemphigoid, unterschieden werden. Bei diesen Erkrankungen werden die Becherzellen der Konjunktiva zerstört. Manche solcher Patienten können immer noch Tränen produzieren; ohne den Schleimanteil haftet der Tränenfilm aber nicht auf dem Hornhautepithel und es trocknet deshalb aus.

Zur Behandlung der Keratoconjunctivitis sicca müssen häufig Tränenersatzmittel gegeben werden, von denen es im Handel eine ganze Reihe gibt. Falls die Becherzellen der Bindehaut zerstört sind, muß man zusätzlich zu den künstlichen Tränen auch Schleimersatzmittel geben.

Periphere Hornhautgeschwüre

Randinfiltrate und -ulzera

Die meisten Hornhautrandgeschwüre sind gutartig, aber sehr schmerzhaft. Sie entstehen sekundär nach akuter oder chronischer bakterieller Konjunktivitis, besonders nach Staphylokokkenblepharokonjunktivitis, weniger häufiger nach Koch-Weeks-Konjunktivitis (Hämophilus aegypticus). Sie sind keine primär infektiösen Prozesse, und Abstriche von den Ulzera enthalten dementsprechend keine verursachenden Bakterien. Sie entstehen durch Sensibilisierungen gegenüber bakteriellen Produkten, wobei aus den Limbusgefäßen Antikörper austreten und mit Antigen reagieren, das durch das Hornhautepithel eindiffundiert ist.

Randinfiltrate und Randgeschwüre (Abb. 8.8) beginnen als ovale oder längliche Infiltrate, die vom Limbus durch ein klares Intervall getrennt sind und erst später ulzerieren und vaskularisieren können. Der Verlauf ist selbstbegrenzt und dauert gewöhnlich 7–10 Tage. Mit Staphylokokkenblepharokonjunktivitis verbundene Erkrankungen rezidivieren sehr häufig. Eine Lokaltherapie mit Corticosteroiden verkürzt den Krankheitsverlauf und mildert die oft beträchtlichen Beschwerden; für eine Prophylaxe der Rezidive ist es aber wichtig, daß man auch die zugrundeliegende Konjunktivitis behandelt. Bevor man mit der Steroidtherapie beginnt, muß man sehr sorgfältig die Differentialdiagnose zwischen dieser Form einer Randkeratitis, die früher als katarrhalisches Randgeschwür bezeichnet wurde, und einer marginalen Herpeskeratitis stellen. Im allgemeinen verläuft eine Herpeskeratitis wegen der damit verbundenen Einschränkung der Hornhautsensibilität fast ohne Beschwerden und deshalb kann man sie leicht von dem sehr schmerzhaften allergischen Randgeschwür unterscheiden.

Ringgeschwüre

Ringgeschwüre (Abb. 8.9) sind selten. Sie zerstören wesentlich mehr Hornhautsubstanz als Randgeschwüre. Gelegentlich bilden sie sich dadurch, daß viele einzelne katarrhalische Randgeschwüre bei Konjunktivitis miteinander konfluieren; häufiger aber sind sie mit einer schweren Grundkrankheit

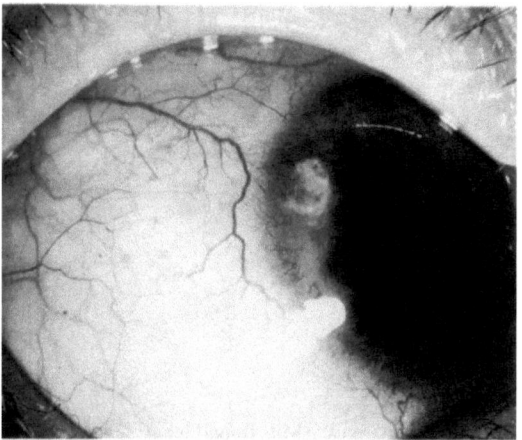

Abb. 8.8. Temporales Hornhautrandgeschwür, rechtes Auge. (Mit freundlicher Genehmigung von P. Thygeson)

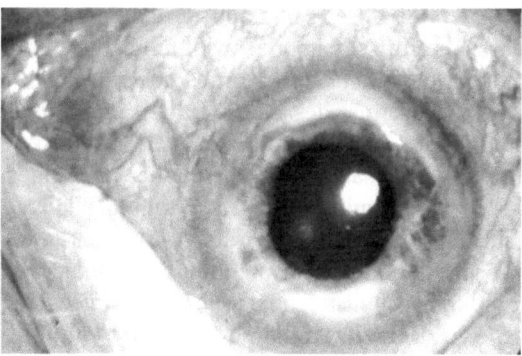

Abb. 8.9. Ringgeschwür der Hornhaut. (Mit freundlicher Genehmigung von M. Hogan)

verbunden. Man hat sie nach Infektionskrankheiten wie Influenza und Bakterienruhr beobachtet, aber auch als Komplikation bei Autoimmunerkrankungen. Einzelne Ringgeschwüre sind bei okulärer Diphtherie, schwerer Konjunktivitis mit β-hämolytischen Streptokokken und häufiger auch bei Gonokokkenkonjunktivitis beschrieben worden. Sie können auch als Sekundärerkrankung bei infektiöser Endophthalmitis auftreten. In diesem Fall geht der Geschwürbildung eine massive Infiltration mit neutrophilen Leukozyten voraus.

Die oft unbefriedigende Therapie muß sich nach der Ursache bzw. der Grunderkrankung richten. Ein infektiöses Ringgeschwür kann auf geeignete systemische und lokale Antibiotikatherapie ansprechen; hyperergische Ringgeschwüre werden sich unter Corticosteroidtherapie bessern.

Mooren-Ulkus (Abb. 8.10)

Die Ursache eines Mooren-Ulkus ist immer noch unbekannt; man vermutet aber eine Autoimmun-

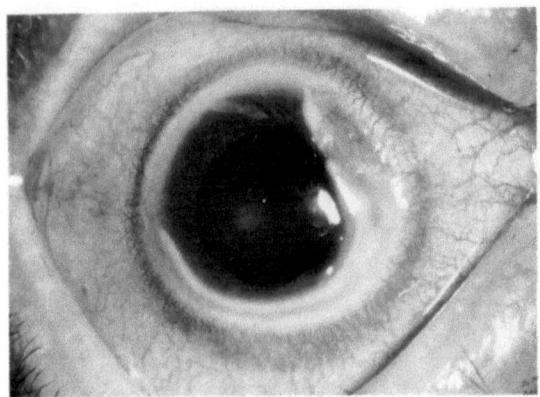

Abb.8.10. Mooren-Ulkus. (Mit freundlicher Genehmigung von M. Hogan)

ätiologie. Es handelt sich um ein Randgeschwür, das in 60–80% der Fälle einseitig auftritt und durch eine schmerzhafte fortschreitende Ausdünnung am Limbus und in der peripheren Kornea gekennzeichnet ist, was zum Verlust des Auges führen kann. Das Mooren-Ulkus kommt am häufigsten im fortgeschrittenen Lebensalter vor, scheint aber mit keiner spezifischen systemischen Alterserkrankung korreliert zu sein. Es spricht weder auf Antibiotika noch auf Corticosteroide an. Neuerdings hat man zur Entfernung sensibilisierender Substanzen die chirurgische Exzision der limbären Bindehaut empfohlen.

Keratoconjunctivitis phlyctaenulosa

Diese hyperergische Erkrankung vom zellulären Typ richtet sich v.a. gegen Bakterienprodukte (z.B. des Tuberkelbazillus) und war früher eine der Hauptursachen für Sehverlust in den USA, insbesondere bei den Eskimos und den Indianern. Phlyktänen sind umschriebene Ansammlungen von Lymphozyten, Monozyten, Makrophagen und auch neutrophilen Leukozyten. Primär manifestieren sie sich am Limbus; bei Rezidiven können sie aber auch die Conjunctiva bulbi und die Hornhaut miteinbeziehen. Hornhautphlyktänen treten gewöhnlich beidseitig auf und hinterlassen vaskularisierte Narben, während Bindehautphlyktänen spurlos verschwinden.

Heutzutage entstehen die meisten Fälle von Keratoconjunctivitis phlyctaenulosa in den USA durch eine verzögerte Immunität gegenüber Staphylococcus aureus. Das Antigen wird von Staphylokokken freigesetzt, die bei einer Staphylokokkenblepharitis auf den Lidrändern wachsen. Seltene Fälle von Phlyktänen hat man auch beim San-Joaquin-Valley-Fieber beobachtet, einer Überempfindlichkeitsreak-

tion nach Primärinfektion mit Coccidioides immitis. Bei dieser Erkrankung beeinträchtigen sie das Sehvermögen aber nicht.

Bei der mit Tuberkulose verbundenen Keratoconjunctivitis phlyctaenulosa kann die Erkrankung durch eine akute bakterielle Konjunktivitis ausgelöst werden, ist aber typischerweise eher mit einer vorübergehenden Aktivitätssteigerung einer kindlichen Tuberkulose korreliert. Unbehandelt heilen Phlyktänen in 10–14 Tagen; Lokaltherapie mit Corticosteroiden verkürzt den Heilverlauf dramatisch auf 1–2 Tage. Die Reaktion auf die Steroidtherapie ist hingegen bei dem durch Staphylokokken ausgelösten Typ nur mäßig; das Hauptaugenmerk der Behandlung muß auf die Eliminierung der bakteriellen Infektion gerichtet werden. In resistenten Staphylokokkenfällen hat sich auch eine Desensibilisierung mit Staphylokokkentoxoid oder Staphagelysat als nützlich erwiesen.

Randkeratitis bei Autoimmunerkrankungen

Die Hornhautperipherie wird aus dem Kammerwasser, den Limbuskapillaren und dem Tränenfilm ernährt. Sie grenzt unmittelbar an das subkonjunktivale lymphoide Gewebe und an die Lymphgefäße des Limbus. Die perilimbäre Bindehaut scheint eine bedeutende Rolle in der Pathogenese von primären und sekundären Hornhauterkrankungen zu spielen, insbesondere bei solchen autoimmunologischer Ätiologie. Zwischen dem Kapillarnetz des Limbus und dem Kapillarnetz der Nierenglomeruli besteht eine auffallende Ähnlichkeit: Auf den endothelialen Basalmembranen beider Kapillarnetze werden Immunkomplexe abgelagert, aus denen Immunkrankheiten resultieren. Deshalb beteiligt sich auch die periphere Hornhaut oft an solchen Autoimmunerkrankungen wie rheumatoider Arthritis, Polyarteriitis nodosa, systemischem Lupus erythematosus, Sklerodermie, Mittelliniengranulom, Wegener-Granulomatose, Colitis ulcerosa, Morbus Crohn, Psoriasis, rezidivierender Polychondritis und Reiter-Syndrom. Alle diese Erkrankungen können charakteristischerweise mit einer Infiltration, Geschwürbildung, Ausdünnung und (selten) auch einer Perforation der peripheren Hornhaut einhergehen. Die Hornhautveränderungen können dabei gutartig und selbstbegrenzt sein, aber auch zur Hornhautperforation und zum Augenverlust führen. Hauptziel der Behandlung muß die Kontrolle der Grundkrankheit sein. Die Augenveränderungen sprechen wechselnd gut auf Lokaltherapie mit Corticosteroiden an, die meist in Kombination mit anderen Mitteln (Antibiotika, Tränenersatzmittel Zykloplegika) gegeben werden.

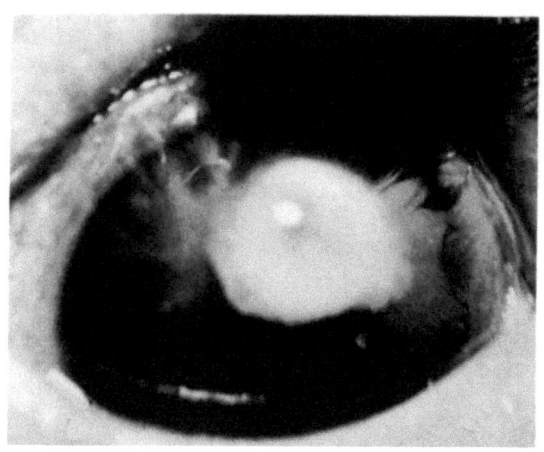

Abb.8.11. Xerophthalmie mit Keratomalazie und Hornhautulkus bei einem mangelernährten Kind. (Photo von Diane Beeston)

Hornhautgeschwüre bei Vitamin-A-Mangel

Das typische Hornhautulkus bei Vitamin-A-Mangel liegt in der Hornhautmitte, betrifft beide Augen, ist grau und verläuft chronisch, wobei in seiner Umgebung die normalen glänzenden Hornhautreflexe völlig fehlen (Abb. 8.11). Die Kornea wird weich und nekrotisch, was zum Terminus „Keratomalazie" geführt hat. Eine Perforation ist nicht selten. Das Konjunktivaepithel verhornt, wie man am Auftreten eines Bitot-Fleckes erkennen kann. Es handelt sich um ein schaumartig aussehendes, keilförmiges Bindehautareal, gewöhnlich auf der temporalen Seite mit der Keilbasis am Limbus und der Keilspitze in Richtung der temporalen Lidspalte. Innerhalb des Triangels weist die Bindehaut Furchen auf, die konzentrisch zum Limbus verlaufen, und man kann trockenes, flockiges Material beobachten, das von dem Bitot-Fleck in die untere Bindehautfalte fällt. Ein angefärbter Bindehautabstrich vom Bitot-Fleck wird viele saprophytische Xerosebazillen (Corynebacterium xerosis, schmale gebogene Stäbchen) sowie verhornte Epithelzellen zeigen. Eine Ulzeration bei Avitaminose A beruht auf einer Vitamin-A-Mangelernährung oder auf einer Behinderung der Vitaminabsorption im Gastrointestinaltrakt mit nachfolgend eingeschränkter Wirkung im Organismus. Vitamin-A-Mangel kann man bei Kindern mit Ernährungsstörungen beobachten, aber auch bei Erwachsenen, die mangelernährt oder unausgewogen ernährt werden, ferner bei allen Personen mit Verlegung der Gallenwege in den Darm, weil die Galle für die Absorption des Vitamin-A unbedingt erforderlich ist. Vitamin-A-Mangel verursacht im gesamten Epithel des Körpers eine Verhornung. Die Veränderungen von Bindehaut und Hornhaut zusam-

men nennt man auch Xerophthalmie. Da auch das Epithel der Luftwege betroffen ist, sterben viele unbehandelte Patienten an Pneumonie. Eine Avitaminose A verursacht auch eine generelle Verzögerung des Knochenwachstums. Dies zu wissen ist besonders bei Kindern wichtig; wenn z. B. die Schädelknochen nicht mehr wachsen und das Gehirn weiterwächst, dann kann es zu erhöhtem Hirndruck und Stauungspapillen kommen.

Vitamin A sollte man intramuskulär in einer Dosis von wenigstens 20000 E/Tag geben. Sulfonamide oder Antibiotikasalben kann man zur lokalen Prophylaxe sekundärer bakterieller Infektionen geben. Der durchschnittliche tägliche Vitamin-A-Bedarf beträgt 1500–5000 E. für Kinder je nach Alter, und 5000 E. für Erwachsene.

Neurotrophische Hornhautgeschwüre

Wenn der N. trigeminus, der auch die Hornhaut versorgt, durch Trauma, chirurgischen Eingriff, Tumor, Entzündung oder auf andere Weise verletzt wird, dann verliert die Hornhaut ihre Empfindlichkeit und damit eines der besten Schutzmittel gegen Degenerationen, Geschwürbildung und Infektion. Am Beginn einer typischen neurotrophen Geschwürentwicklung färbt sich das oberflächliche Hornhautepithel mit Fluorescein punktförmig an. Diese Veränderungen schreiten fort, bis sich fleckige Erosionen bilden. Manchmal verliert die Hornhaut auf einem großen Areal ihr Epithel.

Der Verlauf hängt vom Erfolg der Therapie ab. Ohne Therapie infizieren sich die deepithelisierten Hornhautanteile. Die Integrität der Hornhaut kann am besten dadurch erhalten werden, daß man sie feucht hält, und zwar entweder mit einem Uhrglasverband, durch Vernähen der Lidränder, durch Decken mittels eines Bindehautlappens oder mit Hilfe therapeutischer Weichlinsen. Künstliche Tränenflüssigkeiten sind oft von Vorteil. Aber auch unter den besten therapeutischen Voraussetzungen ist die Prognose oft nicht gut. Es kommt zu rezidivierenden Epithelzusammenbrüchen.

Expositionskeratitis

Immer dann, wenn die Hornhaut nicht richtig befeuchtet und nicht von den Augenlidern bedeckt ist, kann es zu einer Expositionskeratitis kommen. Dies kann der Fall sein bei einem Exophthalmus gleich welcher Ätiologie, bei Ektropium, bei Fehlen von Lidteilen nach Trauma und bei Lidschlußinsuffizienz, z. B. nach Fazialisparese. Die beiden pathogenetischen Faktoren sind die Austrocknung der oberflächlichen Hornhaut und ihre Exposition für kleine Traumen. Besonders während des Schlafes ist die unbedeckte Hornhaut durch Austrocknung gefährdet. Wenn sich ein Geschwür bildet, so geschieht dies gewöhnlich nach einem minimalen Trauma und im unteren Hornhautdrittel.

Die Expositionskeratitis ist so lange steril, wie die Hornhaut nicht sekundär infiziert wurde. Therapeutisches Ziel ist der Schutz und die Befeuchtung der gesamten Hornhautoberfläche. Welche Behandlung man wählt, hängt vom Grundleiden ab: Plastische Operation an den Lidern, Uhrglasverbände, Weichlinsen oder operative Entlastung der Orbita bei Exophthalmus.

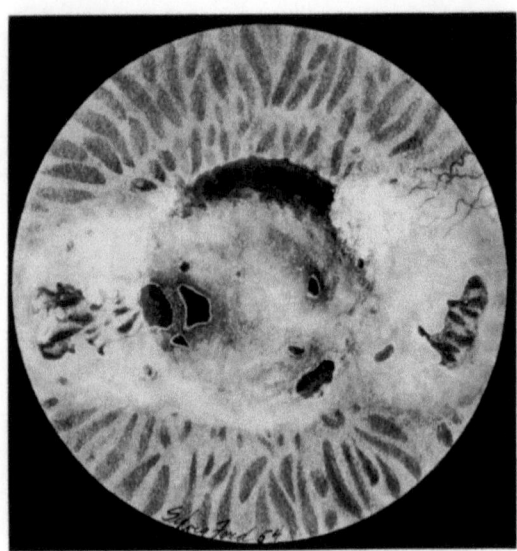

Abb. 8.12. Bandförmige Hornhautdegeneration. (Mit freundlicher Genehmigung von M. Hogan)

Degenerative Hornhauterkrankungen und Hornhautdystrophien

Hornhautdegenerationen

Hornhautdegenerationen stellen sekundäre Veränderungen dar, die im Gefolge einer vorhergegangenen oder gleichzeitig ablaufenden Augenerkrankung eintreten. Dies unterscheidet sie von den Hornhautdystrophien, wobei es sich um primäre, genetisch bedingte Stoffwechselerkrankungen handelt. Die Begriffe sind häufig durcheinandergeworfen worden und sie werden auch heute noch nicht einheitlich gebraucht. So werden die Altersveränderungen der Hornhaut noch überwiegend als Degenerationen bezeichnet, obwohl sie als genetisch determinierte Altersveränderungen eigentlich den Dystrophien zuzurechnen wären.

Marginale Degeneration (Morbus Terrien)

Hierbei handelt es sich um eine seltene, auf beiden Seiten symmetrisch auftretende Degeneration, die durch eine Randverdünnung der Hornhaut in den oberen nasalen Quadranten gekennzeichnet ist. Männer werden häufiger betroffen als Frauen. Die Erkrankung tritt meist erst im 3. und 4. Lebensjahrzehnt erstmals auf. Die Patienten klagen nur über gelegentliche leichte Augenreizungen. Die Hornhautveränderungen nehmen langsam zu bis zu einer ausgeprägten Randverdünnung der Hornhaut mit bogenförmigen Trübungen distal der Ausdünnungszone, wodurch ein Arcus senilis vorgetäuscht werden kann. Auch eine Vaskularisation gehört dazu. Über Perforationen mit Irisprolaps ist berichtet worden. Histopathologische Untersuchungen der erkrankten Hornhäute haben lediglich ein gefäßhalti-

ges Bindegewebe mit fibrillärer Degeneration und Fetteinlagerung zwischen den Kollagenfasern gezeigt. Da die Erkrankung langsam fortschreitet und die Hornhautmitte ausgespart wird, ist die Prognose i. allg. gut.

Bandförmige Degeneration (Abb. 8.12)

Dieses Krankheitsbild ist durch Ablagerungen von Kalksalzen in den vorderen Hornhautschichten charakterisiert. Gewöhnlich beschränkt sich die Keratopathie auf den Lidspaltenbereich und hat deshalb ein bandförmiges Aussehen. Die Kalkablagerungen findet man sowohl in der Basalmembran des Epithels als auch in der Bowman-Membran und in den vorderen Stromalamellen. Die bandförmige Degeneration ist durch einen klaren Hornhautteil vom Limbus getrennt; innerhalb der Degeneration gibt es oft durchsichtige „Löcher", was dem ganzen das Aussehen eines Schweizerkäses geben kann. Die Patienten klagen über Fremdkörpergefühl, Augenrötung und Sehminderung.

Bandförmige Degenerationen gibt es bei einer Vielzahl von entzündlichen, metabolischen und degenerativen Augenerkrankungen. Charakteristischerweise findet man sie bei der juvenilen oder rheumatoiden Arthritis. Sie wurden bei langdauernden entzündlichen Augenerkrankungen, Glaukom und chronischer Zyklitis beschrieben. Man findet sie auch bei Hyperparathyreoidismus, Vitamin-D-Intoxikation, Morbus Boeck und Lepra. Behandelt werden sie durch Abtragen des Hornhautepithels mittels Abrasio unter Lokalanästhesie. Dann spült man die Hornhautoberfläche mit einer sterilen

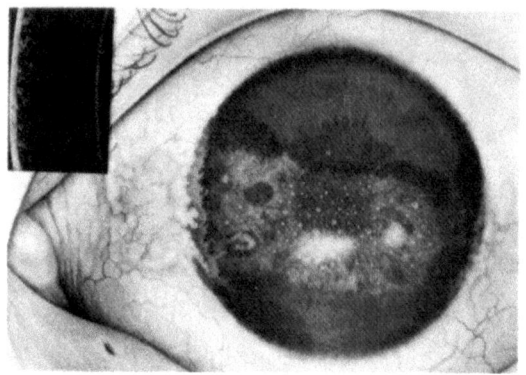

Abb.8.13. Klimatische tröpfchenförmige Keratopathie, *links oben* Aussehen bei Beobachtung im schmalen Spalt. (Mit freundlicher Genehmigung von A. Ahmad)

Äthylendiamintetraessigsäurelösung (EDTA, 0,01 m), oder man löst die Verkalkungen durch Auflegen von Wattetupfern, die in EDTA getränkts wurden.

Klimatische Keratopathie (Perlentaucherkeratopathie, Bietti-Keratopathie, Labradorkeratopathie, sphäroide Hornhautdegeneration) (Abb.8.13)

Dabei handelt es sich um ein relativ neues Krankheitsbild, eine erworbene Keratopathie, von der vor allem Männer betroffen werden, die überwiegend im Freien arbeiten. Man glaubt, daß die Hornhautdegeneration durch zu hohe Exposition für Ultraviolettlicht hervorgerufen wird. Zu Beginn findet man in der peripheren Hornhaut feine, subepitheliale, gelbliche charakteristische Tröpfchen. Mit Fortschreiten der Erkrankung treten die Tröpfchen auch zentral auf und führen dann zur Hornhauttrübung und Visusminderung. In weit fortgeschrittenen Fällen hilft nur eine Hornhautverpflanzung.

Noduläre Degeneration nach Salzmann

Vorläufer dieser Erkrankung ist immer eine Hornhautentzündung, insbesondere eine Keratoconjunctivitis phlyctaenulosa oder ein Trachom. Man findet eine Gefäßeinsprossung und eine oberflächliche Hornhautdegeneration, die das Stroma, die Bowman-Membran und das Epithel umfaßt. Die Patienten klagen über Augenrötung, Fremdkörpergefühl und Sehminderung. Man findet eine oberflächliche Vaskularisation mit weißlichen prominenten Knötchen, die manchmal in Ketten beieinander zwischen den Gefäßen liegen. Durch eine Hornhautverpflanzung kann man in den meisten Fällen die Sehschärfe wesentlich bessern.

Hornhautdystrophien

Hierbei handelt es sich um relativ seltene vererbliche oder durch Mutation neu entstandene Hornhautstoffwechselerkrankungen. Prinzipiell sind beide Augen von den Veränderungen betroffen, nicht immer sind aber beide Augen gleichzeitig erkrankt. Am häufigsten findet man eine Ablagerung pathologischer Substanzen in verschiedene Hornhautgewebe. Daneben gibt es aber auch Störungen, die sich im wesentlichen durch Konfigurationsänderungen (Keratokonus) oder Störungen im Zusammenhalt (dystrophe Formen der rezidivierenden Erosio) äußern. Die meisten Dystrophien werden im 1. oder 2. Lebensjahrzehnt manifest, einige auch später. Es gibt Dystrophien, die zeitlebens klinisch stationär bleiben und keinen Krankheitswert haben, neben solchen, die progredient verlaufen und mittels Hornhautverpflanzung behandelt werden müssen. Üblicherweise teilt man die Hornhautdystrophien ein in solche der vorderen Grenzschichten und in solche, die das Stroma und die hinteren Grenzschichten betreffen. Wir stellen hier den Keratokonus voraus, bei dem noch umstritten ist, welche Hornhautschichten primär erkrankt sind.

Keratokonus

Der Keratokonus ist eine nicht sehr häufige, beidseitige dystrophe Hornhauterkrankung, die z.T. autosomal rezessiv vererbt wird. Daneben gibt es selten klinisch einseitige Fälle. Die Krankheit manifestiert sich meist erst in der 2. Lebensdekade und alle Rassen sind betroffen. Man findet Keratokonus auch mit einer Vielzahl von anderen Krankheiten vergesellschaftet, wie Down-Syndrom, atopische Dermatitis, Retinitis pigmentosa, Aniridie, Keratoconjunctivitis vernalis, Marfan-Syndrom, Apert-Syndrom und Ehlers-Danlos-Syndrom. Die krankhaften Veränderungen bestehen in allgemeiner Hornhautausdünnung, kegelförmiger Vorwölbung der zentralen Kornea, Descemet-Rupturen und irregulären oberflächlichen linearen Narben an der Konusspitze. Manchmal bildet sich ein sog. Hydrops der Kornea (akuter Keratokonus). Dabei strömt Wasser in die Hornhaut ein und der Visus sinkt durch das Hornhautödem plötzlich ab. Ursächlich hierfür sind gewöhnlich Rupturen in der Descemet-Membran, was möglicherweise durch Augenreiben der Patienten gefördert wird. Ein akuter Keratokonus bildet sich gewöhnlich allmählich ohne Therapie zurück. Die Patienten klagen einzig über verminderte Sehschärfe. Objektiv findet man eine konusartig verformte Hornhaut (Abb.8.14), eine Eindellung der Hornhaut durch das Unterlid bei Abwärtsblick des

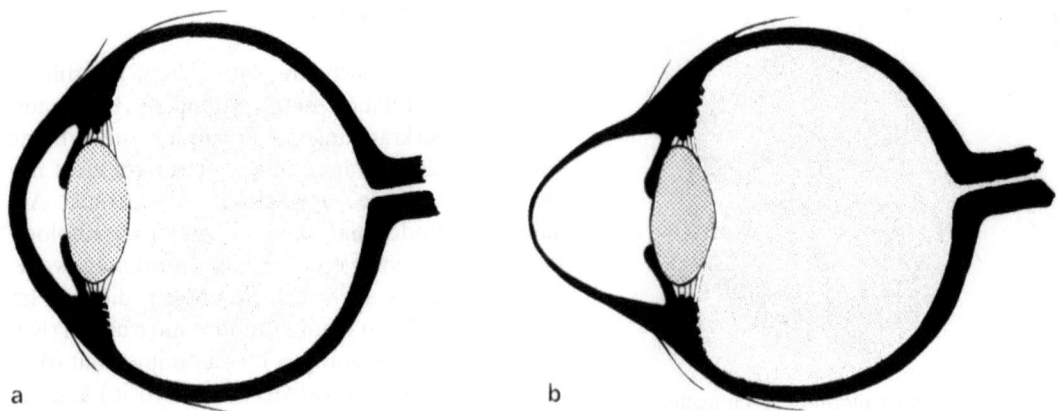

Abb. 8.14. a Querschnitt durch eine normalgewölbte Hornhaut, **b** Keratokonus

Patienten (Munson-Zeichen), einen irregulären Fundusreflex bei der Skiaskopie und einen verzerrten Hornhautreflex bei der Untersuchung mit der Placido Scheibe oder dem Ophthalmometer. Der Augenhintergrund kann wegen der optischen Verzerrung durch die irreguläre Hornhaut nicht klar gesehen werden.

In weit fortgeschrittenen Fällen ist eine Hornhautverpflanzung erforderlich. Der Keratokonus ist eine der häufigsten Indikationen für eine Keratoplastik. In den Anfangsstadien kann man die Sehschärfe mit Kontaktlinsen bessern. Wenn die mit Kontaktlinsen korrigierte Sehschärfe soweit absinkt, daß der Patient seinen beruflichen Tätigkeiten nicht mehr nachgehen kann, ist eine Hornhautverpflanzung indiziert.

Oft schreitet die Konusbildung zwischen dem 20. und 60. Lebensjahr langsam fort, obwohl es auch zu jeder Zeit zu einem Stillstand der Verformung kommen kann. Wenn man transplantiert, bevor es zu einer extremen Hornhautverdünnung gekommen ist, ist die Prognose ausgezeichnet; bei 80–95% der Patienten erzielt man Lesefähigkeit.

Hornhautdystrophien der vorderen Grenzschichten

a) Meesman-Dystrophie: Diese langsam progrediente Erkrankung ist durch mikrozystische Areale im Epithel charakterisiert. Sie beginnt schon im 1.–2. Lebensjahr. Die Beschwerden beschränken sich auf leichte Reizzustände und die Sehschärfe ist kaum beeinträchtigt. Die Dystrophie wird autosomal dominant vererbt.

b) Cogan-Dystrophie: Diese Dystrophie zeichnet sich durch feine kommaartige oder runde, grauweiße intraepitheliale Trübungen aus, die im Pupillarbereich lokalisiert sind. Daneben kann man fingerabdruck- oder landkartenartige feine Trübungen im

Bereich der epithelialen Basalmembran sehen. Frauen werden von dieser Erkrankung häufiger betroffen. Die Patienten können unter einer rezidivierenden Erosio leiden. Die Sehschärfe ist gewöhnlich nur sehr geringfügig beeinträchtigt.

c) Fingerabdruckdystrophie: Diese Erkrankung bekam ihren Namen von den feinen wellenartigen konzentrischen Linien, die man unmittelbar vor der Bowman-Membran am besten im zurückfallenden Licht mit der Spaltlampe beobachten kann. Diese Linien können mit einem landkartenartigen oder fleckartigen Muster verbunden sein. Meist werden hierdurch keine Beschwerden hervorgerufen, aber manchmal gibt es rezidivierende Erosionen. Überwiegend wird die Diagnose während einer Routineuntersuchung gestellt. Cogan- und Fingerabdruckdystrophie werden auch als verschiedene Manifestationen derselben Krankheit angesehen.

d) Rezidivierende Hornhauterosio: s. S. 114

e) Andere: Die Reis-Bücklers-Dystrophie wird dominant vererbt und manifestiert sich hauptsächlich an der Bowman-Membran. Die Erkrankung beginnt während des 1. Lebensjahrzehnts mit den Symptomen einer rezidivierenden Erosio. Es kommt allmählich zu einer Eintrübung der Bowman-Membran und zu Epithelirregularitäten. Eine Gefäßeinsprossung gehört nicht dazu. Die Sehschärfe kann beträchtlich herabgesetzt sein.

Als wirbelartige Dystrophie oder Cornea verticillata bezeichnet man pigmentierte Linien im Niveau der Bowman-Membran oder dem darunterliegenden Stroma, die sich über die gesamte Hornhautoberfläche erstrecken. Die Sehschärfe ist nicht wesentlich beeinträchtigt. Solche radiären Pigmentlinien sind ein Zeichen der Fabry-Erkrankung, man kann sie aber auch bei Patienten sehen, die mit Chlorpromazin, Chlorochin oder Indomethazin behandelt werden.

Hornhautstromadystrophien

Es gibt 3 wichtige Arten der sog. Hornhautstromadystrophien, wobei auch andere Hornhautschichten miterkrankt sind:

a) Bröckelige Dystrophie: Diese langsam progressive, gewöhnlich asymptomatische Hornhautdystrophie beginnt meistens schon in der frühen Kindheit. Die auffallendsten Veränderungen bestehen aus zentralen, feinen, weißen „granulären" Herden im Hornhautstroma; aber auch das Epithel und die Bowman-Membran werden schon in der Frühphase betroffen. Die Sehschärfe ist längere Zeit nur geringfügig herabgesetzt. Histologisch findet man Ablagerungen eines hyalinen Materials. Außer in sehr schweren und fortgeschrittenen Fällen ist eine Hornhauttransplantation nicht nötig. Der Vererbungsmodus ist autosomal dominant.

b) Fleckförmige Dystrophie: Diese Hornhautstromadystrophie ist charakterisiert durch dichte graue zentrale Trübungen, die im Bereich der Bowman-Membran beginnen. Die Trübungen breiten sich seitlich aus und betreffen später auch die tiefen Stromaschichten und das Endothel. Es kann zu rezidivierenden Erosionen kommen und die Sehschärfe ist meist stark herabgesetzt. Histologisch findet man Ablagerungen von sauren Mukopolysacchariden im Stroma und im Endothel sowie eine Degeneration der Bowman-Membran. Die Erkrankung wird autosomal rezessiv vererbt.

c) Gittrige Dystrophie: Diese beginnt in Form feiner, sich verzweigender linearer Trübungen im Bereich des Epithels und der Bowman-Membran in der zentralen Hornhaut und breitet sich dann seitlich hin aus. Auch das tiefe Stroma kann betroffen werden, aber die Erkrankung erreicht nicht die Descemet-Membran. Sie führt auch zu rezidivierenden Erosionen. Histologisch findet man zwischen den Kollagenfasern der Hornhaut Amyloidablagerungen.

Hornhautdystrophien der hinteren Grenzschichten

a) Fuchs-Dystrophie: Die Erkrankung beginnt im 3. oder 4. Lebensjahrzehnt und schreitet stetig fort. Frauen werden von ihr häufiger betroffen als Männer. Zentral findet man warzenartige Auflagerungen und Verdickungen der Descemet-Membran sowie Endotheldefekte. Schließlich kommt es zur Endotheldekompensation und zum Hornhautstroma- und Epithelödem mit Herabsetzung der Sehschärfe; die

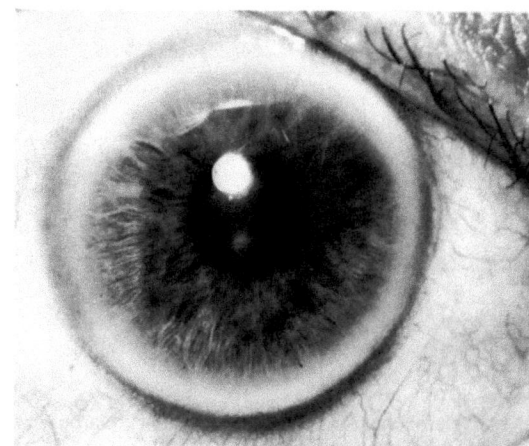

Abb. 8.15. Arcus senilis. (Photo von Diane Beeston)

Hornhaut wird immer trüber. Histologisch findet man warzenartige Verdickungen der Descemet-Membran, die von den pathologischen Endothelzellen gebildet wurden. Das Endothel ist ausgedünnt und pigmentiert, die Descemet-Membran verdickt.

b) Hintere polymorphe Dystrophie (Schlichting): Es handelt sich um eine durchaus häufige Erkrankung, die bereits in der frühen Kindheit beobachtet werden kann. In den tiefen Hornhautschichten beobachtet man polymorphe Plaques. Das Endothel weist „bläschenartige" Veränderungen auf. Im tiefen Stroma kommt es zu Ödemen. Meist verläuft diese Dystrophie asymptomatisch; in schweren Fällen entwickelt sich aber auch ein Epithel- und Stromaödem. Die Vererbung ist autosomal dominant.

Arcus senilis
(Greisenbogen, vorderes Embryotoxon)

Beim Arcus senilis handelt es sich meist um eine sehr häufige, beidseitige, gutartige periphere Hornhautdystrophie („Altersdegeneration"), die man in jedem Alter beobachten kann, die aber bei älteren Patienten als Teil des allgemeinen Alterungsprozesses weitaus am häufigsten ist. Nur wenn ein Arcus senilis bereits vor dem 40. Lebensjahr auftritt, so ist gelegentlich eine schwere Lipidstoffwechselstörung mit ihm verbunden.
Der Veränderung liegen tröpfchenartige Lipideinlagerungen zugrunde, die die gesamte Hornhautdicke betreffen, aber in den oberflächlichen und tiefen Lagen am dichtesten und in der Mitte des Hornhautstromas am geringsten sind. Der Arcus senilis geht mit keinen Beschwerden oder Sehstörungen einher.

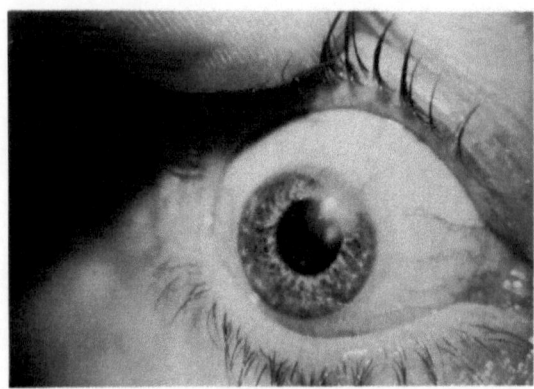

Abb. 8.16. Sklerokeratitis mit fibrovaskulärer Narbe im oberen nasalen Hornhautquadranten

Klinisch findet man einen peripheren trübgrauen Ring, ungefähr 2 mm breit, der vom Limbus durch ein klares Intervall getrennt ist (Abb. 8.15). Da er nicht zu funktionellen Störungen führt, ist eine Behandlung überflüssig. Aus diesem Grunde wird der Arcus senilis auch nicht von allen Autoren zu den Hornhautdystrophien gerechnet.

Andere Hornhauterkrankungen

Sklerokeratitis (Sklerosierende Keratitis)

Bei der Sklerokeratitis handelt es sich um eine seltene, einseitige lokalisierte Entzündung der Sklera und Hornhaut. Ihre Ursache ist unbekannt. Früher vermutete man die Tuberkulose als Grundleiden. Eine antituberkulöse Therapie ist aber wirkungslos. Histopathologisch findet man reichlich chronische Entzündungszellen (kleine Rundzellen) in dem erkrankten Hornhaut- und Sklerabezirk. Später kommt es zu einer Fibrosierung (Abb. 8.16). Die Patienten klagen über Schmerzen, Lichtscheu und Fremdkörpergefühl. Absonderungen findet man nicht, wohl aber normalerweise eine mäßig schwere Iritis (nichtgranulomatöse vordere Uveitis). In der Regel liegt wohl eine Skleritis als primäre Erkrankung vor. Es gibt keine spezifisch wirksame Therapie. Die Pupille sollte mit 2%igem Atropin 2mal täglich erweitert werden. Warme Umschläge und lokale Steroidtherapie können die Beschwerden lindern. Obwohl der Krankheitsprozeß umschrieben in einem kleinen Infiltrationsareal beginnt, kann später die ganze Hornhaut betroffen und trüb werden. Nach Monaten oder Jahren kann die Erkrankung zur Ruhe kommen.

Keratitis superficialis punctata (Thygeson)

Von der seltenen Keratitis superficialis punctata (Thygeson) werden Patienten beiden Geschlechts und jeden Alters betroffen. Sie verläuft chronisch rezidivierend und praktisch immer beidseitig. Charakteristisch sind feine und etwas prominente ovale Epitheltrübungen, die hauptsächlich im Pupillargebiet angeordnet sind und sich punktförmig mit Fluorescein anfärben. Mit bloßem Auge sind die Trübungen nicht zu sehen, mit der Spaltlampe oder mit Hilfe einer Lupe dagegen sehr leicht. Subepitheliale Trübungen, die unmittelbar unter den epithelialen Herden liegen (Abdrücke), sieht man häufig bei Patienten, bei denen die Keratitis Thygeson als eine Herpeskeratitis fehldiagnostiziert wurde und die man daraufhin mit IDU-Tropfen behandelte.

Bis jetzt konnte man noch keinen eindeutig verantwortlichen Erreger identifizieren; man vermutet aber ein Virus. In einem Einzelfall wurde von Hornhautepithelabradaten ein Varizellen-Zoster-Virus isoliert.

Die Beschwerden bestehen in einem mäßigen Kratzgefühl, in leichter Sehverschlechterung und Lichtscheu. Die Bindehaut ist nicht mitbetroffen.

Eine mit Staphylokokkenblepharokonjunktivitis verbundene Keratitis epithelialis unterscheidet sich von der Keratitis superficialis punctata (Thygeson) durch ihre Lokalisation im unteren Hornhautdrittel. Eine epitheliale Keratitis bei Trachom unterscheidet sich durch den Befall des oberen Hornhautdrittels und durch den Pannus. Viele andere Keratitisformen, die die oberflächlichen Hornhautschichten betreffen, verlaufen einseitig oder können schon aufgrund der Anamnese ausgeschieden werden.

Eine kurzfristige Gabe von Corticosteroidaugentropfen führt oft zu schnellem Verschwinden der Trübungen und subjektiver Besserung; Rezidive sind aber die Regel. Die Prognose schließlich ist gut, da es fast nie zu Vernarbungen der Hornhaut oder Gefäßeinsprossungen kommt. Unbehandelt dauert die Erkrankung ca. 1–3 Jahre. Eine Langzeitbehandlung mit lokalen Corticosteroidtropfen kann wegen der Entwicklung einer Steroidkatarakt oder eines Steroidglaukoms gefährlich sein.

Rezidivierende Hornhauterosio

Diese sehr ernsthafte Hornhauterkrankung präsentiert sich in der Regel mit klassischen Beschwerdebildern und Krankheitszeichen. Sie ist aber leicht zu übersehen, wenn man nicht an sie denkt. Der Patient wacht gewöhnlich in den frühen Morgenstunden mit Schmerzen im betroffenen Auge auf. Die Schmerzen halten an, das Auge rötet sich, es tränt, und Lichtscheu tritt hinzu. Wenn der Patient morgens versucht, die Augen zu öffnen, reißen die Lider loses Epithel ab, und dies verursacht Schmerzen und Rötung.

Man unterscheidet 3 Typen der rezidivierenden Hornhauterosio:

1. *Erworbene rezidivierende Erosio (posttraumatisch):* Gewöhnlich gibt der Patient an, daß er früher einmal ein Hornhauttrauma erlitten habe. Die Erosio ist einseitig, bei Männern und Frauen gleich häufig, und die Familienanamnese ist unergiebig. Die rezidivierende posttraumatische Erosio tritt am häufigsten subzentral unterhalb der Pupille auf, unabhängig davon, wo der ursprüngliche Verletzungsort der Hornhaut war.

2. *Familiäre rezidivierende Erosio:* Hierbei handelt es sich um eine beidseitige spezielle Hornhautdystrophie. Die Patienten wissen, daß in ihrer Familie ähnliche Erkrankungsfälle vorgekommen sind. Im allgemeinen geben sie keine Traumaanamnese an.

3. *Rezidivierende Erosio als Begleitsymptom bei anderen Hornhautdystrophien (s. oben):* Rezidivierende Hornhauterosionen kann man z. B. bei der mikrozystischen Hornhautdystrophie nach Cogan, bei Fingerabdruckdystrophie und bei Reis-Bückler Dystrophie beobachten.

Die rezidivierende Erosio ist die Folge eines Defektes in der Basalmembranbildung des Hornhautepithels. Die Hemidesmosomen der basalen Hornhautepithelschicht haften nicht richtig auf der Basalmembran, und das Hornhautepithel hängt deshalb nur lose auf ihr mit einem sehr zarten subepithelialen Ödem. Die etwas aufgelockerten Epithelschichten neigen zu Trennung und Erosio.

Ein Lokalanästhetikum beseitigt die Beschwerden sofort, und mit Fluorescein kann man den Erosiobereich darstellen. Gewöhnlich handelt es sich um ein kleines Areal unterhalb der Hornhautmitte. Die Behandlung besteht in Druckverbänden zur Heilungsbeschleunigung. Dabei kann es gelegentlich sinnvoll sein, loses Epithel vorher zu entfernen. Das andere Auge sollte während des größten Teils der Behandlungszeit ebenfalls geschlossen werden, um Lidbewegungen über dem erkrankten Auge gering zu halten. Wünschenswert ist Bettruhe für 24 h. Im allgemeinen heilt die Hornhaut in 2–3 Tagen. Um ein Rezidiv zu verhindern und eine dauerhafte Heilung zu fördern, ist es wichtig, daß die Patienten vor dem Schlafengehen für mehrere Monate lang eine blande Salbe, z. B. Borsalbe oder eine andere gute Augensalbe, in den Bindehautsack streichen. In schweren Fällen muß man während der Wachstunden auch künstliche Tränenflüssigkeit eintropfen. Gelegentlich ist der Gebrauch hypertoner Salben (Glucose 40%) oder von 5%igen Kochsalztropfen wertvoll.

Interstitielle Keratitis bei konnataler Syphilis

Diese selbstbegrenzte Entzündung der Hornhaut ist eine Spätmanifestation einer konnatalen Syphilis. In den letzten Jahren hat ihre Häufigkeit sehr stark abgenommen und in manchen Teilen der Welt gibt es sie fast gar nicht mehr. Gewöhnlich beginnt die Keratitis einseitig, wird dann aber fast immer nach einigen Wochen oder Monaten beidseitig. Sie betrifft alle Rassen und ist beim weiblichen Geschlecht häufiger als beim männlichen. Die Symptome erscheinen erstmals im Alter zwischen 5 und 20 Jahren. Die Histologie zeigt ein Hornhautödem mit lymphozytärer Infiltration und Vaskularisation.

Da man in der akuten Phase in der Hornhaut den Erreger (Treponema pallidum) nie gefunden hat, handelt es sich wahrscheinlich um eine interstitielle Keratitis auf allergischer Basis. Eine Hypothese lautet, daß die Treponemen bei der Geburt in die Hornhaut gelangen und daß es im späteren Leben dann zu einer heftigen allergischen Reaktion in der Hornhaut gegen Treponemaantigene kommt, die von im Blutstrom schwimmenden Erregern ausgelöst wird.

Klinische Befunde

a) Beschwerden und Krankheitszeichen: Außer der Keratitis können andere Zeichen einer konnatalen Syphilis vorhanden sein, wie eine Sattelnase und die Hutchinson-Trias (interstitielle Keratitis, Taubheit und Tonnenzähne). Die Patienten klagen über Schmerzen, Lichtscheu und Sehminderung. Man findet eine Bindehautrötung, ein Hornhautödem, eine Gefäßeinsprossung in die tiefen Hornhautschichten sowie eine Miosis. Dazu gehört auch eine schwere vordere granulomatöse Uveitis mit Blepharospasmus wegen der Lichtscheu. Infolge des Ödems und der Gefäßeinsprossung macht die Hornhaut einen graurosa Eindruck. Dieser für die Frühphase typische Befund wird auch „Lachsfleck" genannt. Im deutschsprachigen Bereich spricht man von einer Keratitis parenchymatosa.

b) Laborbefunde: Die serologischen Luesreaktionen sind positiv.

Komplikationen

Bei schweren, lange verlaufenden Keratitiden kommt es zur Hornhautvernarbung. Die Uveitis kann zu einem Sekundärglaukom führen.

Behandlung

Es gibt keine spezifischen Behandlungsmöglichkeiten. Die Therapie zielt auf die Verhinderung von hinteren Synechien, die dann auftreten, wenn die Pupille nicht richtig erweitert wird.

Beide Augen sollten durch häufige Gabe einer 2%igen Atropinlösung erweitert werden. Mit Corticosteroidtropfen kann man oft die Krankheitszeichen eindrücklich bessern; man muß die Steroide aber sehr lange geben, um ein Wiederkehren der Keratitis zu verhindern. Sonnenschutzgläser und Aufenthalt in abgedunkelten Räumen sind bei schwerer Lichtscheu notwendig. Die systemische Syphilis sollte behandelt werden, obwohl dies gewöhnlich keinen großen Einfluß auf den Verlauf der Hornhautentzündung hat.

Die Hornhautvernarbung erfordert manchmal eine nachfolgende Hornhauttransplantation. Ein etwaiges Glaukom ist gelegentlich schwer in den Griff zu bekommen.

Verlauf und Prognose

Der Verlauf des Krankheitsprozesses in der Hornhaut wird durch Therapiemaßnahmen, die der Prophylaxe von Komplikationen dienen, nicht beeinflußt. Die Entzündungsphase dauert 3 oder 4 Wochen. Danach klaren die Hornhäute allmählich wieder auf und im Stroma sind dann nur noch entsprechende Narben und sog. Geistergefäße zu sehen.

Interstitielle Keratitis anderer Ursache

Die interstitielle Keratitis bei konnataler Syphilis gibt es heute kaum noch; wohl aber interstitielle Keratitiden als Komplikation anderer granulomatöser Erkrankungen wie der Tuberkulose und der Lepra. Die Behandlung ist i. allg. symptomatisch; dennoch ist es wichtig, die Krankheitsursache zu ergründen. Eine weitere Ursache ist das Cogan-Syndrom. Es ist selten und man glaubt, daß es eine vaskuläre Überempfindlichkeitsreaktion gegen unbekannte Allergene sein könnte. Die Erkrankung tritt bei jungen Erwachsenen auf und wird durch eine nichtsyphilitische interstitielle Keratitis sowie Hör- und Gleichgewichtsstörungen charakterisiert. Corticosteroide sollen von therapeutischem Nutzen sein, aber gewöhnlich bleiben doch eine gewisse Sehbeeinträchtigung und ein vollständiger Nervenausfall mit Taubheit und Labyrinthschaden bestehen.

Hornhautpigmentierungen

Hornhautpigmentierungen sieht man mit und ohne Augenerkrankungen oder allgemeine Erkrankungen. Es gibt mehrere Formen.

Krukenberg-Spindel

Hierbei wird braunes uveales Pigment in beiden Augen in vertikaler Spindelform auf den Endothelzellen abgelagert. Diese Veränderung beobachtet man bei einem kleinen Prozentsatz der Personen, die älter als 20 Jahre sind, gewöhnlich bei myopischen Frauen. Man kann die Spindel mit bloßem Auge sehen, besser zu erkennen ist sie aber mit der Lupe oder Spaltlampe. Die Sehschärfe ist meist nicht beeinträchtigt, und die Veränderung schreitet nur sehr langsam voran. Ein sich entwickelndes Pigmentglaukom muß ausgeschlossen werden.

Hämatokornea

Diese Störung folgt gelegentlich als Komplikation nach einem traumatischen Hyphäma und besteht in einer Hämosiderineinlagerung in das Hornhautstroma. Die Hornhaut sieht goldbraun aus und die Sehschärfe ist reduziert. Meist klart die Kornea im Verlauf von 1–2 Jahren wieder auf.

Kayser-Fleischer-Ring

Hierbei handelt es sich um einen pigmentierten Ring, dessen Farbe von rubinrot über hellgrün bis zu blau, gelb oder braun variiert. Der Ring ist 1–3 mm breit und beginnt unmittelbar korneawärts des Limbus. In Ausnahmefällen findet man noch einen 2. Ring. Das Pigment besteht aus feinen Granula, die unmittelbar unterhalb des Endothels in der Descemet-Membran liegen. Elektronenmikroskopische Studien legen nahe, daß es sich bei dem Pigment um eine Kupferverbindung handelt. Diese Kupfereinlagerung kann man durch die Anwendung von Chelatbildnern verringern.

Die Ringe, von denen man lange glaubte, sie seien für die hepatolentikuläre Degeneration (Wilson-Erkrankung) pathognomonisch, wurden kürzlich auch bei 3 Patienten beschrieben, die nicht an dieser Erkrankung litten, sondern an einer chronischen hepatobiliären Erkrankung oder an einer Gelbsucht mit chronischer Cholestase. Die Kenntnis des Kayser-Fleischer-Rings bleibt aber dennoch sehr wichtig, weil sie den Augenarzt darauf hinweisen kann, daß ein Patient möglicherweise an einem M. Wilson leidet. Eine spezifische systemische Therapie mit den Kupferchelatbildnern kann die Erkrankung, die

sonst unweigerlich tödlich verläuft, eindrucksvoll
bessern.

Stähli-Linie

Die Stähli-Linie (Hudson-Stähli-Linie) findet man
gelegentlich bei älteren Personen. Mit der Spaltlampe sieht man im unteren Hornhautdrittel eine horizontale braune Linie, die den Limbus an keiner Seite
erreicht. Wahrscheinlich liegen dieser Linie Eisenablagerungen in Bereich der Bowman-Membran zugrunde. Sie verursacht keine Sehstörungen.

Fleischer-Ring

Beim Fleischer-Ring handelt es sich um eine bräunliche oder grünliche Linie, die man fast regelmäßig
um die Basis des Konus bei Keratokonuspatienten
beobachten kann. Wahrscheinlich besteht auch sie
aus Eisenablagerungen (Hämosiderin). Wie bei der
Stähli-Linie liegen ihr vermutlich Risse in der Bowman-Membran zugrunde.

Hornhauttransplantation

Eine Hornhauttransplantation (Keratoplastik) ist
bei einer Vielzahl ernsthafter Hornhauterkrankungen indiziert, z.B. bei Narben, Ödem, Ausdünnung
und Verzerrung. Der Ausdruck „perforierende" Keratoplastik bezieht sich auf einen Hornhautersatz in
voller Dicke, während man bei einer lamellären Keratoplastik die Hornhaut nur zu einem Teil ihrer
Dicke ersetzt.
Für eine perforierende Keratoplastik bevorzugt man
Hornhäute von jungen Spendern. Zwischen dem
Spenderalter und der Lebenskraft der Endothelzellen besteht eine direkte Korrelation. Wegen des
schnellen Endothelzerfalls nach dem Tode sollten
die Augen schon bald post mortem enukleiert und
die Hornhaut innerhalb von 48 h transplantiert werden, besser noch innerhalb von 24 h.
Für lamelläre Keratoplastiken kann man auch gefro-
renes, dehydriertes oder gekühltes Hornhautmate-
rial benutzen, das einige Wochen gelagert wurde.
Hierbei sind die Endothelzellen nicht wichtig.

Operationstechnik

In der Empfängerhornhaut führt man mit Hilfe eines Trepans (Abb. 8.17) einen nicht ganz perforierenden kreisrunden Hornhautschnitt durch und
vollendet dann die Ausschneidung der Wirtshornhaut in voller Dicke mit Hilfe von kleinen Scheren.
Bei einer lamellären Keratoplastik hebt man die vor-

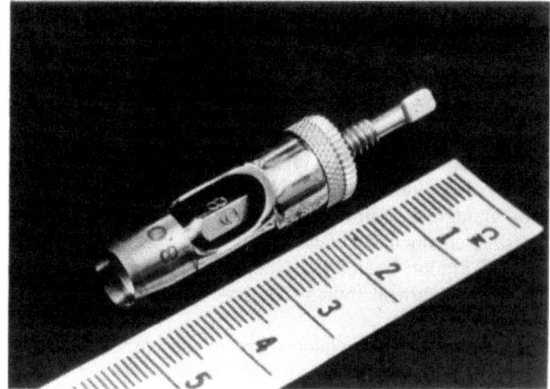

Abb. 8.17. Castroviejo-Einmaltrepan, 8 mm. (Mit freundlicher
Genehmigung von R. Biswell und T. King)

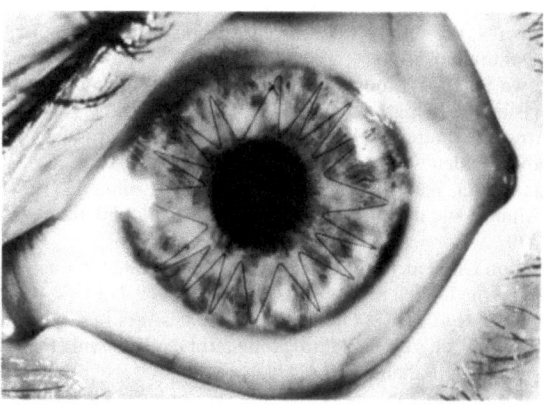

Abb. 8.18. Perforierende Keratoplastik mit fortlaufender
10-0-Nylonnaht, 3 Monate postoperativ. (Mit freundlicher
Genehmigung von R. Biswell und T. King)

dere Hornhautscheibe mit Hilfe von Dissektoren ab.
Die Spenderhornhaut kann man verschiedenartig
präparieren. Für eine perforierende Keratoplastik
(Abb. 8.18) legt man z.B. die Hornhaut mit der En-
dothelseite aufwärts auf einen geeigneten Teflon-
block. Dann setzt man einen Trepan auf die Endo-
thelseite und stanzt ein Transplantat in voller Dicke
aus. Für eine lamelläre Keratoplastik macht man mit
einem Trepan nur eine partielle Inzision in der
Spenderhornhaut und präpariert das Transplantat
mit Dissektoren. In speziellen Fällen können auch
schwierigere Techniken zur Anwendung kommen,
wie das Zuschneiden von irregulär geformten Trans-
plantaten.
Während der letzten Jahre hat sich dank der verfei-
nerten Nähte und Instrumente sowie der immer besser gewordenen Operationsmikroskope und Be-
leuchtungssysteme die Prognose für Keratoplastik-
patienten erheblich verbessert.

Literatur

Ahmad A, Hogan M, Wood I, Ostler HB (1977) Climatic droplet keratopathy in a 16-year-old boy. Arch Ophthalmol 95:149

Behrens-Baumann W, Paul HH, Ansorg R (1981) Zur Therapie der Pseudomonas-aeruginosa-Keratitis mit Tobramycin und Gentamycin. Eine tierexperimentelle Studie. Klin Monatsbl Augenheilkd 178:197

Belfort R, Smolin G, Hall JM, Okumoto M (1976) Indomethacin and the corneal immune response. Am J Ophthalmol 81:650

Bigar F (1982) Specular microscopy of the corneal endothelium. Dev Ophthalmol 6:1–94

Bleckmann H (1981) Klinische Aspekte von Tränengasverätzungen der Hornhaut. Klin Monatsbl Augenheilkd 178:141

Böke W, Thiel HJ, Winter R (1976) Hornhautveränderungen bei rheumatoider Arthritis und Sjögren-Syndrom mit besonderer Berücksichtigung der „rheumatischen" Keratomalazie. Klin Monatsbl Augenheilkd 168:483

Brown N, Bron A (1976) Recurrent erosion of the cornea. Br J Ophthalmol 60:84

Brown SI (1975) Mooren's ulcer treatment by conjunctival excision. Br J Ophthalmol 59:675

Burns RP, Potter MH (1976) Epidemic keratoconjunctivitis due to adenovirus type 19. Am J Ophthalmol 81:27

Cogan DG, Kuwabara T, Donaldson DD, Collins E (1974) Microcystic dystrophy of the cornea. Arch Ophthalmol 92:470

Dawson CR et al. (1970) Adenovirus type 8 keratoconjunctivitis in the United States. Am J Ophthalmol 69:473

Dingle J et al. (1978) Ophthalmoscopic changes in a patient with Wilson's disease during long-term penicillamine therapy. Ann Ophthalmol 10:1227

DeVoe AG (1975) Complications of keratoplasty. The Gifford Lecture. Am J Ophthalmol 79:907

Ehrich W (1978) Atlas der Kontaktlinsenanpassung. Enke, Stuttgart

Forrest WM, Kaufman HE (1976) Zosteriform herpes simplex. Am J Ophthalmol 81:86

Forster RK, Rebell G (1975) The diagnosis and management of keratomycoses. Arch Ophthalmol 93:975

Francois J (1981) Stoffwechselstörungen und Hornhautveränderungen. Klin Monatsbl Augenheilkd 178:419

Fraunfelder FT (1973) Spheroidal degeneration. Am J Ophthalmol 76:41

Frommer D, Morris J, Sherlock S, Abrams J, Newman S (1977) Kayser-Fleischer-like rings in patients without Wilson's disease. Gastroenterology 72:1331

Gasset AR, Kaufman HE (1973) Hydrophilic lens therapy of superficial sterile corneal ulcers. Ann Ophthalmol 5:139

Grayson M (1979) Diseases of the cornea. Mosby, St. Louis

Hutton WL, Sexton RR (1972) Atypical pseudomonas corneal ulcers in semicomatose patients. Am J Ophthalmol 73:37

Jaeger W, Eisenhauer GG (1977) Der diagnostische Wert des Arcus corneae als Hinweis auf Lipidstoffwechselstörungen. Klin Monatsbl Augenheilkd 171:321

Jones BR (1975) Principles in the management of oculomycosis. The 36th Edward Jackson Memorial Lecture. Am J Ophthalmol 79:719

Kenyon KR, Maumenee AE (1973) Further studies of congenital hereditary endothelial dystrophy of the cornea. Am J Ophthalmol 76:419

Kenyon KR, Fogle JA, Grayson M (1981) Dysgeneses, dystrophies, and degenerations of the cornea. In: Duane TD (ed) Clinical ophthalmology, vol 4, chapt 16. Harper & Row, Philadelphia

Kim HB, Ostler HB (1977) Marginal corneal ulcer due to β-streptococcus. Arch Ophthalmol 95:454

Laing RA, Sandstrom MM, Berrospi R, Leibowitz HM (1979) The human corneal endothelium in keratoconus. Arch Ophthalmol 97:1867

Mackensen G, Sundmacher R (1982) Postoperative Überwachung nach Keratoplastik, Behandlung von Komplikationen. Bücherei des Augenarztes 94:50, Enke, Stuttgart

Moses RA (1975) Adler's physiology of the eye. Clinical application, 6th edn. Mosby, St. Louis

Naumann G, Apple DA (Hrsg) (1980) Pathologie des Auges. Spezielle pathologische Anatomie, Bd 12. Springer, Berlin Heidelberg New York

Naumann G, Green WR, Zimmerman LE (1967) Mycotic keratitis: A histopathologic study of 73 cases. Am J Ophthalmol 64:668

Olsen T (1982) Specular microscopic investigations on the corneal endothelium and its involvement in corneal oedema. Acta Ophthalmol [Suppl] (Copenh) 155

Olson RJ, Waltman SHR, Mattingly TP, Kaufmann HE (1979) Visual results after penetrating keratoplasty for aphakic bullous keratopathy and Fuchs' dystrophy. Am J Ophthalmol 88:1000

Pau H (1982) Pathogenese und Therapie der primären und sekundären rezidivierenden Erosio. Klin Monatsbl Augenheilkd 180:259

Pettit TH, Holland GN (1979) Chronic keratoconjunctivitis associated with ocular adenovirus infection. Am J Ophthalmol 88:748

Reim M, Schmidt-Martens FW (1982) Behandlung von Verätzungen. Klin Monatsbl Augenheilkd 181:1

Rifkind BM (1972) Corneal arcus and hyperlipoproteinaemia. Surv Ophthalmol 16:295

Ruben M, Colebrook E, Guillon M (1979) Keratoconus, keratoplasty thickness, and endothelial morphology. Br J Ophthalmol 63:790

Sanford-Smith JH, Whittle HC (1979) Corneal ulceration following measles in Nigerian children. Br J Ophthalmol 63:720

Scherz W, Vogel M (1978) Medikamentöse Behandlung der bandförmigen Hornhautdegeneration mit EDTA. Klin Monatsbl Augenheilkd 172:371

Seiler KU, Thiel HJ, Wassermann O (1977) Die Chloroquinkeratopathie als Beispiel einer arzneimittelinduzierten Phospholipidosis. Klin Monatsbl Augenheilkd 170:59

Slansky HH, Dohlman CH (1970) Collagenase and the cornea. Surv Ophthalmol 14:402

Smolin G (1972) Report of a case of rubella keratitis. Am J Ophthalmol 74:436

Sundmacher R (1978) Trifluorthymidinprophylaxe bei der Steroidtherapie herpetischer Keratouveitiden. Klin Monatsbl Augenheilkd 173:516

Sundmacher R (Hrsg) (1981) Herpetische Augenerkrankungen. Bergmann, München

Sundmacher R (1982) Das Hornhautendothel bei Zoster ophthalmicus. Klin Monatsbl Augenheilkd 180:271

Sundmacher R, Harnisch JP, Darougar S, Mattes A, Witschel H, Bredt W (1981) Chlamydienerkrankungen des Auges. Bericht über 27 Patienten. Klinik-Differentialdiagnose-Therapie. Klin Monatsbl Augenheilkd 179:149

Thygeson P (1960) Clinical and laboratory observations on superficial punctate keratitis. Am J Ophthalmol 61:1344

Trauzettel-Klosinski S, Sundmacher R, Wigand R (1980) Die Wirkung von Steroiden bei Keratoconjunctivitis epidemica.

Ergebnisse einer kontrollierten prospektiven Studie. Klin Monatsbl Augenheilkd 176:899

Turß R (1980) Diagnose und Therapie der neuroparalytischen Zosterkeratitis. Klin Monatsbl Augenheilkd 177:794

Valenton MJ (1974) Deep stromal involvement in Dimmer's nummular keratitis. Am J Ophthalmol 78:897

Valenton MJ (1975) Secondary ocular bacterial infection in hypovitaminosis A xerophthalmia. Am J Ophthalmol 80:673

Vannas A, Hogan MJ, Wood I (1975) Salzmann's nodular degeneration of the cornea. Am J Ophthalmol 79:211

Waring GO, Baum JL, Jones DB (eds) (1979) Viewpoints: Initial therapy of suspected microbial corneal ulcers. Br J Ophthalmol 24:2, 97

9. Sklera

Anatomie und Physiologie

Die Sklera ist die fibröse äußere Schutzschicht des Auges. Sie ist dicht und weiß, und geht vorne in die Hornhaut, hinten in die Durascheiben des N. opticus über. Am Ansatz der Rektusmuskeln ist sie ca. 0,3 mm dick, an anderen Stellen ca. 1 mm. Einige Sklerastränge kreuzen auch im Papillenbereich. Diese siebähnliche Struktur ist als Lamina cribrosa bekannt. Um den N. opticus herum wird die Sklera von den langen und kurzen hinteren Ziliararterien und den langen und kurzen Ziliarnerven durchbrochen. Etwas hinter dem Äquator treten die 4 Vortexvenen aus der Sklera aus, gewöhnlich eine in jedem Quadranten. Ungefähr 4 mm hinter dem Limbus treten die 4 vorderen Ziliararterien und -venen durch die Sklera. Jedes Paar durchdringt die Sklera etwas vor dem Ansatz eines Rektusmuskels.

Die Außenfläche der Sklera wird von einem feinen, elastischen Gewebe, der Episklera, bedeckt, die zahlreiche Blutgefäße zur Ernährung der Sklera enthält. Die braune Pigmentschicht an der Innenseite der Sklera nennt man die Lamina fusca sclerae. Sie geht in Sklera und Chorioidea über. Die Innenseite enthält auch über 180° in der Horizontalen von 9–3 h eine flache Eindellung, die vom N. opticus bis zum Ziliarkörper zieht und die hinteren Ziliararterien und die langen Ziliarnerven enthält. Die Sklera wird von den Ziliarnerven versorgt.

Histologisch besteht die Sklera aus vielen dichten, parallel gelagerten und sich kreuzenden fibrösen Gewebebändern von 10–16 μm Dicke und 100–140 μm Breite. Die histologische Struktur der Sklera ähnelt bemerkenswert der der Hornhaut. Dies führt zu der Frage, warum die Hornhaut durchsichtig und die Sklera undurchsichtig ist. Die offensichtlichen Gründe dafür sind, daß die Hornhaut wesentlich wasserärmer und die Feinstruktur der Sklera weniger gleichmäßig ist. Die normale Hornhaut kann eine große Menge Wasser aufnehmen und wird dann trüb. Die Sklera hingegen ist normalerweise schon fast vollständig hydratisiert.

Erkrankungen und Veränderungen der Sklera

Blaue Skleren

Die normale Sklera ist weiß und undurchsichtig, so daß die unter ihr liegenden uvealen Strukturen nicht gesehen werden können. Wenn sich Kollagenfasern der Sklera strukturell verändern und die Sklera sich verdünnt, dann hingegen kann man das unterliegende uveale Pigment sehen. Es gibt der Sklera eine blaue Verfärbung. Blaue Skleren findet man bei einer Reihe von Krankheiten, die zu Störungen im Bindegewebsstoffwechsel führen, insbesondere zu Veränderungen des Kollagens. Besonders häufig findet man blaue Skleren bei Osteogenesis imperfecta, Ehlers-Danlos-Syndrom, Pseudoxanthoma elasticum, Marfan-Syndrom und Pseudohypoparathyreoidismus. Sie können auch infolge einer zu langen Corticosteroidtherapie auftreten. Manchmal findet man blaue Skleren bei normalen neugeborenen Kindern, bei Keratokonus und bei Keratoglobus.

Sklerektasie

Kommt es in der frühen Kindheit zu einer langfristigen Drucksteigerung im Auge, wie z. B. bei kongenitalem Glaukom, kann dies zu einer Streckung und Ektasie der Sklera führen. Eine Sklerektasie gibt es auch als kongenitale Anomalie um die Sehnervenscheibe herum, gelegentlich auch im Makulabereich. Sie kann auch Entzündungsfolge oder Folge einer Skleraverletzung sein.

Staphylom

Ein Staphylom liegt dann vor, wenn die Uvea einer Sklerastreckung und Ausdünnung folgt. Staphylome erkennt man daran, daß sie sich in einem umschriebenen Areal blau hervorwölben. Sie können im vorderen Segment, äquatorial oder auch im hinteren Segment liegen. Vordere Staphylome findet man gewöhnlich über dem Ziliarkörper (ziliare Staphylome, Abb.9.1) oder zwischen dem Ziliarkörper und dem Limbus (Interkalarstaphylome). Äquatoriale Staphylome liegen im Äquatorbereich, hintere Staphylome hinter dem Äquator. Hintere Staphylome sieht man am häufigsten im Bereich des Sehnervs. Sie betreffen die Lamina cribrosa und können eine Folge einer Myopia magna sein. Über große angeborene hintere Staphylome mit geringer Sehschärfe ist berichtet worden. Solche Patienten sind gewöhnlich hochgradig myop. Daneben hat man aber auch peripapilläre kongenitale Staphylome bei Patienten mit normalem oder nahezu normalem Visus beschrieben. Hintere Staphylome sind gewöhnlich mit umschriebenen Chorioideaatrophien verbunden. Das Staphylom muß von der einfachen Myopia magna und auch von der Sklerektasie z.B. im Bereich eines Koloboms des Sehnervenkopfes unterschieden werden.

Axenfelds intrasklerale Nervenschleifen

Die intraskleralen Nervenschleifen stellen Verzweigungen der langen Ziliarnerven dar. Sie treten nahe dem Ziliarkörper, ungefähr 2,5 mm vom Limbus entfernt, in die Sklera ein. Am häufigsten sieht man sie nasal. Sie können pigmentiert sein und werden gewöhnlich von einer kleinen vorderen Ziliararterie begleitet, die ins Augeninnere zieht.

Entzündungen der Sklera und Episklera

Eine Entzündung, die das dünne, gefäßhaltige elastische Bindegewebe über der Sklera, die Episklera, betrifft, nennt man Episkleritis. Eine Skleritis spielt sich hingegen in der Sklera selbst ab. Sie ist in der Regel mit einer Entzündung der Episklera verbunden.

Episkleritis

Hierbei handelt es sich um eine relativ häufige umschriebene Entzündung der Episklera. In ca. ⅔ aller Fälle verläuft sie einseitig. Männer und Frauen sind gleich häufig betroffen. Sie kann an derselben oder auch an anderen Stellen im Bereich der Lidspalte rezidivieren.
Ihre Ursache ist unbekannt, aber Überempfindlichkeitsreaktionen spielen wahrscheinlich eine Rolle. Eine Reihe von Allgemeinerkrankungen ist häufiger mit Episkleritis verbunden, z.B. rheumatoide Arthritis, Sjögren-Syndrom, Mykose, Syphilis, Herpes zoster und Tuberkulose.

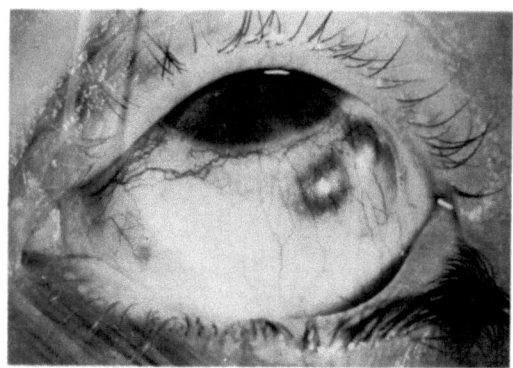

Abb.9.1. Ziliare Staphylome. (Mit freundlicher Genehmigung von P. Thygeson)

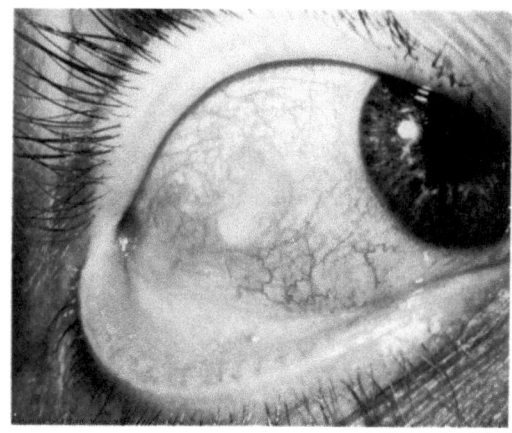

Abb.9.2. Noduläre Episkleritis, rechtes Auge. (Photo von Diane Beeston)

Die Patienten mit Episkleritis klagen über Augenrötung, Schmerzen, Lichtscheu, Druckschmerz und Tränen. Man findet eine umschriebene Hyperämie des Bulbus, die diesem Areal ein rosarotes oder livides Aussehen gibt. In der Episklera kommt es zu Infiltrationen, Gefäßstauungen und Ödembildung, von denen auch die Bindehaut und die Tenon-Kapsel betroffen sind. Man unterscheidet 2 Arten von Episkleritis: die einfache und die noduläre Episkleritis (Abb.9.2). Die Sklera selbst ist dabei meist nicht betroffen. Ungefähr 15% der Patienten mit Episkleritis entwickeln aber eine leichte Iritis.
Von der Konjunktivitis unterscheidet sich die Episkleritis dadurch, daß sie lokalisiert auftritt und daß die Conjunctiva palpebrae nicht beteiligt ist.
Es handelt sich um eine gutartige Erkrankung, die i. allg. in 1–2 Wochen von selbst ausheilt. Es ist aber nicht ungewöhnlich, daß einzelne Patienten jahrelang von Rezidiven gequält werden. Eine Lokaltherapie mit Corticosteroiden (Dexamethason 0,1%) bessert die entzündlichen Erscheinungen innerhalb

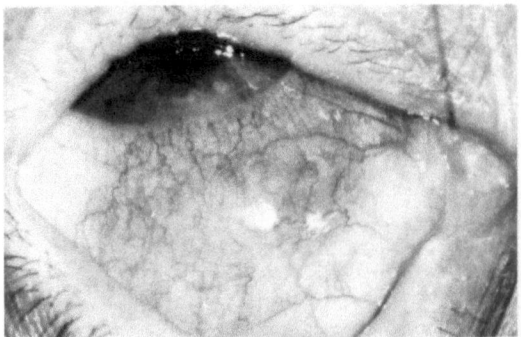

Abb. 9.3. Noduläre Skleritis bei rheumatoider Arthritis, linkes Auge. (Mit freundlicher Genehmigung von G. R. O'Connor)

Tabelle 9.1. Ursachen einer Skleritis

Kollagenosen
  Spondylitis ankylosa
  Rheumatoide Arthritis
  Polyarteriitis nodosa
  Rekurrierende Polychondritis
  Wegener-Granulomatose
  Systemischer Lupus erythematodes

Granulomatöse Erkrankungen:
  Tuberkulose
  Syphilis
  Sarkoidose
  Lepra

Stoffwechselerkrankungen:
  Gicht, Thyreotoxikose, aktives rheumatisches Herzleiden,
  psoriatische Arthritis

Infektionen:
  Onchozerkose, Herpes zoster, Herpes simplex

Andere Ursachen:
  Physikalische (Bestrahlung, Verbrennung)
  Chemische (Laugen- und Säureverätzungen)
  Mechanische (perforierende Verletzungen)

Unbekannte Ursachen

von 3–4 Tagen. Die Steroide sind bei der einfachen Episkleritis wirkungsvoller als bei der nodulären.

Skleritis

Eine Entzündung der Sklera ist seltener als die der Episklera (Abb. 9.3). Die relativ seltene Skleritis verläuft chronisch und oft in Verbindung mit Allgemeinerkrankungen. Die Ursachen einer Skleritis sind in Tabelle 9.1 aufgeführt. Die Erkrankung kann ein- oder beidseitig sein. Frauen werden häufiger betroffen als Männer.

Man teilt die Skleritis nach klinischen und pathologischen Gesichtspunkten ein und unterscheidet 2 Typen: die vordere und die hintere Skleritis. Die vordere Skleritis kann man in eine diffuse, eine noduläre und eine nekrotisierende Skleritis mit und ohne Begleitentzündung einteilen. Die Beschwerden bei Skleritis bestehen in Schmerzen, Rötung, Lichtscheu, Druckschmerz und Tränen. Der Schmerz ist gewöhnlich viel schwerer als bei Episkleritis.

Bei der Untersuchung findet man eine sehr intensive dunkelpurpurrote Verfärbung, die auch ganz ausgedehnt sein kann. Die episkleralen und konjunktivalen Gewebe sind miterkrankt und die Gefäße charakteristischerweise erweitert. Bei der Diagnose hilft das Auftropfen einer Adrenalinlösung 1:1000. Dadurch werden nur die oberflächlichen Gefäße, nicht aber die tiefen Skleragefäße zur Kontraktur gebracht. Findet man gefäßlose Areale, dann muß man an eine okklusive Vaskulitis denken, die eine schlechte Prognose hat. Bei der nodulären Skleritis findet man erhabene Knötchen. Dies ist oft bei rheumatoider Arthritis der Fall.

a) Nekrotisierende Skleritis: Die schwerste Skleritisform ist die nekrotisierende Skleritis mit Begleitentzündung. Diese Erkrankung wird durch das akute Auftreten eines schmerzhaften geschwollenen Skleraareals gekennzeichnet. Skleranekrosen führen zur Verdünnung und zum Verlust von Sklerakollagen. Im darüberliegenden Episkleralgewebe können avaskuläre Areale vorhanden sein. Die Erkrankung kann umschrieben bleiben oder die gesamte vordere Sklera ergreifen. Man sieht dann die darunterliegende Uvea. Eine Erhöhung des Augeninnendrucks führt zur Beschleunigung einer Sklerektasie. Corticosteroide können sowohl die Skleraverdünnung als auch die Destruktion der Kollagenfasern fördern. Systemische Corticosteroide hingegen scheinen oft günstig zu wirken.

b) Nekrotisierende Skleromalazie (Scleromalacia perforans): Hierbei handelt es sich um eine seltene Skleraerkrankung, die durch Ausdünnung und relativ blandes Wegschmelzen des Skleragewebes charakterisiert ist. Dies führt ohne anamnestische oder klinische Hinweise auf eine akute Entzündung zu einer Skleradehiszenz. Diese Form eines „Wegschmelzens" der Sklera findet man gewöhnlich bei schweren Formen einer rheumatoiden Arthritis. Genau wie bei der nekrotisierenden Skleritis kann man dann das Uveapigment durch die Skleraverdünnungen hindurchscheinen sehen. Die Ausdünnungen können zu Vorwölbungen führen. Eine Bulbusruptur infolge eines geringen Traumas kann vorkommen, ist aber insgesamt selten. Die Prognose hängt von der erkrankten Sklerastelle ab; i. allg. ist sie aber schlecht. Wenn eine Perforation erfolgt ist oder bevorsteht, so kann man versuchen, die Dehiszenz mit einem Lappen konservierter homologer Sklera operativ zu decken.

c) *Hintere Skleritis:* Hierbei handelt es sich um eine Erkrankung, die wegen fehlender Entzündungszeichen im vorderen Augenabschnitt nur schwer zu diagnostizieren ist. Man soll an diese Diagnose denken, wenn Patienten über Schmerzen klagen und man eine Protrusio bulbi, ein Papillenödem und eine seröse Netzhautabhebung findet. Die Erkrankung verläuft einseitig mit schweren Schmerzen, Sehminderung, Doppeltsehen und Einschränkung der Bulbusbeweglichkeit. Im allgemeinen findet man die hintere Skleritis bei schweren Formen der rheumatoiden Arthritis. Rezidive können zu einer exzessiven Ausdünnung der Sklera führen, was dann in einem hinteren Staphylom oder sogar in einer Perforation resultieren kann, insbesondere bei Erhöhung des Augeninnendrucks. Andere Komplikationen bei hinterer Skleritis sind Keratitis, Uveitis, Katarakt und Glaukom.

Im allgemeinen ist eine Skleritis therapieresistent. Lokale Corticosteroide sollte man nur mit großer Zurückhaltung einsetzen, weil sie die Skleraausdünnung fördern können und darüberhinaus bei bestimmten Patienten auch noch den Augeninnendruck erhöhen. Bei einigen Patienten können systemische entzündungshemmende Medikamente, die nicht der Steroidgruppe angehören, wirkungsvoll sein, wie Salizylate, Indomethazin oder Ibuprofen. Selten wird man gezwungen sein, zur Behandlung einer schweren resistenten Skleritis immunsuppressive Medikamente systemisch einzusetzen.

Skleraverletzungen

Die häufigsten Verletzungen der Sklera sind perforierende oder stumpfe mechanische Verletzungen; es gibt aber auch andere physikalische Schädigungen (Bestrahlungen und Verbrennung) und chemische Verletzungen (Laugen- und Säurenverätzungen).

Sklerarisse können entweder durch Berstungstraumen, perforierende Traumen mit scharfen Instrumenten oder auch durch mit hoher kinetischer Energie auftreffende Fremdkörper hervorgerufen werden. Nach Skleraverletzungen kann es zu einer intraokularen Blutung und zur Mitverletzung anderer Augenstrukturen kommen. Die Versorgung einer Skleraverletzung besteht aus mikrobiologischen Kontrollen (Oberflächenantisepsis und Präparation eines sterilen Operationsfeldes), operativem Ver-

schluß der Wunde und Rücklagerung oder Exzision von prolabiertem Uveagewebe. Mitverletzungen der Konjunktiva und der Tenon-Kapsel müssen natürlich ebenfalls versorgt werden.

Hyaline Degenerationen

Eine hyaline Degeneration findet man bei Personen über 60 Jahren sehr häufig. Die Sklera weist vor dem Ansatz der Rektusmuskeln kleine runde, durchscheinende Areale von ungefähr 2–3 mm Durchmesser auf. Sie sind nicht mit Beschwerden oder Komplikationen verbunden.

Literatur

Bernardino ME et al. (1977) Scleral thickening: CT sign of orbital pseuotumor. Am J Roentgenol 129:703

Brown SI, Rosen J (1975) Scleral perforation. Arch Ophthalmol 93:1047

Caldwell J, Sears M, Gilman M (1971) Bilateral peripapillary staphyloma with normal vision. Am J Ophtalmol 71:423

Friedman AH, Henkind P (1974) Unusual causes of episcleritis. Trans Am Acad Ophthalmol Otolaryngol 78:890

Gordberg M, Ryan S (1969) Intercalary staphyloma in Marfan's syndrome. Am J Ophthalmol 67:329

Gregoratos N, Bartsocas C, Pappas K (1971) Blue sclera with keratoglobus and brittle cornea. Br J Ophthalmol 55:424

Hazleman BL (1974) Rheumatoid arthritis and scleritis. Trans Ophthalmol Soc UK 94:62

Kielar RA (1976) Exudative retinal detachment and scleritis in polyarteritis. Am J Ophthalmol 82:694

Lemp MA (1974) Cornea and sclera: Annual review. Arch Ophthalmol 92:158

McGavin DDM et al. (1976) Episcleritis and scleritis: A study of their clinical manifestations and association with rheumatoid arthritis. Br J Ophthalmol 60:192

O'Connor GR (1975) The uvea: Annual review. Am J Ophthalmol 93:675

Peyman GA, Sanders DR, Fishman GA (1977) Sclerochorioretinal biopsy: Approach to tissue diagnosis and study of choriodal and retinal disease. Trans Ophtalmol Soc NZ 29: 101

Pinnell SR (1978) Osteogenesis imperfecta. In: Stanbury JB, Wyngaarden JB, Fredrickson DS (eds) The metabolic basis of inherited disease. McGraw-Hill, New York, p 1380

Rochels R, Reis G (1980) Echographie bei Skleritis posterior. Klin Monatsbl Augenheilkd 177:611

Roper-Hall MJ (1969) A retrospective study of eye injuries. Ophthalmologica 158:12

Ruedemann A (1953) Osteogenesis imperfecta congenita and blue sclerotis. Arch Ophthalmol 49:6

Watson P (1979) Diseases of the sclera and episclera. In: Duane TD (ed) Clinical ophthalmology, vol 4, chapt 23. Harper & Row, Philadelphia

10. Uvealtrakt

Die Uvea (Gefäßhaut) setzt sich aus 3 Teilen zusammen: der Iris (Regenbogenhaut), dem Ziliarkörper (Strahlenkörper) und der Chorioidea (Aderhaut). Sie stellt gleichzeitig die mittlere, vaskuläre Schicht des Auges dar, welche nach außen durch Hornhaut und Sklera geschützt wird. Sie ist an der Blutversorgung der Retina mitbeteiligt.

Anatomie

Iris

Bei der Iris handelt es sich um den vorderen Abschnitt der Uvea. Sie weist eine relativ flache Oberfläche auf, mit der Pupille als runder zentraler Öffnung. Das Irisdiaphragma formt die hintere Wand der Vorderkammer und die vordere Wand der Hinterkammer. Der variable Durchmesser, Form und Funktion können mit der Blende einer Kamera verglichen werden. Die Iris ist in Kontakt mit der Linse und der Vorder- und Hinterkammerwasserflüssigkeit. Ihre Vorderfläche wird in den ziliaren und pupillären Abschnitt eingeteilt. In das Irisstroma eingebettet liegen Mm. sphincter pupillae und dilatator pupillae, die dazu dienen, die Pupille zu verengen oder zu erweitern. Wegen des Vorhandenseins einer dicken kollagenen Adventitia erscheinen histologisch auch die Gefäße der normalen Iris als stark sklerotisch verändert. Die Iriskapillaren haben ein nicht-fenestriertes Endothelium und weisen deswegen nach intravenöser Fluoresceininjektion normalerweise keine Leckerscheinungen auf. Das 2schichtige Epithel der Rückfläche ist stark pigmentiert und entspricht der nach vorne gerichteten Ausdehnung des Pigmentepithels der Retina wie auch der Retina selbst. Die Blutversorgung stammt vom Circulus iridis major (Abb. 1.9). Über die Versorgung mit Nerven s. Kap. 17.

Wird die Iris eingeschnitten (periphere Iridektomie beim Kammerwinkelglaukom oder bei der Starextraktion), tritt normalerweise keine Blutung auf. Das Irisfenster wird nicht sekundär narbig verschlossen. Sensible Nervenfasern sind über die ganze Irisoberfläche verteilt, weshalb ein Zug an der Iris während chirurgischer Interventionen schmerzhaft sein kann.

Ziliarkörper

Im Querschnitt weist der Ziliarkörper eine ungefähre Dreiecksform auf. Die Basis des Dreiecks beträgt ca. 6 mm und erstreckt sich von den vordersten Abschnitten der Chorioidea zur Iriswurzel. Er besteht im wesentlichen aus 2 verschiedenen Zonen, der Corona ciliaris und der Pars plana, mit flacher, ca. 4 mm² großer Oberfläche. Die Oberfläche der Corona ciliaris ist stark zerklüftet.

Das Epithel des Ziliarkörpers liegt in 2 Schichten vor: der äußeren pigmentierten und der inneren nicht-pigmentierten Schicht. Beide Schichten greifen als hinteres Pigmentblatt der Iris auf die Iris selbst über. Bei der pigmentierten Schicht des Ziliarkörpers handelt es sich um die vordere Ausdehnung des Pigmentepithels der Retina.

Der Ziliarmuskel selbst besteht aus longitudinalen, radiären und zirkulären Fasern. Seine Funktion besteht darin, die Zonulafasern zu spannen oder zu entspannen. Dies führt zu einem variablen Zug an der Linsenkapsel, was bei der elastischen Linse zu

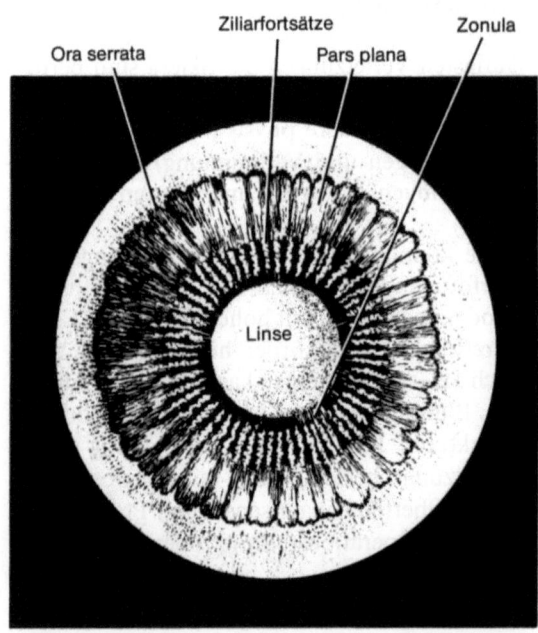

Abb. 10.1. Retrograde Ansicht auf Ziliarkörper, Zonula, Linse und Ora serrata. (Nach Wolff 1954)

einer Vergrößerung oder Verringerung des Durchmessers und dadurch zur Nah- und Fernsehschärfeneinstellung führt. Die Ziliarfortsätze sind im wesentlichen aus Kapillaren und Venen zusammengesetzt, deren Abführwege über die Vortexvenen laufen. Die Kapillaren selbst sind breit, fenestriert und lassen demnach auch im normalen Zustand intravenös verabreichtes Fluorescein durchtreten.

Die Pars plana besteht aus einer dünnen Lage von Ziliarmuskelfasern und ist durch das Ziliarkörperepithel bedeckt. Die Zonulafasern (Aufhängebänder der Linse) sind zwischen den Ziliarfortsätzen verankert (Abb. 10.1). Die Blutgefäße des Ziliarkörpers stammen vom Circulus iridis major (Abb. 1.9), während die sensorischen Nerven aus dem Plexus ciliaris stammen. Der Ziliarmuskel selbst besitzt parasympathische und adrenerge Endigungen.

Chorioidea

Die Chorioidea (der hintere Abschnitt des Uvealtrakts und mittlere Schicht des Auges) liegt zwischen Retina und Sklera (Abb. 10.2). Sie besteht weitgehend aus Blutgefäßen. Die chorioidealen Blutgefäße sind nach innen begrenzt durch die Bruch-Membran und nach außen durch die Suprachorioidea. Die avaskuläre Suprachorioidea besteht aus kollagenen Lamellen und elastischem Gewebe. Die Bruch-Membran ihrerseits kann in 3 Abschnitte eingeteilt werden: das äußere elastische Blatt, das mittlere kollagene Blatt und die innere kutikuläre Schicht. Bei der letzteren handelt es sich um die Basalmembran des Pigmentepithels.

Das Lumen der chorioidalen Blutgefäße nimmt von innen nach außen zu. Man unterscheidet 3 Blutgefäßschichten, bestehend aus großem, mittlerem und kleinem Lumen. Die innerste Schicht mit den kleinsten Blutgefäßen wird als Choriocapillaris bezeichnet und besteht im wesentlichen aus Kapillaren, die die äußeren Schichten der Retina versorgen. Das Epithel dieser Kapillaren ist fenestriert und wird deswegen Fluorescein nach intravenöser Injektion durchtreten lassen. Bei den großen Gefäßen handelt es sich um Sammelvenen, die in die 4 Vortexvenen abfließen, je eine in den 4 hinteren Quadranten. Die Chorioidealgefäße enthalten wenige elastische Fasern und Chromatophoren.

Die Chorioidea selbst ist hinten fest mit dem Sehnervenrand verbunden und erstreckt sich nach vorne zur Ora serrata, wo sie in den Ziliarkörper übergeht.

Funktion der Uvea

Die Iris kontrolliert den Lichteinfall ins Auge. Dieser wird einerseits durch den Lichtstimulus auf dem M. sphincter pupillae bei starker Beleuchtung (Miose) reguliert, und andererseits durch die Erregung des M. dilatator pupillae in der Dunkelheit (Mydriase). Die Vorderkammerflüssigkeit wird durch die Ziliarfortsätze sezerniert, sie gelangt in die Hinterkammer und von dort in die Vorderkammer (Abb. 10.3). Die Chorioidea mit ihrer großzügigen Blutversorgung dient einerseits zur Konstanthaltung der Temperatur im Auge, damit die physikalisch-chemischen Vorgänge in der Retina geordnet ablaufen können, andererseits versorgt sie die äußeren ⅔ der Retina mit Sauerstoff.

Physiologie und Symptome

Krankheitssymptome der Uvea sind von der Lokalisation des Prozesses abhängig. Weil die Iris von sensorischen Fasern des Trigeminus durchsetzt ist, treten bei einer Iritis Schmerzen und Photophobie auf. Eine Entzündung der Iris führt nicht primär zu einer Herabsetzung der Sehschärfe. Diese ist vielmehr sekundär bedingt und tritt dann auf, wenn eine Trübung des Kammerwassers, der Hornhaut oder der Linse eingetreten ist. Auch eine reine Chorioidealer-

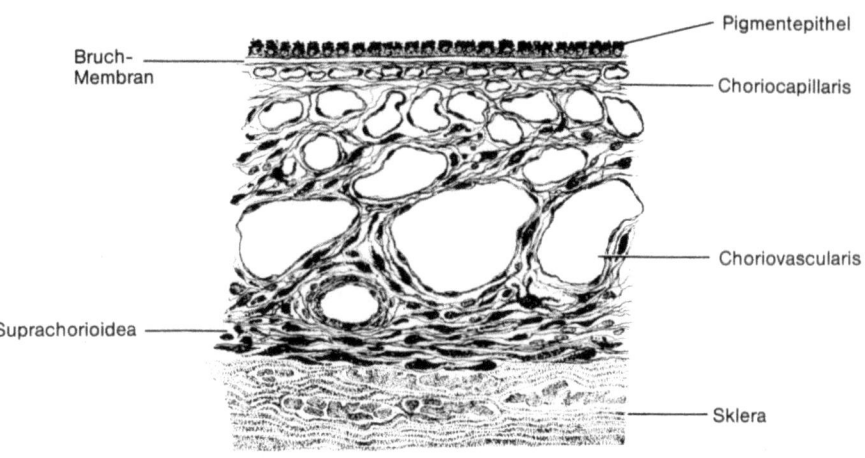

Abb. 10.2. Querschnitt durch die Chorioidea. (Nach Wolff 1954)

Bruch-Membran — Pigmentepithel — Choriocapillaris — Choriovascularis — Suprachorioidea — Sklera

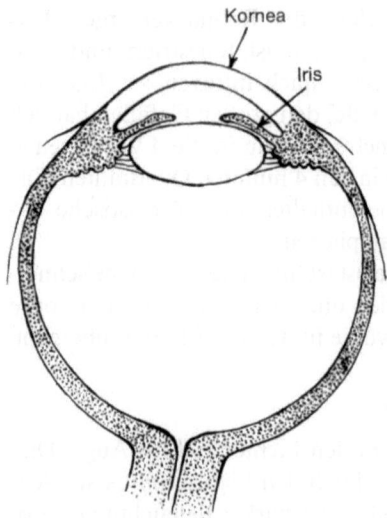

Abb. 10.3. Normale Vorderkammer

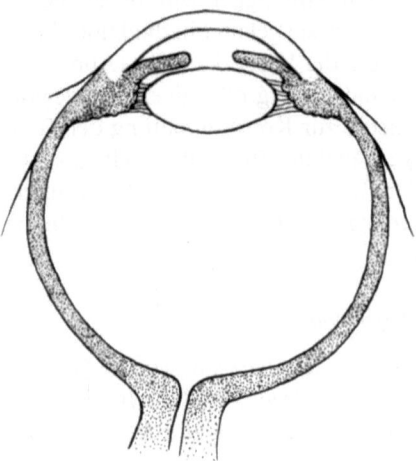

Abb. 10.4. Vordere Synechien. Die peripheren Irisabschnitte sind mit der Kornea verklebt

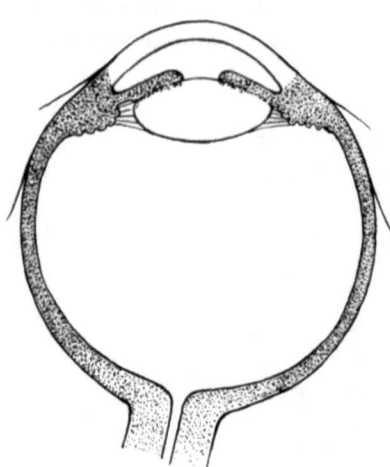

Abb. 10.5. Hintere Synechien. Die Iris ist mit der Linse verklebt

krankung führt weder zu Schmerz noch zu herabgesetzter Sehschärfe; weil aber der Kontakt der Chorioidea mit der Retina sehr eng ist, wird eine Chorioidealerkrankung praktisch immer auch die Retina miteinbeziehen und daher mit Chorioretinitis bezeichnet. Für den Fall, daß die Makula mitbeteiligt ist, wird die zentrale Sehschärfe beeinträchtigt.

Auch der Glaskörper kann getrübt werden als Folge einer hinteren Uveitis. Die Sehstörung ist dann von der Dichte der Glaskörpertrübung abhängig. Sie ist reversibel, wenn die Entzündung zum Stillstand kommt und die Glaskörpertrübungen resorbiert werden.

Der Allgemeinpraktiker wird Erkrankungen der vorderen Abschnitte der Uvea bei fokaler Beleuchtung mit der Lupe untersuchen, während die hinteren Abschnitte mit dem Ophthalmoskop beurteilt werden.

Uveitis

Mit Uveitis wird eine entzündliche Veränderung der Uvea bezeichnet. Solche Erkrankungen werden in Uveitis anterior (Iritis und Iridozyklitis) und Uveitis posterior (Chorioiditis und Chorioretinitis) eingeteilt. Mit Iritis wird üblicherweise die nichtgranulomatöse Uveitis anterior bezeichnet. Die vielfältige Ätiologie der Aderhautentzündungen kann einen oder alle 3 Abschnitte gleichzeitig betreffen.

Die häufigste Form einer Uveitis ist die Uveitis anterior (Iritis); diese ist meist einseitig und subjektiv charakterisiert durch Schmerz, Photophobie und sekundäre Herabsetzung der Sehschärfe. Objektiv findet sich eine ziliare Injektion (ringförmige, zirkumkorneale Erweiterung ziliarer Blutgefäße) ohne Exsudat und einer, gegenüber dem gesunden Auge, verengten Pupille.

Wichtig ist die frühzeitige Diagnose und eine Erweiterung der Pupille, damit die Bildung persistierender hinterer und evtl. vorderer Synechien vermieden wird (Abb. 10.4 u. 10.5).

Die einseitigen entzündlichen Veränderungen im vorderen Uvealtrakt treten im jüngeren und mittleren Lebensalter gehäuft auf. In der Mehrzahl aller Fälle kann die Ätiologie nicht nachgewiesen werden. Bei der Uveitis posterior ist die Retina meist sekundär mitbeteiligt. Dieses Krankheitsbild wird dann als Chorioretinitis bezeichnet.

Klinisch und pathologisch-anatomisch können 2 Uveitistypen unterschieden werden:
a) die häufigere, nichtgranulomatöse Form und
b) die granulomatöse Form.

Weil bei der nichtgranulomatösen Form keine pathogenen Organismen gefunden werden, und weil sie auf Steroidtherapie gut anspricht, wird angenommen, daß es sich in einem großen Prozentsatz der Uveitiden nicht um eine eigentliche hämatogene Infektion, sondern vielmehr um ein allergisches Geschehen handelt. Bei der granulomatösen Uveitis dagegen handelt es sich um eine mikrobielle Invasion des Gewebes durch den betreffenden Erreger (Mycobacterium tuberculosis, Toxoplasma gondii, Toxocara canis). Der Nachweis dieser Erreger ist aber schwierig, und eine ätiologische Diagnose deshalb oft unmöglich. Durch exakte klinische Beobachtung und zusätzliche serologische Untersuchungen kann die ätiologische Abklärung noch verfeinert werden.

Der nichtgranulomatöse Typ der Uveitis tritt vorwiegend in den vorderen Abschnitten der Aderhaut auf (Iris und Ziliarkörper). Der entzündliche Charakter zeigt sich im histologischen Schnitt mit der starken zellulären Infiltration durch Lymphozyten und Plasmazellen. Seltener werden mononukleäre Zellen gefunden. In schweren Fällen liegt ein fibrinöses oder purulentes (Hypopyon) Exsudat in der Vorderkammer vor.

Die granulomatöse Uveitis kann jeden Abschnitt der Aderhaut betreffen. Die Prädilektionsstelle ist jedoch der hintere Abschnitt der Uvea. Noduläre Ansammlungen von Epitheloidzellen und Riesenzellen, umgeben von Lymphozyten, können in den betreffenden Gewebsabschnitten nachgewiesen werden. Die entzündlichen Ablagerungen auf der Hinterfläche der Kornea (Hornhautpräzipitate) bestehen vorwiegend aus Makrophagen und Epitheloidzellen. Im enukleierten Auge können Zysten bei der okulären Toxoplasmose, säurefeste Stäbchen bei der Tuberkulose, Spirochäten bei der Lues, oder die typischen granulomatösen Veränderungen der Sarkoidose, der sympathischen Ophthalmie und anderer seltener Erkrankungen oft histologisch nachgewiesen werden.

Klinische Befunde

a) Symptome: Der akute Beginn ist für die nichtgranulomatöse Form typisch. Er tritt mit Schmerz, ziliarer Injektion, Photophobie und Sehstörungen auf. Die Hornhautpräzipitate können an der Spaltlampe oder mit der Lupe erkannt werden. Die Pupille ist im allgemeinen eng, und in der Vorderkammer kann Fibrin mit zellulärer Infiltration vorliegen. Wenn es bereits zu hinteren Synechien gekommen ist (Abb. 10.5) erscheint die Pupille in Mydriase nicht rund, sondern zackig (Abb. 10.6).

Bei der Aufnahme der Anamnese soll nach früheren arthritischen Schüben und der Möglichkeit einer Toxoplasmose, Histoplasmose, Tuberkulose oder

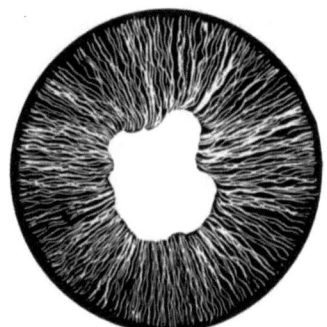

Abb. 10.6. Hintere Synechien (Vorderansicht). Die Iris ist an verschiedenen Stellen mit der Linse verklebt, als Folge vorhergegangener entzündlicher Veränderungen, dies hat zu einer unregelmäßigen fixierten Pupille geführt

Luesinfektion gefragt werden. Auch die Möglichkeit eines fokalen Streuherdes muß beurteilt werden.

Bei der granulomatösen Uveitis, die in allen 3 Abschnitten vorkommen kann, ist der Beginn üblicherweise schleichend. Die Visusbeeinträchtigung nimmt stufenweise zu. Meist ist auch die ziliare Injektion nachweisbar. Der Schmerz ist minimal, die Photophobie viel weniger stark als bei der nichtgranulomatösen Form. Auch hier besteht die Gefahr hinterer Synechien. Auf der Hornhauthinterfläche liegen oft speckige Hornhautpräzipitate. Das Vorderkammerwasser ist nur wenig getrübt. Auf dem Pupillensaum können Zellnester (Köppe-Körperchen) gefunden werden. Diese Köppe-Körperchen entsprechen den speckigen Hornhautpräzipitaten.

Frische, aktive entzündliche Läsionen der Chorioidea und Retina erscheinen im Ophthalmoskop als gelblich-weiße Herde oft recht undeutlich wegen der davorliegenden Trübung des Glaskörpers. Wegen der nahen Beziehung zwischen Chorioidea und Retina handelt es sich fast immer um eine Chorioretinitis. Bei fortschreitendem Heilungsprozeß findet eine Rückbildung der Glaskörpertrübungen statt, und am Augenhintergrund treten stufenweise pigmentierte Herde um die gelblich-weißen chorioretinitischen Veränderungen auf. Im Heilungsstadium finden sich üblicherweise nur noch die atrophischen Chorioretinalnarben mit darum herumliegenden Pigmentmigrationen. Wenn die Makula nicht mitbetroffen worden ist, so wird sich die zentrale Sehschärfe vollständig erholen, und der Patient empfindet keine subjektive Störung durch die Skotome der chorioretinitischen Narben im peripheren Gesichtsfeld.

b) Laboruntersuchungen: Bei der nichtgranulomatösen Uveitis anterior, die gut auf eine unspezifische Behandlung anspricht, sind ausgedehnte Laboruntersuchungen oft nicht indiziert. Dagegen sollte im Falle einer nicht auf die Therapie ansprechenden vorderen oder besonders hinteren Uveitis die ätiologische Diagnose angestrebt werden. Hauttests für Tuberkulose und Histoplasmose können wertvoll sein, ebenso wie der Komplementfixationstest und Methylenblautest bei der Toxoplasmose. Unter Berücksichtigung der klinischen Beobachtung und der Laboratoriumsresultate ist eine ätiologische Diagnose oft möglich.

Differentialdiagnose

Eine Konjunktivitis führt kaum zur Einschränkung der zentralen Sehschärfe. Die Pupillenreaktionen sind normal, im Konjunktivalsack findet sich Sekret. Wenn keine Hornhautläsion vorliegt, so klagt der Patient weder über Schmerz noch Photophobie, zudem liegt keine ziliare Injektion vor.
Bei der Keratitis oder Keratokonjunktivitis kann die Sehschärfe leicht herabgesetzt sein, Schmerz und Photophobie sind möglich. Einzelne Fälle von Keratitis, wie z.B. die Herpes-simplex-Keratitis und die Zosterkeratitis, können von einer Uveitis anterior begleitet sein.

Tabelle 10.1. Differentialdiagnose von granulomatöser und nichtgranulomatöser Uveitis

	Nichtgranulomatö-se	Granulomatöse
Beginn	Akut	Schleichend
Schmerz	Stark	Gering oder fehlend
Photophobie	Stark	Geringgradig
Trübsehen	Geringgradig	Auffallend
Ziliare Injektion	Stark	Geringgradig
Hornhautpräzipitate	Fein, weißlich	Grobschollig (speckig)
Pupille	Eng (irregulär)	Eng, variabel irregulär
Hintere Synechien	Möglich	Möglich
Vorderkammer	Vorwiegend Kammerwassertrübung	Vorwiegend Zellen
Irisknötchen	Möglich	Möglich
Glaskörpertrübung	Fehlt	Möglich
Lokalisation	Vordere Abschnitte	Hintere Abschnitte
Verlauf	Akut	Chronisch
Prognose	Gut	Reserviert bis schlecht
Rückfälle	Häufig	Möglich

Im akuten Glaukomanfall liegt die Pupille in Mittelstellung. Hintere Synechien sind nicht vorhanden.
Wegen des erhöhten Intraokulardrucks ist das Hornhautepithel gestippt und die Hornhaut in der Durchsicht weniger klar.
Die Differenzierung zwischen granulomatöser und nichtgranulomatöser Uveitis ist von einiger Bedeutung als Kriterium für die Behandlung und Prognose der Erkrankung (Tabelle 10.1).

Komplikationen und narbige Veränderungen

Bei der Uveitis anterior können vordere und hintere Synechien vorkommen. Sie beeinträchtigen den Flüssigkeitsaustausch zwischen Hinter- und Vorderkammer und können deswegen zum Sekundärglaukom führen. Eine frühzeitige und ständige Mydriase wird dies verhindern. Metabolische Veränderungen an der Linsenkapsel können zu Sekundärkatarakt führen. Die Netzhautablösung ist hier ein seltenes Ereignis und tritt vorwiegend durch Glaskörpertraktion an der Retina auf. Ein zystoides Makulaödem, mit starker Herabsetzung der zentralen Sehschärfe, ist oft das Endresultat einer chronischen Uveitis.

Behandlung

a) *Nichtgranulomatöse Uveitis:* Symptomatische Therapie, warme Kompressen 3 bis 4mal täglich jeweils 15 min lang. Analgetika per os, soweit notwendig, und Sonnenbrillen wegen der Photophobie. Wichtig ist die Mydriase durch 0,25%iges Skopolamin oder 1%iges Atropin mindestens 1 bis 2mal täglich. Die lokale Steroidapplikation ist hier besonders wirksam. Bei schweren oder nicht auf die Therapie ansprechenden Fällen müssen Steroide per os verordnet werden

b) *Granulomatöse Uveitis:* Wenn der Prozeß auch das vordere Segment betrifft, Pupillenerweiterung wie oben, wenn möglich ätiologische Abklärung und spezifische Therapie (Tabelle 10.2).

c) *Behandlung von Komplikationen:* Nicht selten tritt ein Sekundärglaukom auf. In erster Linie muß die Uveitis behandelt werden (Erreichen einer guten Mydriase und nicht Miose bei normal tiefer Vorderkammer). Zusätzlich Carboanhydrasehemmer zur vorübergehenden Reduktion des Intraokulardrucks durch Hemmung der Kammerwasserproduktion, evtl. lokale Epinephrinapplikation. Die Bildung einer Sekundärkatarakt ist eine häufige Komplikation der chronischen Uveitis. Die Extraktion derselben ist prognostisch weniger günstig als beim Altersstar, muß aber trotzdem ausgeführt werden, wenn die zentrale Sehschärfe stark abgesunken ist. Wenn

Tabelle 10.2. Prinzipien der Behandlung einer granulomatösen Uveitis

	Antiinfektiöse Chemotherapie	Corticosteroide
Toxoplasmose	Bei gesichertem Infekt und Gefahr für das zentrale Sehvermögen: Bactrim während 1–2 Monaten, evtl. kombiniert mit Daraprim. Cave: Blutbild	Wenn antiinfektiöse Therapie unwirksam, evtl. zusätzlich Corticosteroide. Steroide können Toxoplasmose und Tuberkulose aktivieren
Tuberkulose	Kombination von 2 Tuberkulostatika, z.B. Isoniazid und Myambutol, bei schlechter Erträglichkeit PAS oder Streptomycin, während 4–6 Monaten	Wenn antiinfektiöse Therapie nicht erfolgreich evtl. zusätzlich Corticosteroide jeden 2. Tag während 2 Monaten. Cave: lokale und allgemeine Komplikationen
Sarkoidose	Lokale Steroid- und Mydriatikaapplikation während der aktiven Phase, evtl. zusätzlich Corticosteroide jeden 2. Tag. Cave: lokale und allgemeine Steroidkomplikationen	
Sympathische Ophthalmie	Lokale Steroid- und Mydriatikaapplikation, zusätzlich Corticosteroide 40–12 mg jeden 2. Tag über längere Zeit. Wegen der gefährlichen Nebenwirkungen evtl. Zytostatika zur Anwendung bringen, wie Endoxan, Natulan etc. Cave: Blutbild	

gleichzeitig eine Netzhautablösung durch Glaskörpertraktion vorliegt, kann in einzelnen Fällen durch Vitrektomie die Retina wieder zum Anliegen gebracht werden.

Verlauf und Prognose

Unter intensiver Lokaltherapie wird eine nichtgranulomatöse Uveitis anterior innerhalb weniger Tage oder Wochen ausheilen. Rezidive sind aber häufig. Die granulomatöse Uveitis posterior kann sich mit ihren Remissionen und Schüben oft über Monate und Jahre hinziehen. Trotz bester Therapie ist eine dauernde Visuseinbuße nicht selten. Für den Fall, daß nur periphere, herdförmige, chorioretinale Herde vorliegen, ist die Prognose bedeutend günstiger, und die Heilung tritt ohne wesentliche Visuseinbuße auf.

Uveitissyndrome

Uveitis und Gelenkerkrankungen

Ungefähr 20% der Kinder mit rheumatoider Arthritis (Still-Chauffard-Krankheit) erkranken an einer beidseitigen, chronischen nichtgranulomatösen Iridozyklitis (♀4:♂1). Beginn im durchschnittlichen Lebensalter von 5,5 Jahren. Der Beginn ist schleichend. Oft wird die Augenerkrankung erst erkannt, wenn eine verschiedenartige Färbung der Iris auftritt (Heterochromie) oder eine Differenz in der Pupillengröße (Anisokorie). Selten tritt zusätzlich ein Strabismus auf. Es besteht keine zeitliche Korrelation zwischen dem Beginn der Arthritis und demjenigen der Uveitis. Die Uveitis kann der Arthritis um 3–10 Jahre vorausgehen.

Am häufigsten ist das Kniegelenk mitbetroffen. Kardinalsymptome sind die bandförmige Hornhautdystrophie, Zellen und Tyndall-Phänomen in der Vorderkammer, kleine bis mittelgroße Hornhautpräzipitate, teilweise pigmentiert, hintere Synechien mit auffallender Tendenz zur Seclusio pupillae, Cataracta complicata, intraokulare Druckerhöhungen und Makulaödem.

Corticosteroide und Mydriatika sind besonders beim Wiederaufflackern wertvoll. Die Langzeitbehandlung wirkt wahrscheinlich nur palliativ und kann oft die schwerwiegenden Sehstörungen und eine deletäre Phthisis bulbi nur hinauszögern. Die Prognose ist im allgemeinen wegen des progredienten Charakters, der häufigen Rezidive und der schwerwiegenden Komplikationen ungünstig. Chirurgische Interventionen (Entfernung der Cataracta complicata oder drucksenkende Maßnahmen) werden vom Auge schlecht ertragen.

Bei der Iridozyklitis, die im Gefolge einer peripheren rheumatoiden Arthritis des Erwachsenen auftritt, handelt es sich meist um eine Zufallserscheinung. Im Erwachsenenalter tritt viel häufiger eine Skleritis oder Sklerouveitis auf. Aus dem alleinigen Auftreten von Zellen im Kammerwasser oder von Kammerwassertrübungen kann die Diagnose einer Iridozyklitis nicht gestellt werden, weil solche Veränderungen auch bei der Skleritis vorkommen.

Die Spondylitis ankylopoetica (Strümpell-Bechterew-Marie) führt bei 10–60% der Patienten zu einer Uveitis anterior. Diese tritt viel häufiger beim männlichen als beim weiblichen Geschlecht auf. Ein akutes Auftreten mit ziliarer Injektion, Schmerz, Sehstörung und Photophobie ist häufiger als der schleichende Verlauf. Wegen der häufigen Rezidive kann sie zu einem Dauerschaden führen, wenn sie nicht frühzeitig und intensiv behandelt wird. Das HLA-

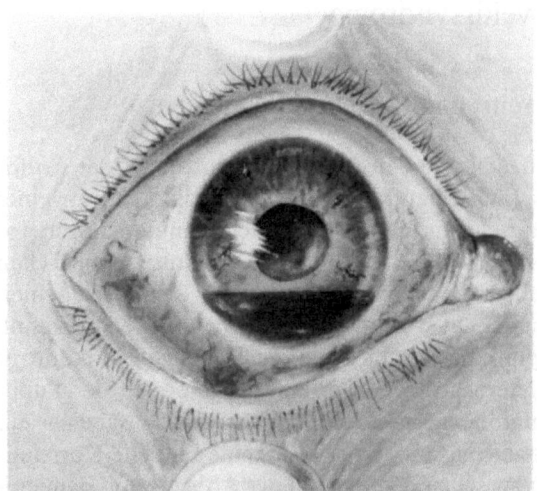

Abb. 10.7. Blut in der Vorderkammer (Hyphäma) bei rheumatoider Iridozyklitis. (Mit freundlicher Genehmigung von M. J. Hogan)

B27-Antigen kann in ungefähr 90% aller Fälle von Iridozyklitis mit Spondylarthritis ankylopoetica nachgewiesen werden.

An der Spaltlampe findet sich die ziliare Injektion und in der Vorderkammer eine Trübung mit Zellen sowie Hornhautpräzipitaten meist im unteren Teil der Hornhautrückfläche. Hintere Synechien, auch periphere vordere Synechien, Cataracta complicata und Sekundärglaukom sind häufig anzutreffende Komplikationen nach akuten Rezidiven. Das Makulaödem tritt in 1% aller Fälle nach schwerer vorderer Uveitis auf, persistiert meist und führt zu einer zystoiden Makuladegeneration mit Verlust des zentralen Sehens. Nur selten findet sich Blut in der Vorderkammer (Hyphäma) (s. Abb. 10.7).

Die Verdachtsdiagnose wird durch röntgenologische nachweisbare Schäden an der Wirbelsäule (Lumbosakralgegend) bestätigt. In 50% aller Fälle finden sie sich, bevor klinische Symptome aufgetreten sind.

Meist ist die Blutsenkungsgeschwindigkeit erhöht, besonders während Phasen klinischer Aktivität. Der Rheumafaktor (F II) ergibt nur in 5% der Fälle ein positives Resultat.

Heterochromieuveitis (Fuchs-Heterochromie)

Es handelt sich hier um eine Krankheit unbekannter Ätiologie bei 3% aller Uveitiden. Die chronische Zyklitis, deren auffälligstes Symptom eine Depigmentation der Iris des betroffenen Auges ist, verläuft auffallend ruhig. Pathologisch-anatomisch zeigen Iris und Ziliarkörper atrophische Veränderungen mit herdförmiger Depigmentation im hinteren Pigmentblatt der Iris, sowie diffuse Infiltration mit Lymphozyten und Plasmazellen. Die Fuchs-Heterochromie ist meist einseitig, kann selten aber auch beidseitig auftreten. Die Farbveränderung der Iris wird erst in späteren Stadien der Erkrankung gut sichtbar.

Beginn und Verlauf sind schleichend, meist im 3. oder 4. Lebensjahrzehnt, ohne Injektion, Schmerz und Photophobie. Der Patient wird sich seiner Krankheit erst dann bewußt, wenn sie zur Heterochromie oder zur Cataracta heterochromica mit Sehbehinderung geführt hat.

An der Spaltlampe, evtl. auch mit der Binokularlupe und guter Beleuchtung, findet man weiße, speckige Präzipitate auf der Hornhautrückfläche, wenig Zellen in der Vorderkammer und atrophische Veränderungen an der Iris. Die oft gleichzeitig vorhandenen Glaskörpertrübungen können am Ophthalmoskop oder mit der Spaltlampe festgestellt werden.

In 15% der Erkrankungen entwickelt sich innerhalb von ein paar Jahren die Cataracta heterochromica und das Heterochromiesekundärglaukom. Da die Krankheit nie zu hinteren Synechien führt, ist eine medikamentöse Mydriase unnötig. Trotz dieser Komplikationen ist die endgültige Prognose günstig zu stellen, weil die Kataraktextraktion und die evtl. noch notwendig werdende Drucksenkung normalerweise komplikationslos verlaufen.

Chronische Zyklitis (Pars planitis)

Beim Patienten mit chronischer Zyklitis (Pars planitis) handelt es sich meist um einen jungen Erwachsenen, der über störende fleckförmige Trübungen im Gesichtsfeld klagt. Meist sind beide Augen betroffen. Ein Unterschied zwischen den Geschlechtern besteht nicht. Schmerz, Injektion und Photophobie treten nicht auf. Die Störungen können so geringfügig sein, daß sie der Arzt nur zufällig entdeckt.

Im Kammerwasser können vereinzelte Zellen, selten vordere oder hintere Synechien auftreten, während im retrolentalen Gebiet und in den vorderen Glaskörperabschnitten eine Zellinfiltration häufig nachzuweisen ist, ebenso eine hintere Schalentrübung der Linse.

Bei der indirekten Ophthalmoskopie trifft man oft unscharf begrenzte, weiße Trübungen über der Retina in deren peripheren Abschnitten. Die zellulären Exsudate können konfluieren und die Pars plana bedecken. Wenn die Aufsicht auf die Retina genügend deutlich ist, zeigen sich perivaskuläre Einscheidungen der peripheren Retinagefäße.

Die Krankheit bleibt meist stationär oder hat sogar die Tendenz, sich über eine Zeitspanne von

5-10 Jahren zu verbessern. Nur selten entwickeln die Patienten ein zystoides Makulaödem mit Fibroplasie und eine störende hintere Schalentrübung der Linse. In schweren Fällen führen die zyklitischen Membranen zu Traktionserscheinungen an der Retina, und es kann demzufolge eine Traktionsamotio der Retina auftreten. Das Sekundärglaukom ist eine seltene Komplikation.

Die Ätiologie der Krankheit ist nicht bekannt. Corticosteroide sind therapeutisch wirksam, sollten aber für schwere Fälle reserviert bleiben, besonders dann, wenn ein zystoides Makulaödem auftritt, und die lokale Steroidbehandlung erfolglos war. Die Steroidapplikation kann retrobulbär oder per os erfolgen. Allerdings wird damit die Möglichkeit einer Steroidkatarakt möglicherweise zusätzliche Komplikationen mit sich bringen. Die Prognose einer evtl. Starextraktion ist aber trotzdem günstig.

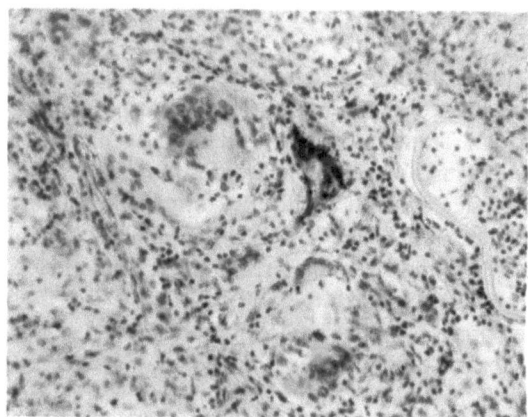

Abb. 10.8. Sympathische Ophthalmie. Mikroskopischer Schnitt mit Riesenzellen und Lymphozyten in der Chorioidea. (Mit freundlicher Genehmigung von R. Carriker)

Phakogene Uveitis (durch austretende Linsenanteile verursachte Uveitis)

Es ist bis heute nicht bewiesen worden, daß Linsenmaterial an sich im Auge toxisch wirkt, so daß der Ausdruck „phakotoxische Uveitis" unglücklich gewählt ist. Man sollte ihn durch den der „phakogenen Uveitis" ersetzen, da es sich im genannten Fall wahrscheinlich um eine Autoimmunerkrankung handelt, bei der Linsenmaterial als Antigen wirkt. Der klassische Fall einer phakogenen Uveitis tritt bei der hypermaturen Katarakt dann auf, wenn die Linsenkapsel leckt und Linsenmaterial dauernd in größeren oder kleineren Mengen in die Vorderkammer übertritt. Dies führt zu entzündlichen Veränderungen mit Plasmazellen, mononukleären Phagozyten und wenigen polymorphkernigen Leukozyten in der Vorderkammer. Der Bulbus wird injiziert und leicht druckdolent. Die Pupille ist eng, und die Sehschärfe ist nicht allein wegen der Linsentrübung stark herabgesetzt. Auch die traumatische Katarakt kann zu einer phakogenen Uveitis führen.

Wenn die entzündlichen Erscheinungen außerordentlich stark sind, spricht man von einer Endophthalmitis phakoanaphylactica. Sie tritt besonders dann auf, wenn die Starextraktion extrakapsulär erfolgt ist, und auch dann, wenn bereits am anderen Auge diese Art der Starextraktion angewendet wurde, wobei eine Sensibilisierung des Auges auf die eigenen Linsenantigene auftrat. In diesem Falle sind die entzündlichen Erscheinungen der Vorderkammer viel ausgeprägter. Der Bulbus zeigt gemischte Injektion, ist schmerzhaft und die Sehschärfe stark herabgesetzt. Nachdem aber meist der größte Teil der Linsenmassen entfernt wurde, kann die Behand-

lung konservativ sein. Eine hochdosierte lokale oder allgemeine Steroidtherapie und die medikamentöse Mydriase sind meist erfolgreich. Nur in schweren Fällen benötigt das Auge eine Reoperation mit Irrigation der Vorderkammer.

Das phakolytische Glaukom gehört in die gleiche Gruppe und wird nicht selten beobachtet. Die therapeutischen Prinzipien entsprechen denjenigen der phakogenen Uveitis. Wenn die Druckerhöhung nicht während längerer Zeit bestehen bleibt, tritt vollständige Heilung ein.

Sympathische Ophthalmie (Ophthalmia sympathica)

Es handelt sich bei der sympathischen Ophthalmie um eine schwere, den Bulbus stark schädigende granulomatöse beidseitige Uveitis, die frühestens nach 10 Tagen, aber auch erst nach vielen Jahren im Anschluß an ein perforierendes Augentrauma in der Gegend des Ziliarkörpers auftritt, oder als Folgezustand eines im Auge verbliebenen Fremdkörpers beobachtet werden kann. Die Ätiologie ist unbekannt. Wahrscheinlich handelt es sich aber um eine Hypersensibilitätsreaktion auf Uvealpigment. Nach unkomplizierten Star- oder Glaukomoperationen ist sie eine äußerste Seltenheit.

Das verletzte (erstbefallene = sympathisierende) Auge ist zuerst entzündet. Dann erfolgt die Erkrankung des vorher gesunden (sympathisierten) Auges. Pathologisch-anatomisch zeigt sich eine diffuse granulomatöse Uveitis. Die Epitheloidzellen zusammen mit Riesenzellen und Lymphozyten formen einen verkäsenden tuberkelähnlichen Herd (Abb. 10.8). Vom Uvealtrakt greift der entzündliche Prozeß auf

Optikus, Pia- und Arachnoidalgewebe des Sehnervs über.

Der Patient klagt frühzeitig über Photophobie, Bulbusinjektion und unscharfes Sehen. Wenn anamnestisch ein Trauma nachweisbar ist, muß nach der evtl. Eintrittspforte gesucht werden. Mit der Spaltlampe oder der Binokularlupe können Hornhautpräzipitate und Zellen in der Vorderkammer beider Augen gefunden werden. Irisknötchen finden sich oft in späteren Stadien.

Differentialdiagnostisch wichtig ist das vorangegangene perforierende Trauma, die Bilateralität und das üblicherweise akute Auftreten mit Übergreifen auf die vorderen und hinteren Uvealabschnitte.

Prophylaxe: Ein Auge mit schwerem perforativem Trauma, das Sklera, Ziliarkörper und Linse betrifft, mit Glaskörperverlust, sollte primär enukleiert werden, um eine spätere sympathische Ophthalmie zu vermeiden. Falls die Enukleation innerhalb der ersten 10 Tage erfolgt, ist die Gefahr für das andere Auge minimal. Wenn aber das zweite Auge bereits an einer sympathischen Ophthalmie erkrankt ist, sollte das sympathisierende Auge nicht enukleiert werden. Die Wahrscheinlichkeit ist ziemlich groß, daß das erstbefallene Auge später zum besseren Auge wird.

Wenn bereits eine sympathische Ophthalmie aufgetreten ist, so muß die intensive lokale und allgemeine Steroidtherapie, evtl. verbunden mit immunosuppressiven Maßnahmen, sofort einsetzen. Ohne entsprechende Behandlung führt die sympathische Ophthalmie über eine Zeitspanne von Monaten und Jahren immer zu beidseitiger Blindheit.

Tuberkulöse Uveitis

Die Tuberkulose verursacht immer eine granulomatöse Entzündung der Uvea. Die Diagnose einer Uveitis tuberculosa wird allerdings viel häufiger gestellt, als sie klinisch entweder durch Identifikation des Tuberkelbazillus in den Geweben oder durch serologische Untersuchungsmethoden nachweisbar ist. Wenn auch angenommen wird, daß die Infektion durch hämatogene Aussaat erfolgt, ist sie bei Patienten mit aktiver Lungentuberkulose doch sehr selten. Sie kann als diffuse Uveitis oder in Form einer schweren, verkäsenden granulomatösen Chorioretinitis auftreten. Der Tuberkel selbst besteht wie im übrigen Körpergewebe aus Riesenzellen, Epitheloidzellen und zentraler Nekrose (Verkäsung).

Wie bei anderen Uveitiden klagt der Patient über eine Störung des Sehvermögens bei geringgradig injiziertem Bulbus. Es können fettige Hornhautpräzipitate und Irisknötchen gefunden werden. Wenn die Chorioidea oder Retina primär betroffen sind, so findet man lokalisierte, gelbe Chorioretinalherde, die wegen des darüberliegenden infiltrierten Glaskörpers nur undeutlich sichtbar werden.

Sowohl die Knötchen als auch die lokalisierten Chorioidealherde der tuberkulösen Uveitis sind wertvoll für die differentialdiagnostische Abgrenzung, einerseits von der sympathischen Ophthalmie und andererseits von der Boeck-Sarkoidose, weil in beiden Fällen keine Verkäsung der Knötchen stattfindet.

Therapeutisch wird eine tuberkulostatische Therapie per os und medikamentöse Mydriase empfohlen, wenn die Diagnose mit einiger Sicherheit gestellt worden ist (Tabelle 10.2).

Nach einem Zeitintervall von mehreren Monaten bilden sich die entzündlichen Herde zurück. Es bleiben dann pigmentierte chorioretinitische Narben sichtbar, die je nach ihrer Lage die zentrale Sehschärfe herabsetzen können.

Sarkoidose (Morbus Boeck)

Hier handelt es sich um eine granulomatöse, chronische Erkrankung unbekannter Ätiologie, mit multilokulärer Lokalisation (Haut, Unterhautfettgewebe, Knochen und Eingeweide). Die Krankheit beginnt meist im 3. Lebensjahrzehnt. Die entzündlichen Erscheinungen sind viel weniger stark als bei der tuberkulösen Uveitis, und eine Verkäsung der Tuberkel ist nie nachweisbar. Ebenso sind die Tuberkulinhauttests üblicherweise negativ oder nur sehr schwach positiv. Wenn die Parotis mitbefallen ist, so wird die Erkrankung mit Febris uveoparotidea (Heerfordt-Syndrom) bezeichnet. Wenn die Tränendrüsen mitbefallen sind, so spricht man vom Mikulicz-Syndrom.

Ein Drittel aller Fälle ist begleitet von einer chronischen beidseitigen Uveitis anterior, während die Uveitis posterior viel seltener auftritt. Die Uveitis anterior ist nodulär und kann in schweren lange dauernden Fällen zu Sehstörungen, Cataracta complicata und Sekundärglaukom führen. Im Augenhintergrund können bei Uveitis posterior zahlreiche weißlich-gelbe retinale Exsudate und eine Perivaskulitis beobachtet werden.

Die Diagnose wird erhärtet durch Hautbiopsie und durch die Irisknötchen. Ähnliche Knötchen können in seltenen Fällen auch auf der tarsalen oder bulbären Konjunktiva auftreten.

Die Steroidtherapie hat einigen Erfolg (s. Tabelle 10.2); in schweren Fällen allerdings sind Rezidive die Regel und verschlechtern die Prognose in bezug auf das Sehvermögen.

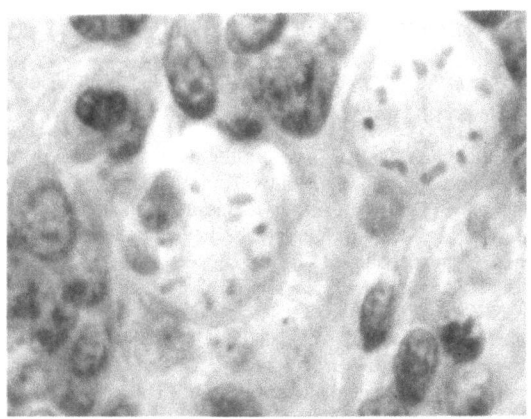

Abb. 10.9. Toxoplasmazysten in der Retina. (Mit freundlicher Genehmigung von K. Tabbara)

Toxoplasmose der Uvea

Die Toxoplasmose ist primär eine Erkrankung des Zentralnervensystems, hervorgerufen durch ein Protozoon, das Toxoplasma gondii. Bei der kongenitalen Toxoplasmose ist eine Chorioretinitis praktisch immer vorhanden, während eine im späteren Leben erworbene Toxoplasmose nicht unbedingt zu einer Augenkomplikation führen muß, aber doch in Form einer chronischen Chorioretinitis auftreten kann.

Die Krankheit wird in tropischen Ländern häufiger gefunden als in gemäßigten Zonen. Die Infektion erfolgt meist nach Kontakt mit Haustieren, häufigster Wirt ist die Hauskatze. Auch der Genuß von rohem Fleisch kann zur Ansteckung führen. Pathologisch-anatomisch liegt eine granulomatöse Retinochorioditis vor. In den nekrotischen Retinaherden kann das Toxoplasma oft histologisch nachgewiesen werden (Abb. 10.9). Das klinische Bild ist stark variabel. Typisch sind die chorioretinalen Läsionen, bei der kongenitalen Form oft in der Makulagegend liegend, die im aktiven Frühstadium als weiße erhöhte Massen in Erscheinung treten und teilweise durch einen trüben Glaskörper schlecht erkennbar sind; in späteren Stadien treten sie als pigmentierte, zentrale chorioretinitische Rundherde in Erscheinung. Der Nekroseherd kann so tief in die Chorioidea hineinreichen, daß ophthalmoskopisch die nackte Sklera sichtbar wird. Die im Serum vorhandenen Antikörper können mit dem Methylenblautest des Patientenserums nachgewiesen werden, d.h., daß die Serumantikörper bei der Laboruntersuchung eine Färbung des Toxoplasma durch Methylenblau verhindern.

Wenn auch die pathologisch-anatomischen Veränderungen sowohl bei der kongenitalen als auch bei der erworbenen Toxoplasmose die gleichen sind, so liegen klinisch doch verschiedene Krankheitsbil-

der vor. Im kongenitalen Typ ist die Infektion intrauterin erfolgt. Die Chorioretinitis ist hier meist auf die Makula beschränkt und der entzündliche nekrotisierende Prozeß bedeutend schwerwiegender als bei der erworbenen Erwachsenenform, bei der die Herde mehr peripher liegen und eine viel geringere Tendenz zur Nekrose zeigen. Beim kongenitalen Typ wird man immer nach den verkalkten Herden im Gehirn und den entsprechenden Veränderungen des Zentralnervensystems suchen, die in 10% aller Fälle vorliegen.

Bei der erworbenen okulären Toxoplasmose handelt es sich eher um eine milde Erkrankung. Sie kann in jedem Alter auftreten, ist häufig unilateral und ohne Begleiterscheinungen im Zentralnervensystem. Sehstörungen treten vorwiegend bei makulanahen Herden auf.

Behandlung s. Tabelle 10.2.

Im Tierversuch scheint Clindamycin, ein chlorinierter Lincomycinabkömmling, in kombinierter subkonjunktivaler und intramuskulärer Injektion, therapeutsch besonders wirksam zu sein.

Histoplasmose

Die Histoplasmose ist in Europa wenig bekannt. Sie kommt vor allem in warmen feuchten Gegenden der USA vor, wo sie endemisch auftritt (Cincinnati, Baltimore). Die Wahrscheinlichkeitsdiagnose einer Histoplasmachorioiditis wird allerdings in letzter Zeit häufiger gestellt. Der positive Hauttest (Histoplasmin) und die kleinen, runden, gelblichen Herde der Netzhautperipherie sowie die makulären Läsionen, die als kleine ödematöse, leicht prominente Herde auftreten und zu hämorrhagischen fibrovaskulären Membranen führen, sind für die Histoplasmose pathognomonisch. Glaskörpertrübungen kommen kaum vor, dagegen ist ihr definitiver schädigender Einfluß auf die zentrale Sehschärfe außerordentlich eindrucksvoll.

Es ist bekannt, daß Personen, welche in Gebieten wohnen, wo die Histoplasmose endemisch vorkommt, oft eine benigne, asymptomatische Form entwickeln mit peripheren chorioretinalen Herden, die ausheilen, ohne wesentliche Läsionen zu verursachen („Histo-spots"). Diese kleinen Herde sensibilisieren die Chorioidea, ein späteres Eindringen auf die Chorioidea bewirkt dann die schweren makulären Veränderungen. Diese Hypothese ist allerdings noch nicht in allen Teilen verifiziert worden.

Die Therapie ist schwierig. Neben Corticosteroiden, Amphotericin B (Fungizon), Antihistaminen und intradermalen Desensibilisierungen mit Histoplasmin scheint die Photokoagulation im leckenden Perimakulargebiet am günstigsten zu wirken. Amphoteracin B ist wegen seiner Nebenreaktionen nur mit größter Vorsicht anzuwenden.

Toxokariasis

Toxocara canis und Toxocara cati sind als Hunde- und Katzenaskaridiasis eine bekannte Uveitisätiologie. Sie kommt beim Menschen vor allem im Kindesalter vor und ist fast immer einseitig. Die Toxocaraeier treten in den Fäzes der erkrankten Tiere auf und kontaminieren den Boden. Wenn der Mund eines Kleinkindes mit so kontaminiertem Schmutz in Kontakt gebracht wird, gelangen die Eier in den Magen-Darm-Trakt, verankern sich in der Darmschleimhaut und erreichen über den Blutstrom jeden Teil des Körpers, das Auge inbegriffen.

Im Auge tritt dann meist ein lokalisiertes Chorioidalgranulom auf, das zu einer chronischen Endophthalmitis führen kann. Wenn die entzündlichen Veränderungen ausgedehnt sind, so besteht die Möglichkeit einer Verwechslung mit dem Retinoblastom (Gliom der Retina), der Coats-Krankheit oder einer bakteriellen, evtl. Fungusendophthalmitis, sowie einer exsudativen Retinitis.

Die Toxocarachorioretinitis kann heute durch Einnahme von Diäthylcarbamazin (Hetrazan), 0,5 mg/kg 3mal tgl. in steigender Dosierung während 3 Wochen, therapeutisch günstig beeinflußt werden.

Literatur

Asbury T (1966) The status of presumed ocular histoplasmosis, including a report of a survey. Trans Am Ophthalmol Soc 64:371

Duke-Elder WS (1966) Diseases of the uveal tract. System of ophthalmology. 2nd edn, vol IX. Kimpton, London

Goldmann H (1950) Fluorescein in der menschlichen Vorderkammer. Das Kammerwasser-Minutenvolumen des Menschen. Ophthalmologica 119:65–95

Hogan MI, Kimura SJ, O'Connor GR (1964) Ocular toxoplasmosis. Arch Ophthalmol 72:592

Hogan MI, Alvarado JE, Wedell JE (1971) Histology of the human eye. An atlas and textbook. Saunders, Philadelphia

Hollwich F (1979) Augenheilkunde, 9. Aufl. Thieme, Stuttgart, S 117

Martenet AC (1973) Les cyclites chroniques. Arch Ophthalmol (Paris) 33:533–540

Maumenee AE (1970) Clinical entities in „uveitis". An approach to the study of intraocular inflammation. Am J Ophthalmol 69:1

Maumenee AE (1974) Uveitis in relation to connective tissue disease. Trans Ophthalmol Soc UK 94:807

O'Connor GR (1978) Current concepts in ophthalmology: Uveitis and the immunologically compromised host. N Engl J Med 299:130

Witmer R (1972) Etiology of uveitis. Ann Ophthalmol 4:615

Witmer R (1976) Uveo-artikuläres Syndrom der Kinder. Arch Dtsch Ges Rheumatol 4:18

Witmer R (1981) Uvea. In: François J, Hollwich F (Hrsg) Augenheilkunde in Klinik und Praxis, Bd 2. Thieme, Stuttgart, S 4.2–4.126

Wolff E (1954) Anatomy of the eye and orbit, 4th edn. Blakiston-McGraw, Philadelphia

Woodruff AW (1970) Toxocariasis. Br Med J 3:663

Woodruff AW (1980) Toxocariasis. In: Fraunfelder FT, Roy FH (eds) Current ocular therapy. Saunders, Philadelphia, p 98

11. Die Linse

Anatomie und Funktion

Die Linse ist bikonvex, avaskulär, farblos und fast vollständig transparent, der Durchmesser beträgt ca. 9 mm, die Dicke ca. 4 mm. Sie ist hinter der Iris aufgehängt durch die Zonulafasern, die ihrerseits auf den Ziliarkörper übergreifen. Vor der Linse befindet sich das Kammerwasser, hinter ihr der retrolentale Raum und der Glaskörper. Die Linsenkapsel (Abb. 11.1) ist eine semipermeable Membran (etwas stärker permeabel als die Kapillarwand), die Wasser und Elektrolyten durchtreten läßt.

Ein subkapsuläres Epithel liegt unter der vorderen Linsenkapsel. Der Linsenkern ist härter als der Kortex. Mit zunehmendem Alter werden ständig subepitheliale, lamelläre Fasern gebildet. Die Linse kann dadurch in ihrem Durchmesser zunehmen, verliert aber wegen des abnehmenden Wassergehalts gleichzeitig auch ihre Elastizität. Kern und Kortex sind aus langen konzentrischen Lamellen zusammengesetzt. Die sog. Linsennähte werden durch das End-zu-End-Zusammentreffen der lamellären Fasern als Y-Nähte bezeichnet und können mit der Spaltlampe (Abb. 11.2) festgestellt werden. Die Y-Naht ist vorne aufrecht und hinten auf dem Kopf stehend.

Jede Linsenfaser enthält einen abgeflachten Kern. Die Kerne sind in den peripheren Abschnitten der Linse nahe am Äquator mikroskopisch sichtbar, die Linsenfasern sind mit dem subkapsulären Epithel fest verbunden.

Die Linse selbst wird an Ort und Stelle durch das Aufhängeligament, die Zonula (Zonula Zinni), festgehalten. Dieses Ligament besteht aus zahlreichen dünnen Fasern, welche der Oberfläche des Ziliarkörpers entspringen und am Linsenäquator inserieren.

Die Linse hilft, achsenparallele Strahlen auf der Makula in den Brennpunkt zu bringen. Um den Lichtstrahl eines Fernobjekts auf der Retina scharf abzubilden (Brennpunkt), muß der Ziliarmuskel entspannt werden. Dadurch erhöht sich dessen Durchmesser, die Zonulafasern werden ihrerseits gespannt und verursachen einen Zug auf die Linsenkapsel, wobei der anteroposteriore Durchmesser der Linse

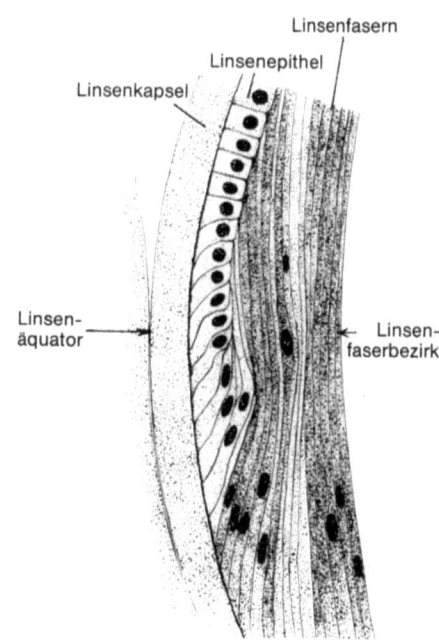

Abb. 11.1. Vergrößerter Vertikalschnitt durch die Linse. (Duke-Elder 1942)

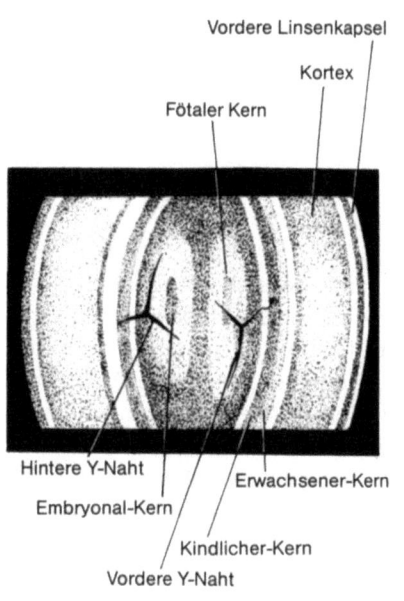

Abb. 11.2. Linsenabschnitte mit Y-Nähten. (Duke-Elder 1942)

verringert wird. In dieser Stellung ist die Refraktionskraft der Linse minimal, achsenparallel auftreffende Strahlen liegen auf der Retina im Brennpunkt. Um den Brennpunkt eines nahgelegenen Objektes auf die Retina zu legen, muß der Ziliarmuskel andererseits kontrahiert werden, der Durchmesser verringert sich. Der Zug der Zonulafasern nimmt ab, und durch die Eigenelastizität der Linsenkapsel wird der anteroposteriore Durchmesser vergrößert, die Refraktionskraft demnach erhöht. Dieser Vorgang wird Akkomodation genannt. Mit zunehmendem Alter nimmt die Akkomodationskraft der Linse wegen des härter werdenden Linsenkerns ab, so daß mit dem 60. Lebensjahr nur noch eine minimale Akkomodationsbreite vorliegt.

Zusammensetzung

Die Linse besteht aus ungefähr 65% Wasser und 35% Proteinen (höchster Proteingehalt aller Körpergewebe). Dazu kommen Spuren von Mineralien. Kalium gibt es in höherer Konzentration als in den übrigen Körpergeweben. Ascorbinsäure und Glutathion liegen in der oxidierten und reduzierten Form vor. Die Linse enthält weder Nervenfasern noch Blutgefäße.

Physiologie der Symptome

Linsentrübungen und die Luxation derselben in irgendeiner Form sind die praktisch wichtigen Linsenveränderungen. Der Patient wird in beiden Fällen über getrübtes Sehen ohne Schmerzempfindung klagen. Die Untersuchung der Linse kann im durchfallenden oder auffallenden Licht mit dem Ophthalmoskop, einer guten Taschenlampe, der Spaltlampe oder Binokularlupe erfolgen und sollte möglichst in medikamentöser Mydriase vorgenommen werden.

Katarakt

Bei der Katarakt handelt es sich um eine Linsentrübung, die in ihrer Ausdehnung stark variieren kann und durch verschiedene Faktoren, meist aber durch den Altersprozeß, bedingt ist. Nach dem 70. Lebensjahr ist die Bildung eines Altersstars in irgendeiner Form zu erwarten. In der Mehrzahl der Fälle ist die Katarakt beidseitig, sie muß sich aber nicht an beiden Augen gleich schnell entwickeln. Die traumatische Katarakt, die kongenitale Katarakt und andere Trübungsformen treten weniger häufig auf. Pathophysiologisch ist eine Katarakt charakterisiert durch Linsenödem, Proteinveränderung und Nekrose mit Änderung in der Kontinuität der normalen Linsenfasern. Morphologisch unterscheidet man prinzipiell zwischen Rinden- und Kernkatarakt, obwohl beide häufig kombiniert vorkommen. Die Stadien der Rindenkatarakt bestehen aus der Cataracta incipiens mit Speichentrübungen, sowie dem Stadium der Intumeszenz mit maximaler Flüssigkeitsaufnahme der Linse, Dehnung der Linsenkapsel und typischem Perlmutterglanz. Es folgt das Stadium der Maturität und später das der Hypermaturität mit Flüssigkeitsaustritt, Schrumpfen der Linsenkapsel und Absinken des Linsenkerns als sicheres Zeichen dafür, daß die Rindensubstanz verflüssigt ist. Bei der Kernkatarakt verlaufen diese Stadien so langsam und rudimentär, daß eine Operationsindikation wegen Intumeszenz oder Hypermaturität kaum gegeben ist. Es ist dies mit ein Grund, weswegen augenärztliche Kontrollen bei der Kerntrübung in längeren Intervallen vorgenommen werden können, während sie bei der Rindenkatarakt von größerer Bedeutung sind, um ein intumeszentes oder gar hypermatures Stadium zu erkennen. Der Begriff Maturität bezog sich früher auf die Reife hinsichtlich eines operativen Eingriffs. Bei der damals ausschließlich angewandten extrakapsulären Operationsmethode wurde der Eingriff erst möglich, wenn die Rindensubstanz so weit verflüssigt war, daß der Kern herausmassiert und die Rindensubstanz ausgespült werden konnte. Heute ist der Begriff Maturität nicht mehr damit identisch, weil bei der intrakapsulären Methode die Extraktion schon dann vorgenommen werden kann, wenn das Sehvermögen infolge irgendeiner Form von Linsentrübung stark in Mitleidenschaft gezogen wird.

Die meisten Katarakte sind für den Laien erst dann sichtbar, wenn sie so dicht sind, daß eine Erblindung des betreffenden Auges eingetreten ist. Bei gut dilatierter Pupille kann aber eine beginnende Trübung leicht mit dem Ophthalmoskop, einer Binokularlupe, oder vor allem mit der Spaltlampe festgestellt werden.

Mit zunehmender Linsentrübung wird der Einblick auf den Augenhintergrund schwieriger, bis schließlich nur noch ein roter Fundusreflex oder überhaupt kein Lichtreflex am Augenhintergrund mehr nachweisbar ist. Die Pupille kann dann gräulich erscheinen.

Der Untersucher beurteilt das klinische Stadium der Katarakt, sofern keine andere Augenkrankheit vorliegt, vorwiegend anhand der Sehschärfe. Im allgemeinen verläuft die Verminderung der Sehschärfe, proportional dem Entwicklungsstadium einer Katarakt. Einzelne Patienten können trotz gut sichtbarer Katarakt immer noch genug sehen, um ihre normale Aktivität beizubehalten. Andere, besonders solche

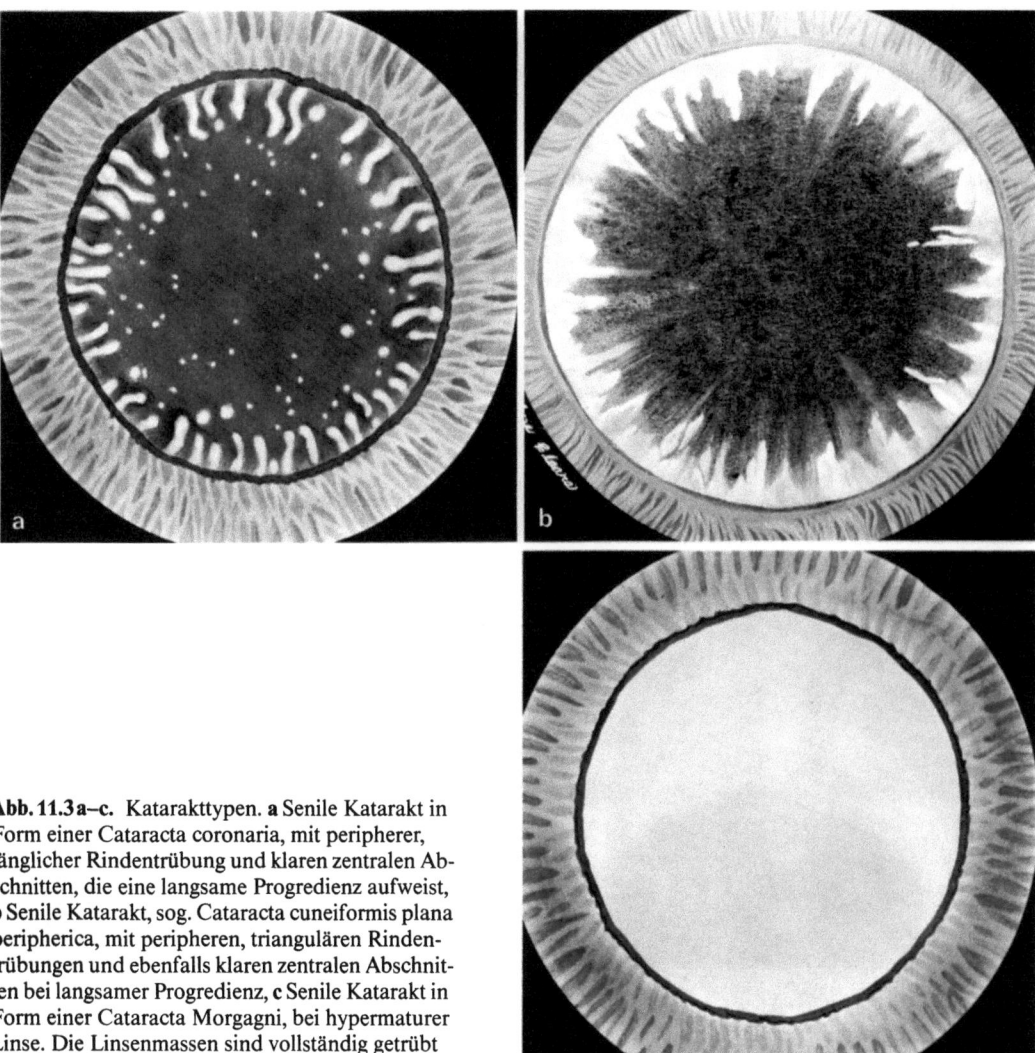

Abb. 11.3 a–c. Kataragttypen. **a** Senile Katarakt in Form einer Cataracta coronaria, mit peripherer, länglicher Rindentrübung und klaren zentralen Abschnitten, die eine langsame Progredienz aufweist, **b** Senile Katarakt, sog. Cataracta cuneiformis plana peripherica, mit peripheren, triangulären Rindentrübungen und ebenfalls klaren zentralen Abschnitten bei langsamer Progredienz, **c** Senile Katarakt in Form einer Cataracta Morgagni, bei hypermaturer Linse. Die Linsenmassen sind vollständig getrübt und der Linsenkern ist nach unten verlagert sichtbar. (Cordes 1954)

mit Trübung der hinteren Linsenschale, zeigen schon frühzeitig eine Herabsetzung der Sehschärfe, die mit der sichtbaren Linsentrübung nicht parallel verläuft.

Chemisch ist die Kataraktbildung durch eine Reduktion in der Sauerstoffaufnahme und durch eine initiale Erhöhung des Wassergehaltes mit nachfolgender Dehydration charakterisiert. Der Natrium- und Kalziumgehalt ist erhöht, während Kalium, Ascorbinsäure und Eiweiße in ihrer Konzentration herabgesetzt sind. Glutathion ist in der kataraktös veränderten Linse nicht nachweisbar. Versuche, diese chemischen Vorgänge durch eine medikamentöse Behandlung zu beschleunigen oder zu verlangsamen, sind bis jetzt nicht erfolgreich verlaufen.

Cataracta senilis

Die senile Katarakt (Abb. 11.3–11.5) ist die häufigste Linsentrübung und zeigt als einziges subjektives Symptom ein fortschreitendes Absinken der Sehschärfe. Manchmal wird bei herabgesetztem Fernvisus im Anfangsstadium die Lektüre etwas verbessert, so daß dann diese Patienten wieder ohne Nahbrille lesen können. Ein solcher Vorgang wird mit symptomatischer Myopie bezeichnet. Die Zunahme des Brechungsindex beruht häufig auf einer Verdichtung des Linsenkerns.

Cataracta congenita

Kongenitale Linsentrübungen können häufig beobachtet werden (Abb. 11.6–11.7). Nur ein kleiner Teil

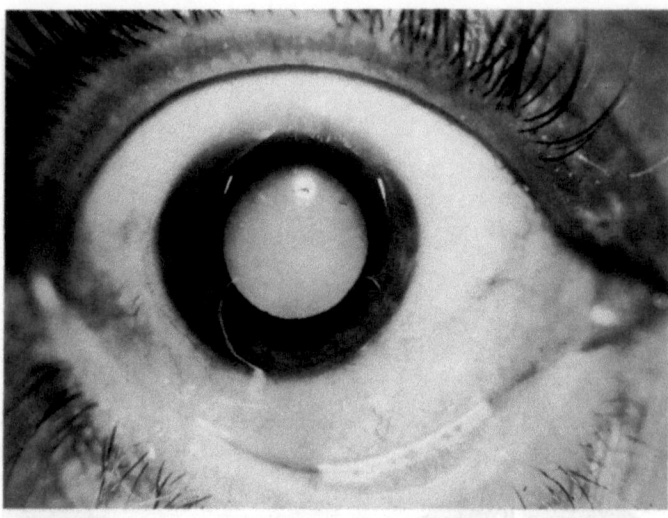

Abb. 11.4. Cataracta senilis matura. Aufsicht bei erweiterter Pupille. (Mit freundlicher Genehmigung von A. Rosenberg)

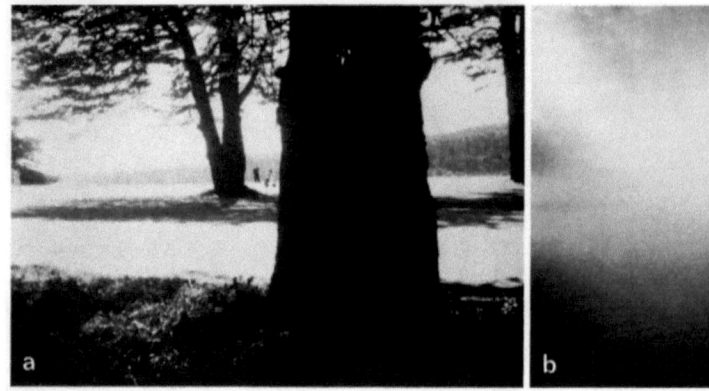

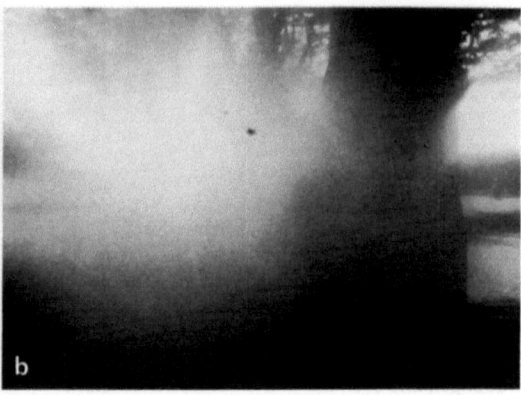

Abb. 11.5 a, b. Senile Katarakt. **a** Das Photo ist in **b** so reproduziert, wie es von einer Person mit wenig fortgeschrittener seniler Katarakt gesehen wird, wenn die Trübung zentral dichter ist als peripher. (Mit freundlicher Genehmigung von E. Goodner)

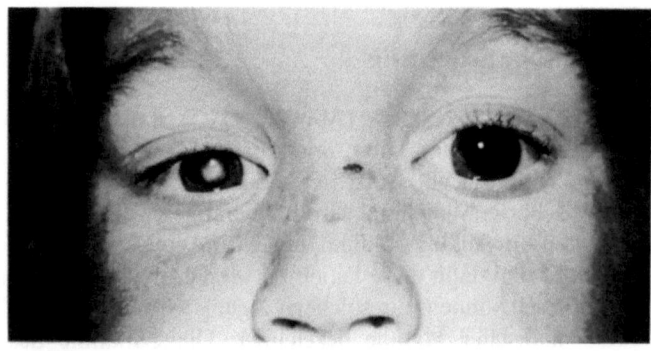

Abb. 11.6. Einseitige kongenitale Katarakt

führt zu signifikanten Sehstörungen. Meist sind sie bilateral und oft genetisch bedingt. Andererseits können sie im Gefolge einer Virusembryopathie (z. B. Infektion der Mutter durch Rubeolae während der ersten 3 Monate der Schwangerschaft) auftreten. Die Mutter wird dann schon während der ersten Le-

bensmonate des Kindes feststellen, daß dieses nicht gut fixiert. Die Linsentrübungen können in ihrer Ausdehnung und Dichte stark variieren und bis zum weißen Aspekt der Pupille führen. Ist die Linsentrübung beidseitig und dicht genug, um einen klaren Einblick auf die Retina zu verunmöglichen, wird die

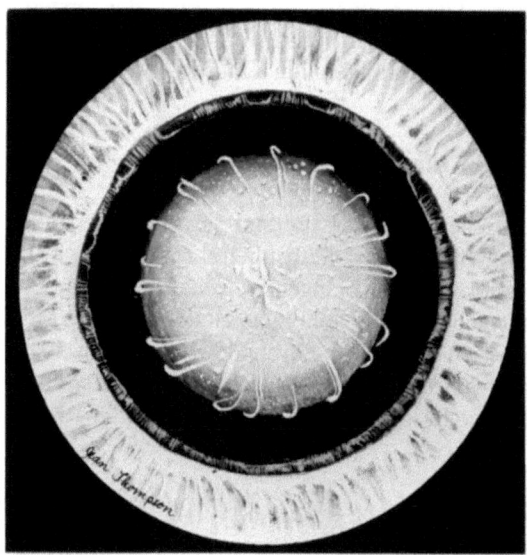

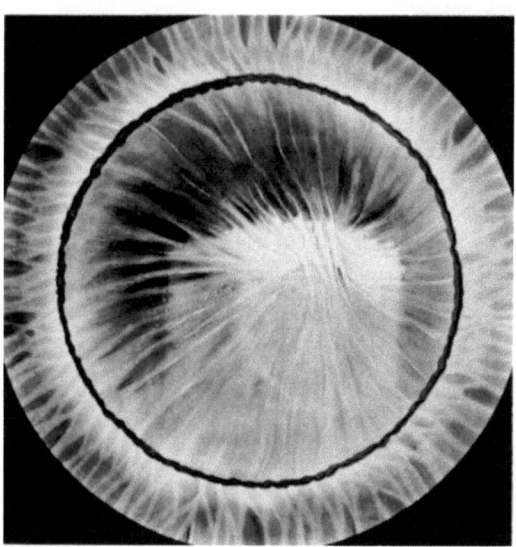

Abb. 11.7. Cataracta congenita zonularis mit Reiterchen um die getrübte zentrale Zone. Die Linsenrinde ist relativ klar. (Cordes 1954)

Abb. 11.9. Traumatische Katarakt mit geschrumpfter Linsenkapsel. (Cordes 1954)

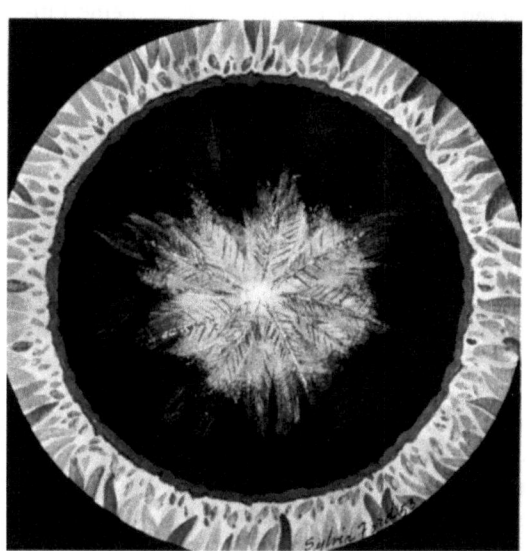

Abb. 11.8. Traumatische Katarakt mit rosettenförmiger Trübung im hinteren Linsenkortex nach Bulbuskontusion, sog. „traumatische Spätrosette". (Cordes 1954)

schluß an die Linsenaspiration Glaskörpertraktionen auftreten, die zur Netzhautablösung führen können; auch hier sind allerdings seit der Vitrektomie und modernen Aspirationstechniken Spätkomplikationen an der Retina selten geworden. Oft sind die kongenitalen Linsentrübungen so geringgradig, daß erst im Alter von 10–15 Jahren eine Extraktion notwendig wird.

Im allgemeinen ist aber auch hier die Prognose etwas ungünstiger als nach der Extraktion einer Cataracta senilis, weil Operationskomplikationen, eine evtl. Begleitamblyopie und gelegentliche Veränderungen an Sehnerven und Retina zu einer zusätzlichen Herabsetzung der zentralen Sehschärfe führen. Die einseitige kongenitale Katarakt hat immer eine schlechte Prognose in bezug auf die normale Sehschärfe im Erwachsenenalter.

Cataracta traumatica

Die Cataracta traumatica (Abb. 11.8–11.10) ist meist auf eine Fremdkörperverletzung der Linse oder auf ein stumpfes Augentrauma zurückzuführen, wie sie durch Nadeln, Schleuder- und Gummipfeilverletzungen verursacht werden. Die meisten traumatischen Katarakte wären zu vermeiden, wenn in industriellen Betrieben konsequent Sicherheitsbrillen getragen würden, und wenn Kinder nicht mit gefährlichem Spielzeug umgingen.

Im Anschluß an eine scharfe Verletzung der Linsenkapsel tritt bald eine Trübung des Linseninhalts auf,

Linsenextraktion indiziert sein. Sie geschieht durch Linsenaspiration, Kammerspülung, evtl. Ultraschallfragmentation oder mit dem Vitrektomiegerät. Wird die Aspiration der trüben Linsenmassen ausgeführt, bevor sich ein Nystagmus eingestellt hat (ca. 2. Lebensmonat), so kann später mit der Entwicklung einer einigermaßen brauchbaren Sehschärfe gerechnet werden. Das Kind wird mit einer Starbrille oder einer weichen Hornhautlinse versorgt. Es besteht aber später immer die Möglichkeit, daß im An-

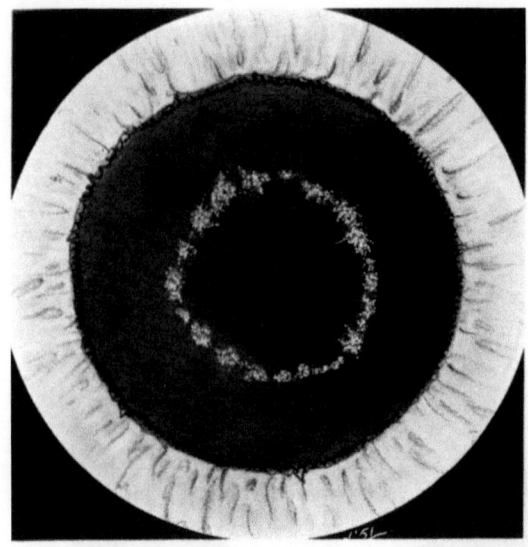

Abb. 11.10. Traumatische Katarakt mit Vossius-Ring, hervor-gerufen durch Abklatsch des Irispigments aus der Vorderflä-che der Linse. Die übrigen Linsenabschnitte sind klar und eine Sehstörung tritt deswegen nicht auf. (Cordes 1954)

weil das Kammerwasser – seltener der Glaskörper – mit der Linse in Kontakt gekommen ist. Beson-ders beim Arbeiten mit Hammer und Stahlmeißel gibt es hin und wieder perforierende Verletzungen durch kleine, mit hoher Geschwindigkeit eindrin-gende Fremdkörper. Wenn diese, meist metallischen Fremdkörper in der Linse, im Glaskörper oder in der Retina stecken bleiben, kann man sie oft mit dem Ophthalmoskop erkennen.

Der Patient wird im Anschluß an das Unfallereignis über Sehstörungen am betroffenen Auge klagen. Der Bulbus zeigt gemischte Injektion, und die Linse wird opak. Bei einer Gefäßverletzung kann der Fremdkörper auch zu einer intraokularen Blutung führen. Tritt viel Kammerwasser oder Glaskörper aus, so sinkt der Intraokulardruck. Infektion, Uvei-tis, Amotio retinae und Sekundärglaukom können zusätzlich auftreten.

Ein magnetischer intraokularer Fremdkörper sollte möglichst bald extrahiert werden.

Antibiotika und Steroide werden peroral und lokal für mehrere Tage lang verordnet, um die Gefahr ei-ner Infektion und Endophthalmitis zu vermindern. Das Setzen einer Mydriase muß je nach Lokalisati-on der Linsenverletzung von Fall zu Fall beurteilt werden, da eine hintere Synechie oft das Fortschrei-ten der Linsentrübung verhindern kann.

Falls der Fremdkörper in der Linse steckt und die Linse durchgetrübt ist, wird er gleichzeitig mit der Linse extrahiert. Falls die Linse extrakapsulär ent-bunden werden muß, kann später eine dünne opake Membran auf der hinteren Linsenkapsel (Nachstar)

auftreten. Die traumatische Katarakt der ersten 3 Lebensjahrzehnte erfordert ähnliche chirurgische Eingriffe wie die kongenitale Katarakt.

Toxische Katarakt

Die toxische Katarakt ist selten. Sie wurde bekannt nach Einnahme von Dinitrophenol (Appetitzügler), Triparanol und nach langer Steroidapplikation. Es ist nicht sicher, ob Phospholin (Echothiopat), ein au-gendrucksenkendes Mittel, ebenfalls zur toxischen Katarakt führen kann. Der Strahlenstar entsteht als Folge einer Läsion des Linsenepithels durch Rönt-genstrahlen.

Cataracta complicata

Dies sind Linsentrübungen, die als Folge intraokula-rer Krankheiten auftreten.

Bei einer Änderung der Linsenphysiologie durch eine vorbestehende intraokulare Erkrankung (z. B. rezidivierende, schwere Uveitis) kann sich eine Lin-sentrübung entwickeln, die als hintere Schalentrü-bung beginnt und im späteren Verlauf Linsenkortex und Nukleus ebenfalls trüben kann. Neben der chronisch rezidivierenden Uveitis kann auch die Pigmentdegeneration der Retina, die Amotio reti-nae, und das akute Glaukom zu Linsentrübungen führen. Die Prognose bezüglich Funktion nach Ex-traktion ist von der Grundkrankheit abhängig.

Katarakt und Allgemeinerkrankungen

Neben dem Diabetes mellitus (Abb. 11.11) sind beid-seitige Linsentrübungen im Gefolge verschiedener Allgemeinerkrankungen bekannt: Hypoparathy-reoidismus, myotonische Dystrophie (Steinert), dis-seminierte Neurodermitis (als Cataracta synderma-totica), Sklerodermie, Galaktosämie, Trisomie sowie beim Lowe-, Werner-und Rothmund-Syndrom.

Nachstar

Verbleibende oder regenerierte Linsenteile nach ex-trakapsulärer Staroperation werden als Nachstar (Cataracta secundaria) bezeichnet. Sobald sie stö-rend wirken, ist eine Diszision indiziert. Schwierig und prognostisch weniger günstig wird die Diszision nur dann, wenn eine dichte fibröse Membran (Abb. 11.12) vorliegt. In diesem Fall ist die Interven-tion mit einem schneidend-aspirierenden Vitrekto-miegerät indiziert.

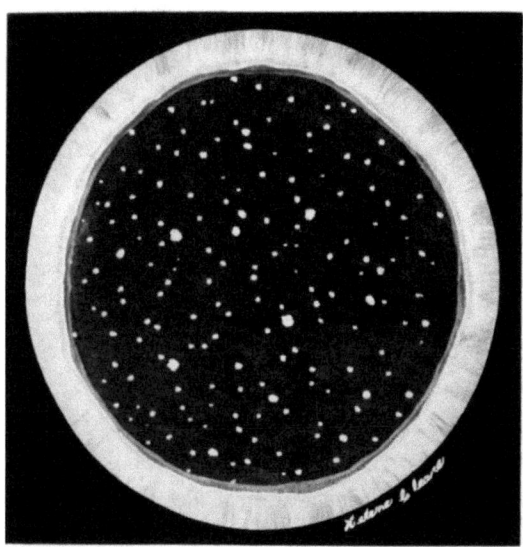

Abb. 11.11. Schneeflockenähnliche, punktförmige Katarakt, wie sie beim jugendlichen Diabetes und seltener bei der kongenitalen Katarakt beobachtet werden. (Cordes 1954)

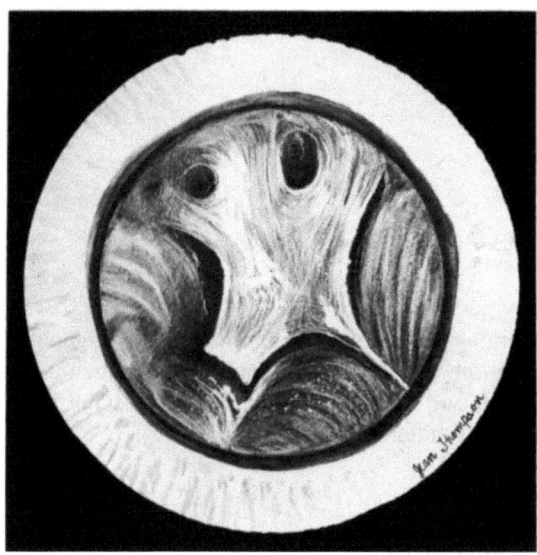

Abb. 11.12. Nachstarmembran. (Cordes 1954)

Therapie

Eine gesicherte medikamentöse Behandlung für die Katarakt gibt es nicht.

Indikation zur Staroperation

Die Linsenextraktion ist einerseits dann indiziert, wenn die Trübung so stark ist, daß die normale Aktivität des Patienten nicht mehr gewährleistet ist. Andererseits muß z. B. auch eine einseitige intumeszente Katarakt extrahiert werden, bevor durch die Linsenschwellung ein Sekundärglaukom auftritt. Das gleiche gilt für die einseitige reife (mature) Katarakt, weil im nachfolgenden hypermaturen Stadium austretende Linsenproteine zu Uveitis führen können.

Staroperation

Für die Linsenextraktion bestehen im Prinzip 2 Möglichkeiten: Die intrakapsuläre und die extrakapsuläre Extraktionsmethode. Die erste besteht darin, daß die getrübte Linse mit ihrer Kapsel ganz entfernt wird. Bei der extrakapsulären Methode wird die Vorderkapsel weit aufgerissen und entfernt. Die verbleibenden getrübten Linsenmassen werden herausgespült oder aspiriert. Die hintere Linsenkapsel wird belassen. Einige Patienten entwickeln im Anschluß daran eine Cataracta secundaria. Für den Altersstar ist die intrakapsuläre Extraktion die Methode der Wahl. Wenn die Gefahr einer schweren Glaskörper- oder Netzhautkomplikation besteht (z.B. bei der hochgradigen Kurzsichtigkeit), kann die extrakapsuläre Methode indiziert sein.

Die Methoden der Staroperation sind im Detail vielfältig. Bei der am häufigsten angewandten intrakapsulären Extraktion wird die Vorderkammer, nach Anlegen eines Bindehautlappens, in der Limbusgegend eröffnet und eine periphere Iridektomie zur Ermöglichung des Kammerwasserdurchflusses von der hinteren zur vorderen Augenkammer angelegt. Ein wichtiges technisches Hilfsmittel ist die enzymatische Zonulolyse. Sie besteht darin, daß Chymotrypsin, ein fibrinolytisch und proteolytisch wirkendes Enzym, in einer Konzentration von 1:5000 auf die Zonulafasern gebracht und dort 1-3 min lang belassen wird. Nach dieser proteolytischen Auflösung der Zonulafasern gelingt die Entfernung der Linse leichter. Chymotrypsin kann allerdings in den ersten postoperativen Tagen zu einer sekundären Druckerhöhung führen, welche die Wundheilung erschwert. Acetolamid (Diamox), postoperativ verabreicht, verringert diese Gefahr. Eine Zonulolyse während der Starextraktion ist besonders im 3.-5. Lebensjahrzehnt wichtig, weil hier die Zonulafasern noch sehr kräftig sind. Bei Jugendlichen (Cataracta congenita) ist die extrakapsuläre Extraktion vorzuziehen, weil der Glaskörper noch an der hinteren Linsenkapsel adhärent ist. Dies führt beim intrakapsulären Extraktionsversuch leicht zu Glaskörperverlust. Zur Extraktion wird i. allg. die Kryosonde (ein auf -80°C abgekühlter Metallstab) verwendet (Abb. 11.13). Im Anschluß an die Extraktion werden die limbale und die konjunktivale Wunde durch mehrere feine Nähte verschlossen.

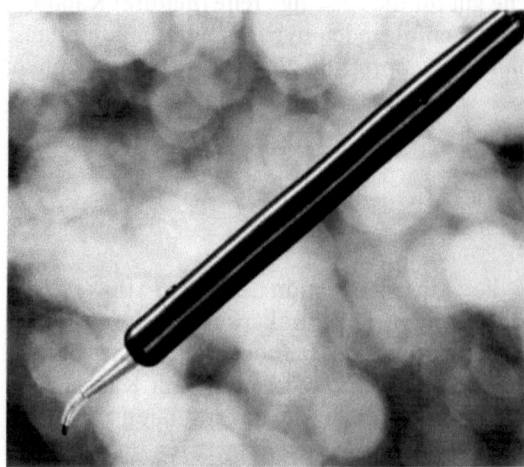

Abb. 11.13. Amoils abgebogene Kryosonde. (Mit freundlicher Genehmigung von Keeler Optical Products, Inc.)

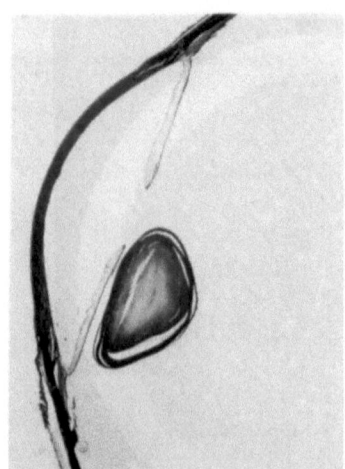

Abb. 11.14. Luxierte Linse. (Mit freundlicher Genehmigung von R. Carriker)

Phakoemulsifikation – Linsenimplantation

Mit einem Ultraschallgerät können die harten Anteile der getrübten Linse emulsifiziert und nach einer kleineren Hornhautinzision mit der Aspirations-/Irrigationstechnik entfernt werden. Diese Methode wird hauptsächlich bei der kongenitalen, juvenilen und präsenilen Katarakt angewandt. Die Hospitalisationsdauer kann dadurch verkürzt werden. Einzelne Ophthalmochirurgen empfehlen in geeigneten Fällen die Implantation einer Vorderkammer- resp. Hinterkammerkunststofflinse nach der Extraktion (vorwiegend einseitige Katarakt). Die Komplikationsrate ist bei dieser Methode etwas höher als bei der üblicherweise angewandten Staroperation.

Postoperative Behandlung

Bettruhe am ersten Tag. Von da an ist der Patient nicht mehr bettlägerig. Es wird ihm aber empfohlen, während der ersten Tage und Wochen mit Vorsicht herumzugehen. Der Augenverband wird mehrere Tage lang getragen und das Auge nachts wenige Wochen lang durch Tragen eines Schildes geschützt. Temporäre Stargläser können 1–2 Wochen nach der Operation verschrieben werden. Wegen der Bildvergrößerung um ⅓ und der dadurch verursachten Unsicherheit in der Distanzschätzung sollte der Patient die Starbrille in der ersten Zeit nur in sitzender Stellung tragen. Die definitive Starbrille kann verordnet werden, sobald keine wesentlichen Refraktionsveränderungen infolge Narbenschrumpfung mehr zu erwarten sind. Zum gleichen Zeitpunkt kann auch als Alternative eine Hornhautlinse angepaßt werden, welche zu keiner wesentlichen Bildvergrößerung führt. Besonders beim alten Patienten kann eine weiche Dauertraglinse von hohem Wasserge-

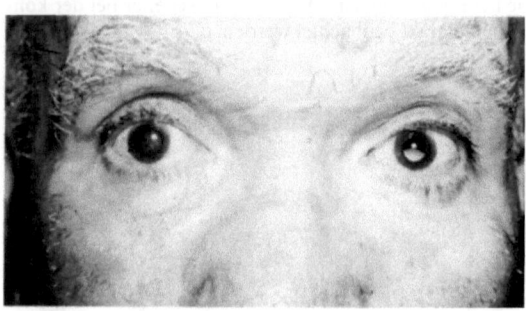

Abb. 11.15. Luxierte Linse im linken Auge

halt und guter Sauerstoffdurchlässigkeit angepaßt werden, die wochen- und monatelang getragen werden kann und nur gelegentlicher enzymatischer Reinigung durch den Spezialisten bedarf.

Linsenluxation
(Luxatio bzw. Subluxatio lentis)

Die teilweise (Subluxation) oder vollständige Luxation der Linse kann hereditären oder traumatischen Ursprungs sein.

Hereditäre Linsenluxation

Sie ist üblicherweise beidseitig, kann mit einem Kolobom der Linse, Homozystinurie, Marfan- oder Marchesani-Syndrom vorkommen. Die Sehfunktion wird gestört, besonders dann, wenn der Linsenrand in die Gegend der Pupille zu liegen kommt. Eine vollständige Luxation in die Vorderkammer führt zum sofortigen Glaukomanfall und erfordert die

Extraktion (Abb.11.14 u. 11.15). Wenn die Linse nach hinten luxiert, so versinkt sie im Glaskörper und kann zu einem Sekundärglaukom führen. Eine angeborene Stellungsanomalie der Linse wird mit Ectopia lentis bezeichnet.

Traumatische Linsenluxation

Eine traumatische Subluxation oder Luxation kann als Folge eines schweren Kontusionstraumas (z. B. durch Faustschlag beim Boxen) entstehen. Wenn sie nur subluxiert ist, bestehen i. allg. keine subjektiven Symptome. Das Linsenschlottern kann an der Spaltlampe beobachtet werden. Ist sie luxiert und liegt sie im Glaskörper, so besteht eine schwere Sehbeeinträchtigung, weil aphake Brechungsverhältnisse vorliegen. Beim Linsenschlottern (Iridodonesis) handelt es sich um eine Linse mit geschwächten Zonulafasern und schlechter Verankerung. Wenn nach der Luxation in den Glaskörper keine sekundären Komplikationen, Iritis und Glaukom auftreten, so kann mit einem Extraktionsversuch gewartet werden. Bei schweren Sekundärkomplikationen ist ein Extraktionsversuch mit dem Vitrektomiegerät durch die Pars plana die Methode der Wahl.

Literatur

Axenfeld T, Pau H (1972) Lehrbuch und Atlas der Augenheilkunde. Fischer, Stuttgart

Chandler AC, Wadsworth JAC (1975) Cataract surgery: Review of 500 consecutive cases. Ann Ophthalmol 7:1597

Cordes FC (1954) Cataract types, 3rd edn. Am Acad Ophthalmol Otolaryngol

Duke-Elder SH (1942) Text-book of ophthalmology, vol1. Mosby, St.Louis

Editorial (1977) Current status of intraocular lenses. Br J Ophthalmol 61:307

Emery JM (ed) (1978) Current concepts in cataract surgery. Mosby, St.Louis

François J (1963) Ätiologie der kongenitalen Katarakte. Entwicklung und Fortschritte in der Augenheilkunde. Enke, Stuttgart, S 419–434

François J (1975) Progresses and regresses in cataract surgery. Ann Ophthalmol 7:1151

Kelman CD (1973) Phacoemulsification and aspiration. Am J Ophthalmol 75:764

Pau H, Kuhlmann R, Schröter I (1973) Die Kationenpumpe in ihrer Bedeutung für die Flüssigkeitsverschiebung in der Linse und die Permeabilitätskatarakt. Graefes Arch 186:165–174

Sautter H (1960) Erkrankungen der Linse. In: Velhagen K (Hrsg) Der Augenarzt, Bd III. Thieme, Stuttgart, S 539–652

Stark WJ, Kracher GP, Cowen CL et al. (1979) Extended wear contact lenses and intraocular lenses for aphakic correction. Am J Ophthalmol 88:535

12. Glaskörper

Anatomie und Zusammensetzung

Der Glaskörper besteht aus 99% Wasser und 1% Festsubstanz: Kollagen und Hyaluronsäure. Diese Komponenten sind für die spezifischen physikalischen Eigenschaften des Glaskörpers verantwortlich. Daß er trotz des enormen Wassergehalts seine gelartige Form und Konsistenz behält, verdankt er einem lose gewobenen Netz langer, kettenartig angeordneter Kollagenmoleküle, die imstande sind, ungefähr das 200fache ihres Eigengewichtes an Wasser zu binden. Die Hyaluronsäuremoleküle liegen in den Maschen des Kollagennetzes, sind ebenfalls lose miteinander verkettet und können ungefähr das 60fache ihres Eigengewichtes an Wasser binden. Das Resultat ist ein klares, avaskuläres Gel, welches ⅔ des Volumens und Gewichtes des Auges ausmacht. Es verhindert das Einwandern von Fremdzellen in den durch Linse, Retina und Optikus begrenzten Raum und spielt somit eine wichtige Rolle zur Erhaltung der Transparenz (Abb. 12.1).

Das Glaskörper kann anläßlich einer Vitrektomie durch physiologische Kochsalzlösung ersetzt werden. Seine Oberfläche, auch als Glaskörpergrenzmembran bezeichnet, liegt der hinteren Linsenkapsel, den Zonulafasern, dem Epithel der Pars plana, der Retina und der Papille an. Als Basis wird derjenige Teil des Glaskörpers bezeichnet, welcher mit dem Epithel der Pars plana und den direkt hinter der Ora liegenden Netzhautabschnitten zeitlebens unlöslich verbunden ist.

Demgegenüber ist die Verbindung mit der Linsenkapsel und der Papille nur im frühen Lebensalter fest, sie wird aber bereits im Laufe der ersten Lebensjahrzehnte schwächer. Dies ist der Grund, weshalb eine intrakapsuläre Starextraktion ohne Glaskörperverlust nur beim Erwachsenen möglich ist, nicht aber beim Kind.

Abnorme Verbindungen zwischen Glaskörper und Retina (vitreoretinale Adhärenzen) entstehen z. B. bei entzündlichen Narbenbildungen, myopen Degenerationsherden, ferner bei neugebildeten atypischen Blutgefäßen (Neovaskularisation) als Komplikation des Diabetes mellitus und der Zentralvenenthrombose.

Im Fetalstadium zieht ein trichterförmiger Kanal (Cloquet-Kanal), welcher die A. hyaloidea enthält, anteroposterior vom hinteren Linsenäquator zum Optikus. Üblicherweise verschwindet dieser kurz nach der Geburt. Rudimentäre Anteile der A. hyaloidea können gelegentlich erhalten bleiben, z. B. im vorderen Abschnitt des Glaskörpers oder hinter der Linsenkapsel (Mittendorf-Fleck).

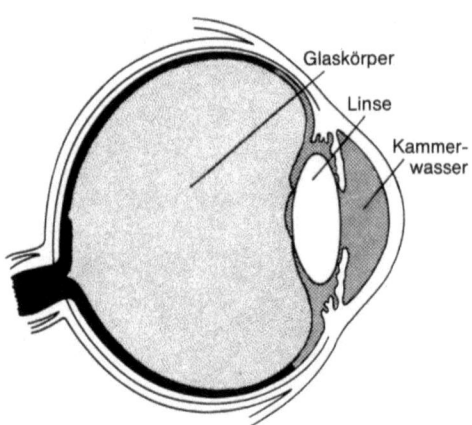

Abb. 12.1. Schematischer Querschnitt durch das Erwachsenenauge

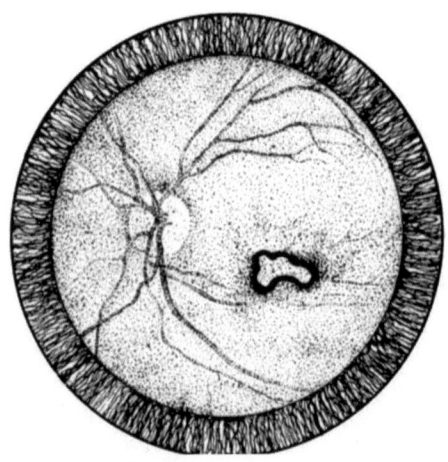

Abb. 12.2. Glaskörperabhebung im ophthalmoskopischen Bild nach Vorschalten einer +8-dpt-Linse

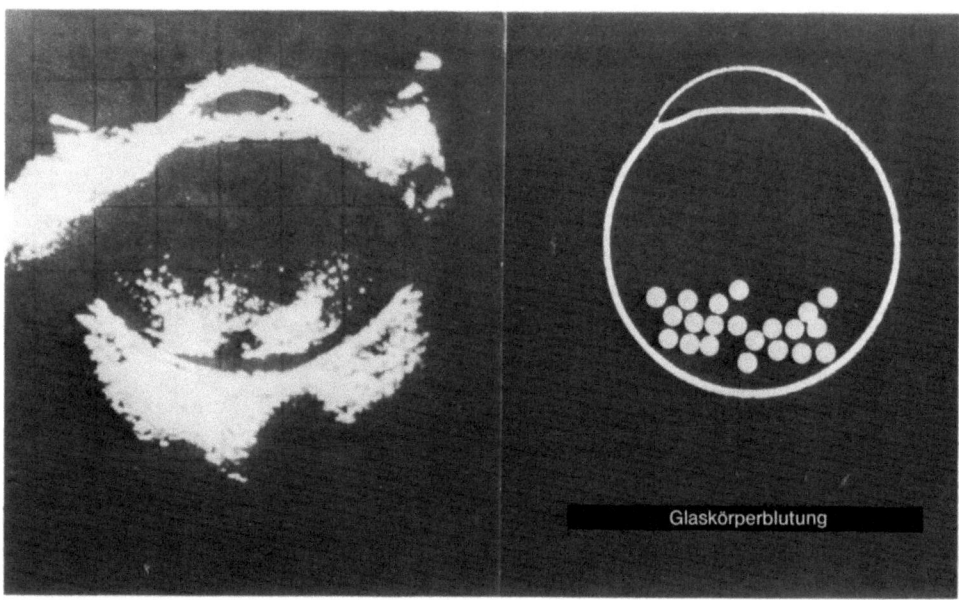

Abb. 12.3. Glaskörperblutung im hinteren Glaskörperabschnitt eines aphaken Auges. (Coleman 1972, s. 469)

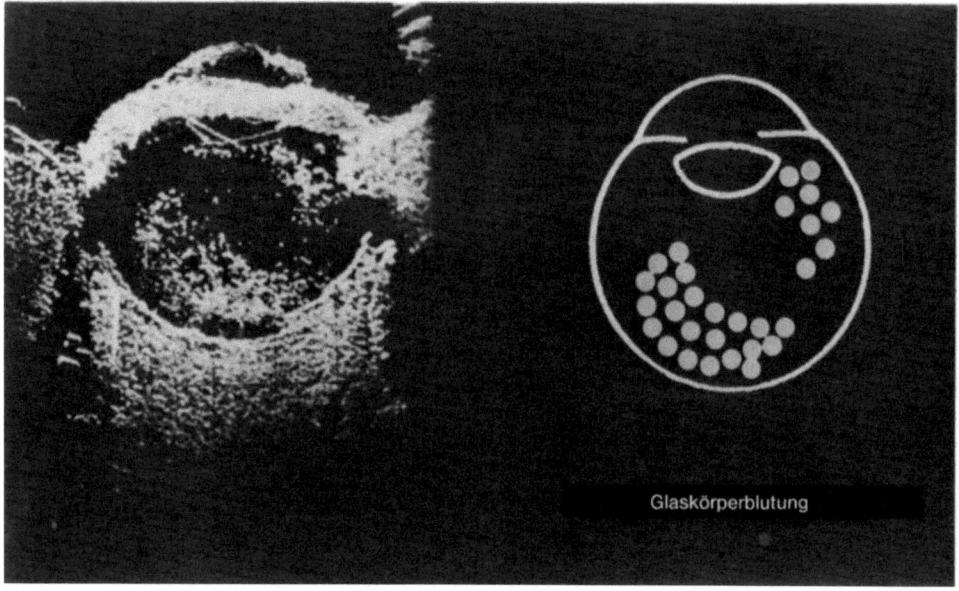

Abb. 12.4. Diffuse Glaskörperblutung, welche den ganzen Glaskörper betrifft. Die Lage von Linse und Retina ist unverändert. (Coleman 1972, S. 469)

Untersuchung des Glaskörpers

Der normale Glaskörper ist völlig transparent und weder durch direkte noch indirekte Ophthalmoskopie sichtbar. Die ophthalmoskopisch sichtbaren Strukturen sind Anomalien, die entweder degenerativ als intravitreale Faseraggregation (Syneresis) oder im Zusammenhang mit einer hinteren Glaskörperabhebung (präpapillärer Ring oder Flocke) entstehen (Abb. 12.2).

Pathologisch bedeutsamer sind Einwanderungen von Fremdzellen aus Nachbargeweben: Erythrozyten, Leukozyten oder fibrovaskuläre Proliferationen. Eine exakte Diagnose ist nur an der Spaltlampe bei der Untersuchung am Kontaktglas möglich (s. Kap. 3, Spaltlampenuntersuchung oder Biomikroskopie).
Bei stark getrübtem Glaskörper können mit der B-Scan-Ultrasonographie wichtige diagnostische und prognostische Befunde erhoben werden

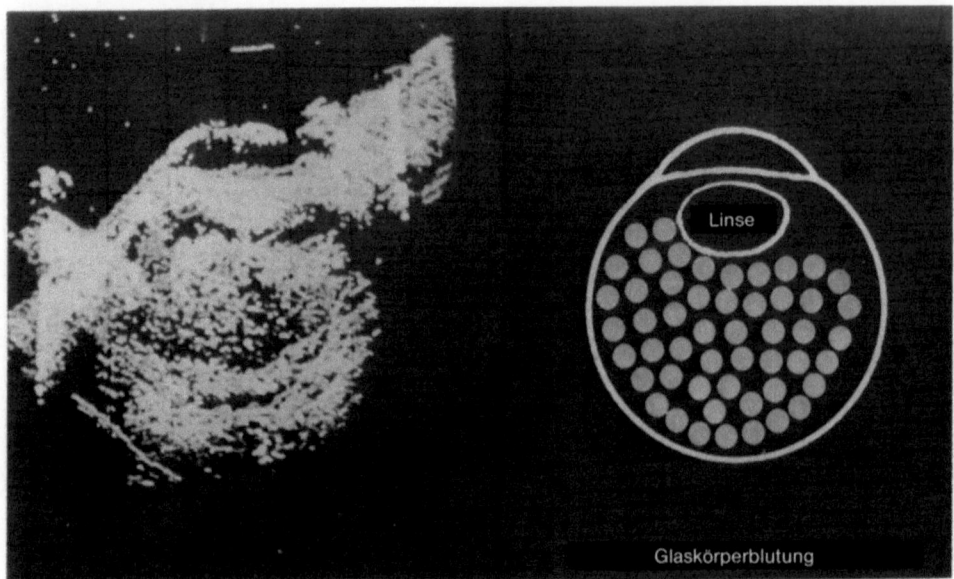

Abb. 12.5. Dichte Glaskörperblutung, welche den ganzen Glaskörper ausfüllt. Linse und Retina befinden sich in normaler Lage. (Coleman 1972, S. 470)

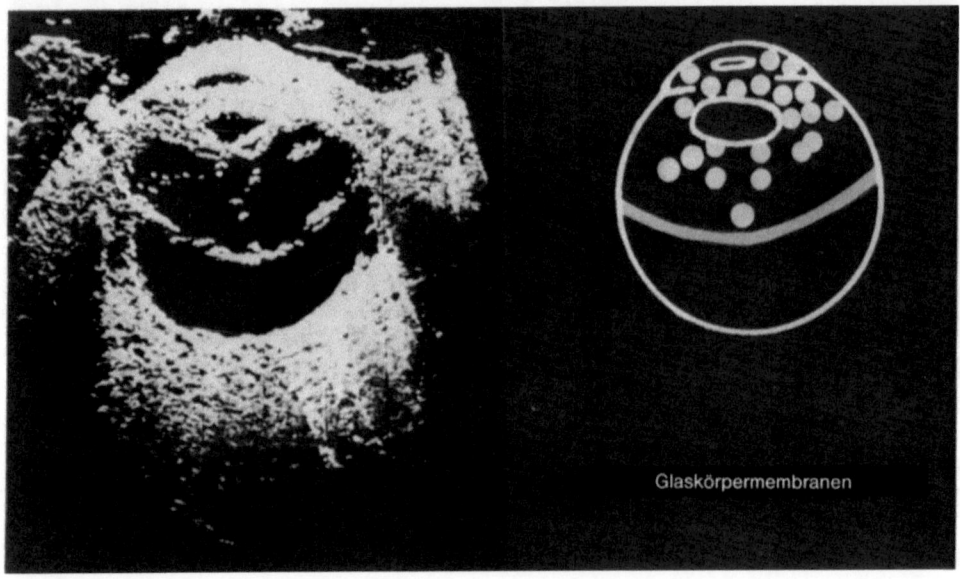

Abb. 12.6. Bildung einer Glaskörpermembran, die sich entlang der Glaskörpermembran von Ora zu Ora ausbreitet. Die Retina liegt an normaler Stelle. (Coleman 1972, S. 473)

(Abb. 12.3–12.5). Wenn sonst kein Einblick mehr möglich ist, können mit dieser Methode z. B. pathologische Glaskörpermembranen lokalisiert werden (Abb. 12.6), aber auch Netzhautablösungen (Abb. 12.7 u. 12.8), Skleralrupturen sowie, was besonders wichtig ist, intraokulare Fremdkörper, die nicht röntgendicht sind (Kunstharz oder Glas).

Altersveränderungen des Glaskörpers

Wie bei allen biologischen Gelsubstanzen tritt mit zunehmendem Alter auch beim Glaskörper eine degenerative Veränderung in Form eines Übergangs vom Gel- in den Solzustand (Syneresis) ein. Es entstehen dadurch flüssigkeitsgefüllte Höhlen und unregelmäßig geformte Faserverklumpungen, die bereits in der Kindheit beginnen (insbesondere bei hochgradiger Myopie) und allmählich zunehmen.

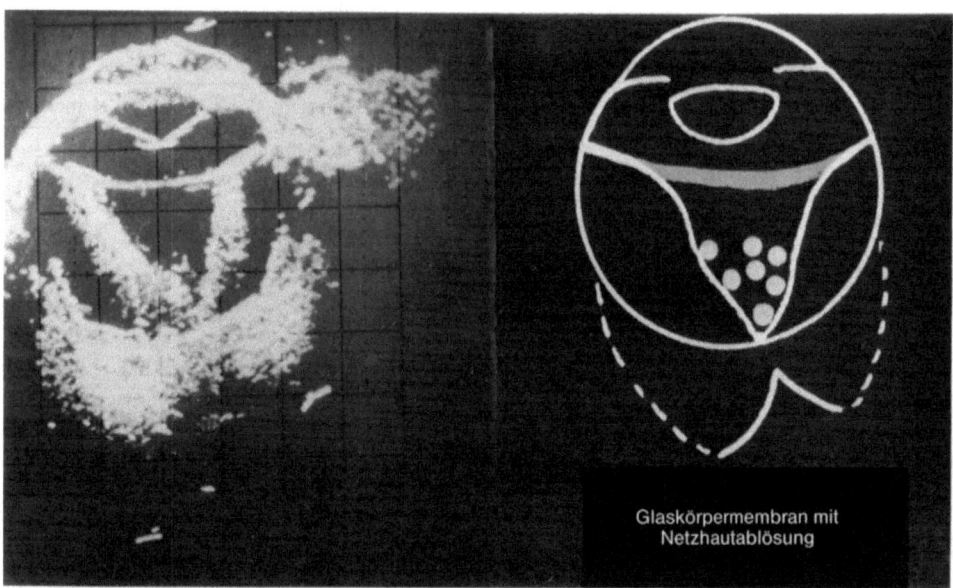

Abb. 12.7. Glaskörpermembran, die 2 abgelöste Netzhauttaschen miteinander verbindet. Die Linse befindet sich in normaler Lage. (Coleman 1972, S.474)

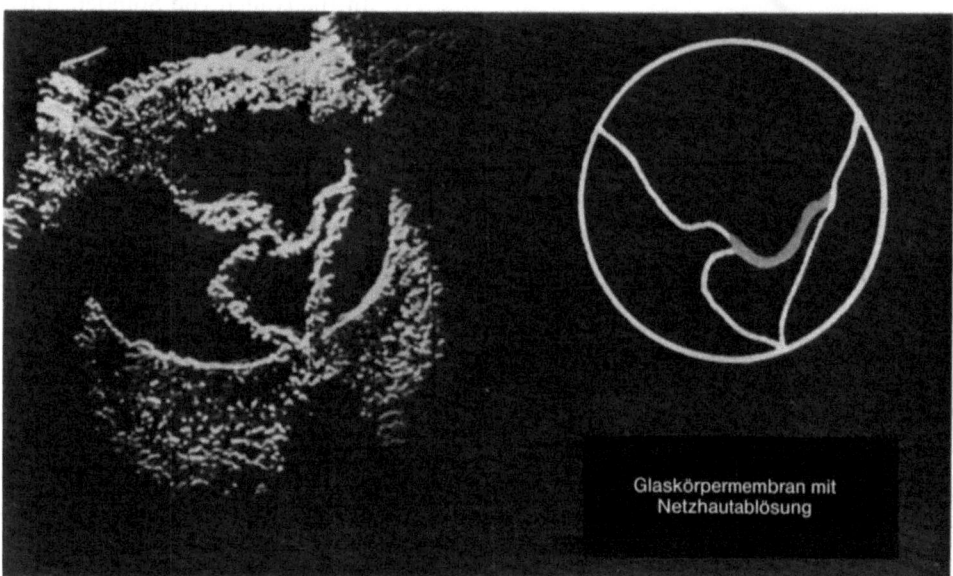

Abb. 12.8. Horizontalschnitt mit vollständiger Netzhautablösung hinter der Irisebene. Eine Glaskörpermembran verbindet die beiden Seiten der Amotio. (Coleman 1972, S.474)

Die vergrößerten, mit Flüssigkeit gefüllten Hohlräume können konfluieren und sich durch eine präformierte Lücke vor dem hinteren Pol abrupt in den Raum zwischen hinterer Glaskörpergrenzmembran und Retina ergießen. Das Gerüst des Glaskörpers fällt zusammen und kann dabei evtl. anhaftende Gewebsteile der Netzhaut mitreißen (Abb.12.9 u. 12.10). Die hintere Glaskörperabhebung ist ein akutes Ereignis, das vom Patienten selbst beobachtet und verfolgt werden kann (Tabelle 12.1):

Schleudernde Mitbewegungen von Glaskörpertrübungen bei Augenbewegungen erscheinen als tanzende Mücken; Zug an der Netzhaut im Falle von vitreoretinalen Adhäsionen erzeugt blitzartige Lichterscheinungen (Phosphene), die auch im Dunkeln auftreten. Häufig bringt der Patient seine Symptome in Zusammenhang mit einem Trauma, er sollte aber gleich zu Beginn erfahren, daß dies jedoch meist nicht der Fall ist.

Die einfache, degenerativ bedingte hintere Glaskör-

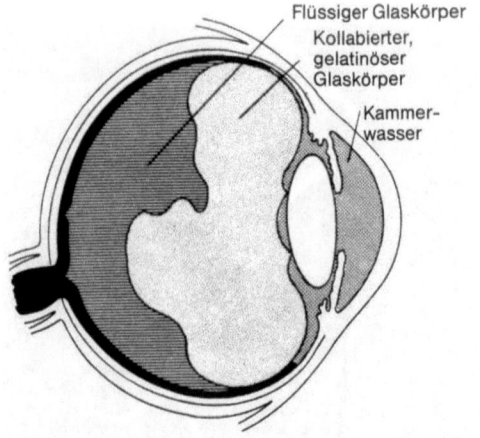

Abb. 12.9. Schematische Darstellung eines kollabierten und abgelösten Glaskörpers

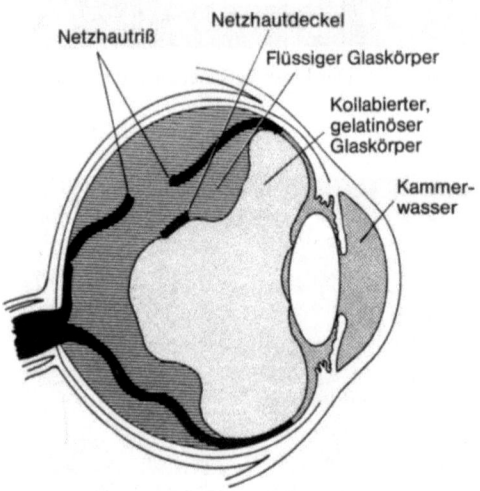

Abb. 12.10. Schematische Darstellung einer hinteren Glaskörperabhebung mit nachfolgendem Netzhautriß und Netzhautablösung

Tabelle 12.1. Typische Symptomsequenz bei der Entstehung einer Amotio retinae und ihre Interpretation (Nach Körner 1978)

Symptom	Interpretation
„Mouches volantes", „Flocken", „Punkte"	Hintere Glaskörperabhebung
Einmaliger heftiger Lichtblitz	Verdacht auf Netzhautriß
Rezidivierende Lichtblitze	Vitreoretinale Traktion mit oder ohne Netzhautriß
„Rußregen", „absinkender Faden" (mit oder ohne Blitze)	Netzhautriß mit Gefäßruptur und Blutung
„Aufsteigende Wand"	Amotioblase von oben
„Sinkender Vorhang"	Amotioblase von unten
Visusverlust	Makula durch Amotioblase verdeckt oder Makulaabhebung

perabhebung ist im Senium häufig und verläuft meistens komplikationslos. Im Falle von vorbestehenden vitreoretinalen Adhäsionen jedoch kann eine Gefäßruptur mit konsekutiver Glaskörperblutung entstehen oder sogar ein Netzhautriß und evtl. später eine Amotio retinae.

Plötzlich auftretende Lichterscheinungen (Phosphene, Photopsien)

Plötzlich auftretende Lichterscheinungen sind ein häufiges, subjektives Symptom. Der Patient bemerkt einen lokalisierten Lichtfleck, glühende Punkte, Lichtstriche oder Blitze im peripheren Gesichtsfeld, für die er keine Erklärung findet. Sie erscheinen stets am selben Ort und können genau lokalisiert werden. Meist dauern sie nur Bruchteile von Sekunden. Die

Lichterscheinungen können kurz nacheinander oder in Intervallen von Stunden, Tagen oder Wochen in Erscheinung treten. Besonders eindrucksvoll sind sie bei raschen Augenbewegungen im Dunkeln.

Sie treten meist nur einseitig auf; das andere Auge kann aber früher oder später die gleichen Symptome zeigen. Die hier beschriebenen Phänomene sind typisch für eine mechanische Stimulation des retinalen Sinnesepithels, die durch die Schleuderbewegung der abgehobenen Grenzmembran bei einer hinteren Glaskörperabhebung zustandekommt.

Durch die sorgfältige Aufnahme der Anamnese ist es leicht möglich, diese Form der Photopsien von den szintillierenden, bei Migräne auftretenden Skotomen zu differenzieren. Beim Migräneskotom sind die Lichterscheinungen beidäugig und weisen eine recht typische Zackenform auf. Diese mit Fortifikationsspektrum bezeichnete Erscheinung weitet sich zur Peripherie hin aus und verliert sich allmählich, während gleichzeitig Allgemeinsymptome, wie Brechreiz und starker einseitiger Kopfschmerz (Hemikranie) auftreten.

Plötzliches Erscheinen von Lichtblitzen ist ein wichtiges Warnsignal. Eine eingehende Untersuchung des Augenhintergrundes sollte unverzüglich stattfinden, damit ein etwaiger Netzhautriß oder eine beginnende Netzhautablösung rechtzeitig erkannt und behandelt werden kann. Erst nach Ausschluß derartiger Komplikationen darf der Patient beruhigt werden mit dem Hinweis, daß eine hintere Glaskörperabhebung ein häufiges und i. allg. harmloses Ereignis im normalen Alterungsprozeß darstellt. Die detaillierte Untersuchung der Netzhautperipherie am Kontaktglas ist hier besonders wichtig.

Glaskörpertrübung (fliegende Mücken)

Jeder normale Mensch kann bei aufmerksamer Beobachtung „fliegende Mücken" erkennen, wenn er gegen eine helle Fläche (Himmel, Schneefeld) blickt. Es handelt sich dabei um feine physiologische Glaskörpertrübungen, die bei entsprechender Beleuchtung Beugungsringe auf der Netzhaut erzeugen und sich bei jeder Blickbewegung zuerst schnell entgegengesetzt und dann langsamer wieder zurückbewegen.

Physiologische Trübungen werden oft zufällig „entdeckt" und sind dann scheinbar ein akutes Symptom. Sie erscheinen als glasartige Ringe, Ketten oder Würmchen mit dunklen Konturen, die je nach Pupillenweite und Lichtfarbe einen ein- oder mehrfachen Randsaum bilden. Nur zentrale, relativ immobile Glaskörpertrübungen sind besonders auffallend. Periphere Trübungen werden vom Patienten oft übersehen, da sie nur zeitweilig und erst nach schnellen, ausgiebigen Augenbewegungen erscheinen.

Pathologische Glaskörpertrübungen werden durch größere Partikel erzeugt. Sie werfen Schatten auf die Netzhaut und erscheinen deshalb kompakter, mit dunklerem Zentrum (Kernschatten) und hellerer Randzone (Halbschatten). Für die Randschärfe und damit die Erkennbarkeit ist einerseits der Abstand von der Netzhaut, andererseits die Pupillenweite maßgebend. Tanzende Mücken, die bereits bei weiter Pupille (d.h. mittlerer Beleuchtung) erkannt werden, sind durch Partikel unmittelbar vor der Netzhaut verursacht und sind deshalb ein ernst zu nehmendes Symptom. Erythrozyten treten im Glaskörperraum auf nach Gefäßruptur, bei Netzhautriß oder als Folge einer Kapillarblutung bei der diabetischen Retinopathie, Hypertonie, Leukämie, Thrombose eines Venenasts, Eales-Krankheit, Coats-Krankheit oder subakuter bakterieller Endokarditis.

Auch das Eindringen von Leukozyten in den Glaskörper (chronische Zyklitis, Vasculitis retinae) kann zu subjektiven Symptomen führen. Pigmentzellen im Glaskörperraum sind ein Zeichen dafür, daß eine freie Kommunikation zum Pigmentepithel besteht, d.h. sie sind ein Zeichen für einen Netzhautriß.

Glaskörpertrübungen sind ein wichtiges Hinweissymptom. Der Patient darf nur dann ohne Bedenken entlassen werden, wenn die eingehende Untersuchung des Glaskörpers und der Retina, besonders ihrer peripheren Abschnitte, keinen krankhaften Befund ergeben hat.

Synchysis nivea (asteroide Hyalose)

Das Auftreten schneeflockenartiger, stark reflektierender Elemente im Glaskörper wird ab und zu bei gesunden, älteren Patienten beobachtet. Die Einseitigkeit ist 3mal häufiger als die Beidseitigkeit. An der Spaltlampe, aber auch im Ophthalmoskop, können Hunderte aus Kalziumseifen bestehende, kleine, gelblich-weiße Kügelchen festgestellt werden, die sich mit dem Maschenwerk des Glaskörpers mitbewegen. In der Mehrzahl aller Fälle sind sie harmlos und beeinflussen die Sehschärfe nicht. Das Zusammentreffen mit einem malignen Melanom der Aderhaut ist allerdings beschrieben worden.

Synchysis scintillans

Die Synchysis scintillans ist eine seltene Erscheinung, die meist beidseitig auftritt. Es handelt sich um Tausende von weißen oder polychromatischen Cholesterolkristallen, die die Tendenz haben, sich nach Aufwirbelung wieder im untersten Teil des flüssigen Glaskörpers anzusammeln.

Sie treten meist vor dem 40. Lebensjahr auf und sind ungefährlich. Eine Verbindung mit erhöhtem Blutcholesterin oder einer anderen Systemerkrankung liegt nicht vor. Eine Sehstörung zeigt sich nicht; sie werden meist erst durch den Untersucher als Zufallsbefund entdeckt. Die Prognose ist ausgezeichnet, da keine Progredienz besteht.

Massive Glaskörperschrumpfung

Bei der massiven Glaskörperschrumpfung handelt es sich um eine schwerwiegende Erkrankung, die durch die Invasion von faserbildenden Zellen zustandekommt. Diese bilden Stränge und Membranen, die allmählich schrumpfen und dabei die Netzhaut mitreißen. Die Prognose dieser Form der Netzhautablösung ist schlecht.

Wegen der starken Glaskörpertraktionen ist die Netzhautchirurgie allein in solchen Fällen oft wenig erfolgreich. Eine bessere Prognose zeichnet sich ab durch moderne Verfahren, die auf der Kombination von Amotiooperation mit Vitrektomie sowie dem Einsatz von durchsichtigen öligen Implantaten (Silikonöl) im Glaskörperraum beruhen.

Traumatologie des Glaskörpers

Das Kontusionstrauma

Weil der Glaskörper eine andere Elastizität als das umgebende Gewebe aufweist, kann eine Kontusion, welche die Form des Bulbus kurzfristig verändert, dort Netzhautrisse verursachen, wo der Glaskörper adhärent ist. Vor allem an der Glaskörperbasis können lange Einrisse entstehen, die zuweilen frühzeitig, oft aber erst viele Jahre nach dem Trauma zur Netzhautablösung führen. Da diese Entwicklung durch prophylaktische Koagulationen verhindert werden kann, empfiehlt es sich, nach jeder Kontusion die ganze Netzhautperipherie genau zu untersuchen.

Bulbusruptur

Das Platzen des Bulbus durch stumpfes Trauma kann zu einer späteren Erblindung oder sogar zum Bulbusverlust führen. Kommt es dabei zum Glaskörperaustritt durch die Wunde, so kann der im Auge verbleibende Glaskörper durch sekundäre Schrumpfung einen Zug auf die Netzhaut ausüben und deren Ablösung verursachen. Schon bei der chirurgischen Erstversorgung wird man durch Vitrektomie im Wundgebiet die Entstehung von Traktionssträngen zu verhindern trachten. Andernfalls versucht man sekundär, möglichst frühzeitig die Stränge mit einem Vitrektomiegerät zu zerschneiden. Seltener führen auch perforierende Fremdkörper zu Glaskörpertraktionen (s. Kap. 11, Traumatische Katarakt).

Intraoperativer Glaskörperverlust

Diese iatrogene Komplikation kommt vorwiegend bei Staroperationen vor. Wird Glaskörper in der Operationswunde belassen oder prolabiert er gar nach außen, so muß er vom Operateur sorgfältig und vollständig entfernt werden. Bleiben Reste in der Operationswunde eingeklemmt, so wird der abnorme Gewebskontakt mit dem Hornhautendothel zu einer Keratopathie mit chronischem Hornhautödem, Schrumpfung des Fasergerüstes, Verziehung der Pupille nach oben, und zu den gleichen Retinakomplikationen führen wie die Bulbusruptur.

Entzündliche Infiltrate im Glaskörper

Das Spektrum der Glaskörperinfiltration reicht vom Auftreten vereinzelter Leukozyten bis zur Abszeßbildung. Entzündungen in Chorioidea, Retina oder Netzhautgefäßen sind verantwortlich für das Einwandern von zellulären Elementen. Subjektiv werden im Anfangsstadium vom Patienten nur „kleine tanzende Mücken" erkannt (vorausgesetzt, die axialen Abschnitte sind betroffen). Erst bei stärkerer Infiltration wird die Sehschärfe beeinträchtigt. Entsprechend wird der Untersucher zu Beginn nur wenig erkennen, bei massiver Trübung jedoch die Netzhaut nur noch undeutlich einsehen können. Wenn das vordere Segment nicht mitgegriffen ist, so verläuft der Prozeß völlig bland, ohne Schmerzempfindung oder Rötung. Deshalb wird er vom Patienten leicht vernachlässigt. Bei Kindern werden die Klagen über Mückensehen von der Umgebung leicht ignoriert; solche Entzündungen werden leicht übersehen und erst dann bemerkt, wenn die Infiltration so massiv ist, daß infolge Visusabfall ein Strabismus auftritt. Therapie und Prognose sind abhängig von der auslösenden Ursache. Der Glaskörper kann sich wieder aufhellen, wenn das Grundleiden ausgeheilt ist. Glaskörperchirurgie ist nur dann indiziert, wenn große Trübungen oder Traktionsstränge zurückbleiben.

Glaskörperabszeß (Endophthalmitis)

Ist der Glaskörper so stark infiltriert, daß man ihn nur noch als weiße opake Masse sieht, spricht man von Glaskörperabszeß. Es kann sich um eine Anaerobierinfektion nach penetrierendem Trauma (z. B. Bacillus subtilis, häufig in der Landwirtschaft) oder um eine hämatogene Aussaat (z. B. von Candida albicans, Toxocara canis etc.) handeln.
(Zur Behandlung s. Anhang 3, Behandlung der postoperativen bakteriellen Endophthalmitis.)

Glaskörperblutung

Minimale Glaskörperblutungen werden vom Patienten höchstens als tanzende Mücken oder Rauchwolken vor dem Auge wahrgenommen, während die massiven Blutungen zu sofortigem Verlust der Sehschärfe führen. Im Gegensatz zum akuten Visussturz nach arteriellem Gefäßverschluß bleibt jedoch die Pupillenreaktion erhalten.
Ophthalmoskopisch können je nach Ausdehnung flottierende Trübungen im Glaskörper festgestellt werden, die sich nach Tagen und Wochen resorbieren. Bei massiver Blutung ist der rote Fundusreflex aufgehoben. Wenn eine Glaskörperblutung nach 6 oder mehr Monaten nicht resorbiert ist, so muß damit gerechnet werden, daß das ausgetretene Hämosiderin zu einem permanenten Netzhautschaden geführt hat.
Außer bei den oben genannten traumatischen Gefäßläsionen tritt die Glaskörperblutung bei systemischen Gefäß- oder Blutkrankheiten auf; z. B. bei

prolifierierender diabetischer Retinopathie, Hypertonie und Leukämie. Eine weitere häufige Ursache ist Glaskörperzug an der Retina, insbesondere nach vollständigem oder partiellem Verschluß der Retinavenen.

Glaskörperchirurgie

Die gezielte Chirurgie im Glaskörperraum entwikkelt sich immer weiter. Bis 1970 waren Versuche einer chirurgischen Intervention am Glaskörper meist erfolglos. Dann hatte Machemer, später auch Klöti und O'Malley, die entsprechende mikrochirurgische Ausrüstung und Operationstechnik so weit verfeinert, daß es gelang, Glaskörpermembranen zu durchtrennen oder größere Mengen abnormen Glaskörpers durch eine modifizierte Ringer-Lösung zu ersetzen.

Vitrektomieinstrumente sind feine Kanülen mit mehrfachen Funktionen; nämlich das Fassen (Ansaugen), Schneiden und Entfernen (Absaugen) von Glaskörperteilen. Sie werden durch eine Öffnung der Sklera über dem Bereich der Pars plana des Ziliarkörpers eingeführt. Feinste Elektroden dienen zur Endothermie oder zur Elektrovitreotomie von blutenden Gefäßen. Spezielle Beleuchtungseinrichtungen und Kontaktgläser ermöglichen die Sichtkontrolle unter den prekären Beobachtungsbedingungen in Netzhautnähe.

Indiziert ist die Vitrektomie einerseits zur Freilegung der optischen Wege, wo diese durch Erythrozyten, entzündliche Rückstände nach Uveitis, organisierte Glaskörpermembranen oder Amyloid verlegt sind. Ferner ist die Vitrektomie empfohlen zur Entfernung von Membranen, welche die Netzhaut faltig verziehen oder sie von ihrer Unterlage ablösen.

Der technisch-apparative Aufwand ist enorm, die Resultate der Glaskörperchirurgie jedoch sind oft erstaunlich und bringen Hoffnung in Fällen, die bisher keiner Therapie zugänglich waren.

Literatur

Coleman DJ (1972) Ultrasound in vitreous surgery. Trans Am Acad Ophthalmol Otolaryngol 76:468
Eisner G (1973) Biomicroscopy of the peripheral fundus. Springer, Berlin Heidelberg New York
Eisner G (1974) Die Untersuchung des Glaskörpers – ihre Bedeutung für die Prognosestellung bei intraokularen Erkrankungen. Enke, Stuttgart, (Bücherei des Augenarztes, Heft 65)
Freeman HM, Constable I, Hirose T (1976) Vitreous surgery and advances in fundus diagnosis and treatment. Appleton-Century-Crofts. New York
Hogan MJ (1963) The vitreous, its structure and relation to the ciliary body and retina. Invest Ophthalmol Vis Sci 2:418–445
Irvine AR, O'Malley C (eds) (1976) Advances in vitreous surgery. Thomas, Springfield
Körner F (1978) Diagnose, Prophylaxe und Therapie der Netzhautablösung. Ther Umsch 35:246
Lincoff H, Kreissig I (1975) The conservative management of vitreous hemorrhage. Trans Am Acad Ophthalmol Otolaryngol 79:858
Machemer R (1975) Vitrectomy: A pars plana approach. Grune & Stratton, New York
Morse PH (1979) Vitreoretinal disease. Year Book Medical Publishers, Chicago
Oksala A (1960) Das Echogramm in der Diagnostik von Augenkrankheiten. Klin Monatsbl Augenheilkd 137:72–87
Peyman GA, Huamonte FU, Goldberg MF et al. (1978) Four hundred consecutive pars plana vitrectomies with vitrophage. Arch Ophthalmol 96:45–50
Thiel R (1963) Atlas der Augenkrankheiten, 6. Aufl. Thieme, Stuttgart
Treister G, Machemer R (1979) Pars plana surgical approach for various anterior segment problems. Arch Ophthalmol 97:909

13. Retina

Die Netzhaut bedeckt die innere Oberfläche des Augapfels in den hinteren zwei Dritteln. Die Fundusphotographie (Abb. 13.1) zeigt den hinteren Augenpol mit der normalen Netzhaut. Die halbschematischen Zeichnungen in Abb. 13.2 und 13.3 erläutern die wichtigsten histologischen Gegebenheiten.[6] Die Retina besteht aus mehreren Lagen von Nervengewebe. Sie ist fest verbunden mit dem einschichtigen Pigmentepithel, welches seinerseits an der Bruch-Membran haftet (Abb. 13.2). Die vordere (anteriore) Begrenzung der Retina ist fest mit dem Pigmentepithel verbunden, eine feste Verbindung besteht auch hinten um den Sehnervenkopf. An den übrigen Stellen aber können sich Retina und Pigmentepithel leicht voneinander trennen. Beim Erwachsenen befindet sich die Ora serrata, der zackenförmig begrenzte anteriore Abschluß der Retina, temporal etwa 6,5 mm und nasal etwa 5,7 mm hinter der Schwalbe-Linie.

Die Dicke der Retina beträgt 0,1 mm an der Ora serrata und 0,23 mm am hinteren Augenpol. Am dünnsten ist sie in der Fovea centralis, der zentralen Grube in der Makula. Die Netzhaut ist normalerweise durchsichtig. An der Grenzfläche zwischen Glaskörper und Netzhaut wird ein Teil des einfallenden Lichtes reflektiert. Dies erkennt man besonders gut bei der indirekten ophthalmoskopischen Untersuchung von jungen, dunkel pigmentierten Patienten. Bei der indirekten Ophthalmoskopie erzeugt die konkave Oberfläche der Fovea ein deutlich sichtbares, umgekehrtes Bild der Glühlampe. Ein Fehlen dieses fovealen Reflexes weist nicht unbedingt auf einen pathologischen Prozeß hin, da er auch unter normalen Umständen bei älteren oder hellhäutigen Patienten unsichtbar bleiben kann.

Die Netzhaut besteht aus hochdifferenziertem Gewebe, welches 9 histologisch unterscheidbare Schichten bildet. Die Fovea centralis liegt etwa 3,5 mm temporal vom Sehnervenkopf und hat das größte Auflösungsvermögen. In der Fovea sind alle Rezeptoren Zapfen, die äußere Körnerschicht ist

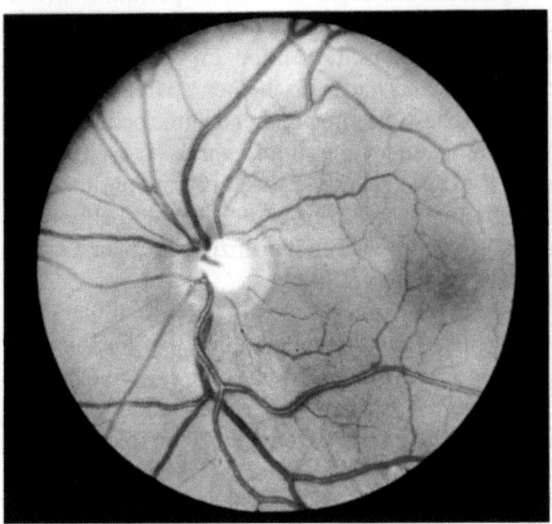

Abb. 13.1. Ophthalmoskopisches Bild der normalen Retina. Man beachte die tiefe physiologische Exkavation des Sehnervenkopfes. (Mit freundlicher Genehmigung von S. Mettier)

verdünnt, die übrigen Netzhautschichten sind ringförmig nach außen versetzt und die Membrana limitans interna ist besonders dünn. Normalerweise ziehen die Axone der Rezeptorenzellen direkt zur Innenseite der äußeren plexiformen Schicht, wo sie sich mit den Dendriten der Horizontalzellen und der Bipolarzellen verbinden und sich zur inneren Körnerschicht fortsetzen. In der Makula hingegen nehmen die Axone der Rezeptorenzellen einen schrägen Verlauf und werden dann Henle-Faserschicht genannt. Der normalerweise leere extrazelluläre Raum (potentieller Spaltraum) der Retina ist im Makulabereich am größten. Deshalb führen Erkrankungen, die mit einer Anhäufung von extrazellulärem Material einhergehen, gerade in der Makula zu einer besonderen Verdickung.

Die Axone der Bipolarzellen sind mit den amakrinen Zellen und den Ganglienzellen in der dichtverwobenen inneren plexiformen Schicht verbunden. Die langen Axone der Ganglienzellen laufen in der Nervenfaserschicht zum Sehnerv.

Die Retina wird von außen und von innen mit Blut versorgt. Die Choriokapillaris besteht aus einer einzigen Schicht von dicht aneinanderliegenden Kapil-

---

[6] Bei der Beschreibung der ophthalmoskopischen Befunde bedeutet „anterior" Richtung Ora serrata, „posterior" Richtung hinterer Augenpol

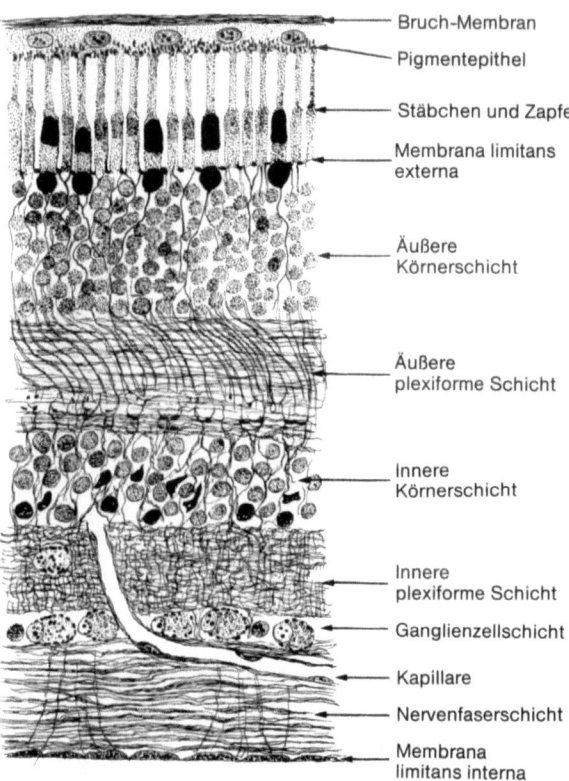

Bruch-Membran
Pigmentepithel
Stäbchen und Zapfen
Membrana limitans externa
Äußere Körnerschicht
Äußere plexiforme Schicht
Innere Körnerschicht
Innere plexiforme Schicht
Ganglienzellschicht
Kapillare
Nervenfaserschicht
Membrana limitans interna

Abb. 13.2. Die Schichten der Retina. (Nach Wolff 1954)

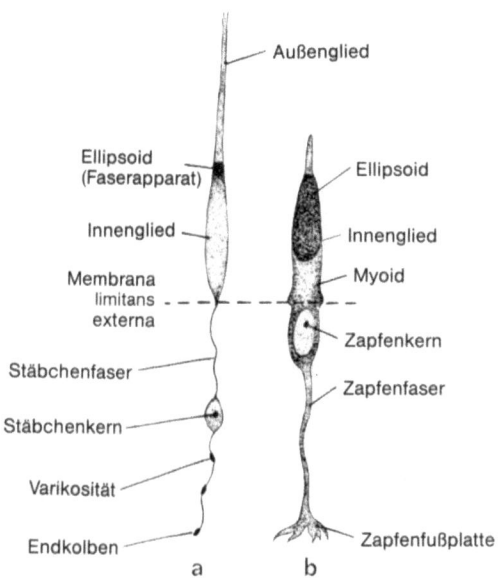

Außenglied
Ellipsoid (Faserapparat)
Ellipsoid
Innenglied
Innenglied
Myoid
Membrana limitans externa
Zapfenkern
Stäbchenfaser
Zapfenfaser
Stäbchenkern
Varikosität
Endkolben
Zapfenfußplatte
a   b

Abb. 13.3. a Stäbchen und b Zapfen. (Nach Wolff 1954)

laren in direktem Kontakt mit der äußeren Oberfläche der Bruch-Membran. Die Choriokapillaris versorgt das äußere Drittel der Retina, d.h. die äußere plexiforme und äußere Körnerschicht, Photorezeptoren und Pigmentepithel. Die inneren ⅔ der Retina werden von Ästen der A. centralis retinae versorgt.

Da die Fovea centralis ausschließlich von der Choriokapillaris ernährt wird, ist gerade dieser wichtigste Teil der Netzhaut im Falle einer Netzhautablösung besonders gefährdet.

Physiologie

Das optische System des Auges fokussiert ein verkleinertes Bild der Außenwelt auf die Außensegmente der Stäbchen und Zapfen (Abb. 13.3). Dort löst das Licht eine komplizierte Kette von chemischen Reaktionen aus, welche im kleinmolekularen lichtempfindlichen Pigment, dem Retinal (Vitamin-A-Aldehyd) beginnt. Das Retinal ist an ein großes Eiweißmolekül, das Opsin, gebunden. Stäbchen und Zapfen haben dasselbe Retinal, jedoch ein unterschiedliches Opsin. Das Licht bringt das 11-cis-Isomer des Retinals in die all-trans-Form, wobei es sich vom Opsin löst. Das befreite all-trans-Retinal kann durch Stoffwechselvorgänge wieder in die 11-cis-Form gebracht und am Opsin befestigt werden, es kann aber auch in Form von Vitamin A als Reserve zum späteren Gebrauch gelagert werden.

Die chemische Reaktion bei der Isomerenbildung erzeugt einen Impuls im Rezeptor, der im Axon weitergeleitet wird. Ein komplexes System von Zwischenverbindungen zwischen den Rezeptoraxonen und den Ausläufern der Horizontalzellen und Bipolarzellen beginnt mit der Analyse dieser ursprünglichen Rezeptormeldungen. Die Bipolarzellen übertragen die verarbeitete Information auf die innere plexiforme Schicht, wo sie durch die Verbindungen zwischen Amakrinzellen, Bipolarzellen und Ganglienzellen weiter aufgearbeitet wird. Die Ganglienzelle gibt das Ergebnis an das Gehirn weiter.

Die Zapfen werden für das Erkennen von kleinen Gegenständen (z. B. Lesen) sowie zur Farbwahrnehmung gebraucht. Sie nehmen gegen die Makula hin zu, wo sich die Fixationsvorgänge abspielen, und sind in der Fovea centralis, dem Ort der besten zentralen Sehschärfe, allein vertreten. Die Stäbchen hingegen nehmen gegen außen hin zu und arbeiten am besten bei herabgesetzter Beleuchtung. Die Hauptaufgaben der extramakulären Retina sind das Nachtsehen und die visuelle Orientierung mit dem Gesichtsfeld. Beispiele dafür sind die Fähigkeit, beim Gehen am Boden liegende Gegenstände zu erkennen, ohne über sie zu stolpern, oder das Erfassen eines bewegten Gegenstandes mit dem peripheren Gesichtsfeld.

Klinische Physiologie

Die Funktion der Retina besteht darin, bildliche Eindrücke zu empfangen, sie in Impulse zu verarbeiten und diese modifizierte Information an das Gehirn weiterzuleiten. Wenn keine Refraktionsanomalien oder Medientrübungen vorliegen, werden die Bilder scharf gesehen. Bei Krankheiten im Gebiet der Makula wird die zentrale Sehschärfe des Patienten herabgesetzt; dies führt zu Schwierigkeiten beim Lesen und beim Erkennen von kleinen entfernten Gegenständen (z. B. Verkehrszeichen). Bei Erkrankung der peripheren Anteile der Retina ist das äußere Gesichtsfeld gestört, der Patient kann aber immer noch gut lesen. Bei extremer Einschränkung des peripheren Gesichtsfeldes kann der Patient zwar kleinste Schriften lesen, stößt aber an großen Gegenständen, wie Tisch und Stuhl, an.

Erkrankungen der Retina sind schmerzlos, da keine Schmerzfasern vorhanden sind. Das Auge zeigt auch keine äußere Entzündung. Die klinische Abklärung des Patienten mit einer Netzhauterkrankung besteht in Anamnese, Sehschärfenprüfung, Refraktionsbestimmung, biomikroskopischer und ophthalmoskopischer Untersuchung, Prüfung der Gesichtsfelder und des Farbsehens, und einer Fluoreszenzangioskopie. Weitere nützliche Untersuchungsmethoden sind die Fluoreszenzangiographie (s. S. 29), die Elektroretinographie (ERG), die Elektrookulographie (EOG), die Prüfung der Dunkeladaptation und die Echographie (vgl. Kap. 3).

Krankheiten der Retina

Arterieller Verschluß der Retina

Der Verschluß der Zentralarterie oder eines Arterienastes ist eine seltene, einseitige akute Erkrankung bei älteren Patienten. Der Verschluß wird durch einen Embolus oder durch Intimaatherosklerose verursacht. Beim Verschluß der A. centralis retinae tritt sofort eine mehr oder weniger vollständige Erblindung ein. Die ophthalmoskopische Untersuchung zeigt innerhalb der ersten 2 h nach dem Ereignis eine Segmentierung der Blutsäule. Später erscheinen die Gefäße wieder normal, oft sind aber Emboli an den Gefäßverzweigungen sichtbar. Die hinteren Anteile der Retina sind blaß und getrübt infolge von Veränderungen der Axonen in der Nervenfaserschicht (Abb. 13.4). Da in der Fovea centralis die inneren Schichten der Retina fehlen, bleibt sie durchsichtig, so daß die Aderhaut als kirschroter Fleck durchscheint. Die direkte Pupillenreaktion fehlt, die konsensuelle ist erhalten.

Da die Netzhaut eine doppelte Blutversorgung aufweist, kann sie im Fall eines arteriellen Verschlusses

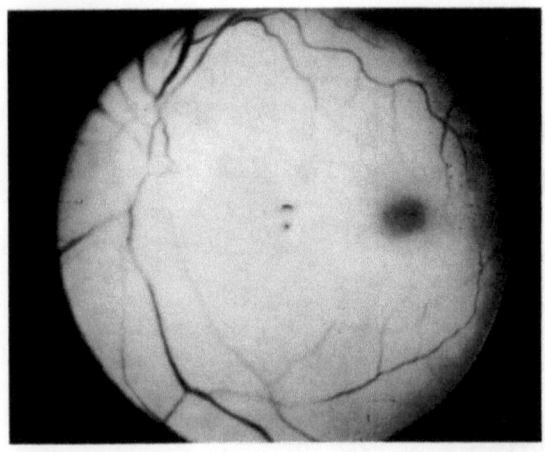

Abb. 13.4. Verschluß der linken Zentralarterie, 24 h danach. Die ischämischen Veränderungen lassen die Nervenfaserschicht blaß und undurchsichtig erscheinen. In der Fovea centralis gibt es keine Nervenfaserschicht, deshalb scheint die Aderhaut als kirschroter Fleck durch

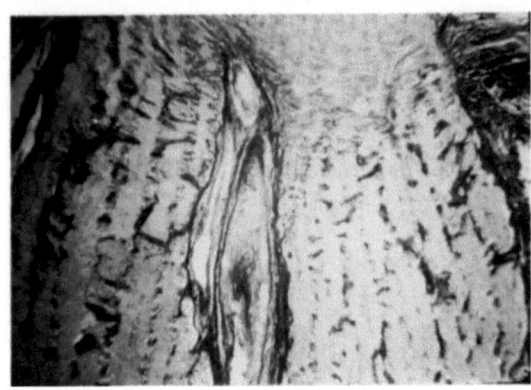

Abb. 13.5. Mikroskopischer Schnitt mit einem Thrombus in der V. centralis retinae. (Mit freundlicher Genehmigung von M. J. Hogan und L. K. Garron)

länger überleben, als man erwarten würde. Es sollten deshalb alle Anstrengungen zur Wiederherstellung der Blutzirkulation gemacht werden, wenn man einen Patienten innerhalb der ersten 2 h nach dem Verschluß sieht. Die empfohlenen Maßnahmen sind Bulbusmassage und Parazentese der Vorderkammer. Der Bulbus wird massiert, indem man mit den Fingern einige Sekunden lang auf die geschlossenen Lider drückt und unvermittelt den Druck wieder wegläßt. Diese Maßnahme ist oftmals zu wiederholen.

Die Parazentese der Vorderkammer wird nach Tropfanästhesie und lokaler Infiltrationsanästhesie der Konjunktiva durchgeführt. Man hält den Bulbus mit einer Pinzette und führt eine kurze 30er-Kanüle ohne Spritze bei 4 h 30 oder 7 h 30 schräg durch den Limbus. Die Spitze der Nadel zielt nach unten gegen

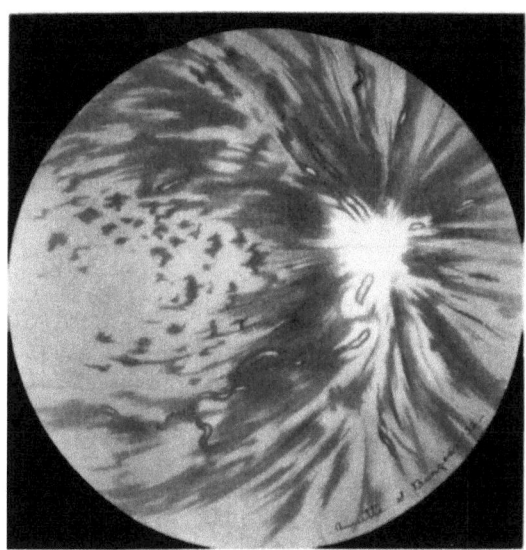

Abb. 13.6. Thrombose der V. centralis retinae. (Wilmer 1934)

den Kammerwinkel bei 6 h, damit eine Verletzung der Linse vermieden wird. Durch Druck auf den Bulbus entleeren sich 1–2 Tropfen Kammerwasser, dann wird die Kanüle entfernt. Durch dieses Vorgehen wird der Intraokulardruck plötzlich gesenkt, wodurch unter günstigen Umständen der Druck in der Zentralarterie einen Embolus in eine weiter peripher gelegene Verzweigung der Arterie treiben kann. Experimentelle Untersuchungen haben gezeigt, daß die Überlebenszeit der Retina in 100% Sauerstoffatmosphäre verlängert wird. Wenn aber seit der Erblindung mehr als 2 h verstrichen sind, ist eine solche Behandlung wenig sinnvoll.

Venöser Verschluß der Retina

Zentralvenenverschluß

Der Verschluß der V. centralis retinae (Abb. 13.5 u. 13.6) ist ein seltenes Ereignis und betrifft meist nur ein Auge. Netzhaut und Sehnervenpapille sind ödematös, die Netzhautvenen sind verbreitert und gewunden und es treten Netzhautblutungen mit mehr oder weniger zahlreichen Cotton-wool-Herden auf. Diese Befunde, verursacht durch einen Verschluß der Zentralvene in der Gegend der Lamina cribrosa oder weiter hinten, sind am hinteren Augenpol am stärksten ausgebildet und nehmen gegen die Peripherie hin ab. Die Blutversorgung der Choriokapillaris bewahrt die Retina vor einem ischämischen Untergang.

Der Patient klagt in der Regel über eine langsam aufgetretene Erblindung ohne Schmerzen. Die Dis-

position zum Venenverschluß wird gefördert durch arterielle Hypertonie, Diabetes und alle Vorgänge, die den venösen Blutfluß verlangsamen. So weisen manche Patienten in beiden Augen einen erhöhten Intraokulardruck auf.

Man kann die Patienten mit Zentralvenenverschluß in 2 Untergruppen aufteilen. Die Gruppe mit der weniger ausgeprägten Schädigung zeigt nur wenige Netzhautblutungen und seltene oder gar keine Cotton-wool-Herde. Die zentrale Sehschärfe verschlechtert sich i. allg. nicht mehr als auf 0,25 und das periphere Gesichtsfeld bleibt ziemlich normal. Einige Fälle dieser Gruppe können sich noch weiter verschlechtern, bei den meisten jedoch bilden sich Blutungen und Ödem zurück, wenn sich im Laufe von Wochen oder Monaten die Kollateralkreisläufe verbessern. Manche Patienten erreichen wieder eine normale Sehkraft, bei anderen bleibt ein irreversibler Schaden der Fovea centralis als Folge des Ödems zurück (Zentralskotom).

Die Patienten mit schwerem Verlauf sind in der Regel älter und haben offensichtlich auch eine verschlechterte arterielle Durchblutung, wodurch die Veränderungen am venösen Schenkel ausgeprägter werden. Die Befunde bei diesen Patienten werden unter dem Begriff der hämorrhagischen Retinopathie eingestuft (im Gegensatz zu dem der Retinopathie bei venöser Stase in der weniger stark betroffenen Gruppe); sie zeigen eine massive Stauung von Sehnervenpapille und Retina mit ausgedehnten Blutungen und zahlreichen Cotton-wool-Herden. Bei den Patienten mit hämorrhagischer Retinopathie ist auch das periphere Gesichtsfeld eingeschränkt. Die Sehschärfe liegt unter 0,1. Die Fluoreszenzangiographie zeigt, daß der Blutstrom durch den größten Teil des retinalen Kapillarsystems fehlt. Histologisch beobachtet man einen Untergang der retinalen Gefäßendothelien. Der weitere langwierige Verlauf der hämorrhagischen Retinopathie führt zu folgenden Zuständen: zystische Makuladegeneration mit Verlust der zentralen Sehschärfe, Veränderungen des gesamten Netzhautparenchyms, Degeneration des Pigmentepithels und Verflüssigung des Glaskörpers. Wenn der Glaskörper stark verflüssigt ist und seine Grenzmembran nicht mehr als Schranke gegen Gefäßeinsprossung wirken kann, entwickeln sich oft Neovaskularisationen auf der Iris und im Kammerwinkel. Als Folge des verlegten Kammerwinkels entsteht ein therapierefraktäres Glaukom (hämorrhagisches Glaukom).

Behandlung

Viele Patienten aus der weniger stark befallenen Gruppe mit der Retinopathie durch venöse Stase zeigen eine spontane Besserung, so daß sich eine Behandlung erübrigt. Allenfalls können Corticosteroide eingesetzt werden.

Einige Kliniker empfehlen die Photokoagulation bei den Patienten mit hämorrhagischer Retinopathie. Eine Antikoagulation nützt nichts und verschlechtert den Zustand höchstens noch.

Wenn möglich sollte wenigstens die Entwicklung des neovaskulären (hämorrhagischen) Glaukoms vermieden werden: Die Oberfläche der Iris muß regelmäßig nach Gefäßneubildungen abgesucht werden. Im Fluoreszenzangiogramm der Iris werden die Gefäßneubildungen, die sich zuerst am Pupillarsaum entwickeln, besser sichtbar. In diesem Falle kann eine panretinale Photokoagulation, d.h. eine Bedeckung der Retina mit Photokoagulaten unter Aussparung der Makula, die Entwicklung des Glaukoms verhindern. Falls die Medien für eine Photokoagulation zu stark getrübt sind, kann auch eine transsklerale Kryokoagulation versucht werden.

Nicht zu vergessen sind bei der Beurteilung etwaige Verschlußkrankheiten im allgemeinen Kreislauf oder Störungen der Blutviskosität.

Venenastverschluß

Venöse Astverschlüsse kommen häufiger vor als Zentralvenenverschlüsse. Die Thrombose entsteht immer an der Stelle einer arteriovenösen Überkreuzung. Distal von der Verschlußstelle beobachtet man einen gestauten und gewundenen Venenast, die Netzhaut ist ödematös und zeigt Blutungen, Mikroaneurysmen und auch Cotton-wool-Herde. Die Fluoreszenzangiographie zeigt die eindrucksvolle Erweiterung der Vene sowie die dazugehörige segmentförmig angeordnete Erweiterung und pathologische Durchlässigkeit der retinalen Kapillaren.

Am häufigsten wird die V. temporalis superior befallen. Die zentrale Sehschärfe leidet, wenn die Gegend der Makula miteinbezogen ist. Wenn der Makulabereich nur zu ¼ oder weniger ödematös ist, kann eine gute Prognose gestellt werden. Bei stärkerem Befall der Makula ist mit einem dauernden Schaden zu rechnen.

Bei sehr vielen Patienten entwickeln sich im Anschluß an einen Venenastverschluß neue Gefäße. Sie entstehen aus den umgebenden, relativ normal erscheinenden Gefäßen von Retina oder Sehnervenpapille. Wenn der Glaskörper der Netzhaut noch anliegt, breiten sie sich auf der hinteren Grenzmembran des Glaskörpers aus und führen im Falle einer hinteren Glaskörperabhebung zu retrovitrealen und intravitrealen Blutungen. Selten entstehen an der Stelle eines neugebildeten Gefäßbüschels Glaskörpertraktionen, welche die Retina einreißen.

Im Falle einer vorbestehenden hinteren Glaskörperabhebung wachsen die neugebildeten Gefäße ganz wenig aus der inneren Netzhautoberfläche heraus. Auch diese Gefäße führen zu Blutungen, wahrscheinlich deshalb, weil der bewegliche Glaskörper an ihnen zieht.

¾ aller Patienten mit Venenastverschluß leiden an Hypertonie. Man findet auch gehäuft Diabetes, Sichelzellenkrankheit, Polycythaemia rubra vera, Lymphome, Leukämie, Makroglobulinämie und multiple Myelome.

Behandlung

Es gibt keine Therapie für den Visusverlust, der durch das Makulaödem infolge eines Venenastverschlusses entstanden ist.

Photokoagulation des betroffenen Sektors der Retina kann eine Rückbildung der größeren, fächerförmigen Gefäßproliferationen bewirken. Gefäße, die nicht an der Rückseite des Glaskörpers hängen, können direkt photokoaguliert werden. Eine sklerale Plombierung kann im Falle einer Netzhautablösung notwendig werden. Bei massiven und anhaltenden Glaskörperblutungen kann eine Vitrektomie durchgeführt werden.

Wichtig: Bei allen Patienten mit Venenastverschluß muß eine internistische Gesamtuntersuchung durchgeführt werden.

Diabetische Retinopathie

Der Diabetes beim Jugendlichen wie auch beim Erwachsenen kann zur Entwicklung der diabetischen Retinopathie führen. Diese Erkrankung der retinalen Blutgefäße ist zu einer der bedeutendsten Erblindungsursachen in der westlichen Welt geworden. Entwicklung und Schweregrad der diabetischen Retinopathie nehmen mit wachsender Dauer der diabetischen Grundkrankheit zu. Eine ungenügende Behandlung in den ersten Jahren nach Ausbruch der Diabetes zieht eine schwerere Retinopathie nach sich.

In einer für die Klinik nützlichen, wenn auch etwas künstlichen Einteilung unterscheidet man zwischen der nichtproliferativen Hintergrundretinopathie und der proliferativen diabetischen Retinopathie. Die Veränderungen der Hintergrundretinopathie bleiben auf die Netzhaut beschränkt. Neu gebildete Gefäße auf der hinteren Grenzmembran des Glaskörpers sind Anfangszeichen für die proliferative Retinopathie. Die proliferative Retinopathie beruht im-

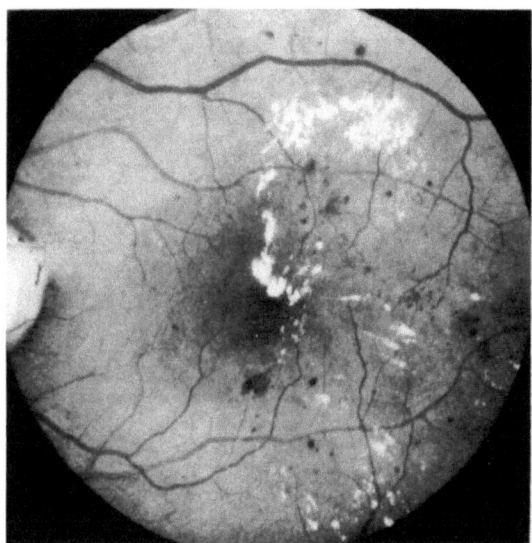

Abb. 13.7. Diabetische Hintergrundretinopathie. (O'Malley et al. 1965)

mer auf einer Hintergrundretinopathie, der umgekehrte Fall ist nicht möglich.

Hintergrundretinopathie

Histologische und klinische Befunde (vgl. Abb. 13.7)

Die frühen histologischen Veränderungen zeigen sich in einem Verlust der Wandzellen und in einer Wandverdickung der retinalen Kapillaren. Dadurch entstehen die klinisch sichtbaren Flüssigkeitsverluste mit herdförmiger oder diffuser Verdickung und Trübung der Retina. Gelbliche Ablagerungen (harte Exsudate) entstehen an den Stellen, wo die Flüssigkeit resorbiert wird. Gewisse Kapillaren bleiben ohne Blutzirkulation, andere werden unregelmäßig erweitert (intraretinale Mikroangiopathie: IRMA). Man beobachtet die Anfänge der intraretinalen Sprossung von neuen Kapillaren (Mikroaneurysmen). Geplatzte Kapillaren führen zu kleinen intraretinalen Blutungen. Mikroinfarkte der Nervenfaserschicht erhalten das Aussehen eines Wattebausches (Cotton-wool-Herde). Die Netzhautvenen sind gestaut, unregelmäßig erweitert oder doppeltgeführt, wobei Gefäßkurzschlüsse lokale Verlegungen überbrücken. Die Arterien erscheinen anfänglich normal, später zeigen sie eine zunehmende Verengerung, beginnend in der Peripherie.

Mit Ausnahme der undichten Kapillaren, die immer vorhanden sind, können die anderen obenerwähnten Befunde z. T. fehlen oder im Verlauf der Krankheit sehr unterschiedlich ausgebildet sein.

Viele Patienten klagen über ein Blendungsgefühl, das auf die Lichtstreuung in der ödematösen Netz-

haut zurückzuführen ist. Erstaunlicherweise kann die Mangeldurchblutung durch ausgedehnte Netzhautareale außerhalb der Makula klinisch asymptomatisch bleiben. Wenn allerdings die Blutversorgung der Makula selbst betroffen ist oder wenn Ödeme oder harte Exsudate die Makula befallen, nimmt die zentrale Sehschärfe ab.

Behandlung

Eine gute Einstellung des Diabetes in der Frühphase kann den Beginn der diabetischen Retinopathie hinauszögern oder ihren Schweregrad in Grenzen halten. Hat aber die diabetische Retinopathie einmal begonnen, so wird sie kaum mehr durch die Grundeinstellung des Diabetes beeinflußt. Hingegen muß ein erhöhter Blutdruck unbedingt behandelt werden. Bei herdförmigem Auftreten von Netzhautödemen rund um die Makula (Retinopathia circinata) können Photokoagulationen wenigstens für ein paar Jahre helfen. Das Ödem verschwindet und die typisch ringförmig angeordneten gelben Exsudate werden langsam resorbiert. Man stellt sich vor, daß die durchlässigen Kapillaren atrophieren, sobald die äußeren Netzhautschichten, das Pigmentepithel und die Choriokapillaris koaguliert worden sind.

Klinische Beobachtungen sprechen dafür, daß durch die Photokoagulation der Hintergrundretinopathie die Ausbildung der proliferativen Retinopathie verzögert wird. Ein schlüssiger Beweis dafür steht aber heute noch aus.

Prognose

Ein Patient kann nach Entdeckung der Hintergrundretinopathie noch jahrelang eine gute Sehfunktion bewahren. Der spätere Verlauf kann nicht vorausgesagt werden.

Proliferative Retinopathie

Pathologie

Bei gewissen Patienten mit Hintergrundretinopathie beginnt (offenbar unter dem Einfluß einer chemischen Stimulation aus der hypoxischen Retina) die Proliferation von feinen neuen Gefäßen mit begleitendem Bindegewebe aus der Retina oder der Sehnervenpapille (Abb. 13.8). In diesem Stadium liegt die hintere Glaskörpergrenzmembran der Netzhaut noch an, so daß sich die Neovaskularisationen hinter dem Glaskörper ausbreiten.

Später im Verlauf schrumpft der Glaskörper und hebt sich von der Netzhaut ab. Dabei kommen die neu gebildeten Gefäße unter Zug und führen zu Blutungen in den retrovitrealen Raum wie auch in den

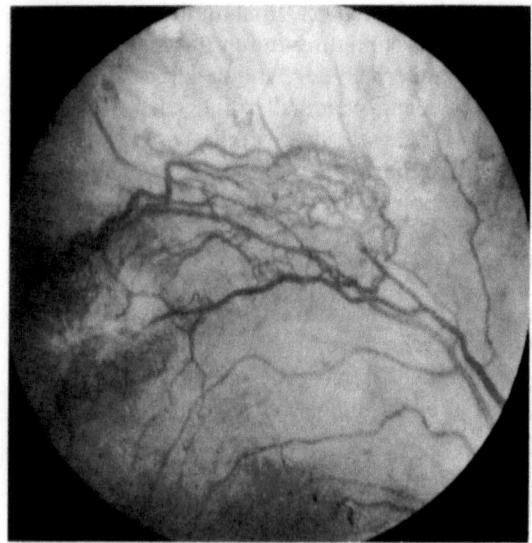

Abb. 13.8. Proliferative Retinopathie. Gefäßneubildungen an der vitreoretinalen Grenzfläche. (O'Malley et al. 1965)

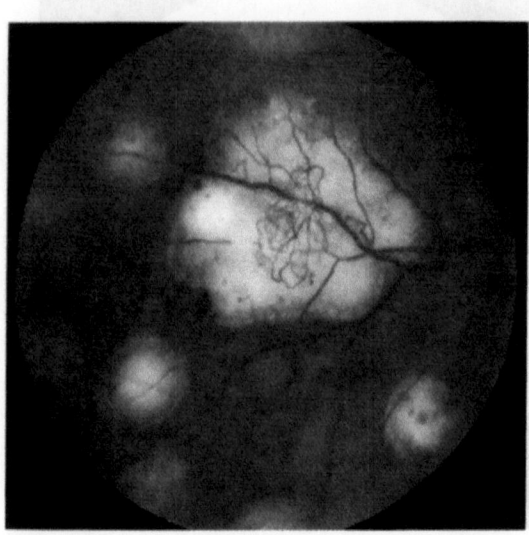

Abb. 13.10. Photokoagulation bei proliferativer diabetischer Retinopathie. (O'Malley et al. 1965)

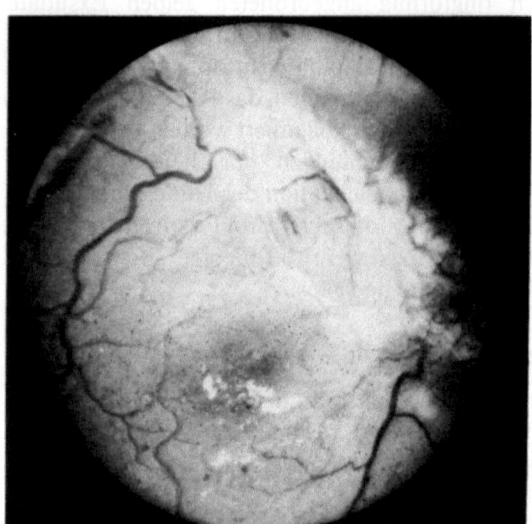

Abb. 13.9. Proliferative diabetische Retinopathie mit ausgedehnter Fibrose. (Mit freundlicher Genehmigung von L. W. Sorenson)

Glaskörper selbst. Die Glaskörpertraktion kann auch zur Retinoschisis, zur Traktionsamotio oder zur rhegmatogenen Netzhautablösung führen. Auch das Bindegewebe selbst kann zur Trübung des Glaskörpers führen. Dicke präretinale Membranen können die Netzhaut verziehen.

Klinische Befunde

Der Patient mit einer proliferativen diabetischen Retinopathie (Abb. 13.9) bleibt so lange ohne Symptome, bis die Glaskörpertrübungen in der optischen Achse einsetzen. Die Trübungen sind sehr unter-

schiedlich ausgeprägt, manchmal erscheinen sie nur als kleine Schleier, oft aber sind sie massiv mit vollständigem Visusverlust. Die Ausbildung von Narbengewebe führt zu einer ständigen Trübung. Die Zeichen der vitreoretinalen Traktion wirken sich je nach Lokalisation und Schweregrad sehr unterschiedlich aus.

Die pathologischen Veränderungen der proliferativen Retinopathie, jedoch auch schon der Hintergrundretinopathie, sind bei der Ophthalmoskopie und noch besser bei der Spaltlampenbiomikroskopie im rotfreien Licht gut sichtbar. Zum Nachweis der nicht mehr durchbluteten Netzhautkapillaren ist allerdings die Fluoreszenzangiographie notwendig. Wenn wegen Medientrübungen die Ophthalmoskopie nicht mehr möglich ist, soll die B-scan-Ultrasonographie (Echographie) durchgeführt werden.

Behandlung

Wenn wenig Bindegewebe vorliegt und die neu gebildeten Gefäße noch in Kontakt mit der Retina oder der Sehnervenpapille stehen, können durch Photokoagulationen die katastrophalen Spätfolgen vermieden werden. Allerdings läßt sich die Funktion der Makula nicht immer erhalten. Der Wirkungsmechanismus der Photokoagulation ist noch nicht klar. Mit dem Xenonlichtbogen oder mit dem Laserstrahl werden Choriokapillaris, Pigmentepithel und die äußeren Netzhautschichten durch Hitzestrahlung zerstört, wobei sich die Wärme hauptsächlich im Pigmentepithel entwickelt. Man legt einen Teppich von aneinanderliegenden Koagulaten auf und um die Bezirke mit neugebildeten Gefäßen (Abb. 13.10), ohne daß besonders nach einem direkten Verschluß der Neovaskularisationen getrachtet wird. Auch die übrigen Teile der Netzhaut posterior vom Äquator werden rein zufällig mit Koagulaten belegt, nur die perimakuläre Zone bleibt ausgespart (panretinale Photokoagulation).

Wegen des sehr unterschiedlichen Verlaufs der proliferativen Retinopathie ist der richtige Zeitpunkt für eine Photokoagulation sehr schwer zu bestimmen. Es gibt die Regel, bei 1 oder 2 kleinen Herden von Neovaskularisation, welche flach auf der Netzhaut und nicht bei der Sehnervenpapille liegen, mit einer Behandlung abzuwarten und den weiteren Verlauf zu beobachten. Wenn aber die ersten Glaskörperblutungen einsetzen, wenn die Neovaskularisationen abseits der Sehnervenpapille groß werden oder wenn in unmittelbarer Nachbarschaft der Papille selbst Neovaskularisationen auftreten, soll sofort photokoaguliert werden.

Die Vitrektomie durch die Pars plana mit einem mikrochirurgischen Instrumentarium verbessert den Zustand bei etwa 75% der Patienten, die wegen Glaskörperblutungen oder Ausbildung von Narbengewebe in der optischen Achse erblindet sind. Die Vitrektomie ist auch nützlich bei der Behandlung von Traktionsamotionen und präretinalen Membranen. Eine rhegmatogene Netzhautablösung muß durch eine sklerale Plombierung behandelt werden.

Prognose

Mit Ausnahme der seltenen Fälle von Spontanheilung verläuft die diabetische Retinopathie in der Regel progressiv. Schwere Komplikationen sind insbesondere zu erwarten, wenn viel neovaskuläres Gewebe vorliegt, wenn sich die Neovaskularisationen in der Umgebung der Sehnervenpapille befinden, wenn Glaskörperblutungen stattfinden oder die neugebildeten Gefäße von der Netzhautoberfläche weggezogen werden.

Netzhautödem

Zwischen den Zellen der Netzhaut bestehen potentielle Spalträume, die sich mit Flüssigkeit füllen, falls die Netzhautkapillaren undicht werden. Die größte Anhäufung ist im äußeren Teil der äußeren plexiformen Schicht möglich, weniger in der äußeren und inneren Körnerschicht und kaum in den anderen Schichten, die dicht verwoben sind. Die Makula hat eine stärkere Tendenz zu Ödem als die übrigen Netzhautpartien. Wegen des schrägen Verlaufs der Axone der Rezeptorenzellen (Henle-Faserschicht) kann die Flüssigkeit oft direkt gesehen werden in

Form von Hohlräumen, die sternförmig zu Fovea ziehen. Die Fovea selbst entwickelt sich zu einer zystischen Höhle.

Das chronische Netzhautödem geht oft mit kleinen gelblichen Ablagerungen einher, die hauptsächlich in der äußeren plexiformen Schicht oder unterhalb der Netzhaut liegen. Im Bereich der Henle-Faserschicht zeigen die Ablagerungen eine auffallende Sternfigur (Retinitis circinata). Andernorts wird ein Herd von Ödem durch einen zirkulären Gürtel von Ablagerungen umgeben. Wenn eine solche kreisförmige Figur nahe bei der Makula liegt, kann sie sich durch die Zwischenräume in der Henle-Faserschicht ausbreiten und so einen Strahl der Sternfigur bilden. Unterhalb der Netzhaut verklumpen die gelblichen Ablagerungen unregelmäßig und gleichen den Veränderungen, die bei Gefäßeinsprossung durch die Bruch-Membran entstehen.

Die Ursachen für ein Netzhautödem sind mannigfaltig: Diabetes, Netzhautvenenverschluß, Hypertonie, retinale Angiome oder Teleangiektasien, Traktion durch Glaskörper oder präretinale Membranen, Makroaneurysmen und Entzündungen von Glaskörper oder Retina. Eine Sonderform stellt das Netzhautödem beim *Irvine-Gass-Syndrom* dar. Aphake Patienten klagen über einen plötzlichen, meist vorübergehenden Verlust der Sehschärfe. Das Ereignis wird hauptsächlich nach intrakapsulärer Kataraktextraktion beobachtet, wenn der Glaskörper Kontakt mit der Hinterfläche der Iris bekommt. Verantwortlich für das Ödem sind vermutlich chemische Substanzen aus dem vorderen Augensegment, die durch den verflüssigten Glaskörper nach hinten geleitet werden.

Klinische Befunde

Sehstörungen treten nur beim Makulaödem auf. Der zentrale Visus wird je nach Schweregrad bis zum Fingerzählen reduziert. Die erhabene und hellglänzende Makula stellt einen auffälligen Befund dar, oft läßt sich auch die zystoide Flüssigkeitsansammlung beobachten. Bei ausgedehnten Netzhautödemen ohne Befall der Makula hingegen, wie dies bei Diabetikern oft vorkommt, kann die ophthalmoskopische Diagnose schwierig sein. Bei der Beurteilung helfen dann nur die relative Blässe der Netzhaut und die Schwierigkeit, Einzelheiten des darunterliegenden Pigmentepithels oder der Chorioidea zu erkennen.

Die Diagnose wird bestätigt durch intravenös injiziertes Fluorescein, da beim Netzhautödem die normalerweise undurchlässigen Netzhautgefäße den Farbstoff austreten lassen. Dadurch wird der extrazelluläre Raum angefärbt, wobei auch ophthalmoskopisch nicht sichtbare zystoide Ödeme der Makula leicht erkennbar werden. In späteren Phasen von ausgeprägtem Makulaödem färbt das zystoide Ödem nicht mehr an. Auch die gelblichen Ablagerungen beim chronischen Netzhautödem werden durch das Fluorescein nicht angefärbt.

Behandlung

Wenn das Makulaödem entzündlicher Genese ist, können Corticosteroide peroral oder parabulbär injiziert nützlich sein.

Die meisten Patienten mit Irvine-Gass-Syndrom müssen nur aufgeklärt und vertröstet werden, da eine Spontanheilung wahrscheinlich ist. Eine prophylaktische Behandlung mit Indomethacin reduziert die Häufigkeit dieses Syndroms. Wenn aber der Glaskörper von der Netzhaut abgehoben und stark mit der Iris oder gar der Inzision der Kataraktwunde verklebt ist, bleibt das Makulaödem oft unverändert bestehen und die Makula wird definitiv geschädigt. Wenn sich diese Entwicklung zeigt, kann in manchen Fällen durch eine Vitrektomie geholfen werden.

Lokale Ödeme aufgrund einer Vaskulopathie (dazu gehört insbesondere auch die diabetische Retinopathie) können durch Photokoagulationen günstig beeinflußt werden.

Prognose

Ein andauerndes Makulaödem führt im Laufe der Zeit zur zystischen Degeneration mit irreversiblem Verlust der zentralen Sehfunktion. Dabei entsteht in manchen Fällen ein atrophisches Loch über der Fovea centralis.

Makroaneurysmen der Retina

Patienten mit Hypertonie oder anderen Allgemeinerkrankungen des Gefäßsystems können lokalisierte aneurysmaartige Erweiterungen von Netzhautarteriolen zeigen.

Die Aneurysmen können bluten, wobei es meistens zur spontanen Resorption kommt.

Um die Aneurysmen bildet sich ein ringförmiges Netzhautödem. Spielt sich dieser Vorgang außerhalb der Makula ab, muß nichts unternommen werden. Wenn das Exsudat jedoch auf die Makula übergreift, führt es zu einer Sehstörung und zu einer irreversiblen zystoiden Makuladegeneration, bevor die spontane Resorption einsetzen konnte. In diesen Fällen ist die Photokoagulation indiziert. Nach der Koagulation wird das Exsudat rasch resorbiert und die Makula kann sich erholen.

Retrolentale Fibroplasie

Die retrolentale Fibroplasie befällt beide Augen und tritt bei frühgeborenen Kindern auf. Der erste Fall wurde 1942 publiziert. Die Krankheit führte bei zahlreichen Kindern zur völligen Erblindung, bis endlich 1954 als Ursache die übermäßige Sauerstoffgabe während der ersten Lebenswochen erkannt wurde.

Eine hohe Sauerstoffkonzentration bewirkt Spasmen der retinalen Blutgefäße. Dem Spasmus folgt ein Ödem der immaturen peripheren Retina; danach entstehen Gefäßerweiterungen und fibrovaskuläre Proliferationen in den Glaskörper. Oft kommt es zu einer totalen Netzhautablösung.

Die retrolentale Fibroplasie beginnt in der Regel schon in den ersten Lebenstagen und führt in wenigen Wochen zur raschen Erblindung. Für ein dermaßen erblindetes Auge besteht keine Hoffnung auf Wiederherstellung der Sehkraft. Man kennt aber eine spontane Rückbildung der Krankheit in beiden Augen bei einigen Frühfällen. Sehr selten entwickelt sich die Krankheit auch nur in einem Auge, wodurch ein Teil der Sehfunktion erhalten bleibt. Bei den Patienten mit einem brauchbaren Sehrest sind leider Myopie, Strabismus und Tendenz zur rhegmatogenen Netzhautablösung in den späteren Lebensabschnitten sehr häufig (vgl. S. 164).

Bei den fortgeschrittenen Fällen sieht man in beiden Augen eine weiße retrolentale Membran mit Blutgefäßen. Die Vorderkammer ist abgeflacht, der Lichtreflex aus der Pupille fehlt. Die Linse ist klar und der Bulbus erscheint bei Transillumination normal. Das retrolentale Gewebe zieht die Ziliarfortsätze nach innen, so daß man sie peripher hinter der erweiterten Pupille sehen kann.

Die Differentialdiagnose zum persistierenden hyperplastischen primären Glaskörper fällt in der Regel leicht, da diese Störung einseitig ist. Das Retinoblastom tritt später auf, zeigt einen pathologischen Befund bei der Transillumination und führt nicht zur Abflachung der Vorderkammer. Bei beidseitigem Befall ist das Retinoblastom immer in einem Auge stärker ausgebildet als im anderen.

Monate oder Jahre nach Beginn der retrolentalen Fibroplasie stellen sich oft Glaukom, Uveitis, Katarakt oder Phthisis bulbi ein.

Untergewichtige Neugeborene oder solche, die zusätzlichen Sauerstoff benötigen, müssen fortlaufend bei gut erweiterter Pupille indirekt ophthalmoskopisch untersucht werden, wobei die sklerale Eindellung zur Entdeckung von Frühstadien der retrolentalen Fibroplasie unerläßlich ist. Zuerst entdeckt man, daß die Gefäße in der Netzhautperipherie fehlen (meistens temporal). Später erscheinen feine in-

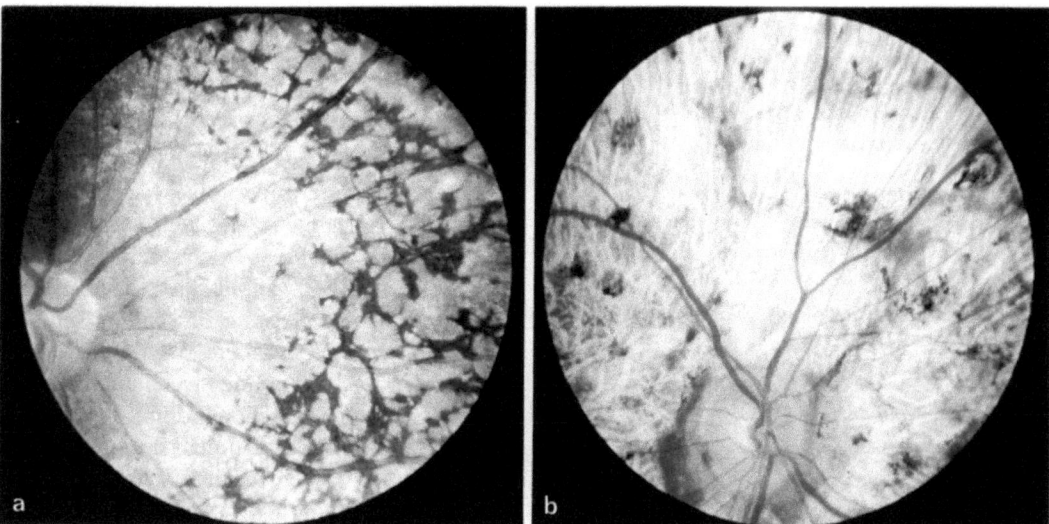

Abb. 13.11a, b. Retinitis pigmentosa. **a** Typische Anordnung des Pigments in der Form von Knochenkörperchen, **b** Ver-klumptes und ausgestreutes Pigment, eingeengte Arterien und Sklerose der Aderhaut. (Photos von L. Arlinghaus)

traretinale Zeichnungen im Grenzbereich zwischen vaskulärer und avaskulärer Retina, dahinter erweiterte Netzhautgefäße und arteriovenöse Kurzschlüsse. Daraufhin wachsen neue Gefäße von dieser Stelle aus in den Glaskörper. Die schweren Komplikationen in Glaskörper und Netzhaut werden durch die Kontraktion dieses fibrovaskulären Gewebes verursacht. Wenn der Prozeß im Frühstadium unterbrochen werden konnte, findet eine ziemlich vollständige Regression statt. Ein gutes Zeichen dafür ist das Einwachsen von Gefäßen in die vorher avaskuläre periphere Retina.

Retinitis pigmentosa

Die Retinitis pigmentosa gehört zu einer Gruppe von erblichen Dystrophien der retinalen Sinneszellen. Der Erbgang verläuft autosomal rezessiv, autosomal dominant oder mit dem X-Chromosom geschlechtsgebunden. Die Stäbchen gehen langsam unter, es folgt eine sekundäre Atrophie der übrigen Retina und des Pigmentepithels. Zellen, die voll mit epithelialem Pigment sind, häufen sich entlang den Netzhautgefäßen und bilden den typischen Aspekt von Knochenkörperchen (Abb. 13.11). Die Veränderungen beginnen in der mittleren Peripherie und verschonen zunächst die Makula und die periphere Netzhaut. Neben der Netzhauterkrankung bestehen oft auch Taubheit, geistige Retardation oder andere Störungen, die in verschiedenen Syndromen zusammengefaßt werden. Das bekannteste ist das Laurence-Moon-Biedl-Syndrom, das Retinitis pigmentosa,

Fettsucht, geistige Retardation, Polydaktylie und Hypogenitalismus umfaßt.

Als erstes Symptom der Retinitis pigmentosa tritt die Nachtblindheit auf, meistens schon im jugendlichen Alter. In der Folge kommt es zu einer zunehmenden Einengung der Gesichtsfelder (Flintenrohrgesichtsfeld), bis schließlich im 5. oder 6. Lebensjahrzehnt auch die Makula ausfällt und die Patienten zu Invaliden werden. Anfangs erscheint der Augenhintergrund normal, später zeigen die meisten Patienten die typischen schwarzen Pigmentausschüttungen. Die Netzhautarteriolen werden eingeengt und die Sehnervenpapille wird wachsartig blaß. In seltenen Fällen kann die Krankheit auch nur ein Auge oder sogar nur einen Sektor eines Auges befallen.

Das Elektroretinogramm ist herabgesetzt oder ausgelöscht, das Elektrookulogramm zeigt eine flache Kurve (vgl. Kap. 3). Oft bestehen noch andere Augenveränderungen, wie z. B. Myopie, Cataracta polaris posterior und Glaukom.

In seltenen Fällen wird die Retintis pigmentosa durch eine Abetalipoproteinämie verursacht. Das Bassen-Kornzweig-Syndrom umfaßt Stearrhö, Ataxie und Retinitis pigmentosa. In diesem Falle kann die Netzhautdegeneration durch massive Gaben von Vitamin A im Frühstadium aufgehalten werden. Für die anderen Formen der Retinitis pigmentosa gibt es keine spezifische Therapie. Die Patienten müssen genetisch beraten werden, damit die Krankheit nicht immer weiter vererbt wird.

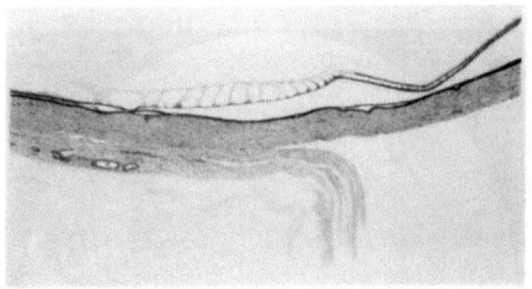

Abb. 13.12. Periphere zystoide Degeneration der Retina. (Arruga 1936)

Periphere zystoide Degeneration

Die zystoide Degeneration der Retina (Abb. 13.12) besteht in einer kontinuierlichen Ansammlung eines durchsichtigen Materials zwischen den neuralen Elementen, wodurch das Gliagewebe zu säulenartigen Formationen zusammengedrängt wird. So entstehen zystenähnliche Räume.

Ein gewisses Ausmaß von zystoider Degeneration sieht man in der peripheren Retina schon bei vielen Neugeborenen und bei allen Menschen über 8 Jahren. Die Degeneration beginnt immer an der Ora serrata und setzt sich gegen posterior in Form von vielen Höhlen fort. Der Prozeß kann im späteren Lebensalter bis zum Äquator, nie aber so weit reichen, daß das periphere Gesichtsfeld gestört würde.

In der Gegend der Ora serrata sind die zystoiden Höhlen groß und führen oft zu einem mottenfraßartigen Aussehen der Netzhaut. Sonst sind die Veränderungen dieser harmlosen Degeneration bei der schwachen Vergrößerung der indirekten Ophthalmoskopie nicht erkenntlich, wohl aber bei der Biomikroskopie mit dem Funduskontaktglas.

Senile Retinoschisis

Eine ausgedehnte periphere zystoide Degeneration kann dazu führen, daß die Netzhaut in 2 Blätter aufgespalten wird. Eine solche sog. senile Retinoschisis wird bei etwa 3% der Bevölkerung festgestellt, und sie wird vom 2. Lebensjahrzehnt an immer häufiger.

Die innere Wand der Höhle wölbt sich vor, ist dünn und unbeweglich und hat oft das Aussehen von gehämmertem Metall. Die dickere äußere Schicht kann vor dem Pigmentepithel kaum festgestellt werden. Sie weist aber oft Defekte auf, ganz im Gegenteil zur inneren Schicht. Typische Begleiterscheinungen sind ein breites Band von zystoider Degeneration zwischen der Retinoschisisblase und der Ora serrata, sowie weitere Felder von Retinoschisis in der temporalen Zirkumferenz desselben Auges oder auf der Gegenseite.

Wenn der Inhalt der Retinoschisishöhle durch ein Loch in der äußeren Wand ausfließt, entsteht eine begrenzte und in der Regel harmlose Netzhautablösung. Eine rhegmatogene Netzhautablösung entsteht nur, wenn in beiden Wänden ein Loch besteht. Diese seltene Komplikation ist die einzige gefährliche Folgeerscheinung der senilen Retinoschisis.

Die vorgewölbte innere Wand der Retinoschisisblase darf nicht mit einer Netzhautablösung verwechselt werden, eine Behandlung wäre völlig fehl am Platz. Nur bei drohender rhegmatogener Netzhautablösung ist ein Eingriff mit Photokoagulation, Kryokoagulation, Diathermie oder skleraler Plombierung indiziert. In ganz seltenen Fällen reicht die Spaltung der Retina bis zur Makula; auch dieser Zustand erfordert eine Behandlung.

Pflastersteindegeneration der Retina

Pflastersteine stellen eine auffällige, aber harmlose Degeneration der peripheren Retina dar (Abb. 13.13). Das Pigmentepithel und die äußeren Schichten der Netzhaut sind beschädigt oder fehlen. Die erhaltenen inneren Teile der Retina haften an der Bruch-Membran, ebenso der Saum von Pigmentepithel an den Rändern des Herdes. Der Glaskörper und die äußeren Strukturen der Aderhaut sind normal.

Die scharf begrenzten rundlichen Herde erscheinen in blaßgelber Farbe und sind oft von einem Rand mit vermehrter Pigmentierung umgeben. Sie erreichen die Größe eines Papillendurchmessers und kommen einzeln oder in Gruppen vor. Es können viele Herde nebeneinanderliegen, so daß ein zirkuläres Band mit wellenförmiger Begrenzung entsteht.

Man findet die Veränderungen überall auf der Retina, hauptsächlich aber in den unteren Quadranten. Sie kommen schon bei jüngeren Erwachsenen recht häufig vor und nehmen mit dem Alter zu. Der Patient merkt nichts davon und es sind auch keine Komplikationen zu erwarten.

Gitterförmige Degeneration

Die gitterförmige Degeneration der Retina (Abb. 13.14) erscheint in Form von länglichen ausgehöhlten Rinnen, begrenzt von einer schmalen Kante, die oft aus der Netzhaut herausragt. Der Glaskörper hängt fest an dieser Kante und bildet eine Art Dach,

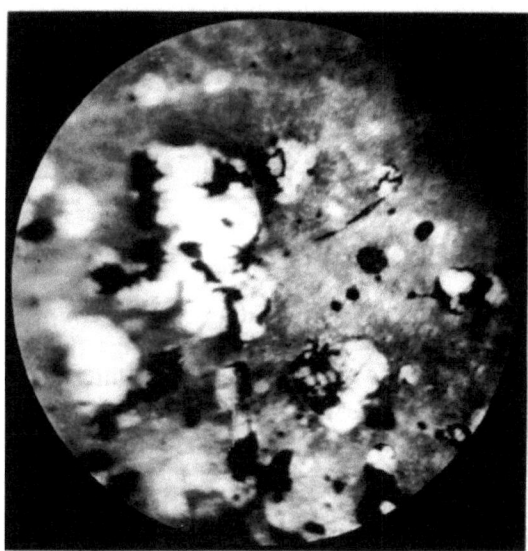

Abb. 13.13. Pflastersteindegeneration. (O'Malley u. O'Malley 1973)

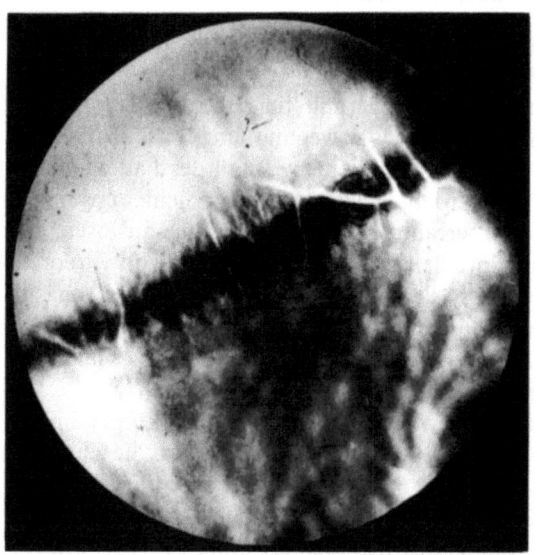

Abb. 13.14. Gitterförmige Degeneration. (O'Malley u. O'Malley 1973)

unter dem eine kleine Tasche mit Flüssigkeit liegt. Die Fibrillen des Glaskörpers sind an der Ansatzstelle verdickt und können als weiße Krause sichtbar werden.

Oft sieht man auch glitzernde weiße Flecken auf der Netzhautoberfläche, wodurch der Eindruck von Schneckenspuren entsteht. Das Pigmentepithel unter diesen degenerierten Stellen kann normal sein, zeigt aber oft mehr oder weniger starke Pigmentverwerfungen. Die Wände der Netzhautgefäße sind in mehr als 10% der Fälle über den degenerierten Bezirken verdickt. Diese sklerosierten Gefäße bilden

ein weißes Muster von Gittern und haben dieser Degeneration den Namen gegeben.

Bei der einfachen ophthalmoskopischen Untersuchung wird die gitterförmige Degeneration oft übersehen und erst bei skleraler Eindellung richtig erkannt.

Die einzelnen Bezirke sind etwa ⅓ Papillendurchmesser breit und können die Länge eines Quadranten erreichen. Sie liegen in der Regel parallel zur Ora serrata im Bereich zwischen Äquator und Ora und treten im vertikalen Meridian häufiger auf. In einem Auge kann man bis zu 20 Streifen in 2 oder mehr verlaufenden Reihen beobachten. In etwa ⅓ der Fälle sind beide Augen betroffen.

Etwa 8% der Bevölkerung weisen die gitterförmige Degeneration auf, jede Altersgruppe über 10 Jahre ist betroffen. Erstaunlicherweise kann man bei jungen Menschen schwer pigmentierte Herde mit überaus dünner Netzhaut finden, während die Veränderungen bei älteren Leuten oft oberflächlich und ohne Pigment erscheinen. Atrophische Rundlöcher kommen bei allen Altersgruppen häufig vor.

Die gitterförmige Degeneration ist ein ursächlicher Faktor bei etwa ⅓ aller Fälle von rhegmatogener Netzhautablösung. Man kennt 2 Mechanismen, die zur Netzhautablösung führen: Bei der ersten Patientengruppe kommt es durch ein atrophisches Loch zur Unterspülung. Daraus kann eine winzige lokalisierte Netzhautablösung entstehen, die sich kaum ausdehnt und keine Behandlung, sondern nur periodische Beobachtung erfordert. Wenn aber bei jüngeren Patienten eine solche kleine Netzhautablösung unter Bildung von mehreren Demarkationslinien trotzdem größer wird, ist die Operation erforderlich.

Häufiger sind allerdings die Fälle mit starkem Glaskörperzug zu den recht weit posterior (d. h. Richtung Äquator) gelegenen Herden von gitterförmiger Degeneration. In ⅔ der Fälle beobachtet man vitreoretinale Adhäsionen hinter der Glaskörperbasis. Im Falle einer hinteren Glaskörperabhebung gelangen diese Stellen unter Zug, so daß der Hinterrand der Degeneration einreißt (Abb. 13.15). Der Riß entsteht also in der ziemlich normalen Retina unterhalb der Kante und nicht etwa in der degenerierten verdünnten Retina. Kleine vitreoretinale Verbindungen können bei der Glaskörperabhebung einfach abgerissen werden. Viel häufiger aber ist die Bildung eines Y-förmigen Netzhautrisses am posterioren Rande des Gitters. Bei anhaltendem Glaskörperzug entstehen aus diesen Rissen sehr große Netzhautablösungen. Wegen der Gefahr einer Netzhautablösung hat man der gitterförmigen Degeneration fast allzuviel Aufmerksamkeit geschenkt. Die meisten Personen mit solchen Veränderungen bleiben völlig gesund. Sie

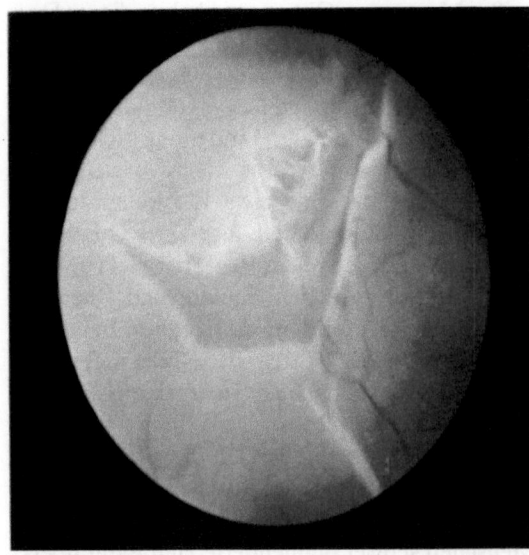

Abb. 13.15. Netzhautriß in einem Gebiet von gitterförmiger Degeneration. Der ausgerissene Deckel hängt noch an der Retina. (O'Malley u. O'Malley 1973)

sollten aber periodisch kontrolliert werden und müssen sich sofort zur Untersuchung melden, wenn die ersten Symptome einer hinteren Glaskörperabhebung auftreten. Nur im Falle eines besonderen Risikos für Netzhautablösung (Netzhautablösung am anderen Auge, eine entsprechende Familienanamnese oder ein gravierender Lokalbefund) sollte die prophylaktische Behandlung mit Kryokoagulation oder Photokoagulation durchgeführt werden.

Netzhautlöcher

Netzhautlöcher kommen hauptsächlich in der Fovea und in der Netzhautperipherie vor, weil an diesen Orten die Membrana limitans interna und das Netzhautparenchym dünn sind. Im folgenden werden die Löcher und Risse außerhalb der Makula besprochen. Der Netzhautriß hat im Gegensatz zum atrophischen Loch einen Deckel von retinalem Gewebe.

Risse der Retina

Die Netzhautrisse entstehen durch mechanische Einwirkung, meistens durch Glaskörpertraktion. Man erkennt den Riß leicht an seinem Deckel, welcher aus ausgerissenem Netzhautgewebe besteht. Die Größe eines Netzhautrisses ist von Fall zu Fall völlig verschieden.
Wenn die Netzhaut einreißt, werden metaplastische epitheliale Pigmentzellen in den Glaskörperraum

ausgeschüttet. Sieht man bei der Untersuchung diese Zellen, die einen Dunst wie ein Wölkchen von Tabakrauch bilden, so hat man fast die Gewißheit, daß ein Netzhautriß vorliegt, der mit allen Mitteln gesucht werden muß. Netzhautrisse entstehen nicht nur bei konstantem, sondern auch bei intermittierendem Glaskörperzug.

Risse durch ständigen Glaskörperzug

Die proliferative diabetische Retinopathie, ein perforierendes Trauma und andere Vorgänge führen zur Narbenbildung im Glaskörper. Dadurch entsteht ein Narbenzug, welcher an Stellen von vitreoretinaler Adhäsion zum Netzhautriß führt. Auf diese Weise entsteht allerdings nur ein kleiner Prozentsatz der Netzhautrisse. Es ist aber wichtig, daß dieser Vorgang rechtzeitig erkannt und behandelt wird, da er zu sehr ausgedehnten Netzhautablösungen führen kann.

Risse durch intermittierenden Glaskörperzug

Ein Glaskörper, der teilweise verflüssigt und von der Netzhaut abgehoben ist, gerät durch die Beschleunigung und Verzögerung bei Blickbewegungen ins Schwappen. Die Bewegung im Glaskörper kann auch durch einen kleinen Unfall des Patienten ausgelöst werden. Diese Massenverschiebungen im Glaskörperraum können einen Zug auslösen, der zum Einreißen der Retina an Stellen von vitreoretinalen Adhäsionen ausreichend ist. Solche Adhäsionen liegen oft als kleine anatomische Anomalien vor und werden vor dem Auftreten des Risses kaum erkannt.
Je mehr Bewegungsfreiheit der Glaskörper im Innern des Auges hat, um so stärker wird die Zugkraft, die er auf die Netzhaut ausüben kann. Daraus erklärt sich, warum bei der Aphakie, beim vergrößerten Bulbus des Kurzsichtigen, bei der Vorwärtsverschiebung der Augenlinse im Rahmen einer Therapie mit Miotika und bei lokalisierten skleralen Ektasien die Netzhautablösungen so viel häufiger auftreten.
Bei fast allen Netzhautrissen bleibt der Deckel mit dem anterioren Lochrand verbunden, so daß sich der Glaskörperzug weiterhin auf die Retina ausdehnt. Trotzdem sollen solche Risse nicht automatisch sofort behandelt, sondern nur beobachtet werden. Eine Indikation zur Operation ergibt sich erst unter folgenden Umständen: 1) der Glaskörperraum ist übermäßig groß, 2) die Risse sind zahlreich, groß und liegen weit posterior von der Ora serrata, 3) die Anamnese weist auf eine Netzhautablösung im anderen Auge oder bei einem Familienmitglied hin, 4) die Symptome sprechen für eine frisch entstandene

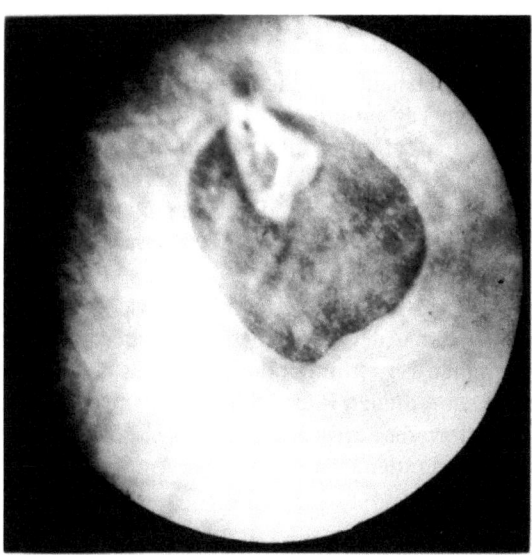

Abb. 13.16. Netzhautriß mit vollständig ausgerissenem Deckel. (O'Malley u. O'Malley 1973)

hintere Glaskörperabhebung. Nur in diesen Fällen überwiegt die Gefahr der Netzhautablösung das potentielle Operationsrisiko einer prophylaktischen Behandlung.

Bei kleinen vitreoretinalen Adhäsionen kann das Netzhautdeckelchen auch völlig ausgerissen werden (Abb. 13.16). Die dabei entstehenden Löcher sind in der Regel rund oder oval und kaum je größer als ein Papillendurchmesser. Bei einem abgerissenen Deckelchen ist die Gefahr der Weiterentwicklung zu einer Netzhautablösung viel geringer.

Beziehung der Blutgefäße zu den Netzhautrissen

Wenn die Netzhaut einreißt, werden oft auch Kapillaren rupturiert. Der Patient berichtet über einen Regen von dunklen Flecken, was dem Schattenwurf der retrovitreal gelegenen Erythrozyten auf die Makula entspricht. Wenn ein größeres Gefäß verletzt wird, kann die retrovitreale Blutung ein Ausmaß annehmen, das den Einblick auf den Fundus verunmöglicht. In diesem Fall müssen die Patienten mit Doppelverband beider Augen und erhöhter Kopflage über Nacht stilliegen, so daß sich die Blutung absenken kann. Am nächsten Tag ist die Untersuchung der Netzhaut dann meistens möglich.

In der Regel werden allerdings die größeren Gefäße nicht zerrissen, so daß der Netzhautriß unter dem Gefäß weiterläuft und ein Abschnitt des Gefäßes frei vor dem Loch liegt. Es kann auch vorkommen, daß das Gefäß die Zugkräfte aufnimmt und dem Riß Einhalt gebietet.

Bei jungen Patienten dehnt sich die Glaskörperbasis nur wenig nach posterior aus. Dadurch entstehen Netzhautrisse nahe der Ora serrata. Da in diesem Gebiet die Verstärkung der Netzhaut durch die Gefäße fehlt, kann der Orariß parallel zur Netzhautperipherie eine beträchtliche Länge erreichen.

Ursache der Netzhautrisse

In den meisten Fällen ist beständiger oder intermittierender Glaskörperzug für die Rißbildung in der Netzhaut verantwortlich. Dieser Vorgang läuft i. allg. spontan ab. Ein indirektes Trauma oder eine brüske Bewegung kann aber die Rißbildung bei einem Patienten auslösen, bei dem die pathologischen vitreoretinalen Verbindungen schon bestanden haben.

Ein direktes Trauma verformt den Bulbus vorübergehend und kann zu einem üblichen Netzhautriß, zu einem Riesenriß entlang dem posterioren Rand der Glaskörperbasis oder zu einem Riß im unpigmentierten Epithel der Pars plana entlang dem anterioren Rand der Glaskörperbasis führen (vgl. Kap. 23). Abnorme Insertionen von Zonulafasern auf der Netzhaut können offenbar zur Rißbildung Anlaß geben. Ebenfalls selten ist die Rißbildung der Retina im Bereich einer chorioretinalen Adhäsion, die von einem therapeutischen Eingriff, von einer Pflastersteindegeneration oder einer Chorioretinitis herrühren kann. In diesen Fällen bleibt die eingerissene Netzhaut mit den äußeren Strukturen in Verbindung und bildet nicht den üblichen, vor der Netzhaut liegenden Deckel.

Netzhautlöcher ohne Deckel

Neben den atrophischen Löchern bei der gitterförmigen Degeneration und bei der Retinoschisis findet man bei etwa 1% der Bevölkerung kleine und runde Löcher ohne Deckel in der Netzhautperipherie. Ihre Ursache ist nicht bekannt. Diese Löcher liegen meistens nahe an der Ora serrata und führen kaum zu einer richtigen Netzhautablösung, obwohl man oft eine minimale, aber sicher abgegrenzte Unterspülung der Lochränder beobachtet.

Die meisten Löcher bleiben unerkannt. Man findet sie bei der Untersuchung anläßlich einer hinteren Glaskörperabhebung (vgl. Kap. 12).

Behandlung der Netzhautlöcher

Das größte Problem bei der Behandlung von Netzhautlöchern ist sicher die Entscheidung darüber, ob ein Eingriff überhaupt indiziert ist. Unglücklicherweise muß die Entscheidung ohne große Kenntnis über den weiteren Spontanverlauf für die meisten Arten der Löcher und in fast vollständiger Unkenntnis über das zu erwartende Ausmaß von Glaskörperzug getroffen werden. Die besten Hinweise liefert eine sorgfältige Verlaufskontrolle. Nach und nach werden die Ränder eines Netzhautloches weiß und abgerundet als Folge einer Gliose. Die Deckel beginnen langsam zu schrumpfen. Das Pigmentepithel verändert sich und bildet einen feinen Ring um die kleine unterspülte Zone, die auch bei harmlosen Löchern vorkommt. Wenn Anzeichen für eine richtige Netzhautablösung fehlen, zeigen die oben erwähnten Erscheinungen an, daß eine möglicherweise gefährliche Veränderung immerhin schon während längerer Zeit ohne Schaden bestanden hat. Dies gibt Anlaß zur Zurückhaltung bei der Indikation zu einer prophylaktischen Behandlung.

Das Ziel der prophylaktischen Behandlung besteht in der Errichtung eines soliden chorioretinalen Riegels rings um den Netzhautriß. Die Verklebung sollte gegen die Ora serrata zu am stärksten sein, da der Glaskörperzug an den Löchern stets nach anterior führt. Oft ist es sogar am besten, eine Abriegelung weiter anterior gegen die Glaskörperbasis hin vorzunehmen. Bei einem fortgesetzten Glaskörperzug könnte der Riß an diesem weiter peripher gelegenen Riegel aufgehalten werden.

Es gibt 3 Methoden, um ein Netzhautloch abzuriegeln: Kryokoagulation, Photokoagulation oder Elektrokoagulation. Die Wirkung besteht in jedem Fall in der Auslösung von entzündlichen Reaktionen in Retina und Chorioidea, worauf sich die Schichten in einer Narbe fest verbinden.

a) Kryokoagulation: Ein tiefgekühlter Metallstift wird von außen an der dem Lochrand entsprechenden Stelle auf den Bulbus gebracht. Das Instrument muß ein geeignetes Temperaturgefälle erzeugen, so daß die Vereisung in Form eines Keils durch die Wandungen ins Auge eindringt. Der Arzt beobachtet den Gefrierungsvorgang ophthalmoskopisch. Durch die Vereisung werden die Zellen zerstört, die Bindegewebsstrukturen bleiben aber erhalten.

b) Photokoagulation: Eine sehr helle Lichtquelle, die mit einer ophthalmoskopischen Zielvorrichtung auf das Pigmentepithel fokussiert wird, führt zur Koagulation von Pigmentepithel und der darüberliegenden Retina.

Als Energiequelle wird das Licht des Xenonbogens oder der Argonlaser verwendet. Diese Art der Behandlung eignet sich besonders gut für weit posterior gelegene Stellen. Bei der Behandlung der Netzhautperipherie können technische Probleme auftreten.

c) Diathermie: Die Energie eines Hochfrequenzstromes erzeugt bei Applikation auf der Sklera Hitze, die zur Koagulation von Chorioidea und Retina führt.

Netzhautablösung

Zwischen Netzhaut und Pigmentepithel besteht nur eine lockere Verbindung. Die beiden Schichten können sich trennen und Flüssigkeit in den Zwischenraum aufnehmen. Die Flüssigkeit kommt i. allg. aus dem Glaskörper und tritt durch ein Netzhautloch ein: rhematogene, d. h. durch Riß entstandene Amotio. Seltener kommt die Flüssigkeit aus undichten Blutgefäßen, wie bei der Retinitis serosa centralis, Tumoren der Aderhaut, Entzündungsherden, bei der malignen Hypertonie oder wenn Glaskörperzüge einen subretinalen Raum erzeugen, ohne die Retina zu perforieren: arrhegmatische, d. h. ohne Lochbildung entstandene Amotio (seröse Amotio).

Entstehungsmechanismus der rhegmatogenen Netzhautablösung

Die rhegmatogene, d. h. auf Netzhautabrissen beruhende Amotio entsteht, wenn folgende Umstände gegeben sind: 1) ein Netzhautloch, 2) Flüssigkeit im Glaskörperraum, die freien Zugang zum Loch hat, und 3) eine Zugwirkung, die die Verbindung zwischen Retina und Pigmentepithel aufreißt und damit der Flüssigkeit Zugang hinter die Retina verschafft (Abb. 13.17). Dieser Zug wird vom Glaskörper im Prinzip in gleicher Weise wie bei der Ausbildung der Netzhautrisse ausgeübt (s. S. 164). Ohne Gegenmaßnahmen dehnt sich eine Netzhautablösung fortlaufend aus. Ein großer Teil der Retina kann sich schon in wenigen Stunden ablösen, der Verlauf kann sich aber auch über Tage hinziehen.

Klinische Befunde

Am Anfang bestehen die Symptome einer hinteren Glaskörperabhebung (s. Kap. 12). Minuten oder auch Jahre später sieht der Patient einen Schatten oder Vorhang, der sich über das Gesichtsfeld ausbreitet. Bei sehr langsamer Ausbildung der Netzhautablösung kann dieser Schatten vom Patienten übersehen werden, bis es zum Befall der Makula kommt.

Bei der ophthalmoskopischen Untersuchung sieht man die blasenförmig nach innen vorgewölbte Retina mit einer mehr oder weniger starken Fältelung (Abb. 13.18–13.20). Die Blase ist transluzid, verhindert den genauen Einblick auf die darunterliegenden Strukturen von Pigmentepithel und Aderhaut und zittert bei jeder Augenbewegung. Bei genauer Untersuchung lassen sich immer ein oder mehrere Löcher nachweisen. Wenn die Amotio schon lange bestanden hat, wird die Netzhaut i. allg. durchsichtiger und man beobachtet eine charakteristische De-

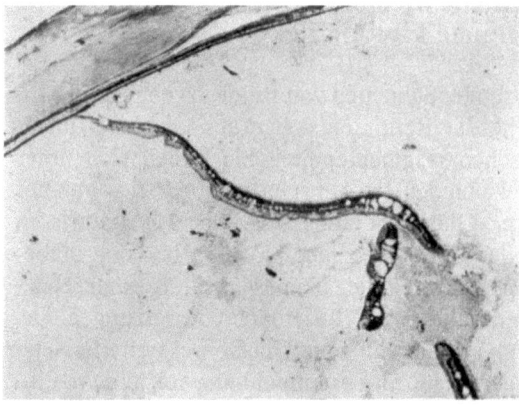

Abb. 13.17. Mikroskopischer Schnitt eines Netzhautrisses, der zur Netzhautablösung führte. Man beachte die zystoide Degeneration der Retina. (Arruga 1936)

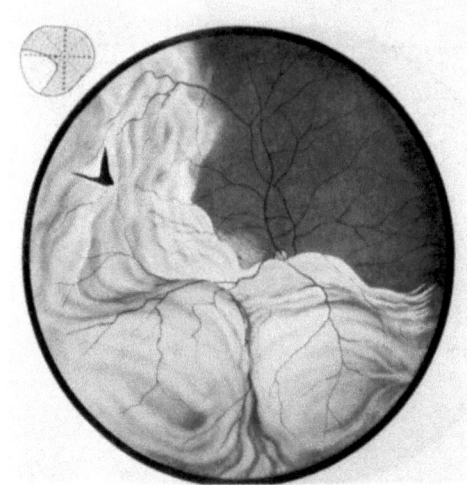

Abb. 13.20. Netzhautablösung 40 Tage nach Beginn. (Arruga 1936)

markationslinie des Pigmentepithels zwischen abgehobener und anliegender Netzhaut.

Sehr wichtig ist die Untersuchung des zweiten Auges, denn oft findet man auch dort Netzhautlöcher oder vitreoretinale Adhäsionen, die zu einem Riß führen könnten. Solche Veränderungen müssen genau aufgezeichnet und später prophylaktisch behandelt werden.

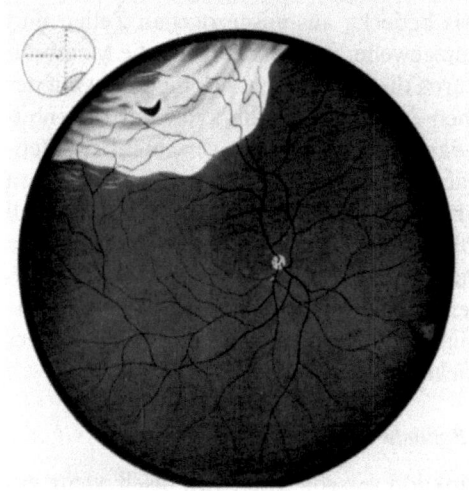

Abb. 13.18. Netzhautablösung 3 Tage nach Beginn mit einem hufeisenförmigen Netzhautriß. (Arruga 1936)

Differentialdiagnose

In Frage kommen die senile Retinoschisis, eine Aderhautabhebung oder ein malignes Melanom der Aderhaut. Die Blase der Retinoschisis hat eine dünne, unbewegliche und intakte innere Wandung. Die wabenartige Struktur mit den großen Defekten in der äußeren Wandung ist pathognomonisch, jedoch nicht immer sichtbar. Oft beobachtet man neben der Amotio auch Gebiete von Retinoschisis in der temporalen Peripherie im selben Auge oder auf der Gegenseite.

Eine Aderhautabhebung wird nicht durch die Ora serrata, sondern durch den Eintritt der Vortexvenen in die Sklera begrenzt. Das Pigmentepithel bleibt sichtbar, nicht aber die Strukturen der Aderhaut.

Beim malignen Melanom der Aderhaut verschiebt sich die subretinale Flüssigkeit beim Lagewechsel des Patienten. Der Tumor bleibt bei der Transillumination meistens dunkel und seine Lokalisation hält sich weder an die Grenzlinien der Ora serrata noch der Vortexvenen.

Behandlung

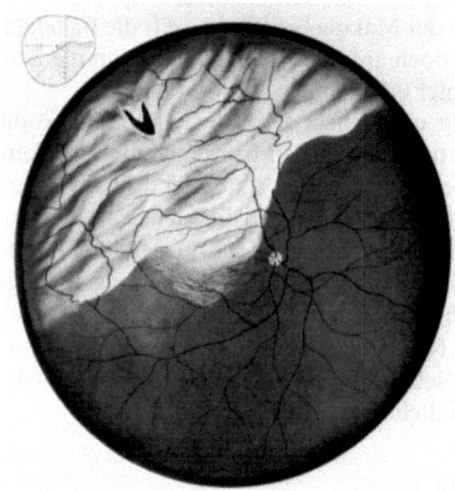

Abb. 13.19. Netzhautablösung und Netzhautriß 6 Tage nach Beginn (Arruga 1936)

Bei der rhegmatogenen Netzhautablösung ist eine chirurgische Behandlung unerläßlich, da eine spon-

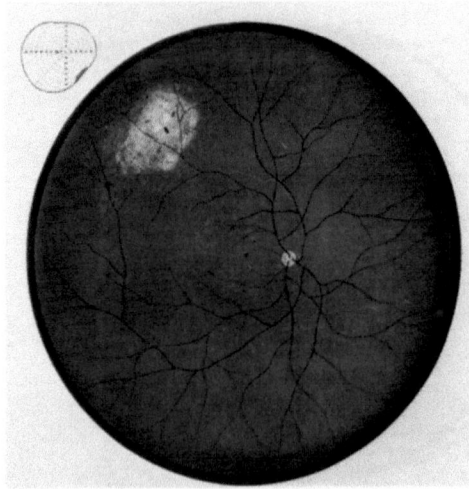

Abb. 13.21. Operative Heilung einer Netzhautablösung. Aussehen 2 Monate nach dem Eingriff. (Arruga 1936)

tane Wiederanlegung der Retina kaum einmal stattfindet. Den Ausgangspunkt bildet eine genaue ophthalmoskopische Untersuchung, bei der eine genaue Zeichnung der gesamten Retina mit allen Lochbildungen und vitreoretinalen Traktionen erstellt wird. Das Ziel der Behandlung ist der Verschluß der Netzhautlöcher und das Vermeiden von weiteren Lochbildungen. Durch Eindellung der Sklera (Plombierung oder Cerclage) wird das Glaskörpervolumen reduziert, wodurch der Zug aufhört. Dabei kommt die durchlöcherte Retina auch wieder in Kontakt mit der Aderhaut. Die Gewebe werden durch Diathermie, Kryokoagulation oder Photokoagulation zur Narbenbildung stimuliert, damit eine solide chorioretinale Narbe entsteht (Abb. 13.21).

Verlauf und Prognose

Mit dem nötigen Fachwissen können 90% der Netzhautablösungen durch eine einmalige Operation behoben werden. Durch weitere Eingriffe lassen sich noch einmal 6% der Fälle retten. Wenn die Netzhaut 6 Monate nach dem Eingriff noch anliegt, ist ein Rezidiv kaum wahrscheinlich.

Die Fovea centralis allerdings kann schon nach einer kurzen Zeit der Ablösung infolge der fehlenden Ernährung durch die Choriokapillaris einen irreversiblen Schaden erleiden. Im Gegensatz dazu erholen sich die extrafovealen Netzhautbereiche nach einer operativen Wiederanlegung im Verlauf von mehreren Monaten erstaunlich gut. Anders als die Fovea centralis verfügen sie über eine doppelte Blutversorgung durch die Choriokapillaris und die Zentralgefäße.

Präretinale Membranen
(epiretinale Fibroplasie)

Diese feinen Schichten von Bindegewebe auf der Innenseite der Retina entstehen aus Glia oder metaplastischem Pigmentepithel. Sie bilden sich unter den verschiedensten Umständen, z. B. bei spontaner hinterer Glaskörperabhebung, bei Netzhautrissen mit oder ohne Netzhautablösung, bei der diabetischen Retinopathie, beim Verschluß einer Netzhautvene und bei perforierenden Verletzungen. Ursächlich scheint eine vom Glaskörper befreite Netzhautoberfläche in Zusammenhang mit einem Einbruch der Lamina limitans interna oder einem Netzhautloch vorzuliegen, so daß die proliferierenden Zellen ausschwärmen können.

In den Anfangsstadien besteht die Membran, die die Netzhaut teilweise oder vollständig hinter der Glaskörperbasis bedeckt, aus ausgezogenen Zellen und feinem Stützgewebe. Später schrumpft die Membran und übt durch die zahlreichen Verbindungen mit der Retina einen Zug aus. Dies führt zu einer Faltenbildung auf der Retina. Eine noch verschiebliche Retina wird abgehoben, im Falle von Netzhautrissen wird der Lochrand nach innen gerollt. Beim Befall eines großen Gebietes von abgehobener Retina spricht man von einer *massiven präretinalen Retraktion*. Bei einer anliegenden Retina entsteht nur eine geringfügige Fältelung, man spricht dann von einer *oberflächlichen Fältchenretinopathie*.

Klinische Befunde

Die Sehfunktion verschlechtert sich rasch, wenn ein Netzhautloch vorhanden ist und die schrumpfende präretinale Membran zur Amotio führt. Andererseits können jegliche Symptome fehlen, wenn die Netzhaut anliegt und sich die präretinale Membran außerhalb der Makula befindet. Greift die Fältchenbildung jedoch auf die Makula über, kann die Sehschärfe unter 0,1 absinken.

Es ist i. allg. unmöglich, durch die Ophthalmoskopie eine präretinale Membran frühzeitig zu entdecken, da das Gewebe praktisch durchsichtig ist. Erst im Stadium der Kontraktur wird die Membran sichtbar, besonders gut im rotfreien Licht. Die Membran ist ganz leicht getrübt und zeigt eine unregelmäßige und unscharfe Begrenzung. Sie bildet feine Brücken von einer Netzhautfalte zur anderen bei einer abgehobenen Netzhaut, oder sie sitzt auf der Spitze jedes Netzhautfältchens bei anliegender Netzhaut.

Behandlung

Die Retinopathie mit oberflächlichen Fältchen (epiretinale Fibroplasie) muß in der Regel nicht behan-

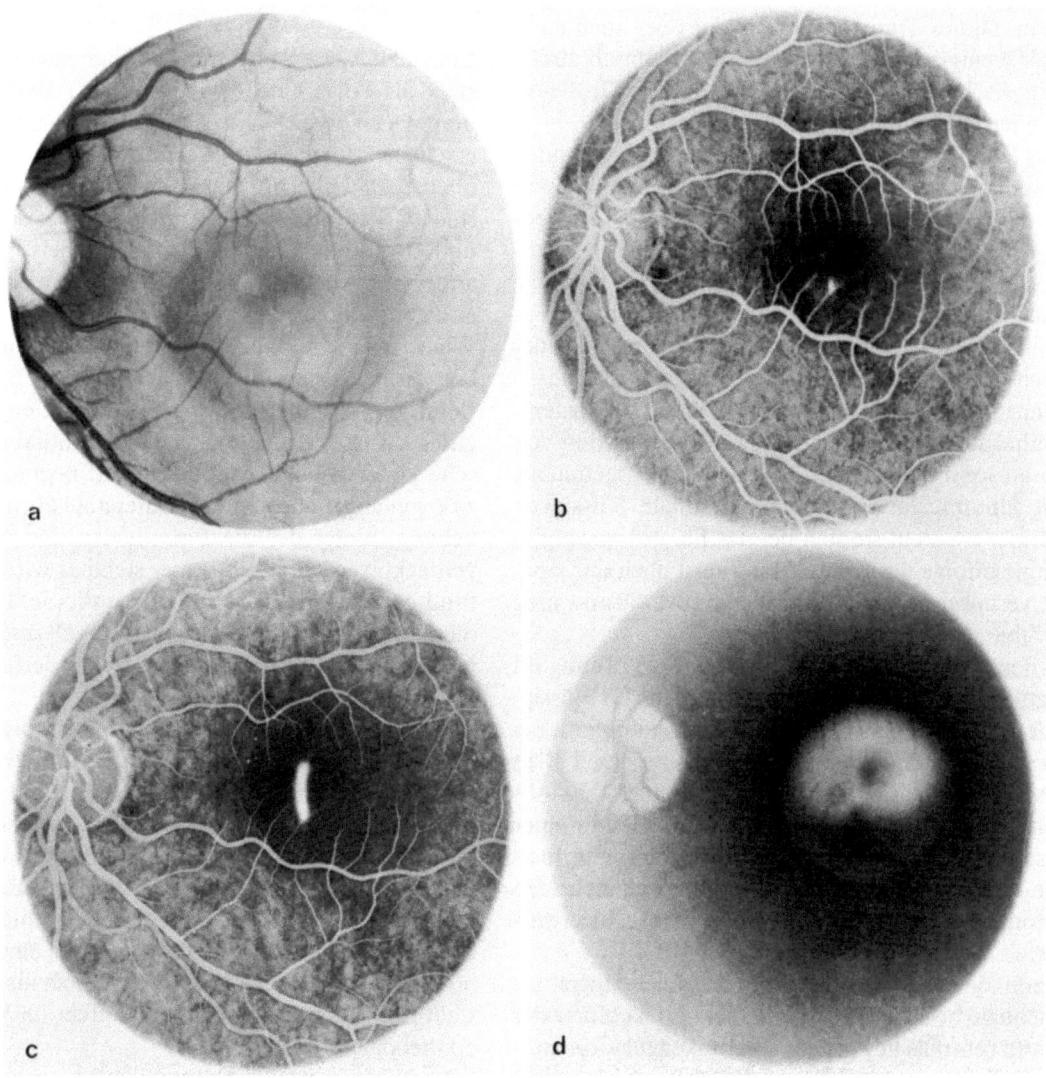

Abb. 13.22 a–d. Zentrale seröse Netzhautablösung (Retinitis centralis serosa). **a** Fundusphotographie eines 34jährigen Mannes mit Retinitis centralis serosa, **b** In der arteriovenösen Phase des Fluoreszenzangiogramms erscheint der winzige Defekt im Pigmentepithel, **c** Das warme, mit dem Farbstoff ver- mischte Serum gelangt in die subretinale Höhle und steigt durch Konvektion nach oben, **d** Im Verlauf der Zeit vermischt sich der Farbstoff in der ganzen Kuppel der Abhebung. (Gass 1977 a)

delt werden. Wenn aber durch Befall der Makula eine massive Visusabnahme aufgetreten ist, sollte die mikrochirurgische Entfernung der präretinalen Membran riskiert werden. Im Falle einer Netzhautablösung kommt eine eindellende Netzhautoperation, bei Beteiligung der Makula eine Vitrektomie, in Frage.

Die Makula

Zentrale seröse Netzhautablösung (Retinitis centralis serosa)

Diese Krankheit kann nach dem 1. Lebensjahrzehnt auftreten und ist bei Männern häufiger als bei Frauen (Abb. 13.22). Meistens ist nur ein Auge betroffen, es können aber auch beide Seiten miteinander oder nacheinander befallen werden. Bei sonst normalem Fundus entstehen kleine Defekte im Pigmentepithel, durch welche Flüssigkeit aus der Choriokapillaris in den subretinalen Raum eindringen kann. Dieses Transsudat kann klar oder auch mehr oder weniger trübe erscheinen. Die dadurch ausgelöste flache Netzhautablösung kann eine Größe bis zu 6 Papillendurchmessern erreichen.

Das Hauptsymptom ist Trübsehen, das wie bei allen Makulaprozessen im hellen Licht noch schlimmer wird. Die zentrale Sehschärfe nimmt in unterschiedlichem Maße ab, oft stellt man auch eine Refraktionsänderung in Richtung Hypermetropie fest. Die flache Netzhautablösung und der Verlust des Foveolarreflexes können ophthalmoskopisch oder noch besser bei der Spaltlampenbiomikroskopie erkannt werden. Die undichten Stellen im Pigmentepithel stellen sich nach intravenöser Injektion von Fluorescein deutlich dar. Da die frisch ausgetretene, mit Fluorescein vermischte subretinale Flüssigkeit wärmer ist, stellt sie sich bei der Fluoreszenzangiopathie infolge der Konvektion zuerst oben dar. Später vermischt sie sich und bleibt etwa 30 min lang sichtbar.

In den meisten Fällen schließt sich die Öffnung im Pigmentepithel spontan und die subretinale Flüssigkeit wird innerhalb von 3 Monaten resorbiert. Bei diesem Verlauf erholt sich in den meisten Fällen auch die zentrale Sehschärfe. Seltener bleibt die Abhebung länger bestehen, wodurch die Gefahr einer zystoiden Makuladegeneration zunimmt. Ein bleibender Schaden der Makula ist auch nach mehreren Rezidiven einer Retinitis centralis serosa zu erwarten.

Wenn die Öffnung im Pigmentepithel länger als 3 Monate bestehen bleibt und nicht direkt hinter der Fovea centralis liegt, ist eine Photokoagulation indiziert. Dadurch wird die durchlässige Stelle abgedichtet, die subretinale Flüssigkeit kann resorbiert werden und die Sehschärfe nimmt wieder zu.

Die zentrale seröse Retinopathie erscheint als abgegrenztes klinisches Bild. Man darf aber nicht vergessen, daß jeder Schaden der Bruch-Membran und des Pigmentepithels zum Austritt von seröser Flüssigkeit unter die Retina führt. Deshalb müssen differentialdiagnostisch die senile Degeneration der Bruch-Membran, „Angioid streaks", Tumoren wie Angiom, Nävus oder malignes Melanom der Aderhaut, familiäre Drusen, hohe Myopie und traumatische Einwirkungen erwogen werden.

In ganz seltenen Fällen kann eine Grube der Sehnervenpapille (Grubenpapille) mit einer serösen Amotio am hinteren Augenpol einhergehen. Dabei ist ein Defekt im Pigmentepithel nicht nachweisbar. Die subretinale Flüssigkeit scheint aus dem Liquor cerebrospinalis oder aus dem Glaskörper zu stammen.

Abhebung des Pigmentepithels

Eine lokalisierte Abhebung des Pigmentepithels entsteht als Folge einer Schädigung der Bruch-Membran. Der Vorgang kann sich bei einem sonst normal erscheinenden Fundus oder auch zusammen mit der oben beschriebenen zentralen serösen Amotio einstellen. Sehr oft laufen nämlich eine seröse Amotio und eine Abhebung des Pigmentepithels nebeneinander her, wobei das klinische Bild vom einen oder anderen Vorgang beherrscht wird.

Wenn der Prozeß außerhalb der Makula liegt, bleiben die Patienten beschwerdefrei. Auch bei einem Befall direkt hinter der Fovea kann ein erstaunlich guter Visus erhalten bleiben. Die ophthalmoskopische Untersuchung zeigt den scharf begrenzten Bezirk von abgehobenem Pigmentepithel als flache Erhebung, hinter der die Einzelheiten der Aderhaut verdeckt werden. Noch besser sichtbar wird der Befund bei der Spaltlampenbiomikroskopie. Im regredienten Licht sind auch der klare Inhalt und die unregelmäßigen trüben Linien an der Vorderfläche des Bläschens zu erkennen.

Die Fluoreszenzangiographie verhilft in diesen Fällen zu einer sicheren Diagnose. Das intravenös injizierte Fluorescein vermischt sich sofort mit dem Inhalt der Höhle, die trotz des darüberliegenden Pigmentepithels gegenüber dem übrigen Fundus deutlich hervortritt. Man sieht das Bläschen deshalb so gut, weil die mit Fluorescein gefärbte Schicht unter dem Pigmentepithel recht dick ist. Wenn zudem noch eine seröse Abhebung der Netzhaut besteht, stellt das Fluorescein auch den Defekt im Pigmentepithel dar.

Eine Abhebung des Pigmentepithels kann sich spontan zurückbilden. Im Falle einer Zunahme kommt es zur Atrophie des Pigmentepithels oder unterhalb von diesem zu Gefäßneubildungen.

Die Behandlung durch Photokoagulation kann nützlich sein, wenn die Abhebung des Pigmentepithels noch nicht von Neovaskularisationen begleitet und das umgebende Pigmentepithel gesund ist.

Neovaskularisation unter dem Pigmentepithel und disziforme Makuladegeneration

Im Spaltraum zwischen dem mesodermalen Anteil der Bruch-Membran und der Basalmembran des Pigmentepithels können sich neugebildete Blutgefäße ausbreiten. Dies geschieht am häufigsten am hinteren Augenpol als Folgeerscheinung einer sichtbaren Veränderung in der Bruch-Membran: senile oder hereditäre Degeneration, Abhebung des Pigmentepithels, Histoplasmoseherde, „angioid

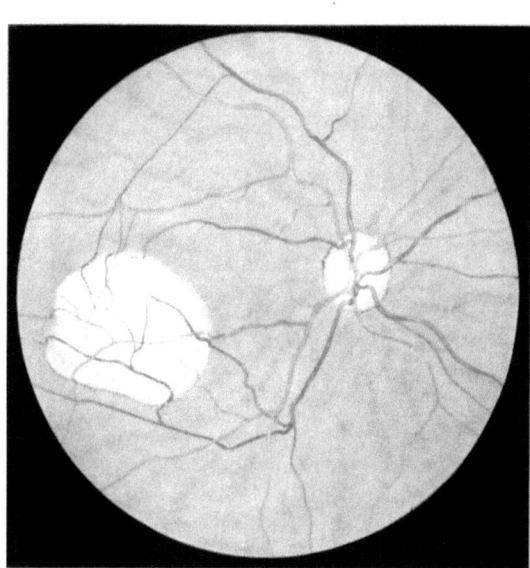

Abb. 13.23. Zeichnung einer langsam fortschreitenden Form von disziformer Makuladegeneration. (Mit freundlicher Genehmigung von F. C. Cordes)

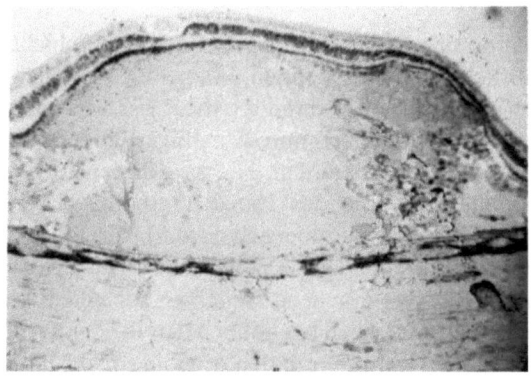

Abb. 13.24. Mikroskopischer Schnitt durch eine disziforme Makuladegeneration. (Hogan et al. 1971)

streaks", traumatische Ruptur, hohe Myopie oder konnatale Rubeolenretinopathie. Die neugebildeten Gefäße kommen aus der Aderhaut und wachsen durch einen Defekt in der Bruch-Membran oder umgehen die Membran am Rand der Sehnervenpapille. Am besten werden sie bei der Fluoreszenzangiographie dargestellt.

Die neugebildeten Gefäße können zu einer serösen oder hämorrhagischen Abhebung des Pigmentepithels führen. In der Folge bildet sich Narbengewebe, das oft in den subretinalen Raum durchbricht. Es zeigt eine unregelmäßige Pigmentierung und kann jahrelang fortgesetzt Blut oder seröse Flüssigkeit ausscheiden, wobei sich oft gebliche Ablagerungen bilden. Die Blutungen erfolgen in der Regel subretinal, nur in seltenen Fällen brechen sie in die Netz-

haut oder sogar in den Glaskörperraum durch; dies geschieht besonders bei Patienten, die unter Aggregationshemmern oder Antikoagulanzien stehen. Das von diesen Vorgängen befallene Areal ist mehr oder weniger kreisförmig (disziform) abgegrenzt. Die darüberliegende Netzhaut erleidet einen irreversiblen Schaden. Der Prozeß betrifft typischerweise die Makula, wodurch die zentrale Sehschärfe verloren geht. Die Krankheit führt aber nicht zur völligen Erblindung, da die Funktion der peripheren Netzhaut erhalten bleibt. Die Patienten mit disziformer Makuladegeneration (Abb. 13.23 u. 13.24) verlieren zwar die Fähigkeit zum Lesen, sie können sich aber immer noch ungehindert fortbewegen, besonders in einer ihnen bekannten Umgebung.

Die Differentialdiagnose der disziformen Makuladegeneration zum malignen Melanom kann überaus schwierig sein. Tatsächlich sind schon Augen mit disziformer Degeneration in der falschen Annahme eines Melanoms enukleiert worden. Manchmal ist eine Verlaufskontrolle über Monate oder Jahre notwendig, bis eine Wachstumstendenz des Herdes ausgeschlossen werden kann.

Wenn die Neovaskularisationen unter der Retina oder unter dem Pigmentepithel mindestens 0,2 Papillendurchmesser von der Fovea centralis entfernt sind und wenn Pigmentepithel und Bruch-Membran in der Umgebung normal erscheinen, bietet sich die Behandlung durch Photokoagulation an. Oft kann damit die Entwicklung des Vollbildes der disziformen Makuladegeneration vermieden und eine brauchbare zentrale Sehschärfe erhalten werden. Es scheint, daß die Hitzekoagulation der avaskulären äußeren Netzhautpartien, des Pigmentepithels und des die neugebildeten Gefäße begleitenden Bindegewebes einen metabolischen Reiz aufhebt, sodaß die Gefäße nicht mehr weiter wuchern.

Senile Degeneration der Bruch-Membran

Bei älteren Patienten findet man oft eine Verdickung der Bruch-Membran und eine dazugehörige Sklerose der Choriokapillaris. Das darüberliegende Pigmentepithel wird geschädigt, besonders im Makulabereich und am Rand der Papille. Durch winzige Ablagerungen unter der Basalmembran des Pigmentepithels entstehen die sog. Drusen der Bruch-Membran (Abb. 13.25 u. 13.26). Sie sind Ausdruck von degenerativen Veränderungen, die im Laufe der Zeit zunehmen und hauptsächlich die Makula betreffen. Man beobachtet Felder mit vollständiger Atrophie des Pigmentepithels, eine seröse Abhebung des Pigmentepithels oder Neovaskularisationen und Blutungen unter dem Pigmentepithel.

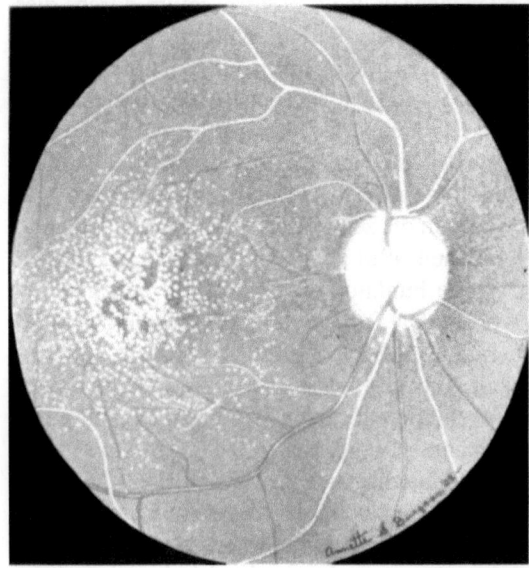

Abb. 13.25. Drusen der Makula. (Wilmer 1934)

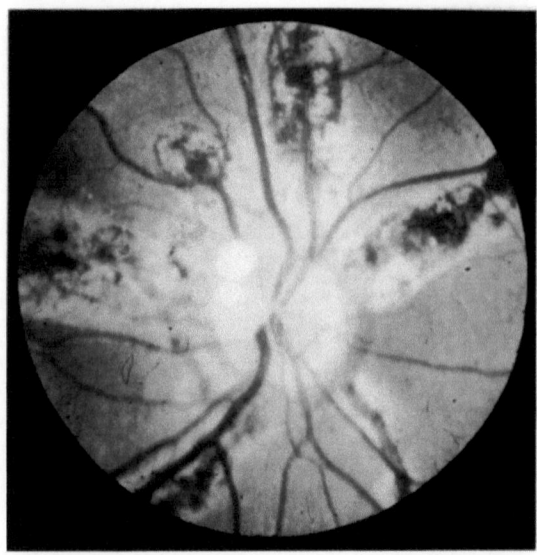

Abb. 13.27. Netzhautphotographie von Angioid streaks. (Mit freundlicher Genehmigung von M. J. Hogan und S. Aiken)

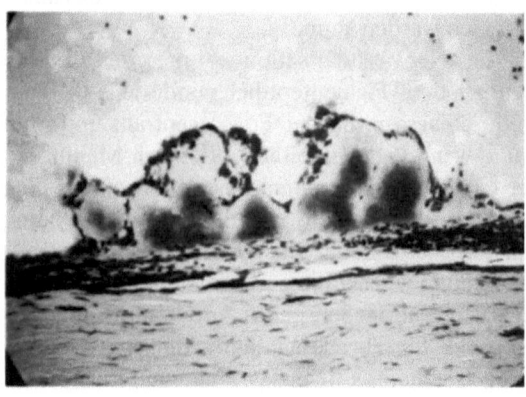

Abb. 13.26. Mikroskopischer Schnitt von Drusen (Verwölbungen der Bruch-Membran), die Netzhaut ist hier nicht sichtbar. (Hogan et al. 1971)

In den frühen Stadien, die glücklicherweise über Jahre andauern können, bleiben die Patienten praktisch beschwerdefrei und die Sehschärfe nimmt kaum ab. Die Spätstadien indessen führen zum schweren Bild der disziformen Makuladegeneration mit Verlust der zentralen Sehschärfe.

Gelegentlich kann die Abhebung des Pigmentepithels durch Photokoagulation behandelt werden. Eine Behandlung der Degeneration in der Bruch-Membran ist aber nicht möglich. Meist muß man sich damit begnügen, dem Patienten durch die Verordnung von optischen Hilfsmitteln eine gewisse Lesefähigkeit zu bewahren.

Es gibt Fälle von jungen Patienten mit Drusen in der Familienanamnese, die an einer solchen Makuladegeneration leiden.

Angioid streaks

Linienförmige Risse in der fibroelastischen Schicht der Bruch-Membran können Blutgefäßen ähnlich sehen, daher die Bezeichnung (Abb. 13.27). Es handelt sich um bräunliche unregelmäßige Bänder, die von der Papille ausstrahlen. Hierzu gehören Allgemeinkrankheiten wie das Pseudoxanthoma elasticum (Groenblad-Strandberg-Syndrom), die Sichelzellanämie und die Paget-Krankheit (Osteitis deformans). Etwas vereinfachend kann man auch die Risse der Bruch-Membran bei hoher Myopie oder nach traumatischen Rupturen zu den Angioid streaks zählen. Das Pigmentepithel über diesen Einrissen degeneriert langsam, manchmal wachsen neue Gefäße durch die Spalten der Bruch-Membran und führen zu einer disziformen Degeneration.

Solange keine Neovaskularisation stattfindet, erzeugen die Angiod streaks keine subjektiven Beschwerden. Im Falle von Gefäßneubildungen kann sich eine Behandlung mit Photokoagulation günstig auswirken.

Das Syndrom bei wahrscheinlicher Histoplasmose

Ein beachtlicher Teil der Bevölkerung der westlichen Staaten der USA weist folgendes Syndrom auf: positiver Hauttest für Histoplasmose, miliare Verschattungen der Lungen, winzige Narben der Chorioidea, peripapilläre Aufsplitterung der Chorioidea und Exsudation oder Blutung aus subretinal gelege-

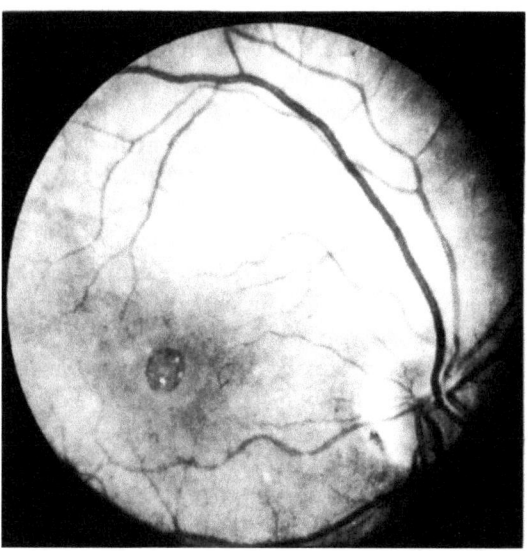

Abb. 13.28. Atrophisches Makulaloch. (O'Malley u. O'Malley 1973)

nen neovaskularisierten Narben nahe oder in der Makula. Solange die Veränderungen außerhalb der Makula bleiben, ist der Vorgang harmlos. Wenn aber die disziforme Makuladegeneration einsetzt, ist die Prognose überaus schlecht. Aktive Narbenherde außerhalb der Fovea werden durch Photokoagulation erfolgreich behandelt.

Makulalöcher

Wie in der peripheren Retina sind auch im Makulabereich die verdünnte Membrana limitans interna und das avaskuläre Netzhautparenchym für Lochbildungen besonders anfällig. Solch atrophische Netzhautlöcher (Abb. 13.28) kommen recht häufig vor. Sie können Folge eines lange andauernden Makulaödems oder einer Traktion durch eine präretinale Membran sein. Bei älteren Patienten entstehen sie auch spontan.

Die Einbuße an zentraler Sehschärfe entspricht der Größe des Loches und den Veränderungen am Rand. Bei nicht unterspülter Retina ist ein Makulaloch manchmal schwer zu sehen. Bei der Diagnose helfen die klare Sichtbarkeit des darunterliegenden Pigmentepithels sowie die Abrundung und leichte Eintrübung der Lochränder. Bei der Fluoreszenzangiographie erscheint eine frühzeitige Hintergrundfluoreszenz von der Aderhaut.

Es gibt keine wirksame Behandlung für die Makulalöcher. Wegen der seltenen Komplikationen einer weiteren Netzhautablösung ist aber Überwachung angezeigt.

Erbkrankheiten der Makula

Alle Erbkrankheiten der Makula sind therapierefraktär. Man kann sie etwas verallgemeinernd in 2 Gruppen einteilen, nämlich in die, welche die ersten Veränderungen in der Choriokapillaris zeigen, und diejenigen mit Beginn im Pigmentepithel.

Die zentrale felderförmige Sklerose der Aderhaut ist ein Beispiel für die erste Gruppe. Diese autosomal dominant oder rezessiv vererbte Krankheit führt zu einem Verlust der zentralen Sehschärfe in den mittleren Lebensabschnitten. Schon früh werden Veränderungen der Choriokapillaris und des Pigmentepithels sichtbar. Wenn die ersten Symptome auftreten, kann das zentrale Pigmentepithel schon vollständig atrophiert sein.

Die Stargardt-Behr-Krankheit und die Best-Krankheit sind Beispiele für Makulakrankheiten mit primärem Befall des Pigmentepithels. Die Stargardt-Behr-Krankheit wird in der Regel autosomal rezessiv vererbt und kann in verschiedenen Lebensaltern einsetzen. Es kommt zur langsamen Degeneration des makulären Pigmentepithels. Die Intensität dieser Degeneration und damit auch das Ausmaß der Sehbeeinträchtigung sind von Familie zu Familie sehr verschieden. Bei der vitelliformen Makuladegeneration nach Best besteht eine allgemeine Störung des Pigmentepithels, die sichtbaren Veränderungen beschränken sich aber auf die Makula. Anfänglich zeigt diese autosomal dominant vererbte Krankheit bei noch intakter Sehfunktion Ablagerungen im Pigmentepithel, die das Aussehen eines Spiegeleis haben. In späteren Stadien verändert sich dieses Bild der Makula zu einem Rührei und die Sehfunktion wird schwer beeinträchtigt.

Trauma

Bei der Beurteilung von traumatischen Schädigungen muß das Auge als Ganzes betrachtet werden (vgl. Kap. 23). Die folgenden Ausführungen betreffen nur einige Besonderheiten der Retina.

Stumpfes Trauma

Eine nichtpenetrierende Verletzung des Augapfels kann zu Netzhautrissen oder Commotio retinae führen. Die Netzhaut kann auch indirekt durch die Folgen von Rissen in der Bruch-Membran geschädigt werden.

Traumatischer Netzhautriß

Die schwere und plötzliche Verformung des Bulbus kann zum Einreißen der Retina führen; dies geschieht hauptsächlich, weil die Bulbuswand und der Glaskörper ihre Formveränderung nicht gleichzeitig durchmachen. Die gegebene Struktur des Glaskörpers und seine Ansatzpunkte an der Retina zeichnen die Stellen vor, an denen ein Netzhautriß auftreten kann. So kann die Glaskörperbasis, ein Band von sehr starken vitreoretinalen Adhäsionen, 1–2 mm anterior und posterior von der Ora serrata, ausgerissen werden. Es können aber auch Netzhautrisse entlang der posterioren Begrenzung der Glaskörperbasis oder aber im nichtpigmentierten Epithel der Pars plana an der anterioren Begrenzung der Glaskörperbasis entstehen. Derartige Risse führen in der Regel zur Netzhautablösung und müssen behandelt werden.

Ein Trauma kann auch vorzeitig eine hintere Glaskörperabhebung, wie sie normalerweise bei fast allen älteren Menschen auftritt, auslösen. Bei der Ablösung kann der Glaskörper an Stellen von vitreoretinalen Adhäsionen posterior von der Glaskörperbasis die Netzhaut einreißen. Diese Risse, die auch von Glaskörperblutungen begleitet sein können, werden genauso behandelt wie die spontan entstandenen.

Commotio retinae (Berlin-Ödem)

Ein Schlag frontal auf das Auge kann zum Ausreißen der Außensegmente der retinalen Sinneszellen in einem umschriebenen Bezirk führen. Im Verlaufe der folgenden Wochen werden die Rückstände durch das Pigmentepithel phagozytiert. Anfangs aber ist das weiße subretinal gelegene Material gut sichtbar. In der Regel sieht man später ophthalmoskopisch nur noch kleine Veränderungen im Pigmentepithel. An der befallenen Stelle bleibt ein Skotom bestehen. Ist auch die Makula betroffen, entstehen schwerste Sehstörungen, bei Befall von anderen Netzhautbezirken bleibt die verlorene Sehfunktion unbemerkt.

In der Netzhautperipherie wie auch in der Fovea, wo Netzhautparenchym und Membran limitans interna am dünnsten sind, können an der Stelle des Contrecoup atrophische Löcher entstehen (s. Abb. 23.1). Solche Löcher führen nur selten zu einer Netzhautablösung.

Einriß der Bruch-Membran (s. Abb. 23.2)

Ein stumpfes Trauma kann eine oder mehrere gut sichtbare Rißlinien in der Bruch-Membran erzeugen, die i. allg. von subretinalen Blutungen begleitet sind. Die Risse können irgendwo entstehen. In der Gegend des hinteren Pols verlaufen sie bogenförmig konzentrisch um den Sehnervenkopf. Im Laufe der Zeit wird die subretinale Blutung resorbiert. Das Pigmentepithel atrophiert am Rande der Frakturlinien entsprechend dem Untergang an Choriokapillaris, die von der zerrissenen Ziliararteriole versorgt wurde. Später können neu gebildete Gefäße durch die Spalten der Bruch-Membran in den subretinalen Raum vordringen, wie dies bei der disziformen Makuladegeneration (s. S. 171) beschrieben worden ist.

Wenn sich die Risse in der Bruch-Membran in einiger Distanz von der Makula befinden, bleiben sie für den Patienten meist unbemerkt. Eine Rißlinie direkt unter der Fovea jedoch verursacht in der Regel einen dauernden Verlust der zentralen Sehfunktion, obwohl sich der Zustand nach Resorption der subretinalen Blutung manchmal etwas verbessern kann. Eine spätere Beteiligung der Makula in Form einer disziformen Makuladegeneration führt ebenfalls zu einem bleibenden Verlust des zentralen Visus. In den Fällen von disziformer Degeneration kann gelegentlich eine Photokoagulation günstig wirken.

Penetrierende Verletzungen

Bei einer penetrierenden Verletzung kann die Retina durch den eindringenden Gegenstand direkt oder durch die Glaskörpertraktionen indirekt beschädigt werden. Die klinischen Befunde sprechen für sich selbst und werden entsprechend den anatomischen Verhältnissen operativ behandelt.

Als Spätfolge nach einer Verletzung des Glaskörpers kann recht oft ein Zug auf die Retina auftreten, sei es durch Schrumpfung von Bindegewebe entlang dem Kanal der Verletzung oder durch eine verzögert auftretende, posttraumatische hintere Glaskörperabhebung. In beiden Fällen kann die Netzhaut einreißen und sich ablösen, so daß ein chirurgischer Eingriff notwendig wird.

Farbensinn und Farbenblindheit

Definitionsgemäß bildet das sichtbare Licht denjenigen Anteil des elektromagnetischen Spektrums, der die menschlichen Rezeptorzellen adäquat erregen kann. Der Bereich liegt zwischen 400 und 700 nm. Für andere Lebewesen kann der Begriff „Licht" eine ganz andere Gruppierung von Wellenlängen bedeuten.

Die Zapfen vermitteln das Farbensehen. Zu ihrer Erregung benützen sie eine höhere Lichtintensität als die Stäbchen. Daraus erklärt sich, daß man z. B. im Mondlicht keine Farben unterscheiden kann. Jeder Zapfen besitzt eines von 3 ganz bestimmten spektralen Empfindlichkeitsmustern. Die Empfindlichkeitskurven gehen ineinander über, bilden aber Maxima bei Rot, Grün und Blau. Ein gegebener Lichteinfall erzeugt demnach verschieden starke Antworten in jedem der 3 verschiedenen Zapfentypen. Daraus entsteht ein Informationsmuster, das im Sehzentrum als spezifische Farbwahrnehmung interpretiert wird.

Eine *Farbe* wird durch Farbton, Sättigung und Helligkeitsgrad bestimmt. Gegenstände erscheinen in einem bestimmten **Farbton** in erster Linie, weil sie gewisse Wellenlängen reflektieren, ausstrahlen oder durchlassen. Die Zumischung von Schwarz zu einem bestimmten Farbton erzeugt die verschiedenen Schattierungen.

Sättigung ist Ausdruck der Reinheit eines Farbtons. So ist z. B. Scharlachrot stärker gesättigt als Rosarot, weil Rosarot aus einer Mischung von Rot und Weiß besteht.

Die **Helligkeit** ist bei der Farbwahrnehmung hauptsächlich von der Intensität des Lichtes abhängig.

Der Ausdruck **Farbenblindheit** ist an sich falsch, da fast alle farbenblinden Menschen eine normale zentrale Sehschärfe haben. 8% der Männer und 0,4% der Frauen interpretieren die Farben anders als der übrige Anteil der Menschheit. Sie werden folgendermaßen eingeteilt:

1) Zapfenmonochromaten: diese Menschen haben nur einen Typ von Zapfen. Die Häufigkeit beträgt etwa 1:1 000 000.

2) Dichromaten: diese Menschen besitzen nur 2 anstatt 3 Arten von Zapfen. Man kann sie in 3 Gruppen einteilen: Die protanopen oder rotblinden Personen sind unempfindlich auf reines Rotlicht. Die Deuteranopen verwechseln Schattierungen von Rot, Grün und Gelb. Die Tritanopen sind blaublinde Personen, die blaue und grüne Schattierungen verwechseln und in der Regel auch Orange und Rosa.

3) Anomale Trichromaten: diese Gruppe ist bei weitem die größte. Die Protanomalen haben einen ähnlichen, aber weniger ausgeprägten Defekt als die Protanopen. Die Deuteranomalen haben einen ähnlichen, aber geringeren Defekt entsprechend der Deuteranopie. Die Tritanomalen zeigen einen entsprechend abgeschwächten Defekt wie bei der Tritanopie.

4) Stäbchenmonochromaten: Der Stäbchenmonochromatismus ist eine sehr seltene Störung, bei der die Zapfenfunktion vollständig fehlt. Sie ist immer begleitet von Photophobie, Nystagmus und schlechter zentraler Sehschärfe.

Die üblichen Typen der Farbenblindheit werden geschlechtsgebunden mit dem X-Chromosom vererbt. Es gibt auch erworbene Formen von Farbenblindheit nach Erkrankungen der Netzhaut und nach Vergiftungen. Bei diesen Fällen kann die Farbenblindheit auch nur in einem Teil des Gesichtsfeldes vorkommen.

Die Diagnostik der Farbenblindheit ist in Kap. 3 beschrieben. Da eine Farbensinnstörung bei der Berufswahl eine wichtige Rolle spielen kann, sollten die Untersuchungen im Kindesalter (etwa zwischen 8 und 12 Jahren) durchgeführt werden. Der Arzt soll sich aber davor hüten, den Störungen des Farbensinnes eine allzugroße Bedeutung beizumessen. Häufig handelt es sich nur um eine der leichteren Formen, die kaum mehr als eine gelegentliche Behinderung im gesellschaftlichen Leben darstellen.

Eine Behandlung ist sinnlos.

Literatur

Arruga A (1936) Detachment of the retina. Salvat, Barcelona

Byer NE (1976) The natural history of senile retinoschisis. Trans Am Acad Ophthalmol Otolaryngol 81:459

Cleary PE, Kohner EM, Hamilton AM, Bird AC (1975) Retinal macroaneurysms. Br J Ophthalmol 59:355

Daicker B (1972) Anatomie und Pathologie der menschlichen retinoziliaren Fundusperipherie. Karger, Basel

Diabetic Retinopathy Study Research Group (1976) Preliminary report on effects of photocoagulation therapy. Am J Ophthalmol 81:383

Duke-Elder S, Dobree GH (1967) System of ophthalmology, vol 10: Diseases of the retina. Mosby, St. Louis

Flynn JT, O'Grady GE, Herrera J et al. (1977) Retrolental fibroplasia, I. Clinical Observations. Arch Ophthalmol 95:217

Foos RY (1972) Vitreoretinal junction: Topographical variations. Invest Ophthalmol 11:801

François J (1973) Das zystoide Oedem der Macula. Klin Monatsbl Augenheilkd 162:125–138

Franqis J, De Laey JJ, Cambie E et al. (1975) Nevascularization after argon laser photocoagulation in macular lesions. Am J Ophthalmol 79:206

Frank KE, Purnell EW (1978) Subretinal neovascularization following rubella retinopathy. Am J Ophthalmol 86:462

Galainena MC (1976) Solar retinopathy. Ann Ophthalmol 8:304

Gass D (1973) Das Puchering Syndrom. Sitzungsberichte der Deutschen Ophthalmologischen Gesellschaft 73. Tagung Heidelberg

Gass JDM (1977a) Stereoscopic atlas of macular diseases, 2nd edn. Mosby, St. Louis

Gass, JDM (1977b) Treatment of retinal vascular abnormalities. Trans Am Acad Ophthalmol Otolaryngol 83:432

Gloor B, Werner H (1967) Postkoagulative und spontan auftretende internoretinale Fibroplasie mit Maculadengeneration. Klin Monatsbl 151:673–693

Griffith RD, Ryan EA, Hilton GF (1976) Primary retinal detachments without apparent breaks. Am J Ophthalmol 81:420

Hamilton AM, Taylor W (1972) Significance of pigment granules in the vitreous, Br J Ophthalmol 56:700

Hayreh SS (1976) So-called „central retinal vein occlusion". 2. Venous stasis retinopathy. Ophthalmologica 172:14

Hogan MJ, Alvarado JA, Weddell JE (1971) Histology of the human eye. Saunders, Philadelphia

Jaeger W (1980) Vererbung von Augenleiden und Anomalien des Auges. In: Axenfeld T, Pau H (Hrsg) Lehrbuch und Atlas der Augenheilkunde. Fischer, Stuttgart

Kohner EM (1976) Symposium on retinal vascular disease. 1. Morphological, circulatory and histopathologic response to retinal vein occlusion: Pathophysiology of retinal vein occlusion. Trans Ophthalmol Soc UK 96/2:189

Kolker AE, Becker B (1968) Epinephrine maculopathy. Arch Ophthalmol 79:552

Kreissig I, Lincoff H (1975) Mechanism of retinal attachment after cryosurgery. Trans Ophthalmol Soc UK 95:148

Kushner BJ, Essner D, Cohne II et al. (1977) Retrolental fibroplasia. Arch Ophthalmol 85:565

Lincoff J, Gieser R (1971) Finding the retinal hole. Arch Ophthalmol 85:565

Lyons DE (1977) Conservative management of central serous retinopathy. Trans Ophthalmol Soc UK 97:214

Mandelcorn MS, Blankenship G, Machemer R (1976) Pars plana vitrectomy for the management of severe diabetic retinopathy. Am J Ophthalmol 81:561

Maumenee AE, Emery JM (1972) An anatomic classification of diseases of the macula. Am J Ophthalmol 74:594

Merin S, Auerbach E (1976) Review: Retinitis pigmentosa. Surv Ophthalmol 20:303

Miami Study Group (1979) Cystoid macular edema in aphakic and pseudophakic eyes. Am J Ophthalmol 88:45

Miyake K (1977) Prevention of cystoid macular edema after lens extraction by topical indomethacin. Albrecht von Graefes Arch Klin Exp Ophthalmol 203:81

Moses RA (1975) Adler's physiology of the eye, 6th edn. Mosby, St. Louis

Neubauer H (1967) Die gegenwärtigen diagnostischen Möglichkeiten bei Retinopathie hypertonica. Sitzungsber Versamml Rhein-Westf Augenaerzte 116:73–89

Norton EDW (1975) The past 25 years of retinal detachment surgery. Am J Ophthalmol 80:450

O'Malley C, O'Malley (1973) The peripheral fundus of the eye. Medcom, New York

O'Malley P, Allen RA, Straatsma BR et al. (1965) Paving-stone degeneration of the retina. Arch Ophthalmol 73:169

Patz A, Schatz H, Berkow JW et al. (1973) Macular edema. Trans Am Acad Ophthalmol Otolaryngol 77:34

Patz A, Finkelstein D, Yassur Y (1977) Diseases of the macula: Diagnosis and management of choroidal neovascularization. Trans Am Acad Ophthalmol Otolaryngol 83:468

Scheie HG (1971) Onchoceriasis (ocular). Ann Ophthalmol 3:697

Schlagel TF Jr (1977) The presumed ocular histoplasmosis syndrome. In: Brockhurst RJ, Boruchoff SA, Hutchinson BT (eds) Controversy in ophthalmology. Saunders, Philadelphia

Straatsma BR et al. (1974) Lattice degeneration of retina. The 30th Edward Jackson Memorial Lecture. Trans Am Acad Ophthalmol Otolaryngol 78:87

Wilmer WH (1934) Atlas fundus oculi. Macmillan, New York

Wolff E (1954) Anatomy of the eye and orbit, 4th edn. Blakiston-McGraw, Philadelphia

Wollensak J (1981) Stoffwechselleiden. In: Velhagen K (Hrsg) Der Augenarzt, Bd. VII. Thieme, Leipzig

Zinn KM, Marmor F (eds) (1979) The retinal pigment epithelium. Harvard University Press, Cambridge

14. Glaukom

Unter dem Begriff Glaukom versteht man eine Gruppe von Krankheiten, die als gemeinsames Merkmal einen derart gesteigerten Intraokulardruck aufweisen, daß die Sehnervenpapille degeneriert und das Gesichtsfeld zerfällt. Man rechnet mit etwa 50000 an Glaukom erblindeten Personen in den USA. Die Häufigkeit des Glaukoms beträgt bei einer nicht selektionierten Gruppe von Personen über 40 Jahren etwa 1,5%.

Die Hauptgefahr beim chronischen Glaukom (Glaucoma chronicum simplex, Weitwinkelglaukom) besteht in einer langsamen, vom Patienten nicht bemerkten Beeinträchtigung der Sehfunktion. Die Schädigung reicht von einer leichten Trübung bis zur vollständigen Blindheit. Die Krankheit trifft beide Augen und wird vererbt, wahrscheinlich über mehrere Erbfaktoren. Das infantile Glaukom zeigt meistens einen autosomal rezessiven Erbgang, andere spezifische Glaukomsyndrome werden autosomal dominant vererbt. Das akute Glaukom (Winkelblockglaukom) liefert weniger als 5% aller Fälle von primärem Glaukom.

In den meisten Fällen kann eine Erblindung verhindert werden, wenn die Behandlung rechtzeitig einsetzt. Das Ziel der Behandlung besteht darin, den Abfluß des Kammerwassers durch die bestehenden Kanäle mit einem Miotikum zu verbessern oder die Sekretion des Kammerwassers in den Ziliarfortsätzen durch eine lokale oder allgemeine Therapie zu vermindern. Das gebräuchlichste Miotikum ist Pilocarpin. Die am häufigsten gebrauchten Sekretionshemmer sind lokal eingetropfte Adrenalinderivate und Timolol-Maleat sowie Acetazolamid, das per os gegeben wird. In gewissen fortgeschrittenen Fällen, in denen die medikamentöse Therapie den Intraokulardruck nicht mehr genügend senkt, kann auch eine operative Behandlung notwendig werden.

Die Behandlung des Glaukoms wird am besten dem Ophthalmologen überlassen. Nichtsdestoweniger sollten alle Ärzte bei der Entdeckung des Glaukoms mithelfen, indem sie bei der Allgemeinuntersuchung auch die Ophthalmoskopie und — wenn zumutbar — die Tonometrie durchführen. Besonders wichtig sind diese Untersuchungen bei Patienten mit Glaukom in der Familienanamnese. Jeder Arzt sollte mit den ophthalmoskopisch sichtbaren Veränderungen der glaukomatösen Sehnervenpapille vertraut sein. Im Falle eines Glaukomverdachtes sollen die Patienten an den Ophthalmologen überwiesen werden.

Folgende Einteilung der Glaukome wird allgemein anerkannt:

1) *Primäre Glaukome*

   a) *Weitwinkelglaukom,* auch Glaucoma simplex oder Glaucoma chronicum simplex genannt. Dies ist die weitaus häufigste Form.

   b) *Winkelblockglaukom,* auch als Engwinkelglaukom oder akutes kongestives Glaukom bezeichnet
   − akut
   − subakut oder chronisch (intermittierender Winkelblock)

2) *Kongenitale Glaukome*

   a) *Primäres kongenitales oder infantiles Glaukom,* auch Buphthalmus oder Hydrophthalmus genannt.

   b) *Glaukome in Zusammenhang mit kongenitalen Anomalien.* Einige Formen wurden früher als juveniles Glaukom klassifiziert.
   − Pigmentglaukom
   − Aniridie
   − Axenfeld-Syndrom
   − Sturge-Weber-Syndrom
   − Spät entstandenes infantiles Glaukom
   − Marfan-Syndrom
   − Neurofibromatose
   − Lowe-Syndrom
   − Mikrokornea und Megalokornea

3) *Sekundärglaukome*

   a) *Verursacht durch Veränderungen der Linse*
   − Dislokation
   − Intumeszenz
   − Phakolytisches Glaukom
   − exfoliatives Syndrom (Pseudoexfoliation der Linsenkapsel, Glaucoma capsulare, Kapselhäutchenglaukom)

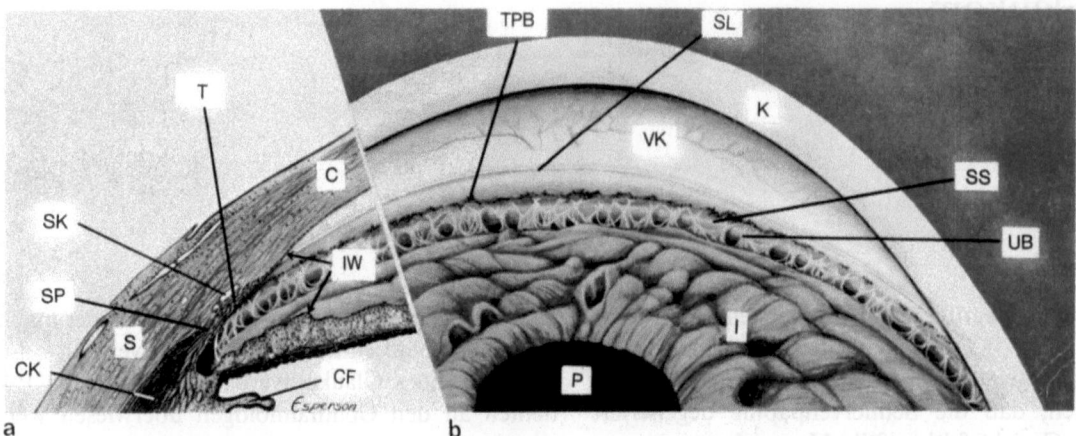

Abb. 14.1a, b. Anatomischer **(a)** und gonioskopischer **(b)** Aspekt eines normalen Kammerwinkels. *VK* Vorderkammer, *K* Kornea, *CK* Ziliarkörper, *CF* Ziliarfortsatz, *I* Iris, *IW* Iriswurzel, *UB* Uvealbänder, *P* Pupille, *S* Sklera, *SK* Schlemm-Kanal, *SL* Schwalbe-Linie, *SS* Sklerasporn, *T* Trabekelwerk, *TPB* trabekuläres Pigmentband. (Shaffer et al. 1975)

b) Verursacht durch Veränderungen im Uvealtrakt
– Iridozyklitis
– Tumoren
– essentielle Irisatrophie
c) Verursacht durch Trauma
– massive Vorderkammerblutung
– massive Hinterkammerblutung
– Verletzungen von Kornea oder Limbus mit inkarzeriertem Irisprolaps
– Rückwärtsverlegung der Iriswurzel durch Einriß nach Kontusio bulbi (Rezession des Kammerwinkels)
d) Nach operativen Eingriffen
– Epitheleinwanderung in die Vorderkammer
– Fehlen eines Lumens der vorderen Augenkammer nach Kataraktextraktion (malignes Glaukom)
e) Verursacht durch Rubeosis (Diabetes und Zentralvenenverschluß der Netzhaut)
f) Bei pulsierendem Exophthalmus
g) Nach einer lokalen Corticosteroidbehandlung (Steroidglaukom)
h) Seltene Fälle

4) Absolutes Glaukom
Das Endergebnis eines jeden nicht adäquat eingestellten Glaukoms ist ein hartes, blindes und oft schmerzhaftes Auge.

Physiologie des Glaukoms

Der Intraokulardruck wird bestimmt durch das Verhältnis von der Produktion des Kammerwassers im Epithel des Ziliarkörpers und dem Abfluß des Kammerwassers aus dem Auge. Die Kenntnis der Kammerwasserphysiologie ist zum Verständnis der Vorgänge beim Glaukom unerläßlich (Abb. 14.1).

Zusammensetzung des Kammerwassers. Das Kammerwasser ist eine klare Flüssigkeit, die die Vorder- und Hinterkammer des Auges füllt. Sein Volumen beträgt etwa 125 µl. Der osmotische Druck des Kammerwassers ist etwas höher als der des Plasmas. Der totale Eiweißgehalt beträgt 0,02%. Das Albumin-/Globulinverhältnis ist mit 2:1 gleich wie im Blut. Im allgemeinen werden im Kammerwasser dieselben Elektrolyte und übrigen Bestandteile wie im Plasma angetroffen, oft jedoch in anderen Konzentrationen.
Eine intraokuläre Entzündung oder ein chirurgischer Eingriff mit Entleerung der Vorderkammer führen zu einer massiven Erhöhung der Eiweißkonzentration im Kammerwasser im Sinne einer Angleichung an das Blutplasma.

Bildung und Zirkulation des Kammerwassers. Über die Dynamik des Kammerwassers ist viel publiziert worden, es fehlt aber immer noch das richtige Verständnis für die genauen Mechanismen der Produktion und Elimination. Wasser, Elektrolyte und Nicht-Elektrolyte treten in verschiedenen Konzentrationen in das Auge ein und aus. Der Wassereintritt geschieht sowohl durch Diffusion vom Ziliarkörper wie auch durch Sekretion aus dem Epithel der Ziliarfortsätze. Die Flüssigkeit strömt aus der hinteren Augenkammer durch die Pupille in die Vorderkammer (Abb. 14.2). Die Fließrichtung in der Vorderkammer geht nach außen zum filtrierenden Trabekelwerk im Kammerwinkel und dann in den Schlemm-Kanal. Der Abfluß aus dem Schlemm-Kanal (etwa 30 Sammelkanäle und etwa 12 Kammerwasservenen) führt die Flüssigkeit dem venösen System zu. Daneben findet aber auch ein ständiger Austausch von Nicht-Elektrolyten und ein beträchtlicher Austausch von Wasser mit dem Irisstroma in beiden Richtungen statt. Ein kleiner Anteil des Kammerwassers verläßt das Auge durch Gefäße der Uvea und Sklera (uveoskleraler Fluß).

Spezielle diagnostische Methoden
(vgl. auch Kap. 3)

Es gibt eine Anzahl von besonderen Untersuchungsmethoden, die eine Diagnose, Klassifikation und Verlaufskontrolle der Glaukome ermöglichen.

Tonometrie

Bei dieser besonders wichtigen Untersuchung wird der Intraokulardruck bestimmt. Das handliche, aber oft nicht genaue Schiötz-Tonometer wird immer mehr vom Applanationstonometer abgelöst. Da der Intraokulardruck starken Schwankungen unterworfen sein kann, darf ein Glaukom durch eine einmalige Tonometrie, die einen normalen Wert ergibt, nicht ausgeschlossen werden. Andererseits erweckt eine einmalige Messung im oberen Grenzbereich natürlich Glaukomverdacht, die Diagnose muß aber durch zahlreiche weitere Untersuchungen erhärtet werden.

Der durchschnittliche Intraokulardruck liegt bei 15 mmHg, die Grenzen der Norm sind 11 mmHg im unteren, 21 mmHg im oberen Bereich. Die Entwicklung einer glaukomatösen Schädigung hängt aber nicht allein von der Höhe des Intraokulardrucks, sondern auch von der Blutversorgung der Sehnervenpapille ab. So kann sich bei schlechten Zirkulationsverhältnissen das klinische Bild eines Glaukoms auch bei normalem Intraokulardruck einstellen (sog. Glaukom ohne Hochdruck), andererseits können manche Menschen Intraokulardrucke bis über 30 mmHg jahrelang ohne Schaden ertragen (sog. okuläre Hypertension).

Gonioskopie

Die Beobachtung des Kammerwinkels ermöglicht die Unterscheidung des Winkelblockglaukoms vom Weitwinkelglaukom und das Erkennen von Kammerwinkelsynechien. Die Gonioskopie bietet die einzigartige Möglichkeit, ein drohendes akutes Winkelblockglaukom noch vor dem Einsetzen der Drucksteigerung zu erkennen. Sie ist somit eine sehr wichtige Methode bei der Glaukomdiagnostik.

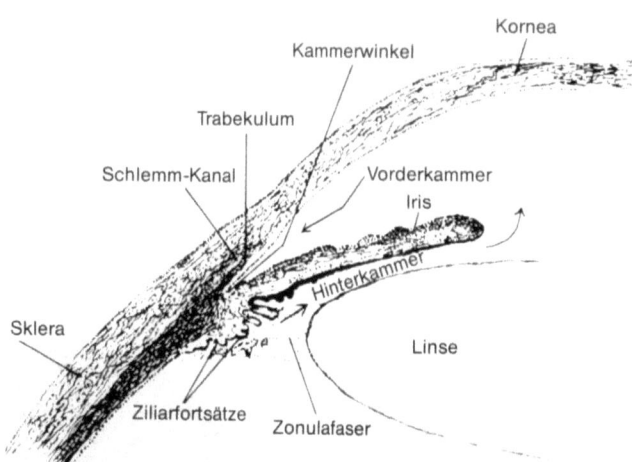

Abb. 14.2. Strukturen des vorderen Segments. Die *Pfeile* zeigen die Flußrichtung des Kammerwassers

Ophthalmoskopie

Die direkte Betrachtung der Sehnervenpapille gehört zu den sichersten Methoden für die Diagnose und Verlaufskontrolle des Glaukoms. So benötigt z. B. ein Patient mit leicht erhöhtem Intraokulardruck keine Therapie, sondern nur eine regelmäßige Überwachung, solange die Sehnervenpapille völlig normal erscheint.

Provokationstests

Beim Weitwinkelglaukom
Die Provokationstests liefern keine Informationen darüber, bei welchem Augendruck ein Sehnerv im Einzelfall eine Schädigung erleiden wird. Deshalb sind sie heute obsolet.

Beim Engwinkelglaukom
1. Dunkelraumtest von Seidel. Der Patient bleibt 1 h lang im dunklen Raum, ohne zu schlafen. Eine Drucksteigerung von mehr als 8 mmHg zeigt, daß bei relativ weiter Pupille ein Winkelblock den Abfluß des Kammerwassers behindert. Bei positiven Ergebnissen wird die Diagnose eines Winkelblocks durch die Gonioskopie bestätigt. Ein negatives Ergebnis schließt einen Winkelblock zu einem späteren Zeitpunkt nicht aus.
2. Mydriasetest. Das Prinzip ist das gleiche wie beim Dunkelraumtest, nur wird die Pupille mit einem schwachen Mydriatikum erweitert. Es wird nur ein Auge untersucht und während der ersten Stunde alle 15 min tonometriert. Wieder spricht eine Druckerhöhung von mehr als 8 mmHg für einen Winkelblock. Dieser Test ist gefährlich und wird kaum angewandt.

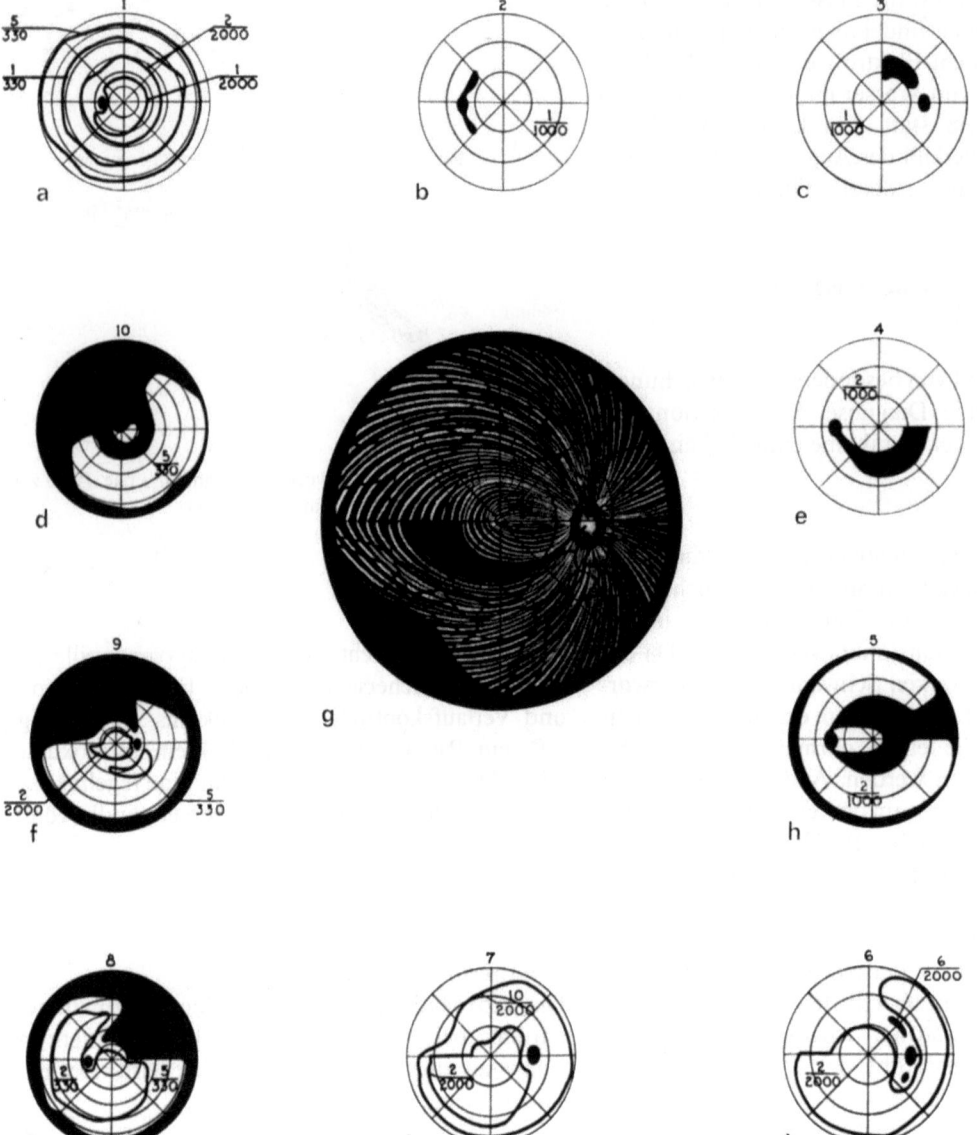

Abb. 14.3 a–l. Gesichtsfeldveränderung beim Glaukom (Harrington 1976). **a** Entblößung des blinden Flecks. Dies ist das erste Symptom eines Nervenfaserbündeldefekts, **b** Beginnender doppelter Nervenfaserbündeldefekt (Bjerrum-Skotom), **c** Bjerrum-Skotom, das vom blinden Fleck abgegrenzt ist, **d** Endstadium eines glaukomatösen Gesichtsfeldzerfalles. Es bleibt ein temporaler Rest. Im verbliebenen zentralen Gesichtsfeld sieht man den nasalen Sprung, **e** Voll ausgebildeter Nervenfaserbündeldefekt mit nasalem Sprung (Bogenskotom), **f** Peripherer Ausfall nasal oben und doppelter Nervenfaserbündeldefekt, so daß das zentrale Gesichtsfeld isoliert wird, **g** Die grundlegenden Veränderungen beim glaukomatösen Gesichtsfeldverlust sind Nervenfaserbündeldefekte mit nasalem Sprung und periphere nasale Eindellungen. Man sieht diese Defekte hier aufgetragen auf die Nervenfaserschicht der Retina und das Gefäßsystem. Alle Gesichtsfeldveränderungen beim Glaukom sind Variationen dieser grundlegenden Ausfälle, **h** Doppeltes Bogenskotom mit Durchbruch nach außen und nasalem Sprung, **i** Nasale Eindellung zusammen mit Bogenskotom (nasaler Sprung nach Ronne), **k** Großer Nervenfaserbündeldefekt mit deutlich ausgebildetem nasalem Sprung und Durchbruch nach außen, **l** SeidelSkotom. Inselförmig angeordnete Bezirke mit größerem Schaden innerhalb eines Nervenfaserbündeldefekts

3. Bauchlagetest. In Bauchlage kann sich das Linsen-Iris-Diaphragma nach vorne verlagern und einen Winkelblock verursachen. Der Test ist positiv, wenn der Intraokulardruck in Bauchlage um 8–10 mmHg ansteigt. Auch hier ist die zusätzliche gonioskopische Untersuchung zur Festigung der Diagnose notwendig. Der Bauchlagetest wird oft gleichzeitig mit dem Dunkelraumtest durchgeführt.

Gesichtsfelder beim Glaukom

Die Untersuchung der Gesichtsfelder ist die wichtigste Methode für die Diagnose und Verlaufskontrolle des Weitwinkelglaukoms. Die Untersuchung geschieht an der Tangentenskala mit einem 2 mm großen Objekt auf 1 m Distanz oder noch besser mit einem Projektionsperimeter (z. B. Gerät von Goldmann). Die automatische Perimetrie mit computergesteuerten Instrumenten erfährt in den letzten Jahren eine wachsende klinische Bedeutung. Frühveränderungen sind mäßige Vergrößerungen des blinden Flecks oder diskrete Ausfälle des Nervenfaserbündels, die nicht unbedingt mit dem blinden Fleck in Verbindung stehen müssen. Im Idealfall wird die Glaukomdiagnose gestellt, bevor ein Gesichtsfeldausfall nachweisbar ist. Unter diesen Bedingungen kann die medikamentöse Glaukombehandlung in der Regel eine Schädigung des Gesichtsfelds verhindern.

Abbildung 14.3 zeigt den Verlauf der Nervenfaserbündel in der Retina. Der erhöhte Intraokulardruck komprimiert den Sehnervenkopf und führt zur kontinuierlichen Zerstörung dieser Fasern, man spricht dann von einem Nervenfaserbündeldefekt. Wenn sich dieser Defekt erweitert, wird er bogenförmig und legt sich kreisförmig vom blinden Fleck ausgehend um den Fixierpunkt. Diese sog. Bogenskotome können sich nach oben oder nach unten ausbreiten und enden im horizontalen Meridian (Bjerrum-Skotom). Ein doppeltes Bogenskotom (ein Skotom im oberen und eines im unteren Gesichtsfeld) bildet ein vollständiges Ringskotom, das den Fixierpunkt einschließt.

Im späteren Verlauf der Krankheit kommt es auch zu peripheren Gesichtsfelddefekten. Die nasalen und oberen Bezirke werden i. allg. zuerst betroffen. Im Endstadium beobachtet man als letzten Überrest des Gesichtsfeldes eine temporale Insel.

Durch diesen Zerfall entsteht allmählich eine konzentrische Einengung der Gesichtsfelder bis zu 5° vom Fixierpunkt weg (Flintenrohrgesichtsfeld). Dabei behält der Patient eine gute Sehschärfe. Deshalb ist der zentrale Visus kein brauchbares Zeichen zur Beurteilung des Verlaufs beim Glaukom. Die genaue Untersuchung der Gesichtsfelder in periodischen Abständen, die Applanationstonometrie und die ophthalmoskopische Beurteilung der Sehnervenpapille sind die unerläßlichen Untersuchungsmethoden.

Weitwinkelglaukom

Mindestens 90% aller Fälle des primären Glaukoms gehören zu dieser Gruppe. Das Weitwinkelglaukom betrifft beide Augen, beginnt unbemerkt und schreitet langsam fort. Der Patient bemerkt keinerlei Symptome bis zu dem Zeitpunkt, in dem als Folge des

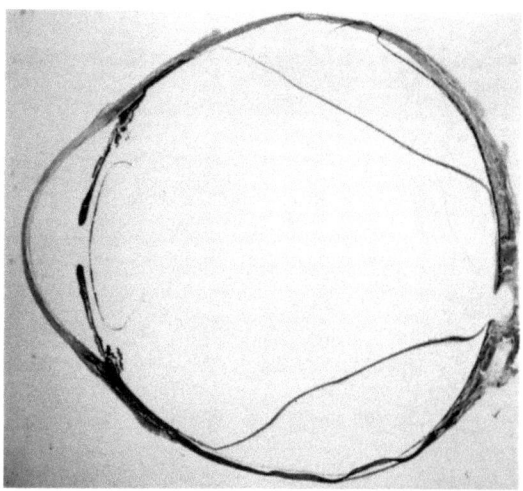

Abb. 14.4. Schnitt durch einen Bulbus mit fortgeschrittenem Glaucoma chronicum simplex. Der Kammerwinkel ist offen, es besteht ein freier Raum zwischen der Iriswurzel und der Hornhautrückfläche. Man beachte die tiefe topfförmige Exkavation des N. opticus. (Mit freundlicher Genehmigung von R. Carriker)

zerfallenen Gesichtsfeldes die Sehfunktion abnimmt. In diesem Stadium kommt jede Hilfe zu spät. Es liegt deshalb im Verantwortungsbereich des Arztes, ein Glaukom zu diagnostizieren, bevor ein irreversibler Schaden am Sehnerv entstanden ist. Eine frühzeitig begonnene Behandlung verhütet oder verzögert zumindest die Verschlechterung der Sehfunktion.

In den vergangenen Jahren sind deutliche Fortschritte im Verständnis des Verlaufs eines Weitwinkelglaukoms erzielt worden. In manchen Punkten herrscht aber unter den Experten noch keine Einigkeit. Man nimmt heute fast mit Sicherheit an, daß die Erhöhung des Intraokulardrucks durch eine Verschlechterung des Kammerwasserabflusses entsteht, wobei degenerative Veränderungen im Trabekelwerk, im Schlemm-Kanal und in den nachfolgenden Kanälen (s. unten) verantwortlich gemacht werden. Vielleicht kommt in seltenen Fällen eine Form von primärem Weitwinkelglaukom durch Hypersekretion von Kammerwasser vor, wofür tonographische Befunde sprechen.

Der erhöhte Intraokulardruck, sei er nun durch Abflußbehinderung oder durch Hypersekretion verursacht, führt durch Beeinträchtigung von Retina und Sehnerv zur funktionellen Schädigung des Sehorganes.

Die histologischen Veränderungen sind im Frühstadium kaum sichtbar. In Spätstadien sieht man bei allen Arten von Glaukom die gleichen unspezifischen Veränderungen. Beim Weitwinkelglaukom sprechen die histologischen Untersuchungen für eine primäre

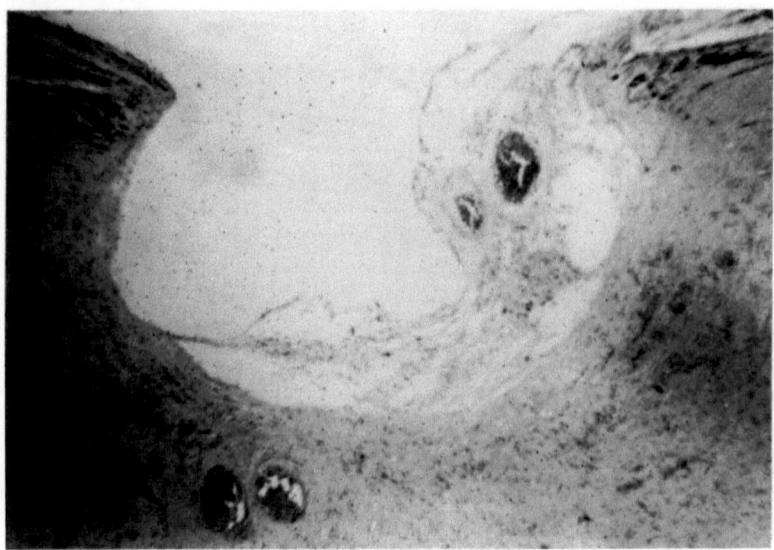

Abb. 14.5. Topfförmige glaukomatöse Exkavation der Sehnervenpapille

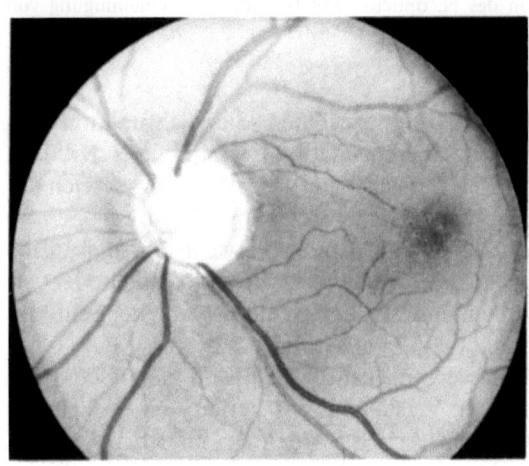

Abb. 14.6. Ausgeprägte glaukomatöse Exkavation der Sehnervenpapille. Die aus der Papille austretenden Zentralgefäße sind nach nasal verdrängt. Die Sehnervenpapille ist bis auf einen schmalen Saum verdrängt und exkaviert. (Mit freundlicher Genehmigung von S. Mettier jr.)

Degeneration im Trabekelwerk mit Veränderung der kollagenen und elastischen Fasern, Endothelproliferation und Ödem (Abb. 14.4). Dadurch kommt es zur langsamen Obliteration der Zwischenräume im Trabekelwerk. Auch die Sammelkanäle zeigen degenerative Veränderungen.

Bei dauernd erhöhtem Intraokulardruck entstehen histologisch deutlich sichtbare Schäden. Der Sehnerv erleidet eine Degeneration, die oft die Form eines tiefen Topfes annimmt (Abb. 14.5). Man beobachtet auch eine Degeneration der Ganglienzellen und der Nervenfaserschicht der Retina. Iris und Ziliarkörper werden atrophisch, die Ziliarfortsätze zeigen eine hyaline Degeneration. Durch ein chroni-

sches Hornhautödem wird das korneale Epithel gelockert und bildet Blasen (bullöse Keratopathie). Die Linse kann eine Kataraktbildung zeigen.

Genetische Gesichtspunkte. Das Weitwinkelglaukom ist eine familiäre, genetisch festgelegte Krankheit. Wahrscheinlich sind mehrere Faktoren kombiniert. In jedem Fall sind aber die Aufnahme einer Familienanamnese und die routinemäßige systematische Untersuchung der Verwandtschaft von Glaukompatienten zur Entdeckung von weiteren Fällen überaus wichtig.

Klinische Befunde

Das Weitwinkelglaukom verursacht keine Frühsymptome. Ein subjektiv feststellbarer Visusverlust ist eigentlich immer ein Zeichen der terminalen Phase. Obwohl fast immer beide Augen betroffen sind, ist oft der Befall auf einer Seite stärker ausgeprägt.

Die wichtigsten Veränderungen im früheren Verlauf sind am Sehnervenkopf zu finden. Der temporale Papillenrand wird schmaler (Abb. 14.6) und die Exkavation wird langsam größer und tiefer. Die großen Gefäße werden nach nasal abgedrängt und das befallene Gebiet der Sehnervenpapille wird atrophisch (hellgrau oder weißlich anstatt rosafarben). Mehr und mehr wird auch die Lamina cribrosa sichtbar.

Der intraokulare Druck ist erhöht. Der gonioskopische Befund des Kammerwinkels kann normal sein. Die Beeinträchtigung der Sehfunktion durch ein Glaukom kann weitaus am besten durch wiederholte Untersuchung der Gesichtsfelder, vorzugsweise mit einem Goldmann-Perimeter oder einem computergesteuerten Gerät, erfaßt werden.

Behandlung

Medikamentöse Behandlung (Vgl. auch Anhang C):
Miotika erleichtern den Austritt des Kammerwassers, da sie die Abflußkanäle erweitern. Der genaue Wirkungsmechanismus ist bis heute nicht bekannt. Das Mittel der Wahl ist Pilocarpin (1–4%), täglich bis zu 5mal eingetropft. Bei pigmentreichen Augen muß das Pilocarpin i. allg. höher dosiert werden. Carbachol (0,75–3%) hilft in Fällen, in denen Pilocarpin unwirksam war oder eine lokale Allergie erzeugte. Beide Mittel sind direkt cholinergisch wirksam.

Die Cholinesterasehemmer sind die wirksamsten Miotika und haben eine lange Wirkungsdauer. Dazu gehören Demecariumbromid (Mintacol) 0,125% und 0,25%, und Echothiopat (Phospholinjodid), 0,03–0,25%. **Achtung:** Die starken Miotika dürfen bei engem Kammerwinkel oder besonders bei Winkelblockglaukom niemals gebraucht werden, da die extreme Miose zu einem Pupillarblock führen kann. Dabei wird die Iris nach vorne gedrängt und es kann zum Winkelblockanfall kommen. Diese Mittel fördern auch die Kataraktbildung, so daß sie nach Möglichkeit nur bei aphaken Augen angewendet werden sollten. Sie führen auch zu Iritis, Blutungen und konjunktivalen Narben. Dies ist sehr ungünstig bei Augen, die in der Folge doch noch operiert werden müssen. Es sei auch auf eine Allgemeinwirkung hingewiesen, die besonders bei Kindern beobachtet wird: infolge einer allgemeinen Reduktion der Cholinesterase im Organismus muß bei einer Narkose das Succinylcholin völlig anders dosiert werden. Wegen dieser vielen Komplikationsmöglichkeiten werden die starken Miotika nach Möglichkeit gemieden. Sie kommen am ehesten zur Anwendung bei Patienten, die nicht operiert werden können oder aphak sind.

Nach der Gabe von miotischen Augentropfen klagen die Patienten infolge der engen Pupille oft über Trübsehen, das 1–2 h andauert. Dazu kommt bei jüngeren Patienten ein Akkommodationsspasmus, der zur vorübergehenden Myopisierung und oft zu Kopfschmerzen führt. Manche Patienten können sich mit der Zeit einigermaßen an diese Nebenwirkungen gewöhnen.

Adrenalin (0,5–2%), 1- bis 2mal täglich eingetropft, vermindert die Produktion von Kammerwasser und verbessert den Abfluß. Es entstehen weder Miose noch Myopie und die Wirkung hält länger an als bei den Miotika. Deshalb wird die Adrenalinbehandlung oft als Initialtherapie beim primären Weitwinkelglaukom eingesetzt (beim Winkelblockglaukom ist Adrenalin natürlich kontraindiziert). Miotika und Carboanhydrasehemmer werden erst in späteren Stadien dem Therapieschema beigefügt, falls der Intraokulardruck nicht genügend gesenkt wird.

Die wichtigsten Nebenwirkungen der Adrenalinderivate sind die schon erwähnte Pupillenerweiterung, die Ablagerung eines braunen Pigments (Adrenochrom) in der Konjunktiva und in seltenen Fällen Herzrhythmusstörungen im Rahmen einer adrenergischen Allgemeinwirkung. Es ist auch eine besondere Form von Makuladegeneration mit der Adrenalinbehandlung in Zusammenhang gebracht worden, insbesondere beim Aphakieglaukom, bei dem Adrenalin an sich besonders wirksam ist.

Suprexon, ein Kombinationspräparat von Adrenalin und Guanethidin (Ismelin), ist in letzter Zeit mit Erfolg eingeführt worden.

Timololmaleat (Timoptic), ein neuer β-Blocker, ist praktisch ohne Nebenwirkungen. Der Wirkungsmechanismus besteht in einer Drosselung der Kammerwasserproduktion. Augentropfen in der Konzentration von 0,25 oder 0,5% werden 2mal täglich gegeben. Timolol kann allein oder in Kombination mit anderen drucksenkenden Augentropfen (insbesondere Pilocarpin oder Carbachol) gegeben werden. Die Behandlung wird grundsätzlich mit der schwächeren Konzentration begonnen. Eine höhere Dosierung als 2mal tägl. 0.5% bringt keinen weiteren Wirkungszuwachs.

Wegen der ausgezeichneten lokalen Verträglichkeit und der sehr guten drucksenkenden Wirkung hat Timolol in den vergangenen 6 Jahren in zunehmendem Maße die übrigen antiglaukomatösen Medikamente verdrängt. Zurzeit steht allerdings zur Diskussion, ob die unbestritten gute drucksenkende Wirkung von Timolol durch eine vasokonstriktorische Nebenwirkung im Bereiche des Sehnervs klinisch teilweise zunichte gemacht wird.

Der große Vorteil der Timololbehandlung liegt in der Tatsache, daß weder Pupillenweite noch Akkommodation beeinflußt werden, was besonders für jüngere Patienten eine große Erleichterung bedeutet. Aber auch diese Medikation kann allgemeine Nebenwirkungen zeigen: bei gewissen kardialen Störungen, insbesondere aber beim Asthma bronchiale, ist die Anwendung von Timololaugentropfen kontraindiziert.

Carboanhydrasehemmer, wie Acetazolamid (Diamox) 125–250 mg bis zu 4mal täglich per os, werden beim Weitwinkelglaukom gegeben, wenn die lokale Therapie den Augendruck nicht in befriedigendem Maße senkt. Andere Carboanhydrasehemmer sind Diclofenamid (Daranide), Methazolamid (Neptazane) und Ethoxzolamid (Ethamide). Sie hemmen, wie das Diamox, die Kammerwasserproduktion um 40–60%. Bei längerdauernder Gabe können Komplikationen in Form von Parästhesien und Nierensteinen entstehen (Vgl. Anhang C). Diese Medikamente werden deshalb hauptsächlich dann gegeben, wenn bei relativer Operationsindikation ein Eingriff möglichst hinausgezögert werden sollte.

Laser-Trabekuloplastik: Durch die Behandlung des Trabekelwerks mit Laserstrahlen kann der Intraokulardruck bei etwa 80% aller Patienten um nahezu 25% gesenkt werden. Die Maßnahme kann als Ergänzung zur medikamentösen Therapie einen chirurgischen Eingriff ersetzen. Allerdings bestehen noch keine Langzeiterfahrungen.

Chirurgische Behandlung (s. S. 193): Die chirurgische Behandlung beim Weitwinkelglaukom ist bei Fällen indiziert, die auf die konservative Behandlung nicht mit der erforderlichen Drucksenkung reagieren und bei denen ein zunehmender Gesichtsfeldzerfall durch Schädigung des Sehnervs beobachtet werden muß. Keine Operationsmethode kann in jedem Fall von Weitwinkelglaukom den Erfolg garantieren. Die üblichen fistulierenden Operationen, wie Trepanation, Sklerektomie oder thermische Sklerostomie, haben ihre Befürworter. Die Trabekulektomie oder ähnliche mikrochirurgische fistulierende Operationen mit Präparation eines Sklerallappens werden in letzter Zeit bevorzugt. Nicht etwa, weil sie erfolgreicher als die früheren Operationsmethoden wären, sondern weil bei diesen Eingriffen die Vorderkammer erhalten bleibt und deshalb deutlich weniger Komplikationen auftreten. Auch die Kataraktbildung erfolgt nach diesen Operationen langsamer und überhaupt weniger häufig als bei den ursprünglichen fistulierenden Operationen.

Falls auch eine Katarakt vorliegt, kann die Kataraktoperation allein in einem großen Teil der Fälle zur Normalisierung des Augendrucks führen. Bei einem schweren Glaukom mit Katarakt kann der chirurgische Eingriff für Katarakt und Glaukom gleichzeitig durchgeführt werden. Beim Aphakieglaukom liegt die Erfolgschance für eine operative Behandlung nur bei etwa 60%. Wenn die medikamentöse Behandlung nicht hilft, kann eine fistulierende Operation versucht werden. Auch die Zyklodialyse und die Zyklokryothermie haben ihre Befürworter.

Bei Patienten unter 40 Jahren haben die fistulierenden Operationen jeglicher Technik eine schlechte Erfolgsaussicht, da die Fistel durch Narbenbildung oft wieder verschlossen wird. Alle fistulierenden Operationen stellen für das Auge eine beträchtliche Belastung dar. Etwas harmloser und ebenfalls wirksam ist die Trabekulotomie ab externo. Ganz allgemein ist eine operative Behandlung des Weitwinkelglaukoms nur dann zu empfehlen, wenn die maximale medikamentöse Therapie erfolglos bleibt und

eine progressive Schädigung von Gesichtsfeld und Sehnerv beobachtet werden muß.

Verlauf und Prognose

Das unbehandelte Weitwinkelglaukom führt ganz langsam zur vollständigen Erblindung. Wenn die medikamentöse Behandlung den Intraokulardruck wirksam senkt und das Auge zuvor nicht schon stark glaukomatös geschädigt war, ist die Prognose gut. Man beobachtet zwar in gewissen Fällen einen progressiven Gesichtsfeldzerfall trotz medikamentöser Normalisierung des Intraokulardruckes. Trotzdem gilt die Regel, daß ein frühzeitig entdecktes Weitwinkelglaukom durch die medikamentöse Behandlung mit Erfolg aufgehalten werden kann.

Glaukom ohne Hochdruck
(low pressure glaucoma)

Dieser Begriff kennzeichnet eine Gruppe von Patienten, die eindeutige glaukomatöse Schädigungen von Gesichtsfeld und Sehnervenpapille aufweisen, obwohl der Intraokulardruck im Normbereich liegt. Diese Fälle lassen sich wie folgt einteilen:

1) Patienten mit Weitwinkelglaukom und niedriger Rigidität der Sklera. Die Schiötz-Tonometrie ergibt fälschlicherweise zu tiefe Werte, während die Applanationstonometrie den tatsächlich erhöhten Intraokulardruck anzeigt (vgl. Kap. 3). Durch die zunehmende Verbreitung des Applanationstonometers werden diese Fälle heute immer seltener. Die niedrige Rigidität der Sklera entsteht nach intraokulären Operationen, bei hoher Myopie und bei miotischer Lokaltherapie.

2) Spontane Rückbildung eines Glaukoms. Meistens sind es Sekundärglaukome mit einem bleibenden Schaden, bei denen sich der Intraokulardruck im Verlauf wieder normalisierte. In dieser Situation kann die Tonographie eine herabgesetzte Abflußfazilität zeigen.

3) Tagesschwankungen mit Druckspitzen. Der Augendruck kann zu bestimmten Tageszeiten normal sein, jedoch starke Schwankungen im Verlauf eines Tages aufweisen. Wenn immer zur selben Tageszeit tonometriert wird, kann der falsche Eindruck eines normalen Intraokulardrucks entstehen. Es ist deshalb sehr wichtig, daß in jedem Falle Tagesdruckkurven erstellt werden.

4) Verschiedenste kongenitale oder degenerative Schädigungen an Netzhaut und Sehnerv können das klinische Bild eines Glaukoms erzeugen. Besondere Bedeutung scheint der Mikrozirkulation an der Sehnervenpapille zuzukommen: bei stark

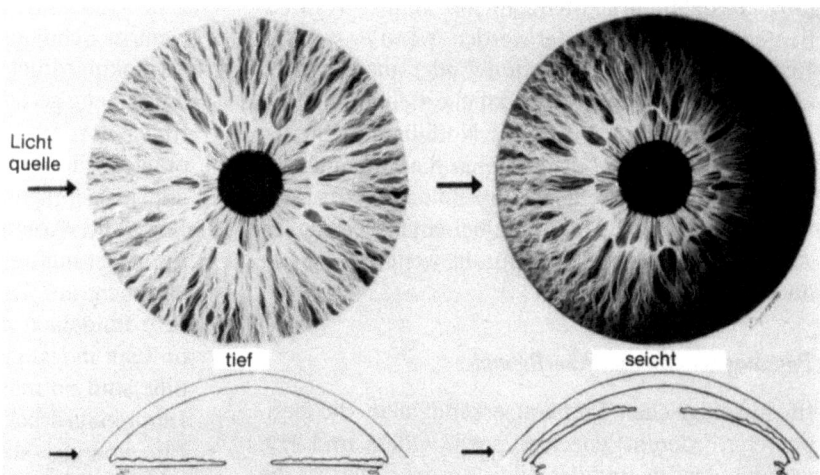

Abb. 14.7. Schematische Zeichnung zur Schätzung der Vorderkammertiefe bei seitlicher Beleuchtung. (Shaffer et al. 1975)

herabgesetzter Durchblutung kann sich ein Glaukom auch bei normalem Intraokulardruck entwickeln.

Winkelblockglaukom (akutes Glaukom)

Beim Winkelblockglaukom nimmt der Intraokulardruck plötzlich durch einen Verschluß des Kammerwinkels an der Iriswurzel zu. Der Abfluß des Kammerwassers wird blockiert. Massive Schmerzen und plötzliche Visusabnahme sind die Folge.

Ein akuter Anfall von Winkelblockglaukom entsteht nur in einem Auge mit einer anatomisch vorbestehenden flachen Vorderkammer und einem entsprechend engen Kammerwinkel. Dazu kommen auslösende Bedingungen, die den engen Kammerwinkel vollends blockieren:

1) Physiologischer Pupillarblock. Bei engem Kammerwinkel besteht eine breite ringförmige Berührungsfläche zwischen Iris und Linsenvorderfläche. Dadurch kann der freie Durchlauf des Kammerwassers von der Hinterkammer in die Vorderkammer behindert werden. Es entsteht ein erhöhter Druck in der Hinterkammer, der die periphere Iris nach vorn drückt (Iris bombata). Wird die Iris auf diese Weise weit genug nach vorn gedrückt, dann kommt sie auf das Trabekelwerk zu liegen, so daß der Abfluß des Kammerwassers unterbrochen wird. Somit ist ein akuter Winkelblockanfall entstanden.

2) Vergrößerte Linse. Eine gewisse Verdickung der Linse im Laufe des Lebens ist physiologisch. Der Akkommodationsvorgang führt zu einer weiteren Vorwärtsverlagerung der Linsenvorderfläche, wodurch der oben beschriebene relative Pupillarblock zunimmt.

Auslösende Faktoren

Eine plötzliche Zunahme des Volumens in der Hinterkammer kann die Iris nach vorn gegen das Trabekelwerk drücken. Dies geschieht im Falle einer Blutung, aber auch bei Hyperämie oder Ödem von Iris, Ziliarkörper oder Aderhaut. Die eigentlichen Ursachen für solche Vorgänge sind oft nicht bekannt.

Eine iatrogene oder physiologische *Mydriase* kann u. U. zur Anschoppung von so viel Irisgewebe im Kammerwinkel führen, daß ein akuter Winkelblockanfall entsteht.

Achtung: Die medikamentöse Erweiterung der Pupille ist zu unterlassen, wenn eine seichte Vorderkammer vorliegt. Dies wird am leichtesten durch die Beobachtung des vorderen Augensegmentes bei schräg einfallender Beleuchtung erkannt (Abb. 14.7). Ein zum Winkelblock neigendes Auge hat eine seichte Vorderkammer, ist aber sonst völlig normal. Der Abfluß des Kammerwassers durch das Trabekelwerk, den Schlemm-Kanal und die Kammerwasservenen ist nicht eingeschränkt. Die plötzliche Steigerung des Intraokulardrucks entsteht allein im Falle einer Verlegung des Kammerwinkels durch das Anpressen der peripheren Iris, wodurch die Abflußkanäle plötzlich verschlossen werden.

Notfallsortiment für Winkelblock. Patienten mit einem engen Kammerwinkel, die einen normalen Intraokulardruck aufweisen und auch anamnestisch noch nie einen Glaukomanfall durchgemacht haben, sollten über die Symptome und Gefahren eines akuten Winkelblocks aufgeklärt werden. Sie sollten wissen, was im Falle eines plötzlichen Winkelblocks zu tun ist. In bestimmten Fällen kann es zweckmäßig sein, dem Patienten ein Notfallsortiment zu überlassen, das aus Pilocarpinaugentropfen (2%), Acetazolamidtabletten (250 mg) und Glyzerintrinklösung

(50%) besteht. Diese Medikamente können vom Patienten selbst angewendet werden, wenn er sich auf Reisen oder im Urlaub befindet oder aus sonstigen Gründen nicht sofort fachärztliche Behandlung erhalten kann. Der Wert dieses Notfallsortiments ist ein doppelter: einerseits verlieren die Patienten die ständige Furcht vor einem Winkelblockanfall, andererseits kann die Behandlung bei einem wirklichen Anfall sofort einsetzen, was für die weitere Prognose überaus günstig ist.

Pathologisch-anatomische Befunde

Im histologischen Präparat erkennt man die peripheren vorderen Synechien sowie Ödem und Hyperämie der Iris und der Ziliarfortsätze. Dies ist die Folge einer Strangulation der Gefäße durch den hohen Intraokulardruck. Die Spätschäden entstehen durch die Kombination von Minderdurchblutung und anhaltend hohem Intraokulardruck. Iris und Ziliarkörper werden atrophisch, die Ziliarfortsätze zeigen hyaline Degeneration. Das chronische Hornhautödem führt zu einer Abhebung des Hornhautepithels mit Blasenbildung (bullöse Keratopathie). Die wichtigste histologische Veränderung zeigt sich in der Schädigung des Nervengewebes: Degeneration der Nervenfasern und Substanzverlust in der Exkavation der Sehnervenpapille sowie Rückwärtswölbung der Lamina cribrosa. In der Retina kommt es zur Degeneration der Ganglienzellschicht und der Nervenfaserschicht. In manchen Fällen zeigt die Linse Kataraktbildung (Glaukomflecken). Die Spätstadien unterscheiden sich kaum mehr vom Bild des Glaucoma chronicum simplex.

Klinisches Bild

Das akute Winkelblockglaukom ist gekennzeichnet durch plötzlich auftretendes Trübsehen, begleitet von unerträglichen Schmerzen. Infolge des Epithelödems der Hornhaut sehen die Patienten einen regenbogenfarbigen Halo um jede Lichtquelle. Erbrechen und Übelkeit kommen häufig vor. Große Schmerzen können im Auge selbst, oft aber auch in der Umgebung lokalisiert werden. Die klinische Untersuchung zeigt einen massiv erhöhten Intraokulardruck, eine flache Vorderkammer, ein Hornhautödem, eine oft bis zu Lichtprojektion herabgesetzte Sehschärfe, eine starre, mäßig erweiterte Pupille und eine ziliare Injektion.

Differentialdiagnose

Beim Bild eines akut entzündeten Auges muß eine akute Iritis oder Konjunktivitis in die Differentialdiagnose miteinbezogen werden.

1) Eine akute Iritis verursacht mehr Lichtscheu und weniger Schmerzen als das akute Glaukom. Der Intraokulardruck ist normal, die Pupille ist ganz typisch eng gestellt und das Hornhautödem fehlt. In der Vorderkammer beobachtet man ein ausgeprägtes Tyndall-Phänomen und Zellen, es besteht eine ausgeprägte ziliare Injektion.
2) Die akute Konjunktivitis führt wenn überhaupt nur zu geringfügigen Schmerzen, ein Visusverlust tritt nicht auf. Im Vordergrund steht die entzündete Bindehaut mit Exsudat, eine ziliare Injektion fehlt indessen. Stellung und Reaktion der Pupille sind normal, die Hornhaut ist klar und der Intraokulardruck ist normal.
3) Ein überaus schwieriges differentialdiagnostisches Problem stellt die Iridozyklitis mit Sekundärglaukom dar. Hier kann nur die Gonioskopie über den Zustand des Kammerwinkels Auskunft geben. Bei starken Trübungen von Kornea und Vorderkammer können gonioskopische Hinweise allenfalls vom anderen Auge gewonnen werden.

Komplikationen und Folgeerscheinungen

Ausbildung von peripheren vorderen Synechien: Die peripheren Anteile der Iris verbinden sich mit der Hornhautrückfläche und verschließen damit das Trabekelwerk, so daß der Abfluß des Kammerwassers unmöglich wird.

Kataraktbildung: Die Linse kann Flüssigkeit aufnehmen und eine Katarakt bilden. Eine verdickte Linse stößt die Iris noch weiter nach vorne. Dadurch nimmt der Pupillarblock zu, der seinerseits den Winkelblock verstärkt.

Atrophie von Netzhaut und Sehnerv: Das Nervengewebe im Auge erträgt den erhöhten Intraokulardruck schlecht. Es kommt zur glaukomatösen Exkavation der Sehnervenpapille und zur Atrophie der Retina, insbesondere in der Ganglienzellschicht. Der Vorgang wird durch neurovaskuläre Störungen im hinteren Augensegment gefördert.

Absolutes Glaukom: Der Endzustand eines unbehandelten Winkelblockglaukoms ist ein absolutes Glaukom und gleicht damit den Endstadien aller Arten von Glaukom. Das Auge ist steinhart, blind und kann sehr schmerzhaft sein. Oft muß in solchen Fällen eine retrobulbäre Alkoholinjektion oder sogar eine Enukleation vorgenommen werden.

Vorsorge

Die miotische Lokalbehandlung kann bei gefährdeten Patienten einen Anfall von Winkelblock auf Lebzeiten verhüten.

Behandlung

Das akute Winkelblockglaukom stellt eine ophthalmochirurgische Notfallsituation dar.

Medikamentöse Behandlung: Vor der chirurgischen Behandlung muß der Intraokulardruck unbedingt mit allen zur Verfügung stehenden Mitteln medikamentös gesenkt werden. Osmotisch wirksame Substanzen, Miotika und Acetazolamid werden vor allem angewandt. Die sofortige Gabe von Glyzerin per os, 1 ml/kg KG in einer gekühlten 50%igen und mit Zitronensaft korrigierten Lösung, kann fast immer den akuten Winkelblock lösen. Durch das Glyzerin wird das Blut hypertonisch und entzieht dem Auge Flüssigkeit. Zusätzlich wird Pilocarpin in Konzentrationen bis zu 4% in viertelstündlichen Abständen mehrere Stunden lang eingetropft. Dadurch werden in der Regel die Pupille verengt und der Kammerwinkel von der angeschoppten Iris befreit, falls nicht schon Synechien vorliegen. Der normale Abfluß des Kammerwassers kann wieder einsetzen. Sollte die Behandlung mit Glyzerin z. B. infolge Erbrechens beim Patienten unwirksam bleiben, kann die intravenöse Gabe von Mannitol (20%) bei einer Dosierung von 1,5–3 g/kg KG zum Erfolg führen. Auch Harnstoff intravenös, 1 g/kg KG, ist ein wirksames Osmotikum, allerdings gefährlicher als Mannitol. Acetazolamid, das bei Übelkeit des Patienten auch in einer Dosis von 500 mg i. m. verabreicht werden kann, kann zur weiteren Senkung des Intraokulardrucks beitragen. Bei diesem Medikament ist allerdings zu bedenken, daß es bei sehr hohem Intraokulardruck infolge der gedrosselten Blutzirkulation gar nicht in den Ziliarkörper gelangen kann und deshalb unwirksam bleiben muß, und weiterhin, daß die Reduktion der Kammerwasserproduktion nach dem Anfall und insbesondere nach der operativen Behandlung zu einer unliebsamen Verzögerung bei der Wiederherstellung der Vorderkammer führen kann.

Die Schmerzen sind beim akuten Glaukomanfall so heftig, daß die intramuskuläre Gabe von Opiaten oft unerläßlich ist.

Chirurgische Behandlung (vgl. S. 193): Die Operation wird i. allg. innerhalb eines Tages nach erfolgreicher medikamentöser Drucksenkung durchgeführt, wenn sich das Auge wieder etwas beruhigt hat. Sollte die medikamentöse Behandlung unwirksam sein, muß im akuten Anfall innerhalb von 4–6 h operiert werden. Die Operation der Wahl ist die periphere Iridektomie. Oft wird später als prophylaktische Maßnahme auch das andere Auge operiert. Die periphere Iridektomie an einem einigermaßen ruhigen Auge hat ein sehr kleines Operationsrisiko und bewirkt die definitive Heilung des Winkelblockglaukoms, vorausgesetzt, daß sich noch keine bleibenden, peripheren vorderen Synechien gebildet haben.

In den letzten Jahren ist die chirurgische periphere Iridektomie in zunehmendem Maße durch die Laser-Iridektomie abgelöst worden.

Subakutes oder chronisches Winkelblockglaukom

Das chronische oder intermittierende Winkelblockglaukom hat dieselben ätiologischen Gegebenheiten wie das akute Winkelblockglaukom. Der Unterschied besteht darin, daß der Abfluß des Kammerwassers nicht plötzlich durch ein Anlegen der Iris an das Trabekelwerk unterbrochen wird. Vielmehr entsteht der zirkuläre Kontakt der Iris mit dem Trabekelwerk allmählich, bis schließlich die Funktion des noch freien Trabekelwerks für den Abfluß des Kammerwassers nicht mehr genügt. Damit steigt der Intraokulardruck an, das klinische Bild gleicht aber eher dem Weitwinkelglaukom (Glaucoma chronicum simplex).

Klinische Befunde

Die Symptome sind geringfügig oder können überhaupt fehlen. Anfälle von vorübergehender Drucksteigerung können Trübsehen, farbige Höfe um Lichtquellen und evtl. Schmerzen in der Augenregion verursachen. Die Untersuchung ergibt eine flache Vorderkammer und erhöhten Intraokulardruck (25–50 mmHg). Die Gonioskopie zeigt einen größtenteils verschlossenen Kammerwinkel: die Iris liegt fast zirkulär auf dem Trabekelwerk und läßt nur ⅓ oder weniger der Zirkumferenz frei.

Komplikationen und Folgeerscheinungen

Akuter Anfall: Falls auch noch das letzte Segment des Kammerwinkels plötzlich verschlossen wird, ist ein richtiger Winkelblockanfall die unweigerliche Folge. Der Anfall kann sich auch wieder spontan lösen, ohne Behandlung entwickelt sich jedoch die langsame Degeneration der Nervengewebe wie beim Weitwinkelglaukom. Als Endergebnis entsteht ein absolutes Glaukom mit einem blinden, steinharten und oft schmerzhaften Auge.

Ziliarblockglaukom (malignes Glaukom): Nach der Operation eines Auges mit stark erhöhtem Intraokulardruck und verschlossenem Kammerwinkel kann das Ziliarblockglaukom auftreten. Es handelt sich um eine schwere Komplikation, über deren Entstehen noch nicht völlige Klarheit herrscht. Unmittelbar nach der Operation wird das Linsen-Iris-Dia-phragma durch eine Ansammlung von Kammerwas-ser im Glaskörperraum nach vorn gepreßt, wodurch der Intraokulardruck wieder ansteigt. Dieser Zu-stand kann mit hinterer Sklerotomie und Extraktion der Linse beherrscht werden.

Vorher wird aber die medikamentöse Behandlung mit Zykloplegika, Mydriatika und Hyperosmotika versucht. Zur Anwendung kommen Atropintropfen (2–4%) sowie Phenylephrintropfen (10%). Durch die osmotische Therapie kann das Glaskörpervolumen reduziert werden, so daß das Linsen-Iris-Diaphrag-ma nach hinten rückt.

Weitere Komplikationen: Dazu gehören Kataraktbil-dung und Atrophie von Sehnerv und Netzhaut wie beim akuten Winkelblockglaukom.

Behandlung

Medikamentöse Behandlung: Augentropfen mit Pi-locarpin (1–4%) oder Carbachol (0,75–3%), nötigen-falls bis 5mal täglich appliziert, können den Intra-okulardruck normalisieren und weitere Anfälle von intermittierendem Winkelblock verhüten.

Chirurgische Behandlung: Mit der Diagnose eines chronischen Winkelblockglaukoms ergibt sich auch die Indikation zur operativen Behandlung. Wenn noch keine peripheren vorderen Synechien beste-hen, ermöglicht die periphere Iridektomie ein Zu-rücksinken des Iris-Linsen-Diaphragmas. Dadurch wird nicht nur der Kammerwinkel befreit, sondern es erfolgt auch eine Abnahme des physiologischen Pupillarblocks. Sind schon zu weite Strecken des Kammerwinkels durch vordere Synechien ver-schlossen, genügt eine einfache periphere Iridekto-mie nicht mehr. In diesen Fällen muß eine fistulie-rende Operation durchgeführt werden.

Verlauf und Prognose

Das chronische Winkelblockglaukom verursacht vorübergehende Episoden von erhöhtem Intraoku-lardruck. Durch die intermittierende Drucksteige-rung entsteht ein langsam zunehmender Schaden am Nervengewebe des Auges. Die peripheren vor-deren Synechien können sich langsam ausweiten und den Abfluß des Kammerwassers immer mehr einschränken.

In der Regel ist eine dauernde medikamentöse Be-handlung des chronischen Winkelblockglaukoms nicht erfolgreich. Je eher die periphere Iridektomie ausgeführt werden kann, desto besser ist die Lang-zeitprognose für die Sehfunktion. Falls auch noch eine Katarakt vorliegt, kann die Linsenextraktion al-

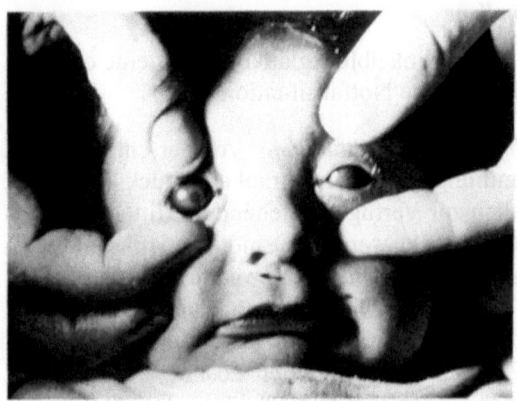

Abb. 14.8. Infantiles Glaukom (Buphthalmus, Hydrophthal-mus)

lein eine Normalisierung des Intraokulardrucks be-wirken.

Primär kongenitales oder infantiles Glaukom (Buphthalmus, Hydrophthalmus, Trabeculodysgenese)

Das infantile Glaukom (Abb. 14.8) beruht auf einer Entwicklungsstörung und äußert sich bei der Geburt oder innerhalb der ersten 3 Lebensjahre. In der Re-gel liegt ein autosomal-rezessiver Erbgang vor. Nor-malerweise entstehen die filtrierenden Formationen im Kammerwinkel durch eine Spaltbildung zwi-schen den Anteilen der Kornea und den Anteilen der langsamer wachsenden Iris während der Em-bryonalzeit. Im Falle des infantilen Glaukoms er-folgt diese Spaltbildung nur unvollständig, so daß der normale Abfluß des Kammerwassers unmöglich wird.

Der Ansatz der Iris zum Trabekelwerk liegt abnorm hoch. Der Skleralsporn ist kaum entwickelt und liegt weiter hinten als normal. Der Schlemm-Kanal ist i. allg. kollabiert, da das Kammerwasser nicht bis dorthin gelangen kann.

Klinische Befunde

Das früheste und konstante Zeichen ist Tränenfluß. Oft besteht auch Photophobie. Das Hauptsymptom ist der erhöhte Intraokulardruck. Recht früh kommt es zu einer typischen glaukomatösen Exkavation der Sehnervenpapille. Im späteren Verlauf beobachtet man einen vergrößerten Hornhautdurchmesser (mehr als 11,5 mm gilt das signifikant), Epithelödem der Kornea, Einrisse der Deszemet-Membran und zunehmende Tiefe der Vorderkammer (als Folge der allgemeinen Erweiterung des vorderen Augenseg-ments), zudem auch Ödem und Trübungen des

Hornhautstroma. Bei der Gonioskopie erkennt man die Insertion der Iris vorn auf dem Trabekelwerk anstatt, wie normal, auf dem Ziliarkörper.

Differentialdiagnose

Megalokornea, Sekundärglaukom und posttraumatische Hornhauttrübungen müssen ausgeschlossen werden. Dazu sind Tonometrie, Gonioskopie und Beurteilung der Sehnervenpapille erforderlich. Diese Untersuchungen lassen sich beim Kleinkind oft nur in einer kurzen Allgemeinnarkose durchführen.

Behandlung

Anders als beim einfachen Glaukom ist hier eine medikamtöse Behandlung auf die Dauer nicht erfolgreich. Sie dient höchstens als präoperative unterstützende Maßnahme. Eine dauerhafte erfolgreiche Senkung des Intraokulardrucks ist nur durch chirurgische Eingriffe möglich.
Die Behandlung der Wahl ist die Goniotomie. Sollten wiederholte Goniotomien nicht erfolgreich sein oder wegen starker Hornhauttrübungen nicht ausgeführt werden können, ist oft eine Trabekulotomie ab externo wirksam. Wenn alle diese Maßnahmen versagen, muß auch trotz ungünstiger Prognose noch eine fistulierende Operation (Trabekulektomie) versucht werden.

Verlauf und Prognose

Ohne Behandlung kommt es zur frühen Erblindung. Das Auge wird massiv ausgedehnt und kann sogar beim kleinsten Trauma platzen. Die typische glaukomatöse Exkavation der Sehnervenpapille tritt rasch auf. Dies weist auf die Notwendigkeit einer möglichst frühen chirurgischen Behandlung hin.
Je früher die Störung manifest wird, desto ungünstiger ist die Prognose. Das frühe Auftreten der Symptome spricht für eine schwere Behinderung des Kammerwasserabflusses. Mehr als 80% aller Fälle werden im ersten Trimenon manifest. Die Goniotomie führt in 70–80% der Fälle zu einer dauerhaften Drucksenkung. Trotzdem bleibt die Langzeitprognose für die Sehfunktion reserviert.

Glaukom infolge Entwicklungsstörungen in Zusammenhang mit anderen kongenitalen Anomalien[7]

Hier werden die Syndrome behandelt, die mit einem erhöhten Intraokulardruck bei Patienten unter 40 Jahren einhergehen. Dazu gehört auch das sich spät manifestierende juvenile Glaukom.

---

[7] Früher als juveniles Glaukom klassifiziert

Pigmentglaukom

Die Grundlagen dieses Glaukoms scheinen in einer Degeneration des Pigmentepithels von Iris und Ziliarkörper zu liegen. Die ausgestreuten Pigmentgranula schlagen sich auf der Hornhautrückfläche nieder (Krukenberg-Spindel). Das Pigment wird aber auch in das Trabekelwerk eingeschwemmt und behindert dort den normalen Kammerwasserabfluß. Das Syndrom wird am häufigsten bei männlichen myopen Patienten im Alter zwischen 25 und 40 Jahren beobachtet. Die Vorderkammer ist tief und der Kammerwinkel weit offen.
In einer Anzahl von Fällen konnte ein autosomaldominanter Erbgang für das Pigmentglaukom nachgewiesen werden. Die Pigmentanomalien können auch ohne Anzeichen von Glaukom gefunden werden. In solchen Fällen ist aber wegen des Glaukomverdachts eine Verlaufskontrolle notwendig.
Das Pigmentglaukom spricht anfänglich auf die übliche Lokaltherapie an. In fortgeschrittenen Fällen wird eine fistulierende Operation notwendig. Die Langzeitprognose ist hier nicht so günstig.

Aniridie

Wie der Name sagt, ist der typische Befund das nur spurenweise Vorhandensein der Iris. Oft wird kaum mehr als die Iriswurzel oder ein schmaler Saum von Iris beobachtet. Es kommen auch andere Mißbildungen des vorderen Segments vor, am häufigsten eine kongenitale Katarakt. Das Glaukom entwickelt sich oft schon vor der Pubertät und läßt sich i. allg. weder medikamentös noch chirurgisch beherrschen. Dieses seltene Syndrom wird vererbt. Es sind zahlreiche Fälle mit autosomal-dominantem oder auch rezessivem Erbgang bekannt.
Wenn die medikamentöse Therapie versagt, kann manchmal eine Goniotomie oder eine Trabekulotomie helfen. Oft werden auch fistulierende Operationen notwendig. Die Langzeitprognose für die Sehfunktion ist ungünstig.

Iridokorneale mesodermale Dysgenesie
(Axenfeld-Syndrom, Rieger-Syndrom)

Diese seltenen Syndrome sind Ausdruck einer unvollständigen Spaltbildung in den mesodermalen Strukturen des vorderen Augensegments. Die Entwicklungsstörungen beziehen sich auf Kammerwinkel, Iris und Kornea. Seltener ist auch die Linse betroffen. Meistens liegt eine Hyperplasie des vorderen Irisstromas vor, wobei Stränge von Iris den Kammerwinkel überbrücken und an der Hornhaut inserieren. Wenn diese Gewebsbrücken in der Peripherie liegen und mit einer deutlichen, axial verschobenen Schwalbe-Linie in Verbindung stehen

(Embryotoxon posterius), handelt es sich um das *Axenfeld-Syndrom*. Liegen die Verbindungen zwischen den zentralen Anteilen der Iris und der zentralen Hornhautrückfläche, nennt man die Störung *Peters-Defektmißbildung*. Sind die iridokornealen Adhäsionen breiter und liegen Lücken in der Iris vor mit Polykorie, dazu noch Anomalien des Skeletts und der Zähne, so nennt man die Störung *Rieger-Syndrom*.

Diese Mißbildungen werden i. allg. dominant vererbt, obwohl auch sporadische Fälle bekannt sind. In etwa 50% der Fälle entwickelt sich ein Glaukom. Da bei diesen Syndromen die operativen Methoden wenig wirksam sind, wird wie beim Weitwinkelglaukom medikamentös behandelt. Eine fistulierende Operation oder eine Trabekulotomie können in schweren Fällen versucht werden, die Prognose für ein langfristiges Erhalten der Sehfunktion ist aber schlecht.

Sekundärglaukom

Dieser Begriff umfaßt alle Zustände von erhöhtem Intraokulardruck, die als Folge einer anderen Augenerkrankung auftreten. Eine richtige Klassifizierung ist kaum möglich.

Die therapeutischen Anstrengungen dürfen sich nicht nur auf die zugrundeliegenden Krankheitsbilder beschränken. Bei einem mäßig erhöhten Intraokulardruck kann die Kammerwasserproduktion durch Adrenalinderivate, Timolol und allenfalls noch zusätzlich Acetazolamid so weit gedrosselt werden, daß sich das Glaukom beherrschen läßt. Bei extremen Drucksteigerungen ist die osmotische Therapie indiziert. Diese zusätzliche drucksenkende Therapie kann einen bleibenden Schaden am Auge verhüten, bis schließlich die eigentliche Ursache des Sekundärglaukoms behoben ist.

Sekundärglaukom bei Linsenveränderungen

Traumatische Linsendislokation

Die Linse kann nach vorn disloziert werden, so daß die Iris gegen die Kornearückseite gepreßt wird und dadurch den Kammerwinkel verschließt. Ein Sekundärglaukom ist aber auch bei einer Linsendislokation nach hinten häufig. In diesem Falle ist die Pathogenese schwerer verständlich. Es kann sich um einen gleichzeitigen Einriß des Kammerwinkels oder um eine Verletzung des Trabekelwerks handeln; in anderen Fällen entsteht ein Pupillarblock, wenn die vordere Glaskörpergrenzmembran sich neben der

dislozierten Linse vorwölbt und die Öffnung der Pupille verschließt. Wenn die medikamentöse Behandlung den Intraokulardruck nicht genügend senken kann, ist eine Operation indiziert.

Intumeszenz der Linse

Bei der Entstehung einer Katarakt kann die Linse beträchtliche Mengen von Flüssigkeit aufnehmen und damit deutlich dicker werden. Die Linsenverdickung kann sich auf die Vorderkammer auswirken, sei es durch Ausbildung eines Pupillarblocks oder durch direkte Verengung des Kammerwinkels. In beiden Fällen entsteht ein Winkelblockglaukom, das nur durch die Linsenextraktion zu beherrschen ist.

Phakolytisches Glaukom

Bei einer fortgeschrittenen Katarakt können verflüssigte Anteile der Rinde aus der Linsenkapsel entweichen. Die ausgetretenen Linsenproteine verursachen eine phakoanaphylaktische Reaktion im Auge. Es entsteht eine Uveitits, sodaß Linsenproteine und zelluläre Elemente den Kammerwinkel verstopfen und den Abfluß des Kammerwassers behindern. Wahrscheinlich kommt es auch noch zu einem Ödem des Trabekelwerks, wodurch die Abflußfazilität weiter beeinträchtigt wird. Die Therapie der Wahl ist die Linsenextraktion.

Exfoliatives Syndrom (Pseudoexfoliation der Linsenkapsel, Kapselhäutchenglaukom, Glaucoma capsulare)

Beim exfoliativen Syndrom beobachtet man Ablagerungen ungeklärter Provenienz und Zusammensetzung auf der Linsenvorderfläche, auf den Ziliarfortsätzen und den Zonulafasern, auf der Vorderfläche der Linse, freischwebend in der Vorderkammer und auch im Trabekelwerk. Nicht in allen Fällen entwickelt sich ein Glaukom, kaum je auch eine Katarakt. Die Linsenextraktion hat keinen Einfluß auf den Verlauf des Kapselhäutchenglaukoms. Patienten mit Kapselhäutchen ohne Steigerung des Intraokulardrucks bedürfen wegen Glaukomverdachts einer Verlaufskontrolle. Das Glaukom kann auch nur einseitig auftreten. Die übliche konservative Lokalbehandlung ist nur bedingt wirksam, oft wird eine fistulierende Operation notwendig.

Sekundärglaukom bei Krankheiten der Uvea
Uveitis

Im Frühstadium nimmt der Intraokulardruck oft subnormale Werte an. Der entzündete Ziliarkörper kann nämlich kaum mehr sezernieren und ist nicht mehr in der Lage, das osmotische Gefälle zwischen Blutplasma und Kammerwasser zu erhalten. Daneben besteht aber auch ein Ödem des Trabekelwerks im Rahmen des Ödems von Iris und Ziliarkörper. Solange zwischen Plasma und Kammerwasser kein osmotisches Gefälle besteht, bleibt auch der Intraokulardruck normal. Wenn aber der Ziliarkörper die Sekretionstätigkeit wieder aufnimmt, kann eine plötzliche Steigerung des Intraokulardrucks auftreten, falls die Abflußbehinderung durch das ödematöse Trabekelwerk anhält. Zu erwähnen sind auch die vorderen Synechien, die im Verlauf der iridozyklitischen Schübe entstehen können. In diesen Fällen kann auch nach Abheilung der entzündlichen Reaktion eine miotische Lokalbehandlung oder sogar eine fistulierende Operation zur Einstellung des Intraokulardrucks notwendig werden.

Tumoren

Rasch wachsende Melanome der Aderhaut führen zu einer Steigerung des Intraokulardrucks durch Volumenvermehrung, Blockierung des Kammerwinkels oder Verschluß einer Vortexvene. Eine möglichst rasche Enukleation des Auges ist indiziert.

Irido corneoendotheliales Syndrom (ICE)
(Essentielle Irisatrophie)

Die langsame progressive Atrophie des Irisgewebes ist eine seltene Krankheit von unbekannter Genese. Fast immer kommt es zur Ausbildung eines Glaukoms. Es entstehen vordere Synechien, dazu verlegen Partikel der degenerierten Iris das Trabekelwerk. Da das Hornhautendothel degeneriert, entwickelt sich schon bei wenig erhöhtem Intraokulardruck ein Oedem des Hornhautstromas und -epithels. Das Glaukom ist medikamentös wie auch chirurgisch kaum zu beherrschen. Das Krankheitsbild entwickelt sich fast immer nur einseitig.

Sekundärglaukom nach Trauma

Massive Vorderkammerblutung

Kontusionen und penetrierende Verletzungen des Auges können durch Zerreißung von Iris oder Ziliarkörper zu massiven Vorderkammerblutungen führen. Der Intraokulardruck steigt sofort an, da die Abfallprodukte des Blutes oder auch ganze Koagula die Abflußstrukturen des Kammerwinkels verstopfen. Eine schwere Komplikation ist die blutige Imbibition der Kornea. Ihre Resorption kann Jahre beanspruchen. Wenn der Intraokulardruck durch eine drucksenkende Allgemeintherapie nicht beherrscht

werden kann, muß die Vorderkammerspülung durch eine limbale Inzision vorgenommen werden.

Verletzungen von Kornea oder Limbus mit Irisprolaps

Lazerationen oder Rupturen des vorderen Augensegments werden durch den Prolaps von Uvea spontan abgedichtet. Dabei kommt es aber meistens zu einem Verlust der Vorderkammer und einem raschen Verschluß des Kammerwinkels durch Verklebungen zwischen Iris und Hornhautrückfläche. Das erste Ziel der operativen Wundversorgung ist deshalb die Wiederherstellung der Vorderkammer, wodurch die Ausbildung der peripheren vorderen Synechien verhindert wird. Dabei müssen die prolabierte Uvea abgetragen, die Wunde dicht verschlossen und die Vorderkammer mit physiologischer Lösung und Luft aufgefüllt werden.

Kontusionsverletzung mit Rückwärtsverlagerung der Iriswurzel und Vertiefung des Kammerwinkels
(Glaukom bei Kammerwinkelrezession)

Viele Kliniker haben auf diesen Typus eines einseitigen posttraumatischen Sekundärglaukoms hingewiesen. Nach einem Kontusionstrauma wird eine deutliche Vertiefung der Vorderkammer festgestellt. Die Gonioskopie zeigt einen Einriß des Kammerwinkels bis in den Ziliarkörper. Das Sekundärglaukom entsteht durch eine Verletzung des Trabekelwerks, so daß der Abfluß des Kammerwassers eingeschränkt wird. Die Diagnose wird nicht verfehlt, wenn nach jedem Fall von Contusio bulbi 6 Wochen später routinemäßig tonometriert wird. Zur Behandlung genügen oft die beim Glaucoma simplex üblichen Maßnahmen, manchmal wird aber auch eine fistulierende Operation notwendig.

Sekundärglaukom nach Augenoperationen

Epitheleinwanderung in die Vorderkammer

Nach einer Kataraktoperation mit schlechter Adaptation der Wundflächen kann das Hornhautepithel in die Vorderkammer einwandern und dabei die Strukturen des Trabekelwerks verschließen. Die Behandlung dieser Fälle ist überaus schwierig. Man muß versuchen, die eingewachsenen Zellschichten aus dem Kammerwinkel zu entfernen. Das Problem läßt sich aber eigentlich nur durch vorsorgliche Maßnahmen (adäquater Wundverschluß) lösen.

Aufgehobene Vorderkammer nach der
Kataraktoperation

Durch eine unzweckmäßig verschlossene Wunde
kann nach der Kataraktoperation das Kammerwasser entweichen, wodurch eine seichte oder aufgehobene Vorderkammer entsteht. Wenn die abgeflachte
Vorderkammer länger als 1 Woche belassen wird,
können sich bleibende vordere und hintere Synechien ausbilden, die zu einem schweren Sekundärglaukom führen.

Sekundärglaukom bei Rubeosis iridis

Eine Rubeosis iridis entsteht oft nach Verschlüssen
der Zentralvene oder bei fortgeschrittenen diabetischen Veränderungen. Auf der Irisvorderfläche
und im Kammerwinkel breitet sich fibrovaskuläres
Gewebe aus, das den normalen Abfluß des Kammerwassers unmöglich macht. Die miotische Lokalbehandlung hilft kaum. Am besten wirkt noch Zy-
klokryotherapie, aber auch hier sind die Erfolge wenig befriedigend.

Sekundärglaukom bei arteriovenösen Fisteln

Der pulsierende Exophthalmus als Folge einer arteriovenösen Fistel in der Orbita ist in der Regel von
einem mäßigen Sekundärglaukom begleitet. Die
Steigerung des Intraokulardrucks beruht auf einer
Erhöhung des episkleralen Venendrucks. Die Behandlung richtet sich gegen die ursächliche Gefäß-
veränderung.

Sekundärglaukom bei lokaler Corticosteroidbehandlung

Die Beobachtung, daß durch eine fortgesetzte lokale
Applikation von Corticosteroiden ein Glaukom vom
Typus des Glaucoma chronicum simplex entstehen
kann, hat größtes wissenschaftliches Interesse erweckt. In Modellversuchen konnte auf diese Weise
die Bedeutung der Erbfaktoren für das Glaucoma
chronicum simplex erforscht werden. Nur ein
Bruchteil der Bevölkerung entwickelt unter Corticosteroidbehandlung eine Steigerung des Intraokulardrucks. Das Glaukom ist nach Absetzen der Corticosteroide reversibel. Ein bleibender glaukomatöser
Schaden entsteht aber bei fortgesetzter Corticosteroidbehandlung. Wenn sie absolut unerläßlich ist,
muß gleichzeitig eine Lokalbehandlung wie beim
Glaucoma chronicum simplex durchgeführt werden.

Eine genaue tonometrische und ophthalmoskopische Überwachung der Patienten, die unter einer
dauernden Lokalbehandlung mit Corticosteroiden
stehen, ist absolut unerläßlich. Ebenso wichtig ist es,
Patienten mit einem bekannten Glaukom oder mit
einer entsprechenden Familienanamnese vor einer
langdauernden Lokalbehandlung mit Corticosteroiden zu bewahren. Bei einer Allgemeinbehandlung
mit Corticosteroiden ist die Ausbildung eines solchen Glaukoms viel seltener. Vorsicht ist dagegen
geboten bei der subkonjunktivalen oder parabulbären Injektion von Depotcorticosteroiden, die zu einer
monatelang anhaltenden Steigerung des Intraokulardrucks führen können. In entsprechenden Fällen
muß das verbleibende Steroid chirurgisch aus den
parabulbären Geweben entfernt werden.

Okuläre Hypertension

Der Begriff der okulären Hypertension umfaßt den
Befund eines über die statistischen Grenzen von
10–25 mmHg erhöhten Intraokulardruckes ohne
Zeichen einer anatomischen (Sehnervenexkavation)
oder funktionellen (Gesichtsfeldausfall) glaukomatösen Schädigung.
Ein Patient mit okulärer Hypertension muß als glau-
komverdächtig betrachtet werden. Solange noch
kein glaukomatöser Schaden vorliegt, läßt sich natürlich auch noch nicht bestimmen, welche Patienten tatsächlich ein Glaukom entwickeln werden.
Man ist deshalb darauf angewiesen, diese Patienten
häufig (1- bis 2mal jährlich) bezüglich Intraokulardruck, Aussehen der Sehnervenpapille und Gesichtsfeld zu untersuchen, damit die geeignete antiglaukomatöse Therapie sofort eingeleitet werden
kann, falls sich Anhaltspunkte für eine Schädigung
des Sehnervs ergeben. Die Durchführung einer prophylaktischen drucksenkenden Therapie ist z.Z.
noch Gegenstand wissenschaftlicher Diskussionen.

Chirurgische Behandlungsmethoden beim Glaukom

A. Winkelblockglaukom

Periphere Iridektomie

Sofern sich noch keine ausgedehnten peripheren
vorderen Synechien gebildet haben, ist die periphere
Iridektomie (Abb. 14.9) bei akutem und chronischem Winkelblockglaukom die Operation der

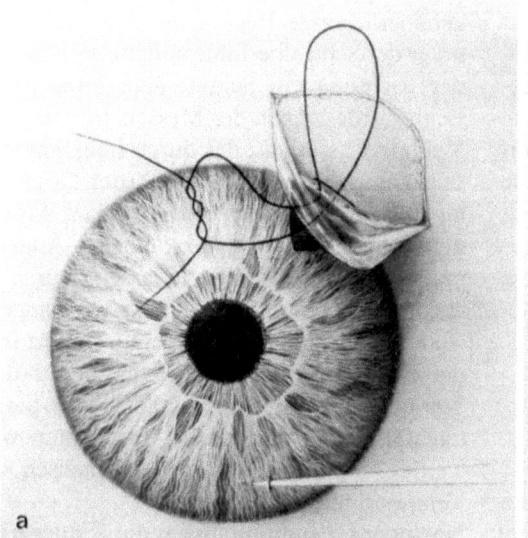 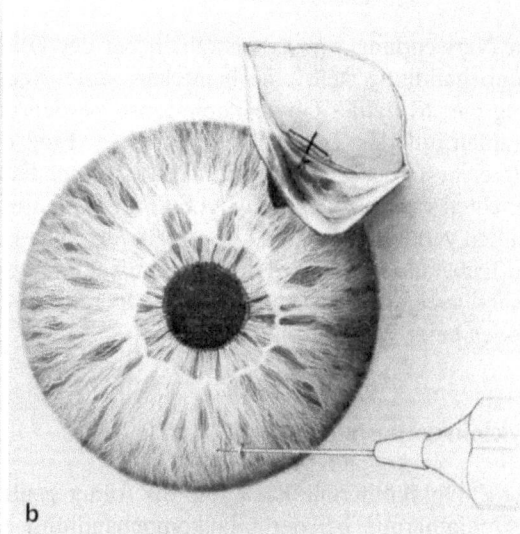

Abb. 14.9a, b. Periphere Iridektomie. **(a)** Iridektomie oben, vorgelegte Korneoskleralnaht, Bindehautlappen. Unten wird eine kleine korneale Öffnung vorbereitet, durch die nötigenfalls die Vorderkammer aufgefüllt werden kann, **(b)** Korneo-skleralnaht geknüpft, die Vorderkammer wird durch die vorbereitete Öffnung mit Kochsalzlösung aufgefüllt. (Shaffer et al. 1975)

Wahl. Sie ermöglicht den problemlosen Druckausgleich zwischen Hinterkammer und Vorderkammer und bietet dadurch eine einzigartige Gelegenheit zur definitiven Heilung. Durch die operativ gesetzte Öffnung verliert der Pupillarblock seine Bedeutung, so daß die Iriswurzel nach hinten fällt und die filtrierenden Strukturen des Kammerwinkels freigibt. Der normale Abfluß des Kammerwassers bleibt gewährleistet.

In den vergangenen Jahren ist die periphere Iridektomie in zunehmendem Maße mit Laser-Strahlen durchgeführt worden. Man erspart dem Patienten damit das Risiko einer bulbuseröffnenden Operation sowie die Kosten der Hospitalisation.

B. Weitwinkelglaukom

Mikrochirurgische Techniken

Die jüngsten Fortschritte bei den mikrochirurgischen Instrumenten, dem Nahtmaterial und der Operationstechnik erlauben heute Eingriffe direkt am Schlemm-Kanal und am darüberliegenden Trabekelwerk. Die mikrochirurgischen Eingriffe eignen sich in erster Linie für die Behandlung des Weitwinkelglaukoms, da bei dieser Gläukomform die Abflußbehinderung im Trabekelwerk oder beim Schlemm-Kanal liegt. Manche Operateure bevorzugen eine Allgemeinnarkose.

Die am häufigsten durchgeführten Operationen sind die Trabekulektomie und die Trabekulotomie. Die ersten Schritte sind bei beiden Operationen dieselben: ein Bindehautlappen wird in üblicher Art gebildet, so daß die Sklera am Limbus freigelegt ist. Nun wird ein Lappen von 4 mal 6 mm gebildet, der die halbe Dicke der Sklera umfaßt und seine Basis am Limbus hat. Dieser Lappen wird nach vorn hochgehoben. Bei der *Trabekulektomie* wird ein rechteckiges Stück der darunterliegenden Sklera, das Anteile von Trabekelwerk, Schlemm-Kanal und Skleralsporn enthalten muß, exzidiert. Es folgt eine periphere Iridektomie, dann werden Sklerallappen und Bindehautlappen vernäht.

Bei der *Trabekulotomie* wird nach Anhebung des erwähnten Sklerallappens durch sorgfältige Präparation unter stärkster operationsmikroskopischer Vergrößerung der Schlemm-Kanal lokalisiert. Nun wird eine feine Sonde in den Schlemm-Kanal eingeführt, die durch Drehung in die Vorderkammer rupturiert. Dadurch wird zumindest theoretisch ein im Trabekelwerk liegender Widerstand durchbrochen und der freie Zugang des Kammerwassers in den Schlemm-Kanal ermöglicht.

Der Hauptvorteil dieser mikrochirurgischen Glaukomoperation besteht darin, daß nach Abschluß des Eingriffes eine tiefe und dicht verschlossene Vorderkammer besteht. Dadurch werden viele Komplikationen der früher angewandten Glaukomoperationen vermieden.

Laser-Trabekuloplastik

Die Verwendung von Laserstrahlen bei der Glaukombehandlung stellt eine bemerkenswerte Neuerung dar. Mit einer Gonioskopie-Linse werden die Strahlen auf das Trabekelwerk gerichtet. Eine erfolgreiche Drucksenkung wird in 80–85% der Fälle berichtet, eine fistulierende Operation ist nur noch bei den verbleibenden 15–20% erforderlich. Die Laser-Trabekuloplastik wird demnach immer mehr die bisher geübten mikrochirurgischen Operationsmethoden beim Weitwinkelglaukom ablösen.

Zyklokryothermie

Die Zyklokryothermie hat i. allg. die früher geübte Zyklodiathermie bei der Glaukombehandlung ersetzt. Ihr großer Vorteil besteht darin, daß Anteile des Ziliarkörpers ohne Eingriff an Konjunktiva oder Sklera ausgeschaltet werden können. Die Behandlung ist unblutig. Die Kryosonde wird direkt auf die Konjunktiva an mehreren Stellen 3–5 mm hinter dem Limbus aufgesetzt. Der durch die Kryosonde hervorgerufene Kälteschock bewirkt eine massive Gefäßreaktion im Ziliarkörper, der zur Fibrose und Funktionseinschränkung führt. Dadurch nimmt die Produktion des Kammerwassers ab.

Die Zyklokryothermie wird heute als Ultima ratio bei weiter fortgeschrittenen Fällen von Glaukom angewandt. Sie ersetzt weder die Iridektomie noch die fistulierenden Operationen in ihren eigentlichen Indikationsbereichen.

C. Kongenitales Glaukom

Goniotomie

Das infantile Glaukom und manche Fälle von juvenilem Glaukom werden am zweckmäßigsten durch eine Goniotomie behandelt. Der Eingriff wurde 1938 eingeführt und hat die Erfolgschancen bei der Behandlung des infantilen Glaukoms ganz entscheidend verbessert. Man rechnet heute mit einer Heilungschance von 70–80%. Wie bei der Iridektomie oder der Trabekulotomie wird auch bei der Goniotomie versucht, dem Kammerwasser den Abfluß durch die natürlichen Kanäle zu ermöglichen.

Die Patienten, oft Kleinkinder in den ersten Lebenswochen, befinden sich in Allgemeinnarkose. Der Chirurg benützt eine Kontaktlinse, die einen direkten Einblick auf die Strukturen des Kammerwinkels ermöglicht. Ein spezielles Goniotomiemesser wird temporal 1 mm vor dem Limbus eingeführt, quer

durch die Vorderkammer gestoßen und auf die gegenüberliegende Region des Trabekelwerks direkt unter der Schwalbe-Linie aufgesetzt. Nun wird in jeder Richtung ein Schnitt über etwa 50° geführt. Beim Zurückziehen des Messers tritt meistens etwas Kammerwasser aus, das durch Injektion von Kochsalzlösung ersetzt wird. Nach der Goniotomie gelangt das Kammerwasser mit weniger Widerstand in den Schlemm-Kanal und kann das Auge über die natürlichen Abflußwege verlassen. Durch die Operation wird ein vor dem Trabekelwerk liegendes Gewebeband inzidiert. Die Operation führt in 70–80% der Fälle von infantilem Glaukom zur definitiven Normalisierung des Intraokulardrucks. Sie kann nötigenfalls auch in anderen Quadranten wiederholt werden. Sie hinterläßt keine kosmetisch störenden Veränderungen am Auge.

Nach der Operation müssen die Kinder noch einen Tag lang sediert werden. Anschließend können sie ins normale Leben zurückkehren. Ein Augenverband ist nicht notwendig.

Literatur

Anderson DR (1972) Pathology of the glaucomas. Cambridge Ophthalmological Symposium – Perrers Taylor Memorial (Sept 1971). Br J Ophthalmol 56:146

Armaly MF (1977) Clinical management of primary ocular hypertension. In: Brockhurst RJ, Boruchoff SA, Hutchinson TB et al. (eds) Controversy in ophthalmology. Saunders, Philadelphia, pp 160–167

Becker B, Kolker AE (1975, 1976) Glaucoma: A classic treatise. (7 parts.) Eye Ear Nose Throat Mon 54:350, 379, 431, 460, 55:15, 58, 89

Bleiman BS, Schwartz AL (1979) Paradoxical intraocular pressure response to pilocarpine: A proposed mechanism and treatment. Arch Ophthalmol 97:1305

Brubaker RF, Hollenhorst RW (1976) Angle-closure glaucoma associated with extremes of parasympathetic tone. Ophtalmol Dig 38:13

Campbell DG (1979) A comparison of diagnostic techniques in angle-closure glaucoma. Am J Ophthalmol 88:197

Chandler PA, Grant WM (1965) Lectures in glaucoma. Lea & Febiger, Philadelphia

Chandler PA, Simmons RJ, Grant WM (1968) Malignant glaucoma: Medical and surgical treatment. Am J Ophthalmol 66:495

Chaudhry HA, Dueker DK, Simmons RJ et al. (1979) Scanning electron microscopy of trabeculectomy specimens in open-angle glaucoma. Am J Ophthalmol 88:78

Christensen L. Meyer SL (1975) Neovascular glaucoma: A new surgical approach. Trans Am Acad Ophthalmol Otolaryngol 79:372

Drance SM (1972) Some factors in the production of low tension glaucoma. Cambridge Ophthalmological Symposium – Perrens Taylor Memorial (Sept 1971). Br J Ophthalmol 56:229

Drance SM (1977) Chronic open-angle glaucoma: Present and future. (Second Spaeth lecture.) Can J Ophthalmol 12:251

François J (1978) Corticosteroid glaucoma. Metab Ophthalmol 2:3

Friedland BR, Malonee J, Anderson DR (1977) Short-term doseresponse of acetazolamide in man. Arch Ophthalmol 95:1809

Gaasterland DE, Jocson VL, Sears ML (1970) Channels of aqueous outflow and related blood vessels. 3. Episcleral arteriovenous anastomoses in the rhesus monkey eye (Macaca mulatta). Arch Ophthalmol 84:770

Giles JT, Ellis PP (1978) Carbonic anhydrase inhibitors. In: Hughes WF (ed) Year book of ophthalmology 1978. Year Book Medical Publishers, Chicago, p 130

Gloor B, Niederer W, Daicker B (1977) Trabekulektomie. Operationstechnik, Resultate, Indikationsstellung. Klin Monatsbl Augenheilkd 170:241–248

Goldman H (1975) An analysis of some concepts concerning chronic simple glaucoma. Am J Ophthalmol 80:409

Grant WM (1972) Microsurgery of the outflow channels: Laboratory research. (Symposium.) Trans Am Acad Ophthalmol Otolaryngol 76:398

Harrington DO (1976) The visual fields: A textbook and atlas of clinical perimetry, 4th edn. Mosby, St. Louis

Hart WM, Yablonski M, Kass MA, Becker B (1979) Multivariante analysis of the risk of glaucomatous visual field loss. Arch Ophthalmol 97:1455

Hayreh SS (1974) Pathogenesis of cupping of the optic disc. Br J Ophthalmol 58:863

Hetherington J (1972) Treatment of juvenile glaucoma: Commentary. Cambridge Opthalmological Symposium – Perrers Taylor Memorial (Sept 1971). Br J Ophthalmol 56:262

Hetherington J (1974) Symposium: Glaucoma, Trans Am Acad Ophthalmol Otolaryngol 78:239

Hoskins HD Jr (1971) Evaluation techniques for the congenital glaucomas. J Pediatr Ophthalmol 8:81

Hoskins HD Jr (1974) Neovascular glaucoma: Current concepts. Trans Am Acad Ophthalmol Otolaryngol 78:330

Hoskins HD Jr, Gelber EC (1975) Optic disk topography and visual field defects in patients with increased intraocular pressure. Am J Ophthalmol 80:284

Hoyt WF (1976) Ophthalmoscopy of the retinal nerve fibre layer in neuro-ophthalmologic diagnosis. Aust J Ophthalmol 4:14

Hoyt WF, Frisén L, Newman NM (1973) Fundoscopy of nerve fiber layer defects in glaucoma. Invest Ophthalmol 12:814

Kass MA, Kolker AE, Becker B (1976) Prognostic factors in glaucomatous visual field loss. Arch Ophthalmol 94:1274

Keates EU (1979) Evaluation of timolol maleate combination therapy in chronic open-angle glaucoma. Am J Ophthalmol 88:565

Kitazawa Y, Horie T (1975) Diurnal variation of intraocular pressure in primary open-angle glaucoma. Am J Ophthalmol 79:557

Kolker AE, Hetherington J (1982) Becker-Shaffer's diagnosis and therapy of the glaucomas, 5th edn. Mosby, St. Louis

Langham ME, Diggs EM (1973) Quantitative studies of ocular response to norepinephrine. Ophthalmol Dig 35:42

Leydhecker W (1960) Glaukom. Ein Handbuch. Springer, Berlin Heidelberg New York

Mapstone R (1976) The syndrome of closed-angle glaucoma. Br J Ophthalmol 60:120

McPherson SD Jr (1973) Results of external trabeculectomy. Am J Ophthalmol 76:918

Merté HJ (1959) Über glaukomatozyklitische Krisen. Klin Monatsbl Augenheilkd 135:434–435

Miller SJH (1972) Glaucoma simplex and the management of firstdegree relatives: Cambridge Ophthalmological Symposium – Perrers Taylor Memorial (Sept 1971). Br J Ophthalmol 56:284

Paterson GD, Paterson G: Drug therapy of glaucoma. Cambridge Ophthalmological Symposium – Perrers Taylor Memorial (Sept 1971). Br J Ophthalmol 56:288

Paton D, Butner RW (1974) Cyclocryotherapy. Ophthalmol Surg 5:24

Phelps CD, Watzke RC (1975) Hemolytic glaucoma. Am J Ophthalmol 80:690

Radius RL, Maumenee AE (1977) Visual field changes following acute elevation of intraocular pressure. Trans Am Acad Ophthalmol Otolaryngol 83:61

Richardson KT (1972) Medical control of the glaucomas. Cambridge Ophthalmological Symposium – Perrers Taylor Memorial (Sept 1971). Br J Ophthalmol 56:272

Schwartz B (1978) Current concepts in ophthalmology: The glaucomas. N Engl J Med 299:182

Schwartz B, Rieser JC, Fishbein SL (1977) Fluorescein angiographic defects of optic disc in glaucoma. Arch Ophthalmol 95:1961

Shaffer RN, Ridgway WL, Brown R, Kramer SG (1975) The use of diagrams to record changes in glaucomatous discs. Am J Ophthalmol 80:460

Simmons RJ (1977) Goniophotocoagulation for neovascular glaucoma. Trans Am Acad Ophthalmol Otolaryngol 83:80

Smith RJH (1972) Medical versus surgical therapy in glaucoma simplex. Cambridge Ophthalmological Symposium – Perrers Taylor Memorial (Sept 1971). Br J Ophthalmol 56:277

Sommer A, Pollack I, Maumenee AE (1979) Optic disc parameters and onset of glaucomatous field loss. 1. Methods and progressive changes in disc morphology. 2. Static screening criteria. Arch Ophthalmol 97:1444, 1449

Sonntag JR, Brindley GO, Shields B et al. (1979) Timolol and epinephrine: Comparison of efficacy and side effects. Arch Ophthalmol 97:273

Spencer WH (1972) Microsurgery of the outflow channels: Histologic evaluation of microsurgical glaucoma techniques. (Symposium.) Trans Am Acad Ophthalmol Otolaryngol 76:389

Sugar HS (1975) Surgical decision, technique and complications of peripheral iridectomy for angle-closure glaucoma. Ann Ophthalmol 7:1237

Watson PG (1972) Surgery of the glaucomas. Cambridge Ophthalmological Symposium – Perrers Taylor Memorial (Sept 1971). Br J Ophthalmol 56:299

Weiss DI (1976) Variations of primary angle-closure glaucoma: Precise diagnosis and treatment. Ann Ophthalmol 8:79

Werner EB, Drance SM (1977) Early visual field disturbances in glaucoma. Arch Ophthalmol 95:1173

Williams MT, Hayakawa J, Vaughan DG et al. (1972) Evolution of a prevention of blindness programm in Santa Clara County. JAMA 219:737

Wise J (1981) Long-term control of adult open-angle glaucoma by argon laser treatment. Ophthalmology 88:197

Zimmerman TJ (ed) (1979) Glaucoma symposium. (Special issue.) Surv Ophthalmol 23:345

Zimmerman TJ, Kaufman HE (1977) Timolol: β-Adrenergic drug for treatment of glaucoma. Arch Ophthalmol 95:601

Zimmermann TJ, Gillespie JE, Kass MA et al. (1979) Timolol plus maximum-tolerated antiglaucoma therapy. Arch Ophthalmol 97:278

15. Strabismus

Mit Strabismus (Schielen) wird ein Zustand bezeichnet, bei dem das eine Auge einen Gegenstand fixiert, während das andere abweicht. Unter normalen Bedingungen fällt das Bild des anvisierten Gegenstandes auf die Fovea jedes Auges. Wenn die Augen so eingestellt sind, daß das Bild nur auf die Fovea des einen Auges und nicht auf die des anderen fällt, liegt ein Schielen (Strabismus) vor. Beim Blick in die Ferne stehen normalerweise beide Augenachsen parallel. Weicht ein Auge nach innen ab, so spricht man von Einwärtsschielen (Strabismus convergens, Esotropie). Wenn es nach außen abweicht, so besteht ein Auswärtsschielen (Strabismus divergens, Exotropie). Die seltenere Höhenabweichung wird mit Höherstand bzw. Tieferstand (Strabismus verticalis, Hypertropie bzw. Hypotropie, auch als Strabismus sursumvergens oder Strabismus deosumvergens) bezeichnet. Alle Formen können kombiniert vorkommen und dauernd oder nur zeitweilig auftreten. Der Grad der Abweichung wird am Winkel gemessen, den die beiden Augenachsen miteinander bilden.

Ungefähr 3% aller gesunden Kinder leiden an Strabismus. Sobald die Diagnose eines Schielens gesichert ist, muß mit der Behandlung begonnen werden. Es ist unrichtig, die Eltern eines schielendes Kindes mit den Worten zu beruhigen, die Schielstellung werde mit den Jahren von selbst verschwinden. Die klinische Erfahrung zeigt zwar, daß der Schielwinkel im Verlauf der körperlichen Entwicklung des Kindes abnimmt. Die Prognose für das visuelle Resultat (Fixation und zentraler Visus des schielenden Auges) hängt aber in keiner Weise vom Ausmaß des Schielwinkels ab.

Anatomie

Die Augenbewegungen werden durch je 6 äußere Augenmuskeln ausgeführt; man unterscheidet 4 gerade und 2 schräge Muskeln.

a) Gerade Muskeln: Die 4 geraden Muskeln entspringen einer ringförmigen Sehne (Annulus zinnii), die den N. opticus im Gebiet der Orbitaspitze umgibt. Sie werden benannt nach ihren Insertionspunk-

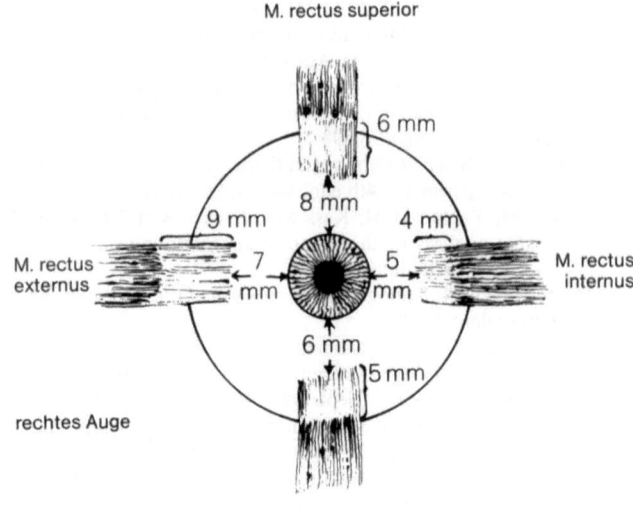

Abb. 15.1. Schematische Darstellung der Sehnenlänge und Muskelansatzstellen an der Sklera

ten an der Sklera im medialen, oberen, lateralen oder unteren Quadranten des Auges. Jeder dieser quergestreiften Muskeln ist ca. 40 mm lang und geht am Ansatzpunkt in eine Sehne von ca. 4–6 mm Länge und ca. 10 mm Breite über. Die Insertionsstelle befindet sich 5–8 mm vom Limbus corneae (s. Abb. 15.1).

b) Schräge Muskeln: Die schrägen Muskeln kontrollieren v. a. die Torsionsbewegungen und in geringerem Maße die Auf- und Abwärtsbewegung des Bulbus. Der M. obliquus inferior entspringt wenige Millimeter hinter dem nasalen Orbitarand und verläuft um den M. rectus inferior schräg nach hinten lateral und inseriert breitgefächert unterhalb des M. rectus externus über der Makulagegend. Der M. obliquus superior entspringt am Annulus zinnii über dem M. rectus superior und zieht von da aus zum nasalen Orbitarand. Hier durchtritt er einen knorpelartigen Ring (Trochlea) und verläuft als ca. 20 mm lange, runde Sehne spitzwinklig unter dem M. rectus superior nach hinten, wo er aufgefächert im Äquatorbereich des oberen temporalen Quadranten an der

Sklera inseriert. Beim Blick geradeaus beträgt der Winkel beider Mm. obliqui mit der Sehachse ungefähr 51°.

Innervation

Der III. Hirnnerv (N. oculomotorius) innerviert die Mm. rectus internus, rectus superior, rectus inferior, obliquus inferior. Der IV. Hirnnerv (N. trochlearis) innerviert den M. obliquus superior, der VI. Hirnnerv (N. abducens) innerviert den M. rectus externus.

Faszien

Alle äußeren Augenmuskeln sind von einer Faszie umgeben, welche nahe der Insertionsstelle kontinuierlich in die bindegewebige Tenon-Kapsel übergeht, die den Bulbus gelenkkapselartig umgibt (Abb. 15.2). Die Faszienverbindungen der medialen und lateralen Mm. recti zu den benachbarten knöchernen Anteilen der Orbita dienen gleichzeitig als Aufhängebänder („check ligaments") und begrenzen die Bulbusexkursionen (Abb. 15.3).

Definitionen

Zum besseren Verständnis motorischer und sensorischer Veränderungen bei Augenmotilitätsstörungen werden im Nachfolgenden kurz die einschlägigen Begriffe definiert.

Duktionen

Die einseitige Augenbewegung wird mit Duktion bezeichnet. Man unterscheidet:

- Adduktion: Einwärtsbewegung,
- Abduktion: Auswärtsbewegung,
- Infraduktion: Abwärtsbewegung,
- Supraduktion: Aufwärtsbewegung.

Fusion: Die kortikale Verschmelzung der von beiden Augen simultan aufgenommenen Bilder.

Phorie

Heterophorie (oft als latenter Strabismus oder Phorie bezeichnet): Eine latente Abweichung, die durch den Fusionsmechanismus kompensiert wird.

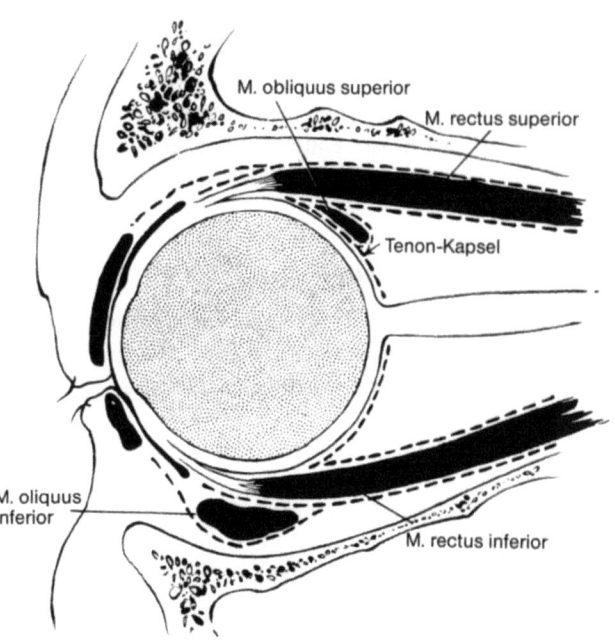

Abb. 15.2. Muskelfaszie und Tenon-Kapsel

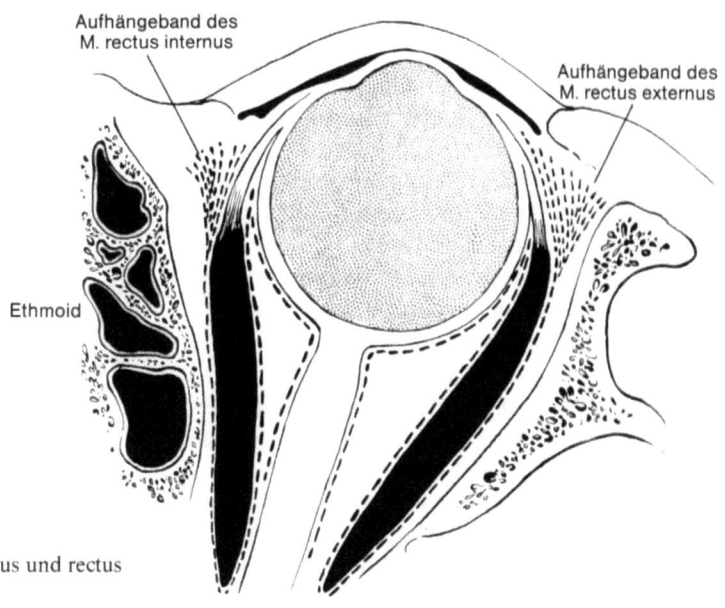

Abb. 15.3. Aufhängebänder des M. rectus internus und rectus externus des rechten Auges

Esophorie: Tendenz eines Auges zum Einwärtsschielen.

Exophorie: Tendenz eines Auges zum Auswärtsschielen.

Hyperphorie bzw. Hypophorie: Tendenz zum Aufwärts- oder Abwärtsschielen.

Zyklophorie: Tendenz zur Einwärts- oder Auswärtsrotation eines Auges.

Orthophorie: Ein vollkommener Parallelstand der Augenachsen in Ruhelage auch nach Ausschalten des Fusionsmechanismus. Klinisch wird der Zustand einer Orthophorie nur selten angetroffen. Eine geringgradige Phorie wird somit noch als normal betrachtet.

Prismendioptrien (Δ): Einheit zur Messung des Schielwinkels. Eine Prismendioptrie (Δ) lenkt den Lichtstrahl auf einer 1 m entfernten Fläche um 1 cm ab. Für die Untersuchung in Winkelgraden gilt die Formel $4°\text{(Grade)} = 7\Delta$ (Prismendioptrien).

Strabismus concomitans

Begleitschielen: auch als Heterotropie oder manifester Strabismus bezeichnet: Eine Abweichung, die nicht durch den Fusionsmechanismus kompensiert wird.

Esotropie: Einwärtsschielen oder Strabismus convergens.

Exotropie: Auswärtsschielen oder Strabismus divergens.

Hypertropie: Höherstand eines Auges.

Hypotropie: Tieferstand eines Auges.

Strabismus paralyticus

Lähmungsschielen: Der Schielwinkel ist je nach Blickrichtung und jeweils fixierendem Auge verschieden.

Primäre Abweichung: Bestimmung des Schielwinkels bei Fixation mit dem Auge, dessen äußere Augenmuskeln nicht gelähmt sind.

Sekundäre Abweichung: Bestimmung des Schielwinkels bei Fixation mit dem Auge, bei dem ein oder mehrere Muskeln gelähmt sind.

Torsion: Rotation des Auges um die anteroposteriore Achse, gemessen am oberen Limbusrand.

Intorsion: Einwärtsrotation.

Extorsion: Auswärtsrotation.

Vergenzen (gegensinnige oder disjugierte Blickbewegungen): Bewegungen beider Augen in entgegengesetzter Richtung.

Konvergenz: Einwärtswendung der Augenachsen.

Divergenz: Auswärtswendung der Augenachsen.

Versionen (Gleichsinnige oder konjugierte Blickbewegungen):

Dextroversion bzw. Lävoversion: Bewegung beider Augen nach rechts bzw. links.

Supraversion bzw. Infraversion: Bewegung beider Augen nach oben bzw. unten.

Dextrozykloversion: Raddrehung beider Augenachsen nach rechts, d. h. im Uhrzeigersinn.

Lävozykloversion: Raddrehung beider Augenachsen nach links, d. h. gegen den Uhrzeigersinn.

Winkel Kappa: Der Winkel, den die Sehachse und die Senkrechte auf dem Pupillenzentrum miteinander bilden. Wenn bei Fixieren einer Lichtquelle das Spiegelbild derselben zentral liegt, d. h. in der Pupillenmitte, beträgt der Winkel Kappa 0°.

Physiologie

Motorik

Die einzelnen Muskelfunktionen

Der M. rectus internus dient allein zur Einwärtsbewegung (Adduktion) des Auges, während der M. rectus externus allein zur Auswärtsbewegung (Abduktion) dient. Alle andern äußeren Augenmuskeln haben zweierlei Wirkungen, nämlich eine primäre und eine sekundäre, die sich je nach Stellung des Bulbus verändern (Tabelle 15.1).

Die hebende Wirkung des M. rectus superior und die senkende Wirkung des M. rectus inferior ist in ihrer Vertikalkomponente maximal in Abduktion, weil die beiden Muskeln mit einem Winkel von ca. 25° Divergenz von der Orbitaspitze zum Bulbus hin verlaufen. Dies ist gleichzeitig der Grund, weshalb sie in Adduktion nicht mehr ausschließlich als Heber und Senker funktionieren. In dieser Stellung wirkt der M. rectus superior als Einwärtsroller und der M. rectus inferior als Auswärtsroller. Der M. obliquus superior wirkt in Abduktion als Einwärts-

Tabelle 15.1. Funktion der äußeren Augenmuskeln

Muskel	Primäre Wirkung	Sekundäre Wirkung
M. rectus externus	Abduktion	Keine
M. rectus internus	Adduktion	Keine
M. rectus superior	Hebung	Einwärtsroller in Adduktion
M. rectus inferior	Senkung	Auswärtsroller in Adduktion
M. obliquus superior	Senkung	Einwärtsroller in Abduktion
M. obliquus inferior	Hebung	Auswärtsroller in Abduktion

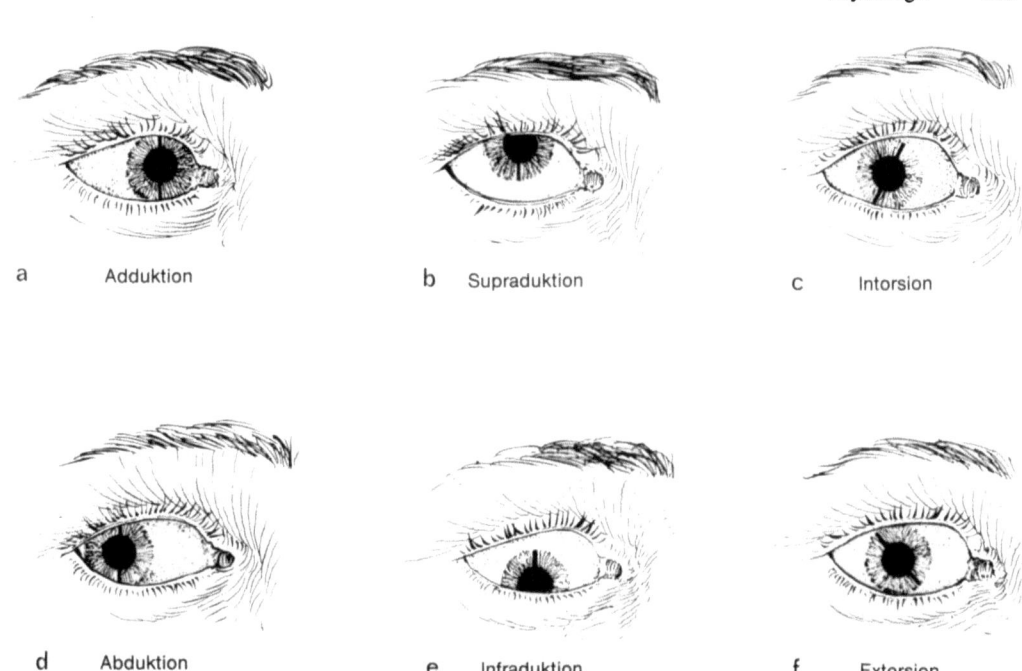

Abb. 15.4. a–f. Duktionen (monokuläre Augenbewegungen), dargestellt am rechten Auge

roller, der M. obliquus inferior in der gleichen Stellung als Auswärtsroller, während in Adduktion der M. obliquus superior als Senker und der M. obliquus inferior als Heber wirkt.

Wirkungsebene

Mit Wirkungsebene eines Muskels wird diejenige einseitige Augenbewegung (Duktion) bezeichnet, in welcher die primäre Wirkung am größten ist. Jede Augenbewegung benötigt die Mitarbeit von allen äußeren Augenmuskeln, indem sich jeder gegensinnig zu seinem Antagonisten kontrahiert oder erschlafft. In jeder der 6 Hauptblickrichtungen ist jedoch immer ein Muskel überwiegend in Aktion (Abb. 15.4).

Synergistisch und antagonistisch wirkende Muskeln eines Auges (Sherrington-Gesetz der reziproken Innervation einzelner Augen)

2 oder 3 Muskeln des gleichen Auges arbeiten miteinander, um eine bestimmte Augenbewegung auszuführen. Bei der Hebung wirken z. B. M. rectus superior und M. obliquus inferior synergistisch. Für eine Bewegungsrichtung synergistisch wirkende Muskeln können jedoch in einer anderen antagonistisch wirken. *Beispiel:* M. rectus superior und M. obliquus inferior sind Synergisten für die Hebung, aber Antagonisten für die Torsionsbewegungen, indem der M. rectus superior eine Intorsion und der M. obliquus inferior eine Extorsion bewirken. Die

äußeren Augenmuskeln folgen wie die Skelettmuskeln dem Sherrington-Gesetz der reziproken Innervation, d. h. bei Kontraktion eines äußeren Augenmuskels (Agonist) folgt die Entspannung des Antagonisten am gleichen Auge. *Beispiel:* Bei der Bewegung des linken Auges nach rechts erhält der M. rectus internus stimulierende und der M. rectus externus hemmende Impulse.

Beidäugige Bewegungen (Hering-Gesetz über die seitengleiche Bewegung beider Augen)

Der Mensch führt im Gegensatz zu manchen Tiergattungen seitengleiche, beidäugige Augenbewegungen aus. Man unterscheidet gleichsinnige (konjugierte) Blickbewegungen (z. B. der Blick nach rechts), von gegensinnigen (disjugierten) Blickbewegungen (z. B. die Konvergenzbewegung). Bei Bewegungen beider Augen ist der Muskel eines Auges mit einem Muskel des Gegenauges koordiniert, damit gleichsinnige Bewegungen in allen Hauptrichtungen erfolgen können. Der Blick nach oben und der Blick nach unten sind nicht Hauptblickrichtung, weil für diese Blickrichtung nicht nur ein Paar von synergistisch wirkenden Muskeln verantwortlich ist. Gemeinsam wirkende Muskelpaare (z. B. M. rectus externus rechts und M. rectus internus links) nennt man Synergisten. Bei jeder konjugierten Blickbewegung erhalten synergistisch wirkende Muskeln eine gleich starke Innervation (Hering-Gesetz). Dieser Tatsache kommt bei der Beurteilung von Augenmuskellähmungen eine besondere Bedeutung zu.

Tabelle 15.2. Synergistisch wirkende Muskelkombinationen

Hauptblickrichtungen	Synergisten
Augenbewegungen nach rechts oben	M. rectus superior rechts und obliquus inferior links
Augenbewegungen nach rechts	M. rectus externus rechts und rectus internus links
Augenbewegungen nach rechts unten	M. rectus inferior rechts und obliquus superior links
Augenbewegungen nach links unten	M. obliquus superior rechts und rectus inferior links
Augenbewegungen nach links	M. rectus internus rechts und rectus externus links
Augenbewegungen nach links oben	M. obliquus inferior rechts und rectus superior links

Die Tabelle 15.2 zeigt die Koordination synergistisch wirkender Muskeln.

Bei den als Vergenzen bezeichneten gegensinnigen Augenbewegungen ist u.a. die Konvergenz wichtig, eine aktive Divergenzbewegung ist nicht mit Sicherheit nachgewiesen worden. Vertikale Vergenzen und Zyklovergenzen sind selten, doch gilt das Hering-Gesetz auch für die gegensinnigen Augenbewegungen.

Entwicklungsstadien der binokularen Augenbewegungen

Nach der Geburt sind die Augenbewegungen zunächst unregelmäßig und unkoordiniert. Im Alter von 4 Wochen haben sich die konjugierten Fixationsreflexe so weit entwickelt, daß der Säugling einer langsam sich bewegenden Lichtquelle mit den Augen folgen kann. Nach dem 3. Lebensmonat ist der Säugling imstande, ein größeres, sich bewegendes Objekt mit den Augen zu verfolgen. Ein gelegentliches Abweichen oder Umherschweifen eines Auges wird jedoch bis zum Alter von 6 Monaten beobachtet. Wenn eine Abweichung nach dem 6. Lebensmonat noch konstant vorhanden ist, so leidet das Kind an einem Strabismus und sollte einer ophthalmologischen Behandlung zugeführt werden.

Sensorik

Binokuläres Einfachsehen

Beim normalen Sehakt fällt das Bild des anvisierten Gegenstandes auf die Fovea beider Augen, den Punkt des schärfsten Sehens. Alle anderen Objekte werden in einem bestimmten Abstand von der Fovea auf die Netzhaut projiziert und haben wie die Fovea ihren eigenen Richtungswert. Das von der Fovea im Raum fixierte Objekt wird als Blickrichtung „geradeaus" empfunden, während ein Punkt temporal der Fovea den Richtungswert nasal ergibt und umgekehrt. Die beiden Foveae haben die gleiche Blickrichtung und sind die wichtigsten korrespondierenden Netzhautpunkte. Wenn ein extrafoveoläres Areal des einen Auges die gleiche Sehrichtung aufweist wie ein entsprechendes extrafoveoläres Areal des anderen Auges, so wird dies mit retinaler Netzhautkorrespondenz bezeichnet. Die so hervorgerufenen Sehimpulse gelangen durch Fasciculus opticus und Tractus opticus über die Sehbahnen in die okzipitale Hirnrinde, wo die Seheindrücke beider Augen zu einem einzigen Bild verschmolzen werden. Dieser Vorgang wird mit Fusion bezeichnet und in 3 Stufen eingeteilt, die man am Amblyoskop oder mit einfacheren Mitteln nachweisen kann (s. orthoptische Therapie mit dem Amblyoskop, S. 206).

Sensorische Veränderungen beim Strabismus

Bis zum 6. oder 7. Lebensjahr ist die Sensorik beider Augen noch nicht vollständig fixiert und das Auge ist fähig, sich einer motorischen Veränderung der Augenachsen anzupassen. Wenn ein Auge abweicht, fällt das Bild eines Objektes, das vom nicht abweichenden Auge fixiert wird, auf ein extrafoveoläres Areal des abweichenden Auges. Bei normalen sensorischen Funktionen entsteht daraus ein Doppeltsehen und eine Bildkonfusion. Die Anpassungsfähigkeit beim Kind verhindert dies dadurch, daß auf die Dauer dem einen Bild allein die Aufmerksamkeit zugewandt wird, während das andere Auge unterdrückt wird. Dieser Vorgang, der v.a. die Fovea betrifft, wird mit Suppression bezeichnet und entspricht einer Anpassung an das sonst störende Doppeltsehen und die Bildkonfusion, welche durch das Abweichen eines Auges hervorgerufen wird. Beim Abdecken des nicht abweichenden Auges ist dieses Suppressionsskotom mit entsprechendem Verlust der zentralen Sehschärfe zunächst reversibel, da die Unterdrückung der Fovea des abweichenden Auges nur unter binokulären Verhältnissen auftritt. Bei einseitigem, unbehandeltem Strabismus geht diese Suppression aber gewöhnlich in ein irreversibles Stadium über und bewirkt eine Schwachsichtigkeit (Amblyopie) des abweichenden Auges. In extremen Fällen kann die Herabsetzung der zentralen Sehschärfe so stark sein, daß sie weniger als 10% beträgt.

Anomale Netzhautkorrespondenz

Ein extrafoveoläres Netzhautareal des abweichenden Auges kann sich so an die neue Sehrichtung adaptieren, daß dadurch der Eindruck von „gera-

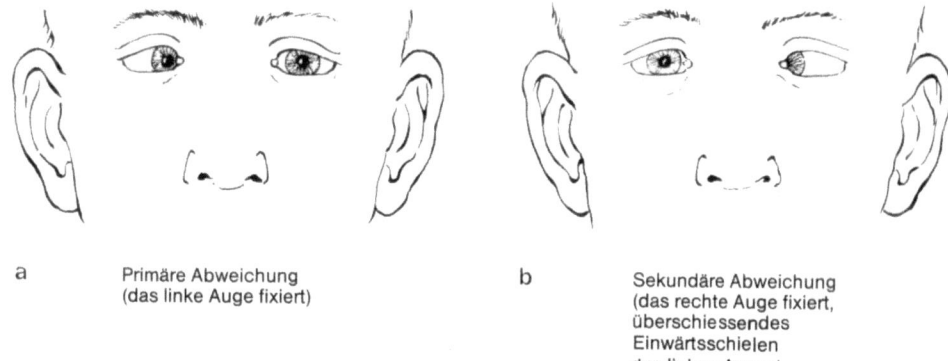

a   Primäre Abweichung
     (das linke Auge fixiert)

b   Sekundäre Abweichung
     (das rechte Auge fixiert,
     überschiessendes
     Einwärtsschielen
     des linken Auges)

Abb. 15.5a, b. Parese eines horizontalen Augenmuskels, dargestellt am rechten M. rectus externus. Die sekundäre Abweichung (b) ist stärker als die primäre (a) (Gesetz von Hering). Bei Fixation mit dem gesunden linken Auge weicht das rechte Auge wegen des paretischen M. rectus externus nach innen ab. Bei Fixation mit dem rechten Auge benötigt der paretische M. rectus externus rechts eine verstärkte Stimulation. Der kontralaterale Synergist (M. rectus internus links) erhält nach dem Hering-Gesetz die gleiche, verstärkte Stimulation, was zu einem überschießenden Einwärtsschielen des linken Auges führt

deaus" entsteht. Die Fovea des fixierenden Auges und der extrafoveoläre Netzhautbezirk des abweichenden Auges bilden damit eine neue Sehrichtungsgemeinschaft. Diese wird als anomale Netzhautkorrespondenz bezeichnet und stellt einen primitiven Versuch zum binokularen Sehen dar bei Vorhandensein eines Strabismus. Beim alternierenden Strabismus ändert sich das sensorische Verhalten in dem Sinn, daß bei fixierendem rechtem Auge mit dem linken Auge supprimiert wird, während bei fixierendem linkem Auge dann rechts supprimiert wird.

Exzentrische Fixation

Beim amblyopen Auge wird gewöhnlich eine extrafoveoläre Stelle zur Fixation benutzt, auch dann, wenn das dominierende Auge abgedeckt ist. Man bezeichnet dies als exzentrische Fixation. Es kann sich dabei um einen Netzhautbezirk nahe der Fovea handeln, nachweisbar nur mit speziellen pleoptischen Apparaten (s. Pleoptik, S. 207, 209), oder um einen weit von der Fovea entfernten Ort, je nach Größe des Schielwinkels und Dauer des Strabismus. Eine ausgeprägte exzentrische Fixation kann leicht klinisch durch Abdecken des dominierenden Auges und Fixierenlassen einer Lichtquelle direkt vor dem Schielauge festgestellt werden. Das schielende Auge wird dann nicht die Lichtquelle fixieren, sondern entsprechend der Exzentrizität eine andere Richtung einnehmen.

Untersuchung

Strabismusbeurteilung

Anamnese

Die sorgfältige Aufnahme der Anamnese ist wertvoll für Diagnose, Prognose und Behandlung des Strabismus.

a) Familienanamnese: Der Strabismus tritt oft in einer Familie gehäuft auf. Meist ist der Erbgang autosomal dominant.

b) Alter bei Beginn: Der Zeitpunkt des Auftretens ist der wichtigste Einzelfaktor bezüglich Prognose. Je früher der Strabismus beginnt, desto ungünstiger sind die Zukunftsaussichten für die Fusion.

c) Art und Weise des Beginns: Langsam, plötzlich, intermittierend oder in Verbindung mit einer Allgemeinerkrankung.

d) Art der Abweichung: Unter welchen Bedingungen bemerkt man den Strabismus? Beim Fixieren naher Objekte? Bei Ermüdung? Ist das Ausmaß der Abweichung konstant? Kneift der Patient ein Auge bei Sonnenlicht zu? Stehen die Augen zeitweilig gerade?

e) Fixationstypus: Ist es immer dasselbe Auge, welches abweicht, oder handelt es sich um ein Wechselschielen?

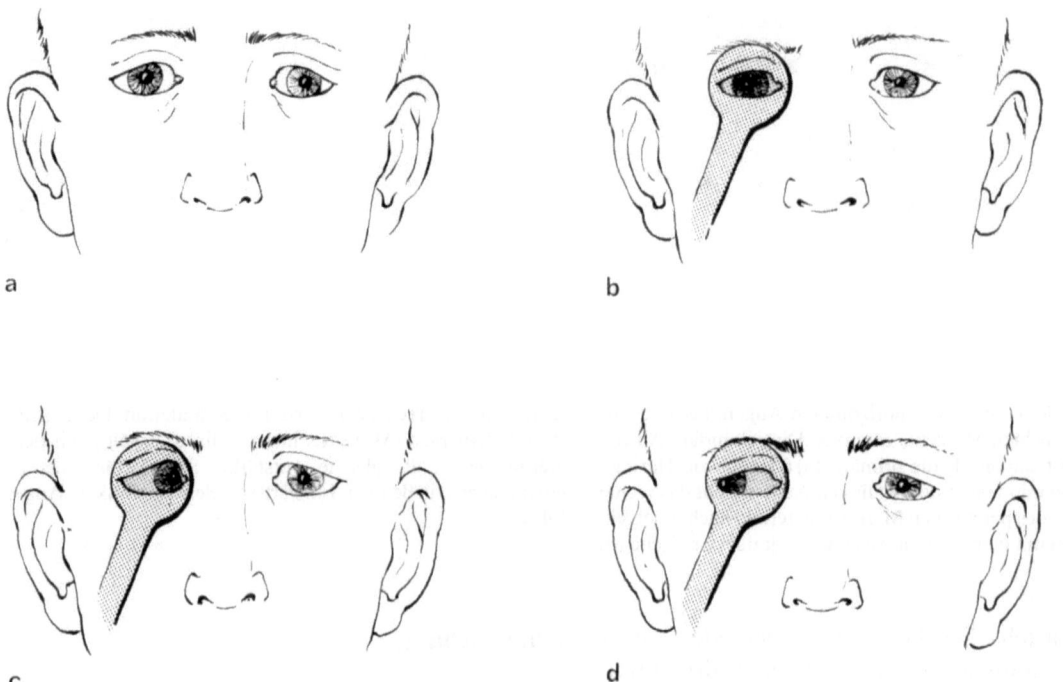

a

b

c

d

Abb. 15.6. a Parallelstand der Augenachsen durch Fusion, **b** Stellung des abgedeckten rechten Auges bei Orthophorie (ohne Fusionszwang). Das abgedeckte Auge hat sich nicht bewegt, **c** Stellung des abgedeckten rechten Auges bei Esophorie (ohne Fusionszwang), das Auge ist nach innen abgewichen.

Wird die Abdeckung entfernt, so tritt sofort wieder Parallelstand ein, **d** Stellung des rechten Auges bei Exophorie (ohne Fusionszwang), das Auge ist nach außen abgewichen. Nach Entfernen der Abdeckung tritt sogleich wieder Parallelstand ein

Sehschärfe

Die Beurteilung der Sehschärfe ist wichtig, auch dann, wenn nur eine grobe Schätzung oder ein Vergleich beider Augen möglich ist. Am Ende des 3. Lebensjahres kann die Sehschärfe üblicherweise an der Sehprobentafel mit den Pflüger-Haken oder mit entsprechenden Bildern beurteilt werden.

Bestimmung der Refraktionsanomalie

Es ist unumgänglich, die Refraktionsanomalie mittels Skiaskopie unter medikamentöser Zykloplegie (Akkommodationslähmung) zu bestimmen (s. Kap. 24, Methoden zur Refraktion). Bis zum 6. Jahr wird dazu Atropin in 0,5%iger oder 1%iger Lösung benutzt, später Homatropin 2% oder Cyclopentolate (Cyclogyl) 1%.

Inspektion der Augenstellung

Eine sorgfältige Beobachtung allein zeigt, ob der Strabismus konstant oder intermittierend, alternierend oder einseitig und im Ausmaß veränderlich oder konstant ist. Gleichzeitig kann eine Ptosis oder eine ungewohnte Kopfhaltung festgestellt werden. Die Fixation muß für jedes Auge einzeln, jedoch auch beim beidäugigen Sehvorgang beurteilt wer-

den. Das Vorliegen nystagmoider Augenbewegungen spricht für eine schlechte Fixation und demnach für eine herabgesetzte Sehschärfe.

Eine breite Nasenwurzel oder ein Epikanthus verleitet den Laien, und auch den unerfahrenen Arzt, zur irrtümlichen Diagnose eines konvergenten Strabismus, weil die mediale Lidfalte einen Teil der nasalen Skleraabschnitte verdeckt und dadurch den Eindruck eines Einwärtsschielens hervorruft (Pseudostrabismus). Diese Täuschung kann vermieden werden, wenn man auf die symmetrische Lage der Hornhautspiegelbildchen (Purkinje-Spiegelbildchen) achtet. Die mediale Lidfalte verschwindet üblicherweise im Alter von 4–5 Jahren.

Bestimmung des Schielwinkels

a) Abdecktest (Cover-uncover-Test) (Abb. 15.6): Der Abdecktest als wichtigste Teiluntersuchungsmethode der Augenmotilität ergibt Resultate, die unabhängig von den subjektiven Angaben des Patienten sind. Es kann damit nicht nur eine Heterotropie (manifester Strabismus), sondern auch eine Heterophorie (latenter Strabismus) festgestellt werden. Die einzige Voraussetzung ist, daß der Patient für kurze Zeit ein Objekt fixieren kann. Bei der quantitativen Prüfung für die Ferne läßt man vorerst den Patienten mit ei-

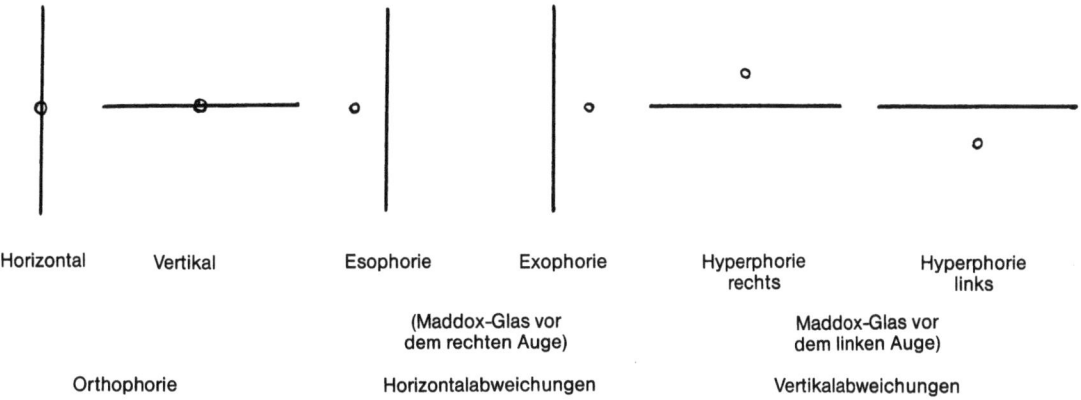

| Horizontal | Vertikal | Esophorie | Exophorie | Hyperphorie rechts | Hyperphorie links |

| | | (Maddox-Glas vor dem rechten Auge) | | Maddox-Glas vor dem linken Auge) | |

| Orthophorie | | Horizontalabweichungen | | Vertikalabweichungen | |

Abb. 15.7. Maddox-Glas-Test: Normale und anomale Antworten (vom Patienten aus gesehen)

nem Auge eine Lichtquelle im Raum fixieren und bedeckt dabei das andere Auge. Dann wird nach Offenlassen beider Augen die Abdeckung gewechselt und beobachtet, ob am nicht abgedeckten Auge eine Einstellbewegung auftritt. War dieses Auge vorher nicht auf die Lichtquelle gerichtet, so führt es eine Einstellbewegung aus. Es liegt demnach ein manifester Strabismus vor. Wenn beim einseitigen Abdecken kein Strabismus gefunden wird, so kann geprüft werden, ob eine Heterophorie vorliegt. Hier werden die Augen abwechslungsweise abgedeckt, ohne in der Zwischenzeit den Blick beider Augen freizugeben. Weil dadurch die Fusionsmöglichkeit unterbrochen wird, manifestiert sich ein latentes Abweichen. Es liegt demnach eine Heterophorie vor, wenn das eben abgedeckte Auge eine Einstellbewegung macht. Quantitativ kann das Abweichen durch Vorsetzen von Prismen gemessen werden. Beim Einwärtsschielen wird das Prisma mit Basis außen so lange verstärkt, bis die Augen bei alternierendem Abdecken rechts bzw. links keine Einstellbewegung mehr ausführen. Beim Auswärtsschielen werden Prismen mit Basis nach innen vorgesetzt.

b) *Maddox-Glas-Test* (Abb. 15.7): Bei normaler Netzhautkorrespondenz ist dies eine recht genaue Methode zur Messung einer Abweichung der Augenachsen. Sie ist besonders wertvoll für die quantitative Bestimmung einer Heterophorie (latenter Strabismus), kann aber auch für die Heterotropie (manifester Strabismus) verwendet werden. Das Maddox-Glas selbst besteht aus einer Anzahl dünner, parallel angeordneter roter Glaszylinder, welche in einem Probierglas montiert sind und vor das Auge gehalten werden. Eine durch das Maddox-Glas fixierte Lichtquelle wird als rote Linie senkrecht zur Achse der Zylinder wahrgenommen. Damit wird ein Auge bei der Untersuchung die Lichtquelle unverändert sehen, während das andere die gleiche Lichtquelle als

roten Strich durch das Maddox-Glas wahrnimmt. Im Falle einer Orthophorie wird der rote Strich durch die Lichtquelle gehen. Wenn er abweicht, kann durch Vorsetzen von Prismen die Maddox-Linie soweit verschoben werden, daß sie wieder auf die Lichtquelle projiziert wird. Horizontale Abweichungen werden bei senkrechtem rotem Strich, vertikale Abweichungen bei horizontalem rotem Strich geprüft. Die Stärke des neutralisierenden Prismas entspricht dann dem horizontalen oder vertikalen Schielwinkel.

c) *Objektive Winkelmessung:* Wenn der Patient keine subjektiven Angaben machen kann oder wenn eine exzentrische Fixation vorliegt, muß die Abweichung durch objektive Untersuchungsmethoden gemessen werden. Dafür gibt es 2 Möglichkeiten, wobei in beiden Fällen der Winkel Kappa (s. Definition) berücksichtigt werden muß.

1) *Hirschberg-Test:* Der Patient fixiert eine Lichtquelle in einer Distanz von ca. 33 cm. Es wird die Dezentrierung des Spiegelbildchens auf der Hornhaut (Purkinje-Spiegelbildchen) beobachtet. Eine Dezentrierung von 1 mm entspricht ungefähr einem Schielwinkel von 7°. Mit dieser Methode kann eine recht genaue Schätzung des Schielwinkels beim Blick in die Nähe vorgenommen werden.

2) *Prismenreflextest (Krimsky-Test):* Der Patient fixiert ein Licht in der Nähe oder in der Ferne. Vor das fixierende Auge wird ein Prisma mit zunehmender Stärke gehalten, bis sich der Lichtreflex auf der Hornhaut des nicht fixierenden Auges in der Mitte befindet. Die Stärke des so ermittelten Prismas entspricht dem Schielwinkel.

Prüfung der Augenmotilität

Einseitige Augenbewegungen (Duktionen): Während ein Auge abgedeckt wird, läßt man das andere einer

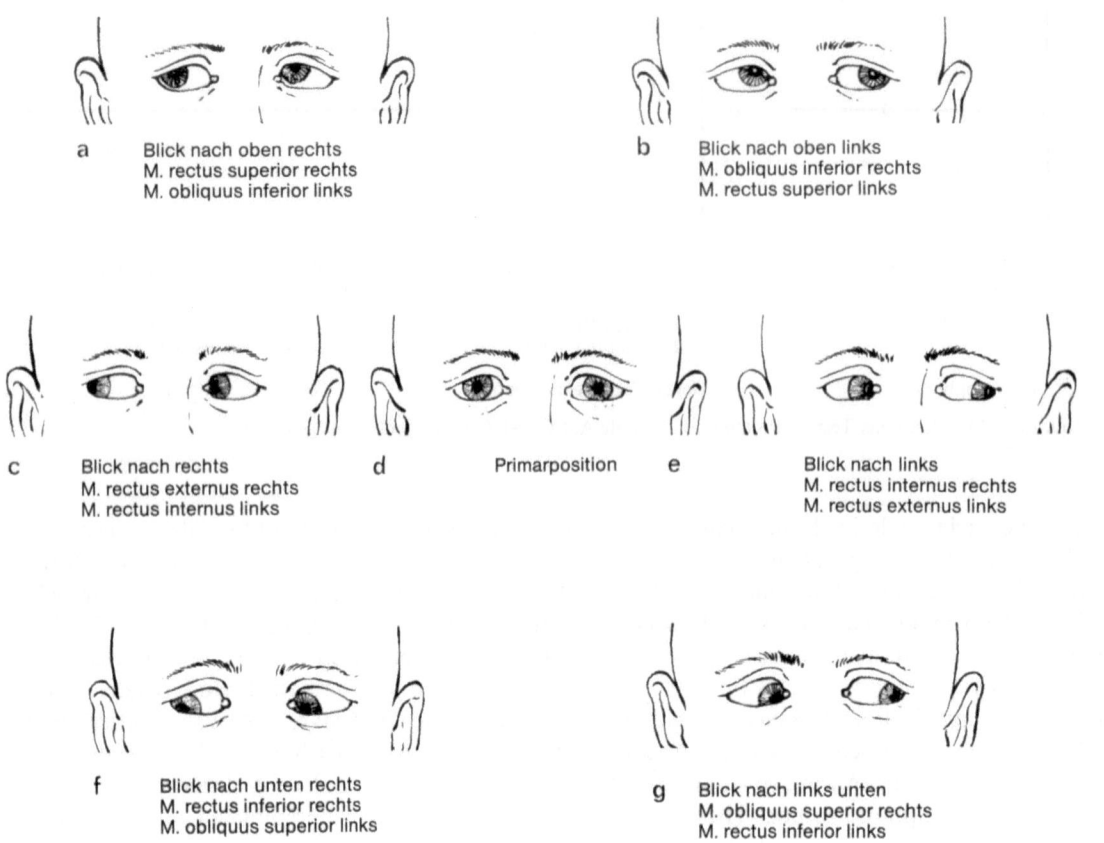

a   Blick nach oben rechts
    M. rectus superior rechts
    M. obliquus inferior links

b   Blick nach oben links
    M. obliquus inferior rechts
    M. rectus superior links

c   Blick nach rechts
    M. rectus externus rechts
    M. rectus internus links

d   Primarposition

e   Blick nach links
    M. rectus internus rechts
    M. rectus externus links

f   Blick nach unten rechts
    M. rectus inferior rechts
    M. obliquus superior links

g   Blick nach links unten
    M. obliquus superior rechts
    M. rectus inferior links

Abb. 15.8 a–g. Normale Versionen. Man beachte die synergistisch wirkenden Muskeln in den 6 Kardinalblickrichtungen

Lichtquelle in allen Blickrichtungen folgen, so daß eine mögliche Bewegungseinschränkung festgestellt werden kann. Die evtl. vorliegende Einschränkung der Beweglichkeit kann entweder durch eine muskuläre Schwäche oder durch ein mechanisches Hindernis bedingt sein.

Gleichsinnige oder konjugierte Augenbewegungen (Versionen): Gemäß dem Hering-Gesetz erhalten synergistische Muskeln gleichstarke Innervationsimpulse bei jeder konjugierten Augenbewegung. Die Versionen (Abb. 15.8) werden untersucht, indem man die Augen einem ca. 30 cm entfernten Licht in den Hauptblickrichtungen folgen läßt und dabei auf jede Über- oder Unterfunktion eines Muskels achtet. Die Untersuchung erfolgt zuerst bei Rechts- und dann bei Linksfixation. Die Überfunktion eines Muskels tritt dann auf, wenn das Auge mit dem paretischen Muskel das Licht in der Hauptblickrichtung des synergistisch wirkenden Muskelpaares fixiert (z. B. Blick nach rechts und oben, Synergisten: M. rectus superior rechts und M. obliquus inferior links) (Abb. 15.9). Der paretische Muskel erhält einen verstärkten Innervationsimpuls. Sein Synergist erhält den gleich starken Innervationsüberschuß und reagiert damit überschießend. Bei der Beurteilung der Versionen lassen sich auch nur geringfügig herabgesetzte (paretische) Muskelfunktionen ohne weiteres nachweisen.

Gegensinnige oder disjugierte Bewegungen (Vergenzen)

a) Konvergenz (Abb. 15.10): Wenn die Augen einen sich nähernden Punkt fixieren, müssen sie sich nach einwärts bewegen, um die Sehachsen auf das fixierte Objekt zu richten. Beide Mm. recti interni kontrahieren sich und die Mm. recti externi erschlaffen unter dem Einfluß einer neurogenen Stimulation und Hemmung (s. supranukleäre Kontrolle der Augenmotilität, Kap. 17).
Bei der Konvergenzbewegung handelt es sich um einen aktiven Prozeß mit einer bewußten und einer unbewußten Komponente.
Die Prüfung der Konvergenz ist für die Beurteilung der Augenmotilität und des Strabismus wichtig. Bei der Untersuchung wird ein kleines Objekt oder eine Lichtquelle langsam gegen die Nasenwurzel hin bewegt. Die Aufmerksamkeit des Patienten wird auf das Objekt gelenkt, indem man ihm sagt: „Versuche das Licht fortwährend anzusehen und melde, wenn

a   b

Abb. 15.9 a, b. Prüfung der Versionen am Beispiel eines paretischen M. rectus superior rechts. **a** Blick nach rechts oben bei fixierendem rechten Auge: Das linke Auge schießt nach oben und innen. Der paretische M. rectus superior rechts benötigt einen verstärkten Impuls, der sich auch auf den M. obliquus inferior links (Agonist) überträgt, was zur „sekundären Abweichung" (verstärkten) Abweichung des linken Auges führt,

b Blick nach oben rechts bei fixierendem linken Auge: Das linke Auge erhält einen normalen Impuls und bewegt sich nach oben rechts. Der paretische M. rectus superior rechts erhält den gleichen, normalen Impuls (Hering-Gesetz); wegen der Parese bewegt sich das rechte Auge nur vermindert nach rechts und oben (primäre Abweichung)

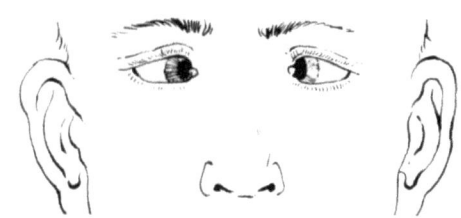

Abb. 15.10. Konvergenz: Normale Konvergenzstellung der Augenachsen bei Nahpunkteinstellung. Es wird dabei ein Punkt fixiert, der ca. 5 cm vor der Nasenwurzel liegt.

Du es doppelt siehst." Die Konvergenz wird so lange aufrechterhalten, bis ihr Nahpunkt erreicht ist. Wird das Objekt noch weiter genähert, divergieren die Augenachsen wieder. Der Nahpunkt der Konvergenz beträgt physiologischerweise 5 cm und ist nicht nur vom Konvergenzimpuls, sondern auch von der Pupillardistanz abhängig. Er wird bei der Untersuchung quantitativ in cm festgehalten.

b) Divergenz: Bei der Divergenz hat man elektromyographisch feststellen können, daß es sich wahrscheinlich um einen aktiven Prozeß handelt und nicht nur um eine Entspannung nach Konvergenz, wie früher angenommen wurde. Klinisch wird die Divergenz selten untersucht und sie ist eigentlich nur für die Fusionsamplitude wichtig (s. unten).

Das Amblyoskop

Es handelt sich um einen Apparat zur Prüfung der motorischen und sensorischen Funktionen des Binokularsehens. Im wesentlichen besteht das Amblyoskop aus 2 verstellbaren, beleuchteten Schwenkarmen, die jedem Auge einzeln über ein Spiegelsystem ein beleuchtetes Bild darbieten. Die Arme sind geeicht und können sowohl horizontal als auch vertikal verschoben werden. Die Beleuchtung der Testbilder erfolgt separat, alternierend oder simultan.

Ein Paar Testbilder, für jedes Auge ein Bild, wird in die Beleuchtungseinrichtung eingeschoben. Mit geeigneten Testbildern und einem kooperativen, mindestens 3jährigen Kind können am Amblyoskop Fusionsgrad, Fusionsbreite und Suppression bestimmt werden. Das Gerät dient auch zur Feststellung der Netzhautkorrespondenz. Umgekehrt lassen sich mit dem Amblyoskop auch orthoptische Behandlungen durchführen.

a) Fusionsgrade: Die Fusionsgrade werden mit dem Amblyoskop folgendermaßen gemessen:
1) Grad I (simultane makuläre Perzeption): Nichtübereinstimmende Testbilder (z.B. Vogel auf der einen Seite, Vogelkäfig auf der anderen Seite) werden beiden Maculae angeboten. Wenn die untersuchte Person beide Objekte als einziges Bild wahrnimmt – d.h. den Vogel in den Vogelkäfig projiziert –, so liegt ein Fusionsgrad I vor. Wenn eines der Objekte nicht erkannt wird, so bedeutet dies, daß das betreffende Auge supprimiert.
2) Grad II (Fusion ungleicher Bilder mit einer gewissen Fusionsamplitude): Dem Exploranden wird wieder ein ungleiches Testbilderpaar angeboten. Wenn diese beiden unvollständigen Bilder als ein einziges erkannt werden und die Fusion auch dann bestehen bleibt, wenn die Amblyoskoparme um 5–10 Prismendioptrien verschoben werden, so besteht ein Fusionsgrad II.
3) Grad III (Stereopsis): Die Testbilder werden so angeordnet, daß der Eindruck eines Tiefensehens auftritt. Wenn der Explorand dies richtig in die Tiefe gestaffelt erkennt, so hat er ein normales beidäugiges Sehen und demnach einen Fusionsgrad III.

b) Fusionsbreite: Wenn Grad II oder III der Fusion vorliegt, so ist es wichtig, die Stabilität der Fusion abzuschätzen. Dies wird durch Messung der Fusionsbreite getestet. Mit Beginn beim Nullpunkt werden die Arme des Amblyoskops schrittweise in Konvergenzstellung gebracht, bis Diplopie auftritt. Normalerweise beträgt diese Konvergenzbewegung 25–30 Prismendioptrien. Der gleiche Test wird für die Divergenz verwendet, wobei 5 dpt Fusionsbreite dem Normalwert für die Divergenz entsprechen. Auch die vertikale Fusionsbreite kann gemessen werden. Sie sollte bei normal entwickeltem Fusionsmechanismus knapp etwa 5 Prismendioptrien betragen.

c) Suppression: Obschon bei Testbildern vom Grad I eine Suppression vermutet werden kann, gelingt es oft nur an Hand von sehr kleinen Testbildern, eine echte foveoläre Suppression festzustellen.

d) Netzhautkorrespondenz: Die normale Netzhautkorrespondenz ist vorgängig definiert worden als ein Zustand, der vorhanden ist, wenn anatomisch korrespondierende Netzhautbezirke die gleiche subjektive Sehrichtung im Raum besitzen. Um die Netzhautkorrespondenz zu prüfen, werden die Arme des Amblyoskops in den objektiven Schielwinkel des Patienten eingestellt, nachdem der Schielwinkel vorgängig mittels des Abdecktests gemessen wurde (s. Abb. 15.6).
Wenn die Testbilder entsprechend Grad II überlagert werden, besteht eine normale Netzhautkorrespondenz. Treten aber Doppelbilder auf, so handelt es sich um eine anomale Netzhautkorrespondenz. Umgekehrt kann der Patient auch die Arme des Amblyoskops so einstellen, daß die Bilder zusammentreffen oder so eng wie möglich zusammenkommen. Wenn dieser subjektive Winkel mit dem objektiv gemessenen Schielwinkel übereinstimmt, besteht ebenfalls eine normale Netzhautkorrespondenz.

Nachbildtest

Wo kein Amblyoskop vorhanden ist, kann die normale oder anomale Netzhautkorrespondenz mit dem sog. Nachbildtest bestimmt werden. Es handelt sich um eine einfache und zuverlässige Methode, um festzustellen, ob bei monolateralem Strabismus ein extrafoveoläres Netzhautareal des Schielauges eine neue Sehrichtungsgemeinschaft mit der Fovea des anderen Auges (anomale Netzhautkorrespondenz) aufgenommen hat. Der Test wird im abgedunkelten Raum ausgeführt. Der Patient muß das rechte Auge mit der Hand abdecken, während das linke Auge für ca. 20 sek einen horizontal gelegenen Lichtstrich fixiert. Dann wird das linke Auge abgedeckt, und der Patient schaut während weiterer ca. 20 sek mit dem rechten Auge auf einen diesmal vertikal liegenden Lichtstrich. Dann wird der Patient weiterhin bei Dunkelheit gefragt, was er sieht. Wenn

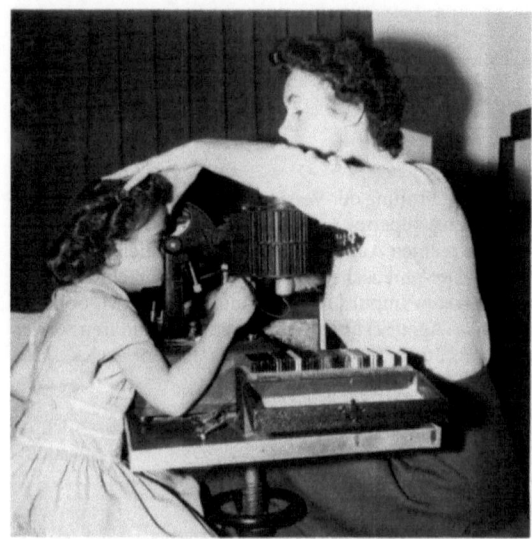

Abb. 15.11. Fusionsübungen am Amblyoskop

die Nachbilder der 2 Lichtlinien sich in der Mitte kreuzen, so liegt eine normale Netzhautkorrespondenz vor. Falls dies nicht der Fall ist, so besteht eine anomale Netzhautkorrespondenz.

e) Orthoptiktherapie mit dem Amblyoskop: Vor oder nach einer Strabismusoperation kann eine orthoptische Therapie zur Verbesserung des Fusionsgrades nützlich sein (Abb. 15.11). Man kann auch versuchen, die Suppression durch Stimulieren der Fovea des supprimierenden Auges zu beseitigen oder die anomale Netzhautkorrespondenz zu durchbrechen, indem man beiden Foveae Grad-II-Testbilder simultan anbietet. Falls ein Fusionsgrad II vorhanden ist, kann die Fusionsbreite durch Verwendung entsprechender Testbilder und Variieren des Winkels, in der die Fusion erhalten bleibt, vergrößert werden. Im jugendlichen Alter, besonders dann, wenn die Brillengläser abgeschwächt oder weggelassen werden, können orthoptische Übungen bei der akkommodativen Esotropie manchmal nützlich sein. Auch Heterophorien größeren Ausmaßes bei Erwachsenen können durch verschiedene orthoptische Übungen oft günstig beeinflußt werden.

Ziel und Prinzipien der Strabismusbehandlung

Das Ziel jeder Strabismusbehandlung ist:

1) Durch Amblyopiebehandlung (Okklusion, Pleoptik) ein möglichst gutes Sehen an beiden Augen zu erreichen.

2) Die kosmetische Entstellung durch Tragen korrigierender Brillengläser, durch einen chirurgischen Eingriff oder meist durch eine Kombination beider Behandlungsmethoden zu beseitigen.

3) Ein möglichst gutes binokuläres Zusammenarbeiten (Fusion und wenn möglich Tiefensehen) zu ermöglichen. Ein solches Ergebnis wird leider nur selten erreicht. Der Erfolg der Behandlung ist in erster Linie von der frühzeitigen Amblyopiebehandlung abhängig.

Kinder, die nach dem 6. Lebensmonat noch schielen, bedürfen einer Behandlung. In diesem Alter ist die Prognose bezüglich Sehschärfe für jedes Auge noch sehr günstig. Eine normale Fusionsbreite und Stereopsis werden jedoch meist nur dann zu erreichen sein, wenn das Kind ursprünglich nicht geschielt hat, und der Ansatz zu Binokularfunktionen vor dem Beginn des Schielens schon vorhanden war. Dies trifft nur ungefähr für die Hälfte aller Schielenden zu. Aus diesem Grund wird man sich oft zufriedengeben müssen, wenn ein Geradestand der Augen mit guter beidäugiger Sehkraft erreicht werden konnte, umsomehr, als Fehlen von Fusion und Stereopsis keine schwerwiegende Behinderung darstellt. Nur wenige Berufe stellen höhere Ansprüche an die Tiefenwahrnehmung.

Die *Amblyopiebehandlung* in Form einer Okklusion ist eine wichtige und im Frühstadium meist erfolgreiche Therapie. Es bestehen verschiedene mehr oder weniger eingreifende Okklusionsmöglichkeiten. Meist muß bei gesichertem Strabismus als erstes für eine gewisse Zeitspanne (Tage, Wochen oder Monate), je nach Alter des Schielkindes und Grad der herabgesetzten Sehschärfe, eine faziale Okklusion angelegt werden. Sie besteht darin, daß ein geeigneter, mit Gaze unterlegter Heftpflasterverband über die geschlossenen Lider geklebt wird. Während der fazialen Okklusion ist die Mitarbeit von Eltern und Kind besonders wichtig. Sie müssen deshalb sorgfältig über die vorwiegend in den ersten Tagen auftretenden Schwierigkeiten orientiert werden. Wo die primäre faziale Okklusion allzu eingreifend erscheint, kann man mit einer Atropinisation des guten Auges beginnen. Wenn das Kind eine Brille trägt, so kann das Brillenglas okkludiert werden, was weniger mühsam ist und später den Übergang von der totalen Okklusion auf eine partielle Okklusion erlaubt. Wenn sich nach mehrwöchigen Behandlungsversuchen keine zentrale Fixation einstellt und der Visus somit schlecht bleibt, muß auf eine organische Schädigung der Macula lutea geschlossen werden. Nach dem 7. Lebensjahr ist die Okklusionsbehandlung nicht mehr erfolgreich. Die Therapie der Amblyopie muß deshalb unbedingt schon im Kleinkindesalter durchgeführt werden.

Schieloperation

Eine chirurgische Korrektur des Muskelungleichgewichts sollte erst dann vorgenommen werden, wenn beide Augen eine maximale Sehschärfe durch Okklusion oder pleoptische Behandlung erreicht haben. Auch hier muß den Eltern deutlich erklärt werden, daß eine Strabismusoperation den Schielwinkel, d.h. die kosmetische Störung, verbessern wird, aber weder an der Sehschärfe noch an der Sensorik etwas ändern kann. Bis ein Parallelstand der Augen erreicht ist, können zwei oder mehrere Operationen nötig sein, da keine genaue mathematische Beziehung besteht zwischen Rücklagerung oder Resektion eines Augenmuskels und dem Ausmaß der Schielwinkelreduktion. Grundsätzlich ist es unwichtig, ob das schielende oder nichtschielende Auge operiert wird. Meist aber wird die Korrektur am schielenden Auge vorgenommen. Durch die Strabismuschirurgie wird die motorische Funktion an einem oder mehreren Augenmuskeln verändert. Dies ist der einzig praktisch gangbare Weg, wenn auch die wahre Pathogenese des Strabismus auf einer neuralen Störung beruht.

Einteilung des Strabismus

Strabismus convergens (Einwärtsschielen, Esotropie)
1) Konkommittierendes (nicht paralytisches Schielen, Begleitschielen). Der Schielwinkel ist in allen Blickrichtungen konstant.
   – Nicht-akkommodativ
   – Akkommodativ
   – Kombiniert, akkommodativ und nicht akkommodativ
2) Nicht-konkommittierendes (paralytisches) Schielen (Strabismus paralyticus). Der Schielwinkel ist wechselnd in den verschiedenen Blickrichtungen.

Strabismus divergens (Auswärtsschielen, Exotropie)
1) Intermittierend
2) Konstant
3) Nicht-konkommittierendes Schielen

Höhenschielen (Hypertropie), Tiefenschielen (Hypotropie)
1) Nicht-paralytisch
2) Paralytisch

Esotropie (Strabismus convergens, Concomitans, Einwärtsschielen)

Bei der Esotropie handelt es sich um die häufigste Schielform. Die Esotropie wird eingeteilt in den paralytischen Strabismus (bedingt durch die Parese oder Paralyse eines oder mehrerer Augenmuskeln) und den nicht-paralytischen Strabismus. Die konkomittierende Esotropie (Strabismus convergens concomitans) beim Kleinkind und Kind ist hier der häufigste Schieltyp. Er kann akkommodativ, nicht-akkommodativ oder als Kombinationsform auftreten. Ein paralytischer Strabismus ist im Kindesalter selten. Im Erwachsenenalter handelt es sich beim Auftreten eines Schielens in den meisten Fällen um die paralytische Form.

Strabismus convergens concomitans

Nicht-akkommodative Esotropie

Etwa die Hälfte aller Fälle von Esotropie fallen in diese Gruppe, wobei die Schielursache indessen unbekannt ist. Charakteristisch ist das Auftreten im Frühkindesalter, meist im 1. Lebensjahr, oft aber schon kurz nach der Geburt. Definitionsgemäß ist die Abweichung konkomittierend, d.h. der Schielwinkel bleibt in allen Blickrichtungen etwa gleich und ändert sich kaum bei Akkommodation. Das Schielen steht daher nicht in Beziehung zu einer Refraktionsanomalie oder zu einer Augenmuskelparese. Viel wahrscheinlicher ist in vielen Fällen ein anomales Ansetzen der Horizontalmotoren, abnorm straffe Aufhängebänder (Checkligamente) oder andere Faszienanomalien der Augenmuskeln. Es scheint, daß viele Fälle auch als Folge einer Fehlinnervation der motorischen Augenmuskeln auftreten. Dabei ist der Ursprung dieser Anomalie im Supranukleärgebiet für Konvergenz und Divergenz und seinen neuralen Verbindungen zum Fasciculus longitudinalis medialis zu suchen.

Es besteht ein weiterer Anhaltspunkt dafür, daß der sog. „idiopathische Strabismus" genetisch bedingt ist. Esophorie und Esotropie werden häufig autosomal dominant vererbt. Eineiige Zwillinge haben oftmals identische Abweichungen der Augenachsen. Wenn in der Familienanamnese kein Strabismus vorliegt, so findet sich doch oft bei einem Elternteil eines schielenden Kindes eine Esophorie höheren Grades, und es ist wahrscheinlich, daß diese Störung in einer schwereren Form (Übergang der Esophorie in Esotropie) auf das Kind übertragen worden ist. Eine akkommodative Komponente überlagert oft den konkomittierenden Strabismus. Dies bedeutet, daß die Korrektur der hyperopen Refraktionsanomalie u. U. den Schielwinkel nur teilweise, aber nicht ganz korrigiert. Differentialdiagnostisch sollte man bei plötzlichem Auftreten eines Strabismus im Kindesalter auch immer an die Möglichkeit eines Retinoblastoms denken (s. Kap. 22).

Klinische Befunde

Mit Ausnahme des kosmetischen Defekts und der dadurch bedingten psychologischen Probleme, welche im späteren Kindesalter immer auftreten, bestehen zusätzlich zum Strabismus keine subjektiven Beschwerden. Die Abweichung kann monolateral (es weicht immer das gleiche Auge ab) oder alternierend (die Augen schielen abwechselnd) sein. Beim Wechselschielen ist die Refraktionsanomalie meist in beiden Augen ungefähr gleich, während bei einseitigem Schielen meist eine ungleich starke Refraktionsanomalie besteht. Oft ist die Adduktion verstärkt, während die Abduktion einseitig oder beidseitig vermindert erscheint. Vielfach läßt sich zudem kaum eine Konvergenzbewegung feststellen. Während die Sehschärfe beim alternierenden Schielen an beiden Augen gleich gut ist, findet man sie beim monolateralen Strabismus am schielenden Auge oft herabgesetzt. Der Schielwinkel für Ferne und Nähe ist ungefähr gleich und wird durch Korrektur des Refraktionsfehlers nicht wesentlich beeinflußt. Wenn der Strabismus schon einige Monate vorgelegen hat, so tritt bei der alternierenden Esotropie alternierende Suppression ein und damit oft eine anomale retinale Korrespondenz, nicht aber eine Amblyopie. Die Entwicklung einer Amblyopie ist die typische Folgeerscheinung eines monolateralen Strabismus.

Behandlung

a) Okklusionsbehandlung: Mit der Okklusionstherapie versucht man, wie schon beschrieben, die Sehschärfe beider Augen auf die gleiche Höhe zu bringen und damit eine Amblyopie zu verhindern. Trotz des Erfolges einer frühzeitigen Okklusion und chirurgischer Korrektur kann jedoch bei vielen Patienten keine wesentliche Fusion erreicht werden, ganz besonders dann nicht, wenn der Strabismus bereits seit Geburt besteht.

Die Okklusionstherapie kann mit einer orthopischen Therapie unter Verwendung des Amblyoskops kombiniert werden mit dem Ziel, eine bessere binokulare Funktion zu erreichen. Man versucht dabei, soweit möglich, die sensorischen Anomalien in Form von Suppression und anomaler Retinakorrespondenz zu durchbrechen.

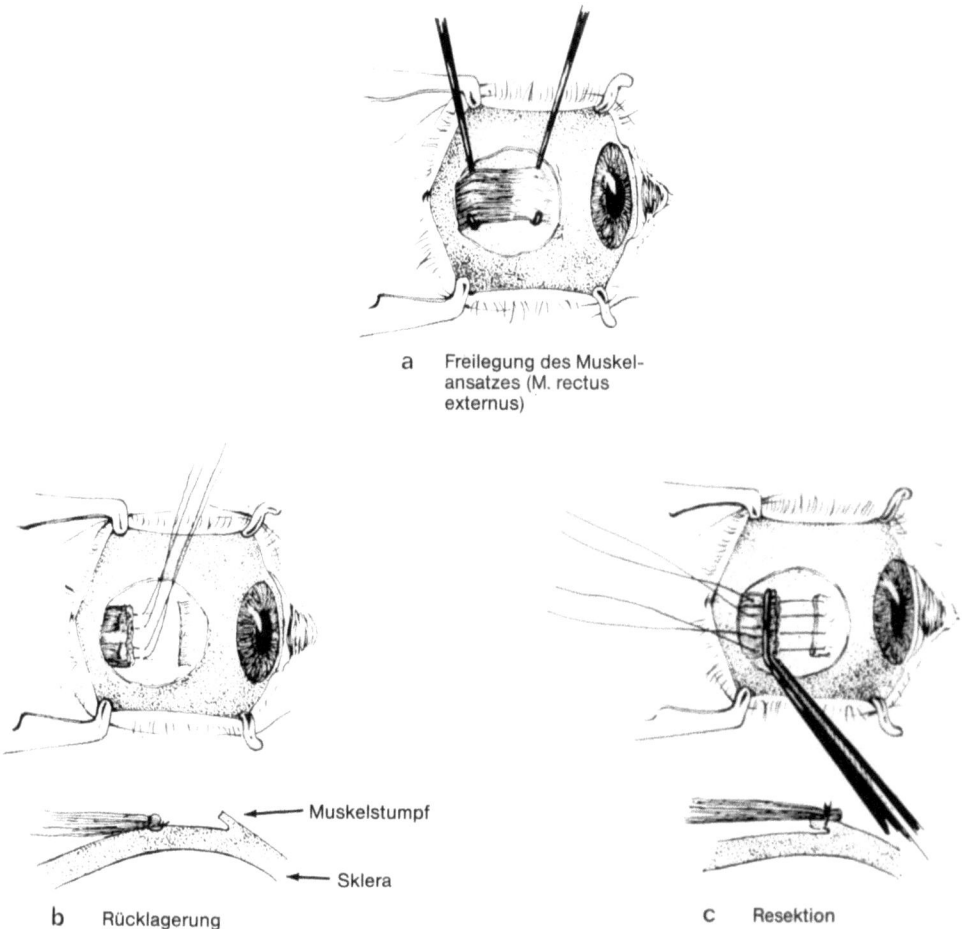

a Freilegung des Muskel-
    ansatzes (M. rectus
    externus)

Muskelstumpf

Sklera

b Rücklagerung   c Resektion

Abb. 15.12 a–c. Chirurgische Strabismuskorrektur (rechtes Auge)

b) Pleoptische Behandlung: Der Enthusiasmus für die pleoptische Behandlung hat in den letzten Jahren etwas abgenommen. Sie wird in Europa öfter als in den USA angewendet. Die Techniken sind mannigfaltig. Sie zielen alle darauf hin, eine exzentrische Fixation zu durchbrechen und eine foveolare Fixation zu erreichen. Eine häufig verwendete Technik besteht darin, die unterwertige Fovea zu stimulieren bei gleichzeitigem Ausschalten des exzentrischen Fixationspunktes durch Ausblenden mit einer besonders intensiven Lichtquelle. Das gesamte Gebiet um die Fovea wird bis auf 30° hinaus mit einem Ophthalmoskop ausgeleuchtet, das im Zentrum einen dunklen Flecken aufweist, durch den ein Ausblenden der Makula selbst verhindert wird. Wenn das Licht des Ophthalmoskops entfernt wird, sieht die Makula ein positives Nachbild. Kurze Zeit später erscheint dem Patienten ein negatives Nachbild, und man lehrt ihn, dieses Nachbild in der Geradeausrichtung wahrzunehmen. So kann u. U. die Sehrichtung der Fovea wieder zur Geradeausrichtung gebracht werden. Eine solche Behandlung benötigt aber viele Stunden angestrengter orthoptischer Arbeit, nur um eine neue foveale Richtung und damit eine um weniges verbesserte Sehfunktion zu erreichen. Einige Patienten reagieren schnell, andere aber benötigen Monate und Jahre intensiver pleoptischer Therapie. Die durchschnittliche Sehverbesserung beträgt 10–20%, und nur ganz wenige erfolgreiche Fälle gelangen bis auf eine Sehschärfe von 0,8. Es kann aber nie mit Sicherheit damit gerechnet werden, daß dieses mühsam erreichte Resultat nicht nach einer gewissen Zeit wieder abfällt.

Die besten Resultate werden im Alter von 7–14 Jahren erreicht. Aber einige wenige positive Resultate wurden auch bei älteren Patienten beobachtet, die das gute Auge aus irgendeinem Grund verloren hatten.

c) Chirurgische Behandlung: Bei einer Strabismusoperation werden die Augenmuskeln entweder verstärkt oder abgeschwächt (Abb. 15.12). Die Verstärkung geschieht durch Muskelverkürzung in Form einer Resektion (Myektomie). Zur Abschwächung wird der Muskel hinter dem ursprünglichen Ansatz neu inseriert (Rücklagerung). Nur selten wird eine Muskelfaltung oder eine Vorlagerung zur Verstärkung vorgenommen. Zur Muskelabschwächung werden auch andere Methoden, wie die Tenotomie, Sagittalisation oder die sog. Fadenoperation, empfohlen.

1) Rücklagerung des M. rectus medialis: Eine konjunktivale Inzision wird nahe am Limbus oder im Fornix ausgeführt. Der Schnitt geht durch die Tenon-Kapsel bis auf die Sklera. Dann wird der Muskel freigelegt und die Aufhängebänder werden durchschnitten. Nun wird der Muskel von seinem Ansatz an der Sklera abgetrennt und je nach Schielwinkel 4–5 mm hinter seiner Ansatzstelle wieder angenäht. Schließlich wird die Konjunktiva wieder vernäht.

Die Operation wird in Narkose ausgeführt, und der Patient muß nach der Operation noch einige Stunden im Spital verbleiben. Ein Augenverband ist höchstens für 1–2 Tage erforderlich, oft erübrigt er sich überhaupt. Postoperative Schmerzen sind sehr selten, der konjunktivale Reizzustand verschwindet nach 2–3 Wochen.

2) Resektion des M. rectus externus: Auch hier erfolgt eine Inzision am Limbus oder in der Fornixgegend durch Konjunktiva und Tenon-Gewebe. Der M. rectus externus wird am Ansatz gefaßt und abgetrennt. Mit 2 doppelt armierten Fäden wird der Muskel 6–10 mm hinter seinem Ansatz durchstochen und an der Ansatzstelle über der Sklera verankert. Das überstehende Muskelstückchen wird reseziert. Schließlich wird die Konjunktiva wieder readaptiert und genäht.

Für das Ausmaß von Rücklagerung und Resektion bestehen keine genauen Regeln, da beim Operationsergebnis viele Variablen mitspielen. Bei einer Esotropie mit einem Winkel von weniger als 20 Δ kann gewöhnlich die Operation an einem Muskel, z.B. Rücklagerung eines M. rectus internus um 4–5 mm, genügen, um den Geradestand der Augenachsen zu erreichen. Falls die Abweichung 20–35 Δ beträgt, müssen meist 2 Muskeln angegangen werden. Viele Chirurgen ziehen es vor, 2 Muskeln des gleichen Auges (z.B. Rücklagerung des M. rectus internus und Resektion des M. rectus externus) zu operieren, während andere die sog. symmetrische Operationsmethode vorziehen, d.h. im Fall der Esotropie die beidseitige Rücklagerung der Mm. recti interni.

Beim monolateralen Strabismus mit Amblyopie werden die Muskeln am amblyopen Auge angegangen, während bei der alternierenden Esotropie u.U. die Rücklagerung beider Mm. recti interni vorzuzie-

hen ist. Beträgt die Schielabweichung über 45 Δ, wird man 3 oder sogar 4 Augenmuskeln operieren müssen.

Prognose

Die Strabismuschirurgie beruht auf Erfahrung und gleichbleibende Resultate können nicht vorausgesagt werden. Aus diesem Grunde müssen die Angehörigen wissen, daß 2 oder mehr Operationen notwendig sein können, bevor ein gutes, endgültiges Resultat erreicht wird. Kurz vor und nach der chirurgischen Intervention kann durch eine orthoptische Behandlung das Resultat bezüglich Fusionsmöglichkeiten verbessert werden.

Akkommodative Esotropie

Ungefähr ⅓ aller Esotropien fallen in diese Gruppe. Weitere 15–25% weisen zumindest einen akkommodativen Faktor auf. Diese Patienten haben eine Hyperopie von 2 oder mehr dpt. Deshalb müssen sie schon akkommodieren, um scharf in die Ferne sehen zu können, entsprechend mehr noch für die Nähe. Der akkommodative Strabismus tritt deshalb manifest oft nur für die Nähe auf, während für die Ferne eine Esophorie (latenter Strabismus) besteht.

Klinisches Bild

Der Beginn dieses Typs von Esotropie liegt erfahrungsgemäß zwischen dem 18. Lebensmonat und dem 4. Lebensjahr, weil das Kind erst nach dem 18. Lebensmonat richtig zu akkommodieren beginnt. Meist ist die Abweichung monolateral, sie kann aber auch alternierend sein. Bei der objektiven Refraktionsbestimmung wird dann üblicherweise eine Hyperopie von +2 bis +5 dpt gefunden. Es tritt frühzeitig eine Suppression im abweichenden Auge auf, die normale Netzhautkorrespondenz ist jedoch meist vorhanden.

Behandlung

Die rein akkommodative Esotropie spricht gut auf eine Korrektur der Hyperopie mit Brillengläsern an, gesetzt den Fall, daß die Behandlung kurze Zeit (nicht länger als 6 Monate) nach Beginn des Strabismus einsetzt. Falls die Behandlung über diesen Zeitpunkt hinaus verschleppt wird, so sind die abnormen sensorischen Verhältnisse so weit eingefahren, daß Brillengläser allein nicht mehr den vollen Schielwinkel korrigieren können. In diesem Falle wird es zu einer kombinierten Behandlung wie beim nicht-akkommodativen Schielen kommen. Falls sich

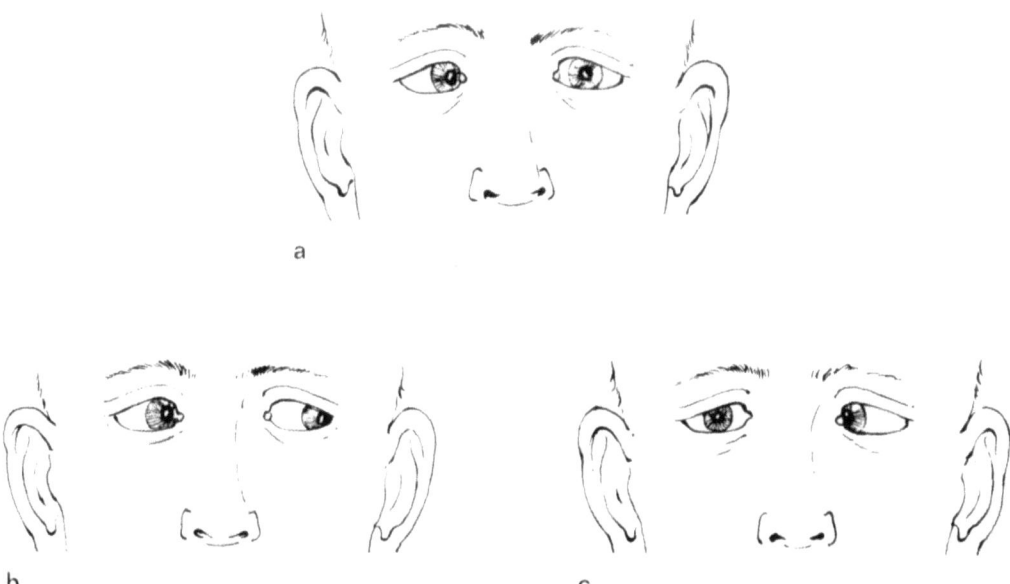

Abb. 15.13 a–c. Strabismus paralyticus convergens bei Lähmung des M. rectus externus des rechten Auges, bei fixierendem linken Auge. **a** Primärposition: Einwärtsschielen des rechten Auges, **b** Blick nach links: Kein Abweichen, **c** Blick nach rechts: Einwärtsschielen des linken Auges

sogar eine Amblyopie entwickelt hat, ist die Okklusionsbehandlung zusätzlich angezeigt, weil nur so die anomale Sensorik aufgehoben werden kann und eine nicht-operative Schielkorrektur möglich wird. Häufiger wird jedoch in lang dauernden Fällen trotzdem die chirurgische Behandlung notwendig. Falls nur ein partieller akkommodativer Faktor vorliegt, wird das Tragen korrigierender Brillengläser zwar den Schielwinkel verringern, der Restwinkel muß aber trotzdem noch chirurgisch korrigiert werden. Wenn der Schielwinkel für die Nähe wesentlich größer ist als für die Ferne, können u. U. zusätzlich Doppelfokusgläser verordnet werden.

Eine kurzfristige Behandlung mit Miotika kann direkt postoperativ oder als Kompromiß, wenn die Brillen aus irgendeinem Grunde nicht getragen werden können, angewandt werden, in Form von Echothyophat (Phospholiniodid in 0,03- bis 0,12%iger Lösung), auch Isofluorophat (Fluoropryl 0,025%) oder Pilocarpin 0,5- bis 2%ige Lösung. Diese Medikamente bewirken eine Myopisierung und heben dadurch vorübergehend die Folgen der Hyperopie auf. Sie gelten aber in keinem Falle als langfristiger Brillenersatz.

Paralytische Esotropie (Abduzensparese, nichtkonkomitierendes Einwärtsschielen)

Das paralytische Einwärtsschielen (Abb. 15.13) beruht auf einer ein- oder doppelseitigen Lähmung des M. rectus externus infolge Lähmung des VI. Hirn-

nervs (N. abducens). Die häufigste Ursache beim Erwachsenen sind ein zerebrovaskulärer Insult oder der Diabetes mellitus. Die Abduzensparese kann aber auch das erste Zeichen eines raumbeengenden intrakraniellen Prozesses oder einer entzündlichen Erkrankung des ZNS sein. Ebenso sind Kopftraumen ein häufiger Grund für die Abduzensparese.

Beim Kind ist das nicht-konkommitierende Einwärtsschielen relativ selten. Es kann sich dabei um ein Geburtstrauma mit direkter Muskelläsion, um eine Nervenläsion oder in vereinzelten Fällen um eine kongenitale Anomalie des M. rectus externus oder seiner Faszienverbindungen handeln.

Klinische Befunde

Wenn der M. rectus externus vollständig gelähmt ist, kann das Auge nicht über die Mittellinie nach außen bewegt werden. Eine Lähmung des rechten M. rectus externus führt zu einer rechtsseitigen Esotropie, welche bei Fixation eines Objekts, das rechts von der Mittellinie liegt, stärker in Erscheinung tritt. Die Abweichung ist bei konjugierter Augenbewegung nach links nicht sichtbar. Bei Kindern unter 6 Jahren stellt sich rasch eine Suppression ein. Es können aber auch völlig normale Binokularfunktionen bestehen bleiben, wenn im Sinne einer Kompensation die Augen von der Wirkungsrichtung des gelähmten Muskels wegschauen. Überdies kann sich bei Kindern eine wechselnde Netzhautkorrespondenz einstellen: normale Korrespondenz beim Blick weg vom Aktionsgebiet, anomale Korrespondenz beim Blick gegen das Aktionsgebiet des paretischen Muskels. Beim Erwachsenen hingegen kommt es beim plötzlichen Auftreten eines lähmungsbedingten Einwärtsschielens immer zu Doppelbildern, da bei ihnen das sensorische Verhalten fixiert ist, und das Bild des nichtfixierten Objekts auf ein nichtkorrespondierendes Netzhautareal des gelähmten Auges fällt.

Behandlung

Die Behandlung einer persistierenden paretischen Esotropie ist ausschließlich chirurgisch. Sie soll aber nie früher als 6–8 Monate nach Schielbeginn ausgeführt werden, da auch nach längerer Zeit noch die Möglichkeit einer Spontanremission besteht. Während dieser Zeit ist es notwendig, das Auge mit dem paretischen Muskel abzudecken, um die störende Diplopie auszuschalten.

Hat sich das Lähmungsschielen nach 6–8 Monaten nicht verändert, so muß angenommen werden, daß der die Lähmung erzeugende Prozeß bestehen bleibt, womit die Indikation zur chirurgischen Behandlung gegeben ist. Bei einer Parese des M. rectus externus versucht man durch Resektion diesen Muskel zu stärken, evtl. unter gleichzeitiger Abschwächung seines Antagonisten.

Die Resektion wird ausgeführt, wie es bei der nichtparalytischen Esotropie beschrieben ist. Oft wird außerdem der M. rectus internus des gleichen Auges durch Rücklagerung abgeschwächt, um den Operationseffekt zu verstärken. Das Ausmaß der operativen Korrektur richtet sich natürlich nach dem Schweregrad der Muskellähmung. Bei einer vollständigen Parese des M. rectus externus muß die Operation nach Hummelsheim durchgeführt werden. Dabei werden je die Hälfte des M. rectus superior und des M. rectus inferior zur Ansatzstelle des M. rectus externus verlagert, um die Abduktion zu unterstützen. Selten wird beim Lähmungsschielen mit der Operation ein ideales Resultat erreicht, weshalb von anderen Autoren empfohlen wird, den ganzen M. rectus superior und M. rectus inferior auf die Ansatzstelle zu verlagern. Dieses Verfahren verbessert die Abduktion, ohne den Blick nach oben oder unten wesentlich einzuschränken.

Exotropie (Strabismus divergens, Auswärtsschielen)

Die Exotropie tritt seltener auf als die Esotropie. Zu Beginn besteht oft nur eine Exophorie. Dann tritt ein intermittierender Strabismus divergens auf, der sich schließlich zu einer konstanten Exotropie entwik-

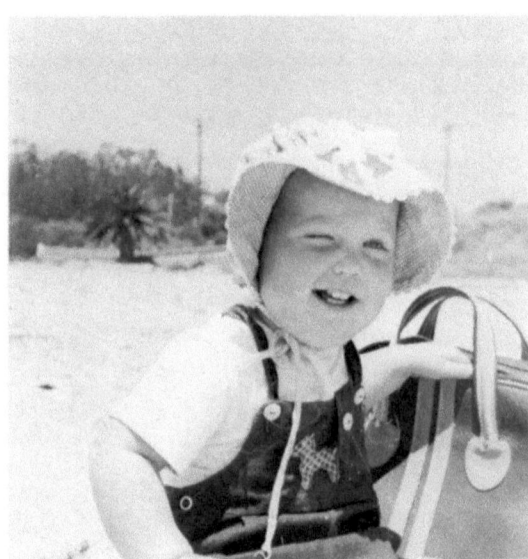

Abb. 15.14. Kind mit intermittierender Exotropie. Typisch ist das Zukneifen eines Auges bei hellem Sonnenlicht

kelt, wenn vorher keine Behandlung durchgeführt wird. Andere Fälle können schon als konstantes oder nur intermittierendes Divergenzschielen auftreten und bleiben während des ganzen Lebens stationär. Wie bei der Esotropie besteht eine Verbindung zur familiären Häufung. Exophorie und Exotropie werden ebenfalls autosomal dominant vererbt. Das bedeutet, daß häufig bei einem oder beiden Eltern ebenfalls eine Exotropie oder hochgradige Exophorie vorliegt.

Intermittierende Exotropie

Das intermittierend auftretende Auswärtsschielen macht gut die Hälfte aller Exotropien aus. Der Beginn der Abweichung wird nicht vor dem 2. oder 3. Lebensjahr festgestellt, Progredienz ist die Regel. Ein charakteristisches Zeichen ist das Schließen eines Auges bei starkem Sonnenlicht, weil dies wahrscheinlich die plötzlich auftretende Diplopie unterdrückt. Meist wird eine echte Exotropie für die Ferne gefunden, während der Patient für die Nähe fusionieren kann. Die Konvergenz ist häufig ausgesprochen gut, und es findet sich keine Korrelation mit einer spezifischen Refraktionsanomalie (Abb. 15.14).

Da das Kind mindestens zeitweise fusioniert, besteht auch keine ausgesprochene sensorische Anomalie. Es findet sich einzig eine Suppression für die Ferne, wenn ein Auge schielt, aber die normale Netzhautkorrespondenz bleibt erhalten und eine Amblyopie tritt nicht ein.

Nach evtl. vorhergehender Prismenbehandlung zur Verstärkung der Fusionsbreite besteht die einzig wirksame Behandlung in der chirurgischen Korrektur. Die Wahl des chirurgischen Vorgehens hat verschiedene Faktoren zu berücksichtigen. Der wichtigste Faktor ist das Ausmaß des Schielwinkels und der Vergleich der Schielwinkelgröße für die Ferne und für die Nähe. Wenn die Abweichung für die Ferne größer ist als für die Nähe, wird eine Rücklagerung der beiden Mm. recti externi die besten Resultate erbringen. Wenn aber die Nahabweichung ungefähr dem Winkel für die Ferne entspricht, so wird meist ein M. rectus externus rückgelagert und gleichzeitig eine Resektion des M. rectus internus am gleichen Auge vorgenommen. Wie bei den anderen Strabismustypen genügt eine einzige Operation oft nicht, um das gewünschte Ziel zu erreichen, und es wird später eine 2. Operation notwendig sein.

Strabismus divergens concomitans (Exotropie, Auswärtsschielen)

Die konstante Exotropie ist viel weniger häufig als die intermittierende. Sie kann bereits bei der Geburt bestehen oder sie entwickelt sich allmählich aus einer intermittierenden Exotropie. Einige Fälle treten erst im späteren Lebensalter auf, besonders dann, wenn ein Auge seine Sehkraft verloren hat.
Wie bei der Esotropie ist die Ursache der Exotropie gewöhnlich nicht bekannt. Die kongenitale konstante Exotropie kann die Folge einer anomalen Insertion der Augenmuskeln sein, es kann sich aber auch um einen anatomischen Muskeldefekt handeln. Man nimmt an, daß beim Kleinkind und im Jugendalter eine Tendenz zu übermäßiger Konvergenz vorhanden ist, die durch nukleäre und infranukleäre Sehbahnen kontrolliert und durch supranukleäre Einflüsse gesteuert wird, damit die Augenbewegungen regelrecht verlaufen. Vermutlich existiert auch ein Divergenzzentrum mit ähnlichen supranukleären Einflüssen, und sowohl die Esotropie wie die Exotropie stellen demnach einen Folgezustand von Abnormitäten im supranukleären Gebiet dar. Deswegen sind Ausdrücke wie „Konvergenzexzeß", „Konvergenzinsuffizienz", und „Divergenzexzeß" und „Divergenzinsuffizienz" immer als rein beschreibend zu betrachten. Ein „Divergenzexzeß" bedeutet eine Abweichung nach außen, die für die Ferne größer ist als für die Nähe. Ein „Konvergenzexzeß" bedeutet ein Abweichen nach innen, wobei der Winkel für die Nähe größer ist als für die Ferne. Mit Sicherheit steht fest, daß die Tendenz zur Divergenz mit zunehmendem Lebensalter zunimmt. Wenn keine Fusion vorliegt, wie z. B. bei der Erblindung eines

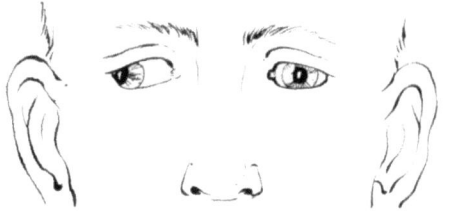

Abb. 15.15. Exotropie rechts

Auges, so weicht das blinde Auge normalerweise bei Kindern bis zum 6. Lebensjahr nach innen ab. Wenn der Visusverlust später, d. h. nach dem 6. Lebensjahr, auftritt, weicht das blinde Auge üblicherweise nach außen ab.
Da es sich bei der Exotropie auch für den Laien um eine gut sichtbare kosmetische Störung handelt, ist das Divergenzschielen für den Patienten ein stark belastender psychischer Faktor, während der Verlust der Tiefenwahrnehmung selten von großer praktischer Bedeutung ist.
Die konstante Exotropie ist sehr oft monolateral, es schielt immer das gleiche Auge und nur selten findet man ein alternierendes Auftreten. Die Abduktion ist meist verstärkt und die Adduktion vermindert, bei geringer oder fehlender Konvergenz. Oft findet sich gleichzeitig eine Hypertropie mit wechselndem Winkel. Der Schielwinkel kann 10–80 Δ betragen (Abb. 15.15).
Bei Kindern unter 6 Jahren mit alternierender Exotropie entwickelt sich typischerweise eine alternierende Suppression. Nur wenn das Schielen monolateral ist, tritt eine Amblyopie am abweichenden Auge auf. Dagegen ist die anomale Netzhautkorrespondenz selten und auch eine exzentrische Fixation im abweichenden Auge wird praktisch nie gefunden. Im Alter tritt eine Exotropie sehr selten auf und nur dann, wenn eine wesentliche Sehverschlechterung im abweichenden Auge vorliegt. Daher tritt dadurch auch keine störende Diplopie mehr ein.
Als einzige Behandlungsmöglichkeit kommt die Schieloperation in Frage, wobei nicht ein funktionelles, sondern hauptsächlich ein kosmetisch ansprechendes Ergebnis angestrebt wird. Es wird eine leichte postoperative Überkorrektur angestrebt, weil die so erreichte geringgradige Esotropie weniger leicht wieder in eine Exotropie zurückfällt.
Die Fusionsmöglichkeiten bleiben auch nach der operativen Korrektur sehr beschränkt.
Bei der monolateralen Exotropie müssen gewöhnlich die zwei Horizontalmuskeln des abweichenden Auges operativ angegangen werden, in Form einer Resektion des M. rectus internus und einer Rücklagerung des M. rectus externus. Bei starker Divergenz muß man von vornherein damit rechnen, daß 3 oder

alle 4 Horizontalmuskeln operiert werden müssen, bis ein Geradestand der Augenachsen erreicht wird.

„A"- und „V"-Schielformen

Es handelt sich hier um Schieltypen, bei welchen die Abweichung deutlich verschieden stark ist beim Blick nach oben und beim Blick nach unten. Sie fallen trotzdem unter den Begriff des konkomittierenden Schielens. Mit „A" und „V" bezeichnet man diejenige Position, bei welcher die Abweichung am größten ist. Demnach stehen bei den „A"-Schielformen für den Fall eines konvergenten Schielens die Bulbi beim Blick nach oben stärker konvergent als beim Blick nach unten. Beim divergenten Schielen ist der Schielwinkel beim Blick nach oben kleiner als beim Blick nach unten. Für die „V"-Schielform findet sich beim konvergenten Strabismus ein kleinerer Winkel beim Blick nach oben, und beim divergenten ein kleinerer Winkel beim Blick nach unten. Bei beiden Formen variieren die Schielwinkel um ca. 10–15°. Die Ursachen sind mannigfaltig. Im wesentlichen hat eine Parese der Mm. obliqui superiores eine „V"-Schielform zur Folge, während bei der „A"-Schielform meist eine Parese der Mm. obliqui inferiores vorliegt. Das Vorliegen eines „A"- oder „V"-Syndroms beeinflußt die Wahl der anzugehenden Muskeln bei den verschiedensten Strabismusoperationen.

Höhenabweichung

Die Höhenabweichungen werden als Hypertropie oder Strabismus verticalis (auch als Strabismus sursumvergens oder Strabismus deosumvergens) bezeichnet und sie werden nach dem Auge benannt, das nach oben abweicht. Unter „Rechtshypertropie" (Abb. 15.16) versteht man ein Abweichen des rechten Auges nach oben, wenn das linke Auge fixiert. Der gleiche Zustand könnte auch mit „Linkshypotropie" bezeichnet werden, wenn das rechte Auge fixiert. Dieser Ausdruck wird aber selten verwendet. Die Hypertropie ist bedeutend seltener als die Horizontalabweichung und entwickelt sich oft erst im Alter. Es gibt viele Ursachen für eine Hypertropie. Ein Trauma kann zur Lähmung eines Vertikalmuskels führen. Andererseits können abnormale Insertionen, Faszienverbindungen und andere kongenitale Anomalien als ursächliche Faktoren in Frage kommen. Auch Systemerkrankungen können verantwortlich sein, z. B. Myasthenia gravis, multiple Sklerose, Thy-

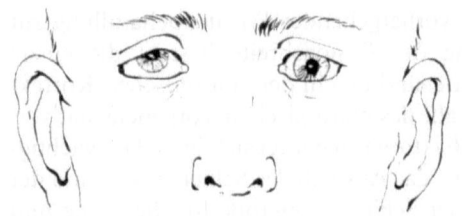

Abb. 15.16. Hypertropie rechts

reotoxikose, Orbitatumoren und Hirnstammerkrankungen. Diese Krankheitsbilder werden im Kap. 17 (Neuroophthalmologie) eingehend besprochen. Im folgenden werden hier nur die idiopathischen Fälle diskutiert, welche auf eine Parese unbekannter Genese zurückzuführen sind und die einen oder mehrere Vertikalmuskeln betreffen.

Klinische Befunde (s. Abb. 15.7 u. 15.8)

Eine Hypertropie mit Beginn nach dem 6. Lebensjahr führt zur Diplopie, wenn beide Augen eine gute Sehschärfe haben. Zur Kompensation der Höhenabweichung versucht der Patient eine ungewohnte Kopfhaltung einzunehmen, die zum okulären Schiefhals (Tortikollis) führen kann.

Die Abweichung kann schon bei geringen Graden (wenige Δ) auffällig werden. In den Anfangsstadien ist die Abweichung in einer bestimmten Blickrichtung größer als in den übrigen Blickrichtungen. Später weist die Heterotropie eine Tendenz zum konkomittierenden Schielen auf, weil sekundäre Kontrakturen des direkten Antagonisten und der synergistisch wirkenden Muskeln auftreten. Es ist dann wichtig herauszufinden, welcher Einzelmuskel oder welche Muskelgruppen paretisch sind. Die Diagnose wird um so schwieriger, je länger die Hypertropie gedauert hat. Es gibt mehrere Untersuchungsmethoden, welche leider nicht immer übereinstimmende Ergebnisse zeigen. Erst der Gesamteindruck ermöglicht die Diagnose der befallenen Vertikalmotoren, woraus sich der Therapieplan für die chirurgische Korrektur ergibt. Am häufigsten ist der M. obliquus superior betroffen, dann der M. rectus superior, während isolierte Lähmungen des M. rectus inferior und des M. obliquus inferior selten sind.

a) Messung der Abweichung: Die Abweichung muß in allen 6 Blickrichtungen für die Nähe und die Ferne bestimmt werden, wobei jedes Auge einzeln fixieren soll. Die sekundäre Abweichung ist größer als die primäre (Abb. 15.13). Der Schielwinkel ist bekanntlich größer, wenn das Auge mit dem paretischen Muskel fixiert, als wenn das Auge mit dem nicht paretischen Muskel fixiert (Hering-Gesetz).

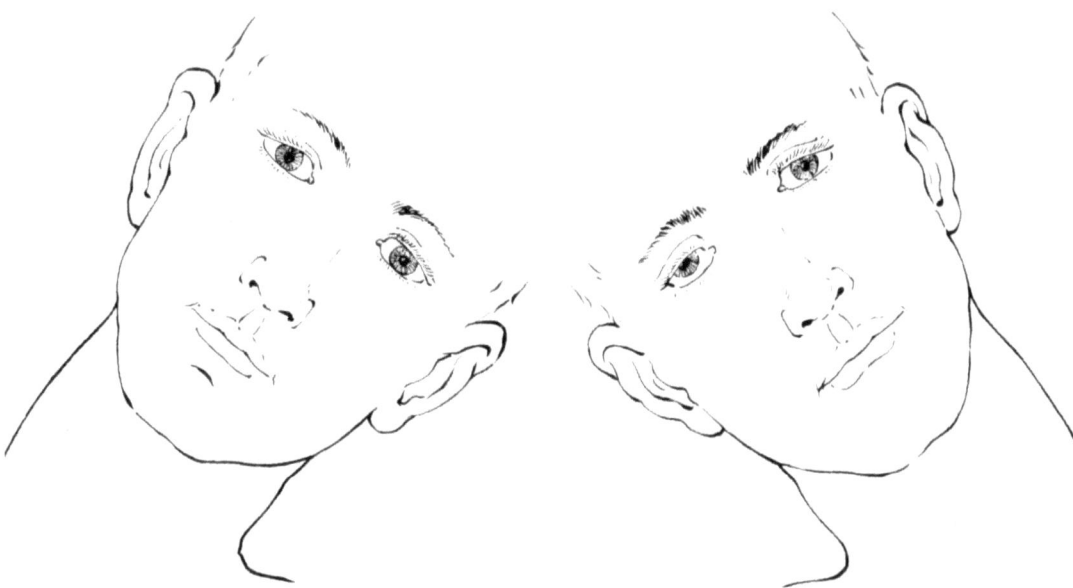

Abb. 15.17 a, b. Kopfneigetest nach Bielschowsky. **a** Parese des M. obliquus superior rechts. Der Kopf wird gegen die linke Schulter geneigt, wo Fusion erzielt werden kann, **b** Wenn der Kopf gegen die Schulter der paretischen Seite geneigt wird, tritt die Hypertropie rechts vermehrt hervor (positiver Kopfneigetest nach Bielschowsky)

Im allgemeinen wird man bei einer Abweichung, die für die Nähe größer ist als für die Ferne, eher an die Lähmung eines schrägen als eines geraden Muskels denken und umgekehrt, da in Adduktion die Obliqui mehr als die Recti bei der Hebung und Senkung des Auges beteiligt sind. Beim Blick geradeaus sind vorwiegend die Recti als Heber und Senker beteiligt. Die Abweichungen in den Hauptblickrichtungen werden vorzugsweise mit Prismen gemessen. Wenn die Abweichung in einer vertikalen Hauptblickrichtung am größten ist, so spricht dies für eine spezifische Vertikalmuskelparese, was im nachfolgenden am Beispiel der Rechtshypertropie gezeigt wird. Wenn die Abweichung beim Blick nach rechts oben am größten ist, so spricht dies für eine Unterfunktion des linken M. obliquus inferior.

b) Kopfneigetest (Bielschowsky-Test, s. Abb. 15.17)
Ein Patient mit einem paretischen schrägen Augenmuskel neigt seinen Kopf gegen die eine oder andere Schulter, je nachdem, welcher Muskel betroffen ist. Diese Tatsache ist für die Diagnose einer Obliquuslähmung besonders nützlich. Wird der Kopf gegen die rechte Schulter geneigt, werden normalerweise die Einwärtsrotatoren des rechten Auges (M. obliquus superior und M. rectus superior) sowie die Auswärtsrotatoren des linken Auges (M. obliquus inferior und M. rectus inferior) versuchen, durch Rotation der Augen die Kopfneigung zu neutralisieren, wobei für die Rotation die Obliqui wichtiger sind als die Recti. Wenn nun z. B. der rechte M. obli-

quus superior paretisch ist, zeigt der Patient eine Rechtshypertropie und neigt seinen Kopf auf die linke Schulter, weil in diesem Fall die Innenrotation des rechten Auges durch den rechten M. rectus superior ausgeführt wird. Die Hebefunktion ist unbehindert, weil sein Antagonist in der Vertikalbewegung der rechte M. obliquus superior ist. Mit der Kopfneigung auf die linke Schulter wird die nötige Auswärtsrotation des rechten Auges durch den rechten M. obliquus inferior und rechten M. rectus inferior ausgeführt. Dadurch wird die Vertikalkomponente kompensiert, und es tritt keine Hypertropie auf. Um das Auftreten von Doppelbildern zu vermeiden, wird der Patient folglich seinen Kopf gegen die linke Schulter neigen.
Der Kopfneigetest nach Bielschowsky benützt dieses Prinzip, um den betreffenden paretischen Obliquus herauszufinden. *Vorgehen:* Der Patient fixiert eine Lichtquelle in 6 m Distanz. Das zu untersuchende Auge kann, muß aber nicht, abgedeckt werden, soll aber vom Untersucher noch beobachtet werden können. Der Kopf wird nun erst gegen die eine und dann gegen die andere Schulter geneigt. Eine Verstärkung der Hypertropie ist pathognomonisch für die Parese oder Lähmung eines der Obliqui.
Beispiel: Das rechte Auge wird abgedeckt und seitlich beobachtet, während der Kopf mit einem Winkel von 45° gegen die rechte Schulter geneigt ist. Das Auge bewegt sich nach oben, was bedeutet, daß es sich um eine Parese des rechten M. obliquus superior handelt. Dies geschieht deswegen, weil die zwei

Innenrotatoren, rechter M. rectus superior und rechter M. obliquus superior Impulse zur Kontraktion erhalten (s. oben). Zusätzlich zu ihren synergistischen Funktionen bezüglich Innenrotation sind aber beide Muskeln Antagonisten in der Hebung und Senkung. Der normale M. rectus superior (Heber) wird nicht mehr durch den paretischen M. obliquus superior (Senker) im Gleichgewicht gehalten. Das Auge weicht deswegen nach oben ab.

c) Sensorische Veränderungen bei Hypertropie: Wie bei anderen Strabismusformen stellt sich eine sensorische Anpassung ein, wenn der Strabismus vor dem 6. Lebensjahr aufgetreten ist. Die sensorischen Funktionen können je nach Stellung der Augen variieren. Dies bedeutet, daß Suppression oder sogar eine anomale Netzhautkorrespondenz bei Blickrichtung in Richtung des paretischen Muskels vorhanden sein kann, während eine normale Netzhautkorrespondenz ohne Suppression bei Blickrichtung entgegen dem gelähmten Muskel vorliegen kann. Tritt das Lähmungsereignis nach dem 6. Lebensjahr auf, so findet keine sensorische Adaptation statt und die Diplopie bleibt konstant.

Behandlung

a) Konservative Therapie: Bei geringgradigen Abweichungen unter 10 Δ mit relativ konkommittierendem Strabismus kann mit Prismen die Hypertropie korrigiert werden. Im Fall einer Rechtshypertropie von 8 Δ kann ein Prisma von 4 dpt, Basis unten am rechten Auge, und ein Prisma mit 4 dpt, Basis oben am linken Auge, in die Brille eingesetzt und so die Fusion wiederhergestellt werden. Bei einer stärkeren Abweichung oder in Fällen, in denen der Strabismus leichteren Grades, aber nicht konkommittierend ist, muß üblicherweise eine chirurgische Intervention erfolgen.

Liegt eine medizinische Kontraindikation zur Operation vor, wie z. B. eine Systemerkrankung, oder kann mit einer spontanen Heilung des vertikalen Schielens gerechnet werden, soll als temporäre Maßnahme zur Verhinderung der Diplopie das schielende Auge abgedeckt werden. Tritt die Hypertropie als Komplikation einer Allgemeinerkrankung (z. B. Myasthenis gravis, Diabetes usw.) auf, so wird eine Behandlung der dem Leiden zugrunde liegenden Krankheit den Strabismus günstig beeinflussen.

b) Chirurgische Behandlung: Verschiedene Wege können zum Ziel führen. Man versucht vor allem, den paretischen Muskel zu verstärken. Eine Intervention am paretischen Muskel allein führt aber meist nicht zum Ziel, so daß der direkte Antagonist oder der Synergist am anderen Auge, evtl. auch beide, geschwächt werden müssen. Die vertikalen Recti können rückgelagert oder reseziert werden, in der gleichen Weise wie die horizontalen Recti, allerdings in etwas engeren Grenzen. Der M. obliquus superior kann durch Faltung der Sehne bis auf 10 mm verkürzt und damit verstärkt werden. Der M. obliquus superior kann auch durch Tenotomie innerhalb der Muskelfaszie abgeschwächt werden. Die Faszie wird dabei gespalten und eine vollständige Tenotomie durchgeführt. Im Anschluß daran wird die Faszie wieder genäht. Diese Methode gibt ein recht gut voraussagbares Maß an Korrektur (ca. 15 Δ). Der M. obliquus inferior kann durch eine Rücklagerung von 8–10 mm oder durch eine einfache Myotomie wirksam abgeschwächt werden. Es gibt noch zahlreiche andere Operationsmethoden (z. B. die Sagittalisation des M. obliquus superior nach Gobin) zur Verstärkung oder Abschwächung der Vertikalmuskeln. Sie werden aber seltener angewendet.

Heterophorie

Die Heterophorie ist eine Augenabweichung, die durch den Fusionsmechanismus kompensiert wird. Fast alle Individuen weisen einen geringen Grad von Heterophorie auf, so daß kleine latente Schielwinkel noch als normal betrachtet werden können. Größere Heterophorien führen zu Ermüdung und Kopfschmerzen (Asthenopie), weil die extraokulären Muskeln übermäßig beansprucht werden, um die latente Abweichung zu überwinden. Bezüglich Auslösemechanismen besteht zwischen Heterophorie und Heterotropie nur ein quantitativer Unterschied. Die Heterophorie ist klinisch nur von Bedeutung, wenn sie Symptome verursacht. Die auftretenden Symptome entsprechen nicht immer dem Grad der Heterophorie. Persönliche Faktoren und die Art der Beschäftigung müssen bei der Beurteilung asthenopischer Beschwerden zusätzlich berücksichtigt werden.

Die Asthenopie als Folge einer Heterophorie hat viele Ausdrucksformen. Es wird oft über abnorme Ermüdung, unangenehmes Druck- oder Spannungsgefühl über oder hinter dem Auge und über Stirnkopfschmerzen — besonders während oder nach Naharbeit — geklagt. Die Symptome haben die Tendenz, im Laufe des Tages an Stärke zuzunehmen. Sie können aber auch bei konzentriertem Sehen in die Ferne (Autofahren, Fernsehen usw.) auftreten, und dann von diffusem Augen- oder Kopfschmerz bis zum Schwindelgefühl und zu Brechreiz führen. Eine

Sehverminderung oder Diplopie nach langem Augengebrauch wird aber selten festgestellt. Im Prinzip werden die gleichen Untersuchungen vorgenommen wie bei der Heterotropie. Der wichtigste Test ist der Abdecktest („cover-uncover"-Test), welcher primär erlaubt, eine Heterophorie von einer Heterotropie zu unterscheiden.

Bei der Heterophorie ist die Untersuchung mit dem Maddox-Stäbchen und die Prismenneutralisation in den 6 kardinalen Blickrichtungen besonders wertvoll. Die sensorischen Verhältnisse werden am Amblyoskop untersucht. Sie sind aber fast immer normal: normale Netzhautkorrespondenz, keine Suppression oder Amblyopie.

Mit dem *Prismenvergenztest* wird beurteilt, ob ein Individuum genügend Fusionsbreite besitzt, um die Heterophorie zu kompensieren. Er wird so ausgeführt, daß man den Patienten ein kleines Licht in einer Distanz von 6 m mit beiden Augen fixieren läßt. Einem Auge werden dann zunehmend stärkere Prismen oder ein Rotationsprisma nach Risley vorgesetzt. Dies wird mit Prismen, Basis außen, und Prismen, Basis innen, durchgeführt. Damit kann die Fusionsbreite für die Konvergenz und die Divergenz bestimmt werden. Auch eine vertikale Heterophorie kann sinngemäß durch Vorsetzen von Prismen, Basis oben, oder Prismen, Basis unten, bezüglich Fusionsbreite gemessen werden. Als Fusionsbreite für die Ferne gelten als normal: 7 Δ für die Divergenz, 20 Δ für die Konvergenz und etwa 5 Δ für die Vertikalvergenz. Für die Nähe gelten folgende Normalwerte: Divergenz 20 Δ, Konvergenz 20 Δ, Vertikalvergenz 5 Δ.

Beurteilung und Behandlung der Heterophorien

Esophorie

Eine Esophorie von mehr als 3 Δ für die Nähe oder die Ferne kann asthenopische Symptome verursachen.

a) Signifikante Esophorie für Nähe und Ferne: Weist der Patient eine unkorrigierte Hyperopie auf, kann durch Verordnung entsprechender Brillengläser allein die Asthenopie zum Verschwinden gebracht werden. Der geringere Akkommodationsimpuls für Ferne und Nähe führt zu einem geringeren Konvergenzimpuls. Wenn nach Vollkorrektur immer noch eine deutliche Esophorie vorliegt, so kann zusätzlich eine Prismenkorrektur (Basis der Prismen temporal) verordnet werden, wobei üblicherweise die prismatische Korrektur auf beide Augen gleichmäßig verteilt

wird. Es wird meist nicht ein voller Prismenausgleich, sondern nur zur Hälfte oder einem Drittel vorgenommen, denn eine Prismenkorrektur von mehr als 4 Δ wird oft schlecht ertragen. Zudem kann der latente Schielwinkel unter der Prismenbehandlung zunehmen. Wenn die asthenopischen Symptome andauern und die optische Korrektur unbefriedigend ist, muß eine Operation durchgeführt werden. Es genügt meist, die Operation an einem einzigen Muskel, z. B. die Rücklagerung eines M. rectus internus, durchzuführen.

b) Signifikante Esophorie für die Nähe ohne Esophorie für die Ferne: In diesem Falle klagt der Patient nach längerer Naharbeit über müde Augen, Kopfschmerzen usw. Eine Behandlung durch optische Korrektur ist meist erfolgreich. Hat der Patient bereits eine volle hyperope Korrektur getragen, so kann man sich durch Verstärkung der Nahkorrektur bis zu 2 oder 2,5 dpt helfen. Dies vermindert mit Sicherheit die Akkommodation und die damit verbundene Konvergenz, so daß die Esophorie meist verschwindet. Bei einem myopen Patienten werden die gleichen Prinzipien angewandt, indem eine weniger starke Minuskorrektur verschrieben wird. Zur Erhaltung einer guten Fernsicht werden dann oft Bifokalgläser verordnet. Falls eine signifikante Esophorie bestehen bleibt, können zusätzlich Prismen, Basis außen, verordnet werden, bis die Symptome verschwinden. Auch hier kann bei Mißerfolg mit der optischen Korrektur die Rücklagerung eines M. rectus internus versucht werden.

Exophorie

Die Exophorie führt seltener zu asthenopischen Beschwerden als die Esophorie. Es werden i. allg. größere Abweichungen für die Nähe ertragen, so daß eine Nahexophorie von 7–10 Δ oft symptomlos verläuft, während Exophorien von über 3 Δ für die Ferne bereits als pathologisch gelten.

a) Signifikante Exophorie für die Nähe und die Ferne: Im Gegensatz zur Esophorie ist es bei der Exophorie schwieriger, die Störung durch eine Verstärkung oder Abschwächung der Brillenkorrektur zu beeinflussen. Unterkorrektur oder keine Korrektur beim Hyperopen bewirkt mehr Akkommodation und damit mehr Konvergenz, was die Exophorie vermindern hilft. Eine Überkorrektur führt beim Myopen durch Stimulation der Akkommodation zum gleichen Resultat. Die Behandlung der Wahl ist aber immer die Verordnung von Prismen, Basis innen, gleichmäßig auf beide Augen verteilt. Wenn die Abweichung zu groß ist (über 15 Δ), oder wenn die

Prismenkorrektur in der Brille nicht zum Ziel geführt hat, ist die Rücklagerung eines M. rectus externus indiziert.

b) Signifikante Exophorie für die Nähe ohne Exophorie für die Ferne: Hier wird eine Brillenkorrektur mit Prismen, Basis innen, für die Naharbeit verordnet. Etwa ein Viertel oder die Hälfte der Abweichung ist mit Prismen neutralisierbar. Wenn Prismen versagen und insbesondere, wenn eine schwache Konvergenz vorhanden ist, besteht die Indikation zur Resektion eines oder beider Mm. recti interni, je nach Grad der Exophorie.

c) Signifikante Exophorie für die Ferne ohne Exophorie für die Nähe: Nach den obigen Prinzipien muß in diesem Fall die Prismenkorrektur in die Ferngläser montiert werden und eine zweite separate Brille für die Nähe getragen werden. Wenn die Abweichung für die Ferne mehr als 15Δ beträgt, ist, je nach Schwere der Symptome und der Beschäftigung des Patienten, eine chirurgische Intervention angezeigt. In diesem Falle ist das Vorgehen der Wahl die Rücklagerung eines oder beider Mm. recti externi.

Hyperphorie

Dies ist eine häufige Ursache für Asthenopie. Symptome treten schon bei einer Abweichung von 2 oder mehr Pismendioptrien auf. Bei höheren Graden einer Hyperphorie wird oft ein paretischer Muskel gefunden und deswegen die Indikation zur chirurgischen Intervention gestellt. Kleinere Abweichungen können mit Prismen korrigiert werden. Es ist aber wichtig, die Hyperphorie in den Hauptblickrichtungen für Nähe und Ferne zu messen. Ist die Abweichung konkomittierend oder praktisch konkomittierend, werden neutralisierende vertikale Prismen – Basis unten vor dem höher stehenden Auge und Basis oben vor dem tiefer stehenden Auge — verteilt auf beide Augen, verschrieben. Ungefähr ein Drittel oder die Hälfte der Abweichung kann auf diese Weise prismatisch korrigiert werden. Die Behandlung wird dann schwierig, wenn die Abweichung nichtkonkomittierend ist. Dann werden nämlich die Symptome nur unter gewissen Bedingungen auftreten. Wenn z.B. die Abweichung beim Blick geradeaus und in die Ferne am größten ist, können spezielle prismatisch korrigierte Gläser zum Autofahren verschrieben werden. Ist in anderen Fällen die Abweichung am größten für die Nähe, wie beim Lesen, werden die Prismen direkt in die Nahgläser oder in das untere Segment der Bifokalgläser eingeschliffen.

Dissoziertes Höherschielen (alternierende Sursumduktion oder doppelte Hyperphorie)

Dissoziertes Höherschielen ist oft mit einer kongenitalen Esotropie verbunden, viel seltener mit einer Exotropie und nur gelegentlich mit Heber- oder Senkerparese. Die Ursache ist unbekannt. Es ist aber wichtig, diese Veränderung von der echten Hypertropie oder Hyperphorie zu unterscheiden, um eine ungeeignete Behandlung zu vermeiden. Bestehen keine asthenopischen Symptome, so ist eine Behandlung nur aus kosmetischen Erwägungen indiziert, d.h. nur dann, wenn ein Auge fast ständig nach oben abweicht.

Bei der Untersuchung muß der Patient ein Licht in einer Distanz von 6 m fixieren, während ein Auge abgedeckt ist. Das abgedeckte Auge wird daraufhin beobachtet, ob es nach oben abweicht. Nach Wechsel der Okklusion wird das nun abgedeckte Auge nach oben abweichen. Läßt man beide Augen wieder frei, so werden sie in Geradestellung zurückkehren. In der Regel liegt keine Überfunktion der Mm. obliqui inferiores vor und auch kein „A"- oder „V"-Syndrom. Die Abweichung ist meist symmetrisch, aber manchmal weicht ein Auge nach Abdecken viel weiter nach oben ab als das andere.

Wenn die kosmetische Entstellung auffallend ist, so kann eine chirurgische Korrektur versucht werden. Günstige Resultate liefert eine ausgedehnte Rücklagerung des M. rectus superior (12–14 mm) oder auch eine Fadenoperation, bei der eine geringgradige Rücklagerung des M. rectus superior kombiniert wird mit einer Fadennaht, die den Muskel 15 mm hinter seiner Ansatzstelle auf der Sklera fixiert.

Zyklophorie

Zyklophorie ist ein seltener Befund, charakterisiert durch abnorme Rotationsbewegungen, die durch Fusion kompensiert werden. Sie kann zur Asthenopie führen. Die Behandlung ist aber schwierig und führt selten zum Erfolg.

Literatur

Burian H M (1974) Strabismus: Past, present and future. J Pediatr Ophthalmol 11:107

Duke-Elder S (ed) (1973) System of ophthalmology, vol VI, Ocular motility and strabismus. Kimpton, London.

Dunlap E A (1972) Inferior oblique weakening: Recession, myotomy, myectomy, or disinsertion? Ann Ophthalmol 4:905

Dyer J A (1970) Atlas of extraocular muscle surgery, Saunders, Philadelphia

Foster R S, Paul T O, Jampolsky A (1976) Management of infantile esotropia. Am J Ophthalmol 82:291

Gobin M H (1978) Ténotomie postérieure du grand oblique

dans les syndromes en A. Soc Bull Belge Ophthalmol 182:104

Helveston E M (1977) Atlas of Strabismus surgery, 2nd edn. Mosby, St. Louis

Lang J (1976) Strabismus, Huber, Bern

Moses R A (ed) (1975) Adler's physiology of the eye: Clinical application, 6th edn. Mosby, St. Louis

Parks M M (1975) Ocular motility and strabismus, Harper & Row, New York Hagerstown London

Noorden G K von (1975) Recent advances in strabismus management. Trans Am Acad Ophthalmol Otolaryngol 79:703

Noorden G K von (1977) Von Noorden-Maumenee's atlas of strabismus, 3rd edn. Mosby, St. Louis

16. Orbita

Die Augenhöhle stellt grob vereinfacht eine Pyramide dar, deren Spitze nach hinten gerichtet ist. Die medialen Wände beider Orbitae liegen ungefähr parallel und sind durch das Cavum nasi und die Siebbeinzellen voneinander getrennt. Die mediale und laterale Orbitawand bilden einen Winkel von 45°, wodurch der Winkel zwischen den beiden lateralen Orbitawänden 90° beträgt. Die Orbita wird als birnenförmig beschrieben, wobei der Sehnerv dem Birnenstiel entspricht. Der äußere knöcherne Ring der Orbita hat einen etwas kleineren Durchmesser als die dahinter gelegene Augenhöhle, was seine Schutzfunktion unterstützt (Abb. 16.1).

Die Augenhöhle grenzt oben an die Stirnhöhle, unten an die Kieferhöhle und medial an die Siebbeinzellen und die Keilbeinhöhle. Der dünne Orbitaboden wird bei direkten Traumen des Augapfels leicht verletzt, wodurch eine „Blow-out"-Fraktur mit Verlagerung des Orbitainhalts in die Kieferhöhle entsteht. Infektionen der Keilbeinhöhle und der Siebbeinzellen können die papierdünne mediale Orbitawand (Lamina papyracea) arrodieren und auf die orbitalen Gewebe übergreifen. Defekte im Orbita-

dach (z.B. im Rahmen einer Neurofibromatose) können durch Übertragungen der Pulsationen des Gehirns zu einem pulsierenden Exophthalmus führen.

Die Wände der Orbita (Abb. 16.1–16.4)

Das Orbitadach wird hauptsächlich vom Os frontale gebildet. Die Tränendrüse liegt in einer knöchernen Grube innerhalb des vorderen und seitlichen Orbitadaches. Das Orbitadach wird hinten durch den kleinen Keilbeinflügel gebildet, der den Canalis opticus einschließt.

Die laterale Orbitawand wird vom Orbitadach durch die Fissura orbitalis superior getrennt, die den großen vom kleinen Keilbeinflügel trennt. Der vordere Anteil der lateralen Orbitawand wird von der orbitalen Oberfläche des Os zygomaticum gebildet, das den härtesten Bestandteil der knöchernen Orbita darstellt. Haltebänder, wie das Ligamentum palpebrae laterale und die „check ligaments", inserieren am Tuberculum orbitale laterale. Der Orbitaboden ist von der lateralen Orbitawand durch die Fissura

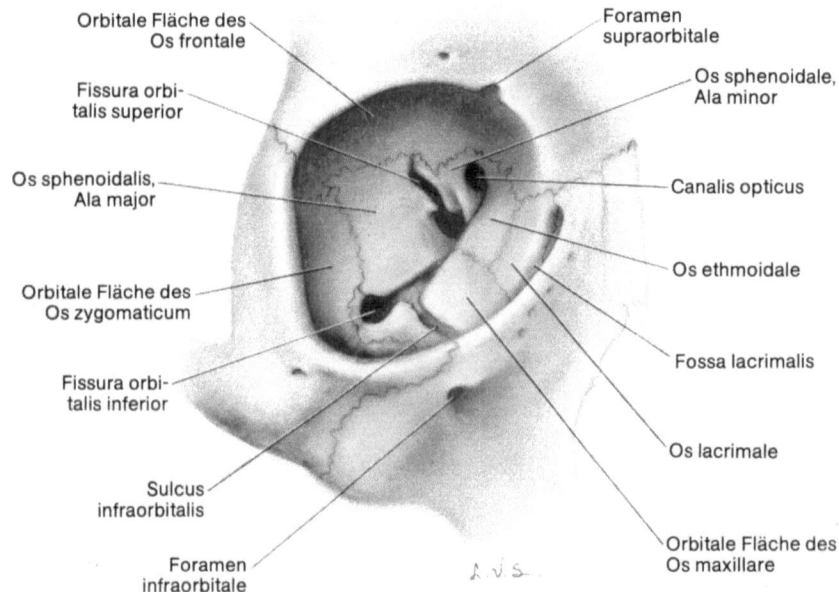

Abb. 16.1. Knöcherne Orbita von vorn

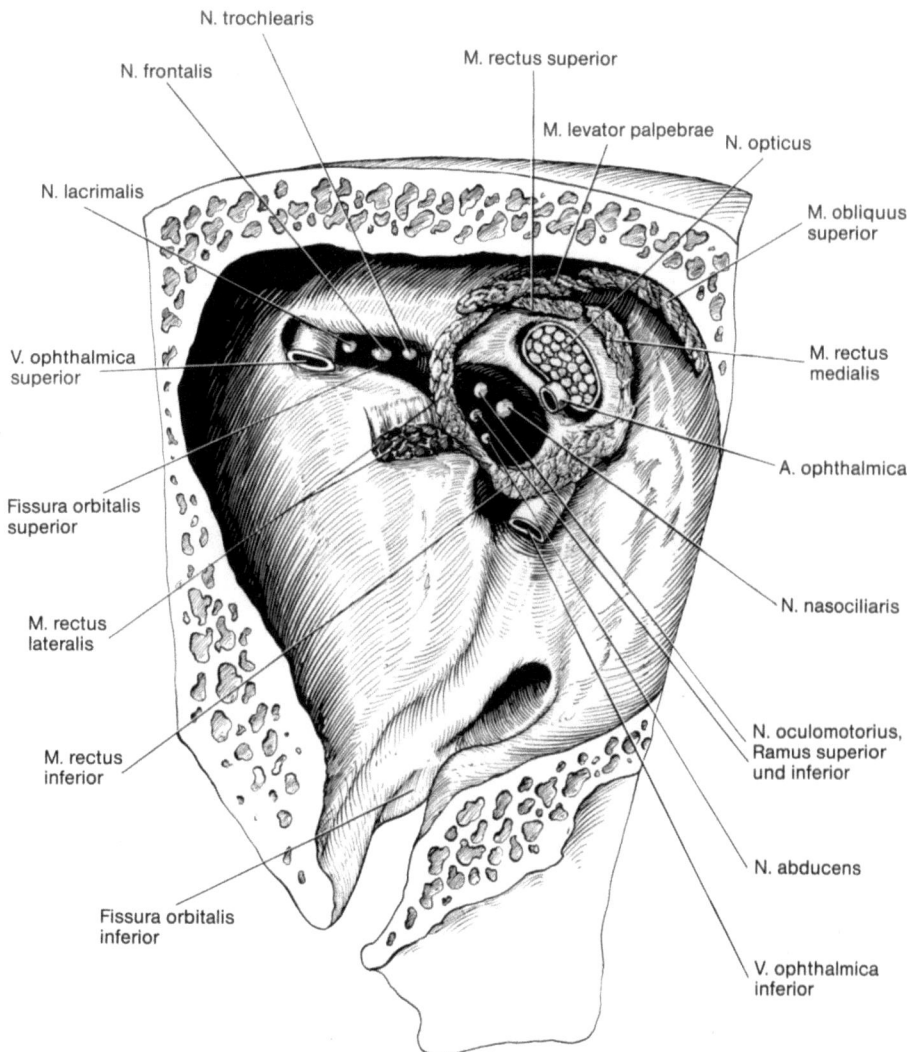

N. trochlearis

N. frontalis

M. rectus superior

M. levator palpebrae   N. opticus

N. lacrimalis

M. obliquus superior

V. ophthalmica superior

M. rectus medialis

A. ophthalmica

Fissura orbitalis superior

N. nasociliaris

M. rectus lateralis

M. rectus inferior

N. oculomotorius, Ramus superior und inferior

N. abducens

Fissura orbitalis inferior

V. ophthalmica inferior

Abb. 16.2. Orbitaspitze von vorn

orbitalis inferior getrennt. Die orbitale Oberfläche der Maxilla formt die zentrale Fläche des Orbitabodens, in der es am häufigsten zu „Blow-out"-Frakturen kommt. Der Processus frontalis der Maxilla bildet den medialen, das Os zygomaticum den lateralen Anteil des unteren Orbitarandes. Der Processus orbitalis des Os palatinum trägt mit einem kleinen dreieckigen Knochenstück zur Bildung des hinteren Orbitabodens bei.

Die Grenzen der medialen Orbitawand (Abb. 16.3) sind weniger scharf gezogen. Die orbitale Begrenzung der Siebbeinzellen ist papierdünn, wird nach vorne, wo sie an das Os lacrimale grenzt, jedoch dikker. Der Körper des Keilbeins bildet den hintersten Anteil der medialen Orbitawand, der Processus angularis des Os frontale den oberen Teil der Crista lacrimalis. Der untere und hintere Teil der Crista lacrimalis wird von Os lacrimale gebildet.

Die Vorderkante der Crista lacrimalis läßt sich leicht durch das Lid halbieren und wird vom Processus frontalis des Os maxillare gebildet. Die Fossa lacrimalis liegt innerhalb der Crista lacrimalis und enthält den Tränensack.

Der Orbitainhalt

Die Orbita eines erwachsenen Menschen hat ein Volumen von ungefähr 30 ml, von dem der Augapfel selbst nur ungefähr ⅓ in Anspruch nimmt. Orbitales Fett und Augenmuskeln nehmen den Großteil des restlichen Volumens ein (Abb. 16.4).

Die vordere Grenze der Augenhöhle wird durch das Septum orbitale gebildet. Dabei handelt es sich um eine dünne Faszienschicht, die sich vom Orbitarand bis zum Tarsus des Unterlids, bzw. bis zu einer Linie geringfügig oberhalb des Tarsus des Oberlides, ausspannt. Das Septum orbitale fungiert als Barriere zwischen den Lidern und der Augenhöhle. Die Au-

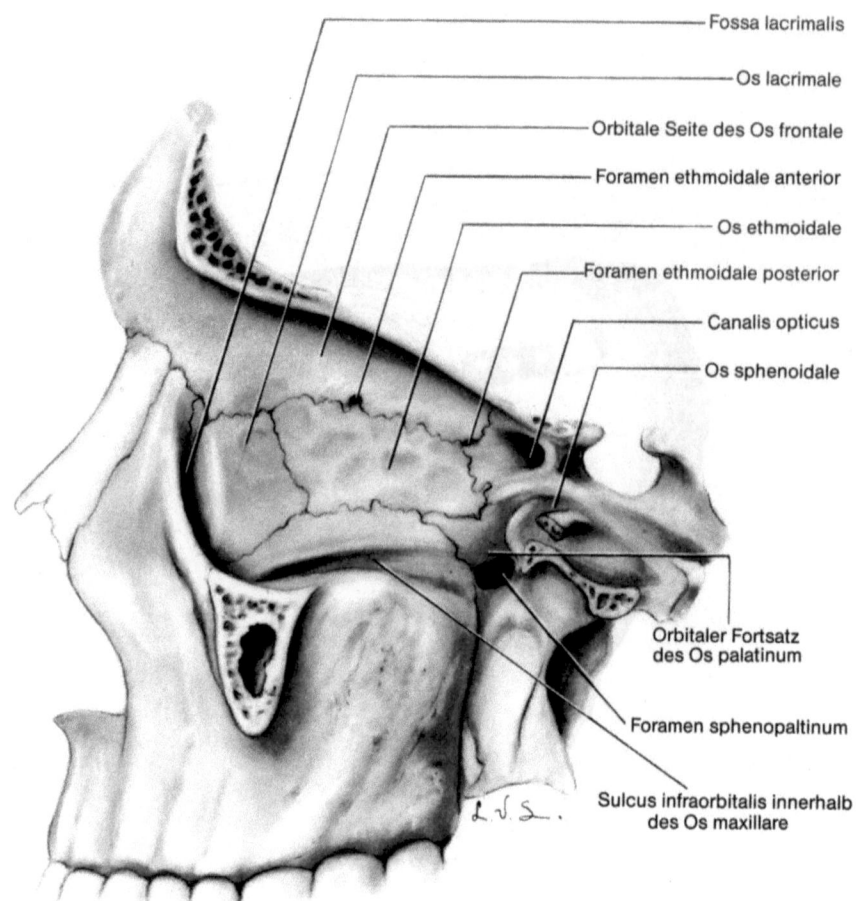

Fossa lacrimalis

Os lacrimale

Orbitale Seite des Os frontale

Foramen ethmoidale anterior

Os ethmoidale

Foramen ethmoidale posterior

Canalis opticus

Os sphenoidale

Orbitaler Fortsatz
des Os palatinum

Foramen sphenopaltinum

Sulcus infraorbitalis innerhalb
des Os maxillare

Abb. 16.3. Knöcherne Orbita von medial

genmuskeln sind in Kap. 15 beschrieben und behandelt.

Die hauptsächliche arterielle Blutversorgung der Orbita und ihrer Gewebe stammt aus der A. ophthalmica, dem ersten Ast des intrakraniellen Abschnittes der A. carotis interna. Dieser Ast verläuft unterhalb des Sehnervs und begleitet ihn durch den Canalis opticus in die Orbita hinein. Ihr erster intraorbitaler Ast ist die A. centralis retinae, die ca. 8–15 mm hinter dem Bulbus in den Sehnerv eintritt. Die A. ophthalmica gibt Äste zur Tränendrüse ab und versorgt auch die intraokulären Strukturen über die kurzen, langen und vorderen Ziliararterien. Die vordersten Äste tragen zu den Gefäßarkaden in den Augenlidern bei, die mit den Ästen der A. carotis externa über die A. facialis Anastomosen bilden (Abb. 16.5). Der Abfluß des venösen Blutes aus der Orbita erfolgt in erster Linie durch die V. ophthalmica superior und inferior. Die V. ophthalmica superior ist auch insofern wichtig, weil sie venöses Blut aus den periorbitalen Hautgefäßen in den Sinus cavernosus leitet. Über diese Verbindung können oberflächliche Infektionen im Lidbereich zu einer möglicherweise

tödlich verlaufenden septischen Sinus-cavernosus-Thrombose führen.

Die Orbitaspitze bildet die Eintrittspforte für sämtliche Gefäße, Nerven, und den knöchernen Ursprung für alle Augenmuskeln, mit Ausnahme des M. obliquus inferior.

Raumfordernde Erkrankungen im Bereich der Orbitaspitze führen daher unweigerlich zu neurologischen Ausfällen, die als Orbitaspitzensyndrom bezeichnet werden. Die orbitalen Nerven treten durch die Fissura orbitalis superior in die Orbita ein. Auf ihrem Weg zum Sinus cavernosus tritt die V. ophthalmica superior gewöhnlich durch den obersten Anteil der Fissura orbitalis superior. Unterhalb der Lidhaut bildet die Vene Anastomosen mit der V. angularis. So kann Blut aus dem Gebiet der Lider entweder durch die Orbita nach hinten, oder vorne durch die V. facialis abgeleitet werden.

Der N. lacrimalis verläuft im lateralen oberen Anteil der Fissura orbitalis superior und stellt einen Ast des N. ophthalmicus dar, des 1. Astes des N. trigeminus. Der schmale Ast bleibt außerhalb der Ursprungszone der geraden Augenmuskeln (Anulus tendineus)

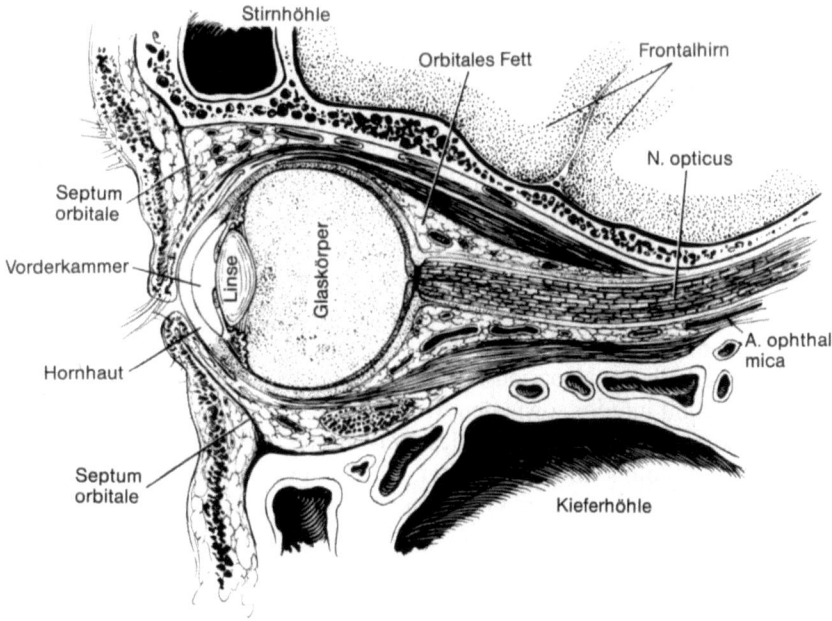

Abb. 16.4. Topographie der Orbita
von lateral. (Nach Wolff 1955)

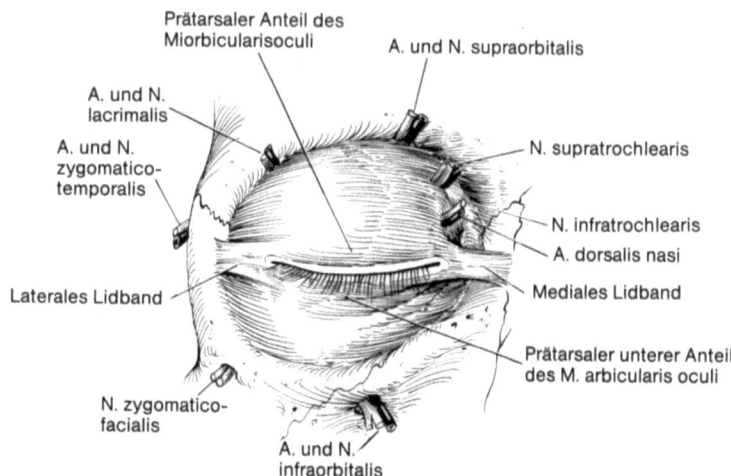

Abb. 16.5. Periorbitale Gefäße und Nerven

und verläuft weiter innerhalb der lateralen Augenhöhle bis zur Tränendrüse, die er innerviert. Der N. frontalis verläuft innerhalb der Fissura orbitalis superior etwas medial vom N. lacrimalis und stellt den größten Ast des N. ophthalmicus dar. Er überkreuzt den Anulus tendineus und verläuft oberhalb des M. levator palpebrae nach medial, wo er sich in den N. supraorbitalis und supratrochlearis aufteilt. Diese beiden Äste versorgen die Stirn und Braue sensibel. Der einzige weitere Nerv, der oberhalb des Anulus tendineus in die Orbita eintritt, ist der N. trochlearis, der längste der Hirnnerven, der außerdem als einziger von der hinteren Oberfläche des Hirnstammes entspringt. Die Fasern des Nervs kreuzen, bevor sie aus dem Hirnstamm austreten, und werden in diesem Bereich leicht gegen das Tentorium gepreßt und

verletzt. Der N. trochlearis tritt hinter der Sella turcica in die Dura ein und verläuft innerhalb der Seitenwand des Sinus cavernosus bis zur Fissura orbitalis superior, in die er medial vom N. frontalis eintritt. Von dort verläuft er innerhalb der Weichteilgewebe unter dem Orbitadach, oberhalb des M. levator palpebrae bis zur oberen Oberfläche des M. obliquus superior.

Die geraden Augenmuskeln nehmen ihren Ursprung am Anulus tendineus, einem festen Bindegewebsring, der sich über die Mitte der Fissura orbitalis superior und den Canalis opticus spannt. Der obere Ast des N. oculomotorius verläuft in unmittelbarer Nachbarschaft zum N. trochlearis, aber innerhalb des obersten Anteils des Anulus tendineus. Der N. oculomotorius entspringt in der Fossa interpeduncularis und verläuft in enger Nachbarschaft zur A. communicans posterior des Circulus arteriosus Willisii. Der Nerv tritt lateral von der Hypophyse in die Dura ein und verläuft innerhalb der Durawand des Sinus cavernosus. Wo er den Sinus cavernosus verläßt, teilt sich der Nerv in einen oberen und unteren Ast auf. Der obere Ast tritt innerhalb des Anulus tendineus in die Orbita ein und überkreuzt den N. opticus, um den M. levator palpebrae und M. rectus superior zu innervieren. Der untere Ast tritt durch den unteren Anteil des Anulus tendineus und verläuft unterhalb des N. opticus, wo er den M. rectus medialis und inferior sowie den M. obliquus inferior versorgt. Ein kleiner Zweig des Nervenastes, der den M. obliquus inferior versorgt, führt parasympathische Fasern, die zum Ganglion ciliare laufen.

Zwischen dem unteren und oberen Ast des N. oculomotorius liegen innerhalb des Anulus tendineus zumindest zwei weitere orbitale Nerven, lateral der N. abducens und medial der N. nasociliaris. Der N. abducens entspringt aus der unteren Pons und verläuft gebogen entlang dem Clivus bis zum Processus clinoideus posterior, wo er die Dura durchbricht und innerhalb des Sinus cavernosus verläuft (alle anderen Nerven verlaufen innerhalb der Wand des Sinus cavernosus). Nach seinem Verlauf durch die Fissura orbitalis superior innerhalb des Anulus tendineus läuft der Nerv nach lateral, wo er den M. rectus lateralis innerviert.

Der N. nasociliaris ist der 3. Ast des N. ophthalmicus (1. Ast des N. trigeminus) und versorgt das Auge sensibel. Der N. trigeminus entspringt in der Pons, seine sensiblen Wurzeln bilden das Ganglion trigeminale (Gasseri). Der 1. Ast des N. trigeminus läuft innerhalb der lateralen Wand des Sinus cavernosus und teilt sich in den N. lacrimalis, frontalis und nasociliaris auf. Der N. nasociliaris liegt, nachdem er den Anulus tendineus passiert hat, zwischen dem M. rectus superior und dem N. opticus. Er gibt einen Ast zum Ganglion ciliare ab, andere Äste versorgen die Haut der Nasenspitze. Deshalb kann die Haut im Bereich der Nasenspitze bläschenartige Läsionen im Rahmen eines Herpes zoster ophthalmicus aufweisen, die dem okulären Befall vorangehen.

Der 2. Ast des N. trigeminus (N. maxillaris) verläuft durch das Foramen rotundum und tritt durch die Fissura orbitalis inferior in die Orbita ein. Er verläuft innerhalb des Canalis infraorbitalis, tritt durch das Foramen infraorbitale aus und versorgt das Unterlid und die benachbarten Anteile der Wange sensibel. Dieser Ast wird bei Frakturen des Orbitabodens häufig verletzt.

Grundlagen orbitaler Symptome

Da die Orbita allseits von Knochen umgeben und nur nach vorn offen ist, muß jede Volumenzunahme seitlich oder hinter dem Augapfel diesen nach vorne drücken. Druck hinter dem Augapfel führt zu einem Exophthalmus, Druck seitlich des Augapfels zu einer Verlagerung des Augapfels zur anderen Seite.

Eine Verlagerung des Augapfels, v. a. wenn sie rasch erfolgt, kann zu einer Behinderung der Augenbewegungen führen, die eine Dissoziation der Augenbewegungen mit Doppelbildwahrnehmung hervorruft. Schmerzen treten meist erst auf, wenn das orbitale Gewebe stark geschwollen ist oder wenn die Augenlider die Kornea nicht mehr richtig bedecken, so daß es zu einer kornealen Schädigung kommt.

Exophthalmusursachen und Einteilung verschiedener Exophthalmusformen

Ein Exophthalmus kann folgende Ursachen haben:
1) Eine raumfordernde Läsion innerhalb der Orbita, die zu einer Verlagerung des Augapfels führt
2) Eine Schwellung retrobulbärer Gewebe infolge eines Ödems oder einer Blutung, die den Augapfel nach vorne drängt
3) Ein Nachlassen der Spannung der extraokulären Muskeln durch eine Parese oder ein Trauma
4) Ein scheinbares Hervortreten des Augapfels (Pseudoexophthalmus) durch eine Lidretraktion (endokrine Orbitopathie) oder große Bulbi (Myopie, Makrophthalmus)

Akuter Exophthalmus
1) Luftemphysem infolge einer Fraktur der medialen Orbitawand mit Luftaustritt aus den Siebbeinzellen in die Orbita
2) Blutungen (durch Trauma oder spontan)
3) Orbitale Zellulitis.

Pulsierender Exophthalmus
1) Carotis-Sinus-cavernosus-Fistel
2) Vaskuläre Tumoren oder Aneurysmen
3) Übermittlung zerebraler Pulsationen durch Defekte im Orbitadach.

Einseitiger Exophthalmus
1) *Entzündlich:* Orbitale Zellulitis, entzündlicher Pseudotumor der Orbita, Abszeß, Tenonitis, Dakryoadenitis, Panophthalmitis, Sinus-cavernosus-Thrombose (kann sich auch beidseitig entwickeln)
2) *Vaskulär:* Blutung, durch Trauma oder spontan, Varizen, Aneurysmen

3) *Traumatisch:* Fraktur, Blutung, Ruptur von Augenmuskeln, Luftemphysem, Aneurysmen
4) *Tumoren:* Primäre Tumoren des Auges oder sonstigen Orbitainhaltes: Einwachsen von Tumoren benachbarter Strukturen, Metastasen
5) *Zysten:* Kongenitale Dermoidzysten, parasitische Zysten, Mukozelen der benachbarten Nasennebenhöhlen
6) Lähmung der Retraktoren des Augapfels, z.B. bei Augenmuskelparesen
7) *Allgemeinerkrankungen:* Leukämie, Lymphom (häufig beidseitig).

Beidseitiger Exophthalmus
1) Endokrine Orbitopathie (beginnt häufig als einseitiger Exophthalmus)
2) *Pseudoexophthalmus:* Kongenitaler Makrophthalmus, hohe Myopie, Lidretraktion (endokrine Orbitopathie).

Die häufigste Ursache eines Exophthalmus – des einseitigen wie des beidseitigen – ist die endokrine Orbitopathie. Ein geringer Exophthalmus, verbunden mit einer Retraktion des Oberlides und Hyperthyreose, bildet sich unter entsprechender medikamentöser Therapie meist vollständig zurück. Die maligne Form der endokrinen Orbitopathie nimmt einen progressiven, schwereren Verlauf. Die Augensymptome können Jahre vor dem Auftreten klinischer oder biochemischer Veränderungen auftreten. Die geweblichen Veränderungen bestehen in einer lymphozytären Infiltration und einem Ödem der orbitalen Gewebe. Eine massive Schwellung der Augenmuskeln beginnt meist im M. obliquus inferior und M. rectus inferior. Dadurch entsteht, wenn es zu einer Fibrose der Muskeln kommt, eine Einschränkung der Motilität. Eine Hebungseinschränkung mit vertikaler Doppelbildwahrnehmung ist dafür typisch. In schweren Fällen bestehen eine therapeutisch nicht beeinflußbare Doppelbildwahrnehmung, korneale Ulzera infolge der Lidschlußinsuffizienz und gelegentlich eine Optikuskompression in der Orbitaspitze. Die Diagnose wird durch den Nachweis einer Muskelschwellung mittels Ultraschall oder Computertomographie gestellt.
Die Behandlung der maligne verlaufenden endokrinen Orbitopathie ist schwierig. Manchmal hilft die systemische Gabe hoher Dosen von Steroiden, eine Orbitabestrahlung wurde in ausgewählten Fällen ebenfalls erfolgreich angewandt. Ein Feuchthalten der Kornea, v.a. nachts, kann schwere sekundäre Schäden verhindern. Eine Optikuskompression gilt als Indikation für eine chirurgische Dekompression der Orbita. Wenn sich der Zustand stabilisiert hat, kann eine operative Korrektur der Lidretraktion vorgenommen werden. Ein plötzlich auftretender akuter Exophthalmus im Kindesalter wird häufig durch ein malignes Rhabdomyosarkom verursacht. Ein beidseitiger Exophthalmus im Kindesalter entsteht häufig durch ein metastasierendes Neuroblastom. Auch Sehnervengliome treten im Kindesalter auf und sind manchmal mit Café-au-lait-Flecken vergesellschaftet.
Leukämische Tumoren der Orbita und die meisten Metastasen treten im mittleren Alter auf und ihre Ursache läßt sich bei bekannter systemischer Erkrankung vermuten. Tränendrüsentumoren sollten möglichst im Ganzen entfernt und nicht biopsiert werden. 50% dieser Tumoren sind maligne und eine Biopsie führt zu einer höheren Mortalitätsrate. Der häufigste benigne primäre Orbitatumor im Erwachsenenalter ist das kavernöse Hämangiom, es läßt sich operativ leicht entfernen und hat eine gute Prognose. Der erfahrene Kliniker kann bei einem Exophthalmuspatienten eine Verdachtsdiagnose stellen, Computertomographie und Ultraschall stellen jedoch eine wesentliche Hilfe dar. Die orbitale Phlebographie ist hilfreich bei der Diagnose orbitaler Varizen.

Enophthalmus

Ein Zurücksinken des Auges in die Orbita tritt bei alten Menschen normalerweise auf und ist eine Folge der senilen Fettatrophie. In seltenen Fällen tritt ein Enophthalmus im Rahmen einer chronischen Sinusitis maxillaris oder durch eine Fettatrophie im Rahmen einer Atrophia hemifacialis oder nach einer Orbitaoperation auf. Die häufigste Ursache eines Enophthalmus ist ein Trauma. Durch Orbitabodenfrakturen kann orbitales Gewebe in den Sinus maxillaris disloziert werden. Nach schweren Kontusionen kommt es zu einer spontanen, langsamen, sich über mehrere Monate entwickelnden Fettatrophie.

Orbitale Entzündungen

Orbitale Zellulitis

Eine orbitale Zellulitis (Abb. 16.6) wird i. allg. durch Pneumokokken, Streptokokken oder Staphylokokken hervorgerufen, die gleichen Organismen, die auch eine akute Nasennebenhöhlenentzündung hervorrufen. Die Organismen treten durch eine direkte Ausbreitung oder über venöse Verbindungen zwischen der Orbita und einer infizierten Nasenneben-

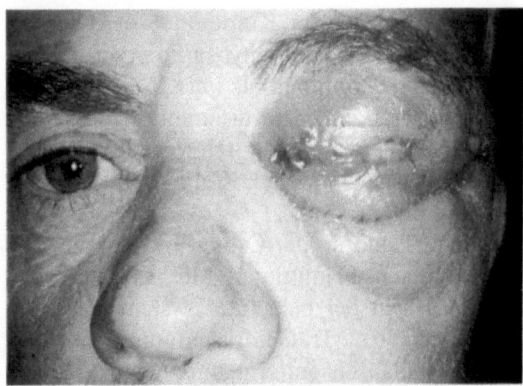

Abb. 16.6. Orbitale Zellulitis. Ein Abszeß entleert sich durch das Oberlid

höhle auf (Siebbeinzellen, Keilbeinhöhle, Kieferhöhle, Stirnhöhle).

Klinisch besteht eine Rötung und Schwellung der Augenlider, eine Chemosis der Bindehaut, unterschiedliche Grade eines Exophthalmus und ein dumpfer Schmerz. Die Symptome treten meist plötzlich auf, bei einem schweren Verlauf tritt ein Bewegungsschmerz bei Augenbewegungen auf. Gelegentlich beobachtete intraokuläre Blutungen und Entzündungszeichen beruhen vermutlich auf einer Beteiligung der retinalen oder chorioidalen Gefäße. Allgemeinsymptome sind in unterschiedlichem Maße vorhanden; entsprechend der Schwere der Infektion reichen sie von einer leichten Temperaturerhöhung mit Krankheitsgefühl und Leukozytose bis zu schweren Fieberschüben und allgemeiner Schwäche. Die Infektion kann sich in den Sinus cavernosus oder die Meningen hinein ausbreiten.

Eine orbitale Zellulitis muß von einer Tenonitis, einer orbitalen Periostitis und einer Sinus-cavernosus-Thrombose abgegrenzt werden. Bei Kindern muß ein Rhabdomyosarkom ausgeschlossen werden. Fast alle Fälle sprechen gut auf hohe Dosen von Antibiotika an. Eine Abszeßbildung ist echographisch oder computertomographisch auszuschließen, sie bedarf einer operativen Drainage. Durch eine entzündliche Beteiligung des N. opticus kann es zum Bild einer Neuritis nervi optici und nachfolgender Atrophie kommen. Treten keine Komplikationen auf, ist nicht mit einer Verminderung der Sehschärfe zu rechnen.

Sinus-cavernosus-Thrombose

Eine Sinus-cavernosus-Thrombose ist i. allg. mit orbitalen Veränderungen und Symptomen verbunden. Es besteht ein Exophthalmus infolge eines Ödems der orbitalen Gewebe und der Lider, eine Störung der Pupillenreaktion, eine Minderung der Sehschärfe und eine Stauungspapille. Da der III., IV. und VI. Hirnnerv sowie der 1. Ast des N. trigeminus durch den Sinus cavernosus verlaufen, führt die Beteiligung dieser Nerven zur Lähmung der entsprechenden Augenmuskeln mit Augenbewegungsstörungen. Es bestehen septische Fieberschübe. Eine Sinus-cavernosus-Thrombose wird i. allg. durch eine Infektion verursacht, die sich entlang der venösen Blutleiter der Orbita, des Gesichtes, des Rachens und der Nasenhöhlen ausbreitet. Die Abgrenzung von einer orbitalen Zellulitis ist manchmal erforderlich. Eine Sinus-cavernosus-Thrombose kann beidseitig sein, während eine orbitale Zellulitis i. allg. einseitig ist.

Bei einer orbitalen Zellulitis ist die Pupillenreaktion meist normal, es besteht i. allg. keine Stauungspapille und die Schmerzen und das Spannungsgefühl sind stärker.

Im allgemeinen ist eine systemische Gabe hoher Dosen von Antibiotika erforderlich. Bei pyogenen Infektionen im Versorgungsgebiet von Venen, die in den Sinus cavernosus münden, bedarf es einer sachgemäßen Therapie und einer prophylaktischen Antibiotikagabe. Da die meisten pyogenen Bakterien gut auf Antibiotika ansprechen, können die Patienten meist gerettet werden und behalten einen guten Visus. In der vorantibiotischen Ära verlief diese Erkrankung meist tödlich.

Entzündlicher Pseudotumor der Orbita

Der entzündliche Pseudotumor der Orbita ist eine seltene entzündliche Erkrankung, die gewöhnlich einseitig auftritt und klinisch von einem malignen Tumor nicht zu unterscheiden ist. Histologisch können sich die Zeichen einer Vaskulitis oder einer allgemeinen lymphozytären Infiltration finden. Der Exophthalmus steht im Vordergrund, die Ursache ist noch nicht bekannt. Klinisch sieht man einen Exophthalmus, gelegentlich mit Verlagerung des Bulbus, eine Motilitätsstörung, eine Lidschwellung und eine verminderte Redressierbarkeit des Bulbus. Schmerzen und Doppelbildwahrnehmungen bestehen etwa in der Hälfte der Fälle. Die klinische Ähnlichkeit des entzündlichen Pseudotumors mit malignen Tumoren kann Anlaß zu einer operativen Exploration der Orbita sein, wobei die entnommenen Biopsien lediglich Zeichen einer entzündlichen Infiltration oder einer Granulombildung zeigen. Die Behandlung ist oft schwierig. Eine Behandlung mit Antibiotika und Röntgenstrahlen wurde erfolglos angewandt. Die systemische Gabe hoher Dosen von Steroiden hat sich in vielen Fällen als hilfreich erwiesen. Die Therapie muß häufig über Wochen und Monate fortgesetzt werden, um schwere Rezidive zu vermeiden. Wenn es durch eine Schwellung der chronisch entzündeten Gewebe zu einer Kompression des N. opticus kommt, kann eine schwere Optikusschädigung entstehen, eine Therapie mit Steroiden vermindert die Gefahr einer Optikusatrophie.

In einem bestimmten Prozentsatz der Fälle mit entzündlichem Pseudotumor der Orbita kommt es später zu Manifestation einer Systemerkrankung.

Literatur

Adam YG, Farr HW (1971) Primary orbital tumors. Am J Surg 122:726

Beard C, Quickert MH (1969) Anatomy of the orbit. Aesculapius, Birmingham

Blodi FC (1976) Pathology of orbital bones. The 32nd Edward Jackson Memorial Lecture. Am J Ophthalmol 81:1

Donaldson SS, Bogshaw MA, Kriss JP (1973) Supervoltage orbital radiotherapy for Graves's ophthalmopathy. J Clin Endocrin Metabol 37:276

Garner A (1973) Pathology of „pseudotumors" of the orbit: A review. J Clin Pathol 26:639

Grove AS (1975) Evaluation of exophthalmos. N Engl J Med 292:1005

Henderson JW (1973) Orbital tumors. Saunders, Philadelphia

Jakobiec FA (1978) Ocular and adnexal tumors. Aesculapius, Birmingham

Jones IS, Jakobiec FA (1979) Diseases of the orbit. Harper & Row, New York

Londer L, Nelson DL (1974) Orbital cellulitis due to haemophilus influenza. Arch Ophthalmol 91:89

Ogura JH, Pratt LL (1971) Transantral decompression for malignant exophthalmos. Otolaryngol Clin North Am 4:193

Solomon DH, Chopra JJ, Chopra V (1977) Identification of subgroups of euthyroid Graves's ophthalmology. N Engl J Med 296:181

Trokel SL (1974) The orbit: Annual review. Arch Ophthalmol 91:223

Noorden GK von (1972) Orbital cellulitis following extraocular muscle surgery. Am J Ophthalmol 74:627

Wolff E (1954) Anatomy of the eye and orbit. McGraw-Hill, New York

17. Neuroophthalmologie

Die Augen sind mit dem Gehirn aufs engste verbunden und geben häufig wichtige diagnostische Hinweise auf Erkrankungen des zentralen Nervensystems. Tatsächlich ist der Sehnerv ein Teil des Gehirns. Intrakranielle Erkrankungen führen häufig zu Sehstörungen infolge Destruktion oder Kompression eines Teils der Sehbahn. Die Hirnnerven III, IV und VI, die die Impulse für Augenbewegungen leiten, können durch zerebrale Erkrankungen betroffen sein. Auch die Hirnnerven V und VII sind eng mit der Funktion der Augen verknüpft.

Die Anatomie der N. opticus (Abb. 17.1)

Der Sehnerv ist ein Nervenstamm von etwa 1 Mill. Axonen, die ihren Ausgang von den Ganglienzellen der Retina nehmen. Diese Axone bilden die Nervenfaserschicht der Retina und vereinigen sich zum Sehnerv. Der Sehnerv tritt durch die Bulbushinterwand durch eine kurze, rundliche Öffnung (0,7 mm lang, 1,5 mm im Durchmesser) in der Sklera, die etwa 1 mm unterhalb und 3 mm nasal des hinteren Augenpols liegt. Der orbitale Anteil des Sehnervs ist 25–30 mm lang, verläuft innerhalb des Muskeltrichters und tritt durch das Foramen opticum in das Schädelinnere ein. Der innerhalb des Keilbeins gelegene Abschnitt des Sehnervs beträgt 4–9 mm. Nach

einem etwa 10 mm langen intrakraniellen Verlauf vereinigt sich der Sehnerv mit dem der Gegenseite und formt das Chiasma opticum. Hinter dem Chiasma verlaufen die Fasern beider Nn. optici bis zum Corpus geniculatum laterale. Hier bilden die Axone Synapsen mit Axonen, die in der primären Sehrinde der Okzipitallappen enden. Außerhalb des Auges sind die Nervenfasern mit einer Myelinscheide umgeben und werden von Neuroglia versorgt. Dadurch erweitert sich der Durchmesser der Sehnerven von 1,5 mm (innerhalb der Sklera) auf 3 mm (hinter dem Bulbus). 80% der Nervenfasern gehören der Sehbahn (Abb. 17.2) an und bilden im Corpus geniculatum laterale Synapsen. 20% gehören zur Pupillenreflexbahn. Diese Fasern umgehen das Corpus geniculatum laterale und verlaufen zum Praetectum. Da die Ganglienzellen der Retina und ihre Axone, aus denen sich der Sehnerv zusammensetzt, eigentlich ausgestülpte Hirnanteile sind, besitzen sie im Verletzungsfall keine Regenerationsfähigkeit.

Sensorische Impulse werden von den Stäbchen und Zapfen der Retina aufgenommen, die als besonderes Endorgan zu betrachten sind. Die Kerne der Stäbchen und Zapfen liegen in der äußeren Körnerschicht. Die Dendriten bilden eine Synapse mit dem 2. Neuron der Sehbahn, den bipolaren Zellen. Die bipolaren Zellen ihrerseits bilden Synapsen mit den

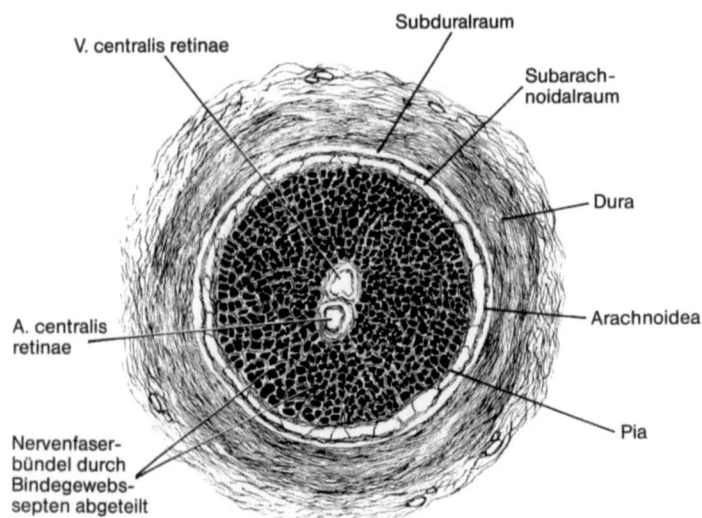

Abb. 17.1. Querschnitt des Sehnervs. (Wolff (1968) Anatomy of the eye and orbit. Lewis, London)

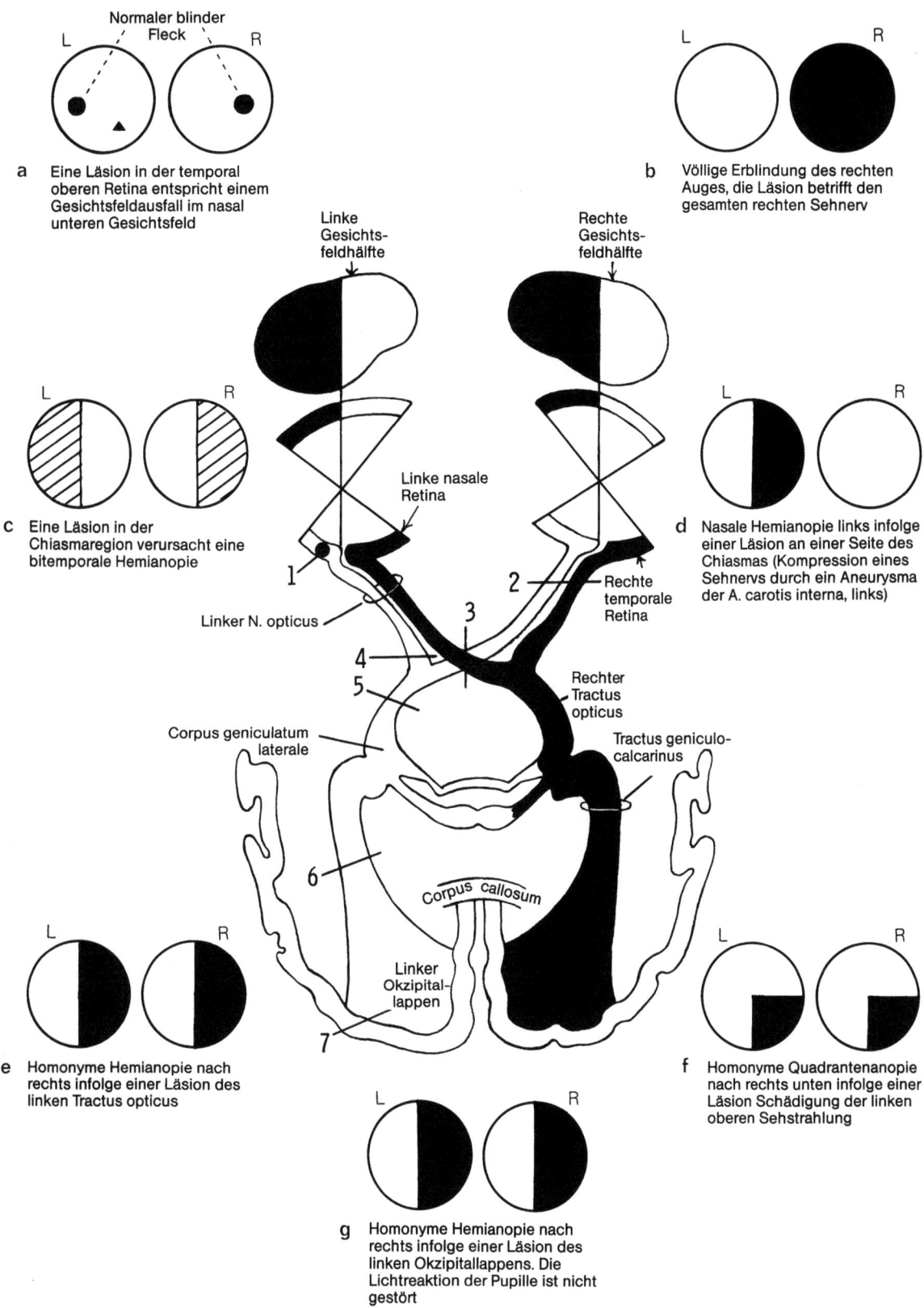

Normaler blinder Fleck

L   R

a Eine Läsion in der temporal oberen Retina entspricht einem Gesichtsfeldausfall im nasal unteren Gesichtsfeld

L   R

b Völlige Erblindung des rechten Auges, die Läsion betrifft den gesamten rechten Sehnerv

Linke Gesichts-feldhälfte

Rechte Gesichts-feldhälfte

L   R

c Eine Läsion in der Chiasmaregion verursacht eine bitemporale Hemianopie

Linke nasale Retina

Linker N. opticus

1

2

3

4

5

Rechte temporale Retina

Rechter Tractus opticus

L   R

d Nasale Hemianopie links infolge einer Läsion an einer Seite des Chiasmas (Kompression eines Sehnervs durch ein Aneurysma der A. carotis interna, links)

Corpus geniculatum laterale

Tractus geniculo-calcarinus

6

Corpus callosum

Linker Okzipital-lappen

7

L   R

e Homonyme Hemianopie nach rechts infolge einer Läsion des linken Tractus opticus

L   R

f Homonyme Quadrantenanopie nach rechts unten infolge einer Läsion Schädigung der linken oberen Sehstrahlung

L   R

g Homonyme Hemianopie nach rechts infolge einer Läsion des linken Okzipitallappens. Die Lichtreaktion der Pupille ist nicht gestört

Abb. 17.2 a–g. Die Sehbahn. Topographische Diagnostik. (Chusid 1979)

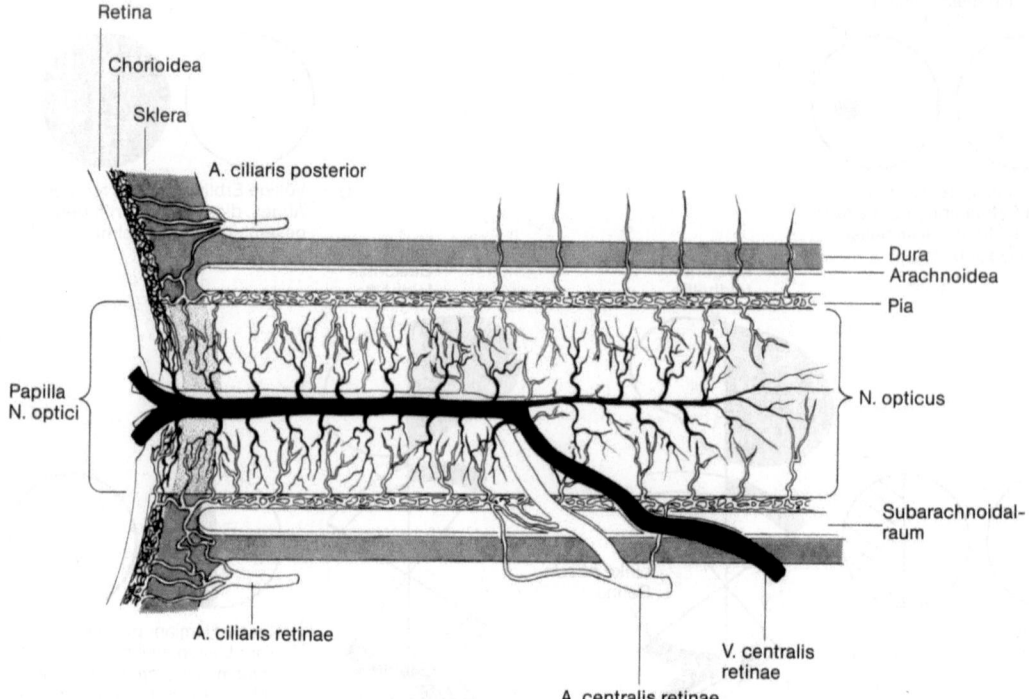

Abb. 17.3. Die Blutversorgung des Sehnervs. (Hayreh (1974) Trans Am Acad Ophthalmol Otolaryngol 78: 240)

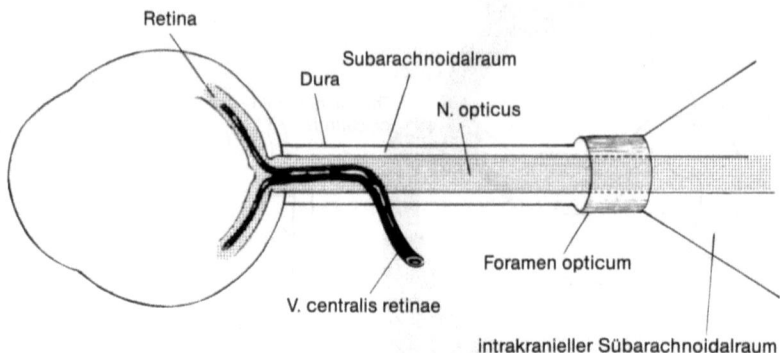

Abb. 17.4. Schema des Sehnervs und der V. centralis retinae. (Wolff (1968) Anatomy of the eye and orbit. Lewis, London)

Ganglienzellen der Retina, deren Axone die Nervenfaserschicht bilden, aus der sich der Sehnerv formt.

Die Hüllen des Sehnervs

Die bindegewebigen Hüllen, die den Sehnerv einscheiden, stellen eine Fortsetzung der Hirnhäute dar. Die Pia mater liegt dem Sehnerv in der chiasmanahen Region lose an, ist jedoch über den größten Teil des intrakraniellen Verlaufs und den gesamten intraorbitalen Abschnitt sehr eng mit dem Sehnerv verbunden.

Die Pia besteht aus etwas Bindegewebe und zahlreichen kleinen Blutgefäßen (Abb. 17.3 u. 17.4). Sie teilt

die Nervenfasern in Bündel auf, indem sie zahlreiche Septen innerhalb des Nervs bildet. Die Pia mater setzt sich in die Sklera fort, wobei einige Fasern bis in die Chorioidea und Lamina cribrosa reichen. Die Arachnoidea verbindet sich mit dem Sehnerv am intrakraniellen Ende des Foramen opticum und begleitet den Nerv bis zum Augapfel, wo sie sich in die Sklera und darübergelegene Dura verliert. Diese Struktur ist eine durchsichtige Bindegewebsmembran, die durch viele kleine Septen mit der Pia mater verbunden ist, der sie sehr ähnelt. Sie ist mit der Pia enger verknüpft als mit der Dura mater.

Die Dura mater, die die innere Oberfläche der Schädelhöhle begrenzt, tritt mit dem Sehnerv an der Stelle in Verbindung, wo er das Foramen opticum verläßt. Dort, wo der Sehnerv durch das Foramen opticum in die Orbita eintritt, teilt sich die Dura in 2 Schichten; die eine Schicht, die Periorbita, kleidet die Augenhöhle aus und die andere formt die Durascheide des Sehnervs. Die Dura setzt sich in die äußeren ⅔ der Sklera fort. Die Dura besteht aus zähem, relativ gefäßarmem Bindegewebe, das an seiner inneren Oberfläche mit Endothel ausgekleidet ist.

Der Subduralraum liegt zwischen der Dura und Arachnoidea, der Subarachnoidalraum zwischen der Pia und Arachnoidea. Beide stellen unter normalen Bedingungen mehr potentielle als tatsächliche Räume dar und sind eine direkte Fortsetzung der entsprechenden intrakraniellen Räume. Subarachnoidale oder subdurale Flüssigkeit kann bei entsprechendem Druck diese potentiellen Räume um den Sehnerv ausfüllen. Die Schichten der Hirnhäute stehen untereinander und mit den Sehnerven ebenso in Verbindung wie mit dem umgebenden Knochen innerhalb des Foramen opticum, so daß der Sehnerv weder zum einen, noch zum anderen Ende gezogen werden kann.

Erkrankungen des Sehnervs

Neuritis nervi optici

Als Neuritis nervi optici (Papillitis) wird ein breites Spektrum von Erkrankungen bezeichnet, das Entzündungen, Degenerationen und Entmarkungen des Sehnervs umfaßt (Abb. 17.5). Eine Vielzahl von Erkrankungen kann daher das Bild einer Neuritis nervi optici hervorrufen (s. unten). Die Herabsetzung der Sehkraft ist das Kardinalsymptom und hilft bei der Unterscheidung der Neuritis nervi optici von der Stauungspapille, der sie ophthalmoskopisch ähneln kann.

Der Begriff der Neuritis nervi optici schließt auch die Retrobulbärneuritis ein, eine Form der Neuritis, bei der die hinteren Anteile des Nervs betroffen sind, so daß keine ophthalmoskopisch sichtbaren Veränderungen der Papille auftreten, wenn es nicht zur Optikusatrophie kommt.

Ätiologische Einteilung

Entmarkungserkrankungen
1) Multiple Sklerose
2) Postinfektiöse Enzephalomyelitis
3) Andere seltene Entmarkungserkrankungen, Neuromyelitis optica (Devic-Syndrom), diffuse periaxiale Enzephalitis (Schilder-Syndrom)

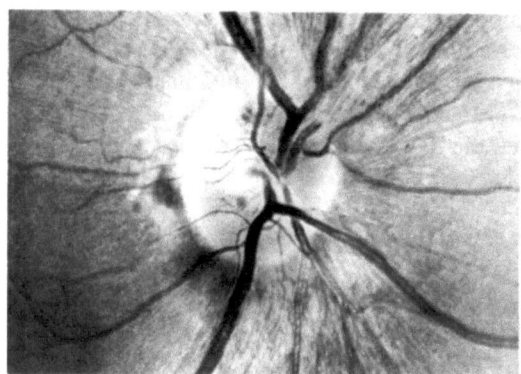

Abb. 17.5. Neuritis nervi optici. (Photo von W. F. Hoyt)

Systemische Infektionen
1) Viral: Poliomyelitis, Influenza, Mumps, Masern
2) Bakteriell: Pneumokokken und selten andere bakterielle Infektionen

Ernährungsbedingte und metabolische Erkrankungen
1) Diabetes mellitus
2) Perniziöse Anämie
3) Malignome
4) Thyreotoxikose.

Hereditäre Erkrankungen
Leber'sche-Optikusatrophie bzw. erbliche Optikusatrophie (s. S. 6).

Lokale Ausdehnung entzündlicher Erkrankungen
1) Sinusitiden
2) Meningitis (purulent, tuberkulös, syphilitisch)
3) Orbitale Entzündungen
4) Intraokuläre Entzündungen

Toxische Amblyopien
Tabak, Methanol, Chinin, Arsen, Salizylsäure, Blei.

Andere Ursachen
Eine Neuritis nervi optici kann auch ein Zeichen von Bluterkrankungen sein oder durch ein Trauma oder Durchblutungsstörungen hervorgerufen werden.

Pathologische Anatomie

In frühen Stadien der Neuritis nervi optici findet man ein Ausströmen von weißen Blutzellen, vorwiegend neutrophilen Granulozyten, im betroffenen Bereich. Die Nervenfasern sind geschwollen und unterbrochen. Bald darauf werden fettbeladene Makrophagen sichtbar, die degeneriertes Myelin abtransportieren. In den chronischen Stadien der Entzündung dominieren Lymphozyten und Plasmazellen. Bei milden Formen der Neuritis nervi optici können die Nervenfasern bei minimaler Narbenbildung weitgehend verschont bleiben. Ist jedoch Nervengewebe dauerhaft zerstört, so werden die neuralen Elemente von Gliazellen ersetzt.

Klinische Symptomatik

Gewöhnlich besteht ein vorübergehender, aber erheblicher Visusverlust; Schmerzen im Bereich des Auges, vor allem bei Augenbewegungen, sind charakteristisch. Der Visus bessert sich typischerweise innerhalb von 2–3 Wochen ganz erheblich.
Zentralskotome sind die häufigste Form des Gesichtsfeldausfalles. Sie sind meist rundlich und können hinsichtlich Größe und Intensität unterschiedlich sein. Fast jede Form eines einseitigen Gesichtsfeldausfalls ist möglich. Es entsteht eine afferente Pupillenstörung.
Ophthalmoskopische Frühzeichen sind Hyperämie des Sehnervenkopfes und Erweiterung der großen Venenstämme. Unscharfe Papillengrenzen und Zuschwellen der physiologischen Exkavation sind häufig. Die pathologischen Veränderungen können die Form einer ausgeprägten Papillenschwellung annehmen, wobei deren Prominenz 3 dpt (1 mm) selten überschreitet. Es kann zu einem ausgedehnten Ödem der umgebenden Retina und zu kleinen Blutungen innerhalb der Nervenfaserschicht um die Papille kommen.

Differentialdiagnose

Die Abgrenzung gegenüber einer Stauungspapille ist differentialdiagnostisch am wichtigsten. Bei der Stauungspapille besteht i. allg. eine ausgeprägtere Papillenprominenz, meist ein nahezu normaler Visus und eine normale Pupillenreaktion auf Licht; es liegt gleichzeitig eine Erhöhung des intrakraniellen Druckes vor und es gibt keine Gesichtsfeldausfälle außer einer Vergrößerung des blinden Flecks, falls nicht die intrakranielle Sehbahn unterbrochen ist. Die Stauungspapille tritt i. allg. beidseitig auf, während eine entzündliche Papillenschwellung meist einseitig ist. Trotz dieser Unterschiede bleibt infolge der Ähnlichkeit des ophthalmoskopischen Bildes die Differentialdiagnose zwischen der Neuritis nervi optici und der Stauungspapille klinisch ein Problem.

Behandlung

Im Idealfall richtet sich die Behandlung gegen die auslösende Ursache. Ist diese unbekannt oder nicht behandelbar, bleibt die Therapie oft unbefriedigend. Systemische Gabe von Steroiden galt bei jeder Art von Retrobulbärneuritis als hilfreich, aber viele Patienten zeigen darauf keine Besserung. Da der Spontanverlauf eine deutliche Tendenz zur Besserung aufweist, ist es nicht verwunderlich, daß von vielen Medikamenten berichtet wird, sie seien „erfolgreich" in der Behandlung der Erkrankung.

Verlauf und Prognose

Der Visusverlust tritt innerhalb der ersten Stunden auf und erreicht ein Maximum innerhalb der ersten Tage. Der Visus steigt gewöhnlich innerhalb der 2.–3. Woche nach Beginn der Erkrankung an und bildet sich oft innerhalb weniger Tage vollständig zurück. Manchmal kann die Visusbesserung langsamer verlaufen und mehrere Monate in Anspruch nehmen. Das Auftreten einer Optikusatrophie zeigt eine irreversible Schädigung von Nervenfasern an und bedeutet einen permanenten Funktionsverlust. Eine Neuritis nervi optici in Verbindung mit einer systemischen oder lokalen entzündlichen Erkrankung oder bei unbekanntem Grundleiden rezidiviert gewöhnlich nicht. Eine Neuritis nervi optici im Rahmen einer Entmarkungskrankheit hat zwar, was die einzelne Attacke betrifft, eine günstige Prognose, führt aber i. allg. zu einer beträchtlichen Verminderung des Sehvermögens infolge fortlaufender Schädigungen durch Rezidive.

Retrobulbärneuritis

Als Retrobulbärneuritis wird eine Neuritis nervi optici bezeichnet, die so weit hinter der Papille auftritt, daß ophthalmoskopisch keine frühen Veränderungen an der Papille zu beobachten sind. Die Sehschärfe ist erheblich herabgesetzt („Der Patient sieht nichts und der Arzt sieht nichts.").
Die häufigste Ursache der Retrobulbärneuritis ist die multiple Sklerose. Bei 25–50% der Patienten, bei denen zwischen dem 20. und 45. Lebensjahr eine Retrobulbärneuritis auftritt, wird schließlich eine multiple Sklerose diagnostiziert. Andere Ursachen sind Spätformen der Syphilis, toxische Amblyopien, andere Entmarkungskrankheiten, Leber'sche Optikusatrophie, Diabetes mellitus und Vitaminmangelerkrankungen. Verläuft die Erkrankung entsprechend destruierend, so tritt eine retrograde Sehnervenatrophie auf. Die Papille verliert ihre normale rosa Färbung und wird blaß. In Extremfällen findet sich ein blindes Auge mit einer scharf begrenzten, kalkweißen Papille.

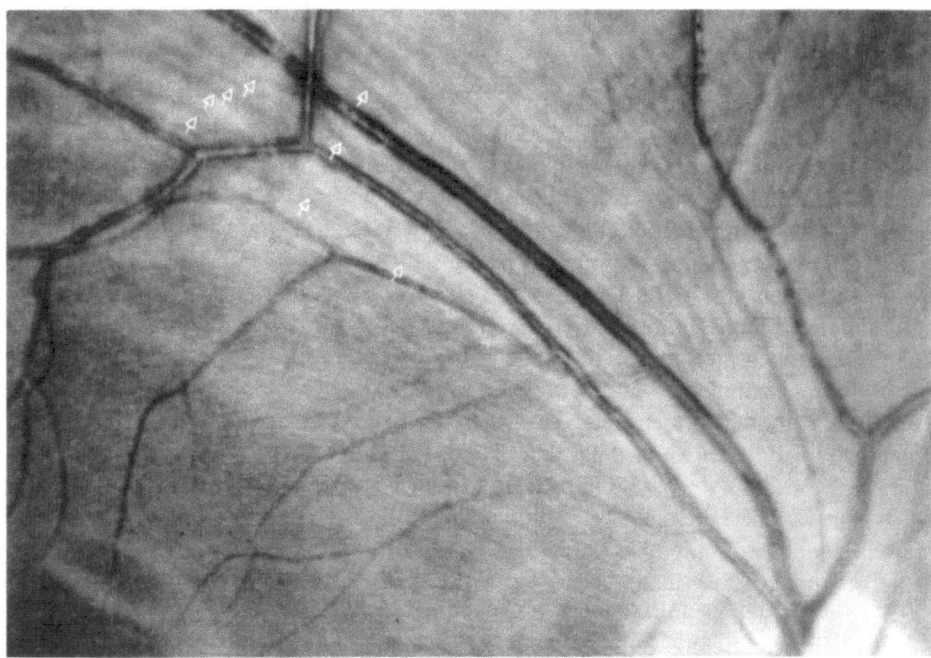

Abb. 17.6. Die Nervenfaserschicht der Retina bei Entmarkung des Sehnervs im Rahmen einer multiplen Sklerose. Die oberen temporalen Nervenfaserbündel zeigen zahlreiche streifige Defekte *(Pfeile)*, die einer retrograden Atrophie von Axonen des Sehnervs entsprechen. Der Fall war klinisch stumm, Sehschärfe: 1,0. (Photo von W. F. Hoyt)

Entmarkungskrankheiten

Multiple Sklerose

Die multiple Sklerose ist eine chronisch-rezidivierende Entmarkungskrankheit des zentralen Nervensystems, deren Ursache nicht genau bekannt ist. Die Erkrankung beginnt meist im jungen Erwachsenenalter; nur selten vor dem 15. oder nach dem 55. Lebensjahr. Es besteht eine Prädisposition für den Befall der Sehnerven und des Chiasmas, des Hirnstammes, der Pedunculi cerebri und des Rückenmarks, obwohl kein Teil des zentralen Nervensystems sicher verschont bleibt. Das periphere Nervensystem ist nur selten betroffen. Klinisch besteht eine Vielfalt von Symptomen und Zeichen, deren Anzahl und Ausprägung sich immer wieder ändern kann. Neben okulären Störungen können Muskelschwäche, Ataxie, Inkontinenz, Parästhesien, Dysarthrien, Intensionstremor, sensorische Störungen und Pyramidenzeichen vorliegen.

Pathologisch-anatomisch finden sich zahlreiche Entmarkungsherde innerhalb der weißen Substanz. In frühen Stadien besteht eine Degeneration der Myelinscheiden wobei die Axone selbst relativ verschont bleiben. Gliahypertrophie und komplette Nervenfaserdestruktionen mit umgebenden Rundzellinfiltraten finden sich später. Die Erkrankung zeigt eine Prädilektion für Sehnerv und Chiasma.

Die Patienten klagen häufig zuerst über Verschwommen- oder Nebelsehen. Das beruht auf der Entzündung des Sehnervs (speziell bei der Retrobulbärneuritis) und ist charakteristischerweise mit einseitigem Visusverlust und einer Tendenz zur Spontanremission verbunden. Auf Grund des transitorischen Charakters der Sehstörung und des Fehlens morphologischer Befunde werden die Beschwerden manchmal als möglicherweise hysterisch bezeichnet. Meist wird das andere Auge später auch betroffen. Jedes Rezidiv hinterläßt gewöhnlich eine permanente Schädigung (Reduktion der Sehschärfe oder des Farbensehens) (Abb. 17.6).

Infolge der Tendenz zum Befall der Fasern des papillomakulären Bündels des Sehnervs stellt ein Zentralskotom den weitaus häufigsten Gesichtsfelddefekt während des akuten Stadiums dar. Es findet sich eine afferente Papillenstörung. Handelt es sich um eine schwere Form der Retrobulbärneuritis, so kann es zu einer Optikusatrophie mit ophthalmoskopisch sichtbarer, temporaler Abblassung kommen.

Die Doppelbildwahrnehmung ist ein häufiges Frühsymptom, das die Augenbewegungen oder Motilität in Mitleidenschaft zieht und meist durch eine internukleäre Ophthalmoplegie verursacht wird. Letztere wird durch eine Läsion im Bereich des Fasciculus longitudinalis medialis verursacht und ist charakterisiert durch die Parese eines M. rectus internus bei Blickbewegungen zur Gegenseite, während die Funktion des M. rectus medialis bei der Konvergenz nicht gestört ist. Schwäche des M. rectus medialis oder Ptosis kann ebenfalls auftreten. Eine Schwäche des M. rectus lateralis allein oder zusammen mit anderen Muskeln kann ebenfalls auftreten, ist aber seltener. Das Auftreten eines Nystagmus ist ein häufiges Frühzeichen, das – im Gegensatz zu den meisten anderen Manifestationen der Erkrankung, die zur Remissionen neigen – oft dauerhaft (70%) bleibt. Eine entzündliche Veränderung der retinalen Gefäße und milde Formen einer Uveitis treten gelegentlich im Rahmen einer multiplen Sklerose auf. Die Konzentration von γ-Globulinen im Liquor ist oft hoch, manche Patienten mit multipler Sklerose weisen jedoch keine Liquorveränderungen auf. Die Untersuchung der visuell evozierten Potentiale (VER) erweist sich als hilfreich für die Diagnose einer Sehbahnschädigung. Das VER erweist sich als pathologisch in 80% der Fälle, die als gesicherte multiple Sklerose gelten, in 43% der Fälle, bei denen sie wahrscheinlich ist, und in 22% der Fälle, bei denen ein Verdacht besteht. Ein normaler Ausfall des VER stellt die Diagnose einer multiplen Sklerose in Frage.

Eine spezifische Therapie der multiplen Sklerose gibt es nicht. Die Therapie ist symptomatisch und palliativ. Der Verlauf der Erkrankung ist nicht vorhersehbar, es kommen Remissionen und Exazerbationen vor. Obwohl die Prognose hinsichtlich des Visus bei der Retrobulbärneuritis als relativ gut angesehen werden muß, können später erfolgende Rezidive zu zunehmenden dauerhaften Ausfällen führen. Eine schwere Optikusatrophie kann zur vollständigen Erblindung führen. Die Erkrankung kann innerhalb eines Jahrzehnts zum Tode führen, jedoch ist eine Überlebenszeit von 25–30 Jahren nicht selten.

Neuromyelitis optica (Devic-Syndrom)

Die Neuromyelitis optica ist eine seltene Entmarkungskrankheit des zentralen Nervensystems, die oft als eine Form der multiplen Sklerose angesehen wird. Sie ist charakterisiert durch eine beidseitige Neuritis nervi optici, verbunden mit Paraplegie. Die Ursache ist unbekannt. Es kommt gewöhnlich zu einer akut auftretenden Erblindung eines Auges; kurz darauf folgen die Erblindung des anderen Auges und eine Paraplegie. Es besteht i. allg. nur eine mäßige Tendenz zur Erholung. In manchen klinischen Fallzusammenstellungen beträgt die Mortalität 50%. Eine spezifische Therapie gibt es nicht.

Diffuse periaxiale Enzephalitis (Schilder-Syndrom)

Dabei handelt es sich um eine seltene Erkrankung von Kleinkindern, die pathologisch-anatomisch durch eine diffuse Demyelisierung der weißen Substanz des Gehirns gekennzeichnet ist. Klinische Zeichen sind eine akut auftretende und rasch fortschreitende kortikale Erblindung[8], geistiger Abbau, Krampfanfälle, eine beidseitige spastische Lähmung und eine Bulbärparalyse, die zum Koma und Tod führt.

Stauungspapille und Optikusatrophie

Stauungspapille (Abb. 17.7 bis 17.10)

Die Stauungspapille ist durch eine nichtentzündliche Papillenschwellung in Verbindung mit einer intrakraniellen Drucksteigerung charakterisiert. Eine Stauungspapille entwickelt sich bei allen Veränderungen, die zu einer anhaltenden Druckerhöhung führen. Die häufigsten Ursachen sind Hirntumoren, Abszesse, subdurale Hämatome, Hydrozephalus und ein maligner Hypertonus. Ein wichtiger Faktor bei der Entstehung der Stauungspapille ist die venöse Stauung infolge erhöhten Drucks auf die Zentralvene an der Stelle, an der sie den Sehnerv verläßt und durch den Subarachnoidal- bzw. Subduralraum zieht.

Eine Nervenfaserschwellung ist das Hauptsymptom. Es kann auch ein Ödem der Nervenfaserschicht in der Retina bestehen. Blutungen unter den Glaskörper und in die Nervenfaserschicht sind nicht selten. Die entzündlichen Zeichen sind gering und Leukozyten findet man histologisch nur in den Spätstadien. Bei langem Bestehen kann es schließlich zum Nervenfaseruntergang kommen.

Klinische Befunde

Der blinde Fleck ist vergrößert. Ansonsten sind Sehschärfe und Gesichtsfelder gewöhnlich nicht verändert. Frühe ophthalmoskopische Zeichen bestehen in einer Hyperämie der Papille, unscharfen Papillengrenzen und einer Erweiterung der retinalen Venen.

---

[8] Die kortikale Erblindung hat ihre Ursache in einer beidseitigen diffusen Destruktion der Sehrinde. Ein besonders charakteristisches Zeichen der kortikalen Erblindung kann darin bestehen, daß der Patient sich dieses Unvermögens nicht bewußt ist (Anton-Syndrom). Trotz völliger Blindheit glaubt der Patient, er könne sehen

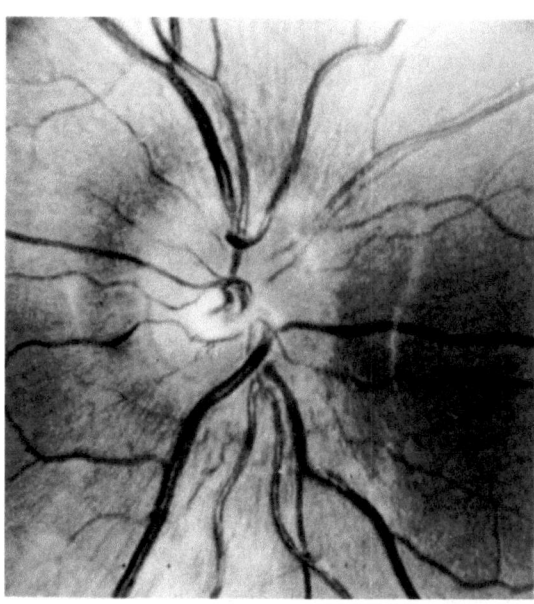

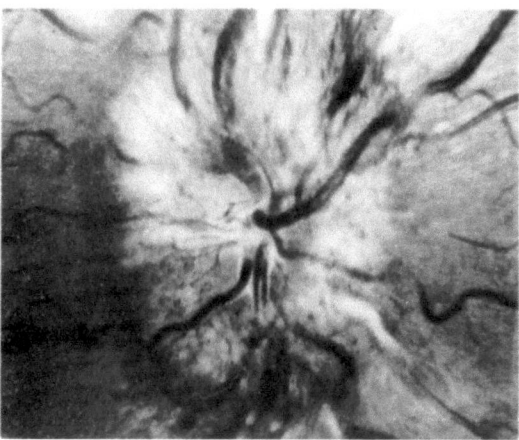

Abb. 17.9. Vollbild einer Stauungspapille. Das Paillengewebe ist geschwollen und prominent, die retinalen Venen sind deutlich erweitert und gestaut. (Photo von W. F. Hoyt)

Abb. 17.7. Beginnende Stauungspapille. Die Papillengrenzen sind infolge Schwellung der oben und unten in die Papille eintretenden Nervenfasern unscharf begrenzt. (Photo von W. F. Hoyt)

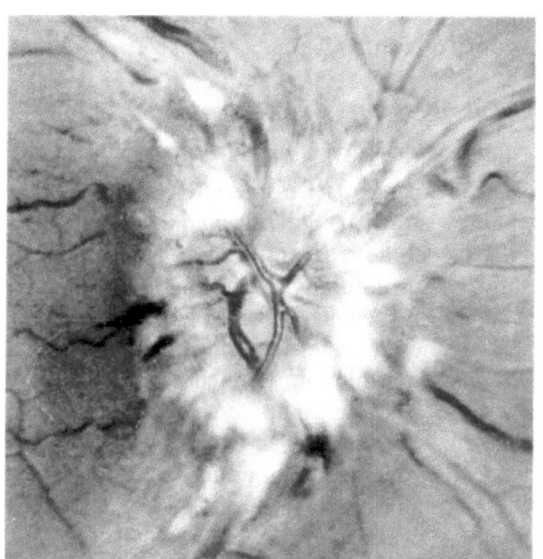

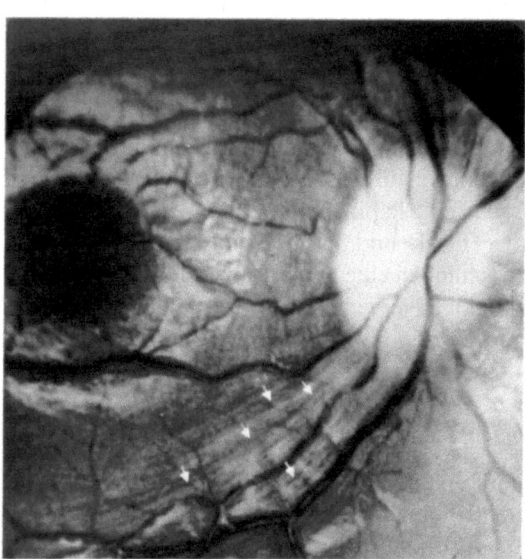

Abb. 17.10. Chronische Stauungspapille mit Optikusatrophie bei einem Kind mit zerebellarem Medulloblastom. Die Papille ist blaß, leicht prominent und unscharf begrenzt. Die *weißen* Bezirke um die Makula entsprechen Lichtreflexen der vitreoretinalen Grenzmembran. Die temporal unteren Nervenfasern sind teilweise atrophiert *(Pfeile)*. (Photo von W. F. Hoyt)

Abb. 17.8. Stauungspapillen mit fleckförmigen trüben Nervenfaserschwellungen und Blutungen. (Photo von W. F. Hoyt)

Die Diagnose einer beginnenden Stauungspapille ist schwierig. Das Fehlen spontaner venöser Pulsationen oder die mangelnde Auslösbarkeit dieser Pulsationen durch leichten Druck auf den Bulbus können hilfreich sein. Eine eindeutige und meßbare Papillenschwellung, peripapilläres retinales Ödem und radiäre Blutungen in der Nervenfaserschicht um die Papille treten gewöhnlich später auf. Die Stauungspapillen können 6–10 dpt prominent sein, und in

schweren Fällen können Blutungen unter der Nervenfaserschicht, die gelegentlich in den Glaskörper durchbrechen, zu einer Sehstörung führen.

Differentialdiagnose

Das häufigste differentialdiagnostische Problem der Unterscheidung zwischen einer Stauungspapille und einer Neuritis nervi optici wurde schon besprochen.

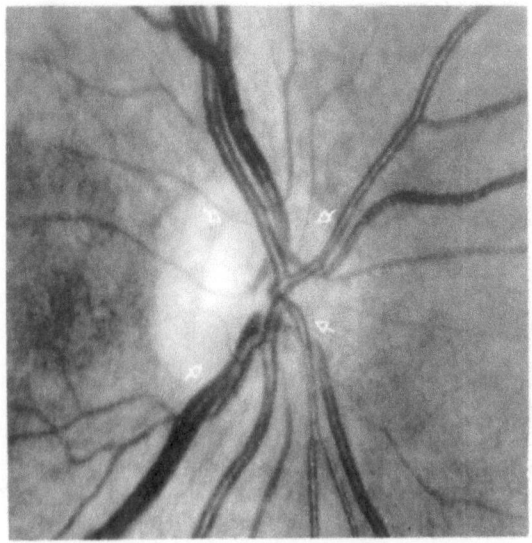

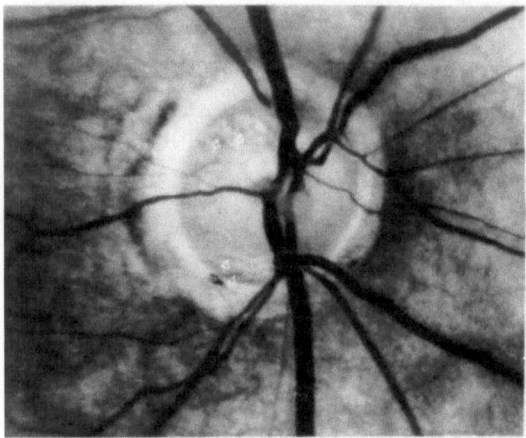

Abb. 17.12. Chronische vaskuläre Neuropathie des N. opticus mit Schwund von Gliagewebe und Freiliegen der Lamina cribrosa. Die atrophische Papille ist flach exkaviert und zeigt keine Verlagerung der retinalen Gefäße nach nasal. Die Papille ist von einer ringförmigen Zone choriodaler Atrophie umgeben. Die retinalen Arteriolen sind ungleichmäßig verengt. (Photo von W. F. Hoyt)

Abb. 17.11. Sehnervenhypoplasie. Die Papillengrenzen haben einen kleinen Umfang. Beachte das Mißverhältnis zwischen kleiner Papille und normalgroßen retinalen Gefäßen. (Photo von W. F. Hoyt)

Veränderungen, die unter dem Begriff Pseudostauungspapille bekannt sind, können mitunter zu einer Fehldiagnose führen, vor allem bei Patienten mit „unscharfen" Papillengrenzen. Ein normal großer, blinder Fleck und normale intrakranielle Druckwerte schließen eine Stauungspapille aus.

Markhaltige Nervenfasern in der umgebenden Retina und Drusen können ebenfalls mit der Stauungspapille verwechselt werden (Abb. 17.13).

Komplikationen

Obwohl eine Stauungspapille lange Zeit ohne dauerhafte Schädigung bestehen kann, ist die sekundäre Optikusatrophie eine häufige Komplikation. Nach der Senkung des intrakraniellen Drucks bildet sich die Stauungspapille rasch zurück. Blutungen, Exsudate und ein retinales Ödem verschwinden. Kommt es zu einer nachfolgenden Optikusatrophie, so bleibt ein leichter bis vollständiger Visusverlust bestehen.

Therapie

Die Therapie richtet sich nach der Ursache der Stauungspapille. Eine Stauungspapille bei systemischer Hypertension ist eine Indikation zur starken Blutdrucksenkung mit hochwirksamen Antihypertonika. **Vorsicht:** Obwohl das Risiko einer Lumbalpunktion unter besonderen Kautelen bewußt in Kauf genommen wird, ist die Lumbalpunktion bei Patienten mit Stauungspapille wegen der Gefahr einer Herniation des Hirnstammes durch die Incisura tentorii oder das Foramen magnum grundsätzlich kontraindi-

ziert. Eine solche Herniation verursacht einen Druck, besonders auf die Medulla oblongata, der akut zum Tod führen kann.

Verlauf und Prognose

Allgemein gilt, daß die Gefahr eines Sehverlustes um so größer ist, je rascher und intensiver eine Stauungspapille auftritt. Stauungspapillen von über 5 dpt, ausgedehnte retinale Blutungen und Exsudate, und die Ausbildung von Sternfalten im Bereich der Makula sind schlechte Omina für die Sehfunktion. Das frühe Auftreten einer Papillenabblassung und dünner Arteriolen im Bereich der Papille nach Rückgang der Stauungspapille sind Hinweise darauf, daß ein gewisses Maß an Optikusatrophie zu erwarten ist. Vermehrte Gliabildung im Bereich der Papille gilt als besonders schlechtes prognostisches Zeichen.

Sehnervenatrophie (Abb. 17.11 bis 17.13)

Ätiologische Klassifikation

Vaskulär: Verschluß der V. oder A. centralis retinae; arteriosklerotische Veränderungen innerhalb des Sehnervs, die zu einer Störung seiner normalen Gefäßversorgung führen; Zustände nach schwerem Blutverlust (z. B. blutende Magenulzera, traumatische Amputationen)

Degenerativ: Sekundäre Optikusatrophie bei retinalen Erkrankungen mit Zerstörung der Ganglienzel-

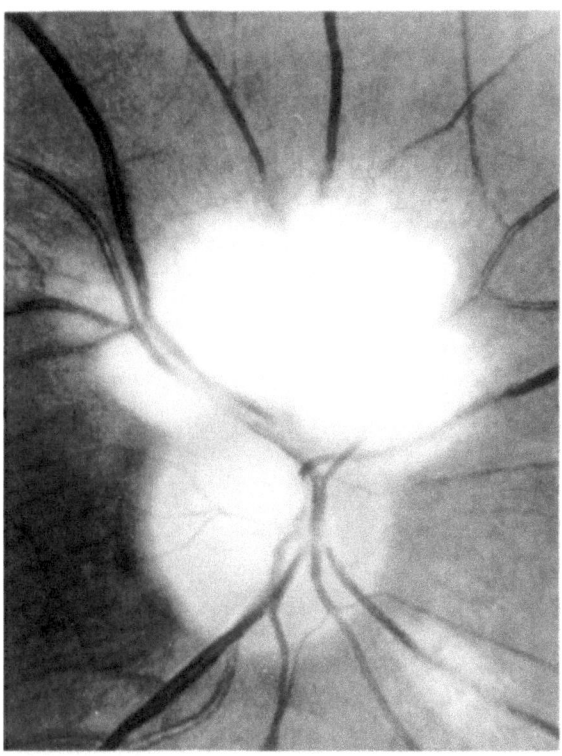

Abb. 17.13. Markhaltige Nervenfasern in der Nachbarschaft der Papille. Abhängig von ihrer Größe und Lage können markhaltige Fasern fälschlich für retinale Exsudate, Stauungspapille oder eine Neuritis nervi optici gehalten werden

len (z. B. Retinitis); sekundäre Atrophie infolge systemischer degenerativer Erkrankungen (z. B. Phakomatosen)

Als Folge einer Stauungspapille: s. S. 234
Als Folge einer Neuritis nervi optici: s. S. 231
Sehnervenkompression: Aneurysmen des vorderen Circulus Willisii, knöcherne Kompression des Foramen opticum (z. B. bei Osteitis deformans), Tumoren innerhalb des Canalis opticus und der parasellären Region
Toxisch: Endstadium einer toxischen Amblyopie (s. S. 260).
Metabolische Erkrankungen: z. B. Diabetes mellitus, Phakomatosen
Traumatisch: Direktes Sehnerventrauma (Verletzung, Avulsion oder Kontusion des Nerven)
Glaukomatös: s. Kap. 14

Klinische Befunde

Der Visusverlust und Gesichtsfeldausfälle sind die einzigen Symptome. Der Grad der Papillenabblassung und das Ausmaß der afferenten Pupillenstörung sind gewöhnlich proportional zum Gesichtsfeldausfall.

Behandlung, Verlauf und Prognose

Nur selten ist es möglich, die zugrundeliegende Ursache wirksam zu behandeln. Die Veränderungen der Sehfunktion erfolgen sehr langsam und über eine Periode von Wochen oder Monaten. Es ist schwierig, eine Prognose allein auf der Basis ophthalmoskopischer Befunde zu stellen. Die atrophische Papillenexkavation, Verdünnung und Verminderung der Anzahl der Papillengefäße und Abblassung der Papille im Stadium des Papillenödems sind ungünstige prognostische Zeichen. Eine sekundäre Optikusatrophie nach vaskulären, traumatischen, degenerativen und toxischen Schädigungen hat gewöhnlich eine schlechte Prognose. Der Visusverlust durch eine Optikusatrophie infolge Optikuskompression kann reversibel sein, vor allem, wenn die Ursache frühzeitig beseitigt wird.

Hereditäre Optikusatrophien

Leber'sche Optikusatrophie

Dabei handelt es sich um eine seltene, rapide, in Schüben verlaufende Optikusatrophie, die bei jungen Männern im Alter zwischen 20 und 30 Jahren (nur äußerst selten bei Frauen) auftritt. In ihrer klassischen Form wird sie als X-chromosomal gebundenes Erbleiden angesehen, doch ist der tatsächliche Erbgang noch immer ungewiß. Im allgemeinen kommt es nicht zur völligen Erblindung. Eine Therapie der Erkrankung ist nicht bekannt. Es können auch andere zentralnervöse Störungen vorliegen, die zu einer Verwechslung mit einer multiplen Sklerose Anlaß geben können.

Kongenitale hereditäre Optikusatrophie

Dieses Krankheitsbild kommt in einer schweren, autosomal rezessiven und einer weniger ausgeprägten, autosomal dominanten Form vor. Die rezessive Form manifestiert sich bereits bei der Geburt oder innerhalb der ersten 2 Lebensjahre und ist durch das gleichzeitige Bestehen eines Nystagmus charakterisiert. Die häufigere dominante Form tritt irgendwann in der Kindheit auf und zeigt später nur eine geringe Progredienz. Typischerweise besteht ein zentrozäkales Skotom, wobei die Herabsetzung der zentralen Sehschärfe unterschiedlich stark ausgeprägt sein kann.

Behr'sche hereditäre Optikusatrophie

Diese seltene, autosomal rezessive Erkrankung ist charakterisiert durch eine beidseitige Optikusatrophie, die nur selten vollständig ausgeprägt ist, sowie

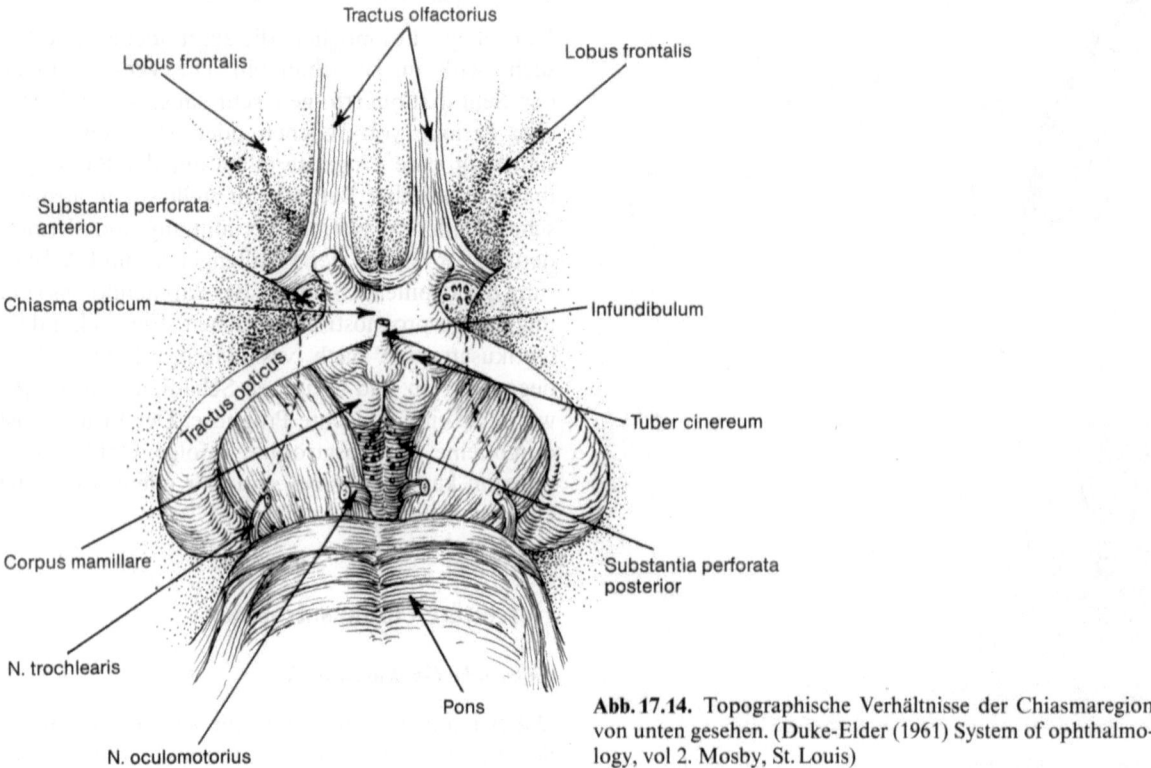

Abb. 17.14. Topographische Verhältnisse der Chiasmaregion von unten gesehen. (Duke-Elder (1961) System of ophthalmology, vol 2. Mosby, St. Louis)

zusätzliche neurologische Ausfälle, wie mäßige Ataxie, positives Babinski-Zeichen, Klumpfußbildung, Intelligenzmangel, Nystagmus oder andere Störungen, die sich i. allg. langsam entwickeln und im späteren jugendlichen Alter zum Stillstand kommen. Eine Behandlungsmöglichkeit gibt es nicht.

Erkrankungen des Chiasma opticum

Anatomie (Abb. 17.14)

Das Chiasma opticum hat eine variable Lage oberhalb des Diaphragma sellae (am häufigsten in dem hinteren Bereich oberhalb des Dorsum sellae) und ist gewöhnlich von diesem durch einen mehrere Millimeter hohen Subarachnoidalraum getrennt. Oberhalb des Chiasma bildet die Lamina terminalis die Vorderwand des 3. Ventrikels. Die A. carotis interna liegt beidseitig unmittelbar lateral des Chiasmas, im Anschluß an den Sinus cavernosus. Das Chiasma kommt durch die Verbindung der beiden Sehnerven zustande, genauer gesagt durch die Kreuzung der nasalen Fasern jedes Nervs in den Tractus opticus der Gegenseite und die Passage der temporalen Fasern in den gleichseitigen Tractus opticus. Die zentralen papillomakulären Fasern weisen ein ähnli-

ches Verteilungsmuster auf, kreuzen aber in den hinteren Anteilen des Chiasmas. Im allgemeinen verursachen chiasmale Läsionen bitemporale hemianopische Skotome (Abb. 17.15).

Intraselläre Hypophysentumoren

Der Hypophysenvorderlappen ist der Ursprungsort der Hypophysentumoren. Normalerweise sind 3 Zelltypen im Vorderlappen anzutreffen (basophile, eosinophile und neutrophile Typen). Jeder Zelltyp kann im Tumor überwiegen. Die Symptome und klinischen Zeichen bestehen in Visusverlust und Gesichtsfeldausfällen (90%), dem röntgenologischen Nachweis einer Arrosion der knöchernen Sella (80%), endokrinen Störungen (60%) und Augenmuskelparesen (10%).[9]

Die chirurgische Entfernung des Tumors ist die Therapie der Wahl. In manchen Fällen erwies sich die Bestrahlung als fast genauso hilfreich. Visusverlust

---

[9] Anm. des Übersetzers:
Diese Angaben stammen aus der Ära vor der Computertomographie. Mit der Dünnschichtcomputertomographie ist der Nachweis von sog. Mikroadenomen innerhalb der Hypophyse möglich, bevor es zu irgendwelchen knöchernen Veränderungen oder neurologischen Ausfallserscheinungen kommt

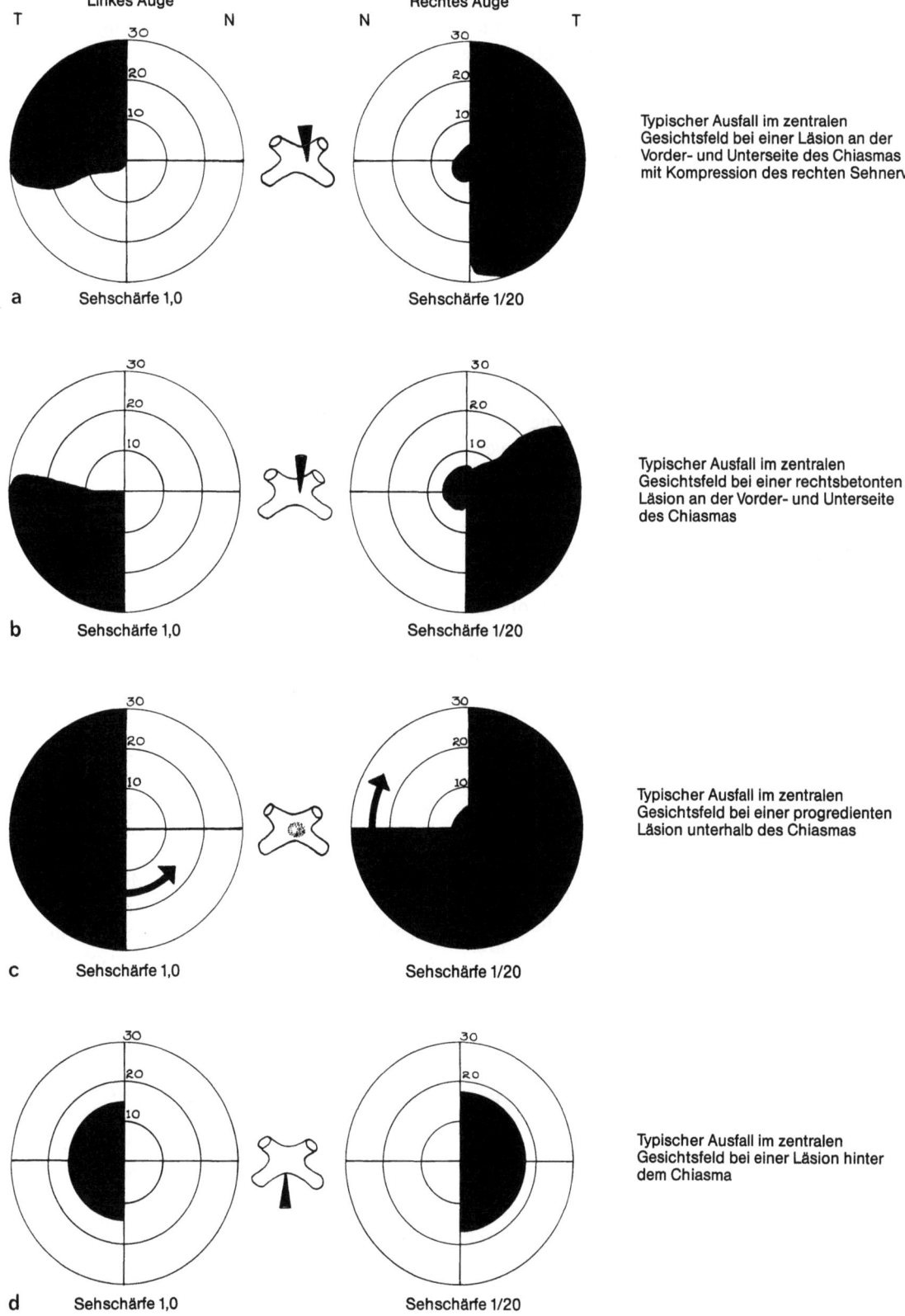

Linkes Auge

Rechtes Auge

Typischer Ausfall im zentralen Gesichtsfeld bei einer Läsion an der Vorder- und Unterseite des Chiasmas mit Kompression des rechten Sehnervs

a   Sehschärfe 1,0   Sehschärfe 1/20

Typischer Ausfall im zentralen Gesichtsfeld bei einer rechtsbetonten Läsion an der Vorder- und Unterseite des Chiasmas

b   Sehschärfe 1,0   Sehschärfe 1/20

Typischer Ausfall im zentralen Gesichtsfeld bei einer progredienten Läsion unterhalb des Chiasmas

c   Sehschärfe 1,0   Sehschärfe 1/20

Typischer Ausfall im zentralen Gesichtsfeld bei einer Läsion hinter dem Chiasma

d   Sehschärfe 1,0   Sehschärfe 1/20

Abb. 17.15 a–d. Charakteristische Muster von Gesichtsfeldausfällen bei chiasmanahen Läsionen

oder endokrine Störungen gelten als Behandlungsindikation. Sehschärfe und Gesichtsfeld können sich auf dramatische Weise bessern, sobald die Chiasmakompression beseitigt ist. Röntgenologische Zeichen einer Sellaerosion werden häufig als Nebenbefund auf den Schädelaufnahmen von Patienten jenseits des 50. Lebensjahres gefunden, die benigne, asymptomatische Tumoren aufweisen. In diesen Fällen ist eine Behandlung nicht erforderlich.

Kraniopharyngeome

Bei den Kraniopharyngeomen handelt es sich um eine Gruppe von Tumoren, die sich aus versprengten epithelialen Resten der Rathke'schen Tasche entwickeln (80% der normalen Bevölkerung weisen solche Strukturen auf), und werden typischerweise zwischen dem 10. und 25. Lebensjahr beobachtet (sie kommen aber auch im höheren Lebensalter vor). Sie liegen i. allg. suprasellär, gelegentlich intrasellär. Die Symptome und klinischen Zeichen variieren erheblich, da sie vom Alter des Patienten und der genauen Lokalisation und Wachstumsrate des Tumors abhängig sind. Liegt der Tumor suprasellär, so stehen asymmetrische chiasmale Gesichtsfeldausfälle im Vordergrund. Stauungspapillen kommen häufiger vor als bei Hypophysentumoren. Es kann eine hypophysäre hormonelle Störung vorliegen und die Beteiligung des Hypothalamus kann zu Diabetes insipidus oder Wachstumsstörungen führen. Im Laufe der Jahre tritt eine Verkalkung oder Verknöcherung einzelner Tumoranteile auf, die das typische röntgenologische Erscheinungsbild bestimmen. *Behandlung:* möglichst chirurgische Entfernung des Tumors; manchmal muß sich die Behandlung jedoch auf die Entleerung des Zysteninhaltes oder Entfernung des Zystenwalles beschränken.

Supraselläre Meningiome

Supraselläre Meningiome entstehen aus den Hirnhäuten, die das Tuberculum sellae und Planum sphenoidale bedecken; sie treten überwiegend bei Frauen auf. Der Tumor liegt gewöhnlich vor und über dem Chiasma und verursacht charakteristische Gesichtsfeldausfälle. Häufig werden die Sehnerven schon in frühen Phasen des Tumorwachstums, meist asymmetrisch, befallen und es resultiert eine langsam progressive Schädigung der vorderen Sehbahn. Röntgenaufnahmen des Schädels können eine Hyperostose oder Kalkspritzer innerhalb des Tumors zeigen, die Sella turcica erscheint normal. Die Karotisangiographie zeigt gewöhnlich eine Verlagerung der normalen Gefäße und eine Füllung pathologischer Tumorgefäße. Die Behandlung besteht in der chirurgischen Entfernung des Tumors.

Gliome des Chiasma opticum

Die Gliome des Chiasma opticum sind eine seltene Erkrankung, die gewöhnlich bei Kindern beobachtet wird, häufig im Rahmen des klinischen Bildes einer Neurofibromatose. Die Erkrankung kann mit einem plötzlichen Visusverlust einsetzen. Es kommt zu einer Optikusatrophie und Gesichtsfelddefekten vom Typ eines Chiasmasyndroms. Eine Erweiterung des Canalis opticus kann durch orbitale Röntgenaufnahmen entdeckt werden. Im Pneumenzephalogramm kann eine Verlagerung des 3. Ventrikels beobachtet werden.

Die Sehbahn

Anatomie (Abb. 17.16)

Der II. Hirnnerv bildet die Leitungsbahn des Gesichtssinns. Er besteht zu 80% aus Fasern der Sehbahn, zu 20% aus den afferenten Fasern der Pupillenreflexbahn (der Nerv wurde auf S. 229 detailliert beschrieben). Im Chiasma kreuzt mehr als die Hälfte der Fasern, nämlich die der Ganglienzellen der nasalen Retina; diese verbinden sich mit den ungekreuzten Fasern der anderen Seite zum Tractus opticus. So werden z. B. alle Fasern, die Impulse aus der rechten Gesichtsfeldhälfte empfangen, zur linken Hemisphäre des Gehirns, die von der linken Gesichtsfeldhälfte zur rechten Hemisphäre geleitet. Beide Tractus optici kurven um den Hypothalamus und die Pedunculi cerebri und enden im Corpus geniculatum laterale, wobei der kleinere Anteil der Fasern der Pupillenreflexbahn ins Praetectum und die Colliculi superiores abzweigen. (Ein Schema der Pupillenreflexbahn ist in Abb. 17.17 wiedergegeben.) Die Fasern der Sehbahn bilden im Corpus geniculatum laterale Synapsen. Die Fortsätze der Zelleiber des Corpus geniculatum laterale bilden den Tractus geniculocalcarinus, das letzte Neuron der Sehbahn. Der Tractus geniculocalcarinus verläuft durch den hinteren Schenkel der Capsula interna und strahlt dann in die Radiatio optica aus, die durch Anteile des Temporal- und Parietalhirns in die okzipitale Hirnrinde verläuft.

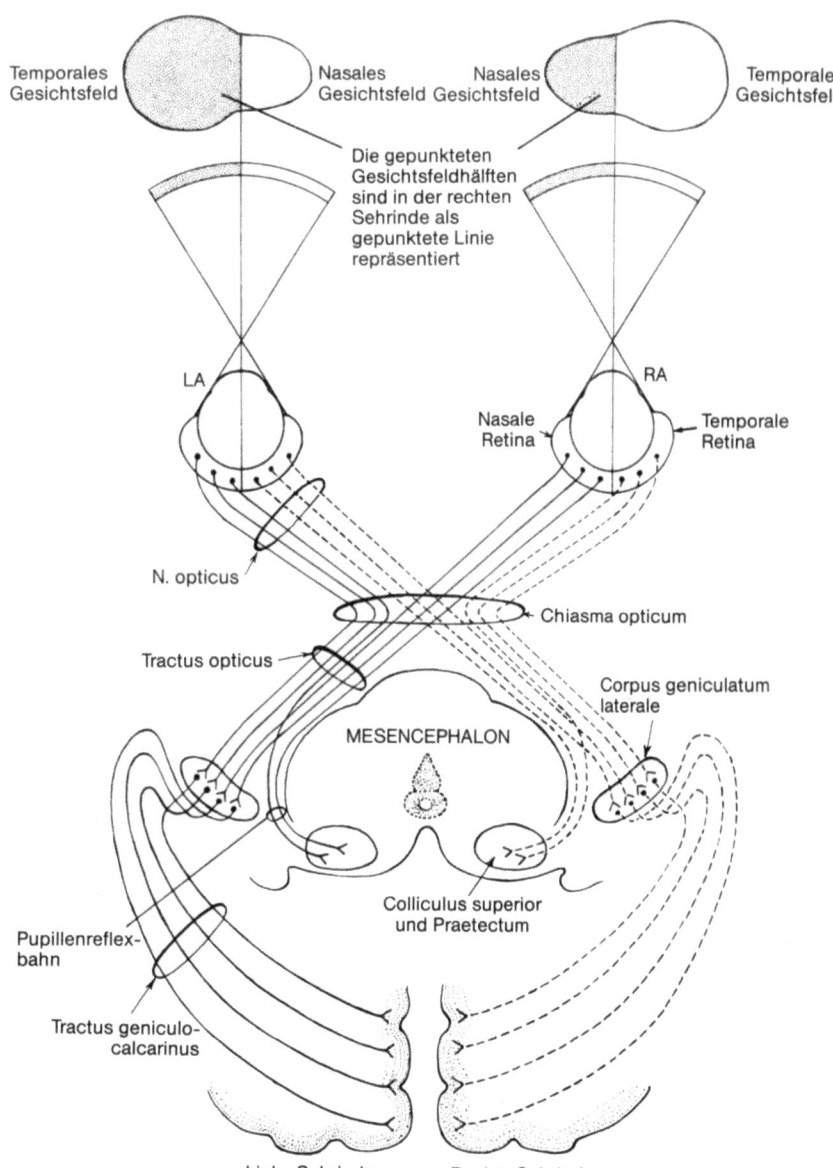

Abb. 17.16. Die Sehbahn: Die gestrichelten Linien stellen Nervenfasern zwischen Retina und Sehrinde dar, die visuelle Impulse und solche der afferenten Pupillenreflexbahn aus der linken Gesichtsfeldhälfte leiten

Differentialdiagnose der Läsionen

Die wichtigste Untersuchungsmethode von Sehbahnschädigungen ist die Untersuchung des zentralen und peripheren Gesichtsfeldes, eine Technik, die auf S. 20 beschrieben ist. Die Abb. 17.2 zeigt verschiedene Muster von Gesichtsfeldausfällen bei Läsionen der verschiedenen Stationen der Sehbahn. Läsionen vor dem Chiasma (Retina oder N. opticus) führen zu einseitigen Gesichtsfeldausfällen. Läsionen hinter dem Chiasma führen zu homonymen Ausfällen auf der Gegenseite. Läsionen im Bereich des Chiasmas führen zu bitemporalen Ausfällen und werden gesondert erörtert. Verschiedene Isopteren (Gesichtsfelduntersuchung mit verschieden großen

Testmarken) sollten für eine differenzierte Untersuchung der Gesichtsfeldausfälle durchgeführt werden. „Relative Skotome" charakterisieren den Gesichtsfeldausfall bei progredienten Erkrankungen (d.h. einen größeren Defekt für kleinere Marken, einen kleineren Defekt für größere Marken). Derartige Gesichtsfeldausfälle werden im Gegensatz zu vaskulären Läsionen mit steilem Abfall der Skotomgrenzen (d.h., daß die Skotome etwa gleiche Größe haben, unabhängig von der Größe des Testobjekts) als „sloping" (d.h. flachabfallend) bezeichnet. Eine andere wichtige Regel besteht darin, daß homonyme Gesichtsfeldausfälle um so kongruenter sind, je weiter hinten sie in der Sehbahn liegen. Eine Läsion in der Sehrinde führt zu nahezu identischen Gesichts-

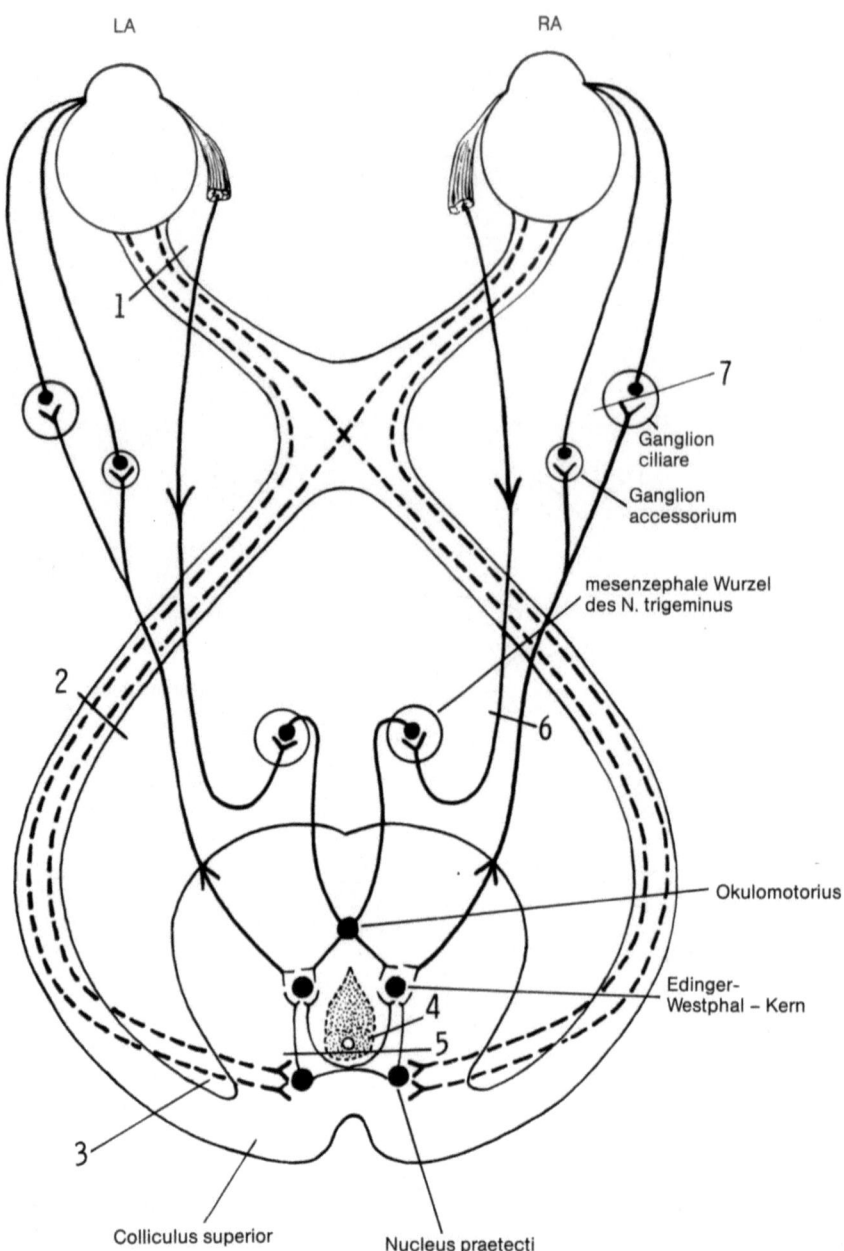

LA   RA

7

Ganglion
ciliare

Ganglion
accessorium

mesenzephale Wurzel
des N. trigeminus

6

Okulomotorius

Edinger-
Westphal – Kern

Colliculus superior   Nucleus praetecti

Abb. 17.17. Pupillenreflexbahn für die Lichtreaktion und Naheinstellungsmiosis; —— efferente Bahn, ----- afferente Bahn [Duke Elder (1971) System of Ophthalmology, Vol. 12. Mosby, St. Louis] **(1)** Sehnervenläsion. Afferente Pupillenstörung. Naheinstellungsreaktion erhalten, **(2)** Traktusläsion. Verminderung der Pupillenreaktion bei Beleuchtung der kontralateralen Gesichtsfeldhälfte, **(3)** Traktusläsion hinter der Abzweigung der Pupillenfasern. Die Pupillenreaktion ist regelrecht, es besteht eine homonyme Hemianopie nach rechts, **(4)** Läsion zwischen der Kreuzung und dem Edinger-Westphal-Kern. Verlust der ipsilateralen direkten und konsensuellen Lichtreaktion, **(5)** Läsion sämtlicher Fasern zwischen dem Prätektum und Westphal-Edinger-Kern. Die direkte und konsensuelle Lichtreaktion ist aufgehoben, die Naheinstellungsreaktion erhalten (Argyll-Robertson-Papille), **(6)** Läsion des N. oculomotorius. Totale gleichseitige Pupillenstarre, **(7)** Läsion im Ganglion ciliare. Totale gleichseitige Pupillenstarre, Pupillotonie

feldausfällen, während Läsionen im Bereich des Tractus opticus zumeist inkongruente (d. h. ungleichförmige) homonyme Gesichtsfelddefekte hervorrufen. Außerdem ist es um so wahrscheinlicher, daß eine Läsion zum sog. „macular sparing", nämlich einer Erhaltung einiger zentraler Fasern, führt, je weiter hinten sie in der Sehbahn liegt, was gleichbedeutend ist mit der Erhaltung einer guten zentralen Sehschärfe.

Die normale Pupille

Die Pupillenweite ist normalerweise von Person zu Person sehr unterschiedlich und ändert sich auch mit dem Lebensalter. Der durchschnittliche normale Pupillendurchmesser liegt bei 3–4 mm; in der Kindheit ist er gewöhnlich größer und wird mit zunehmendem Alter kleiner. Viele Menschen weisen eine geringe Differenz der Pupillenweite beider Augen auf, ohne daß eine Erkrankung der Augen oder der Pupillenreflexbahn vorliegt. Mydriatika und zykloplegische Substanzen sind bei blauen Irides wirksamer als bei braunen. Die Funktion der Pupille besteht in der quantitativen Kontrolle des Lichteinfalls in das Auge mit dem Zweck, eine optimale Sehfunktion unter den verschiedenen physiologicherweise anzutreffenden Leuchtdichten zu gewährleisten. Die Reflexbahn dieser lediglich der Kontrolle der Pupillenweite dienenden Funktion ist unten beschrieben und in Abb. 17.16 schematisch wiedergegeben.

Die Pupillenreflexbahn

Die Untersuchung der Pupillenreaktion ist wichtig für die Lokalisation von Läsionen der Sehbahn. Die Kenntnis der Topographie der Pupillenreflexbahn für Lichtreize und die Naheinstellungsmiosis ist von großer Bedeutung.

Die Neuroanatomie der Pupillenreflexbahn

Lichtreflex: Die Leitungsbahn des Lichtreflexes der Pupille verläuft vollständig unterhalb des Kortex. Die afferenten Fasern der Pupillenreflexbahn verlaufen innerhalb des Sehnervs und der vorderen Sehbahn, und sie verlassen den Tractus opticus unmittelbar vor dem Corpus geniculatum laterale. Sie verlaufen zum Praetectum des Mesencephalon und bilden dort eine Synapse. Die Impulse werden dort von kreuzenden Fasern durch die Commissura posterior zum gegenüberliegenden Westphal-Edinger-Kern geleitet. Ein Teil der Fasern verläuft ventral direkt zum gleichseitigen Westphal-Edinger-Kern. Der efferente Schenkel der Pupillenreflexbahn verläuft über den III. Hirnnerv zum Ganglion ciliare innerhalb des retrobulbären Muskeltrichters. Die Fasern hinter dem Ganglion verlaufen über die kurzen Ziliarnerven und innervieren die Muskulatur des M. sphincter pupillae.

Naheinstellungsreaktion: Wenn die Augen ein nahes Objekt fixieren, kommt es zu 3 Reaktionen: Akkommodation, Konvergenz und Kontraktion des M. sphincter pupillae, wodurch es zu einer scharfen Ab-

bildung des Objektes auf der Netzhaut kommt. Es gibt überzeugende Hinweise darauf, daß die Endstrecke des Reflexbogens durch den N. oculomotorius verläuft, wobei die Fasern im Ganglion ciliare eine Synapse bilden. Der afferente Schenkel der Reflexbahn ist noch nicht ganz sicher bestimmt, aber es ist wahrscheinlich, daß sie das Mesencephalon ventral des Westphal-Edinger-Kerns erreicht und Fasern zu beiden Hirnrinden schickt. Obwohl die 3 Komponenten der Naheinstellungsreaktion eng miteinander verbunden sind, kann man nicht von einer einfachen Reflexbahn sprechen, da jede einzelne Komponente für sich ausgeschaltet werden kann, während die übrigen beiden intakt bleiben. So kann z. B. die Konvergenz durch Prismen, die Akkommodation durch Linsen und die Miosis durch schwache Mydriatika aufgehoben werden.

Argyll-Robertson-Pupille

Eine typische Argyll-Robertson-Pupille ist hochverdächtig auf einen Befall des zentralen Nervensystems durch Syphilis, verbunden mit einer Tabes dorsalis oder allgemeinen Lähmungserscheinungen. Die Pupillen sind enger als 3 mm und reagieren nicht auf Licht, wohl aber auf einen Einstellungsreiz. Dieser Befund ist nahezu immer beidseitig. Die Pupillen sind i. allg. unregelmäßig entrundet und erweitern sich auf Mydriatika kaum. Seltener findet sich eine abgeschwächte und verlangsamte Lichtreaktion oder eine Einseitigkeit der Störung. Über 50% der Patienten mit zentralnervöser Syphilis weisen einen gewissen Grad dieser Pupillenstörung auf. Eine Vielzahl anderer zentralnervöser Systemerkrankungen kann gelegentlich zum Krankheitsbild einer Argyll-Robertson-Pupille führen. Dazu gehören Diabetes, chronischer Alkoholismus, Enzephalitis, multiple Sklerose, degenerative zentralnervöse Erkrankungen und Tumoren im Bereich des Mesencephalon. Die genaue Lokalisation der zugrundeliegenden zentralnervösen Läsion ist nicht sicher bekannt, in Abb. 17.17 sind die wahrscheinlichsten Lokalisationen angegeben.

Pupillotonie

Bei der Pupillotonie handelt es sich um ein relativ häufiges Krankheitsbild, das sich durch eine verzögerte oder verminderte direkte und indirekte Lichtreaktion (in 80% einseitig) in einer Pupille, die einen über normal großen Durchmesser hat, auszeichnet. Diese Veränderung kann mit einem Verlust der Beinsehnenreflexe verbunden sein (Adie-Syndrom).

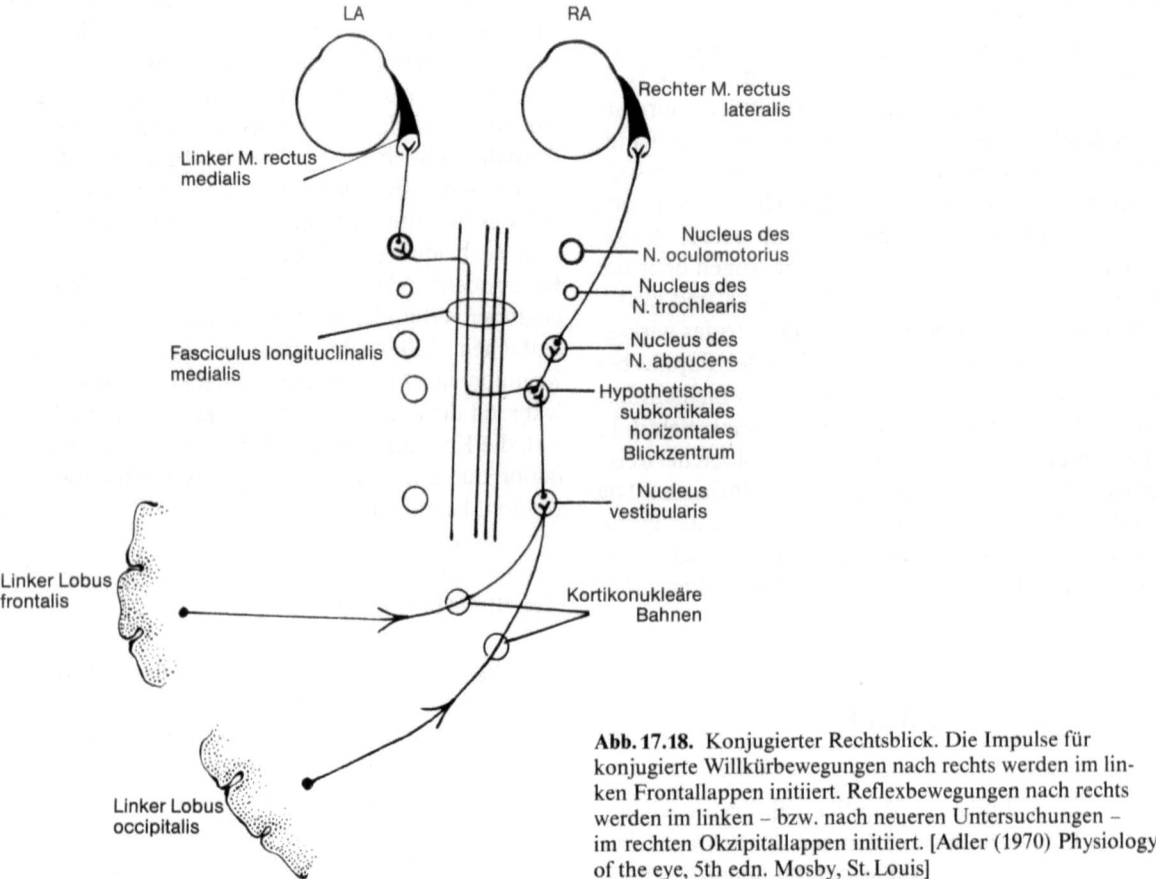

LA

RA

Linker M. rectus
medialis

Rechter M. rectus
lateralis

Nucleus des
N. oculomotorius

Nucleus des
N. trochlearis

Fasciculus longituclinalis
medialis

Nucleus des
N. abducens

Hypothetisches
subkortikales
horizontales
Blickzentrum

Nucleus
vestibularis

Linker Lobus
frontalis

Kortikonukleäre
Bahnen

Linker Lobus
occipitalis

Abb. 17.18. Konjugierter Rechtsblick. Die Impulse für konjugierte Willkürbewegungen nach rechts werden im linken Frontallappen initiiert. Reflexbewegungen nach rechts werden im linken – bzw. nach neueren Untersuchungen – im rechten Okzipitallappen initiiert. [Adler (1970) Physiology of the eye, 5th edn. Mosby, St. Louis]

Die Veränderung beruht auf einer Läsion des Ganglion ciliare verbunden mit einer Fehlregeneration der Nervenfasern. Die Ursache ist nicht sicher bekannt, es handelt sich i. allg. jedoch nicht um eine Syphilis und es ist wichtig, die Pupillotonie von der Argyll-Robertson-Pupille zu unterscheiden. Pupillotonie kommt meist bei jungen erwachsenen Frauen vor. Sie kann plötzlich auftreten und wird wegen der erhöhten Lichtempfindlichkeit bemerkt. Das Eintropfen einer hochverdünnten Lösung von Pilocarpin (0,25%), die normalerweise nicht zu einer Pupillenkontraktion führt, bewirkt bei der Pupillotonie eine Miosis. Die tonische Pupille zeigt eine verlangsamte Wiedererweiterung im Dunkeln und reagiert prompt auf Mydriatika.

Horner-Syndrom

Das Horner-Syndrom wird durch eine Läsion der sympathischen Fasern zwischen Hirnstamm, oberem Rückenmark oder der peripheren sympathischen Bahnen hervorgerufen. Einseitige Miosis, Ptosis sowie fehlende Schweißsekretion der ipsilateralen Gesichtshälfte und des Nackens bilden das voll-

ständige Syndrom. Zu den Ursachen gehören zervikale Wirbelfrakturen, Tabes dorsalis, Syringomyelie, zervikale Rückenmarkstumoren, Lungenspitzentuberkulose, Kröpfe, vergrößerte zervikale Lymphknoten, Lungenspitzenkarzinome, Mediastinaltumoren und Aneurysmen der A. carotis oder A. subclavia.

Augenbewegungen

Dieser Abschnitt befaßt sich mit den neuralen Strukturen, die die Augenbewegungen kontrollieren und verantwortlich sind für deren gleichzeitige und konjugierte vertikale und horizontale Blickbewegungen sowie die Konvergenz oder Divergenz.

Supranukleäre Zentren

Die supranukleären Zentren der Augenbewegungen steuern die konjugierten vertikalen und horizontalen Blickbewegungen ebenso wie die disjungierten Konvergenz- und Divergenzbewegungen. Sie bestehen aus zentral-nervösen Verbindungsbahnen zu den Kernen der III., IV. und VI. Hirnnerven, im Mesencephalon und der Brücke. Die höchsten Zentren dieser Funktionen liegen in den Frontallappen (Willkür- oder Kommandobewegungen) und im Okzipitallappen (reflektorische oder Fixationsbewegungen).

Anatomie der konjugierten Willkürbewegungen

Horizontale Blickbewegungen: Das kortikale Zentrum, das die horizontalen konjugierten Augenbewegungen steuert, liegt in den hinteren Abschnitten der zerebralen Hemisphäre. Die Bahn verläuft zwischen den Basalganglien zum Hirnstamm und kreuzt in die gegenseitige Pons. Dort enden die Impulse im horizontalen Blickzentrum. Dieses inneviert den ipsilateralen M. rectus lateralis und den kontralateralen M. rectus medialis über den Fasciculus longitudinalis medialis (Abb. 17.18).

Vertikale Blickbewegungen: Das Zentrum und ein Teil des Faserverlaufs sind vermutlich mit demjenigen für die horizontalen Blickbewegungen identisch, die subkortikalen Anteile enden jedoch im Praetectum. Die Impulse verlaufen von dort zum Fasciculus longitudinalis medialis und werden an die entsprechenden Abschnitte der Augenmuskelkerne weitergegeben, die vertikale Blickbewegungen verursachen.

Konvergenz: Möglicherweise folgen die supranukleären Impulse für Konvergenzbewegungen den oben genannten Bahnen und erreichen das Mesencephalon, um in der Nähe des Nukleus des III. Hirnnerven Synapsen zu bilden. Von dieser Synapse aus erreichen stimulierende Impulse den gleichseitigen M. rectus medialis und hemmende Impulse den M. rectus lateralis jeder Seite über den Fasciculus longitudinalis medialis.

Divergenz: Elektromyographische Studien haben bewiesen, daß es sich bei der Divergenz um einen aktiven Vorgang handelt und nicht, wie zunächst angenommen, um ein Loslassen der Konvergenz. Die supranukleäre Bahn entspricht vermutlich mehr oder weniger der für die Konvergenz und erreicht ein Zentrum in der Nähe der Abduzenskerne. Stimulierende Impulse erreichen beide Mm. recti laterales und hemmende Impulse die beiden Mm. recti mediales über den Fasciculus longitudinalis medialis und führen zur Divergenz.

Anatomie der horizontalen und vertikalen Blickfolgebewegungen

Das kortikale Zentrum entspricht einer großen und nicht im einzelnen bestimmten Zone im Okzipitallappen. Die absteigende Bahn ist nicht sicher bekannt, folgt aber der Pyramidenbahn bis zum Mesencephalon und dem Fasciculus longitudinalis medialis. Diese Nervenbahn vermittelt die Impulse für die Blickfolgebewegungen, wie z. B. auch durch den optokinetischen Nystagmus gezeigt werden kann. Die Augen folgen einem sich langsam bewegenden Objekt, auch dann, wenn die Willkürreflexbahn nicht funktioniert. Sind beide Bahnen intakt, dann sind die Willkürbewegungen dem Folgesystem übergeordnet.

Läsionen supranukleärer Zentren

Frontallappen

Ein im Frontallappen gelegener Herd, der zu Krampfanfällen führt, kann eine unwillkürliche Blickdeviation zur Gegenseite verursachen. Bei destruierenden Läsionen kommt es zu einer vorübergehenden Blickdeviation zur gleichen Seite und die Augen können nicht willkürlich zur anderen Seite bewegt werden. Dies wird als frontale Blickparese bezeichnet. Die Blickfolgebewegungen zur Gegenseite sind erhalten. Eine Doppelbildwahrnehmung kommt nicht vor. Pathologischer Blickrichtungsnystagmus kann entweder als Frühzeichen oder als Folgezustand einer frontalen Blickparese beobachtet werden.

Okzipitallappen

Die Blickfolgebewegungen können bei hinteren Hemisphärenläsionen verlorengehen. Die Patienten sind dann unfähig, einem sich langsam bewegenden Objekt in der Richtung der Blickparese zu folgen. Die Willkürbewegungen sind erhalten.

Parinaud-Syndrom (prätektales Syndrom)

Dieses Syndrom ist durch eine Störung oder den Verlust der willkürlichen Blickhebung und häufig durch eine Störung des Lichtreflexes bei Erhaltung der Naheinstellungsreaktion der Pupille charakterisiert. Ein Nystagmus retractorius, der aus Konvergenzbewegungen und einer Retraktion des Bulbus bei versuchter Blickhebung besteht, ist typisch. Auch ein Akkommodationsspasmus, eine Störung der willkürlichen Blicksenkung in Verbindung mit einer Störung der Konvergenz und Akkommodation, eine

Tabelle 17.1. Differenzierung kortikaler und im Stammhirn gelegener Ursachen von Blickparesen

Läsionen oberhalb des Hirnstamms	Läsionen im Hirnstamm
1) Konjugierte Blickdeviation tritt früh auf, ist sehr ausgeprägt und meist zur Gegenseite der Läsion gerichtet	1) Konjugierte Blickdeviation selten oder gering ausgeprägt
2) Blickparese ist von kurzer Dauer	2) Blickparese entgegengesetzt der Läsion, dauert so lange, wie Läsion besteht
3) Läsion verursacht nur eine Reizung	3) Läsion nicht nur Reizung, sondern direkte Gewebsschädigung
4) Kopf ist der Seite der Blickdeviation zugewandt	4) Kopf ist gerade oder der Seite der Blickdeviation abgewandt
5) Eine infranukleäre Muskelparese und Doppelbildwahrnehmung besteht nicht	5) Häufig infranukleäre Muskelparesen und Doppelbildwahrnehmung
6) Hemiplegie auf der gleichen Seite wie Blickparese	6) Hemiplegie auf der entgegengesetzten Seite der Blickparese

Ptosis oder Lidretraktion, ein Papillenödem oder eine Okulomotoriusparese können beobachtet werden. In Abhängigkeit von der Größe und Lokalisation der Läsion können auch benachbarte Strukturen betroffen sein. Die konjugierten horizontalen Blickbewegungen sind i. allg. nicht betroffen. Das Syndrom kommt durch Läsionen im Tectum oder Praetectum zustande, die jene im Bereich des Aquäduktes betreffen. Tumoren der Vierhügelregion, infiltrierende Gliome, vaskuläre Läsionen und Traumen können zu diesem Syndrom führen.

Hirnstammläsionen

Läsionen im Hirnstamm sind die häufigste Ursache von Blickparesen (Tabelle 17.1). Der Reihenfolge nach sind dies am häufigsten vaskuläre Störungen, multiple Sklerose, Tumoren und Enzephalitiden.

Okulogyre Krisen

Dies sind seltene, tonische, konjugierte krampfartige Augenbewegungen, meist nach oben. Sie sind häufig mit einer Kopfwendung nach hinten verbunden. Am häufigsten kommen sie im Rahmen eines postenzephalitischen Parkinson-Syndroms oder als Nebenwirkung einer Phenothiazintherapie vor. Tabes dorsalis, multiple Sklerose, zerebrale Tumoren sind seltenere Ursachen. Allgemeine Schmerzempfindungen, Offenstehen des Mundes, Vorstrecken der Zunge und andere charakteristische Zeichen einer oku-

logyren Attacke können sekunden- bis stundenlang bestehen. Die Attacken können sporadisch oder häufig auftreten, manchmal mehrmals täglich, und die Patienten fallen im Anschluß an eine Attacke in tiefen Schlaf. Die eigentliche Ursache ist nicht bekannt, aber die Erkrankung wird i. allg. als eine funktionelle Störung des extrapyramidalmotorischen Systems angesehen.

Supranukleäre Syndrome mit Strörungen disjugierter Augenbewegungen

Naheinstellungsspasmus

Der Naheinstellungsspasmus besteht aus 3 Komponenten: der Konvergenz, der Akkommodation und der Naheinstellungsmiosis. Naheinstellungsspasmen sind gewöhnlich funktionelle, treten aber auch im Rahmen einer Enzephalitis, einer Tabes dorsalis und einer Meningitis auf, wenn es zu einer Irritation der supranukleären Bahnen kommt. Der Naheinstellungsspasmus ist durch ein Einwärtsschielen mit Doppelbildwahrnehmung und einem Akkommodationsspasmus charakterisiert. Bei Patienten mit funktionellen Störungen kann das Eintropfen von 1%igem Atropin, 2mal täglich 2 Tropfen in jedes Auge, oder das Vorsetzen von Minusgläsern vorübergehende Besserung schaffen. Eine konsiliarische psychiatrische Beratung ist hinsichtlich der Behandlung der zugrundeliegenden psychischen Erkrankung angezeigt.

Konvergenzparalyse

Die Lähmung der Konvergenz ist gekennzeichnet durch eine plötzlich einsetzende Doppelbildwahrnehmung im Nahbereich ohne Parese der Augenmuskeln. Sie kann funktioneller Natur oder durch destruktive Läsionen der supranukleären Konvergenzbahnen verursacht sein. Multiple Sklerose, Enzephalitis, Tabes dorsalis, Tumoren, Aneurysmen, umschriebene zerebrovaskuläre Störungen oder Parkinson-Syndrom sind die häufigsten organischen Ursachen.

Supranukleäre Läsionen und Strabismus

Mit dem Strabismus befaßt sich Kap. 15; in diesem Zusammenhang sollte aber erwähnt werden, daß ein in früher Kindheit vorkommender idiopathischer Strabismus convergens und Strabismus divergens auf Entwicklungsstörungen der supranukleären Mechanismen beruhen können, die die Divergenz und die Konvergenz regeln.

Nukleäre und infranukleäre Verbindungsbahnen

Periphere und intermediäre Verbindungen der III., IV. und VI. Hirnnerven

N. oculomotorius (III.): Die motorischen Fasern stammen von einer Kerngruppe ventral des Aquädukts auf der Höhe der Colliculi superiores. Hauptsächlich ungekreuzte Fasern verlaufen durch den Nucleus ruber und die Innenseite der Substantia nigra und treten an der Innenseite der Pedunculi cerebri aus. Der Nerv verläuft neben der Sella turcica im Dach des Sinus cavernosus und durch die Fissura orbitalis superior und versorgt den M. rectus medialis, superior und inferior sowie die Mm. obliquus inferior und levator palpebrae.

Die parasympathischen Fasern stammen vom Westphal-Edinger-Kern unmittelbar rostral von den motorischen Kernen des Okulomotorius und verlaufen über den N. nasociliaris zum Ganglion ciliare. Von dort werden die Impulse über die kurzen Ziliararterien zum Sphincter pupillae und Ziliarmuskel geleitet, der die Form der Linse während der Akkommodation bestimmt.

N. trochlearis (IV.): Die vollständig kreuzenden motorischen Fasern stammen vom Nucleus trochlearis, der direkt kaudal vom III. Nerv auf der Höhe des Colliculis inferior nach hinten verläuft, im Bereich des Velum medullare anterior kreuzt und sich um die Pedunculi cerebri herumschlingt. Von dort folgt der IV. Hirnnerv dem III. Hirnnerv durch den Sinus cavernosus zur Orbita, wo er den M. obliquus superior versorgt.

N. abducens (VI.): Die vollständig ungekreuzten motorischen Fasern stammen vom Abduzenskern am Boden des 4. Ventrikels in der unteren Hälfte der Pons nahe dem inneren Knie des N. facialis. Durch die Brücke verlaufend treten die Fasern an der Vorderseite der Brücke aus und erstrecken sich über die Felsenbeinspitze zur äußeren Wand des Sinus cavernosus. Der Nerv betritt die Orbita zusammen mit dem 3. und 4. Nerv und versorgt den M. rectus lateralis.

Zentrale Verbindungsbahnen der III., IV. und VI. Hirnnerven

Die zentralen Verbindungsbahnen dieser Hirnnervenkerne nehmen ihren Ursprung in 5 verschiedenen Gebieten: 1) Im Praetectum, und verlaufen über die hintere Kommissur zu den Westphal-Edinger-Kernen und vermitteln die direkte und indirekte Lichtreaktion. Eine Unterbrechung dieser Bahn kann zum Bild einer Argyll-Robertson-Pupille führen. 2) Im Colliculus superior über den Tractus tectobulbaris zu den III., IV. und VI. Hirnnerven, um Teile der Naheinstellungsreaktion zu übermitteln. 3) im Colliculus inferior über den Tractus tectobulbaris zu den Augenmuskelkernen, um Reflexe, die mit dem Gehör verbunden sind, zu übermitteln. 4) In den Nuclei vestibulares über den Fasciculus longitudinalis medialis, um reflektorische Blickbewegungen, die mit dem Gleichgewichtssinn verbunden sind, zu übermitteln. 5) Vom Kortex durch den kortikobulbären Trakt zur Übermittlung von willkürlichen und unwillkürlichen konjugierten Blickbewegungen der Augen.

Zusammenfassung von Störungen der III., IV. und VI. Hirnnerven

Okulomotoriusparese (III. Hirnnerv)

Komplette Okulomotoriusparese: Die Läsion kann den III. Hirnnerv irgendwo in seinem Verlauf zwischen dem Mesencephalon und den peripheren Ästen in der Orbita betreffen. Sie resultiert in einem Strabismus divergens, da das Auge vom intakten M. rectus lateralis nach außen, und vom intakten M. obliquus superior leicht nach unten gezogen wird. Es bestehen Lichtstarre, weite Pupille, ein Fehlen der Akkommodation und Ptosis des Oberlids, die häufig die Pupille verdeckt. Das Auge kann ausschließlich nach lateral bewegt werden. Traumen, Aneurysmen der A. carotis interna und Diabetes sind die häufigsten Ursachen. Bei diabetischen Okulomotoriusparesen bleibt die Pupillenreaktion i. allg. intakt, während sie bei Aneurysmen der A. carotis interna fast immer gestört ist.

Vollständige Ophthalmoplegia interna: Diese besteht in einer Erweiterung und Lichtstarre der Pupille, verbunden mit einer Akkommodationslähmung. Die Läsion liegt nahezu immer peripher im Bereich des Ganglion ciliare, und resultiert in einer Pupillotonie.

Trochlearisparese (IV. Hirnnerv)

In Primärpositionen kann ein Strabismus convergens bestehen, wobei eine Besserung der Doppelbildwahrnehmung durch eine Kopfzwangshaltung zur Gegenseite erreicht wird, was ein wertvolles diagnostisches Zeichen ist. Es besteht eine Schwierigkeit bei der Blicksenkung, die das Lesen oder Treppabsteigen erschwert. Trochlearisparesen sind die seltensten Augenmuskelparesen und folgen häufig einem Trauma.

Abduzensparese (VI. Hirnnerv)

Abduzensparesen sind deshalb die häufigsten isolierten Augenmuskelparesen, weil ein Nerv mit einem langen intrakraniellen Verlauf einen Augenmuskel versorgt. Das Auge kann nicht abduziert werden, in Primärposition besteht eine Einwärtsschielstellung und der Schielwinkel nimmt beim Blick zur betroffenen Seite zu. Die Augenbewegung zur Gegenseite ist normal. Zerebrovaskuläre Störungen, insbesondere Erkrankungen der A. basilaris, sind eine häufige Ursache. Andere sind intrakranielle Drucksteigerungen, Tumoren an der Schädelbasis, Meningitiden, Diabetes mellitus und Traumen.

Duane-Syndrom (s. S. 262)

Symptome und klinische Zeichen von Augenmuskelparesen

Sobald die Sehachsen beider Augen nicht parallel sind, kommt es zur Doppelbildwahrnehmung. Dies trifft besonders zu, wenn eine Schielstellung nach dem 6. Lebensjahr auftritt (es entwickelt sich keine Suppression oder anomale retinale Korrespondenz). Doppelbildwahrnehmung ist häufig mit einem Schwindelgefühl verbunden. Vor allem bei Trochlearisparesen kommt es zu Kopfzwangshaltungen, um eine Doppelbildwahrnehmung dadurch zu vermeiden, daß das Auge aus der Hauptwirkungsrichtung des paralysierten Muskels gedreht wird. Eine Ptosis wird durch Parese oder Paralyse des M. levator palpebrae verursacht.

Syndrome der III., IV. und VI. Hirnnerven

Periphere Schädigung

Gradenigo-Syndrom: Dieses ist charakterisiert durch Gesichtsschmerzen (infolge einer Irritation des N. trigeminus) und eine Abduzensparese. Das Syndrom wird verursacht durch eine lokale Meningitis im Bereich der Felsenbeinspitze und es wird meist als eine (seltene) Komplikation der Otitis media beobachtet.

Sinus-cavernosus-Syndrom (s. S. 222, 226):

Syndrom der Fissura orbitalis superior: Alle die Augenmuskeln versorgenden Nerven treten durch die Fissura orbitalis superior und können durch eine traumatische Knochenfraktur oder einen Tumor, der die Fissur von der orbitalen oder kraniellen Seite her einschließt, betroffen werden.

Orbitaspitzensyndrom: Es ist dem Syndrom der Fissura orbitalis superior ähnlich, schließt aber eine Schädigung des N. opticus ein. Es wird meist durch einen orbitalen Tumor oder ein Trauma verursacht, das sowohl den N. opticus als auch die die Augenmuskeln versorgenden Nerven schädigt.

Hirnstammsyndrome

Ophthalmoplegia externa progressiva: Dieses relativ seltene Krankheitsbild betrifft die von allen 3 motorischen Nerven versorgten Muskeln. Es ist charakterisiert durch eine langsam fortschreitende Bewegungsschwäche, die sehr häufig mit einer früh im Krankheitsverlauf auftretenden schweren Ptosis verbunden ist, wobei die Lichtreaktion und die Naheinstellungsreaktion erhalten sind. Das Krankheitsbild kann in jedem Stadium beginnen und endet nach einem Krankheitsverlauf von 5–15 Jahren mit einer kompletten Ophthalmoplegia externa. (Die Ophthalmoplegia externa ist ein Überbegriff, der eine Augenbewegungsstörung beschreibt, die durch eine Störung jeglicher nukleären oder infranukleären Läsion der III., IV. und VI. Hirnnerven zustande kommt. Pupillenreaktion und Akkommodation sind dabei nicht gestört.)

Eine allgemeine Muskeldystrophie folgt gewöhnlich. Die meisten Autoritäten auf diesem Gebiet vertreten die Ansicht, daß es sich bei dieser Erkrankung um eine Variante der erblichen Muskeldystrophie handelt, die in erster Linie die Augenmuskeln betrifft. Eine wirksame Behandlungsmöglichkeit gibt es nicht, kosmetische Operationen zur Verminderung des Strabismus oder der Ptosis sind häufig notwendig. Differentialdiagnostisch muß das Krankheitsbild vor allem gegen die Myasthenia gravis abgegrenzt werden.

Benedikt-Syndrom: Dabei handelt es sich um eine ipsilaterale, häufig partielle Okulomotoriusparese, die von einer kontralateralen Hyperkinese infolge einer Läsion im Bereich des Nucleus ruber verursacht wird. Diese betrifft auch die okulomotorischen Fasern (III. Hirnnerv), die durch dieses Gebiet ziehen. Vaskuläre Läsionen sind die häufigste Ursache.

Weber-Syndrom: Dieses ist charakterisiert durch eine kontralaterale Hemiplegie, die die untere Gesichtshälfte einschließt, und eine ipsilaterale Okulomotoriusparese, die durch eine Läsion im oberen Mesencephalon verursacht wird. Diese schädigt den Pedunculus cerebri und den III. Hirnnerv. Zerebrovaskuläre Gefäßverschlüsse und Tumoren sind die häufigste Ursache.

Foville-Syndrom: Dieses Syndrom umfaßt eine Paralyse der mimischen Muskulatur, eine Abduzensparese und eine ipsilaterale konjugierte horizontale Blickparese, die durch eine pontine Läsion verursacht werden. Diese betrifft den Nucleus abducens und die bogenförmig um ihn verlaufenden Fasern des N. facialis vor dessen Austritt aus dem Stammhirn. Das Syndrom kann mit einem Horner-Syndrom, einer Geschmackssinnstörung, Taubheit oder Analgesie der gleichseitigen Gesichtshälfte verbunden sein.

Millard-Gubler-Syndrom: Dieses besteht im wesentlichen aus denselben Symptomen wie das Foville-Syndrom, die Läsion liegt aber etwas tiefer in der Brücke, so daß das horizontale Blickzentrum verschont bleibt. Die Pyramidenbahnen sowie die Fasern des VI. und VII. Hirnnervs sind im Bereich ihrer Austrittsstelle aus dem Hirnstamm betroffen. Es besteht demzufolge eine gekreuzte Hemiplegie, eine ipsilaterale Parese der Nn. facialis und abducens ohne horizontale Blickparese.

Wernicke-Syndrom: Dieses Syndrom umfaßt eine bilaterale externe Ophthalmoplegie mit Nystagmus, Ataxie und einer Korsakow-Psychose. In 50% der Fälle besteht eine Ptosis; eine interne Ophthalmoplegie ist seltener. Gewöhnlich sind auch andere Hirnnerven betroffen, und eine Polyneuritis wird auch an anderer Stelle beobachtet. Obwohl schwerer chronischer Alkoholabusus die häufigste Ursache dieser Erkrankung ist, kommt sie auch in Zusammenhang mit einer Hyperemesis gravidarum und anderen Mangelerkrankungen vor. Es konnte schließlich bewiesen werden, daß es sich bei der metabolischen Störung um einen Thiaminmangel handelt. *Behandlung:* Sofortige parenterale Verabfolgung von Thiamin mit sofortigem Alkoholentzug, entsprechender Diät und Vitaminsubstitution. Wenn das Krankheitsbild nicht zu weit fortgeschritten ist, kommt es unter dieser Therapie zu einer vollständigen Ausheilung der Erkrankung. Ohne Behandlung nimmt die Krankheit einen rapiden Verlauf und führt zu Stupor, Delirium tremens und innerhalb weniger Wochen zum Tode.

Nystagmus

Als Nystagmus bezeichnet man unwillkürliche, sich in ihrer Schlagfolge wiederholende Oszillationen eines oder beider Augen, in einer oder allen Blickrichtungen. Die Bewegungen können einen pendelnden Charakter haben mit Hin- und Herbewegungen von gleicher Geschwindigkeit, Amplitude und Dauer in jeder Richtung, oder sie können aus verschiedenen Rucken bestehen mit langsameren Bewegungen in einer Richtung (langsame Komponente). Die langsamen Gleitbewegungen sind von schnellen Rückbewegungen gefolgt, die das Auge in die ursprüngliche Position zurückbringen (schnelle Komponente). Der Mechanismus ist im einzelnen nicht bekannt und die Lokalisation des Defekts kann i. allg. nicht sicher bestimmt werden.

Ein Nystagmus wird als Grad I bezeichnet, wenn er nur sichtbar ist, wenn die Augen in Richtung der schnellen Komponente blicken; als Grad II, wenn er auch in Primärposition besteht, und als Grad III, wenn er auch besteht, wenn die Augen in Richtung der langsamen Komponente blicken. Die Bewegungen können horizontal, vertikal, schräg, rotatorisch, zirkulär oder eine Kombination dieser verschiedenen Richtungen sein. Die Schlagrichtung kann mit der Blickrichtung wechseln. Als Amplitude bezeichnet man das Ausmaß der Bewegung, als Rate die Frequenz der Oszillation. Im allgemeinen gilt, daß je schneller die Rate ist, umso niedriger ist die Amplitude und umgekehrt. Folgende Faktoren beeinflussen Augenbewegungen und können im Falle einer Funktionsstörung einen Nystagmus hervorrufen. Das Labyrinth beeinflußt Augenbewegungen über 2 Mechanismen: 1) Der Otolithenapparat beeinflußt Drehbewegungen der Augen infolge von Veränderungen der Kopfposition; 2) die Bogengänge beeinflussen Augenbewegungen infolge von Beschleunigungen und Entschleunigungen. Der Mechanismus der Blickbewegungen beeinflußt die übergeordneten Augenbewegungszentren (s. S. 244, 245). Diese relativ komplizierten neuronalen Verbindungen sind nicht in allen Einzelheiten bekannt. Auch der Mechanismus der Fixation ist nicht ganz geklärt; ohne Zweifel sind Retina, Sehbahn, Hirnstamm und Cerebellum an dieser Funktion beteiligt.

Pathophysiologie der Symptome

Die Verminderung der Sehschärfe ist bedingt durch die Unfähigkeit, ruhig zu fixieren. Eine falsche Projektion besteht beim vestibulären Nystagmus, bei dem die Patienten am Objekt vorbeizeigen. Eine Kopfzwangshaltung wird i. allg. unwillkürlich eingenommen, um die Frequenz des Nystagmus zu vermindern. Der Kopf wird in Richtung der schnellen Komponente, der Nystagmusrucke, gedreht oder so gehalten, daß die Augen in einer Position sind, bei der die Amplituden des Pendelnystagmus am geringsten sind. Manchmal klagen die Patienten über Scheinbewegungen von Objekten (Oszillopsie). Dieses Phänomen kommt häufiger vor bei einem Nystagmus infolge von Läsionen der tieferen Zentren, z. B. des Labyrinths oder im Zusammenhang mit einem plötzlichen Auftreten des Nystagmus bei Erwachsenen. Die Scheinbewegung wird während der langsamen Nystagmusphase wahrgenommen und verursacht einen äußerst unangenehmen Drehschwindel, so daß der Patient unfähig ist, sich aufrecht zu halten. Kopfnicken begleitet i. allg. den kongenitalen Nystagmus, den Spasmus nutans und den Nystagmus der Grubenarbeiter. Wenn die Nystagmusamplituden nicht sehr gering sind, ist der Nystagmus meist auffällig und kosmetisch störend.

Klassifikation des Nystagmus

Physiologischer Nystagmus
1) Blickrichtungsnystagmus
2) Optokinetischer Nystagmus
3) Nystagmus bei Stimulation der Bogengänge

Pathologischer Nystagmus
1) Kongenitaler Nystagmus
– vom Typ der sensorischen Störung
– vom Typ der motorischen Störung
– latenter Nystagmus
2) Spasmus nutans
3) Nystagmus infolge neurologischer Erkrankungen
– erworbener Pendel- oder Rucknystagmus
– „ocular flutter"
– „See-saw"-Nystagmus
– Nystagmus retractorius
4) Vestibulärer Nystagmus
5) Blickrichtungsnystagmus
6) Willkürnystagmus

Physiologischer Nystagmus

Folgende 3 Arten von Nystagmus können bei Normalpersonen ausgelöst werden. Veränderungen dieses ausgelösten Nystagmus können diagnostisch hilfreich sein.

Blickrichtungsnystagmus in extremen Blickpositionen

Eine Art Rucknystagmus, bei dem die schnelle Komponente in Richtung der Blickposition schlägt, wird gewöhnlich in extremen Blickpositionen nach einer Latenzzeit von weniger als 30 s beobachtet. Bei allgemeinen Ermüdungserscheinungen tritt dieser Nystagmus früher auf und weist größere Amplituden auf.

Optokinetischer Nystagmus

Dabei handelt es sich um einen Rucknystagmus, der bei allen Normalpersonen hervorgerufen werden

kann, am einfachsten mit einer Nystagmustrommel mit abwechselnd schwarzen und weißen Streifen. Die langsame Komponente folgt dem Objekt und die schnelle Komponente bewegt sich rasch in der entgegengesetzten Richtung, um eine Fixation des jeweils darauffolgenden Objekts zu ermöglichen. Eine einseitige oder asymmetrische Reizantwort weist i. allg. auf eine Parietallappenläsion hin. Mehr in den Vorderabschnitten des Gehirns (z. B. im Frontallappen) gelegene Läsionen können diese Reizantwort nur vorübergehend stören, was auf die Existenz eines kompensatorischen Mechanismus hinweist, der bei diesen Läsionen besser funktioniert als bei weiter hinten gelegenen. Eine Asymmetrie des vertikalen optokinetischen Nystagmus deutet auf eine Hirnstammläsion hin.

Nystagmus durch Stimulation der Bogengänge

Drehstuhl nach Bárány: Die horizontalen Bogengänge liegen auf einer Ebene mit dem Boden, wenn der Stuhl 30° nach vorn gesenkt wird. Eine Rotation der Testperson führt zu einem Rucknystagmus in Richtung der Stuhldrehung. Die langsame Komponente erfolgt in der entgegengesetzten Richtung und in der Strömungsrichtung des Bogengangs.

Kalorische Stimulation: Bei einer liegenden Versuchsperson, deren Kopf auf die Brust gesenkt ist, führt eine Ohrspülung mit kaltem Wasser zu einem Nystagmus, dessen schnelle Komponente in entgegengesetzter Richtung der Ohrspülung erfolgt; dagegen ruft eine Spülung mit warmem Wasser einen Nystagmus hervor, dessen schnelle Komponente zur Seite der Spülung hin erfolgt.

Pathologischer Nystagmus

Kongenitaler Nystagmus

Nystagmus infolge einer sensorischen Störung

Eine angeborene Sehschwäche zwischen Auge und Sehnerv kann zu einem Pendelnystagmus führen. Zu den Ursachen gehören Hornhauttrübungen, Linsentrübungen, Albinismus, zentrale Chorioretinitiden, Aniridie und Optikusatrophie. Der kongenitale Nystagmus vom sensorischen Typ ist häufig von synchronen Kopfbewegungen zur entgegengesetzten Seite verbunden.

Nystagmus infolge motorischer Läsionen

Diese Form manifestiert sich als Blickrichtungsnystagmus, wobei die schnelle Komponente in Blickrichtung schlägt. Die Augen weisen keine Veränderungen auf, wenn kein Strabismus besteht (20%). Es gibt immer eine relative Ruhezone des Nystagmus. Besteht diese Zone bei Blickdeviation nach einer Seite, so wird gewöhnlich der Kopf zur Gegenseite gedreht, damit ein bestmöglicher Visus erzeugt wird. Diese Form des Nystagmus zeigt i. allg. eine spontane Besserung um das 10. Lebensjahr. Die Ursache dieser Nystagmusform ist unbekannt, sie wird vermutlich durch eine Hirnstammläsion verursacht. Etwa 20% dieser Fälle sind erblich und weisen einen autosomal rezessiven Erbgang auf.

Latenter Nystagmus

Dieser tritt nach Okklusion eines Auges auf. Es handelt sich um einen konjugierten Rucknystagmus, dessen schnelle Komponente in Richtung des okkludierten Auges zeigt. Die Veränderung ist neurologisch ohne Bedeutung und wirkt sich klinisch nur aus, wenn der betreffende Patient ein Auge verliert.

Spasmus nutans

Die Ursache dieser seltenen Erkrankung, die Kinder zwischen dem 4. und 12. Lebensmonat befällt, ist unbekannt. Es handelt sich um einen dissoziierten vertikalen oder asymmetrischen horizontalen Pendelnystagmus, der häufig von einem meist nicht synchronen Kopfnicken begleitet ist. Die Prognose ist i. allg. gut und es erfolgt eine völlige Rückbildung der Symptome innerhalb von wenigen Monaten bis zu 2 Jahren. In manchen Fällen kann diese Form des Nystagmus jedoch auf einen dienzephalen oder mesenzephalen Hirntumor hinweisen, der in jedem Fall ausgeschlossen werden muß.

Nystagmus infolge neurologischer Erkrankungen

Pendel- oder Rucknystagmus

Ein erworbener Pendel- oder Rucknystagmus ist gewöhnlich horizontal (nur selten vertikal) und verursacht eine Oszillopsie. Er kommt häufig bei Entmarkungskrankheiten vor (gelegentlich bei vaskulären Prozessen) und beruht auf einer Hirnstammläsion.

„Ocular flutter"

„Ocular flutter" ist ein Zeichen für eine zerebellare Erkrankung. Sie besteht aus einer Folge von oszillierenden horizontalen Saccaden, die bei Fixation auftreten.

Schaukelnystagmus („See-saw"-Nystagmus)

Diese seltene Nystagmusform besteht aus sich regelmäßig wiederholenden Torsionen, während sich ein Auge hebt und das andere sich senkt. Dienzephale Tumoren sind die häufigste Ursache dieser Nystagmusform.

Nystagmus retractorius

Bei versuchter Blickhebung treten konvergente Nystagmusrucke auf, die mit einer Retraktion der Bulbi verbunden sind. Diese Veränderung ist pathognomonisch für eine Läsion im Bereich des oberen Mittelhirns und sie ist mit den Zeichen einer Lidretraktion und einer vertikalen Blickparese (Parinaud-Syndrom) sowie mit einer Störung der Lichtreaktion der Pupille verbunden. Sie tritt am häufigsten bei Tumoren in der Pinealisregion auf.

Vestibulärer Nystagmus

Der vestibuläre Nystagmus ist immer ein Rucknystagmus. Die langsame Komponente wird als eine Folge von Impulsen aus den Bogengängen angesehen, die schnelle Komponente als eine Korrekturbewegung. Der vestibuläre Nystagmus ist von visuellen Reizen unabhängig, d. h. er existiert auch bei geschlossenen Lidern und kann auch bei Blinden hervorgerufen werden. Der vestibuläre Nystagmus kann durch Fixation gehemmt werden. Typisch sind rotatorische Bewegungen, doch kommt auch ein horizontaler oder vertikaler vestibulärer Nystagmus vor.

Die Auslösung des physiologischen Nystagmus durch Stimulation der Bogengänge mit einem Drehstuhl oder durch kalorischen Reiz setzt eine normale vestibuläre Funktion voraus.

Folgende Charakteristika des vestibulären Nystagmus beweisen eine Läsion im Bereich des Labyrinths oder des N. vestibularis: 1) Drehschwindel, Ohrenklingen und Taubheit sind häufige Begleiterscheinungen; 2) der Nystagmus ist in den frühen Phasen der Erkrankung am stärksten ausgeprägt und bessert sich oder verschwindet innerhalb von 2–3 Wochen (wenn nicht die vestibuläre Nuclei direkt betroffen sind, in diesem Fall kann der Nystagmus dauerhaft bleiben); 3) die Läsion ist immer destruktiv und die Richtung der schnellen Komponente ist entgegengesetzt zur Seite der Läsion.

Läsionen

Ein vestibulärer Nystagmus kann die Folge einer Labyrinthentzündung, eines Morbus Ménière oder einer traumatischen (oder auch operativen) Zerstö-rung eines Labyrinths sein. Auch vaskuläre, ent-zündliche oder neoplastische Läsionen der Nn. ve-stibulares verursachen diese Symptome, ebenso wie Läsionen der vestibulären Nuklei (Enzephalitis, multiple Sklerose, Syringobulbie, Poliomyelitis, Thrombose der A. cerebelli posterior inferior) oder zerebelläre Tumoren und Abszesse (vermutlich in-folge einer Kompression der vestibulären Bahnen). Es ist nicht geklärt, ob eine zerebellare Läsion allein einen Nystagmus hervorrufen kann. Manches weist darauf hin, daß ein Nystagmus in diesen Fällen durch Kompression vestibulärer Bahnen zustande-kommt. Eine andere Erklärung ist, daß die zerebel-lären Hemisphären über den Tractus cerebellobul-baris einen hemmenden Einfluß auf den Nystagmus zur gleichen Seite auslösen. (Eine einseitige Läsion würde demnach einen Nystagmus in Richtung der Läsion auslösen.)

Blickrichtungsnystagmus

Dieser ist vermutlich die häufigste Nystagmusform und stellt oft ein Frühzeichen oder ein Überbleibsel einer Blickparese dar. Diese Patienten haben beim Blick geradeaus keinen Nystagmus, zeigen aber in einer oder mehreren Blickrichtungen Nystagmus-rucke, deren schnelle Komponente in Blickrichtung schlägt. Die Ursachen sind vielfältig und schließen Intoxikationen (insbesondere mit Phenytoin, aber auch Barbituraten) und Entmarkungskrankheiten, degenerative, neoplastische oder vaskuläre Erkran-kungen ein. Ein Blickrichtungsnystagmus ist ohne lokalisatorische Bedeutung und weist lediglich auf eine Läsion im Bereich der hinteren Schädelgrube hin.

Willkürnystagmus

Als Willkürnystagmus bezeichnet man eine seltene Form des Nystagmus, bei welcher der Patient schnelle, hochfrequente horizontale Willkürbewe-gungen durchführt, die eine niedrige Amplitude ha-ben und i. allg. nur wenige Sekunden durchgeführt werden können. Der hysterische Nystagmus ist dem Willkürnystagmus ähnlich. Er wird vor allem bei Angstneurosen gefunden.

Neuroophthalmologisch wichtige Tumoren des zentralen Nervensystems

Tumoren der zerebralen Hemisphäre

Frontallappentumoren

Psychische Veränderungen (Depressionen, Eupho-rie oder eine Verminderung der geistigen Fähigkei-ten) und eine Halbseitensymptomatik auf der ande-ren Körperseite sind die häufigsten Symptome von Frontallappentumoren. Druck auf die Tractus olfac-torii kann zu Geruchsstörungen führen. Folgende ophthalmologische Symptome werden beobach-tet:

Stauungspapillen (50%): Infolge intrakranieller Drucksteigerung.

Gesichtsfeldausfälle (30%): Diese sind nicht charak-teristisch. Vielmehr kann jede Form eines Gesichts-feldausfalls durch die Kompression der vorderen Sehbahn verursacht werden.

Unregelmäßiger Nystagmus (5–10%): Dieser ist ohne lokalisatorische Bedeutung.

Blickparesen: Läsionen, die zu einer Irritation füh-ren, lösen eine Blickdeviation zur Gegenseite aus. Destruierend wachsende Läsionen führen zu einer Deviation nach derselben Seite. Die Blickparesen sind gewöhnlich unvollständig und dauern nur we-nige Wochen an oder manifestieren sich lediglich durch einen Blickrichtungsnystagmus.

Temporallappentumoren

Die häufigste Tumorart in dieser Region sind Glio-me. Der Häufigkeit nach folgen dann Meningiome, während Angiome selten sind.
Temporallappentumoren können psychomotorische Anfälle und sog. Uncinatuskrisen hervorrufen, de-nen gelegentlich eine Aura mit abnormen Geruchs-empfindungen vorausgeht. Geformte visuelle Hallu-zinationen können — im Gegensatz zu den meist un-geformten Halluzinationen — bei Okzipitallappen-tumoren auftreten. Ein generalisierter oder fokaler Krampfanfall (Kau-, Saug- oder Schmatzbewegun-gen) kann folgen. Hörstörungen sind nicht selten. Zu den ophthalmologischen Zeichen gehören Sta-ungspapillen (häufig) und inkongruente Gesichts-feldausfälle (gewöhnlich). Typischer Gesichtsfeld-ausfall ist eine inkongruente kontralaterale homony-me Hemianopie der oberen Quadranten.

Okzipitallappentumoren

Der Okzipitallappen wird nur selten von Tumoren befallen. Gliome, Meningiome und Metastasen können vorkommen, ebenso Krampfanfälle (Grand oder Petit mal) und wenig ausgeprägte Wesensänderungen. Stauungspapillen können extrem stark ausgeprägt sein. Eine kontralaterale homonyme Hemianopie kommt in 5 von 80% aller Fälle vor. Sie ist gewöhnlich kongruent und zeigt eine Aussparung der zentralen Fasern. Der Verlust der unwillkürlichen konjugierten Augenbewegungen beruht auf einer Schädigung der supranukleären Bahnen. Eine visuelle Agnosie ist Folge der Beteiligung der visuellen Assoziationszentren.

Zerebelläre Tumoren

Zerebellare Tumoren sind die häufigsten, vor dem 15. Lebensjahr auftretenden Hirntumoren. Zerebellare Gliome sind häufig und etwa ¼ dieser Tumoren sind hochmaligne Medulloblastome, die dem Dach des 4. Ventrikels entspringen. Astrozytome der zerebellären Hemisphäre kommen ebenfalls vor, v. a. bei Kindern. Stauungspapillen infolge der intrakraniellen Drucksteigerung und eine Abduzensparese nach einer Kompression des VI. Nervs an der Schädelbasis sind häufige Symptome. Auch ein vestibulärer Nystagmus wird beobachtet. Typische Allgemeinsymptome zerebellärer Tumoren sind Ataxie, Hypotonie und Tremor.

Stammhirntumoren

Mittelhirntumoren

Läsionen im Bereich des oberen Mittelhirns (in der Nähe der Vierhügelregion) verursachen ein Parinaud-Syndrom, das gelegentlich mit einer Ptosis oder Lidretraktion verbunden ist. Läsionen des unteren Mittelhirns führen zu einer Paralyse der Blicksenkung, der Konvergenz, einem Verlust der Licht- oder Naheinstellungsreaktion oder beider, und einer Anisokorie. Infolge einer Aquäduktkompression gibt es häufig eine intrakranielle Drucksteigerung. Stauungspapillen können ein Früh- oder Spätsymptom sein. Gliome und Tumoren der Vierhügelregion sind die häufigsten Tumoren, vor allem bei Kindern. Läsionen, die den Nucleus ruber betreffen, führen zu einem Benedikt- und Weber-Syndrom. Auch zerebelläre Symptome (Ataxie, Hypotonie und Nystagmus) infolge einer Kompression oder Infiltration des Cerebellums können beobachtet werden.

Pontine Tumoren

Gliome sind die häufigsten pontinen Tumoren. Paresen mehrerer Hirnnerven (vor allem in der Kindheit) können den V., VI., VII. und VIII. Hirnnerv betreffen und mit Ausfallserscheinungen im Bereich der langen motorischen und sensorischen Bahnen verbunden sein. Im Spätstadium entwickelt sich eine intrakranielle Drucksteigerung. Manchmal findet sich ein Foville-Syndrom. Der Verlauf ist i. allg. chronisch-progressiv.

Tumoren der Medulla oblongata

Frühmanifestationen sind Schwindel, Herzrhythmusstörungen, Schluckstörungen und Heiserkeit. Eine Zungenlähmung und Stauungspapillen entwickeln sich meist später. Augensymptome stehen nicht im Vordergrund. Der Tod tritt gewöhnlich früh ein.

Andere neuroophthalmologisch wichtige intrakranielle Tumoren

Meningiome der Keilbeinkante

Der Tumor nimmt seinen Ursprung vom kleinen Keilbeinflügel. Einseitiger (gelegentlich sehr ausgeprägter) zunehmender Exophthalmus findet sich in etwa 40% der Fälle und ist häufig das Leitsymptom. Gesichtsfeldausfälle, die zunächst einseitig, später beidseitig sein können, sind nicht charakteristisch. Kopfschmerzen kommen häufig vor. Alle Veränderungen entwickeln sich allmählich über viele Jahre, da der Tumor sehr langsam wächst.

Kleinhirnbrückenwinkeltumoren

Neurofibrome (oder Neurinome) des N. acusticus kommen häufig als eine Manifestation des Morbus Recklinghausen vor. Häufiger jedoch tritt der Tumor isoliert auf. Auch Meningiome sind im Kleinhirnbrückenwinkel zu beobachten. Als zerebellare Symptome finden sich Hypotonie, Ataxie und eine Gangunsicherheit. Vestibuläre Symptome sind infolge der Hirnstammkompression häufig. Eine Hirndrucksteigerung verursacht Stauungspapillen. Hirnnervenausfälle schließen eine Fazialisparese (VII. Hirnnerv), Ohrenklingen, Taubheit, Schwindel (VIII. Hirnnerv), Verminderung der Hornhautsensibilität, des Niesreflexes (V. Hirnnerv) und Schluckstörungen (II. Hirnnerv) ein. Bei einer Schädigung der Pyramidenbahn kommt es zu einer kontralateralen Hemiplegie. Meist ist eine vollständige oder partielle Entfernung des Tumors möglich.

Pinealistumoren

Dabei handelt es sich um seltene Tumoren (2% aller Gliome), die in jedem Lebensalter auftreten. Stauungspapillen sind i. allg. ein Frühsymptom und beruhen auf einer Kompression des Aquädukts. Später entwickelt sich ein Parinaud-Syndrom. Durch Kompression benachbarter Strukturen kommt es zu zerebellaren Symptomen, Augenmuskelparesen, Taubheit und Papillenstörungen. Die operative Entfernung des Tumors, manchmal von einer Bestrahlung gefolgt, bleibt die einzige Therapieform. Als Alternative hat sich in neuerer Zeit die interstitielle Bestrahlung durch Implantation radioaktiver Substanzen (Iridium, Jod) als hilfreich und risikoarm erwiesen. Die Mortalitäts- und Morbiditätsraten sind trotz der Fortschritte der chirurgischen und radiologischen Techniken weiterhin hoch.

Ophthalmologisch wichtige zerebrovaskuläre Erkrankungen

Vaskuläre Minderdurchblutungen und Gefäßverschlüsse der A. carotis interna

Episoden einer Amaurosis fugax sind häufig durch arteriosklerotische Läsionen der gleichseitigen A. carotis interna verursacht. Zerebrale und retinale Funktionsstörungen treten als Folge kleiner Embolien auf, die sich von arteriosklerotischen Plaques lösen und zerebrale oder retinale Arteriolen verschließen (auch ein Verschluß der A. centralis retinae oder ihrer größeren Äste kann vorkommen). Diese kleinen Plaques (Hollenhorst-Plaques) können ophthalmoskopisch sichtbar sein als kleine, glitzernde gelbe Flecken, die typischerweise in der Bifurkation der retinalen Arterien sichtbar sind. Eine ophthalmodynamometrisch gemessene Verminderung des arteriellen Drucks und ein Strömungsgeräusch über der A. carotis interna sowie die Arteriographie helfen bei der Diagnose. Die Entfernung der arteriellen Plaques mittels der Endarteriektomie ist häufig angezeigt und kann einen größeren Schlaganfall oder einen Zentralarterienverschluß verhüten.

Verschluß der A. cerebri media

Bei diesem Krankheitsbild Kann es zu einer ausgeprägten kontralateralen Hemiplegie, Hemianästhesie und homonymen Hemianopie kommen. Dabei sind die unteren Gesichtsfeldquadranten (oberen Anteile der Radiatio optica) am wahrscheinlichsten betroffen. Es kann auch eine Aphasie bestehen.

Minderdurchblutung im Basilariskreislauf

Kurze Episoden eines vorübergehenden beidseitigen Verschwommensehens gehen einem Basilarisverschluß gewöhnlich voraus. Nur selten hinterläßt eine solche Attacke bleibende Sehstörungen; die Episode kann so schwach ausgeprägt sein, daß weder der Patient noch der Arzt diesem Warnsignal Beachtung schenkt. Das Verschwommensehen wird als Verdunklung des Sehens empfunden, so, als würde in einem Theater das Oberlicht ausgeschaltet. Die Störung dauert nur selten länger als 5 min an (meist nur wenige Sekunden) und kann mit anderen vorübergehenden Symptomen einer Basilarisinsuffizienz einhergehen.

Verschluß der A. basilaris

Eine vollständige oder weitgehende Thrombose der A. basilaris führt nahezu immer zum Tode. Durch partielle Verschlüsse kann infolge einer Basilarisminderdurchblutung oder Arteriosklerose eine Vielzahl von Hirnstamm- und Kleinhirnsymptomen hervorgerufen werden. Dazu gehören Nystagmus, supranukleäre Augenbewegungsstörungen und Ausfälle der III., IV., VI. und VII. Hirnnerven.
Die Langzeittherapie mit Antikoagulanzien wird allgemein als die adäquate Therapie eines Verschlusses oder einer Insuffizienz der A. basilaris angesehen.

Verschluß der A. cerebri posterior

Ein Verschluß der A. cerebri posterior führt selten zum Tode. Ein Verschluß der kortikalen Äste kommt am häufigsten vor und verursacht eine homonyme Hemianopie. Ausgedehntere Läsionen der linken Hemisphäre führen evtl. bei Rechtshändern zur Aphasie und Dyslexie. Proximale Verschlüsse können ein Thalamussyndrom (thalamischer Schmerz, Hemiparese, Hemianästhesie, choreoathetotische Bewegungen) und eine zerebellare Ataxie hervorrufen. Auch ein Weber-, Benedikt- oder Parinaud-Syndrom kann auftreten.

Sinus-cavernosus-Thrombose (s. S. 222, 226)

Subdurale Blutungen

Subdurale Blutungen entstehen von Zug- und Scherkräften an Venen, die den Subduralraum durchqueren und von der Pia mater in die Sinus durae matris verlaufen. Das führt zu einem Aufstau von Blut im Subduralraum, meist über einer Hemisphäre. Subduralblutungen werden nahezu ausnahmslos durch Schädel-Hirn-Traumen verursacht. Das Trauma kann sehr gering sein und dem Beginn neurologischer Ausfälle um Wochen und Monate vorausgehen. Bei Kindern führen Subduralblutungen zu einem zunehmendem Kopfwachstum mit prominenten Fontanellen. Die Diagnose wird aufgrund von Kopfumfangsmessungen und Punktionen des Subduralraumes gestellt. Als ophthalmologische Symptome finden sich Strabismus, Pupillenstörungen, Stauungspapillen und retinale Blutungen.

Bei Erwachsenen bestehen die Symptome eines chronischen subduralen Hämatoms in schweren Kopfschmerzen, Benommenheit, Verwirrtheit, die Stunden bis Wochen oder erst Monate nach dem Trauma auftreten können. Die Symptomatologie ähnelt der zerebraler Tumoren. Stauungspapillen finden sich in 30–50% der Fälle. Retinale Blutungen sind Folge einer Stauungspapille. Eine gleichseitige Pupillenerweiterung ist die häufigste und bedrohlichste Pupillenstörung und ist eine dringende Indikation für eine sofortige Drainage. Die Pupillen können aber auch ungleichmäßig verengt oder erweitert sein und in manchen Fällen finden sich überhaupt keine Pupillenstörungen. Weitere klinische Zeichen sind vestibulärer Nystagmus und Hirnnervenparesen. Viele dieser Symptome sind Folgen einer Herniation und Kompression des Hirnstammes; sie sind demzufolge Spätsymptome, die im Zusammenhang mit einem allgemeinen Stupor oder Koma auftreten.

Auf Röntgenaufnahmen des Schädels ist eine Verlagerung der Pinealisverkalkungen zu sehen. Die Karotisangiographie bestätigt die Diagnose. Mit der Computertomographie lassen sich auch kleine subdurale Hämatome nachweisen.

Die Behandlung des akuten subduralen Hämatoms besteht in einer operativen Diagnose der Blutung. Ohne Therapie führt ein subdurales Hämatom meist zu Bewußtlosigkeit und Tod. Bei einer frühen und sachgerechten Behandlung ist die Prognose gut. Bei Kindern ist die Prognose i. allg. schlechter, mehrmalige subdurale Punktionen können erforderlich sein und zu Dauerschäden führen (Krämpfe, Minderbegabung, motorische und sensorische Schädigungen).

Subarachnoidalblutungen

Subarachnoidalblutungen sind meist Folge eines kongenitalen Aneurysmas des Circulus Willisii in den Subarachnoidalraum. Sie können auch durch ein Trauma, insbesondere ein Geburtstrauma, intrakranielle Blutungen, Blutungen in Verbindung mit Tumoren, arteriovenösen Mißbildungen oder Gerinnungsstörungen verursacht sein. Das Hauptsymptom einer Subarachnoidalblutung ist ein plötzlich auftretender schwerer Kopfschmerz, meist im Bereich des Hinterkopfes, häufig verbunden mit Meningismus. Benommenheit, Bewußtlosigkeit, Koma

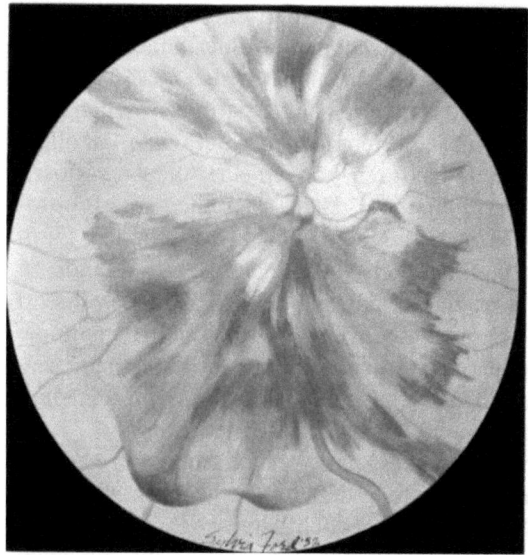

Abb. 17.19. Peripapilläre Blutung unter den Glaskörper bei Subarachnoidalblutung (Zeichnung)

oder Tod können rasch eintreten. Es ist möglich, daß okuläre Symptome fehlen. Die häufigsten okulären Zeichen sind Augenmuskelparesen. Eine Okulomotoriusparese mit Sensibilitätsstörungen und Schmerzen im Versorgungsgebiet des gleichseitigen N. trigeminus gilt als pathognomonisch für ein Aneurysma der Aa. carotis interna oder communicans posterior. Stauungspapillen treten, wenn überhaupt, spät auf. Ebenfalls selten kommt es zu verschiedenen Formen retinaler Blutungen (präretinale Blutungen sind am häufigsten) (Abb. 17.19). Ein Exophthalmus kann die Folge einer Blutung in orbitale Gewebe sein. Die Kompression des Sehnervs durch ein Aneurysma führt evtl. zur einseitigen Erblindung. Eine Arteriographie nach Kontrastmittelgabe hilft bei der Darstellung und Lokalisation des Aneurysmas. Der Liquor ist blutig. Die Unterbindung des zuführenden Gefäßes oder des zuführenden arteriellen Hauptstammes ist häufig ratsam. Manchmal ist eine palliative Therapie, einschließlich Blutdruckkontrolle, alles, was man tun kann.

Migräne

Die Migräne ist eine häufige, anfallsweise auftretende Erkrankung, deren Ursache man nicht kennt und deren wechselhaft ausgeprägte Hauptsymptome schwere einseitige Kopfschmerzen, Sehstörungen, Übelkeit und Erbrechen sind. Diese Symptomatik ist mit einer Verengung und anschließenden Erweiterung der A. carotis externa und ihrer Äste verbunden. Die neurologischen Symptome gehen den Kopfschmerzen meist voraus und treten in der Phase der Gefäßverengung auf. Die Kopfschmerzen folgen in der Phase der Gefäßerweiterung. Meist findet sich in der Familienanamnese eine ähnliche Erkrankung. Die Migräne manifestiert sich meist zwischen dem 15. und 30. Lebensjahr. Sie tritt bei Frauen häufiger und in schwereren Formen auf. Viele, vor allem emotionale Faktoren, können eine Attacke auslösen oder verschlimmern. Häufig bestehen sog. Prodrome in Form von Benommenheit, Parästhesien, Flimmerskotomen, Verschwommensehen und anderen Symptomen. Bei manchen Patienten kann während der Migräneanfälle eine homonyme Hemianopie demonstriert werden. Andere objektivierbare Zeichen finden sich nicht. Die visuellen Symptome halten meist nicht länger als 15–30 min an.

Ergotamintartrat kann oft wirkungsvoll helfen, wenn es zu Anfang der Attacke gegeben wird. Hat ein Migräneanfall jedoch bereits richtig eingesetzt, hilft meist keine Behandlung. Die Kopfschmerzen können mehrere Stunden bis mehrere Tage anhalten. Bettruhe hilft, ist aber nicht unbedingt notwendig.

Ophthalmologisch wichtige intrakranielle Infektionen

Meningitis

Akute bakterielle Meningitis

Akute Meningitiden können von Neisseria meningitidis, Streptococcus pneumoniae, Haemophilus influenzae, Staphylococcus aureus, Streptococcus viridans und anderen Bakterien ausgelöst werden. Abhängig von der Hauptlokalisation der Entzündung können viele okuläre Manifestationen einer meningealen Reizung auftreten. Eine basale Meningitis kann zu Hirnnervenausfällen führen, am häufigsten ist die Abduzensparese. Auch Ptosis und Pupillenstörungen, u.a. eine verzögerte Lichtreaktion oder Anisokorie, sind häufig. Eine Stauungspapille kann als Zeichen einer intrakraniellen Druckerhöhung im Vordergrund stehen. Als Lokalbefunde können eine Chemosis der Konjunktiva und ein Lidödem auftreten. Die Photophobie ist ein häufiges Symptom. Gelegentlich kommt es, vor allem bei Kindern, zu einer metastatischen Uveitis, die in einer allgemeinen Endophthalmitis endet und mit einem vollständigen Funktionsverlust des Auges einhergeht. *Behandlung:* Massive systemische Gabe von Sulfonamiden und Antibiotika, die z.T. durch eine Lumbalpunktion in den Subarachnoidalraum gegeben werden. Die Ätiologie wird stets durch Liquorkulturen bestimmt.

Tuberkulöse Meningitis

Die tuberkulöse Meningitis ist eine mehr primär chronische Form der bakteriellen Meningitis. Sie ist selten und tritt vor allem bei Kindern auf. Die allgemeinen Symptome entsprechen denen der akuten bakteriellen Meningitis. Wenn ophthalmoskopisch Zeichen einer Miliartuberkulose in Form kleiner gelblicher ovaler Herde in der Aderhaut gesehen werden, ist die Prognose schlecht. Früher war der Ausgang einer tuberkulösen Meningitis i. allg. tödlich. Durch systemische Langzeitgabe von Isoniazid, Rifampicin und Ethambutol sowie Streptomyzin hat sich die Mortalitätsrate erheblich senken lassen.

Syphilitische Meningitis

Eine akute syphilitische Meningitis kann sehr ähnlich ablaufen wie eine akute infektiöse Meningitis. Die Hirnnerven, vor allem der N. oculomotorius, sind häufig betroffen und verursachen eine Doppelbildwahrnehmung. Stauungspapillen und Gesichtsfeldausfälle (bitemporale Hemianopie) sind nicht selten und weisen auf eine Arachnitis opticochiasmatica hin. Alle meningitischen Symptome lösen sich unter antisyphilitischer Therapie i. allg. vollständig auf.

Enzephalomyelitiden in Verbindung mit infektiösen Erkrankungen

Masern, Mumps, Pockenimpfstoff, Windpocken, Herpes simplex und Variola sind die häufigsten viralen Erkrankungen, die neurologische Komplikationen hervorrufen. Diese Komplikationen können auf Aktivierung des neurotropen Virus, Toxinwirkung oder allergischen Erscheinungen beruhen. Eine spezifische Behandlungsmöglichkeit gibt es nicht.

Die neurologischen Symptome sind Zeichen einer Beteiligung des Cerebrums, des Cerebellums, des Rückenmarks oder der Sehnerven. In den meisten Fällen kommt es zu einer Restitutio ad integrum, mitunter jedoch auch zu bleibenden Schäden oder sogar zu einem tödlichen Ausgang, besonders bei Variola, nach Impfstoffkomplikationen und bei einer Herpes-simplex-Infektion.

Hirnabszeß

Hirnabszesse bilden sich infolge einer direkten Ausbreitung von Infektionen der Nasennebenhöhlen (im Frontallappen) und Mittelohr (Temporallappen oder Cerebellum). Offene Schädelverletzungen und eine Sepsis können ebenfalls zu Hirnabszessen führen. Zu den Symptomen gehören anhaltende Kopfschmerzen, Fieber und Erbrechen. Eine intrakranielle Druckerhöhung kann sich rasch entwickeln, es bestehen dann Stauungspapillen. Die neurologischen Ausfälle bei Hirnabszessen gleichen denen von Hirntumoren. Durch die verschleiernde Wirkung einer ungeeigneten antibiotischen Therapie kann die Diagnose heutzutage sehr erschwert werden. Die Behandlung beruht auf der systemischen Gabe von Antibiotika und der chirurgischen Abszeßdrainage.

Phakomatosen

Diese 4 Krankheitseinheiten werden sinngemäß zusammengefaßt, da sie aus einer Kombination aus Läsionen in der Haut und dem zentralen Nervensystem charakterisiert sind und häufig okuläre Manifestationen aufweisen. Alle 4 Krankheitsbilder sind genetisch determiniert und werden autosomal dominant vererbt.

Neurofibromatose (Morbus Recklinghausen)

Bei der Neurofibromatose handelt es sich um ein generalisiertes Erbleiden, das durch viele Tumoren im Bereich der Haut, des zentralen Nervensystems, der peripheren Nerven und Nervenscheiden gekennzeichnet ist. Andere Mißbildungen, vor allem im Bereich der Knochen, können damit vergesellschaftet sein. Der Erbgang ist autosomal dominant mit unvollständiger Penetranz. So kann das Krankheitsbild in einer Generation nur sehr gering ausgeprägt sein, während es in der nächsten Generation als Vollbild der Erkrankung mit erheblichen neurologischen Defekten auftreten kann. Neurofibrome bestehen aus unregelmäßig geformten oder palisadenförmigen Zellen, wie sie von Fibroblasten oder Pflanzenzellen gebildet werden. Häufig verlaufen die Nervenfasern innerhalb oder oberhalb des Tumors. Die Tumoren sind wenig auffällig und gutartig, können aber sarkomatös entarten.

Die Tumoren können überall im Körper auftreten, einschließlich der Augen. Café-au-lait-Flecken (kleine pigmentierte Hautbezirke) haben die Eigenschaft, mit zunehmendem Alter größer und dunkler zu werden. Häufig sind Tumoren im Lidbereich. Besonders häufig findet man Tumoren des intraorbitalen Sehnervs (Astrozytome Grad I); diese verursachen eine Stauungspapille und eine Optikusneuropathie, die später in einer Optikusatrophie endet. Irisknötchen und Veränderungen der Hornhautnerven kommen vor. Seltener ist eine Neurofibromatose der Lider mit einem einseitigen Buphthalmus vergesellschaftet.

Intrakranielle Tumoren und Neurofibrome im Bereich des Rückenmarks kommen oft vor. Der am meisten betroffene Hirnnerv ist der N. acusticus; diese Tumoren führen zu der Symptomatik eines Kleinhirnbrückenwinkeltumors. Wenn der Tumor das Periost einbezieht, kommt es zu einer Störung der Knochenentwicklung. Ein pulsierender Exophthalmus ist meist die Folge eines knöchernen Defekts im Bereich des Keilbeins.

Aus funktionellen oder kosmetischen Gründen kann es notwendig sein, den Tumor durch eine Operation im Bereich der Orbita oder des Schädels zu entfernen. Wenn die Läsionen auf die Haut beschränkt sind, ist die Prognose gut. Intrakranielle Läsionen und Läsionen im Bereich des Rückenmarks treten meist an mehreren Stellen auf und haben eine schlechte Prognose. Das Krankheitsbild bleibt meist mehr oder weniger stationär und es kommt nur zu einem langsamen Tumorwachstum über lange Zeiträume.

Angiomatosis retinae (Morbus Hippel-Lindau)

Hierbei handelt es sich um eine seltene Erkrankung, die sich gewöhnlich bei Männern im 3. Lebensjahrzehnt manifestiert, aber in jedem Lebensalter bis zum 60. Lebensjahr vorkommen kann. Ein Frühzeichen ist die Erweiterung und vermehrte Schlängelung retinaler Gefäße, die später tumorförmig werden und zu Blutungen und Exsudatbildungen führen. Im Stadium massiver Exsudation kann es zur Netzhautablösung kommen; später entwickelt sich ein absolutes Glaukom, das in einem Zeitraum zwischen 5 und 15 Jahren nach Beginn der Erkrankung zur Erblindung führt. In 65% aller Fälle tritt das Krankheitsbild einseitig auf. In etwa 25% der Fälle ist die Angiomatosis retinae mit anderen angiomatösen Veränderungen – am häufigsten im Cerebellum, seltener im Pankreas, den Nieren, Nebennieren und anderen Organen – verbunden. Nach unserer heutigen Kenntnis handelt es sich um eine einzige genetisch determinierte Erkrankung mit einem autosomal dominanten Erbgang, die unterschiedlich stark ausgeprägt sein kann. Es gibt mehrere Berichte über abnorme Chromosommuster.

Rechtzeitige Behandlung der retinalen Veränderungen durch durch Photokoagulation war in manchen Fällen erfolgreich. Auch die zerebralen und zerebellären Tumoren wurden großenteils erfolgreich entfernt, aber insgesamt gesehen, ist bei einem Befall des zentralen Nervensystems die Lebenserwartung schlecht. In der Regel endet die Krankheit im mittleren Lebensabschnitt tödlich.

Naevus flammeus (Morbus Sturge-Weber)

Auch dieses Krankheitsbild ist selten. Es ist charakterisiert durch einen Naevus flammeus, der meist eine Gesichtshälfte betrifft und dem Ausbreitungsgebiet eines oder mehrerer Äste des N. trigeminus entspricht. Häufig entwickelt sich auf der betroffenen Seite ein einseitiger Buphthalmus, wenn die Chorioidea an dieser Seite ausgeprägte Hämangiome aufweist. Bestehen Hämangiome der Konjunktiva und der Lider, so bedeutet dies fast immer, daß letztlich auch das Auge betroffen ist und sich ein Glaukom entwickelt. Die Bildung ausgedehnter venöser Aneurysmen der Durascheiden, die sich in das Hirnparenchym ausbreiten, sind Ursache für den hohen Prozentsatz zentralvenöser Störungen, bei denen Jackson-Anfälle am häufigsten sind. Die kraniellen Läsionen liegen auf derselben Seite wie die Hautläsionen und werden i. allg. während des 1. Lebensjahrzehnts manifest. Röntgenologisch finden sich häufig Verkalkungen im zerebralen Kortex. Die Erkrankung hat einen autosomal dominanten Erbgang mit unterschiedlicher Ausprägung. Es gibt mindestens eine genetische Studie, die über das Vorliegen einer Trisomie 22 berichtet. Eine wirksame Behandlung des Morbus Sturge-Weber gibt es nicht. Das Glaukom kann allerdings in manchen Fällen durch Zyklodiathermie beherrscht werden. Andere Glaukomoperationen waren meist nicht erfolgreich. Die Lebenserwartung und die Prognose für die Sehkraft ist schlecht, der Tod vor dem 30. Lebensjahr ist die Regel.

Tuberöse Sklerose (Morbus Bourneville)

Bei dieser Erkrankung handelt es sich wieder um einen generalisierten Prozeß mit Manifestation in Form eines Adenoma sebaceum (85%), zentralvenöser und retinaler Tumoren (50%), Nierentumoren (50%) und multiplen Lungenzysten. Die Veränderungen können bereits bei der Geburt bestehen oder sich in den ersten Lebensjahren entwickeln.
Die Erkrankung manifestiert sich durch Krampfanfälle und eine retardierte geistige Entwicklung. Die großen papulären Hautläsionen sehen wie überwachsene Mitesser aus und sind häufig ein Frühzeichen der Erkrankung. Die retinalen Tumoren stellen ovale oder runde weiße Bezirke im peripheren Fundus dar, die typischerweise ein maulbeerförmiges Aussehen haben (Abb. 22.12). Histologisch bestehen die retinalen Tumoren aus hyalinem Material mit Verkalkungsherden. Häufig werden auch große Drusen im Bereich der Papille beobachtet. Die Erkrankung hat einen autosomal dominanten Erbgang mit großer Penetranz. Eine Behandlungsmöglichkeit gibt es nicht. Die Prognose ist schlecht, die Krankheit nimmt einen zunehmend schweren Verlauf und führt in der Regel im frühen Erwachsenenalter zum Tode.

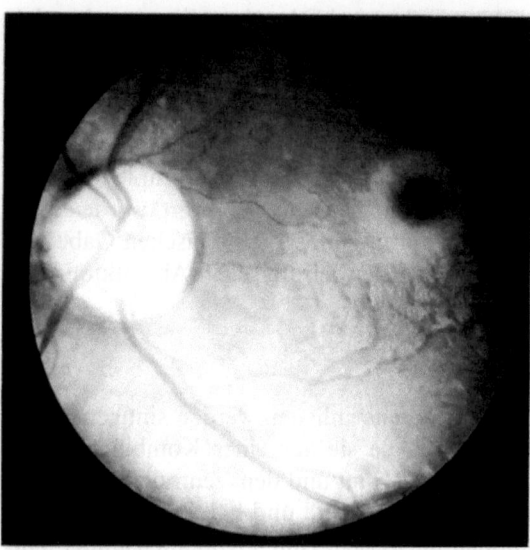

Abb. 17.20. Kirschroter Fleck bei einem 18 Monate alten Kind mit Morbus Tay-Sachs

Zerebrale Speicherkrankheiten

Genetisch determinierte neuronale Speicherkrankheiten des Gehirns mit einem autosomal rezessiven Erbgang können auch die retinalen Neurone betreffen. Die klinischen Formen werden im wesentlichen durch das Manifestationsalter in verschiedene Klassen eingeteilt. Die pathologischen Veränderungen bestehen bereits vor der Geburt, während die klinischen Manifestationen auftreten, wenn die neuronale Lipoidspeicherung ein kritisches Maß erreicht hat. Die sichere Diagnose wird am einfachsten durch eine rektale Biopsie oder Appendektomie gestellt, die eine Anreicherung von Gangliosiden zeigt, schon bevor die Erkrankung klinisch manifest wird. Es sind 5 verschiedene zerebrale Speicherkrankheiten bekannt: die kongenitale, die infantile (Morbus Tay-Sachs), die spätinfantile, die juvenile (Morbus Spielmeyer-Vogt) und die erwachsene Form.
Es kommt zum schweren geistigen und körperlichen Verfall, der gewöhnlich innerhalb weniger Jahre zum Tode führt. Je später die Erkrankung auftritt, um so milder ist der Verlauf. Leber und Milz weisen erhöhte Konzentration von Gangliosiden auf. Das Hauptsymptom eines kirschroten Fleckes in der Makula findet sich bei den kongenitalen und infantilen Fällen (Abb. 17.20). Optikusatrophie und Veränderungen des Pigmentepithels finden sich häufig bei der juvenilen und erwachsenen Form. Augenbewegungsstörungen sind ein selteneres Zeichen, das bei allen Formen auftreten kann.
Die enzymatischen Störungen sind noch nicht in allen Einzelheiten bekannt. Man findet nicht nur bei

den Fällen mit manifestem Morbus Tay-Sachs, sondern auch bei den Überträgern einen Mangel an
Fructose-I-Phosphataldolase.

Sphingomyelie (Morbus Niemann-Pick)

Diese Erkrankung ist den Gangliosidspeicherkrank-
heiten sehr ähnlich. Es kommt zu einer Glykolipid-
einwanderung in die Ganglienzellen des Gehirns
und der Retina. Die Milz, Leber und andere retiku-
loendotheliale Organe weisen eine massive Einlagerung von Glykolipiden auf. Der Erbgang ist autosomal rezessiv, klinisch sind 2 verschiedene Formen
bekannt. Die infantile Form ist die häufigere und
schwerere, sie führt innerhalb von 2–3 Jahren zum
Tode. Ein kirschroter Fleck in der Makula kann vorliegen. Die juvenile oder erwachsene Form hat eine
wesentlich bessere Prognose und führt meist nicht zu
Augensymptomen.

Verschiedene neuroophthalmologisch wichtige Erkrankungen

Methanolamblyopie

Methylalkohol (Holzgeist) wurde lange als berau-
schendes Getränk verwendet, entweder versehentlich oder als Alkoholersatz. Methylalkohol kann versehentlich oder vorsätzlich mit Äthylalkohol vermischt sein. Sein Abbauprodukt, das Formaldehyd,
kann schwere Vergiftungserscheinungen hervorrufen, die durch Gastroenteritis, Lungenödem, Hirn-
ödem und ausgeprägte retinale Schädigungen gekennzeichnet sind. Es gibt erhebliche Schwankungs-
breiten in der individuellen Toleranz des Giftes.
Kleine Mengen (30 ml) können bei manchen Menschen zu schweren Schädigungen führen, während
wesentlich größere Mengen bei anderen ohne jede
Wirkung sind. Eine beträchtliche systemische Aufnahme der Substanz soll durch die Inhalation von
Gasen und sehr selten durch eine Aufnahme durch
die Haut zustandekommen. Ein ausgeprägter Zell-
untergang der Ganglienzellen der Retina und der
Nervenfasern des N. opticus, die in schweren Fällen
weit über das Chiasma hinausreichen können, ist zu
beobachten.

Klinische Befunde

Symptome und klinische Zeichen: Akute Symptome
treten innerhalb der ersten 14 h nach Aufnahme des

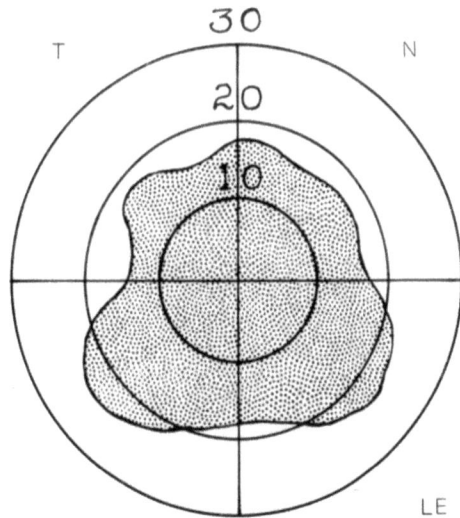

Abb. 17.21. Methylalkoholamblyopie mit sehr großem zentrozäkalem Skotom. Sehschärfe: Handbewegungen

Giftes auf. Sie bestehen in allgemeiner Schwäche,
Appetitlosigkeit, Übelkeit, Erbrechen, Kopf-
schmerzen, Schwindel, Kußmaul-Atmung und
Schmerzen im Kreuz, den Extremitäten und im
Bauch, die entweder sofort oder später auftreten.
Schwere Intoxikationen führen zum Delirium,
Krämpfen, Koma und Tod.
Die Sehstörungen reichen von „Schatten vor den
Augen" bis zur völligen Erblindung. Die Gesichts-
feldausfälle sind meist umfangreich und schließen
ein zentrozäkales Skotom ein (Abb. 17.21).
Eine Papillenhyperämie ist ein ophthalmoskopi-
sches Frühzeichen. Innerhalb der ersten 2 Tage tritt
eine weißliche streifige Schwellung im Bereich der
Papillengrenzen und der papillennahen Retina auf.
Die Papillenschwellung kann bis zu 2 Monate anhalten und endet in einer unterschiedlich stark ausgeprägten Optikusatrophie. Die Verminderung der
Lichtreaktion der Pupille ist abhängig vom Grad der
Sehstörung. In schweren Fällen finden sich erweiterte und lichtstarre Pupillen. Augenmuskelparesen
und Ptosis können ebenfalls vorkommen.

Laborchemische Befunde: Am wichtigsten für die laborchemische Diagnose ist die CO_2-Bindungsfähig-
keit. Ist sie vermindert (weniger als 25 mmol/l), so
spricht das für eine Acidose, die eine Gabe von alka-
lischen Substanzen erfordert. Werte unterhalb von
10 mmol/l sind lebensbedrohlich.

Behandlung

Werden Äthanol und Methanol zusammen getrun-
ken oder inhaliert, dann tritt die Methanolwirkung
nicht ein, bevor das Äthanol ausgeschieden ist.

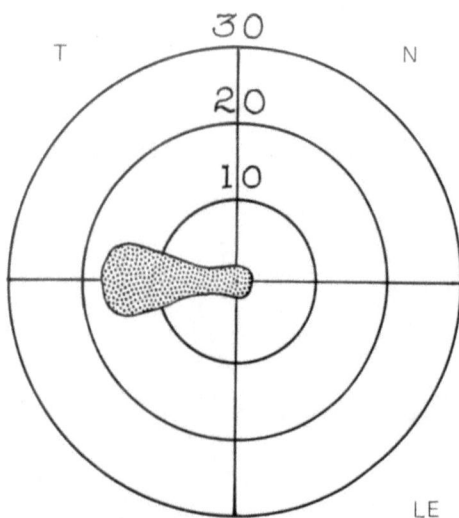

Abb. 17.22. Ernährungsbedingte Amblyopie mit zentrozäkalem Skotom. Sehschärfe: 0,1

Kommt der Patient schon früh nach der Einnahme des Giftes in Behandlung, sollte eine Magenspülung durchgeführt werden. Die Acidose sollte wiederholt mit großen Mengen von Bikarbonat beherrscht werden. Äthanol hemmt die metabolische Oxydation des Methanols, weshalb ein Blutalkoholspiegel von 100g/dl Blut so lange aufrechterhalten werden sollte, bis alles Methanol ausgeschieden ist.

Verlauf und Prognose

Patienten, die während der akuten Intoxikation erweiterte lichtstarre Pupillen aufweisen, kommen in der Regel ad exitum. Wenn sie aber überleben, haben sie i. allg. schwerste Sehstörungen. Patienten mit einem retinalen Ödem haben meist mäßige bis erhebliche dauerhafte Sehstörungen. Häufig kommt es bald nach dem initialen Visusverlust zu einer vorübergehenden Besserung. Eine echte Besserung erfolgt nur während der ersten Woche. Kommt es nicht zu einer geringen oder überhaupt zu keiner spontanen Besserung, so ist meist eine schwere Optikusatrophie mit sehr geringer Sehschärfe die Folge. Nur bei leichten Vergiftungen bildet sich die Sehschärfe vollständig zurück.

Ernährungsbedingte Amblyopien
(Tabak-Alkohol-Amblyopie)

Ernährungsbedingte Amblyopie ist der bevorzugte Ausdruck für Krankheitsbilder, die gelegentlich als Tabak-Alkohol-Amblyopie, Tabakamblyopie oder Alkoholamblyopie bezeichnet werden und die alle zur gleichen Gruppe gehören. Patienten mit Man-

gelernährung, insbesondere Thiaminmangel, können zentrozäkale Skotome aufweisen, die gewöhnlich eine konstante Dichte haben (Abb. 17.22). Wenn die Dichte der Skotome schwankt, liegt die dichteste Stelle des Skotoms i. allg. zwischen dem Fixierpunkt und dem blinden Fleck.

Schwerer Alkoholismus mit oder ohne schweren Nikotinabusus ist am häufigsten mit diesen Mangelzuständen verbunden. Manchmal finden sich anamnestisch auch nur schwerer Nikotinabusus ohne Alkoholabusus. Ein beidseitiger Verlust der zentralen Sehschärfe mit einem Visus unter 0,1 besteht in 50% der Fälle. In den übrigen Fällen liegt meist ein schwerer Visusverlust in einem Auge und ein geringer Visusverlust von um 0,4 im anderen Auge vor. Es finden sich zentrozäkale Skotome, die fast immer sowohl das Zentrum als auch den blinden Fleck einschließen. Die Papille kann blaß sein. Die wesentlichen histologischen Veränderungen bestehen im Untergang von Ganglienzellen im Bereich der Makula und der Zerstörung der markhaltigen Fasern des Sehnervs bis hinein ins Chiasma.

Auch die chiasmalen Läsionen können zu Gesichtsfeldausfällen führen, aber in diesen Fällen weisen die Skotome eine scharfe vertikale Begrenzung an der Mittellinie auf. Nur in seltenen Fällen bereitet eine multiple Sklerose, perniziöse Anämie, Methanolvergiftung, Retrobulbärneuritis oder Makuladegeneration differentialdiagnostische Schwierigkeiten.

Eine entsprechende Ernährung kombiniert mit Gabe von Thiamin erweist sich bei diesem Krankheitsbild fast immer als erfolgreich. Der Nikotin- und Alkoholentzug ist ratsam und kann den Kurerfolg beschleunigen. Aber in vielen Fällen führt allein die entsprechende Ernährung zu einer Besserung trotz anhaltendem Nikotin- oder Alkoholabusus oder beidem. Die Besserung setzt gewöhnlich innerhalb von 1–2 Monaten ein, obwohl eine wesentliche Besserung 1 Jahr auf sich warten lassen kann. Nicht immer wird die volle Sehschärfe wieder erreicht. Dann kommt es zu einer Optikusatrophie, die abhängig ist vom Stadium der Erkrankung und dem Zeitpunkt des Therapiebeginns. Wenn es zu einem Untergang von Neuronen gekommen ist, bleiben Dauerschäden zurück.

Amblyopie durch Chinin
und chininähnliche Substanzen

Chinin und Meparin, die vor allem in der Behandlung und Prophylaxe der Malaria Verwendung finden, können gelegentlich zu Sehstörungen auf der Basis allergischer Vorgänge führen. Die Symptome

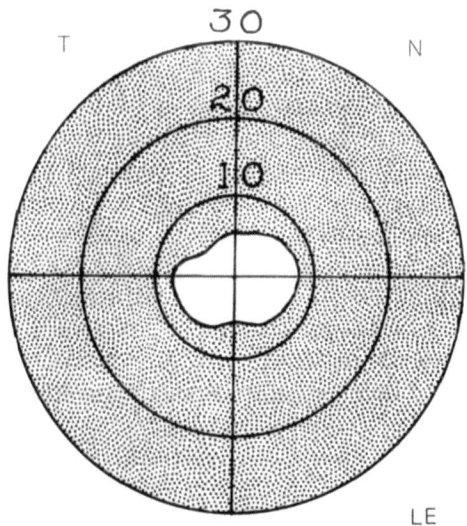

Abb. 17.23. Chininamblyopie mit verbliebenem Röhrengesichtsfeld. Sehschärfe: 0,8

treten plötzlich auf, häufig nach einer Einzeldosis. Andere Symptome sind Druckgefühl im Kopf, Ohrenklingen und Taubheit. Es kommt zu einer konzentrischen Einengung des Gesichtsfeldes (Abb. 17.23) und in seltenen Fällen zur völligen Erblindung. Im allgemeinen bilden sich die Symptome partiell zurück und es bleiben periphere Gesichtsfeldausfälle. Die Ganglienzellen der Retina sind zuerst betroffen, vermutlich infolge einer beträchtlichen Vasokonstriktion der retinalen Arterien, die ophthalmoskopisch leicht zu sehen ist. In der Frühphase findet man auf beiden Seiten verschiedene Grade eines retinalen Ödems, später bildet sich eine Optikusatrophie aus. Die wichtigste therapeutische Maßnahme besteht im Absetzen des Medikaments, danach kommt es entweder zu einer Besserung, einem Gleichbleiben der Ausfälle oder zu einer zunehmenden Verschlechterung der Sehfunktion. Gefäßerweiternde Medikamente, wie Amylitrat, Acetylcholin oder Natriumnitrit, können in der akuten Phase manchmal günstig wirken.

Amblyopie infolge einer Arsenvergiftung

Plötzlicher bleibender Visusverlust kann durch die Einnahme organischer Arsenverbindungen im Rahmen einer Syphilistherapie verursacht sein. Eine konzentrische Einengung und Depression des Gesichtsfeldes können von einer Optikusatrophie gefolgt sein, die keine Besserungstendenz aufweist. In manchen Fällen kommt es trotz abgesetzter Medikation zur vollständigen Erblindung.

Amblyopie durch Salizylate

Salizylsäurederivate können bei sehr hohen Dosierungen zu einem ähnlichen Bild führen wie eine Chininintoxikation. Es kann zu einer konzentrischen Einengung des Gesichtsfeldes, wie bei einer Chininamblyopie kommen, zu Pupillenerweiterung, Tinnitus und Taubheit. Im allgemeinen bessert sich nach Absetzen des Medikamentes die Sehfunktion, aber eine vollständige Wiederherstellung ist selten.

Herpes zoster

Eine Infektion mit Herpes-zoster-Viren ist durch Bläschenbildung der Haut gekennzeichnet, die dem Verlauf eines Nervs folgt. Das Virus bevorzugt das Ganglion Gasseri und die beiden ersten Äste des N. trigeminus. Schwere Schmerzen über einer Gesichtsseite können der Bildung von Bläschen über Stirn und Lidern Tage vorausgehen. Die Bläschen enthalten zunächst eine klare Flüssigkeit, die sehr schnell eitrig wird. Die Bläschen brechen auf und hinterlassen kleine Geschwüre, die meist sekundär infiziert sind und verkrusten. Es kommt zu einer bleibenden Narbenbildung. Die Augenlider sind rot und geschwollen, die Augen tränen und bilden etwas Sekret.

Die Konjunktiva ist hyperämisch und auf der Kornea finden sich kleine subepitheliale Trübungen, die von einer Beteiligung des nasoziliaren Astes des 1. Trigeminusastes herrühren. Es können feine bäumchenartige Läsionen vorkommen. Die Hornhautsensibilität ist erheblich vermindert, und fördert so die Austrocknung und sekundäre Infektion. Die Keratopathie kann Monate dauern und ohne wesentliche Narbenbildung ausheilen. Zu den Komplikationen gehören Sekundärglaukom, Iritis und Skleritis. Manchmal resultieren bleibende Hornhauttrübungen, die zu einer erheblichen Visusverminderung führen können. Schwere bleibende Neuralgien können die Spätfolge sein. Selten tritt eine vollständige interne und externe Ophthalmoplegie auf. Eine inkomplette Okulomotoriusparese ist am häufigsten. Eine Neuritis nervi optici kommt selten vor, nimmt aber typischerweise einen schweren Verlauf ohne wesentliche Wiederherstellung des Visus. Blickparesen und Enzephalitiden sind selten. Eine spezifische Therapie des Herpes zoster gibt es nicht. [Seit kurzem werden systemische virostatische Substanzen angewandt (Anmerkung des Übersetzers).] Die Behandlung der okulären Manifestationen besteht in der Pflege der Kornea und Bekämpfung der Sekundärinfektion. Meist werden antibiotische Salben verwendet. Eine Pupillenerweiterung mit 2–5%igem

Homatropin führt zu einer Ruhigstellung und ist vor allem bei einer Iritis hilfreich. Eine systemische Gabe von Steroiden führt nicht zur Besserung; es liegen verschiedene Berichte vor, nach denen es infolge der Gabe von Steroiden zum Exitus gekommen ist. Die postherpetischen Neuralgien wurden mit unterschiedlichem Erfolg mit einer Vielzahl von Medikamenten behandelt, einschließlich den üblichen Tranquilizern. Die Prognose ist gut, Rezidive sind selten.

Keratitis neuroparalytica

Eine Sensibilitätsstörung der Kornea infolge einer Schädigung des nasoziliaren Astes des N. ophthalmicus, des N. trigeminus, kann zu trophischen Störungen der Hornhaut führen. Zunächst tritt eine Keratitis punctata superficialis auf, die gewöhnlich kleine Bläschen bildet und eine Irritation, Lichtscheu, und ziliare Injektion verursacht. Nimmt die Schädigung weiter zu, dann geht das Epithel zugrunde, ein sekundär infiziertes Hornhautulkus kann entstehen. Dadurch kann es zu einer Iritis, zu einem Hypopyon und mitunter zu einer foudroyanten Endophthalmitis mit Verlust des Auges kommen. Eine Keratitis neuroparalytica kommt gewöhnlich vor als Komplikation einer Durchtrennung der sensiblen Wurzel des V. Hirnnerven im Rahmen der Behandlung eines Tic douloureux, oder als Folge einer Herpes-Zoster-Keratitis, von Tumoroperationen in der hinteren Schädelgrube oder anderen seltenen Läsionen. Die einzig möglichen therapeutischen Maßnahmen sind der Schutz der Kornea und die Behandlung von Sekundärinfektionen. Eine lokale Gabe von antibiotischen Salben sollte vor allem nachts erfolgen. Ein Schutzverband (Uhrglasverband) kann erforderlich sein. In ausgeprägten Fällen ist manchmal eine temporäre Vernähung der Lider (Tarsorrhaphie) der sicherste Weg, eine Hornhautschädigung zu beherrschen.

Marcus-Gunn-Zeichen

Bei dieser angeborenen Störung kommt es bei Kaubewegungen zur Lidretraktion bei einem sonst ptotischen Oberlid. Dieses Phänomen kann auch erworben werden nach einer Schädigung des N. oculomotorius mit nachfolgender Fehlregeneration der Nervenfasern. Augenmuskelparesen können vorhanden sein. Die Behandlung ist i. allg. operativ. Die besten Erfolge werden durch eine totale Durchtrennung des Levatormuskels und eine spätere Ptosisoperation mit Einbeziehung des M. frontalis erzielt.

Duane-Syndrom

Dabei handelt es sich um ein seltenes, angeborenes Krankheitsbild, das meist stationär und fast immer einseitig vorkommt und in einer Einschränkung der horizontalen Augenbewegungen, wie bei Atrophie der Rektusmuskeln, besteht. Neuere Erkenntnisse lassen vermuten, daß es sich beim Duane-Syndrom um eine Innervationsstörung handelt. Das Syndrom ist erblich und weist i. allg. autosomal rezessiven Erbgang auf. Mitunter fehlt der N. abducens und der M. rectus lateralis wird vom N. oculomotorius mitinnerviert. Bei versuchter Adduktion kommt es zur Retraktion des Bulbus und Verengung der Lidspalte. Eine wesentliche Beeinträchtigung der Sehkraft ist selten. Die Sehschärfe und das Auge selbst sind normal. Wenn die Fehlstellung des Auges nicht sehr stark ausgeprägt ist, sollte von einer Schieloperation abgesehen werden.

Kraniosynostosen

Unter diesem Überbegriff ist eine Anzahl von seltenen Knochenerkrankungen zusammengefaßt, die zu einer Entstellung des Gesichtes und Kopfes führen und die i. allg. einen rezessiven oder unregelmäßig dominanten Erbgang aufweisen. Bei der Oxyzephalie schließen sich die Knochennähte der Gesichts- und Kopfknochen, bevor das Wachstum des Gehirns abgeschlossen ist. Das Weiterwachsen des Os frontale gewährt ein weiteres Wachstum des Gehirns, führt aber zur Ausbildung eines Turmschädels oder anderer Schädelanomalien. Gelegentlich entwickelt sich das Os sphenoidale nicht richtig, so daß eine Fehlbildung des Canalis opticus mit Kompression des Sehnervs und sekundärer Optikusatrophie die Folge ist. Durch das verkleinerte Volumen der Schädelhöhle kann es zu einer intrakraniellen Drucksteigerung kommen. Eine Variante mit besonderen Kennzeichen ist der Gargoylismus (Morbus Pfaundler-Hurler), eine besondere Form von Zwergwuchs mit Oxyzephalie und Hypertelorismus (zu weit auseinanderstehenden Augen). Beim Gargoylismus handelt es sich um eine autosomal rezessive Erbkrankheit, bei der eine Überproduktion von Mukopolysacchariden vorliegt. Saure Mukopolysaccharide und Glykoproteine werden in der Kornea, den Abdominalorganen und dem zentralen Nervensystem gespeichert. Diese Krankheit führt i. allg. vor dem 20. Lebensjahr zum Tod.

Dysostosis mandibulofacialis
(Franceschetti-Syndrom)

Patienten mit dieser seltenen Erkrankung haben ein typisches Aussehen mit umgekehrter Mongolenfalte, einer Einkerbung im temporalen Unterlid, einer Hypoplasie verschiedener Gesichtsknochen, einen gotischen Gaumen und anderen, weniger auffälligen Gesichtsmißbildungen. Es handelt sich um eine unregelmäßig dominant vererbte Erkrankung.

Waardenburg-Syndrom

Diese seltene Erkrankung wird unregelmäßig dominant vererbt und ist gekennzeichnet durch weit auseinanderstehende Canthi interni, breite Nasenwurzel, stark ausgeprägte Augenbrauen, Heterochromie der Iris, weiße Haarsträhne und angeborene Taubheit.

Myasthenia gravis

Diese Erkrankung ist charakterisiert durch eine vermehrte Ermüdbarkeit der quergestreiften Muskulatur, die sich häufig zuerst als Augenmuskelschwäche manifestiert. Eine einseitige Ptosis ist ein häufiges Frühzeichen, dem eine beidseitige Augenmuskelschwäche folgt, so daß eine Doppelbildwahrnehmung ein häufiges Frühsymptom ist. Allgemeine Schwäche der Arm- und Beinmuskulatur, Schluckstörungen, Schwäche der Kaumuskeln sowie Atemstörungen können in unbehandelten Fällen rasch eintreten. Es gibt keine sensorischen Ausfälle. Die Erkrankung ist nicht selten und betrifft meist junge Erwachsene im Alter zwischen 20 und 40 Jahren, obwohl sie in jedem Lebensalter auftreten kann.

Die Erkrankung ist gelegentlich die Folge einer Infektion der oberen Atemwege und kommt als vorübergehende Erkrankung bei Neugeborenen myasthenischer Mütter vor. Die Verbindung des Krankheitsbildes mit einer Hyperthyreose, Kollagenkrankheiten und diffus metastasierenden Karzinomen ist bekannt. Es bestehen zunehmend Anhaltspunkte dafür, daß die Störung hauptsächlich durch eine Autoimmunerkrankung verursacht wird.

Differentialdiagnostisch muß die Erkrankung gegen die progressive nukleäre Ophthalmoplegie, Hirnstammerkrankungen, epidemische Enzephalitis, Bulbär- und Pseudobulbärparalyse sowie gegen eine Paralyse nach Diphtherie abgegrenzt werden.

Obwohl eine Fülle neurophysiologischer Daten dafür spricht, daß die zugrundeliegende Störung im Bereich der motorischen Endplatte liegt, steht der überzeugende Beweis morphologischer Veränderungen aus. Es ist bekannt, daß die Wirkung von Acetylcholin an der motorischen Endplatte ungenügend ist. Bei 25% der myasthenischen Patienten, die älter als 35 Jahre alt sind, wurden Thymome nachgewiesen. Ungefähr die Hälfte der Patienten mit Thymomen weist eine Myasthenia gravis auf. Es besteht eine Verbindung zwischen beiden Erkrankungen, deren Mechanismus jedoch noch unbekannt ist.

Cholinesterase baut das Acetylcholin an der motorischen Endplatte ab und Cholinesteraseinhibitoren (Neostigmin) führen zu einer erheblichen Besserung der Symptomatik. Zur diagnostischen Abklärung wird ein Test mit Edrophoniumchlorid (Tensilon) zusätzlich zu einem Test mit Neostigmin und Atropin benützt. 2 mg Edrophonium wird über einen Zeitraum von 15 s i. v. gespritzt. Eine Besserung oder ein Verschwinden der Ptosis gilt als positives Testergebnis und bestätigt die Diagnose einer Myasthenie. Kommt es innerhalb der ersten 30 s nicht zu einer Reaktion, so können weitere 8 mg gegeben werden. Beim Vorliegen einer schweren Ptosis ist der Test besonders schwierig. Am günstigsten führt man den Test durch, indem man den Patienten nach oben blicken läßt, weil dabei die Besserung der Levatorfunktion (30–60 s nach der Injektion) am deutlichsten hervortritt.

Die Gabe von Neostigminbromid (Prostigmin) bleibt in den meisten Fällen die Therapie der Wahl. Die übliche Dosis beträgt etwa 15 mg 4mal täglich. Auch die Gabe von Pyridostigmin (Mestinon) ist verbreitet. Lokale Anwendung cholesterinesterasehaltiger Tropfen, vor allem von Demecariumbromid (Humorsol) kann die okulären Symptome bessern, die sich oft gegen eine systemische Therapie als resistent erweisen. Während die Ptosis meist auf eine Therapie anspricht, bessert sich die Augenmuskelstörung häufig nicht. In Fällen mit allgemeiner Muskelschwäche scheint eine Thymektomie erfolgreich zu sein. Der Verlauf dieser primär chronischen Erkrankung ist nicht gleichmäßig, es kommt häufig zu Remissionen. Schwere Exazerbationen können zum Tod durch Atemlähmung führen.

Die Prognose der Erkrankung ist in hohem Maße von dem Ansprechen der Patienten auf die medikamentöse Therapie abhängig und von deren Fähigkeit, die Medikation anzuwenden. Ein intelligenter Patient, der mit seiner Erkrankung umgehen kann, hat eine normale Lebenserwartung.

Zentralnervöse Komplikationen nach Gabe von Antikonzeptiva

Seit 1964 gibt es viele Berichte über zerebrovaskuläre Störungen bei jungen Frauen unter Therapie mit antikonzeptiven Medikamenten. Eine plötzlich auftretende homonyme Hemianopie, Hemiplegie, Krampfanfälle und andere Symptome und klinische Zeichen traten bei gesunden Personen auf, die sonst unter keinerlei medikamentöser Therapie standen. Durch die pharmazeutische Industrie wurden Patienten mit der Anamnese einer Thrombophlebitis oder anderen vaskulären Erkrankungen vor dem Gebrauch oraler Antikonzeptiva gewarnt. Auch Migräne wurde bei Patientinnen unter oraler Therapie mit Kontrazeptiva beobachtet. Man sollte Patienten, die unter Migräne leiden, von der Einnahme dieser Medikamente abraten. Die zentralnervösen Störungen waren in einem Teil der Fälle reversibel, bei anderen Patientinnen blieben permanente neurologische Ausfälle bestehen. Wenn auch der Prozentsatz, in dem Komplikationen auftreten, bislang sehr gering ist, steht ein Zusammenhang mit der Einnahme von Kontrazeptiva außer Zweifel. Für den Arzt ist es wichtig zu wissen, daß eine so weit verbreitete Gruppe von Medikamenten zu derartigen Komplikationen führen kann.

Literatur

Asbury AK et al. (1970) Oculomotor palsy in diabetes mellitus: A clinicopathological study. Brain 93 (3):555

Carroll FD (1966) Nutritional amblyopia. Arch Ophthalmol 76:406

Chizek J, Franceschetti T (1969) Oral contraceptives: Their sideeffects and ophthalmological manifestations. Surv Ophthalmol 14:90

Chusid JG (1979) Correlative neuroanatomy and functional neurology, 17th edn. Lange, Los Altos, California

Cogan DG (1966) Ocular correlates of inborn metabolic defects. Can Med Assoc 95:1055

Cogan DG (1967) Congenital nystagmus. Can J Ophthalmol 2:4

Cogan DG (1978) Neurology of the ocular muscles, 4th edn. Thomas, Springfield

Cogan DG, Lessell S (1976) Neuro-ophthalmology and medical ophthalmology: A dialogue. Arch Ophthalmol 94:393

Duke-Elder WS (1949) Textbook of ophthalmology, vol 5. Mosby, St. Louis

Feinsod M, Hoyt WF, Wilson B et al. (1976) Visually evoked response. Arch Ophthalmol 94:237

Gay AJ, Newman NM, Kellner JL et al. (1974) Eye movement disorders. Mosby, St. Louis

Glaser JS (1978) Neuro-ophthalmology. Harper & Row, London

Gould ES et al. (1977) Treatment of optic neuritis by retrobulbar injection of triamcinolone. Br Med J 1:1495

Harrington DO (1976) The visual fields: A textbook and atlas of clinical perimetry, 4th edn. Mosby, St. Louis

Hayreh MS, Hayreh SS, Baumbach GL et al. (1977) Methyl alcohol poisoning. 3. Ocular toxicity. Arch Ophthalmol 95:1851

Hayreh SS (1974) Anterior ischemic optic neuropathy: Treatment, prophylaxis, and differential diagnosis. Br J Ophthalmol 58:981

Hayreh SS (1976) Pathogenesis of optic disc edema in raised intracranial pressure. Trans Ophthalmol Soc UK 95 (3):404

Hayreh SS (1977) Optic disc edema in raised intracranial pressure. 5. Pathogenesis. Arch Ophthalmol 95:1553

Henkind P, Benjamin JV (1976) Vascular anomalies and neoplasms of the optic nerve head. Trans Ophthalmol Soc UK 96 (3):418

Hepler RS (1976) Therapeutic review: Management of optic neuritis. Surv Ophthalmol 20:350

Hollenhorst RW (1966) Vascular status of patients who have cholesterol emboli in the retina. Am J Ophthalmol 61:1159

Hoyt WF (1976) Ophthalmoscopy of the retinal nerve fibre layer in neuro-ophthalmologic diagnosis. Aust J Ophthalmol 4:14

Huber A (1976) Eye signs and symptoms in brain tumors, 3rd edn. Mosby, St. Louis

Keane JR (1976) Bilateral sixth nerve palsy: Analysis of 125 cases. Arch neurol 33:681

Knight CL, Hoyt WF, Wilson CB (1972) Syndrome of incipient prechiasmal optic nerve compressions: Progress toward early diagnosis and surgical management. Arch Ophthalmol 87:1

Knox DL (1977) Optic nerve manifestations of systemic disease. Trans Am Acad Ophthalmol Otolaryngol 83:743

Lessell S (1975) Neuro-ophthalmology: Annual review. Arch Ophthalmol 93:434

Lessell S (1978) Current concepts in ophthalmology: Optic neuropathies. N Engl J Med 299:533

Libert J, Toussaint D, Guiselings R (1975) Ocular findings in Niemann-Pick disease. Am J Ophthalmol 80:991

Lindenberg R, Walsh FB, Sacks JG (1973) Neuropathology of vision: An atlas. Lea & Febiger, Philadelphia

Lowenfeld ID (1969) The Argyll Robertson pupil, 1869–1969: A critical survey of the literature. Surv Ophthalmol 14:199

Moses RA (1975) Adler's physiology of the eye: Clinical Application, 6th edn. Mosby, St. Louis

Paul TO, Hoyt WF (1976) Funduscopic appearance of papilledema with optic tract atrophy. Arch Ophthalmol 94:467

Percy AK, Nobrega FT, Kurland LT (1972) Optic neuritis and multiple sclerosis: An epidemiologic study. Arch Ophthalmol 87:135

Rucker CW (1966) The causes of paralysis of the third, fourth and sixth cranial nerves. Am J Ophthalmol 61:1293

Sakalas R, Harbison JW, Vines FS et al. (1975) Chronic sixth nerve palsy: An initial sign of basisphenoid tumors. Arch Ophthalmol 93:186

Selhorst JB, Hoyt WF, Stark L et al. (1976) Disorders in cerebellar ocular motor control. 1. Saccadic overshoot dysmetria: An oculographic, control system and clinico-anatomical analysis. Brain 99:497

Thompson HS (1976) Pupillary signs in the diagnosis of optic nerve disease. Trans Ophthalmol Soc UK 96 (3):377

Thompson HS (1977) Symposium: Pupil in clinical diagnosis. Trans Am Acad Ophthalmol Otolaryngol 83:847

Thompson HS, Darott R, Friséu L et al. (eds) (1979) Topics in neuroophthalmology. Williams & Wilkins, Baltimore London

Tso MO, Hayreh SS (1977) Optic disc edema in raised intracranial pressure. 4. Axoplasmic transport in experimental papilledema. Arch Ophthalmol 95:1458

Walsh FB, Hoyt WF (1969) Clinical neuro-ophthalmology, 3rd edn. 3 vols. Williams & Wilkins, London

Young BR, Sulta F (1977) Analysis of trochlear nerve palsies: Diagnosis, etiology and treatment. Mayo Clin Proc 52:11

18. Augenveränderungen und Allgemeinerkrankungen

Die genaue Augenuntersuchung kann dem Ophthalmologen oft wichtige Hinweise für das Vorliegen einer Systemerkrankung geben. Nirgendwo im Körper kann die Mikrozirkulation mit größerer Präzision beurteilt werden als im Augenhintergrund, und in keinem Organ sind die Folgen kleiner Herdläsionen so weitreichend wie im Auge selbst. Die meisten Systemerkrankungen können auch das Auge betreffen, und deren Therapie verlangt eine gewisse Kenntnis der vaskulären, zirkulatorischen und immunologischen Veränderungen.

Gefäßkrankheiten

Anatomie und Physiologie

Die Blutversorgung des Auges stammt aus der A. ophthalmica, die die erste abgehende Arterie der A. carotis interna ist. Die ersten Abgänge der A. ophthalmica sind die A. centralis retinae und die hinteren langen Ziliararterien. Demzufolge ist die Retina einerseits durch retinale und andererseits durch chorioidale Gefäße versorgt. Beide Gefäßgebiete weisen sehr verschiedene anatomische und physiologische Zirkulationsverhältnisse auf. Die retinalen Arterien entsprechen den Arteriolen im übrigen Strömungsgebiet des Körpers, weisen aber mehrere Lagen von Muskelzellen in der Media auf. Sie funktionieren als Endarterien und speisen ein Kapillarbett, das aus dünnen (7 μm) Kapillaren mit engen endothelialen Verbindungen besteht. Die Blut-Retina-Barriere hängt von dieser anatomischen Anordnung ab. Das System ist selbstreguliert, da keine autonomen Nervenfasern vorliegen. Der Hauptanteil des Blutes im Augeninnern befindet sich allerdings im Gefäßbett der Chorioidea, die folgende Charakteristika aufweist:
- hohe Zirkulationsgeschwindigkeit,
- autonome Regulation,
- anatomische Anordnung mit Kollateralen und weiten (30 μm) Kapillaren, die an der Bruch-Membran alle gefenstert sind.

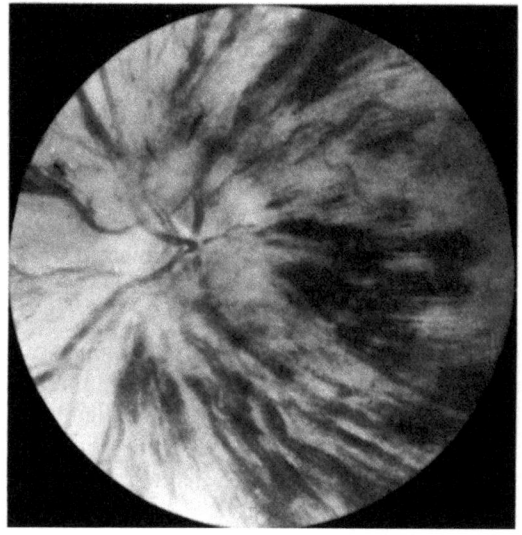

Abb. 18.1. Oberflächliche flammenförmige retinale Blutungen in der Nervenfaserschicht von der Papille ausgehend. 3 Tage vor der Fundusphotographie erlitt dieser Patient einen plötzlichen Visusverlust, der die Sehschärfe auf Lichtperzeption herabsetzte

Die ophthalmologische Untersuchung der retinalen Blutgefäße wird durch den Gebrauch des rotfreien Lichts am Ophthalmoskop erleichtert, während es die Fluoresceinangiographie erlaubt, die dynamischen und funktionellen Aspekte der chorioidalen und retinalen Zirkulation zu beurteilen.

Pathologische Veränderungen bei retinalen Gefäßerkrankungen

Blutungen

Retinale Blutungen werden durch einen Blutdurchtritt aus Venen oder Kapillaren verursacht. Das morphologische Bild hängt von Größe, Lage und Ausdehnung des Schadens im betreffenden Gefäß ab (Abb. 18.1). Blutungen können durch jede Veränderung hervorgerufen werden, die den Zellverband der endothelialen Zellen betrifft. Sie sind üblicherweise pathognomonisch für eine Abnormität des retinalen

Gefäßsystems. Die Besonderheiten ihres Auftretens sollten in Verbindung gebracht werden mit

– einer Erkrankung der Gefäßwand (z. B. Hypertension, Diabetes),
– einer Blutveränderung (z. B. Leukämie, Polyzythämie),
– verminderter Perfusion (z. B. nach akutem Blutverlust oder einer Fistel des Sinus cavernosus).

Präretinale Blutungen: Diese entstammen einer Läsion oberflächlicher Gefäße der Papille oder retinaler Blutgefäße. Sie sind meist ausgedehnt und weisen einen von der Schwerkraft abhängigen Flüssigkeitsspiegel (Typ des umgekehrten Napoleonhuts) auf.

Lineare Blutungen: Diese meist kleinen Blutungen liegen in den oberflächlichen Nervenfaserschichten und zeigen demnach einen typischen linienförmigen Verlauf entlang der Nervenfaserschicht der Retina.

Punktförmige Blutungen: Wenn die Blutungen in den tieferen Retinaschichten liegen, so sind sie punktförmig und stammen aus Kapillaren oder kleineren Venolen. Die kreisförmige Anordnung entspricht der anatomischen Gegebenheit der tieferen Netzhautstrukturen.

Subretinale Blutungen: Diese Blutungsformen sind weniger häufig, weil zwischen Retina und Chorioidea keine Blutgefäße liegen. Wenn sie auftreten, so sind sie groß und rötlich, mit scharf begrenztem Rand und ohne Flüssigkeitsspiegel. Sie können nahe der Papille, aber auch überall dort liegen, wo abnorme Gefäße aus dem Strömungsgebiet der Chorioidea in das der Retina eingedrungen sind.

Blutungen unter dem Pigmentepithel: Diese sind üblicherweise dunkel und ausgedehnt, so daß man sie differentialdiagnostisch vom Melanom der Chorioidea oder vom Hämangiom abgrenzen muß.

Weiße, zentrale Blutungen (Roth-Blutungen): Oberflächliche retinale Blutungen mit hellem oder weißem Zentrum sind zwar nicht pathognomonisch für eine besondere Krankheit, können aber unter besonderen Umständen auftreten:

1) Bei Retinainfarkten (weiße Exsudate, cotton wool spots) mit umgebendem hämorrhagischem Hof.
2) Retinale Blutungen in Verbindung mit Extravasaten von weißen Blutkörperchen (z. B. bei der Leukämie).
3) Bei der intraretinalen Blutung mit zentraler Resorption der Erythrozyten.

Herdförmige retinale Ischämie und ihr Einfluß auf das Retinagewebe

Das ophthalmoskopische Bild eines Arteriolenverschlusses ist abhängig von der Größe des verschlossenen Gefäßes, von der Dauer der Ischämie und dem zeitlichen Verlauf. Der Verschluß einer größeren Arteriole bedingt ein vollständiges, halbseitiges oder segmentäres blasses Anschwellen der Retina, während der Verschluß einer präkapillaren, retinalen Arteriole den typischen weichen, weißen Herd (cotton wool spot) aufweist (Abb. 18.2 a, b). Dieser

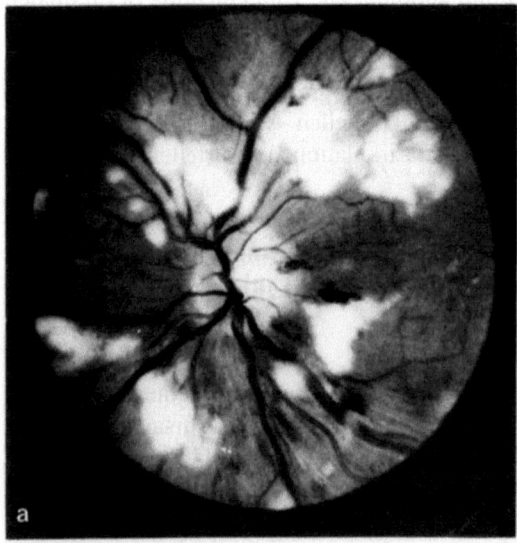
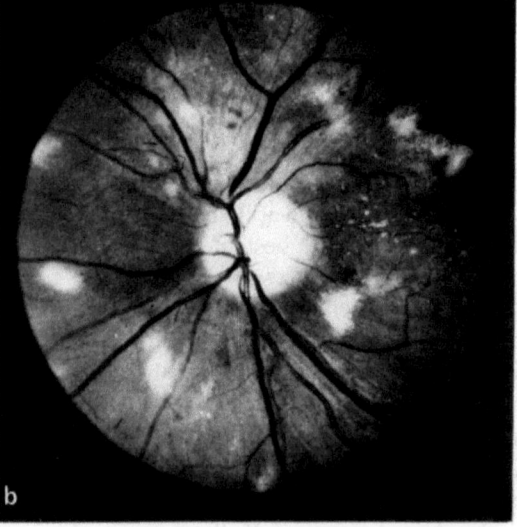

Abb. 18.2 a, b. Weiße wattige Herde (cotton wool spots). **a** Zahlreiche wattige Herde im hinteren Pol bei einem Patienten mit plötzlich aufgetretener Hypertension, **b** 1 Monat nach antihypertensiver Therapie. Die Exsudate sind in Rückbildung begriffen

besteht aus einem weißen, leicht über die Netzhautoberfläche ragenden Herd von ¼–½ Papillendurchmesser. Die histologische Untersuchung zeigt auseinandergedrängte Nervenfasern mit hyalinen Körperchen (Abb. 18.3), während bei der Elektronenmikroskopie eine Ansammlung von Axoplasma und Organellen gefunden werden kann. Jeder Arteriolenverschluß, ob durch direkte Verlegung des Gefäßes oder durch intramurale Veränderungen bedingt, kann diese pathognomonischen Veränderungen hervorrufen.

Apoplexia nervi optici (Ischämische Optikusneuropathie): Eine Verlegung der Blutversorgung im Optikus ruft einen plötzlichen Visusverlust, üblicherweise

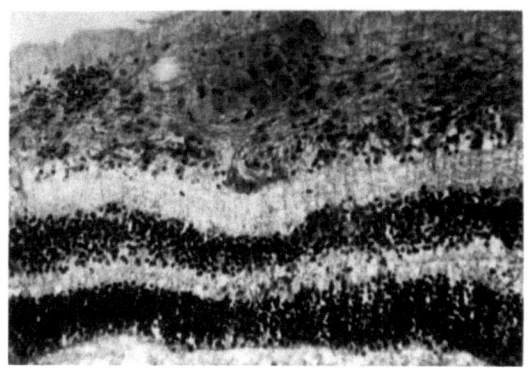

Abb. 18.3. Weißes weiches Exsudat. Die histologische Untersuchung zeigt hyaline Körperchen mit auseinandergedrängten Nervenfasern in den oberflächlichen Netzhautschichten. Die tieferen Netzhautschichten sind unverändert. (Mit freundlicher Genehmigung von N. Ashton)

mit oberem oder unterem Gesichtsfelddefekt und blassem Optikusödem, hervor. Die primäre Veränderung besteht aus einer vollständigen oder partiellen Unterbrechung der chorioidalen Blutversorgung im Optikusgebiet, während die retinalen Kapillaren auf der Oberfläche der Papille erweitert erscheinen. Mit der Fluoresceinangiographie können die zirkulatorischen Veränderungen photographisch nachgewiesen werden (Abb. 18.4a, b).

Die Optikusapoplexie tritt oft bei der Riesenzellarteriitis temporalis, der generalisierten Arteriitis und Polymyalgia rheumatica im höheren Alter auf, sowie bei arteriosklerotischen Gefäßveränderungen im mittleren Lebensalter.

Bei der klinischen Untersuchung sollten folgende Punkte berücksichtigt werden: Serumlipide, Blutzuckergehalt, serologische Luestests, Blutviskosität (Hämoglobin, Hämatokrit), Fibrinogen, wobei die Arteriitis durch die erhöhte Blutsenkungsgeschwindigkeit und eine Biopsie der A. temporalis (evtl. A. occipitalis) nachgewiesen werden kann. Eine Steroidbehandlung ist bei der Arteriitis unumgänglich, während die therapeutischen Resultate nach Steroidverordnung bei nicht arteriitischen Erkrankungen zumindest fraglich sind.

Chorioidalinfarkt: Die Diagnose eines Chorioidalinfarkts wird klinisch selten gestellt. Ein Verschluß von Ziliargefäßen kann aber zu kleinen hellen Stellen in der Äquatorialregion führen; sie hinterlassen später fleckige pigmentierte Stellen die auch Siegrist-Streifen genannt werden, wenn sie linear angeordnet sind.

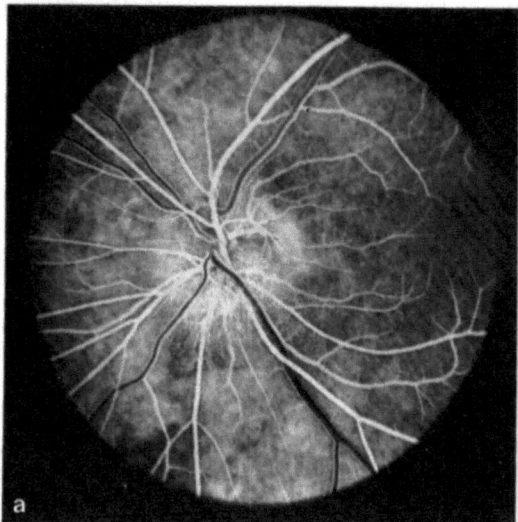
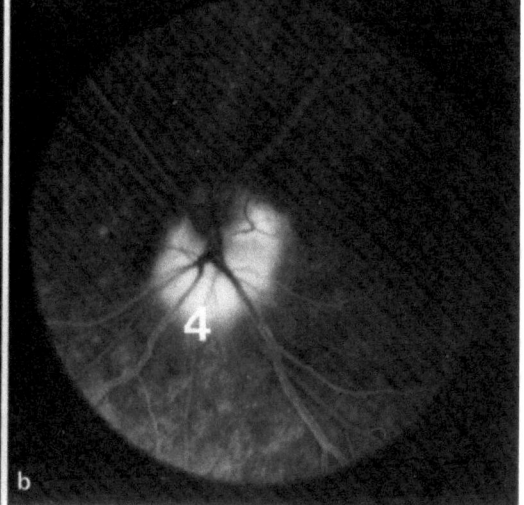

Abb. 18.4a, b. Ischämische Optikusneuropathie (Apoplexia nervi optici). Plötzlicher Visusverlust bei einem 48jährigen Mann mit vollständigem unteren Gesichtsfeldverlust. **a** Fluoreszenzangiographie mit eingeschränkter Füllung des oberen Optikussektors und Erweiterung der retinalen Kapillaren im unteren Sektor des Optikus, **b** Aufnahme 10 min nach der Fluoresceininjektion mit Fluoresceinaustritt in den unteren Abschnitten des Optikus

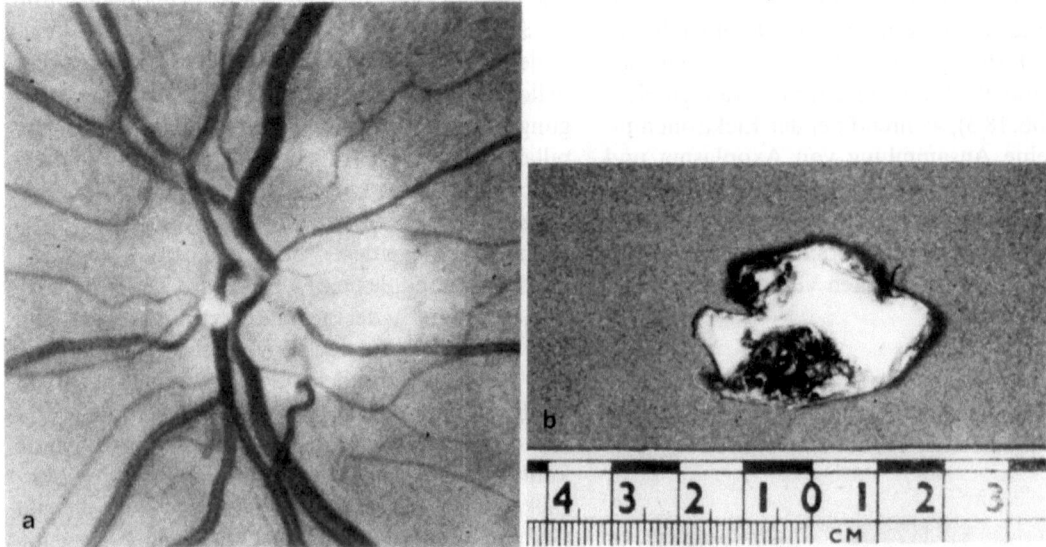

Abb. 18.5a,   b. Cholesterinembolus   (Hollenhorst-Plaque).
a Ein Cholesterinembolus am Optikus, der stark lichtbrechend
ist und größer erscheint als das ihn beherbergende Gefäß. Ein
Kollateralgefäß befindet sich im unteren Teil des Optikus,

b Exzisat aus der A. carotis communis bei einem Patienten mit
einem ähnlichen Embolus bei atheromatösem Ulkus an der
Bifurkation der A. carotis communis

Retinale Embolie: Vorübergehende Episoden einseitigen Visusverlusts, der 5–10 min lang dauert,
werden mit Amaurosis fugax bezeichnet. Der Patient beschreibt einen Vorhang, der von oben oder
seitlich her über das Gesichtsfeld hinzieht, wobei die
zentrale Sehschärfe nach Ablauf von Sekunden oder
Minuten vollständig wiederhergestellt ist. Wenn
gleichzeitig Parästhesien in der oberen Extremität
der gleichen Seite auftreten, so wird man die Störung im Versorgungsgebiet der A. carotis communis
vermuten, unter Mitbeteiligung der Aa. ophthalmica
und cerebri media. Ein auskultatorisches systoli-
sches Geräusch über der Karotis erhärtet die Verdachtsdiagnose. Gleichzeitig sollte der Fundus nach
Emboli abgesucht werden. Die retinalen Emboli treten in 3 Haupttypen auf:

1) Cholesterinembolus (Hollenhorst-Plaque): Solche
Emboli treten üblicherweise als Folge einer athero-
matösen Plaque der A. carotis auf und bestehen aus
Cholesterin und Fibrin. Sie lagern meist an der Bi-
furkationsstelle der retinalen Arteriolen, sind stark
lichtbrechend und erscheinen ophthalmoskopisch
typischerweise größer als das sie enthaltende Gefäß
(Abb. 18.5a, b).

2) Verkalkte Emboli: Sie entstammen lädierten
Herzklappen, liegen innerhalb der Arteriole und verursachen einen vollständigen Verschluß mit Infarzierung der distalen Retinaabschnitte. Sie sind kom-
pakt, verkalkt und treten bei jüngeren Patienten vor
allem bei Herzklappenfehlern auf.

3) Blutplättchen-Fibrin-Embolie: Die Mehrzahl der
Fälle von Amaurosis fugax sind wahrscheinlich
durch Thrombozytenaggregation im retinalen und
chorioidalen Versorgungsgebiet bedingt. Der betreffende kleine Embolus wird aufgespalten, wenn er
durch die retinalen Gefäße strömt und wird deshalb
nur selten beobachtet, obwohl er einen echten Reti-
nainfarkt hervorrufen kann. Auch dieser Embolus
entstammt einer Abnormität im Herzgebiet oder aus
großen Gefäßen und kann durch Medikamente
(Aspirin, Persantin), die die Thrombozytenaggregation hemmen, verkleinert werden.

Andere Ursachen: Es gibt verschiedene andere Ursachen für die Amaurosis fugax, einschließlich der
Faktoren, die eine temporäre Reduktion der okulären Durchblutung verursachen, wie z. B. arterielle
Erkrankungen, Herzerkrankungen, hämatologische
Veränderungen und seltener die Erhöhung des Intraokulardrucks (s. Tabelle 18.1).

Zentralverschluß der V. centralis retinae (Abb. 18.6a, b)

Der Zentralvenenverschluß ist ein häufiger Grund
für die Blindheit im höheren Lebensalter, besonders
bei Patienten mit Hypertension oder chronischem
Glaukom.
Die Fundusuntersuchung zeigt erweiterte geschlän-
gelte Venen mit Retina- und Makulaödem, sowie
Blutungen, die über den ganzen hinteren Pol verstreut sind, und weiche Exsudate. Die Arteriolen

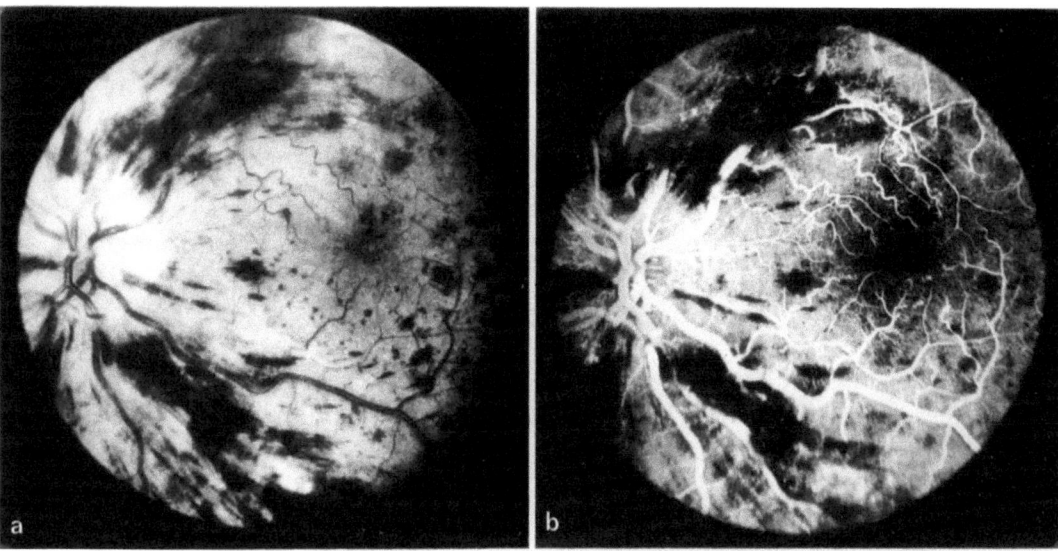

Abb. 18.6a, b. Zentralverschluß der V. centralis retinae.
a Photographische Aufnahme mit oberflächlichen linearen
und flammenförmigen Blutungsherden im Nervenfaserbe-
reich sowie punktförmigen Blutungen in den tieferen Netzhautabschnitten, **b** Fluoreszenzangiogramm mit Aufleuchten
der stark erweiterten Venen

Tabelle 18.1. Ursachen der Amaurosis fugax

Arterielle Erkrankung	Stenose der A. carotis
	Karotisulzeration
	a) an der Bifurkationsstelle
	b) im Karotissyphon
	Stenose der A. ophthalmica
Herzkrankheiten	Dysrhythmie
	Klappenfehler (z. B. Prolaps eines Blattes der Mitralis)
	Aneurysma in linken Ventrikel oder muraler Trombus nach Myokardinfarkt
Hämatologische Krankheit	Anämie
	Polyzythämie
	Makroglobulinämie
	Sichelzellkrankheit
Andere Erkrankungen	Mechanische Kompression der A. vertebralis oder A. carotis
	Hypertensive Episoden
	Hypotensive Episoden
	a) medikamentös hervorgerufen
	b) spontane (z. B. Diabetes mellitus, Addison-Krankheit)
	Arteriitis
	Erhöhter Intraokulardruck

sind meist mitbetroffen, was bedeutet, daß es sich
um eine generalisierte mikrovaskuläre Erkrankung
handelt. Die Prognose bezüglich Sehschärfe ist ungünstig. Durch die Fluoreszenzangiographie können
2 Typen unterschieden werden:
a) ein nichtischämischer Typ, mit erweiterten Reti-
  nagefäßen und Retinaödem,

b) ein ischämischer Typ, der zusätzlich eine zur Erblindung führende Komplikation nach sich ziehen kann, wie das hämorrhagische Glaukom und
  die Bildung von proliferierenden, neugebildeten
  retinalen Blutgefäßen.
Der Zentralvenenverschluß kommt gehäuft bei bestimmten Allgemeinerkrankungen vor, wie Diabetes
mellitus, Hypertension, Kollagenosen und Hyper-
viskositätssyndromen (z. B. Waldenström-Makroglobulinämie, angioimmunoplastische Lymphadenopathie). Eine eingehende klinische Untersuchung
sollte die Serumlipide, Plasmaproteine, Glucosebe-
lastung und die Blutviskositätsfaktoren (Hämoglo-
bin-, Hämatokrit- und Fibrinogenmessung) berücksichtigen. Wenn gleichzeitig eine Hypertension vorliegt, so sind einfache Nierenfunktionstests, einschließlich Harnstoff und Elektrolyte, die Kreatinin-
clearance sowie die mikroskopische Untersuchung
des Urins und evtl. eine intravenöse Urographie indiziert.
Die Behandlung des Zentralvenenverschlusses ist
i. allg. unbefriedigend. Versuche mit Antikoagulanzien und fibrinolytisch wirkenden Substanzen sind
selten erfolgreich.
Gelegentlich kann ein Zentralvenenverschluß auch
bei jüngeren Personen vorkommen, mit Zellen im
Glaskörper, was an eine entzündliche Pathogenese
denken läßt. Die Untersuchungen der Herzkreis-
lauf-Verhältnisse verlaufen gewöhnlich negativ.

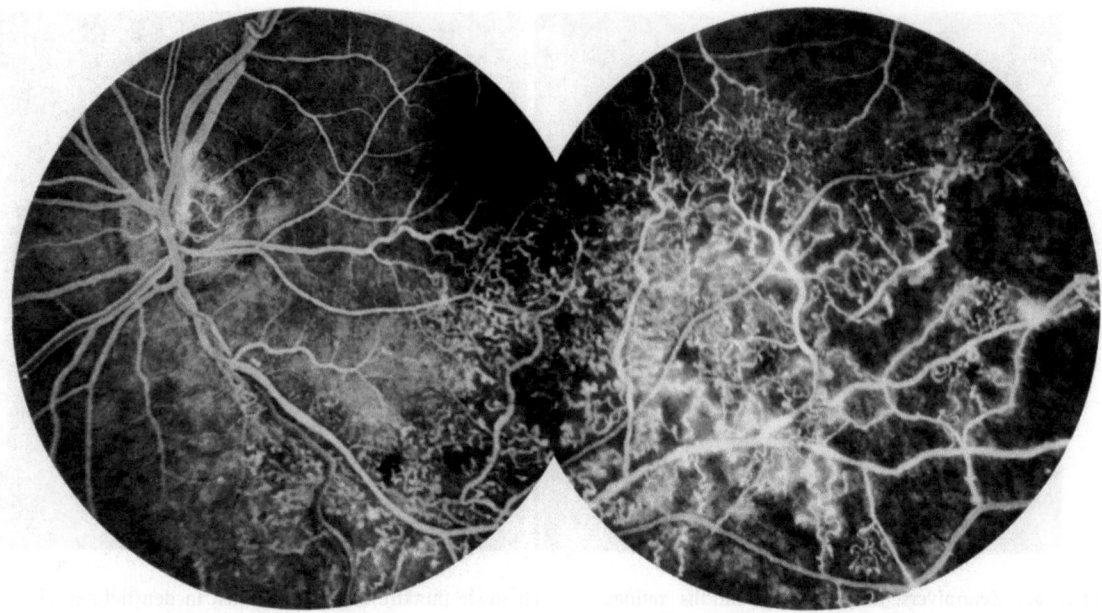

Abb. 18.7. Astverschluß eines Nebenastes der V. centralis retinae. Das erkrankte Gebiet der Retina zeigt im Fluoreszenzangiogramm eine verminderte Durchblutung. Dies führt zu Irregularitäten in den Arteriolen und Venen, wobei zusätzlich ein kapillarer Gefäßverschluß und erweiterte Kapillaren mit Mikroaneurysmen gefunden werden

Verschluß eines Astes der V. centralis retinae (Abb. 18.7)

Ein Astverschluß der V. centralis retinae kann als Teilsymptom des Zentralvenenverschlusses beurteilt werden. Aus diesem Grunde sind die gleichen klinischen Untersuchungen durchzuführen wie beim Totalverschluß. Ein Astverschluß der V. centralis retinae wird vorwiegend bei der Hypertension gefunden.

Atherosklerose und Arteriosklerose

Der atherosklerotische Prozeß tritt in den größeren Arterien auf und ist auf eine herdförmige fettige Infiltration der Intima mit nachfolgender Fibrose zurückzuführen. Werden kleinere Gefäße (Durchmesser $< 300\,\mu m$) durch die diffuse Fibrose und Hyalisierung betroffen, so wird der Prozeß als Arteriosklerose bezeichnet. Die retinalen Gefäße jenseits der Papille weisen einen Durchmesser $< 30\,\mu m$ auf. Deshalb sollte eine Mitbeteiligung der retinalen Arteriolen als Arteriosklerose bezeichnet werden, während der Begriff Atherosklerose für die Zentralarterie der Retina angewendet werden sollte.

Bei der **Atherosklerose** handelt es sich um eine progrediente Veränderung, die im 2. Lebensjahrzehnt beginnt, mit feinen Lipidablagerungen in den größeren Gefäßen, die sich zu fibrösen Plaques im 3. Lebensjahrzehnt ausdehnen, während im 4. und 5. Lebensjahrzehnt Ulzerationen, Blutungen und lokale Thromboseherde auftreten. Diese Läsionen können sekundär verkalken. Durch die Destruktion elastischer und muskulärer Elemente in der Media kann es zur Ektasie und sogar zur Ruptur des großen Gefäßes kommen, während beim kleineren Gefäß meist nur eine Lumenverlegung eintritt. Die klinischen Komplikationen dieser Arteriosklerose werden erst einige Jahrzehnte nach Beginn des Prozesses festgestellt. Zusätzlich belastende Faktoren für ein Atherom sind Hyperlipidämie, Hypertension und Obesitas.

Das ophthalmoskopische Bild der **Arteriosklerose** ist durch verstärkte Wandreflexe, Kaliberschwankungen und herdförmige Wandverdickungen charakterisiert. Diese Zeichen können auch in den Arteriolen von Personen mit normalem Blutdruck im mittleren Lebensalter gefunden werden. Sie sind dann auf eine Fibrose und Hyalisation der Arteriolenwand zurückzuführen, die durch die Fluoreszenzangiographie und die histologische Untersuchung bestätigt wird. Bei älteren Patienten mit Arteriosklerose und geringgradiger Begleithypertension ist es schwierig, arteriosklerotische Veränderungen von den hypertonischen zu unterscheiden.

Ophthalmoskopisches Bild der Retinagefäße

Die normale Arteriolenwand ist transparent, so daß man eigentlich nur die Blutsäule innerhalb des Blutgefäßes beobachtet. Ein dünner, zentraler Lichtreflex im Zentrum der Blutsäule erscheint als gelbli-

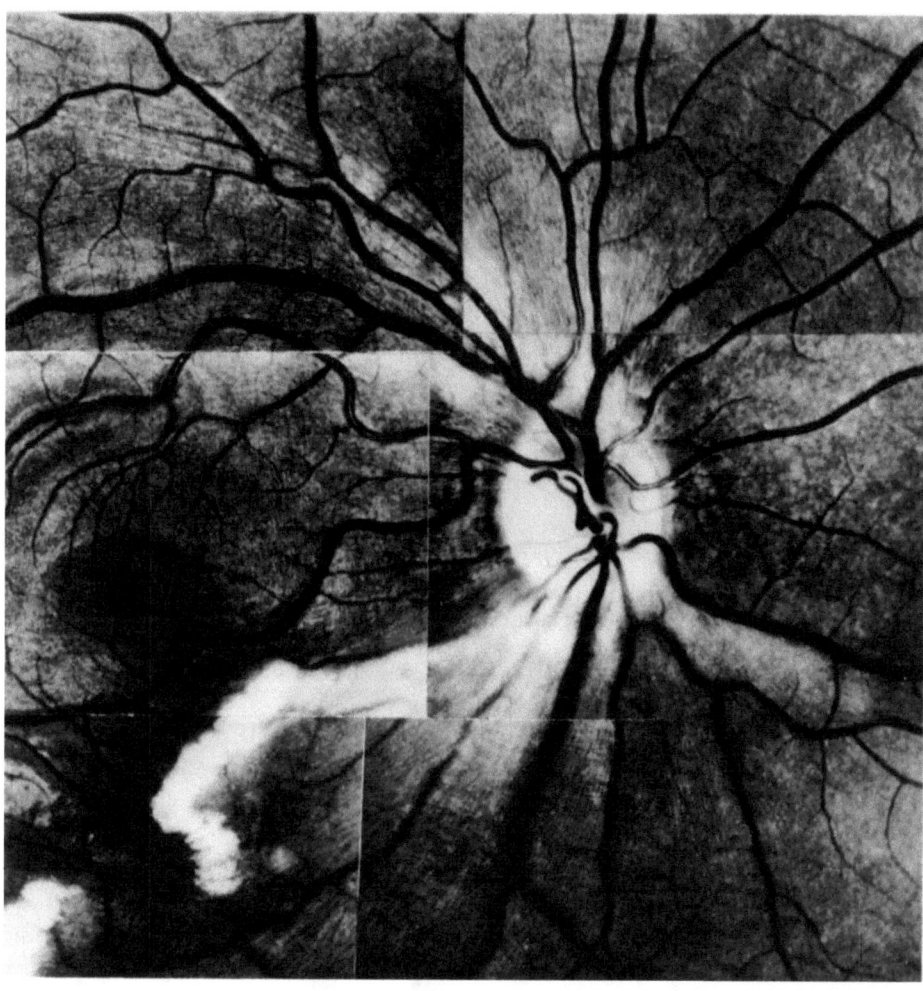

Abb. 18.8. Akuter Verschluß eines arteriellen Netzhautgefä-
ßes. Die Photographie im rotfreien Licht zeigt den akuten Ar-
terienverschluß bei einem kongenital veränderten Gefäß in
Papillennähe. Der untere Netzhautsektor ist infarziert, Axoplasma hat sich unterhalb der Fovea unregelmäßig angesam-
melt, was auf eine teilweise erhaltene neurale Funktion der
distalen Ganglienzellen zurückzuführen ist

che, stark lichtbrechende Linie, die ungefähr ⅓ des
Blutsäulendurchmessers entspricht. Wenn die Wand
der Arteriolen mit Lipiden und Cholesterol infiltriert
wird, tritt eine Gefäßsklerose ein. Bei fortschreitendem Prozeß verliert die Gefäßwand zusehends ihre
Transparenz und wird dadurch sichtbar. Die Blutsäule erscheint weiter als normal, und der dünne
gelbliche Lichtreflex wird breiter. Die im Ophthalmoskop grau-gelblich erscheinenden Fettprodukte
innerhalb der Gefäßwand mischen sich mit dem Rot
der Blutsäule und bewirken so das typische Erscheinungsbild der „Kupferdraht"-Arterie. Dies bedeutet, daß eine geringgradige Arteriosklerose vorliegt.
Wenn die Skleroseerscheinungen weiter fortschreiten, so erscheint der Lichtreflex wegen der verdickten
Gefäßwand heller, und es tritt die „Silberdraht"-
Arterie auf, die auf eine fortgeschrittene Arteriosklerose schließen läßt. Nur selten gibt es sogar einen
Verschluß der Arteriole. Im rotfreien Licht (Grünfil-
ter: besserer Kontrast) können Einzelzeiten von Blutungen, herdförmige Irregularitäten der Blutgefäße
und die Nervenfasern genauer beobachtet werden
(Abb. 18.8).

Hypertensive Retinopathie

Wagener und Keith haben bereits 1939 die ophthalmoskopischen Veränderungen bei der hypertensiven
Retinopathie eingehend beschrieben. Dabei wurden
die Patienten mit hypertensiver Retinopathie in
4 Gruppen (Abb. 18.9–18.12) eingeteilt. Stadium I
und II sind auf Arteriolenveränderungen mit Verbreiterung und Verstärkung des Lichtreflexes (Kup-
fer- oder Silberdrahtarterien) beschränkt worden.
Diese Veränderungen sind nur geringgradig, und

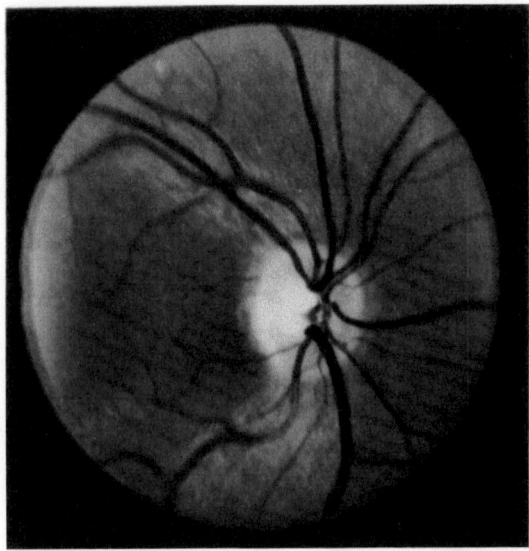

Abb. 18.9. Retinopathie, Stadium I (Keith-Wagener) mit minimalen Gefäßveränderungen und praktisch normalem Fundus

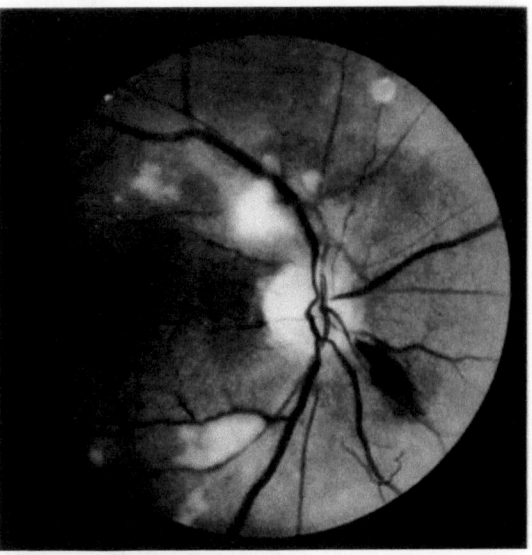

Abb. 18.11. Retinopathie, Stadium III. Auffallende Verengerung der retinalen Arteriolen mit zahlreichen Mikroinfarkten und großen oberflächlichen Blutungsherden

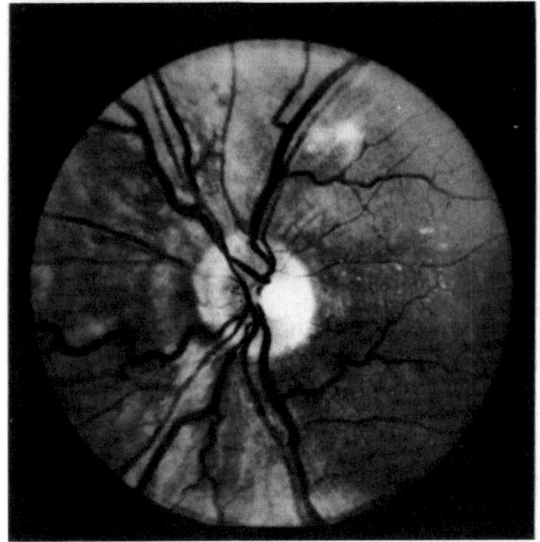

Abb. 18.10. Retinopathie, Stadium II (Keith-Wagener). Irregularitäten des Arteriolenkalibers, Zeichen einer retinalen vaskulären Erkrankung mit harten Exsudaten in der Makula, einem weichen, weißen Exsudat und Rinnen in der Nervenfaserschicht unterhalb der Papille als Zeichen früherer kleiner Mikroinfarkte

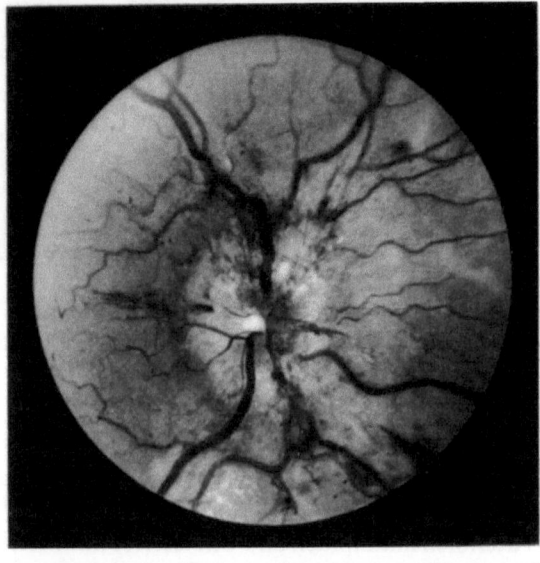

Abb. 18.12. Retinopathie, Stadium IV. Veränderungen ähnlich Stadium III, aber zusätzlich mit Ödem der Papille

späteren Beobachtern fiel es oft schwer, beide Stadien voneinander zu unterscheiden. Auffallender sind die Stadien III und IV, bei denen weiche und harte Exsudate (Cotton wool spots), Hämorrhagien und ausgedehnte mikrovaskuläre Veränderungen gefunden werden.

Stadium IV unterscheidet sich vom Stadium III durch ein zusätzliches Ödem am Optikus. Man hat primär von einem Papillenödem gesprochen, aber klinische und experimentelle Arbeiten haben gezeigt, daß die ödematösen Veränderungen an der Papille auf kleine Gefäßinfarkte und Hypoxämie am Optikus bedingt sind. Der Ausdruck Papillenödem sollte deshalb eigentlich für die Stauungspapille bei erhöhtem intrakraniellem Druck reserviert bleiben.

Die Klassifikation von Keith und Wagener ist für den Patienten prognostisch bedeutungsvoll. Die Fünfjahresüberlebensrate von Patienten im Stadium I beträgt ca. 70%, während sie im Stadium IV nur ca. 1% beträgt.

Das ophthalmoskopische Bild der hypertensiven Retinopathie ist einerseits von der Blutdruckerhöhung, andererseits vom Zustand der Arteriolen abhängig. Bei jungen Patienten mit schnell fortschreitender Hypertension wird eine fortgeschrittene Retinopathie häufig beobachtet. Man findet Blutungen, Retinainfarkte (weiche Exsudate oder „cotton wool spots"), Chorioidalinfarkte (Elschnig-Perlen) und gelegentlich eine seröse Ablösung der Retina (Abb. 18.13). Experimente mit Affen, bei denen künstlich eine Hypertension erzeugt wurde, ergaben, daß der Arteriolenspasmus primär als Folge eines hohen Blutdrucks auftritt; im Anschluß daran tritt eine Degeneration der glatten Muskelfasern in den Blutgefäßen ein, die von einem Verlust der Endothelialzellen der Gefäßwand begleitet wird. Es folgt ein sekundärer Verschluß der kleinen Blutgefäße als Konsequenz der Infiltration in der Blutgefäßwand durch Plasma und Fibrinogen, der zu einer fibrinoiden Nekrose führt. Der Gefäßschaden ist oft von Fibrinabbauprodukten im Plasma begleitet, die ihrerseits bei den Gefäßveränderungen einer rasch progredienten Hypertension wahrscheinlich eine wichtige Rolle spielen.

Im Gegensatz dazu weist der ältere Patient mit arteriosklerotischen Gefäßen nicht die gleichen Veränderungen auf. Seine Gefäßwandungen sind durch die Arteriosklerose selbst geschützt. Dies ist der Grund, weshalb beim älteren Patienten selten eine rasch progrediente hypertensive Retinopathie gefunden wird (Abb. 18.14).

Mit der Fluoreszenzangiographie können Veränderungen der Mikrozirkulation dokumentiert werden. Beim jungen, hypertensiven Patienten kann die arterioläre Verengerung im Fluoreszenzangiogramm beobachtet und der kapilläre Verschluß in der Gegend eines weichen Exsudats (cotton wool spots) nachgewiesen werden. In der Umgebung des Verschlusses finden sich Mikroaneurysmen und erweiterte Kapillaren mit erhöhter Permeabilität. Die Rückbildung weicher Exsudate und der entsprechenden arteriolären Veränderungen tritt nach erfolgreicher antihypertensiver Behandlung ein. Bei älteren Patienten sind die vorbestehenden arteriosklerotischen Veränderungen irreversibel.

Andere Formen der hypertensiven Retinopathie

Eine fortgeschrittene hypertensive Retinopathie kann bei Nierenerkrankungen, Phäochromozytom

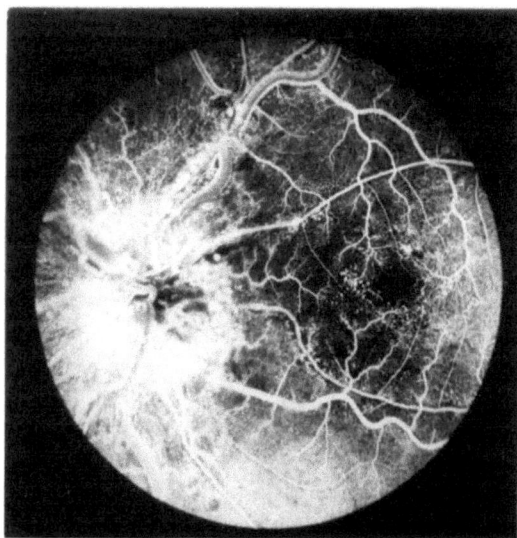

Abb. 18.13. Fluoreszenzangiogramm einer schnell aufgetretenen Hypertension bei einem jungen Patienten. Arteriolenverengerung, Kapillarerweiterung mit Mikroaneurysmen und Verschlußstellen, auffallendes Ödem der Papille

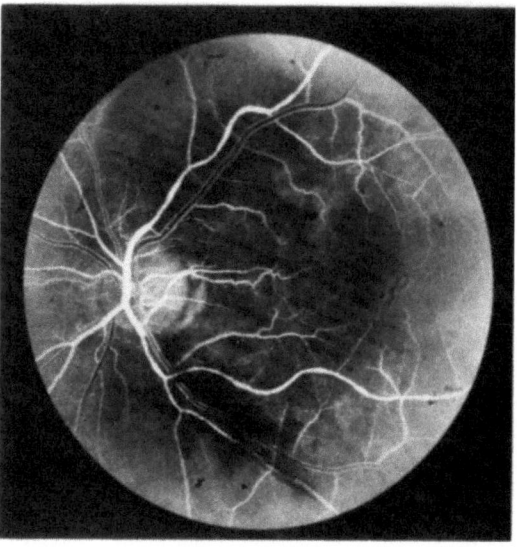

Abb. 18.14. Fluoreszenzangiogramm einer schnell aufgetretenen Hypertension bei einem alten Patienten mit Arteriolenverengerung, Gefäßirregularitäten, aber wenigen Zeichen einer floriden hypertensiven Retinopathie

und Schwangerschaftstoxikose beobachtet werden. Solche Patienten bedürfen zur Erurierung des Grundleidens einer eingehenden klinischen Abklärung. Mitinbegriffen ist die Bestimmung der im Urin ausgeschiedenen Vanillinmandelsäure während 24 h, gelegentlich die Bestimmung des Adrenalinblutspiegels sowie die Nebennierenangiographie bei Phäochromozytomverdacht (Abb. 18.15).

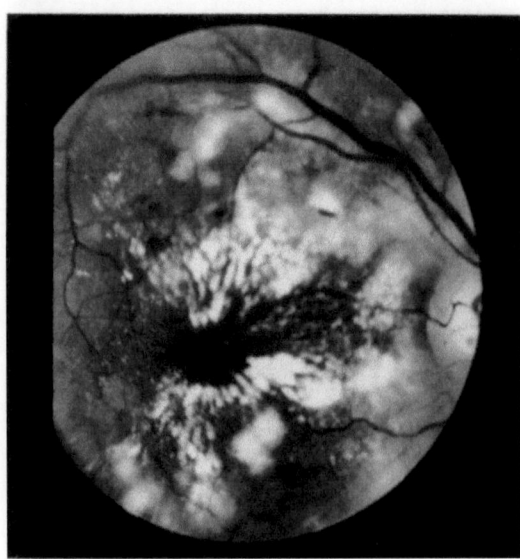

Abb. 18.15. Phäochromozytom. Retinitis circinata mit Zeichen von frischen Infarkten in den Retinaarteriolen und Hämorrhagien

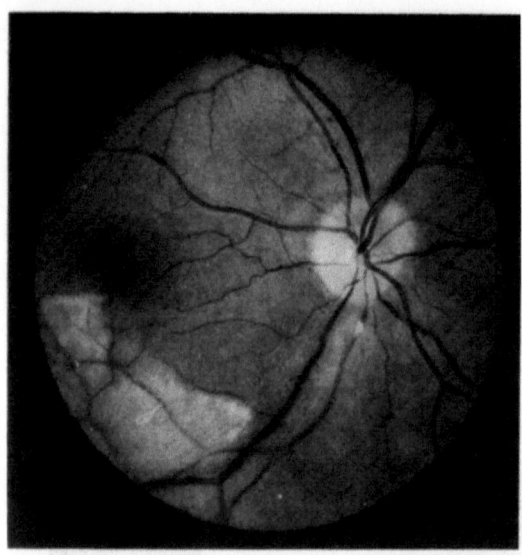

Abb. 18.16. Subakute bakterielle Endokarditis. Verkalkter Embolus in einer Arterie unterhalb der Papille mit distaler sektorieller Retinainfarzierung

Subakute bakterielle Endokarditis

Entzündliche Veränderungen an den Herzklappen können multiple kleine Embolien am Augenhintergrund verursachen. Die Emboli können aus kleinen Thromben der Herzklappen stammen und aus Thrombozyten- und Fibrinogenansammlungen, oder auch aus verkalkten endokardialen Vegetationen bestehen. Die Augenveränderungen sind durch embolischen Transport mit Verschluß im konjunkti-

valen, retinalen oder chorioidalen Gefäßversorgungsgebiet bedingt (Abb. 18.16). Eine herdförmige Vaskulitis, durch zirkulierende Immunkomplexe bedingt, konnte in der Niere nachgewiesen werden. Ähnliche Veränderungen können wahrscheinlich auch im Auge auftreten.

Hämatologische und lymphatische Veränderungen

Perniziöse Anämie

Wenn bei Fehlen des Intrinsic factor die Absorption von Vitamin B_{12} verhindert wird, tritt eine perniziöse Anämie auf. Normalerweise werden 2 μg täglich resorbiert die physiologische Blutkonzentration beträgt 350 μg/l.
Bei der makrozytären Anämie mit Thrombozytopenie handelt es sich um eine klassische hämatologische Erkrankung.
Eine okuläre Beteiligung ist selten. Retinale und chorioidale Blutungen können als Resultat einer Thrombozytopenie auftreten, oder wenn der Erytrozytengehalt weniger als 2,5 Mill./μl beträgt (Abb. 18.17). Anämische Veränderungen (Erytrozytenmangel) können zur charakteristischen anämischen Verfärbung der Conjunctiva palpebrae führen. Eine Optikusneuropathie tritt in 5% aller Fälle auf, die Ophthalmoplegie ist selten.
Behandlung: Intramuskuläre Injektion von Hydroxocobalamin (Vitamin B_{12}), 1000 μg wöchentlich während 2 Monaten, dann monatlich 1mal lebenslang.

Akuter massiver Blutverlust

Eine vollständige und dauernde Erblindung kann im Anschluß an ein massives Blutungsereignis auftreten. Meist wird sie im Gefolge schwerer gastrointestinaler Blutungen oder Uterusblutungen beobachtet. Ein solcher Visusverlust wird auf eine ischämische Optikusneuropathie (Infarkt der papillennahen Gefäße) zurückgeführt. Diese Fälle sind heute wegen der verbesserten Bluttransfusionsmöglichkeiten selten geworden.

Hämorrhagische Diathesen

Retinale und chorioidale Blutungen können bei verschiedenen Typen hämorrhagischer Diathese vorkommen. Meist sind sie verbunden mit rezidivieren-

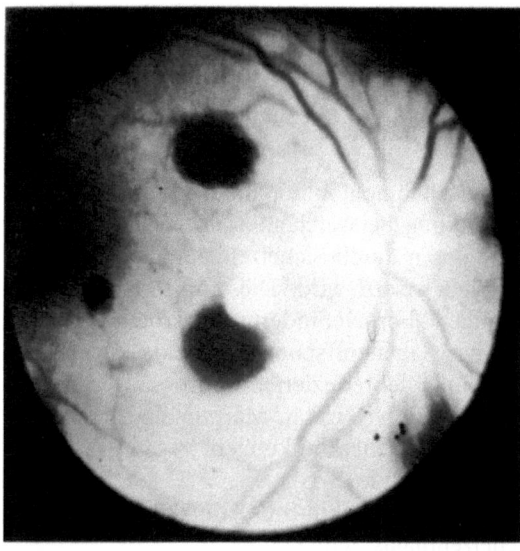

Abb. 18.17. Retinale Blutungsherde bei schwerer perniziöser Anämie (54jährige Patientin mit Hämoglobin 3 g/dl und Erythrozyten 900/000/µl)

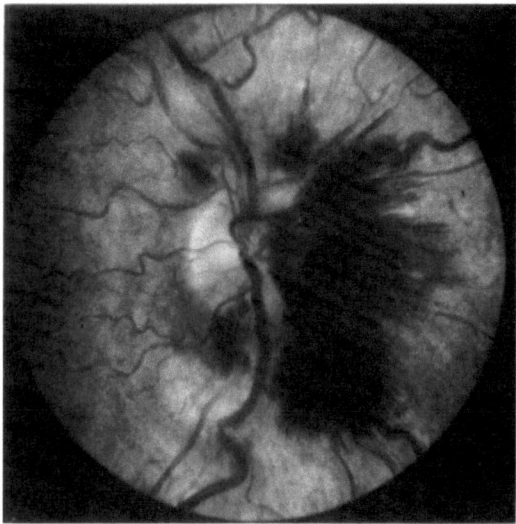

Abb. 18.18. Oberflächliche flammenförmige Blutungen, von der Papille ausgehend, bei akuter lymphatischer Leukämie, mit Blutungsherden in der Nervenfaserschicht der Retina. (Photo von D. Cordan)

den hämorrhagischen Systemerkrankungen (z. B. thrombozytopenische Purpura). Oft ist damit ein Retinaödem, speziell in der Papillengegend, nachweisbar. Nach Ausheilung findet sich keine Fundusveränderung.

Leukämie

Die Augenveränderungen bei der Leukämie treten vor allem in Gebieten mit guter Blutversorgung auf (Retina, Chorioidea und Optikus). Die Hautveränderungen können bei der akuten Leukämie dort beobachtet werden, wo Blutungen in der Nervenfaserschicht und in den präretinalen Schichten aufgetreten sind (Abb. 18.18). Findet sich eine solche Blutung in der Makulagegend, so klagt der Patient über einen plötzlichen, zentralen Visusverlust. Einzelne Blutungsherde können einen weißen zentralen Herd enthalten. Sind die weißen Blutzellen sehr stark erhöht, so kann zusätzlich ein Hyperviskositätssyndrom auftreten (s. unten), mit Erweiterung der retinalen Arterien und Venen, Mikroaneurysmen und tiefen punktförmigen Blutungsherden.

Eine Infiltration durch leukämische Zellen kann auch in der Retina und Chorioidea erfolgen. Es zeigen sich unregelmäßig begrenzte helle Herde und in der Chorioidea zusätzlich Pigmentmigration. Die Infiltration an der Papille ist charakteristisch für die akute lymphatische Leukämie im Kindesalter; die Prognose für die Sehschärfe ist entsprechend schlecht.

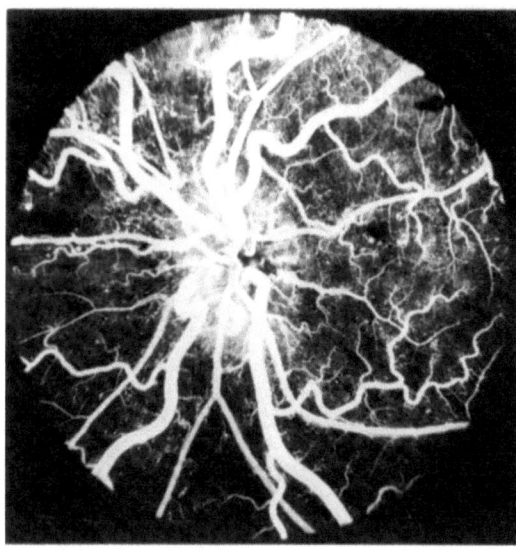

Abb. 18.19. Hyperviskositätssyndrom. Erweiterte Arteriolen und Venen mit Blutungen und Mikroaneurysmen bei einem Patienten mit Hyperviskosität bei erhöhtem IgM-Blutspiegel

Hyperviskositätssyndrom

Eine erhöhte Blutviskosität führt zu reduzierter Blutdurchflußgeschwindigkeit in allen Gefäßgebieten des Auges. Dies verursacht charakteristische Fundusveränderungen, d. h. Erweiterungen der Arteriolen und Venen, die deutlich dunkler als normal erscheinen. Zudem finden sich retinale Blutungsherde, Mikroaneurysmen und Gebiete mit Kapillarverschlüssen (Abb. 18.19). Die Hauptfaktoren, die die

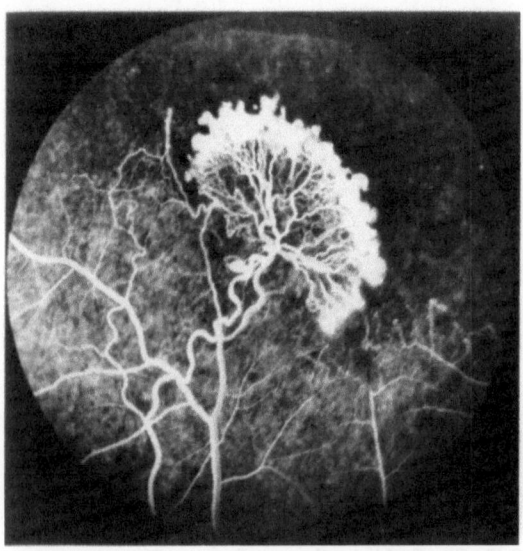

Abb. 18.20. Sichelzellkrankheit. Fluoreszenzangiogramm eines äquatorialen proliferierenden Gefäßbäumchens mit ausgedehntem Kapillarverschluß peripher

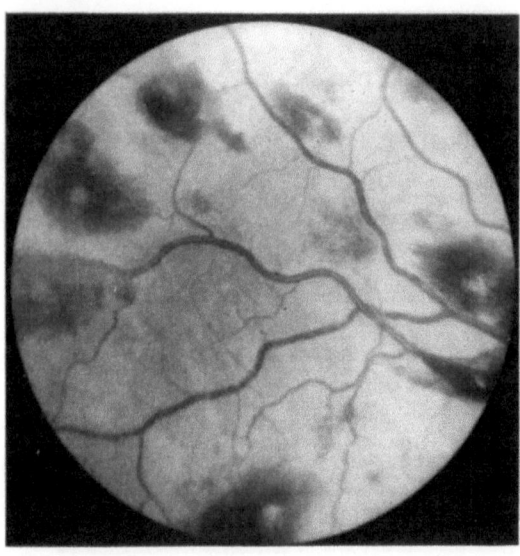

Abb. 18.21. Retinale Blutungen mit weißem Zentrum bei einem fortgeschrittenen Fall von Hodgkin-Krankheit. (Mit freundlicher Genehmigung von L. Raymond)

Blutviskosität beeinflussen, betreffen die Erythrozyten und die Plasmafraktionen, hauptsächlich Fibrinogen und Immunglobuline. Die Polyzythämie (myeloproliferative Erkrankung mit Vermehrung eines oder mehrerer geformter Elemente wie Erythrozyten, Leukozyten und Thrombozyten), primär oder sekundär, kann zum Hyperviskositätssyndrom führen. Andere wichtige Ursachen sind die Makroglobulinämie (hohe IgM-Konzentration) und das multiple Myelom. Nach Normalisierung der hypervis-

kositätsverursachenden Faktoren können sich die Retinaveränderungen spontan zurückbilden.

Sichelzellkrankheit

Die Sichelzellhämoglobinopathie ist eine vererbliche Erkrankung, bei welcher das normale Erwachsenenhämoglobin durch Sichelzellhämoglobin in den Erythrozyten ersetzt wird. Dies führt zu einer „sichelförmigen" Formveränderung der roten Blutzelle bei niedriger Sauerstoffspannung. Da das Sichelzellhämoglobin in der reduzierten Form weniger löslich ist, steigt die Blutviskosität. Man unterscheidet verschiedene Sichelzellerkrankungen:
- Sichelzellanämie (S/S),
- Sichelzellhämoglobin-S-C-Krankheit und
- Sichelzellthalassaemia minor.

Als okuläre Komplikationen treten lokalisierte Gefäßveränderungen in den Konjunktivalkapillaren und retinale Gefäßverschlüsse mit Proliferationstendenz und peripheren Kapillarverschlüssen (Abb. 18.20) auf. Bei Blutungen aus den neugebildeten anomalen Gefäßen kann eine Glaskörperblutung eintreten, nur selten werden Chorioidalinfarkte beobachtet.

Das lokalisierte Lymphom

Die Orbita ist beim Lymphsarkom oder bei der Hodgkin-Krankheit oft mitbeteiligt. Ein solcher Tumor kann sogar das einzige Zeichen für ein malignes Lymphom sein. Gewöhnlich findet sich ein abgegrenzter Tumor im oberen Fornix, der gut auf lokale Röntgentherapie anspricht.

Die retinalen Veränderungen entsprechen denjenigen einer schweren Anämie (Abb. 18.21).

Beim Retikulosarkom können abnorme Zellen im Glaskörper, sowie eine Uveitis und Infiltration im Optikusgebiet beobachtet werden.

Neoplastische Erkrankungen

Neben dem oben erwähnten Lymphom treten mit zunehmendem Lebensalter auch häufiger maligne Erkrankungen auf. Der Ophthalmologe wird diese bei älteren Patienten beobachten können und er sollte deshalb das breite Spektrum ihrer Erscheinungsformen kennen.

Eine neoplastische Erkrankung kann als primärer Tumor oder als Metastase in Erscheinung treten (Abb. 18.22).

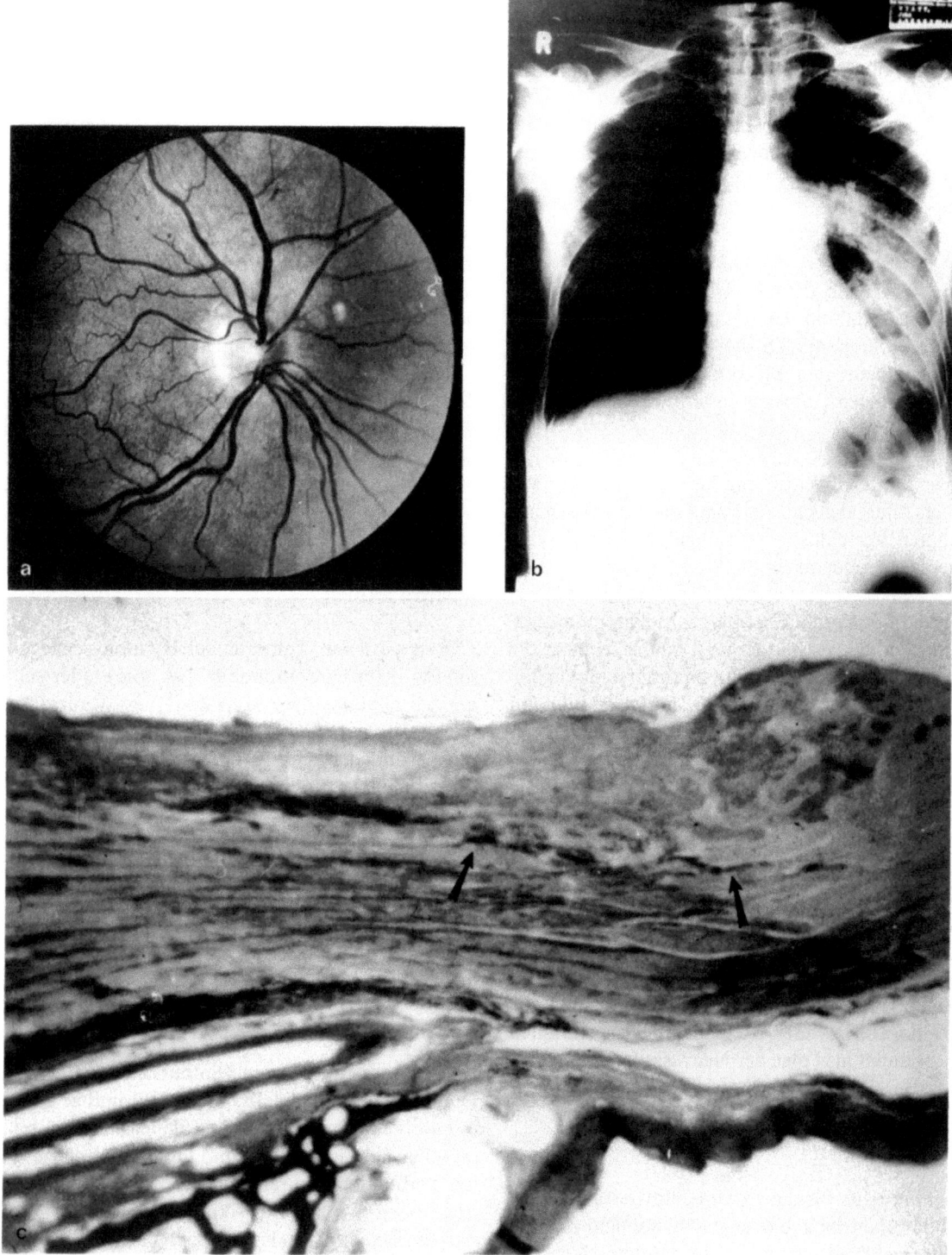

Abb. 18.22a–c. Neoplastische Erkrankung. **a** Normaler Fundus eines Patienten mit raschem Visusverlust im einzigen Auge, **b** Thoraxaufnahme mit Verschattung im linken Unterlappen und Hilusmasse, **c** Bronchusmetastase im Optikus, Gegend des Canalis opticus

Das klinische Bild der Metastase hängt von ihrer Größe und Lokalisation sowie von der Lage des primären Tumors ab. Der häufigste Primärtumor, der in das Auge metastasiert, ist bei Frauen das Mammakarzinom und bei Männern das Bronchialkarzinom. In zweiter Linie folgen Neoplasmen des Urogenital- und Intestinaltraktes. Seltener sind Tumoren der Nieren, Thyreoidea und Prostata, sowie maligne Melanome.

Metastatische Veränderungen

Konjunktiva: Ein direktes Übergreifen kann beim malignen Melanom der Iris oder des Ziliarkörpers auftreten. Subkonjunktivale Blutungen treten bei neoplasmabedingten Blutveränderungen auf (z.B. Leberinsuffizienz, disseminierte intravaskuläre Koagulopathie).

Sklera: Die Gelbverfärbung läßt an einen Gallenwegverschluß denken als Folge eines neoplastisch bedingten Verschlusses im Gebiet der abführenden Gallenwege, oder an ein Pankreaskopfkarzinom.

Iris, Ziliarkörper und Chorioidea: Melanommetastasen in allen 3 Abschnitten sind häufig, ebenso die chorioidalen Metastasen eines primären malignen Mammatumors, wobei diese oft multipel, bilateral und asymptomatisch sind, solange sie nicht in der Makulagegend liegen. Bei den Chorioidalmetastasen handelt es sich wahrscheinlich um das häufigste Chorioideaneoplasma. Eine Uveitis kann sekundär dazu auftreten.

Glaskörper: Wenn die neoplastische Krankheit mit immunologischen Veränderungen einhergeht (z.B. Retikulosarkom, Sarkom, Karzinom, malignes Lymphom), kann eine Uveitis mit Glaskörperinfiltration vorliegen. Eine Glaskörperblutung kann direkt aus dem Chorioidea- oder Retinaneoplasma stammen oder sekundär als Folge der Neovaskularisation auftreten. Bei langsam wachsenden Tumoren findet sich in seltenen Fällen eine lokale Amyloidose mit Glaskörpersträngen.

Retina: Typisch für die Chorioidalmetastase ist die sekundäre Netzhautablösung. Seltener sind retinale Gefäßverschlüsse als Folge hämatologischer Anomalien bei malignen Erkrankungen im übrigen Körpergebiet (z.B. Pankreaskarzinom, Hypernephrom). Seltener ist eine Degeneration der Photorezeptoren.

Orbita: Eine direkte Orbitainfiltration durch das Adenokarzinom der Tränendrüsen oder durch das Karzinom der paranasalen Sinus und Nasopharynx bewirkt einen Exophthalmus und meist eine schmerzhafte Ophthalmoplegie (bezeichnet als Orbitaspitzensyndrom, unter Mitbeteiligung des II., III., IV. und VI. Gehirnnerven, wobei die Kompression des Optikus neben einem Zentralskotom auch ein Papillenödem und später eine Papillenatrophie verursachen kann.

Extraokuläre Muskeln: Während das Orbitaspitzensyndrom recht häufig ist, treten direkte Metastasen in den extraokulären Muskeln nur selten auf. Das Meningealkarzinom kann zu nukleären Lähmungen der extraokulären Muskeln führen oder zur Abduzensparese als Folge erhöhten Gehirndrucks.

Optikus: Eine direkte Infiltration oder Kompression der Optikushüllen als Folge einer Metastase oder eines Meningioms führt zum progredienten Sehverlust mit Optikusatrophie. Die karzinomatöse Optikusneuropathie in Verbindung mit einem Meningealkarzinom ist äußerst selten und kann mit einem Visusverlust durch Gefäßverschluß im Optikus verwechselt werden.

Chiasmaläsionen: Tumoren der Hypophysengegend (häufig beim chromophoben Adenom), oder seltener bei hypophysärer Metastasierung, verursachen die klassischen Symptome der bitemporalen Hemianopsie und der pituitären hypothalamischen Dysfunktion.

Tractus opticus, Gratiolet-Sehstrahlung und Sehrinde: Hier finden sich die charakteristischen hemianopischen Gesichtsfelddefekte (s. Kap. 17). Diese sind oft mit anderen Symptomen verbunden (z.B. Temporallappenepilepsie), je nach Lage des Neoplasmas.

Nichtmetastatische Veränderungen

Das Myastheniesyndrom (Eaton-Lambert) tritt bei Patienten mit Bronchialkarzinom auf und zeigt sich in erhöhter Ermüdbarkeit der Skelettmuskeln, relativ selten sind eine Ptosis und Ophthalmoplegie damit verbunden. Von diagnostischem Wert ist die Elektromyographie. Das Aktionspotential der motorischen Einheit ist beim ruhenden Muskel nach einem einzigen maximalen Stimulus reduziert. Es verstärkt sich 4 sec nach einer tetanischen Stimulation. Eine zerebelläre Degeneration kann beim Ovarialkarzinom auftreten. Typisch sind Ataxie, Dysarthrie und Nystagmus.

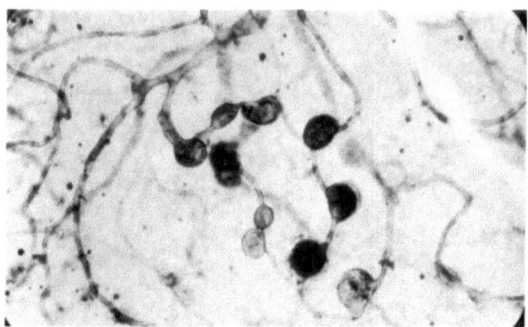

Abb. 18.23. Diabetische Retinopathie, Stadium I. Trypsinbehandeltes Retinapräparat mit Mikroaneurysmen der retinalen Kapillaren

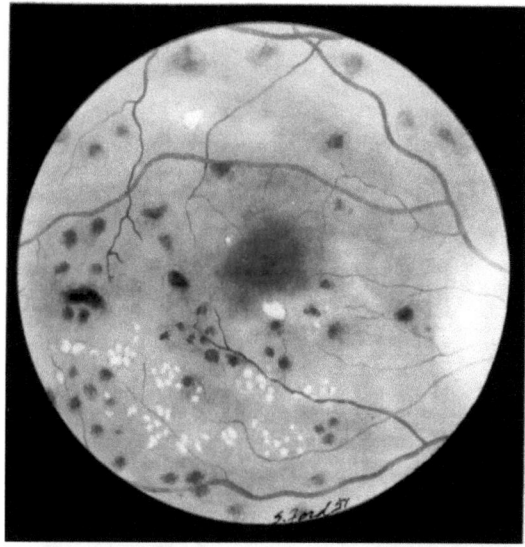

Abb. 18.25. Diabetische Retinopathie mit den vorherrschenden runden Blutungsherden und einzelnen harten gelben Exsudaten. (Mit freundlicher Genehmigung von F. Cordes)

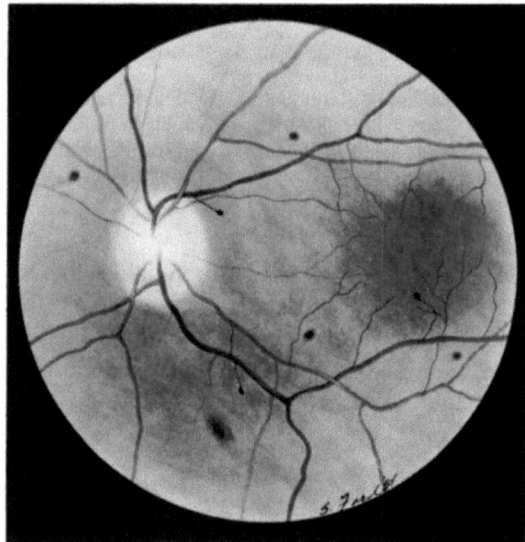

Abb. 18.24. Diabetische Retinopathie. Punktförmige Blutungen und kapilläre Aneurysmen. Auffallend ist die runde Form von fast allen Blutungsherden. (Mit freundlicher Genehmigung von F. Cordes)

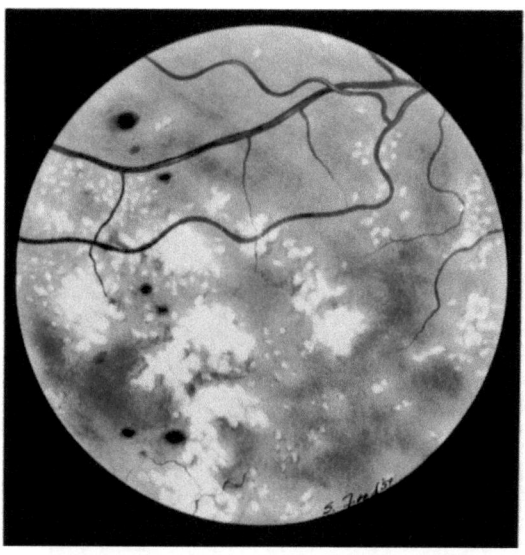

Abb. 18.26. Diabetische Retinopathie mit konfluierenden Exsudaten. (Mit freundlicher Genehmigung von F. Cordes)

Stoffwechselanomalien

Diabetes mellitus

Der Diabetes als häufigste endokrine Erkrankung kann in den Spätstadien zu degenerativen Blutgefäßveränderungen mit ausgedehnten Gewebsläsionen im Auge führen (Abb. 18.23–18.27).
Die okulären diabetischen Komplikationen sind nicht nur vom pathologisch veränderten Kohlenhydratstoffwechsel abhängig, sondern auch von einigen bis heute nicht genau definierbaren Faktoren. Es können dabei Augenstörungen auftreten, bevor Glykosurie, Hyperglykämie, Polyurie und Polydipsie manifest werden. Die okulären Komplikationen treten ungefähr 20 Jahre nach Beginn des Diabetes, oft trotz adäquater diabetischer Überwachung auf. Verbesserte Behandlungsmethoden (verbesserte Insuline, Antibiotika), welche die Lebenserwartung eines Diabetikers erhöhen, haben zu einer auffallenden Häufung von Retinopathien und anderen okulären Komplikationen geführt. Der Diabetes ist heute in der jüngeren Altersgruppe der ganzen Welt die häufigste Erblindungsursache. Die Prognose für die Sehschärfe des erwachsenen Diabetikers (Auftreten

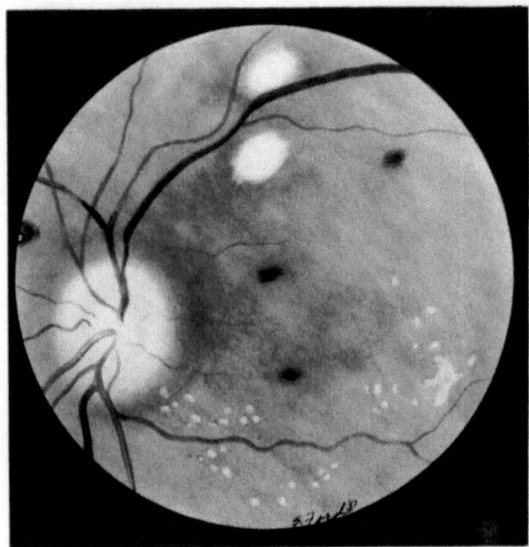

Abb. 18.27. Nichtproliferierende diabetische Retinopathie. Zusätzlich zu den Hämorrhagien und harten Exsudaten sind weiche, weiße, sog. Cotton-wool-Exsudate aufgetreten. (Mit freundlicher Genehmigung von F. Cordes)

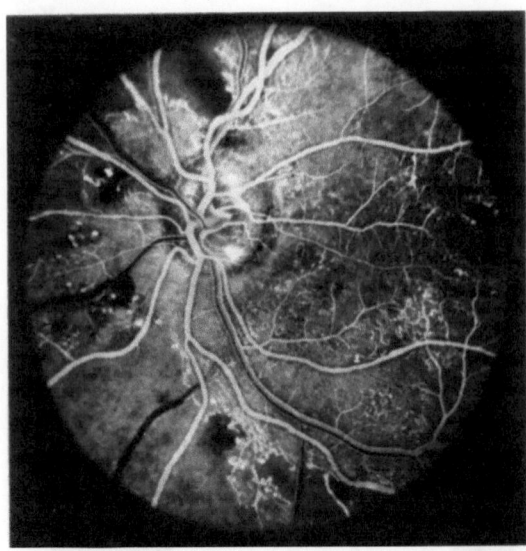

Abb. 18.29. Diabetische Retinopathie. Das Fluoreszenzangiogramm zeigt ausgedehnte Gebiete von Kapillarverschlüssen, erweiterte Kapillaren mit Mikroaneurysmen sowie Gefäßneubildung im Optikusgebiet

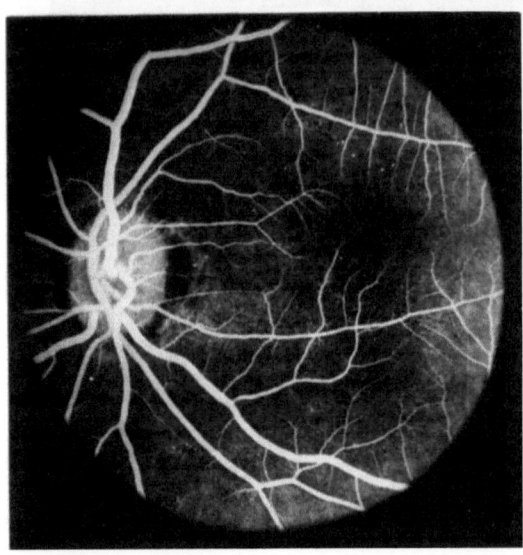

Abb. 18.28. Diabetische Retinopathie. Das Fluoreszenzangiogramm zeigt ein Frühstadium mit Mikroaneurysmen in der Makulagegend

im Erwachsenenalter) ist bedeutend besser als die für den jugendlichen.

An die Möglichkeit eines Diabetes mellitus sollte bei allen Patienten mit ungeklärter Retinopathie, Katarakt, Lähmung eines oder mehrerer extraokulärer Muskeln, Optikusneuropathie oder plötzlich auftretender Refraktionsschwankung des Auges gedacht werden. Das Fehlen einer Glykosurie oder ein normaler Nüchternblutzuckerwert schließt die Diagno-

se eines Diabetes nicht aus. Postbrandiale Blutzukkermessungen und Glucosetoleranztests können für die genaue Beurteilung notwendig sein. In seltenen Fällen können die diabetischen okulären Veränderungen manifest werden, bevor sich eine gestörte Glucosetoleranz klinisch nachweisen läßt.

Retinopathie

Die diabetische Retinopathie (Abb. 18.28 u. 18.29) ist eine häufige Erblindungsursache. In der westlichen Hemisphäre sind ungefähr ¼ aller Fälle darauf zurückzuführen.

Metabolische und hämatologische Faktoren sind wichtig für die Entwicklung der diabetischen Retinopathie. Atherome können mit ihr verbunden sein; erhöhte Triglyzeride und Insulinkonzentrationen werden bei Patienten mit Atherosklerose gefunden. Wichtig sind außerdem Strömungsfaktoren, einschließlich erhöhter Blutviskosität und abnormaler Leukozyten- und Thrombozytenfunktionen. Das glucosurierte Hämoglobin Hb A_{1c}, das die Affinität des Blutes für Sauerstoff erhöht, beträgt bei einem Diabetiker bis zu 12% des Totalhämoglobins, während beim Gesunden ein Normalspiegel von 3% gefunden wird. Die Hb A_{1c}-Konzentration ist eng mit der Blutlipidkonzentration verbunden und gibt deshalb wertvolle Hinweise für die Wirksamkeit der Behandlung.

Mit der HLA-Antigentypisierung können Diabetiker eruiert werden, die eine Tendenz zu schwerer diabetischer Retinopathie aufweisen. HLA-Al und

HLA-B8 finden sich beim juvenilen Diabetes mit Mikroangiopathie. Wenn HLA-B8 allein auftritt, so ist es mit schwerer diabetischer Retinopathie verbunden.

Das Vorhandensein und der Schweregrad einer Retinopathie ist mehr vom Zeitfaktor als von der Intensität der Stoffwechselstörung abhängig. Die exakte Blutzuckerkontrolle ist vor allem im Anfangsstadium des Diabetes wichtig.

Beim juvenilen Diabetes entwickelt sich in 60–75% aller Fälle innerhalb von 20 Jahren eine schwere Form der Retinopathie, auch bei guter Blutzuckereinstellung. Die Retinopathie beginnt oft schon im Stadium IV und geht ins Stadium V über. Im Gegensatz dazu beginnt die Retinopathie der älteren Person meist beim Stadium I und geht selten über das Stadium III hinaus. Häufig führt dort das Makulaödem in den Spätstadien zu einer reduzierten zentralen Sehschärfe.

Zu Details und Behandlungsmöglichkeiten der diabetischen Retinopathie s. Kap. 13.

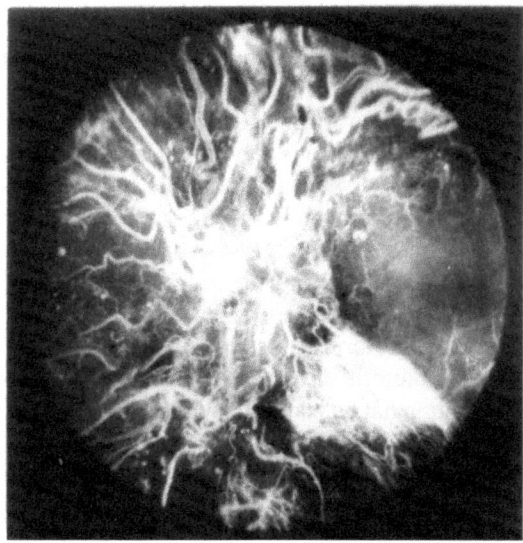

Abb. 18.30. Proliferierende diabetische Retinopathie. Das Fluoreszenzangiogramm zeigt ausgedehntes Einwachsen von Gefäßen in den Glaskörper mit Fluoresceinaustritt

Veränderungen an der Linse

Echte diabetische Katarakt (selten): Eine beidseitige Katarakt tritt gelegentlich beim plötzlich beginnenden schweren juvenilen Diabetes auf. Die Linse kann innerhalb weniger Wochen vollständig getrübt werden. Der Prozeß beginnt mit schneeweißen Flekken in der Linsenrinde mit hinteren und vorderen subkapsulären Trübungen, die auf die Linsenrinde übergreifen, konfluieren und schließlich zur Trübung der gesamten Linsenmasse führen können.

Senile Katarakt beim Diabetes (häufig): Die typische senile nukleäre Sklerose, eine hintere subkapsuläre Trübung sowie kortikale Linsentrübungen treten beim Diabetiker früher und häufiger auf als beim gesunden Menschen.

Plötzliche Refraktionsschwankungen der Linse: Besonders dann, wenn ein Diabetes nicht gut eingestellt ist, können Veränderungen der Blutzuckerkonzentration zu Schwankungen der Zuckeralkohole in der Linse führen, welche die Brechkraft der Linse um 3–4 dpt verändern können. Daraus entsteht bei hoher Blutzuckerkonzentration eine symptomatische Myopie mit schlechter Sehschärfe für die Ferne, und bei plötzlichem Absinken (Neueinstellung) eine symptomatische Hypermetropie. Solche Refraktionsschwankungen treten nicht auf, wenn der Diabetes gut eingestellt ist.

Irisveränderungen

Glykogeneinlagerung ins Pigmentepithel der Iris, in Mm. sphincter und dilator pupillae kann zu einer

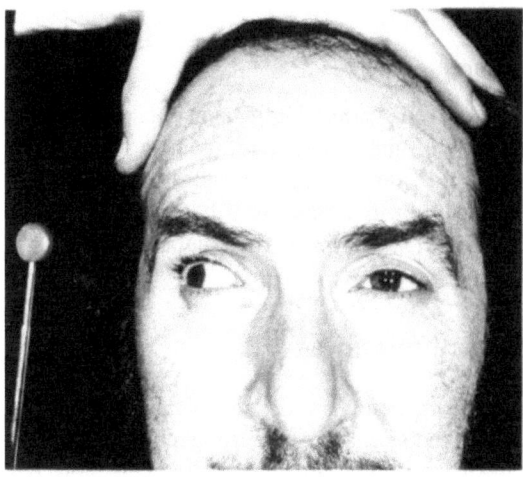

Abb. 18.31. Okulomotoriuslähmung bei Diabetes mellitus. Plötzliche schmerzhafte Ophthalmoplegie, linksseitige Ptosis und Adduktionslähmung bei normaler Pupillenmotorik

Beeinträchtigung der Pupillenmotorik führen. Die Pupillenreflexe können aber auch wegen einer Läsion im autonomen Nervensystem verändert sein.

Die Rubeosis iridis kommt häufig beim schweren juvenilen Diabetes vor. Zahlreiche, enge, netzförmig miteinander verbundene Blutgefäße entwickeln sich auf der Vorderfläche der Iris. Es kann deswegen zu einem spontanen Hyphäma kommen. Die Bildung von peripheren vorderen Synechien wird durch die Vaskularisation im Kammerwinkel begünstigt, wodurch schließlich der Kammerwasserabfluß so stark behindert werden kann, daß ein Sekundärglaukom entsteht (Abb. 18.30).

Lähmung extraokulärer Muskeln (Abb.18.31)

Dieses häufige Ereignis beim Diabetes zeigt sich in einem plötzlichen Auftreten von Diplopie als Folge einer extraokulären Muskelparese, die durch Infarzierung des betreffenden Nervs verursacht wird. Ist der Okulomotorius beteiligt, kann die Schmerzhaftigkeit das Kardinalsymptom sein. Differentialdiagnostisch kommt ein Aneurysma der A. communicans posterior in Frage. Während in diesem Fall die Pupille meist mitbetroffen ist, tritt bei der diabetischen Okulomotoriusparese meist keine Lähmung der Pupillenmotorik auf. Die diabetische Okulomotoriuslähmung hat eine auffallend gute Tendenz zur Spontanremission innerhalb von 6–8 Monaten, und nur selten dauert sie bis zu 1 Jahr. Das gleiche gilt für die Lähmung des IV. und VI. Hirnnervs.

Iridozyklitis

Dieses beim juvenilen Diabetiker nicht selten beobachtete Ereignis spricht gut auf die übliche Behandlung mit lokal angewandten Corticosteroiden und Mydriatika an.

Optikusneuropathie

Plötzlicher Visusverlust kann beim Diabetiker auftreten. Er ist i. allg. auf eine Infarzierung in der Papillengegend oder im Optikus selbst zurückzuführen. Die Optikusneuropathie tritt sowohl beim jugendlichen wie auch beim Altersdiabetes auf.

Gicht (Arthritis urica)

Die entzündlichen Veränderungen im Auge wie in den Gelenken sind auf Ablagerungen von Natriumurat zurückzuführen. Prädilektionsstellen sind die Konjunktiva und die Episklera mit lokalisierter Schwellung und schmerzhaftem rotem Auge. Weniger häufig ist die Sklera befallen und gleichzeitig kann eine Uveitis anterior vorliegen, die gut auf Corticosteroide und Mydriatika anspricht.

Endokrine Erkrankungen

Funktionsstörungen endokriner Drüsen sind für zahlreiche Augenveränderungen von Bedeutung. Am wichtigsten ist die Erkrankung der Schilddrüse, aber auch Anomalien der Nebenschilddrüsen und der Hypophyse können zu Augenkomplikationen führen.

Schilddrüsenerkrankungen

Endokrine Ophthalmopathie (Basedow-Krankheit)

Der Ausdruck „Basedow-Krankheit" wird i. allg. für Patienten verwendet, die an einer Hyperthyreose mit Exophthalmus als wahrscheinlicher Folge einer Autoimmunerkrankung leiden. Liegt keine Hyperthyreose vor, so bevorzugt man die Bezeichnung „endokrine Ophthalmopathie", wobei die Hyperthyreose fehlen, der Erkrankung vorausgehen oder sogar folgen kann. Der Verlauf ist ungleichmäßig und die 3 klinischen Hauptsymptome (Hyperthyreose, Ophthalmopathie, prätibiales Myxödem) sind in Auftreten und Intensität unterschiedlich. Sie können sich spontan bessern oder sogar völlig verschwinden.

Ätiologie

Die Ätiologie ist noch nicht bekannt. Wahrscheinlich wird von den Lymphozyten des Basedow-Kranken ein IgG-Immunglobulin (LATS: long acting thyroid stimulator) produziert, das zu den klinischen Erscheinungen führen kann und praktisch nur beim Basedow-Kranken in Erscheinung tritt. Der Hauptanteil der Antikörper findet sich dabei im Gewebe und nicht im Serum.

Klinische Zeichen

Als Frühzeichen findet sich die einseitige oder beidseitige, vorwiegend auf das Oberlid beschränkte Retraktion (Dalrymple-Zeichen), mit starrem Blick durch seltenen Lidschlag (Stellwag-Zeichen), sowie Konvergenzschwäche (Möbius-Zeichen) als Ausdruck einer wahrscheinlich verstärkten Sympathikusaktivität infolge Überproduktion von Schilddrüsenhormon. Allerdings ist die Pathogenese der Oberlidretraktion nicht eindeutig geklärt. Es kann sich um den Ausdruck der erwähnten Sympathikusüberfunktion mit Stimulation des sympathisch innervierten Müller-Muskels handeln. Dafür spricht die Rückbildung der Lidretraktion nach Guanethidintherapie (Sympathikusblocker). Andererseits fehlt die Mydriase der Pupille, weshalb von verschiedenen Autoren auch an einen Spasmus des M. levator palpebrae gedacht wird.

Im weiteren Verlauf der Krankheit, der durch Bindegewebsinfiltration gekennzeichnet ist, zeigen sich Lidödem, Chemosis und später ein Exophthalmus, hervorgerufen durch Ödem und Infiltration im Orbitalgewebe (Abb.18.32).

Der Schweregrad des Exophthalmus, am Hertel- oder Krahn-Exophthalmometer gemessen, kann zwischen 20 und 28 mm und mehr variieren. Er kann

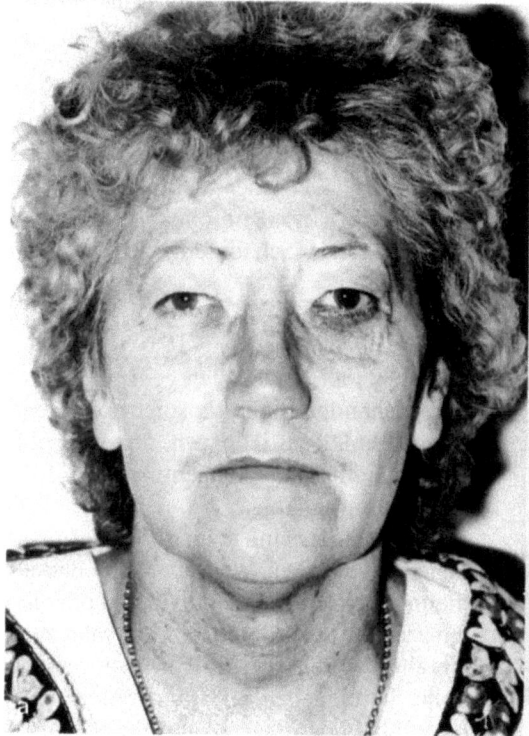
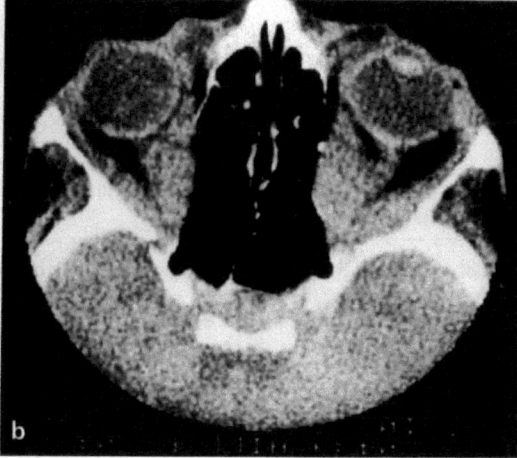

Abb. 18.32a, b. Endokrine Ophthalmopathie. **a** Exophthalmus, Verlust des Sehvermögens, Ophthalmoplegie bei einer älteren weiblichen Patientin mit anamnestischer Thyreoideaerkrankung, **b** im CT-Scan, Verdickung der extra- okulären Muskeln besonders im Gebiet der Orbitaspitze, mit Ausbuchtung der medialen Orbitawand infolge erhöhten intraorbitären Drucks

asymmetrisch oder sogar einseitig auftreten. Klinisch prüft man gleichzeitig die Reduktibilität der Bulbi in die Augenhöhle. Sie können wegen der ödematösen und infiltrativen Durchtränkung der extraokulären Muskeln weniger leicht in die Orbita eingepreßt werden. Mit der CT-Scan-Aufnahme (Abb. 18.32) kann die Muskelverdickung direkt sichtbar gemacht und von einem neoplastischen Orbitalspitzenprozeß differenziert werden.

Die Infiltration extraokulärer Muskeln kann sich auch in einer Verringerung der Bulbusmotilität mit Doppeltsehen bemerkbar machen. Besonders eindrucksvoll ist diese Einschränkung der Bulbusmotilität beim Blick nach oben und wegen der oft starken Infiltration des M. rectus inferior, auch beim Blick nach temporal unten. Liegt gleichzeitig noch eine Infiltration in den Scheiden des M. obliquus inferior vor, so kann man beim Blick nach oben eine temporäre Erhöhung des intraokulären Drucks feststellen (Brailey-Merkmal).

In fortgeschrittenen Stadien kann ein so starker Exophthalmus mit Chemosis vorliegen, daß die Lider nicht mehr richtig geschlossen werden können, und dadurch die Hornhaut austrocknet mit oft dauernder Beeinträchtigung des Sehvermögens.

Erst im Spätstadium treten Schädigungen des Sehnervs auf, entweder durch das zirkulatorisch bedingte Papillenödem oder durch eine Optikusneuropathie als Folge des Anschwellens von Optikusfasern und der Optikusscheiden in ihrem orbitären Abschnitt.

Klassifikation

Die American Thyroid Association hat die okulären Zeichen entsprechend ihrem Schweregrad eingeteilt, wie Tabelle 18.2 zeigt[9].

Anläßlich der medizinisch-chemischen Untersuchung werden die in Tabelle 18.3 angeführten Schilddrüsenfunktionstests empfohlen.

Pathogenese der Augenmitbeteiligung

Die ödematöse und zelluläre Infiltration des Orbitagewebes läßt sich auf die Ablagerung von stark hygroskopischen Mukopolysachariden zurückführen. Dabei enthält das Bindegewebe der Orbita zusätz-

---

[9] In jeder Klasse wird der Schweregrad noch zusätzlich unterteilt in a = geringfügig, b = mäßig, c = ernsthaft

Tabelle 18.2. Abgekürzte Klassifikation der Augensymptome bei endokriner Ophthalmopathie. (Klein et al. 1973)

Klasse	Klinische Zeichen
0	Hyperthyreose ohne Augensymptome
I	Nur objektive Zeichen, wie Oberlidretraktion, seltener Lidschlag etc. aber ohne subjektive Symptome
II	Frühmanifestationen, wie Konjunktival- und Lidödem
III	Exophthalmus
IV	Zusätzliche Mitbeteiligung der extraokulären Muskeln
V	Mitbeteiligung der Hornhaut
VI	Sehausfälle bis Sehverlust durch Erkrankung des Sehnerven oder durch schwere Hornhautkomplikationen

In jeder Klasse wird der Schweregrad noch zusätzlich unterteilt in a = geringfügig, b = mäßig, c = ernsthaft

Tabelle 18.3. Schilddrüsenfunktionstests

	Hypothyreot	Hyperthyreot	Bemerkungen
Plasma T_4	+	−	
T_3-Aufnahme	−	+	Thyropak Technik, andere Tests variieren
Freies Thyroxin (Index)	+	−	
Plasma-TSH-Konzentration	−	+	Beim pituitären Hypothyreoidismus ist TSH reduziert
Reaktion auf TRH-Injektion	Fehlend	Überschießend	Fehlen beim pituitären Hypothyreoidismus
Autoantikörper	Können vorhanden sein	Können vorhanden sein (Hashimoto)	

lich zahlreiche Fibroblasten, Lymphozyten und Plasmazellen.

Wie schon erwähnt, ist die Pathogenese nicht geklärt, obwohl man annimmt, daß eine immunbiologische Störung zellulärer und humoraler Elemente vorliegt. Einzelne Autoren nehmen an, daß der LATS, ein IgG-Immunglobulin, das von den Lymphozyten der Basedow-Erkrankten produziert wird, dafür verantwortlich ist. Diese Substanz wird aber nicht bei allen Patienten mit Augensymptomen gefunden. Hingegen weist der mit LATS-Protektor bezeichnete Faktor einen engen Zusammenhang zwischen Hyperthyreose und humanspezifischer Thyreoideastimulation auf. Bei einer Anzahl von Patienten werden Autoimmunantikörper auf Thyreoidea

gefunden, was weiterhin für eine immunologische Theorie dieser Erkrankung spricht.

Therapie

Da weder Ätiologie noch Pathogenese bekannt sind, besteht das Ziel jeder therapeutischen Maßnahme darin, ernsthafte Komplikationen und vor allem eine dauernde Schädigung des Sehvermögens zu verhindern.

Konservative Behandlung

Lokal: Bei leichten Fällen genügt eine symptomatische Behandlung mit künstlicher Tränenflüssigkeit, Tragen dunkler Brillen, evtl. durch Applikation von Guanethidin (Ismelinaugentropfen 5–10%) zur temporären Lidsenkung.

Allgemein: Liegt eine Hyperthyreose vor, so sollte sie behandelt werden. Weil aber eine endokrine Ophthalmopathie auch im euthyreoten oder hypothyreoten Zustand anzutreffen ist, kann man bei drohender Gefahr für Sehnerv oder Hornhaut versuchen, durch hohe Steroidgaben (100 mg Prednisolon/Tag) den Exophthalmus unter Kontrolle zu halten, obwohl der Wirkungsmechanismus nicht genau bekannt ist. Die Therapie sollte für mehrere Wochen beibehalten und nur allmählich wieder abgesetzt werden. Die Anwendung immunsuppressiver Substanzen bei dieser postulierten Autoimmunerkrankung ist selten erfolgreich, kann aber versucht werden, um die Corticosteroiddosen zu reduzieren. Die Erfolge mit lokaler Steroidapplikation, parabulbär oder retrobulbär, sind nicht eindeutig.

Chirurgische Behandlung

Kosmetisch erfolgversprechend ist die querverlaufende Tarsotomie (Abtrennung des sympathisch innervierten Müller-Muskels vom Tarsus; „Henderson-Operation"). Diese kann kombiniert werden mit einer lateralen Tarsorrhaphie und einer Rücklagerung eines oder beider Mm. recti inferiores, falls eine Einschränkung der Bulbusmotilität nach oben vorliegt. Gleichzeitig kann durch Entfernung von orbitalem Fettgewebe eine Druckentlastung in der Orbita erreicht werden.

In schweren Fällen, die trotz intensiver internistischer Behandlung zu dauerndem Verlust des Sehvermögens führen würden, sollte eine orbitale Dekompression in Form der Krönlein-Operation oder neuerdings der Gouras-Operation durchgeführt werden. Bei dieser werden die knöchernen unteren und medialen Orbitaanteile zwecks Druckentlastung entfernt. Falls eine stark störende Diplopie bestehen bleibt, ist eine chirurgische Maßnahme an den extraokulären Muskeln oft erfolgreich.

Hypothyreose (Myxödem)

Signifikante okuläre Zeichen beim Myxödem sind
selten. In der Regel findet sich ein Ödem der Lider
und des perorbitalen Gewebes. Feine oberflächliche
Hornhauttrübungen und kleine, schuppige, weiße
Trübungen in der Linsenrinde, die die Sehschärfe
nicht wesentlich beeinflussen, können vorkommen.
Eine Optikusneuritis mit Übergang in Optikusatrophie und schwerer Sehfunktionsschädigung kann
ausnahmsweise auftreten.

Nebenschilddrüsenerkrankungen

Hypoparathyreoidismus

In seltenen Fällen werden anläßlich einer Thyreoidektomie oder Strumektomie unbeabsichtigt gleichzeitig die Nebenschilddrüsen entfernt, was zu einem
akuten Hypoparathyreoidismus führen kann. Beim
jungen Patienten mit Katarakt muß an die Möglichkeit eines seltenen spontanen Hypoparathyreoidismus gedacht werden. Das Serumkalzium ist niedrig
und das Serumphosphat erhöht, während die alkalische Phosphatase normal ist. Im Harn findet sich
keine erhöhte Kalziumausscheidung (Sulkowitch-
Test negativ). Weitere diagnostische Merkmale sind
Tetanie, in Form von Karpopedalspasmen, Stridor
und Atemnot, Muskel- und Bauchkrämpfen, sowie
Persönlichkeitsveränderungen und intellektuelle
Abstumpfung. Okulär finden sich Blepharospasmus, Lidflattern und in der Linsenrinde kleine, feine, punktförmige Trübungen. Eine Operationsindikation ist nur bei wesentlicher Sehbeeinträchtigung
gegeben. Die Behandlung des akuten tetanischen
Anfalls besteht in der Injektion von Kalziumchlorid-
lösung, sowie kalziumreicher, phosphatarmer Diät.
Später sollten Kalziumsalze peroral (Kalziumgluco-
nat, Kalziumlactat, Kalziumchlorid oder Kalzium-
karbonat) eingenommen werden. Zusätzlich wird
Dihydrotachysterin (AT 10) oder Cholecalciferol
(Vitamin D_3) verordnet. Eine weitere Progredienz
der Linsentrübungen kann damit meist verhindert
werden, sie bilden sich aber nicht zurück.

Hyperparathyreoidismus

Beim Hyperparathyreoidismus kann die Verkalkung
in der Bowman-Membran und in der Konjunktiva
(bandförmige Keratopathie) ein Frühsymptom darstellen.

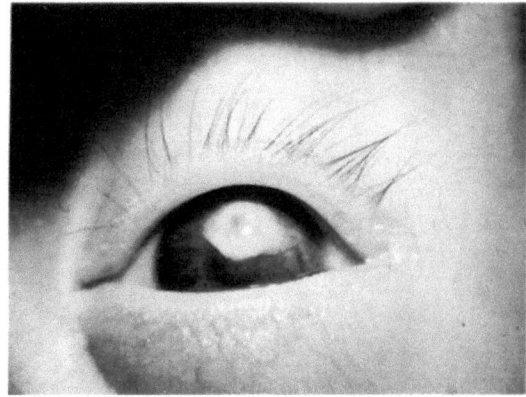

Abb. 18.33. Keratomalazie als Folge einer Xerophthalmie bei
einem 5 Monate alten Kind

Vitamine und Augenerkrankungen

Bei den Vitaminen handelt es sich um organische
Komplexe, die für das normale Wachstum und die
Erhaltung des Lebens unerläßlich sind. Fettlöslich
sind die Vitamine A, D und K, während die Vitamine B und E wasserlöslich sind. Eine übermäßige
Aufnahme kann zu Systemerkrankungen und Manifestationen im Augenbereich führen.

Vitamin A (A-Avitaminose)

Vitamin A findet sich ganz besonders im Lebertran,
seine Vorstufe (Karotin) in Vollmilch, Pflanzen und
Gemüsen. Der tägliche Normalbedarf beträgt
5000–7000 I.E. Der physiologische Blutspiegel variiert zwischen 50 und 70 I.E.
Die Zeichen einer Vitamin-A-Hypovitaminose treten nicht auf, bevor der Blutspiegel unter 50 I.E./l
abgefallen ist. Vitamin A ist für die normale Funktion und den Aufbau aller Epithelzellen sowie für die
Synthese des Sehpurpurs in den Stäbchen der Retina unerläßlich. Die Epithelläsionen am Auge werden mit Xerophthalmie bezeichnet (Abb. 18.33). Hy-
povitaminotische Veränderungen sind auf Ernäh-
rungsfaktoren zurückzuführen und finden sich vorwiegend in Entwicklungsländern (saisonal, oder bei
Schwangerschaft). In Ländern mit hoher Zivilisation
handelt es sich meist um ein Malabsorptionssyn-
drom (z.B. nach massiver Dünndarmresektion).

Pathologie

Das Konjunktival- und Hornhautepithel ist ausge-
trocknet und verdickt. Unter dem Lichtmikroskop
kann man keratinisiertes Epithel beobachten, das
das normale, säulenförmige Epithel ersetzt hat.

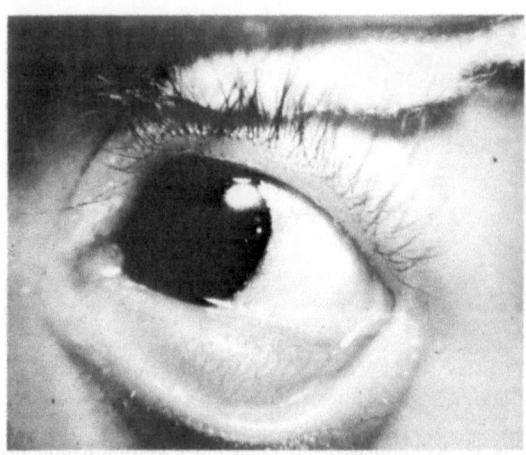

Abb. 18.34. Xerophthalmie. Ein Bitot-Flecken kann als weißes, schaumiges Bindehautdreieck am Limbus corneae erkannt werden

In der Kornea findet zusätzlich eine Degeneration der Bowman-Membran statt. Das darunterliegende Stroma ist ödematos und wird durch entzündliche Zellen infiltriert. Zusätzlich kann man in der Hornhaut kleine Nekroseherde finden, die sich ausdehnen und zu einem Hypopyon oder sogar zur Perforation führen können.

Klinische Befunde

Das durch Verhornung veränderte Hornhaut- und Bindehautepithel kann zu trockenen, chronisch entzündeten Augen führen, bei schweren Fällen zu Sehstörung. Bei näherer Betrachtung finden sich weiße, wie von Schaum bedeckte, dreieckige Herde auf der Konjunktiva in beiden Lidwinkeln, die Bitot-Flecken (Abb. 18.34).
Eine Xerose des Hornhautepithels tritt in 2 Formen auf: a) **Präxerose.** Das Hornhautepithel verliert seinen Glanz, und die Hornhautsensibilität ist herabgesetzt. b) **Echte Xerose.** Die Konjunktivalxerose greift auf das Hornhautepithel über. Bei der mikroskopischen Untersuchung von Konjunktivalabstrichen des Bitot-Fleckens findet man große, keratinisierte Epithelzellen mit schlecht anfärbbarem, undeutlichem Zytoplasma und fragmentierten Zellkernen. Das normalerweise säulenförmig angeordnete Epithel ist keratinisiert und schuppenförmig. Xerosebazillen (nichtpathogene, diphtheroide, grampositive Stäbchen) kommen in großer Zahl vor, sind aber nicht die eigentlichen Verursacher der Xerose.

Komplikationen und Narbenbildung

Nur in schweren Fällen kann eine Perforation der Hornhaut und ein Verlust des Auges auftreten. Beidseitige Narbenbildung ist aber häufig.

Bei der **Nachtblindheit** handelt es sich um ein Frühsymptom, das selten stark ausgeprägt ist. Der Fundus zeigt keine ophthalmoskopische Veränderung, insbesondere keine Pigmentmigration. Selten werden gelbe Flecken in den peripheren Netzhautabschnitten gefunden. Eine sichere Verbindung zwischen A-Hypovitaminose und Pigmentdegeneration der Retina ist nicht bekannt.

Behandlung

Sowohl die Nachtblindheit wie die Xerophthalmie können durch adäquate Dosen von Vitamin A (20000 I. E./Tag) geheilt werden. Gleichzeitig muß u. U. eine lokale, antibiotische Behandlung erfolgen.

A-Hypervitaminose

Die Vitamin-A-Intoxikation kann zu gutartiger, intrakranieller Hypertension führen. Bei diesen Patienten findet man ein beidseitiges Papillenödem, das sich nach Absetzen der Vitamin-A-Behandlung oft erst nach Monaten zurückbildet.

D-Hypervitaminose

Kalziumeinlagerungen im Hornhautepithel und in der Bowman-Membran (in Form einer bandförmigen Keratopathie), sowie in der Konjunktiva sind die häufigsten Augenveränderungen. Seltener kommen Strabismus, Epikanthus, Osteosklerose der Orbitaknochen, Nystagmus, Papillenödem, verlangsamte Pupillenreaktion, Iritis und Katarakt vor. Diese Veränderungen werden heute nur noch selten gefunden, weil der Vitamin-D-Gehalt der Milch und anderer Nahrungsmittel regelmäßig behördlich überprüft wird.

Vitamin B

Der Vitamin-B-Komplex wird in 8 Untergruppen eingeteilt. In diesem Kapitel werden einzig Vitamin B_1 und B_2 besprochen, während die perniziöse Anämie (Mangel an Vitamin B_{12}) bereits bei den Fundusveränderungen der perniziösen Anämie erwähnt wurde (s. Kap. 18: Hämatologische Veränderungen). *Vitamin B_1* (Thiamin) findet sich beim Tier und in den Vegetabilien. Der tägliche Bedarf beträgt 1 mg, der normale Plasmagehalt bewegt sich um 21 µg/l. Die *B_1-Hypovitaminose* führt zu *Beriberi*. Leichte Fälle äußern sich in Parästhesien, Muskelkrämpfen und Reflexstörungen, während bei schweren Symptomen eine Herzinsuffizienz, pleurale, subkutane oder peritonäale Ödeme und periphere neuritische Veränderungen im Vordergrund stehen.

70% der befallenen Patienten weisen Augenveränderungen auf. Die epithelialen Veränderungen der Konjunktiva und Kornea erzeugen trockene Augen und Sehstörungen. Zusätzlich kann ein Zentralskotom als Folge einer Optikusatrophie, sowie eine Parese extraokulärer Muskeln auftreten.

Behandlung: Entsprechende Diät (Frischleber, Vollkornbrot, Eier und getrocknete Hefe). Parenteral kann Thiaminhydrochlorid 20–50 mg/Tag für 2 Wochen lang verordnet werden, später evtl. 20 mg/Tag peroral. Das *Wernicke-Syndrom* (Ophthalmoplegie, Ptosis und Nystagmus) ist oft auf eine Thiamin-B_1-Hypovitaminose zurückzuführen. Chronischer Alkoholismus und die damit oft verbundene inadäquate Ernährung sind für die Entstehung ebenfalls von Bedeutung.

Die *B_2-Hypovitaminose (Ariboflavinose).* Die ätiologischen Faktoren sind denen beim Thiaminmangel ähnlich, jedoch ist hier die ungenügende Aufnahme von Milch von Bedeutung. Als Frühsymptome gelten orale Blässe, Fissuren an den Mundwinkeln und eine allgemeine Adynamie. Riboflavin dient als Koenzym bei der Übertragung von Wasserstoffionen. Der Tagesbedarf für den Erwachsenen beträgt 1,5–1,7 mg, während der Schwangerschaft und Stillzeit 1,8–2 mg.

Die Ariboflavinose kommt häufig beim Alkoholiker vor und ist charakterisiert durch Dermatitis, Diarrhö und Demenz. Als Augenveränderungen findet man Rosazeakeratitis, limbale Vaskularisation und seborrhoische Blepharitis mit Begleitkonjunktivitis, sowie seltener Optikusatrophie. Diese Komplikationen sprechen schlecht auf eine Riboflavintherapie an. Günstig wirkt getrocknete Hefe (Bierhefe) 3mal/ Tag 25–30 g.

Vitamin-C-Hypovitaminose (Skorbut)

Vitamin C (Ascorbinsäure) findet sich in frischen Zitrusfrüchten und grünen Gemüsen. Der tägliche Bedarf liegt zwischen 50–100 mg, der normale Plasmaspiegel beträgt 6, 32 mg/l.

Beim Skorbut können Hämorrhagien in verschiedenen Körperregionen auftreten, z.B. an Haut, Schleimhäuten, Körperhöhlen, wie Orbita, und subperiostal in den Gelenken. Spontane Blutungen in Lider, Subkonjunktiva, Vorderkammer, Glaskörper und Retina sind bekannt.

Therapie: Entsprechende Diät, vorwiegend durch Verordnung von Zitrusfrüchten, zusätzlich evtl. Injektion von Natriumaskorbat 100–500 mg i.v., solange der Mangelzustand anhält.

Granulomatöse Erkrankungen

Zahlreiche der sog. granulomatösen infektiösen Erkrankungen, wie Tuberkulose, Sarkoidose, Brucellose, Lepra und Toxoplasmose, sind charakterisiert durch einen chronischen Verlauf mit häufigen Rezidiven und Remissionen. Das Auge ist oft mitbeteiligt, vorwiegend durch eine Uveitis anterior.

Augenkomplikationen bei Systemerkrankungen

Tuberkulose

Die okuläre Tuberkulose tritt als Folge einer endogenen Streuung aus einem spezifischen tuberkulösen Herd auf. Das Auge wird bei der Lungentuberkulose in 1% der Fälle mitbetroffen.

Tuberkulose des Uvealtrakts

Iritis (Uveitis anterior): Zahlreiche Fälle von granulomatöser Uveitis werden einer Tuberkulose zugeschrieben, obwohl der ätiologische Nachweis selten erbracht werden kann. Manchmal ist nur das vordere Augensegment betroffen. Eine Lokalbehandlung mit pupillenerweiternden Mitteln und Steroiden ist indiziert. Die gleichzeitige Allgemeinbehandlung der Tuberkulose ist dort angezeigt, wo die Diagnose einer tuberkulösen Uveitis gesichert ist.

Miliare Tuberkulose: Bei dieser früher deletären Tuberkuloseform kann man oft zahlreiche kleine, gelbe Chorioretinalherde im hinteren Pol des Auges ophthalmoskopisch nachweisen.

Solitärtuberkel: Er tritt als graue, isolierte Masse, ungefähr einem Pupillendurchmesser entsprechend, im Augenhintergrund auf und führt i.allg. nur zu minimalen funktionellen Störungen, solange er nicht in der Makulagegend liegt. Ein solcher Tuberkel kann das erste Zeichen einer generalisierten Uveitis sein. Gelegentlich findet man solitäre Tuberkel auch in der Iris oder im Ziliarkörper. Sogar die orbitäre Periostitis kann auf eine Tuberkulose zurückgeführt werden.

Tuberkulose der Retina

Eine chorioidale Mitbeteiligung führt üblicherweise zu einer Begleitretinitis, sobald das Pigmentepithel durchbrochen ist. Man spricht in diesem Fall von einer tuberkulösen Chorioretinitis.

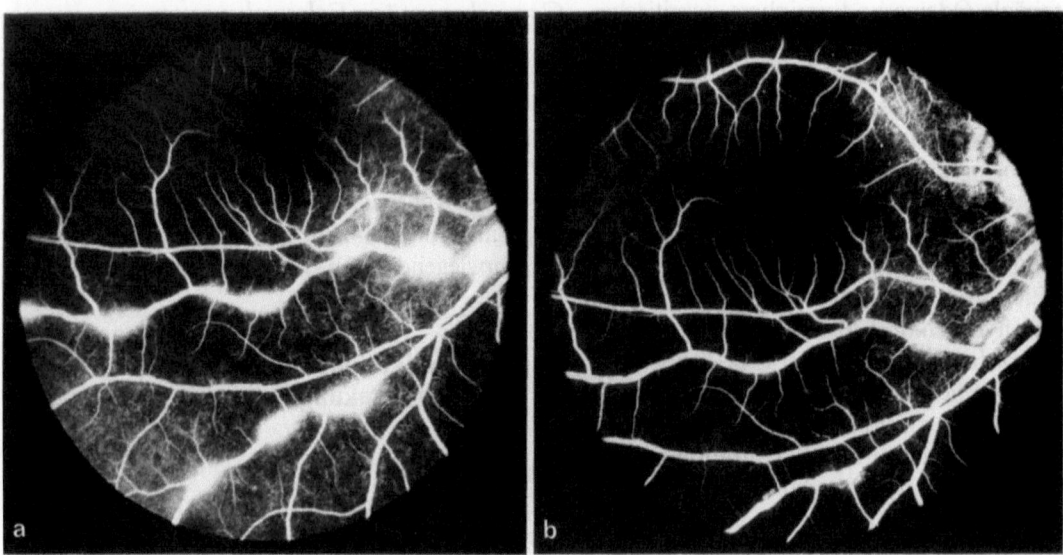

Abb. 18.35a, b. Sarkoidose. Fluoreszenzangiogramm mit typischer herdförmiger Periphlebitis, die gut auf Corticosteroide anspricht. **a** Vor Behandlung, **b** nach Behandlung

Sarkoidose (Abb. 18.35)

Es handelt sich hierbei um eine multilokuläre Systemerkrankung mit pulmonalen, okulären, kutanen oder retikuloendothelialen Manifestationen. Die Lungenveränderung zeigt sich meist als hiläre Lymphadenopathie, wobei besonders in den Endstadien eine pulmonäre Fibrose auftreten kann. Ein Erythema nodosum wird in einzelnen Fällen beobachtet, wie auch die Sarkoidinfiltration der Haut. Die Hepatosplenomegalie und Lymphadenopathie sind wichtige Zeichen einer generalisierten Erkrankung.

Klinische Befunde

Wenn die Erkrankung der Parotis mit einer Uveitis verbunden ist, so handelt es sich um das Heerfordt-Syndrom, während die Erkrankung der Tränen- und Speicheldrüsen als Mikulicz-Syndrom bezeichnet wird.

Eine granulomatöse Uveitis mit breiten, speckigen Hornhautpräzipitaten, hinteren Synechien und zellulären Elementen in der Vorderkammer ist die häufigste okuläre Manifestation. Sarkoidfollikel können auch in der Konjunktiva beobachtet werden. Neuere Befunde zeigen, daß eine granulomatöse Mitbeteiligung der Retina, Chorioidea und des Optikus häufiger ist, als man früher angenommen hat. Möglicherweise ist auch die chronische Entzündung der Pars plana mit der begleitenden Glaskörperinfiltration auf eine Sarkoidose zurückführen.

Die neurologischen Lokalisationen können zu Sehverlust wegen der Optikusmitbeteiligung und zu Läsionen der extraokulären Muskeln oder anderen Gehirnnervenlähmungen führen.

Pathogenese und Diagnose

Die immunologische Basis der Sarkoidose ist noch nicht vollständig geklärt. Wahrscheinlich liegt eine verminderte Abwehrkraft der zellulären Immunität vor mit Hyperaktivität der humoralen Immunität. Die Diagnose hängt vom klinischen Verdacht und der Bestätigung durch die Biopsie ab. Konjunktival- oder Leberbiopsie, sowie die Lymphknotenbiopsie aus der Haut können die Diagnose klären. Falls dies nicht möglich ist, sollte der Kveim-Test durchgeführt werden; bei diesem wird nach intradermaler Injektion von sarkoidem Material nach 6 Wochen eine Biopsie der gleichen Stelle ausgeführt, die eine granulomatöse Reaktion mit den typischen Riesenzellen aufweist. Der Tuberkulinhauttest ist meist negativ.

Behandlung

Die Uveitis wird durch lokale Anwendung von Corticosteroiden und pupillenerweiternden Mitteln unter Kontrolle gehalten. Falls sich neugebildete Gefäße in der Retina nachweisen lassen, sollte eine Lichtkoagulation wegen der Gefahr einer späteren Glaskörperblutung ausgeführt werden. Die Allgemeinerkrankung wird bei Progredienz durch Corticosteroide unter tuberkulostatischem Schutz peroral behandelt.

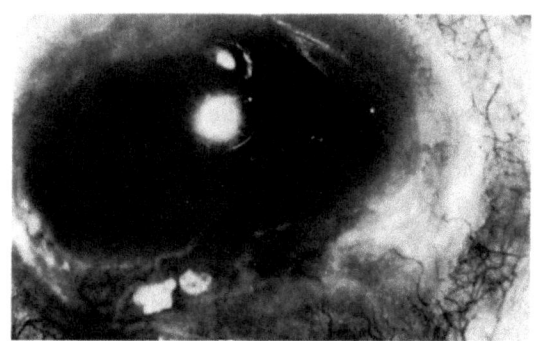

Abb. 18.36. Lepröse Keratitis, linkes Auge. (Mit freundlicher Genehmigung von W. Richards)

Eales-Krankheit

Diese Krankheit ist früher vorwiegend bei jungen Männern in schlechtem Allgemeinzustand beschrieben worden, die rezidivierende Glaskörperblutungen aus Herden mit retinaler Gefäßbildung aufwiesen. Solche Symptome können aber auch bei der Sarkoidose, disseminiertem Lupus erythematodes, Sichelzellkrankheit und Diabetes vorkommen. Deshalb sollten diese Krankheiten durch eingehende klinische Untersuchungen ausgeschlossen werden. Auch bei der Eales-Krankheit kann eine Lichtkoagulation neugebildeter Gefäße die Gefahr erneuter Glaskörperblutungen verringern.

Lepra

Es handelt sich um eine chronische granulomatöse Entzündung, hervorgerufen durch das Mycobacterium leprae. Über 5 Mill. Menschen auf der ganzen Welt leiden an Lepra. Die Krankheit ist in einzelnen tropischen Ländern endemisch.
Im allgemeinen werden 3 Lepraformen unterschieden: die lepromatöse, die tuberkuloide und die dimorphe Form. Eine okuläre Beteiligung tritt bei der lepromatösen Form infolge einer direkten Gewebsinfiltration durch das Mycobacterium leprae auf.
Frühklinische Befunde sind ein Verlust der temporalen Abschnitte der Augenbrauen und Wimpern (Madarose), sowie eine Konjunktivalhyperämie und eine oberflächliche Keratitis (Abb. 18.36). Erst später tritt eine interstitielle Keratitis mit Hornhautvaskularisation auf.
Die Hornhautnarben führen zu Visusherabsetzung. Zusätzlich kann eine granulomatöse Uveitis mit Irislepromen (Irisperlen) vorkommen. Später findet sich eine Hypertrophie der Augenbrauen mit Lidverformung und sekundärer Trichiasis. Eine Fazialisparese mit Keratitis e lagophthalmo ist selten.
Auch hier wird die Diagnose aus den klinischen Befunden und der Hautbiopsie gestellt.

Behandlung: Sulfonamide peroral, die auf das Mycobacterium leprae bakteriostatisch, aber nicht bakterizid wirken. Rifampicin, ein neueres Medikament, scheint bakterizid zu wirken. Thalidomid wird bei Patienten mit Erythema nodosum leprosum verwendet.
Bei Uveitis anterior sollen pupillenerweiternde Mittel und Corticosteroide gegeben werden.

Syphilis (Lues)

Lues congenita

Klinische Zeichen einer fötal im Uterus oder während der Geburt erworbenen Lues sind Sattelnase, chronische Iritis, Hutchinson-Zähne, Alopezie, Exantheme, Schwerhörigkeit, Knochenläsionen und geistige Behinderung. Die häufigste Augenläsion ist die interstitielle Keratitis (s. Kap. 8, Kornea). Eine Chorioretinitis ohne begleitende interstitielle Keratitis tritt recht häufig auf. In der Fundusperipherie zeigen sich zahlreiche kleine gelbe Flecken und Pigmentklümpchen (Pfeffer-und-Salz-Fundus). In anderen Fällen kann die Chorioretinitis mit größeren isolierten Flächen auftreten oder die Zeichen einer Pseudoretinitis pigmentosa aufweisen. Die syphilitische Konjunktivitis und Dakryoadenitis (Paragraphenform des Oberlids) ist sehr selten geworden.
Die kongenitale Syphilis wird mit hohen Dosen von Penicillin behandelt.

Erworbene Syphilis

Ein okulärer Schanker (Primäraffekt) kann in seltenen Fällen am Lidrand auftreten und die gleiche klinische Verlaufsform zeigen wie der genitale Primäraffekt.
Iritis und Iridozyklitis kommen im Sekundärstadium der Syphilis gemeinsam mit einem Rash in ca. 5% aller Fälle vor. Die Iritis tritt akut auf mit fibrinösem Exsudat in der Vorderkammer. Hintere Synechien entwickeln sich frühzeitig, wenn die Pupille nicht medikamentös erweitert wird.
Andere, weniger häufige okuläre Manifestationen der erworbenen Syphilis sind die interstitielle Keratitis und Chorioretinitis, die hier viel seltener als bei der kongenitalen Form gefunden wird. Die Chorioretinitis ist oft ausgedehnt und kann das zentrale Sehvermögen zerstören. Eine syphilitische Chorioretinitis kann der Retinitis pigmentosa klinisch täuschend ähnlich sein und im Gegensatz zur Pigmentosa, einseitig auftreten (Abb. 18.37).
Die meisten Luesfälle können heute serologisch nachgewiesen werden durch Treponemaantigenreaktionen, Dunkelfeld- und Liquoruntersuchungen,

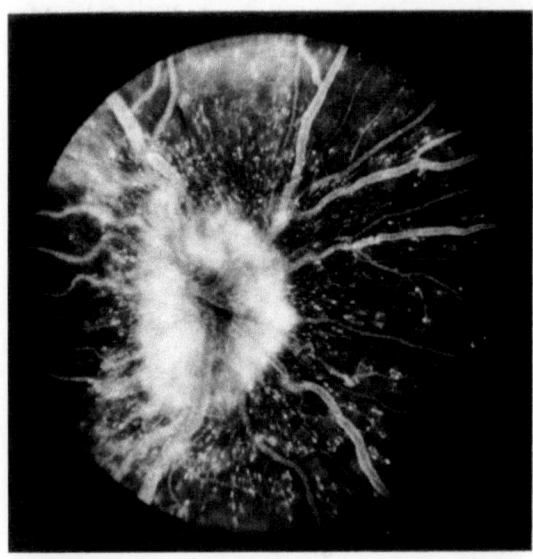

Abb. 18.37. Syphilis. Sekundärstadium mit beidseitigem Sehverlust bei einem 24jährigen Mann. Das Fluoreszenzangiogramm (Spätphase) zeigt Leckbildung an der Papille und an den Kapillaren in der Peripherie

und den Treponemaantikörpernachweis mit Fluoreszenzabsorption (FTA) bei negativen Seroreaktionen.

Neuroophthalmologische Lokalisationen

Die Argyll-Robertson-Pupillenstarre tritt vorwiegend bei der Tabes auf. Die Lues kann in Spätfällen zu einer kompletten internen Ophthalmoplegie führen. Die Optikusneuritis (oft als Perineuritis bezeichnet) ist meist eine Folgeerscheinung der basalen Meningitis und kann eine Retrobulbärneuritis vortäuschen. Die Gesichtsfelder weisen eine auffallende konzentrische Einschränkung auf. Eine Optikusatrophie ist oft der Folgezustand einer schweren Chorioretinitis oder Neuritis nervi optici. Das Gumma kann zur Optikusatrophie führen. Häufiger ist aber der N. oculomotorius (III. Nerv) in Form von Paresen extraokulärer Muskeln befallen. Der N. abducens (VI. Nerv) und N. trochlearis (IV. Nerv) sind nur selten mitbetroffen, während der N. facialis (VII. Nerv) und der N. opticus (II. Nerv) mitbeteiligt sein können. Liquoruntersuchungen geben wertvolle Hinweise.

Brucellosen

Im chronischen Stadium einer Brucellose ist oft das Auge auf endogenem Wege mitbeteiligt. Die häufigste okuläre Komplikation ist die Iritis. Die Uveitis selbst ist nicht immer granulomatös. Wenn sie nicht granulomatös ist, so tendiert sie dazu, sich in kurzer Zeit zurückzubilden. Seltenere Komplikationen betreffen die Chorioiditis, eine generalisierte Uveitis und die nummuläre Keratitis, die der epidemischen Keratokonjunktivitis ähnlich sieht. Die epithelialen Infiltrate heilen meist spontan aus, können in seltenen Fällen aber ulzerieren und sogar in eine chronische Keratitis mit Rückfällen und Remissionen übergehen. Die Sklera ist selten betroffen.

Einzelne Fälle sprechen gut an auf Sulfadiazin peroral und Streptomycinbehandlung, obwohl der Organismus auf das Antibiotikum frühzeitig resistent werden kann. Die Iritis wird durch pupillenerweiternde Mittel behandelt. Wegen der Gutartigkeit sind Steroide meist nicht notwendig. Ihre perorale Anwendung ist sogar kontraindiziert.

Toxoplasmose

Die Toxoplasmose ist ophthalmologisch von großer Bedeutung. Beim Erreger handelt es sich um ein parasitäres Protozoon von weltweiter Verbreitung, das beim Menschen und vielen Tierarten (besonders in den Fäzes von Hauskatzen) gefunden werden kann. Wenn auch nicht viele ätiologisch bewiesene Erkrankungen beim Menschen vorliegen, so handelt es sich bei der Toxoplasmose wahrscheinlich doch um die häufigste Ursache einer Uveitis posterior.

Man unterscheidet die kongenitale Toxoplasmose, die diaplazentar übertragen wird, von der erworbenen Form, bei der die Infektion vor allem durch den Genuß von rohem Fleisch erfolgt.

Kongenitale Toxoplasmose

Ungefähr ⅓ aller Kinder, deren Mütter während der Schwangerschaft an einer Toxoplasmose erkranken, werden intrauterin infiziert. Die Krankheit kann nach der Geburt durch die typischen chorioretinalen Herde des hinteren Pols entdeckt werden, die meist bereits inaktiv sind. Eine große Zahl dieser Kinder zeigt gleichzeitig in der Schädelröntgenaufnahme zerebrale, verkalkte Herde, wobei allerdings nur eine Minderheit die klinischen Zeichen einer Erkrankung des zentralen Nervensystems in Form von Konvulsionen, geistiger Behinderung, Hemiplegie oder Paraplegie aufweist.

Die häufigste Form der kongenitalen Toxoplasmose ist die hintere Uveitis. Im Kindesalter kann im hinteren Pol eine herdförmige Uveitis gefunden werden, wobei die aktive Läsion mit einer alten, ausgeheilten Läsion verbunden sein kann. Episoden von hinterer Uveitis und Chorioretinitis können in Form reaktivierter Herde einer kongenitalen Infektion auftreten. Nur selten werden eine Panuveitis oder

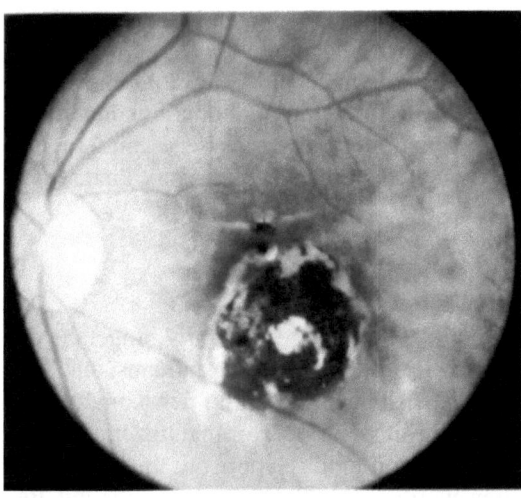

Abb. 18.38. Kongenitale Toxoplasmose mit Narbenherd in der Makulagegend

eine Papillitis beobachtet, die zur Optikusatrophie führen kann. Eine isolierte vordere Uveitis kommt nicht vor. Die peripheren Sehfunktionen werden erhalten; weil aber die Makula in mindestens 50% der Fälle mitbetroffen ist, ist die zentrale Sehschärfe wesentlich herabgesetzt (Abb. 18.38).
Die Behandlung mit Corticosteroiden vermindert die entzündlichen Erscheinungen, kann eine Narbenbildung aber nicht verhindern. Der ätiologische Nachweis ist schwierig. Der Sabin-Feldman-Farbtest liegt bei 1:64, kann aber während der akuten Phase bis auf 1:128 steigen.

Erworbene Toxoplasmose

Die erworbene Toxoplasmose befällt vor allem junge Erwachsene (ohne wesentliche klinische Symptome) und ist durch ein allgemeines Unwohlsein mit Lymphadenopathie, Pharyngitis und Hepatosplenomegalie charakterisiert, ähnlich den klinischen Erscheinungen der infektiösen Mononukleose. Eine Uveitis oder Chorioretinitis tritt in diesem Stadium nicht auf.

Virale Erkrankungen

Herpes zoster
(s. Kap. 17, Neuroophthalmologie)

Herpes simplex

Am häufigsten findet sich die Herpes-simplex-Infektion in Form von Fieberbläschen am Lippensaum oder an den Augenlidern. Schwerwiegender ist die Hornhautinfektion in Form der Keratitis dendritica (s. Kap. 8, Kornea, Herpes-simplex-Keratitis). Die typischen bläschenförmigen Hautläsionen können sowohl auf der Lidhaut wie auch am Lidrand entstehen. Der Herpes simplex kann eine Iridozyklitis und in seltenen Fällen eine schwere Enzephalitis verursachen, weshalb Corticosteroide speziell im Frühstadium nicht indiziert sind.
Man unterscheidet 2 morphologisch verschiedene Virusstämme: Typus 1 und Typus 2. Okuläre Infektionen werden meist durch den Typus 1 hervorgerufen, während Genitalinfektionen durch den Typus 2 bedingt sind.

Poliomyelitis

Die bulbäre Form der Poliomyelitis, die so schwer verlaufen kann, daß Läsionen des III., IV. und VI. Hirnnervs auftreten, hat eine schlechte Prognose und kann letal enden. Jeder Patient mit einer inneren oder äußeren Okulomotoriuslähmung kann aber eine echte Überlebenschance haben. Supranukleäre Anomalien (Blicklähmungen, Konvergenz- oder Divergenzlähmungen) können als residuale Defekte zurückbleiben. Eine Optikusneuritis kommt nur selten vor. Die Behandlung ist rein symptomatisch. Bei Spätfällen kann gelegentlich eine chirurgische Korrektur die Folgen einer extraokulären Muskelparese funktionell verbessern.

Röteln (Rubellae)

Treten Röteln während der ersten 3 Schwangerschaftsmonate auf, dann kann dies für den Fetus wegen möglicher Mißbildungen eine ernste Bedrohung bedeuten. Sie führen zum sog. Gregg-Syndrom mit Herzmißbildungen, Innenohrschwerhörigkeit bis zur Taubheit, postenzephalitischen Hirnmißbildungen sowie schwerwiegenden Augenkomplikationen bei ungefähr 10% der erkrankten Kinder. Die häufigste Augenkomplikation ist die Entwicklung einer Katarakt, die bei 75% aller Befallenen beidäugig vorkommt. Der embryonale und fetale Kern ist meist so stark getrübt, daß die Sehschärfe unter 0,1 liegt. Andere kongenitale okuläre Anomalien sind häufig mit der Katarakt verbunden, z.B. das Uvealkolobom, ein Suchnystagmus, Mikrophthalmus, Strabismus, Rötelnretinopathie und das infantile Glaukom. Die kongenitale Katarakt, besonders, wenn sie beidseitig vorliegt, muß frühzeitig chirurgisch behandelt werden. Die Prognose muß allerdings zurückhaltend gestellt werden, weil i. allg. gleichzeitig andere okuläre Anomalien vorliegen, die erst nach Entfernung der Katarakt festgestellt werden können. Viele Ärzte sind der Ansicht, daß die Schwangerschaft unterbrochen werden sollte, wenn die Röteln während des 1. Trimenons der Schwangerschaft aufgetreten sind, da kongenitale Augenanomalien mit großer Wahrscheinlichkeit zu erwarten sind.

Über den Zeitpunkt der Staroperation ist man z.Z. noch geteilter Meinung. Einerseits sollte sie so früh wie möglich ausgeführt werden (Absaugen der getrübten Linsenmassen), weil sich sonst unweigerlich ein dauernder Nystagmus einstellt. Andererseits wird ein Abwarten bis zum 2. Lebensjahr befürwortet, weil vorher noch lebendes Virus im Auge sein kann, das zu weiteren Komplikationen führt. In jedem Fall ist das endgültige visuelle Resultat der Staroperation eher ungünstig.

Masern (Morbilli)

Eine akute Konjunktivitis tritt häufig im Frühstadium der Masern auf. Die sog. Koplik-Flecken können auch in der Konjunktiva vorliegen. Oft ist gleichzeitig damit eine epitheliale Keratitis mit starker Photophobie verbunden.

Die Masernenzephalitis tritt mit unterschiedlicher Häufigkeit auf (1:1000 bis 1:2000 aller Fälle). Die subakute sklerosierende Panenzephalitis (Dawson) ist die sehr späte Form einer ZNS-Komplikation, wobei das Masernvirus als „langsames Virus" wirkt und die degenerative ZNS-Erkrankung erst lange nach der initialen Infektion auftreten kann. Die okulären Zeichen betreffen das Optikusödem und makuläre Veränderungen. Beides kann auf eine neuroretinale Mitbeteiligung zurückgeführt werden. Die Prognose ist ungünstig.

Die Behandlung der Masernaugenkomplikationen ist rein symptomatisch. Tritt eine Sekundärinfektion auf, werden lokal wirkende Augentropfen oder Augensalbe verordnet.

Mumps

Die häufigste okuläre Komplikation des Mumps ist die Dakryoadenitis. Eine diffuse Keratitis mit Hornhautödem, die der disziformen Keratitis bei Herpes simplex gleicht, tritt nur selten auf. Sie neigt zur Spontanremission innerhalb von 2–3 Wochen. Andere weniger häufige Komplikationen des Mumps betreffen die Episkleritis, Iridozyklitis, Chorioiditis und Neuritis nervi optici, die alle zur Spontanheilung mit wenig oder kleinem Dauerschaden tendieren. Die Mumpsenzephalitis kann eine große Zahl

neuroophthalmologischer Veränderungen aufweisen mit dauernder innerer oder äußerer Ophthalmoplegie, Pupillenanomalien und Blicklähmungen. Rekonvaleszentenserum und γ-Globulin können die Komplikationen ganz oder teilweise verhindern. Die übrige lokale Behandlung ist rein symptomatisch.

Pocken (Variola)

Eine Konjunktivitis tritt recht häufig, ungefähr am 5. Tag nach Beginn des Pockenexanthems, auf. Nur selten finden sich auch Pusteln in der Konjunktiva. Dagegen ist eine zentrale Hornhautulzeration mit Sekundärinfektion und Hypopyon mehrmals beschrieben worden. Die Pockenenzephalitis mit Beginn in der 2. Woche der Erkrankung ist selten, hat aber eine Mortalitätsrate von mindestens 30%. Läsionen des Zentralnervensystems sind selten.

Impfpocken (Vaccina)

Die Pusteln der Vaccina können auf der Lidhaut oder am Lid auftreten, wenn der Patient unbeabsichtigt die Impfpusteln berührt oder mit Impfstoff in Berührung kommt und diesen mit dem Finger an die Lider bringt. Eine so hervorgerufene Impfpustel am Lid kann eine starke lokale Reaktion verursachen, wird aber in der Regel spontan und narbenfrei ausheilen, solange nicht durch Läsion des Hornhautepithels auch eine Vakzinekeratitis hervorgerufen wird.

Die seltene, schwere Enzephalitis tritt ungefähr 10 Tage nach der Vakzination auf, mit einer Mortalitätsrate bis zu 50%. Eine bleibende Schädigung des Zentralnervensystems ist selten. Impfpocken kommen heute kaum mehr vor, weil die Impfung nicht mehr verlangt wird.

Windpocken (Varizellen)

Geschwollene Lider, Konjunktivitis und selten Pusteln in der Konjunktiva können als ungefährliche Komplikation der Windpocken gefunden werden.

Infektiöse Mononukleose (Pfeiffer-Drüsenfieber)

Diese zwar meist harmlose und selbstlimitierte Erkrankung kann aber doch in einem geringen Prozentsatz Komplikationen aufweisen. Die Erkrankung kann das Auge direkt betreffen in Form einer nichtgranulomatösen Uveitis, Skleritis, Konjunktivitis, Retinitis oder Papillitis. Eine vollständige Ausheilung ist die Regel, aber infolge Narbenbildung kann eine dauernde Visuseinbuße zurückbleiben. Das ZNS kann ebenfalls durch infranukleäre Muskellähmungen, Nystagmus und Pupillenanomalien betroffen sein. Es gibt keine spezifische Therapie, wenn auch in einigen Fällen γ-Globulin mit einem gewissen therapeutischen Effekt verwendet worden ist.

Zytomegalie
(Einschlußkörperchenkrankheit)

Eine Infektion mit dem Zytomegalievirus (aus der Gruppe der Herpesviren) kann die Ursache für verschiedene Krankheiten sein, von denen die konnatale Form nur eine und vielleicht sogar die am wenigsten häufige ist. Das Virus befällt häufig Neugeborene, aber auch Erwachsene, die unter immunsuppressiver Behandlung stehen. Es gibt demnach konnatale und akute, erworbene Formen. Bei der konnatalen Form setzen bald nach der Geburt eine Gelbsucht mit Hepatosplenomegalie, Purpura, Hämaturie und Anzeichen einer Enzephalitis ein. Okuläre Zeichen sind kleine, herdförmige, nekrotisierte Netzhautoder Chorioidalherde mit perivaskulären Infiltraten und Netzhautblutungen. Seltener kommen Mikrophthalmie, Katarakt, Optikusatrophie und Papillenmißbildungen vor.
Die histologische Untersuchung von retinalen und chorioidalen Läsionen zeigt die charakteristischen, großen Zelleinschlüsse, ähnlich den „Eulenaugen"- oder „Fischaugen"-Zellen des Urinsediments. In der Retina und Chorioidea selbst finden sich kleine nekrotische Herde mit mononukleären und perivaskulären Infiltraten. Im späteren Stadium sind verkalkte Retinaherde zu beobachten.
Das Zytomegalievirus ist leicht aus dem Urin, dem Pharynxabstrich oder aus einer Leberbiopsie zu isolieren. Serologisch kann es durch komplementfixierende Antikörper und indirekte FA-Tests nachgewiesen werden. Für die Beurteilung hilft weiterhin die Bestimmung der IgM und IgA im Liquor der Neugeborenen. Differentialdiagnostisch kommen bei der konnatalen Form die Toxoplasmose, die Rubellae, der Herpes simplex sowie die Lues congenita in Frage.
Eine ätiologische Behandlung ist nicht möglich. Die Anwendung von Adenosinarabinosid (Vidarabin) und die Interferonstimulation (poly I:C) kann die Virurie zwar vermindern, die Krankheit aber nicht heilen.

Candidiasis

Die Anfälligkeit für eine große Zahl von pathogenen, opportunistischen Erregern, früher als Saprophyten bekannt, ist bei Kranken mit kompromittiertem Immunsystem stark gestiegen. Das ist eine Folge der Einführung moderner, chirurgischer und immunsuppressiver Methoden in der klinischen Medizin.
Die Candida albicans ist einer der wichtigsten opportunistischen Pilze.
Verschiedene Faktoren sind für das Auftreten der Candida als opportunistischer Organismus verantwortlich, so z.B. die zunehmende Langzeitbehandlung mit Corticosteroiden und zytotoxischen Medikamenten, die weitverbreitete Verwendung von Antibiotika, der lange verweilende intravenöse Katheter zur Hyperalimentation, die Drogenabhängigkeit (Heroinfixer), die Infusion von Glucoselösungen, der Diabetes, die Behandlung von schwerkranken, alten, entkräfteten Patienten, maligne Krankheiten und ausgedehnte abdominalchirurgische Eingriffe. Die Augenmitbeteiligung ist Folge einer allgemeinen Candidainfektion, bei der in ungefähr ⅔ aller Fälle eine Candidämie auftritt. Ophthalmologisch betrifft die initiale Veränderung eine herdförmige, nekrotisierende, granulomatöse Retinitis mit oder ohne Chorioiditis. Diese ist charakterisiert durch weiche, weiße Exsudate, mit Begleitinfiltration des darüberliegenden Glaskörpers. Solche Läsionen können bis zum Optikus und auf die benachbarten Regionen übergreifen. Es kann dadurch eine Endophthalmitis, Panophthalmitis, Papillitis oder sogar eine exsudative, retinale Ablösung entstehen. Wenn die Candida tief in den Glaskörper eindringt, so kann sich ein Glaskörperabszeß ausbilden. Die manchmal auftretende Uveitis anterior zeigt sich in Form von Zellen und Trübungen im Kammerwasser. Später kann sich daraus ein Hypopyon entwickeln.
Therapeutisch kann die Candidiasis durch Amphotericin B, Fluorocytosin (Fluocytosin), beide Medikamente evtl. kombiniert, günstig beeinflußt werden. In neuerer Zeit wird die Kombination von Amphotericin B und Rifampicin als Antibiotikum befürwortet.

Immunologische Erkrankungen

Viele verschiedene Krankheitsbilder werden heute mit Störungen im Immunapparat erklärt. Sie sind durch ausgedehnte entzündliche Veränderungen im

Bindegewebe charakterisiert mit Ablagerung von fibrinoidem Gewebe in der Grundsubstanz. Es bestehen Anhaltspunkte dafür, daß im Körper Autoimmunkomplexe gegen gesundes Gewebeantigen gebildet werden. Eine okuläre Mitbeteiligung tritt vorwiegend bei den sog. Kollagenkrankheiten auf.

Lupus erythematodes disseminatus
(Erythematodes visceralis)

Als klinisch besonders charakteristische Zeichen gelten schmetterlingförmiges Hautexanthem beidseitig der Nase, Alopezie, Photosensibilität, orale Ulzera, nicht deformierende Arthritis, Raynaud-Phänomen, LE-Zellen, profuse Proteinurie, Zellabstoßungen, Serositis, zentralnervöse Symptome und hämatologische Veränderungen. Die Diagnose eines Lupus erythematodes kann mit genügender Sicherheit gestellt werden, wenn 4 oder mehr dieser Kriterien nacheinander oder gleichzeitig auftreten. Fast jeder Augenabschnitt kann betroffen sein. Am häufigsten finden sich Skleritis, Konjunktivitis und Keratoconjunctivitis sicca (25% der Fälle). Eine Uveitis tritt nur selten auf; eine Retinamitbeteiligung findet sich in Form von arteriolären Verschlüssen ähnlich wie bei der Arteriitis. Das ophthalmoskopische Bild kann durch eine hypertensive Retinopathie kompliziert sein, bei schweren Fällen mit Kapillarverschlüssen und proliferierender Retinopathie.

Pathogenese und Diagnose

Die immunologische Veränderung ist charakterisiert durch das Vorkommen von zirkulierenden Immunkomplexen. Diagnostisch sucht man nach dem LE-Zellfaktor, bei welchem es sich um einen IgG-Antikörper auf natives DNS handelt. Die LE-Zellen werden in 75% der Fälle gefunden, und der Nachweis von antinukleären Faktoren bei der Immunfluoreszenzprobe gibt weitere wichtige diagnostische Hinweise.

Behandlung

Lokale Corticosteroide peroral und eine immunsuppressive Therapie können therapeutisch wirksam sein.

Dermatomyositis

Diese seltene Krankheit tritt vor allem bei Kindern und Jugendlichen auf. Sie ist charakterisiert durch eine degenerative, subakute Entzündung der Skelettmuskeln und seltener auch der extraokulären Mus-

keln. Die Lider als Teilsymptom der generalisierten Hautmitbeteiligung können ein Ödem und Erythem aufweisen. Besonders wichtig ist die Retinopathie. Sie besteht aus zahlreichen weißen, unregelmäßigen Herden, die den „Cotton-wool"-Herden der hypertensiven Retinopathie ähnlich sind. Es finden sich aber auch oberflächliche, flammenförmige, retinale Blutungsherde. Hohe Dosen von Corticosteroiden peroral führen häufig zur Remission, die sogar nach Absetzen der Therapie weitergehen kann. Die endgültige Langzeitprognose ist jedoch eher ungünstig.

Sklerodermie

Diese seltene chronische Erkrankung ist charakterisiert durch ausgedehnte Veränderungen in den kollagenen Gewebsanteilen der Mukosa, der Knochen, der Muskeln, der Haut und der inneren Organe. Männer und Frauen zwischen 15 und 45 Jahren werden am häufigsten betroffen. Die Haut wird in einzelnen Bezirken gespannt und hat ein lederähnliches Aussehen. Der Prozeß kann sich ausdehnen und weite Hautgebiete der Extremitäten betreffen, die dadurch praktisch immobilisiert werden. Häufig ist auch die Haut der Augenlider mitbeteiligt. Iritis und Cataracta complicata sind seltene Komplikationen, während die Retinopathie ähnlich derjenigen bei Lupus erythematodes und der Dermatomyositis vorkommen kann. Auch hier hat die Steroidbehandlung die Prognose wesentlich verbessert. Die Retinopathie kann sich sogar ganz zurückbilden.

Polyarteriitis nodosa

Es handelt sich hier um eine Kollagenkrankheit, die die Arterien des mittleren Kalibers befällt, meist beim männlichen Geschlecht. Es findet sich eine ausgedehnte entzündliche Veränderung in den Muskelschichten der Arterien mit fibrinoider Nekrose. Klinisch zeigen sich Fieberschübe unbekannter Genese, Gewichtsverlust, Nephritis, Hypertension, akute abdominale Symptome, Lungensymptome, periphere Neuropathie und Muskelschmerzen mit Atrophie. Kardiale Mitbeteiligung ist häufig, wobei der letale Ausgang meist durch eine renale Insuffizienz bedingt wird.

Augenveränderungen werden in 20% aller Fälle gefunden, dies sind Episkleritis und Skleritis. Wenn die limbalen Gefäße mitbetroffen sind, kann eine Verdünnung der peripheren Hornhautabschnitte auftreten. Die häufigsten okulären Zeichen finden sich in der Retina, wo „Cotton-wool"-Herde und Blutungen eine retinale arterielle Mitbeteiligung als

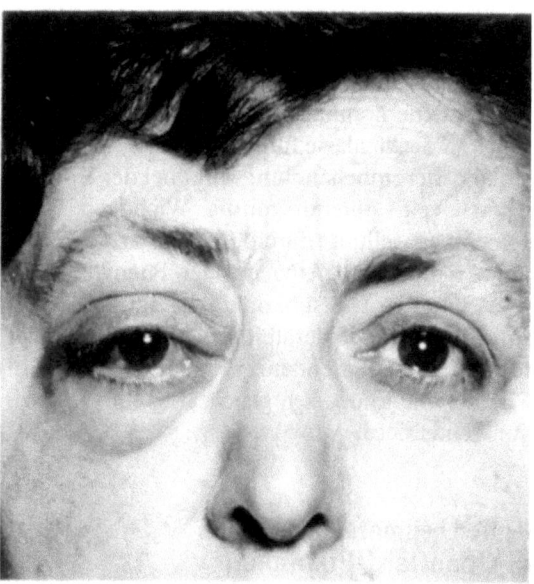

Abb. 18.40. Klassische Wegener-Granulomatose mit Exophthalmus, Ptosis und Ophthalmoplegie. Stationärer Zustand während 10 Jahren unter Corticosteroid- und Cyclophosphamidbehandlung

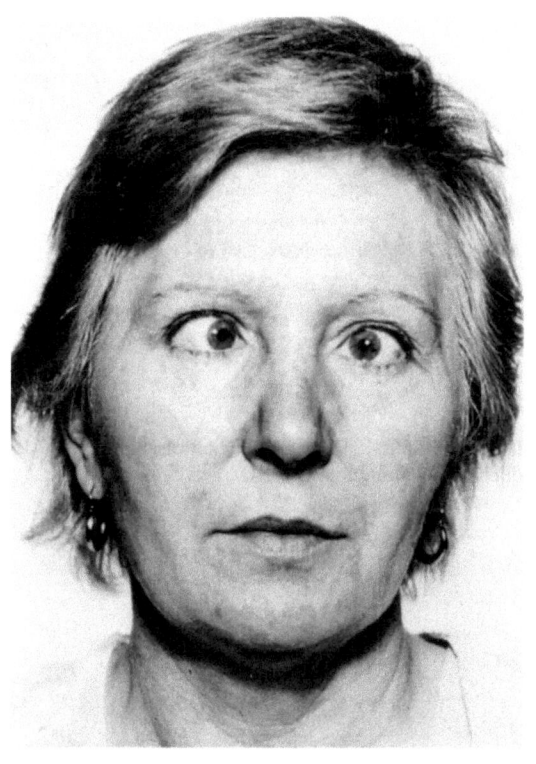

Abb. 18.39. Polyarteriitis nodosa. Beiseitige Abduzenslähmung

wahrscheinlich erscheinen lassen. Die Zentralarterie kann mitbetroffen sein. Wenn die Papillengefäße selbst erkrankt sind, tritt ein Papillenödem auf. Eine Ophthalmoplegie kann als Folgeerscheinung der Arteriitis in den Vasa nervorum das klinische Bild komplizieren (Abb. 18.39). Ein sehr günstiger, oft dramatischer Effekt kann auch hier durch Corticosteroide erzielt werden. Die Langzeiterfolge der Therapie sind jedoch sehr unterschiedlich.

Wegener-Granulomatose
(Wegener-Syndrom)

Unter Wegener-Syndrom versteht man eine seltene, generalisierte, progredient verlaufende, granulomatöse Erkrankung. Diese ist charakterisiert durch einzelne klinische Symptome, die der Polyarteriitis nodosa ähnlich sind. Klinische Kriterien sind: 1) die nekrotisierenden, granulomatösen Veränderungen im Respirationstrakt, 2) eine generalisierte nekrotisierende Arteriitis, und 3) die nekrotisierende Glomerulitis der Niere mit terminaler Niereninsuffizienz.

Neben der typischen, meist deletären Form besteht auch eine benigne Verlaufsform der Wegener-

Granulomatose, die als nekrotisierende, sarkoidale Granulomatose bezeichnet wird.

Okuläre Komplikationen treten in 50% der Fälle auf; typisch ist der Exophthalmus infolge granulomatöser Entzündung in der Orbita mit Läsionen der extraokulären Muskeln oder des Optikus (Abb. 18.40). Wenn die Vaskulitis das Auge selbst betrifft, so findet man Konjunktivitis, Episkleritis, Skleritis, Uveitis und retinale Vaskulitis. Im weiteren Verlauf kann es zu fortschreitender Zerstörung des Nasenknorpels und der die Nasennebenhöhlen umgebenden knöchernen Strukturen kommen. Eine erfolgreiche Therapie ist nicht bekannt.

Mit Corticosteroiden und immunsuppressiver Therapie (speziell Cyclophosphamid) lassen sich bestenfalls im Frühstadium temporäre Remissionen erzielen. Die Krankheit führt aber oft innerhalb weniger Monate zum Tod durch terminale Urämie.

Rheumatoide Arthritis
(Primär chronische Polyarthritis,
Polyarthritis chronica progressiva)

Die rheumatoide Arthritis ist eine chronische entzündliche Systemerkrankung unbekannter Ätiologie. Frauen werden im Verhältnis von fast 2:1 häufiger betroffen als Männer. Die Krankheit beginnt gewöhnlich zwischen dem 2. und 4. Lebensjahrzehnt und wird bei Kindern kaum gefunden. Eine seltene

Komplikation ist die Uveitis. Skleritis und Episkleritis dagegen kommen relativ häufig vor. Die Skleritis selbst kann bei ausgedehnter Vaskulitis als Vorläufer der Allgemeinerkrankung auftreten und zur perforierenden Skleromalazie führen.

Die lokale Steroidbehandlung wirkt bei der Episkleritis und Uveitis anterior günstig. Wichtiger ist die Allgemeinbehandlung durch Corticosteroide, evtl. kombiniert mit Indomethacin oder Phenylbutazon bei der Skleritis. Die subkonjunktivale Corticosteroidinjektion oder Skleralbiopsie sind wegen der schlechten Heilungstendenzen kontraindiziert. In 15% aller Fälle findet sich gleichzeitig eine Keratoconjunctivitis sicca.

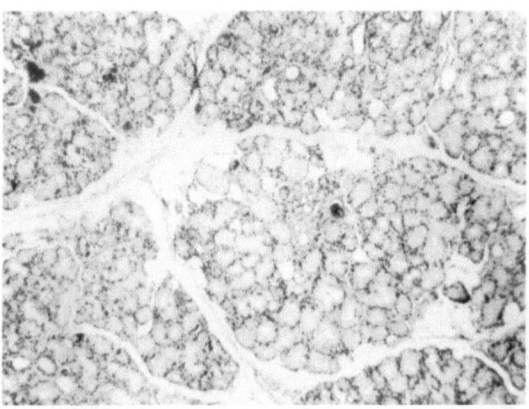

Abb. 18.41. Normales labiales Speicheldrüsengewebe. (Mit freundlicher Genehmigung von T. Daniels)

Juvenile rheumatoide Arthritis
(Still-Chauffard-Erkrankung)

Okuläre Komplikationen treten hier 3mal häufiger beim weiblichen als beim männlichen Juvenilen auf. Besonders häufig wird das Kniegelenk betroffen. Weil die Allgemeinerscheinungen bei Kindern auffallend mild verlaufen, wird auch eine recht erhebliche Augenläsion anfänglich oft übersehen.

Die Augenerkrankung kann beginnen, bevor das Gelenk selbst betroffen ist. Eine chronische, schleichend verlaufende Uveitis mit hoher Komplikationsrate im vorderen Segment (hintere Synechien, Cataracta complicata, Sekundärglaukom, bandförmige Hornhautdegeneration) ist typisch für die juvenile, rheumatoide Arthritis. Der Nachweis antinukleärer Antikörper gelingt in 88% aller Fälle, die eine rheumatoide Arthritis mit Uveitis aufweisen, während in der Gesamtgruppe nur 30% einen positiven Nachweis von antinukleären Antikörpern ergeben.

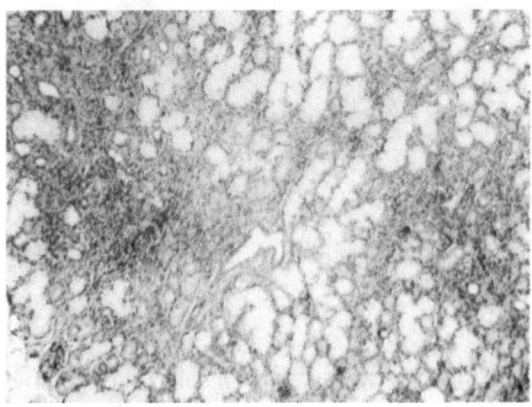

Abb. 18.42. Sjögren-Syndrom. Labiales Speicheldrüsengewebe mit ausgedehnter lymphozytärer Infiltration. (Mit freundlicher Genehmigung von T. Daniels)

Sjögren-Syndrom (Keratoconjunctivitis sicca)

Beim Sjögren-Syndrom handelt es sich um eine Systemerkrankung mit verschiedenen klinischen Erscheinungsformen. Die Krankheit ist charakterisiert durch die Trias der Keratoconjunctivitis sicca (s. Kap. 6, Syndrom des trockenen Auges), die Xerostomie oder Trockenheit des Mundes, sowie einer Erkrankung des Bindegewebes in Form einer rheumatoiden Arthritis. Die Keratitis sicca tritt beim weiblichen Geschlecht häufiger auf als beim männlichen, meist im 4.–6. Lebensjahrzehnt. Lymphoide Proliferation ist das hervorstechende histologische Merkmal des Sjögren-Syndroms, wobei die Infiltration sowohl die Nieren, wie auch Lungen und Leber ergreifen kann. Als Folge kann eine renale, tubuläre

Azidose, eine pulmonale Fibrose oder eine Leberzirrhose auftreten. Eine lymphoretikuläre, maligne Erkrankung, wie z. B. das Retikulumzellsarkom, kann den i. allg. benignen Verlauf eines Sjögren-Syndroms noch nach Jahren maligne werden lassen. Die histologische Veränderung der Tränendrüsen besteht aus einer Lymphozyteninfiltration mit gelegentlichen Plasmazellen, die zur Atrophie und Zerstörung des Drüsengewebes führt. Diese Tränendrüsenerkrankung ist ein Teilsymptom der generalisierten polyglandulären Krankheit, die zu Trockenheit der Augen, des Mundes, der Haut und der Schleimhäute führt.

Weil die Tränendrüse für eine Biopsie relativ schwer zugänglich ist, hat sich die Mundschleimhautbiopsie als wichtige diagnostische Maßnahme bei Patienten mit Verdacht auf Sjögren-Syndrom eingebürgert (Abb. 18.41 u. 18.42).

Der Lysozymgehalt der Tränen ist stark herabgesetzt, bei über 90% aller Erkrankten fehlt er völlig.

Tuboreticuläre, virusähnliche Strukturen, die den Nukleokapsiden des Paramyxovirus ähneln, sind in der renalen Biopsie und in den Endothelialzellen von Kapillaren gefunden worden. Wenn auch die Pathogenese noch nicht vollständig geklärt ist, liegen doch wichtige Anhaltspunkte dafür vor, daß bei einem empfänglichen Organismus immunologische und virale Faktoren gemeinsam für den Krankheitsprozeß verantwortlich sind.

Spondylitis ancylopoetica
(Morbus Bechterew-Marie-Strümpell)

Die ankylosierende Spondylitis ist eine Krankheit, die vorwiegend Männer zwischen 16 und 40 Jahren betrifft. Häufig tritt in irgendeinem Stadium der Krankheit eine Uveitis anterior auf, die sogar Vorläufer der Spondylitis sein kann. Rezidive dieser akuten Iridozyklitis sind häufig, sie können von einer Skleritis begleitet sein. Es gibt eine enge Verbindung mit dem HL-A-B27-Antigen. Positive Rheumafaktoren fehlen. Gleichzeitig besteht eine antigene Kreuzreaktion zwischen HL-A-B27 und Klebsiella pneumoniae, beim Spondylitiker mit Uveitis und Nachweis von Klebsiella in den Fäzes. (s. Kap. 18, Leukozytenantigene)

Reiter-Krankheit

Die Reiter-Krankheit ist ein Symptomenkomplex mit der Trias: unspezifische Urethritis, Konjunktivitis und Arthritis. Die Genese ist nicht geklärt, das Syndrom tritt vorwiegend bei Männern jüngeren Alters auf. Mögliche zusätzliche okuläre Komplikationen sind die Skleritis, die Keratitis und selten die Uveitis. Auch diese Krankheit hat eine enge Verbindung mit dem HL-A-B27-Antigen.

Behçet-Krankheit

Zum Bild der Behçet-Krankheit gehört die klinische Trias der rezidivierenden Hypopyoniritis mit aphthösen Veränderungen in der Mundschleimhaut und am Genitale (Abb. 18.43). In 75% aller Fälle bestehen Augensymptome, gekennzeichnet durch eine schwere Uveitis mit Hypopyon bei relativ reizlosen Augen. Eine hintere Uveitis ist selten, dagegen kann eine retinale Periphlebitis und Papillitis vorkommen. Die Behandlung ist schwierig, die Prognose ungünstig. Therapeutisch wirksam ist die Steroidbehandlung peros, Azathioprin oder Cyclophosphamid, wobei auch das immunstimulierende Levamisol günstig wirken kann.

Rückfälle der Krankheit sind verbunden mit erhöhter Blutsenkungsgeschwindigkeit, erhöhtem IgG (mit absinkendem IgA in der akuten Phase und späterem Wiederansteigen von IgA in der Rekonvaleszenz). Erhöht ist auch der C9-Spiegel mit C-reaktivem Protein. Fibrinolytische Untersuchungen ergeben oft ein abnormales Resultat, besonders bei Patienten, die Thrombosen der größeren Venen oder der retinalen Venen aufweisen.

Uveitis in Verbindung mit entzündlichen Veränderungen des Gastrointestinaltrakts
(ulzerative Kolitis; Crohn-Krankheit)

Eine sklerale, episklerale und uveale Mitbeteiligung findet sich sowohl bei der ulzerativen Kolitis wie auch bei der Crohn-Krankheit. Demgegenüber finden sich gastrointestinale, entzündliche Erscheinungen auch bei Patienten mit ankylosierender Spondylitis.

Leukozytenantigene beim Menschen

Die kernhaltigen Zellen aller bis heute getesteten Säuger haben die Fähigkeit, sich gegenseitig durch genetisch determinierte Antigene an der Zelloberfläche, die sog. Histokompatibilitätsantigene, zu erkennen. Diese Eigenschaft ist von besonderer Bedeutung für die Gewebetransplantation (Bach u. van Rood 1976).
Die chromosomale Einheit, die den Kode der Histokompatibilitätsantigene enthält, wird MHC (major histocompatibility complex) genannt. Das wichtigste System des MHC ist das HLA-System (human leucocyte antigen system A).
Das HLA-System befindet sich auf dem kurzen Arm von Chromosom 6 und besteht aus 3 serologisch definierten Antigenen (SD) A, B und C, die auf der Zelloberfläche aller kernhaltigen Zellen wirksam sind, sowie aus dem lymphozytär definierten (LD) D-Genprodukt, das nur auf der Oberfläche von B-Lymphozyten, Makrophagen, Monozyten, Spermien und gewissen endothelialen Zellen wirksam ist. Es wird noch ein 5. Antigensystem DR (D-related) beschrieben, doch ist die genaue Beziehung zwischen D und DR noch unklar, und es ist noch ungewiß, ob es sich dabei tatsächlich um 2 getrennte Systeme handelt.
Zusätzlich zu den Histokompatibilitätsantigenen sind mehrere andere Loci innerhalb des HLA-Komplexes gefunden worden, u.a. die Loci für die Komplemente C2 und C4, Rezeptoren für die C3b- und C3d-Faktoren, der Locus für die Steroid-21-Hydroxylase und möglicherweise auch Loci für Im-

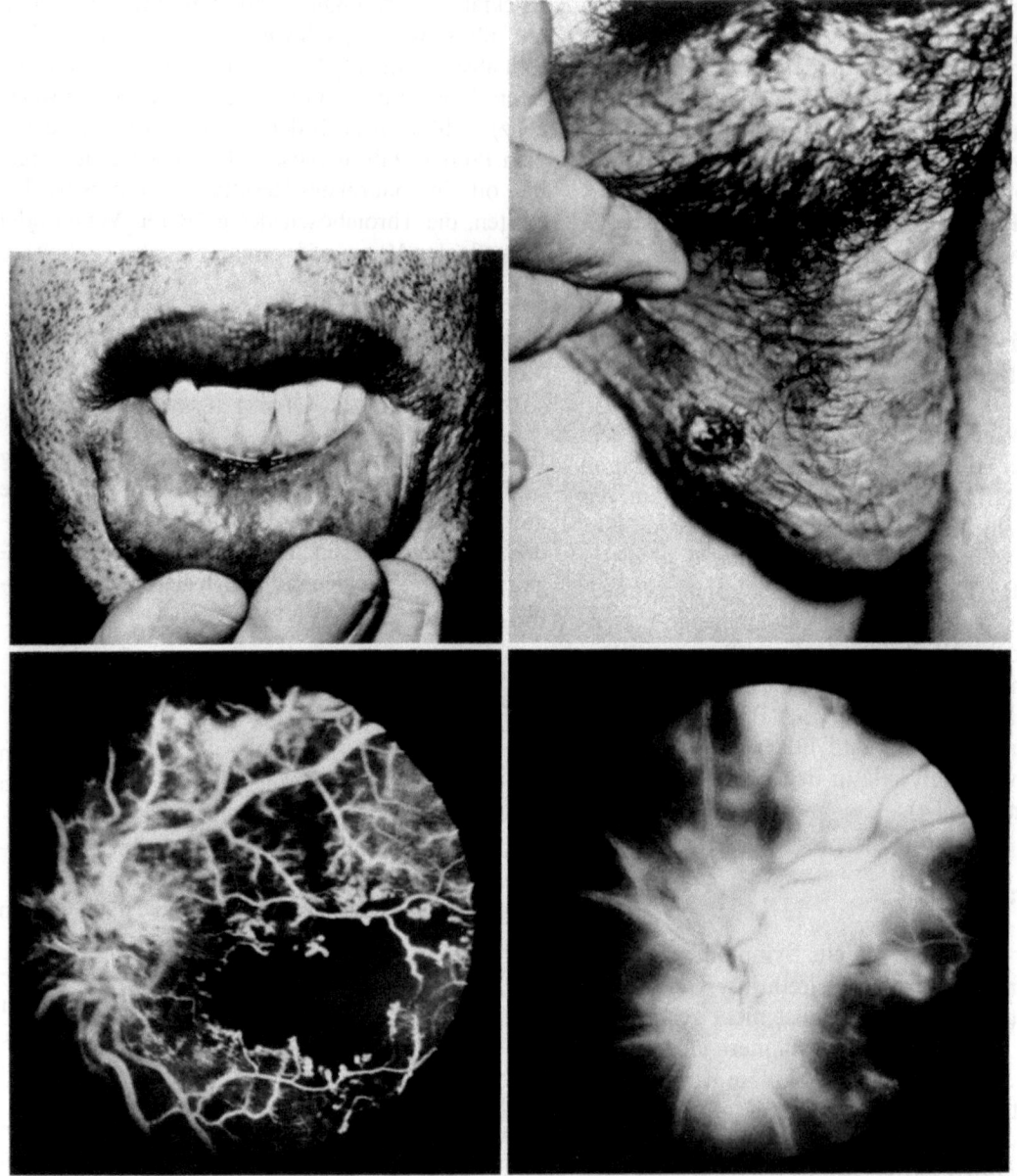

Abb. 18.43 Behçet-Krankheit mit Stomatitis aphthosa und Genitalulkus. Fluoreszenzangiogramm mit erhöhter Kapillar-permeabilität und Herden retinaler Ischämie. Starke Leckbildung in der Spätphase *(s. rechts unten)*

munantwort (immune responsiveness = Ir) und Krankheitsanfälligkeit (disease susceptibility = DS) (Passarge u. Valentine-Thon 1980).

Die HLA-Loci sind eng miteinander gekoppelt und werden in der Regel en bloc weitervererbt. Diese Einheit wird Haplotyp genannt. Rekombinationen sind seltener als 1,6%.

Die HLA-Loci sind polyallelisch, d. h. es gibt für jeden HLA-Locus mehrere Allele. Niemand besitzt mehr als 1 Antigen von jeder Gruppe pro Haplotyp. Daher sind theoretisch mehr als $200 \cdot 10^6$ genotypische Kombinationen von ABD- und D-Loci mög-

lich. Tatsächlich findet man aber gewisse HLA-Allele häufiger zusammen auf ein und demselben Haplotyp, als dies aufgrund einer zufälligen Kombination zu erwarten wäre. Diese Diskrepanz wird Kopplungsungleichgewicht (linkagedisequilibrium) genannt. Die Entstehung dieses Phänomens ist nicht sicher abgeklärt.

Die HLA-Typisierung ist nicht nur wichtig für die Gewebe- und Organtransplantation, sondern hat eine zunehmende Bedeutung als Mittel zur Aufklärung gewisser pathologischer Mechanismen im Zusammenhang mit der Immunantwort gewonnen. Zu-

Tabelle 18.4. Einige Assoziationen von HLA-Antigenen und Krankheiten. (Nach Passarge 1979)

Erkrankung	HLA-Antigen	Häufigkeit bei		Relatives Risiko
		Patienten	Kontrollen	
Ankylosierende Spondylitis	B27	0,88	0,08	81–140
Reiter-Syndrom	B27	0,78	0,07	42
Uveitis acuta anterior	B27	0,55–0,74	0,08	16–31
Zöliakie	B8	0,76	0,23	10
Diabetes mellitus	B8	0,39	0,24	2,1
Diabetes mellitus (insulinabhängig)	B15	0,40	0,18	3,0
Chronische Autoimmunhepatitis	B8	0,53–0,68	0,18–0,24	3,6–9,5
Dermatitis herpetiformis	B8	0,60	0,26	4,4
Psoriasis vulgaris	B13	0,17	0,04	4,6
	Bw16	0,15	0,05	2,9
	Bw17	0,29	0,08	4,9
Thyreotoxikose	B8	0,5	0,23	3,5
Myasthenia gravis	B8	0,55	0,24	4,5
Lupus erythematosus	Bw15	0,33	0,08	5,1
Multiple Sklerose	A3	0,35	0,24	1,6
	B7	0,35	0,24	1,6
	Dw2	0,53	0,18	5,0
Hodgkin-Lymphom	A1	0,39	0,32	1,3
	B8	0,28	0,24	1,3
Akute lymphatische Leukämie	A2	0,61	0,37	1,7
	Bw35	0,25	0,16	1,6

dem zeigt eine Anzahl von Erkrankungen eine Assoziation an ein bestimmtes HLA-Antigen (Dausset u. Svedjgaard 1977). Diese Assoziationen sind jedoch nicht absolut, d.h. das Allel kann bei Erkrankten fehlen und bei Nichterkrankten vorkommen. Entscheidend ist die Differenz der Häufigkeit. Aus dem Maß der Stärke der Assoziation resultiert der Begriff des relativen Risikos, d.h. es wird geprüft, um wieviel häufiger die Erkrankung bei Personen mit einem bestimmten Antigen auftritt im Vergleich zu gesunden Kontrollpersonen.

Das wohl bekannteste Beispiel ist die Assoziation zwischen HLA-B27 und der ankylosierenden Spondylitis (Morbus Bechterew): 80–90% aller Patienten mit Morbus Bechterew besitzen das HLA-B27-Allel, verglichen mit 8% bei Gesunden. Eine Person mit HLA-B27 hat also ein 80- bis 120fach höheres Risiko, an Morbus Bechterew zu erkranken, als eine Person, die das HLA-B27 nicht hat (Passarge 1979). Andererseits erkranken nur ca. 5% aller Träger von HLA-B27 tatsächlich an Morbus Bechterew. Überdies wird zusätzlich ein häufigeres Auftreten der Erkrankung beim Mann beobachtet.

Weitere Assoziationen finden sich in Tabelle 18.4.

Assoziation und genetische Kopplung dürfen nicht miteinander verwechselt werden. Kopplung drückt die enge nachbarliche Beziehung von Genloci aus, Assoziationen beziehen sich dagegen nur auf die statistische Häufigkeit des Auftretens eines bestimmten Allels des HLA-Systems beim Vorliegen einer bestimmten Erkrankung.

Vererbliche Krankheiten des Bindegewebes

Marfan-Syndrom (Arachnodaktylie)

Beim Marfan-Syndrom (Abb. 18.44) handelt es sich um eine dominant vererbte Erkrankung des Bindegewebes, wobei der metabolische Defekt bis heute unbekannt geblieben ist. Die Krankheit schließt primär das Skelettsystem, das kardiovaskuläre System und die Augen ein. Es gibt aber auch noch andere klinische Manifestationen. Die Kranken sind hochgewachsen und dünn, die Extremitäten im Verhältnis zum Rumpf lang. Hände und Füße ähneln Spinnenbeinen (Arachnodaktylie), mit spitz zulaufenden Fingern und Zehen, oft mit Schwimmhäuten. Das subkutane Gewebe ist nur mangelhaft vorhanden, die Ligamente erschlafft, Wirbelsäule und übrige Körpergelenke deformiert. Die kardiovaskulären Deformitäten schließen eine Erweiterung der Aorta und der pulmonalen Arterien ein, was zu Klappeninsuffizienz, Aneurysma dissecans etc. führen kann. Meist sind damit auch okuläre Augenveränderungen verbunden, besonders Linsenluxation nach oben und nasal. Weniger häufig kommen schwere Refraktionsfehler, Megalokornea, Katarakt, Uvealkolobome sowie Sekundärglaukom vor. Die Mortalität während des Kindesalters ist hoch. Die Entfernung der luxierten oder subluxierten Linse drängt sich oft frühzeitig auf. Die Krankheit ist genetisch bedingt, meist autosomal dominant, mit inkomplet-

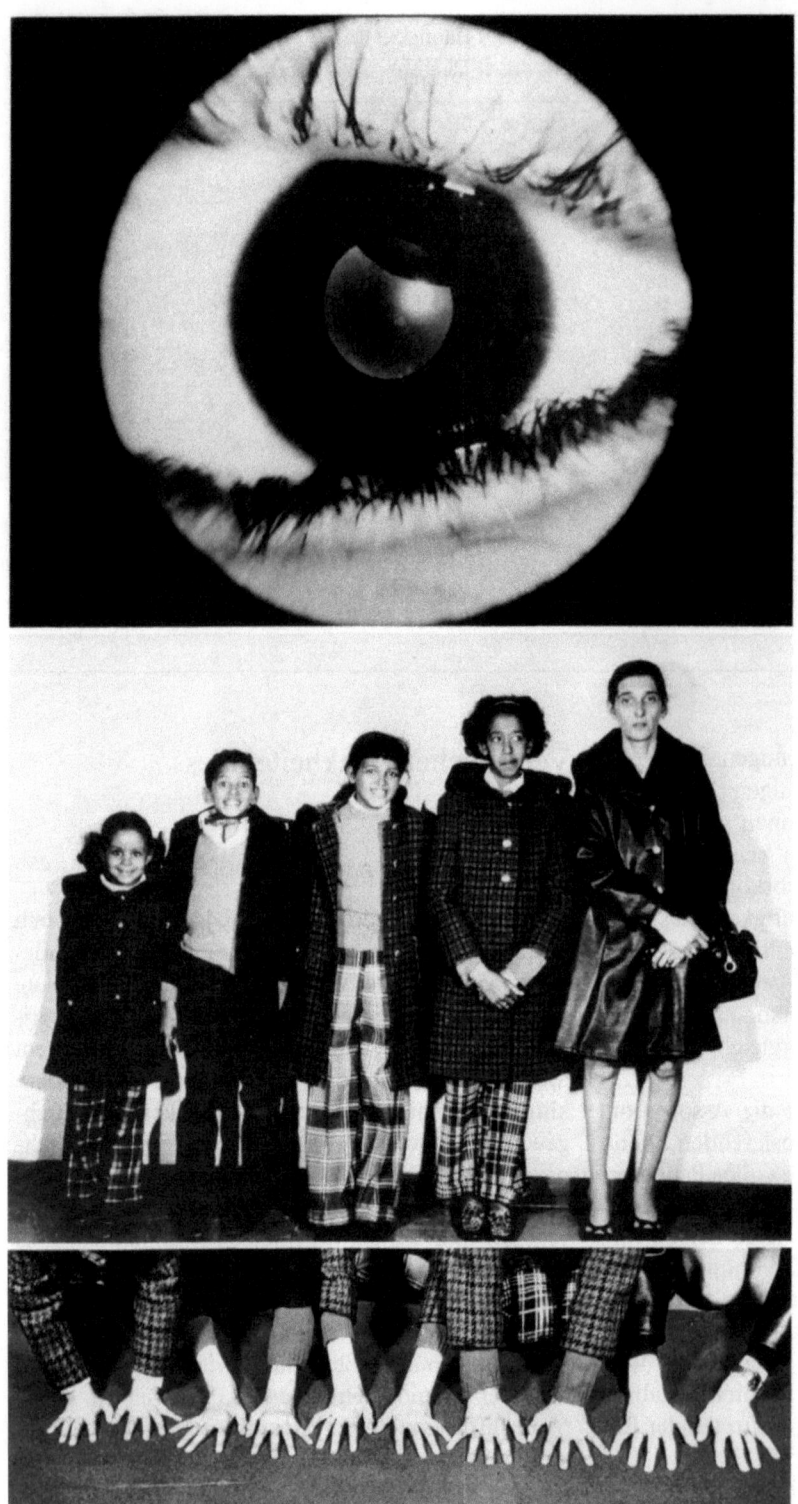

Abb. 18.44. Marfan-Syndrom. Familie mit Arachnodaktylie und Linsenluxation nach oben

Tabelle 18.5. Mukopolysacharidosen. (Nach Huhnstock u. Kutscha 1976)

Typ	Synonyma	Diff. diagnostische Ausscheidung mit dem Harn	Symptome
I	Pfaundler-Hurler-Krankheit, Lipochondrodystrophie, Gargoylismus	Dermatan-, Heparitinsulfat	Wasserspeiergesicht. Dolichozephaler, kurzer Hals. Hornhauttrübung; Tatzenhände; disproportionierter Zwergwuchs, Stufenbildung im 1. oder 2. Lendenwirbel. Hüftgelenksdysplasie; Milz-Leber-Vergrößerung; Imbezillität. Toxische (Alder-) Granulation der Leukozyten
II	Hunter-Krankheit	Dermatan-, Heparitinsulfat	Ähnlich wie Typ I, aber leichter; Hornhäute klar. Schwerhörigkeit
III	Sanfilippo-Krankheit, Polydystrophische Oligophrenie	Heparitinsulfat	Fortschreitender Geistesverfall. Grobes Gesicht. Hepatomegalie; vermehrte Behaarung. Schwerhörigkeit. Hornhäute klar. Dicke Schädelkalotte
IV	Morquio-Krankheit, Osteochondrodystrophie	Kerato-, Chondroitinsulfat	Kleinwuchs, Zahnschmelzschäden, Kyphoskoliose, Genua valga, Gelenkkontrakturen; Hernien, Hepatomegalie, Schwerhörigkeit. Feinste Hornhauttrübungen
V	Ulbrich-Scheie-Krankheit	Heparitin-, Dermatansulfat	Gelenkversteifungen (Klauenhand); Hernien; Hornhauttrübungen; Hepatomegalie
VI	Maroteaux-Lamy-Krankheit, polydystropher Zwergwuchs	Heparitin-, Dermatansulfat	Ähnlich Typ I. Multiple Gelenkkontrakturen; Wirbelkörper eiförmig. Hepatosplenomegalie. Hornhauttrübungen. Herzklappeninsuffizienz. Normale Intelligenz
VII		Bisher uncharakteristisch	Ähnlich Typ IV

ter Expression des Gens, so daß auch milde inkomplette Formen des Marfan-Syndroms gefunden werden. Wahrscheinlich liegt ein Zusammenhang mit zytogenetischen Veränderungen vor.

Marchesani-Syndrom

Dieses selten auftretende Krankheitsbild ist durch multiple Skelett- und Augenveränderungen charakterisiert, mit einem wahrscheinlich autosomalen rezessiven Vererbungsmodus. Die Patienten sind kurz und breit gewachsen, mit gut entwickelter Muskulatur. Hände und Füße zeigen die charakteristische Spatenform. In der Kindheit findet man röntgenologisch eine verzögerte karpale und tarsale Ossifikation. Als Augenveränderungen treten die Sphärophakie und die Ectopia lentis mit lentikulärer Myopie, Iridodonesis (Irisschlottern) und Glaukom auf. Die Prognose bezüglich des Sehvermögens ist i. allg. ungünstig, weil das Glaukom gegenüber allen Behandlungsmethoden therapierefraktär ist.

Osteogenesis imperfecta
(Fragilitas ossium, Osteopsatyrose)

Diese seltene autosomal dominant vererbbare Krankheit ist durch folgende klinische Zeichen charakterisiert: 1) Knochenbrüchigkeit, die zu pathologischen Frakturen (Grünholzfrakturen) führt. 2) Durchscheinende oder bläuliche Skleren. 3) Taubheit. Die Diagnose wird meist schon kurz nach der Geburt gestellt, weil die langen Knochen sehr brüchig sind und nach einer Fraktur nur eine unzureichende Osteoidbildung durch Osteoblasten aufweisen. Typisch ist die dünne Sklera mit dem bläulichen Durchschimmern des darunterliegenden Uvealpigments bei meist ungestörten Sehfunktionen. Nur selten kommen Keratokonus, Megalokornea und eine Hornhaut- oder Linsentrübung, die zur Sehstörung führt, vor.
Eine ophthalmologische Behandlung ist selten notwendig.

Vererbliche Stoffwechselkrankheiten

Mukopolysacharidosen (Tabelle 18.5)

Mukopolysacharide sind lange Ketten von Glycosipolymeren, bestehend aus einer Kette von über 100 Zuckerresten, die an einen Proteinkern gebunden sind. Beim Polymer handelt es sich entweder um Dermatanheparitin- oder Keratansulfat. Infolge eines hereditären Enzymdefekts wird das Polymer nur unvollständig abgebaut. Die Abbauprodukte wer-

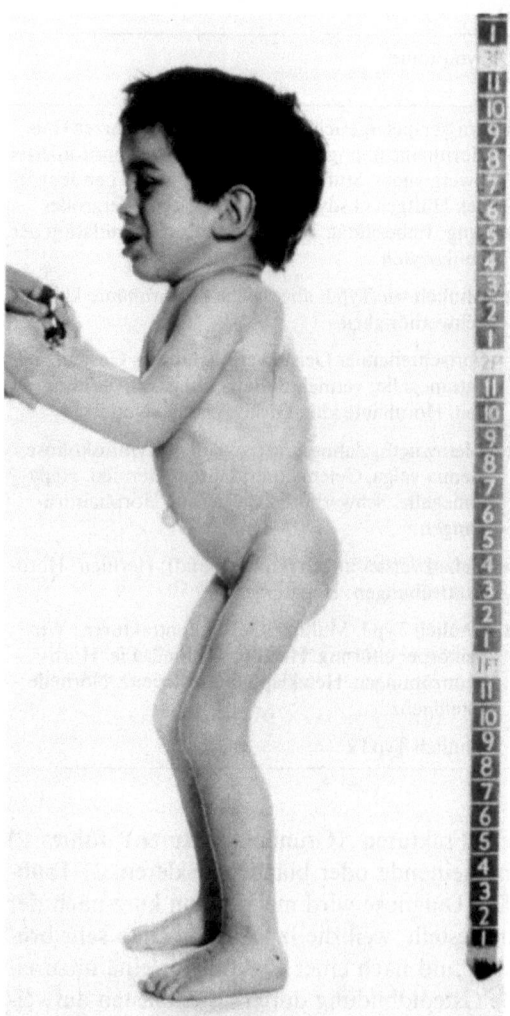

Abb. 18.45. Hurler-Krankheit mit Gargoylismus, Gibbus und Hernia umbilicalis

Hepatolentikuläre Degeneration
(Wilson-Krankheit)

Diese seltene autosomal rezessiv vererbte Krankheit junger Erwachsener ist durch einen abnormen Kupferstoffwechsel charakterisiert mit Veränderungen in den Basalganglien. Zu den klinischen Symptomen gehören eine Leberzirrhose und die typische grünlich-braune Pigmentation der Kornea (Kayser-Fleischer-Ring). Am Hornhautmikroskop findet man in den tieferen Abschnitten des Hornhautstromas, nahe der Descemet-Membran, das typische grünbraune periphere Pigmentband. Die Symptome entwickeln sich schleichend, meist zwischen dem 11. und 25. Lebensjahr. Der Verlauf ist progredient und durch partielle Remissionen und Verschlechterung gekennzeichnet. Der Ausgang ist oft letal nach dem 2. Lebensjahrzehnt. Den tatsächlichen Einfluß von Dimercaprol (BAL) und Penicillamin auf die Überlebenszeit hat man bis heute noch nicht genau ermittelt.

Zystinose

Eine ebenfalls seltene autosomal rezessive Veränderung des Aminosäurenstoffwechsels führt zu ausgedehnter Ablagerung von Zystinkristallen im ganzen Körper. Sie führt zu Zwergwuchs, Nephropathie und, wegen der renalen Insuffizienz im frühen Kindesalter, zum Tod. Zystinkristalle können hornhautmikroskopisch in der Konjunktiva und der Kornea als feine Partikel in den äußeren Anteilen des Hornhautstromas nachgewiesen werden.
Eine erfolgversprechende Behandlungsmethode gibt es nicht.

den einerseits im Gewebe eingelagert und andererseits im Urin ausgeschieden.
Man unterscheidet 6 klar definierbare Typen, die alle unter den Begriff Gargoylismus (Wasserspeiergesicht) zusammengefaßt werden (Abb. 18.45).
Alle Typen, mit Ausnahme des Typus II und III (Hunter und Sanfilippo), weisen Hornhauttrübungen durch Mukopolysacharideinlagerungen auf. Das Mukopolysacharid wird dabei hauptsächlich in der Bowman-Membran und im Stroma eingelagert. Andere Augenveränderungen sind Megalokornea, Buphthalmus und selten pigmentförmige Netzhautdegeneration sowie Optikusatrophie.

Albinismus

Der generalisierte Albinismus ist eine Stoffwechselanomalie, die den Melaninstoffwechsel betrifft und autosomal rezessiv vererbt wird. Haut und Haar sind blaßgelb. Gleichzeitig findet sich ein Pigmentmangel am ganzen Körper, der schon von Geburt an sichtbar ist. Die Augenbrauen und Wimpern sind weiß, die Regenbogenhaut und die Pupillen leuchten im durchfallenden Licht rötlich auf. Der helle Fundus zeigt ophthalmoskopisch auffallend gut sichtbare Chorioidalgefäße, weil das Pigmentepithel der Retina kaum ausgebildet ist. Die Photophobie ist ein wichtiges klinisches Zeichen, und da die Makula meist nur kümmerlich ausgebildet wird, entstehen schwere Schädigungen der zentralen Sehfunktionen mit Nystagmus. Die Sehschärfe erreicht selten mehr als 0,1–0,3.

Homozystinurie

Die Homozystinurie ist eine seltene autosomal vererbte Störung des Aminosäurenstoffwechsels, klinisch charakterisiert durch einen psychogenen Entwicklungsrückstand, Dislokation der Linsen nach unten, dünnes blondes Haar und langen dünnen Extremitäten mit Genu valgum. Man glaubt, daß der Krankheit ein Mangel des Enzyms Cystathioninsynthetase in der Leber zugrunde liegt, was zu einem Zystinmangel in der Neugeborenenperiode führt, wenn der Bedarf an Zystin groß ist.

Die Plasmawerte für Homozystin und Methionin sowie die Harnausscheidung von Homozystin sind erhöht. Im Nitroprussidtest zeigt der Urin eine charakteristische Fuchsinfarbe. Es besteht eine deutliche Neigung zu arteriellen und venösen Thrombosen (zerebrovaskulär, koronar oder renalvaskulär) als Folge erhöhter Thrombozytenaggregation mit möglicherweise deletärem Ausgang. Diätetisch kann das Leiden beeinflußt werden, entweder durch eine pyridoxinreiche oder methioninarme Diät mit Zystinzusatz. Beides kann auch kombiniert werden.

Galaktosämie

Die Galaktosämie ist eine seltene, angeborene, rezessiv vererbte Stoffwechselstörung, bedingt durch den Mangel des Enzyms Galaktose-1-Phosphaturidyltransferase. Deses Enzym ist für die Umwandlung der Galaktose in Glucose notwendig. Klinisch manifestiert sich die Krankheit bald nach der Geburt durch Ernährungsschwierigkeiten, Erbrechen, Diarrhö, gespannten Leib, Hepatomegalie, Gelbsucht, Aszites und geistige Retardierung. Die während des Krankheitsgeschehens beobachteten Linsentrübungen, charakterisiert durch Wasserspalten in der Linsenrinde, sind im Frühstadium und unter entsprechender Diät meist reversibel. In Blut und Harn findet sich ein erhöhter Galaktosespiegel. Mit der laktulose- und milchzuckerfreien Diät sollte so früh wie möglich begonnen werden. Wenn auch das Leiden nicht heilbar ist, so zeigen die Betroffenen nach der Pubertät doch eine individuell unterschiedlich bessere Galaktosetoleranz.

Der gesunde Genträger kann identifiziert werden, wenn eine 50%ige Reduktion der Galaktose-6-Phosphatase nachgewiesen wird.

Atrophia gyrata der Chorioidea und der Retina

Es handelt sich um ein wahrscheinlich hereditäres Leiden, das sich in einer progredienten, kreisförmigen Atrophie der peripheren Abschnitte von Chorioidea, Pigmentepithel und Retina äußert. Funktionell führt dies meistens im 2. Lebensjahrzehnt zur Nachtblindheit und bei Befallensein der Makula nach weiteren 2–3 Lebensjahrzehnten zur praktischen Erblindung wie bei der Retinitis pigmentosa. Charakteristischerweise leiden befallene Personen an einer Aminosäurenstoffwechselstörung in Form einer Hyperornithinämie, weil bei ihnen die Ornithinaminotransferase fehlt. Da Ornithin im Organismus nur aus Arginin gebildet werden kann, gelingt es, durch eine arginin- und proteinarme Diät sowie Vitamin-B_6-Therapie, die Progredienz des Leidens zu verlangsamen.

Verschiedene Systemerkrankungen mit Augenbeteiligung

Vogt-Koyanagi-Harada-Krankheit

Die beidseitige Uveitis verbunden mit Alopezie, Poliose, Vitiligo und Hörstörungen, tritt i. allg. im jungen Erwachsenenalter auf und wird als Vogt-Koyanagi-Krankheit bezeichnet. Ist die Chorioiditis exsudativ mit seröser retinaler Ablösung, dann handelt es sich um das Harada-Syndrom. Japaner und Italiener werden häufiger betroffen als andere Völker, aber auch bei ihnen ist diese Krankheit sehr selten. Nach anfänglich starker Visusstörung erholt sich i. allg. die Sehfunktion, jedoch meist nicht vollständig. Corticosteroide wirken günstig auf den Krankheitsverlauf. Lokal wird man ebenfalls Steroide und Mydriatika applizieren. Man glaubt, daß die Krankheit durch ein Virus hervorgerufen wird. Die Ätiologie ist aber nie gesichert worden.

Erythema exsudativum multiforme
(Stevens-Johnson-Syndrom)

Das Erythema exsudativum multiforme ist eine schwere mukokutane Erkrankung, die als Hypersensibilitätsreaktion auf Medikamente oder Nahrungsmittel auftritt. Kinder sind besonders anfällig. Klinisch besteht sie aus einem akut auftretenden generalisierten makulopapulären Exanthem mit schwerer Stomatitis und purulenter Konjunktivitis, die zum Symblepharon und zur Okklusion der Tränendrüsenkanälchen (Sicca-Syndrom) führen kann, evtl. sogar zur Xerophthalmie. In schweren Fällen treten Hornhautulzera mit Perforation und Panophthalmie auf, welche die Sehfunktion vollständig zerstört. Die Allgemeinbehandlung durch Steroide

kann den Verlauf günstig beeinflussen und die Sehfunktion erhalten. Häufig gibt es eine Sekundärinfektion mit Staphylococcus aureus, die intensiv
durch lokal wirkende Antibiotika behandelt werden
sollte, die keine Hypersensibilitätsreaktion hervorrufen. Das häufig im Anschluß daran auftretende
„trockene Auge" kann durch die Instillation von
künstlicher Tränenflüssigkeit günstig beeinflußt
werden.

Arteriitis temporalis (Riesenzellarteriitis, Polymyalgia rheumatica)

Die Arteriitis temporalis tritt bei Männern und
Frauen fast nur nach dem 55. Lebensjahr auf. Betroffen sind die Arterien mittleren Kalibers, in deren
Intima sich Zellinfiltrate mit Riesenzellen finden.
Die betroffenen Temporal- oder Okzipitalarterien
werden zu derben, festen Strängen, die druckdolent
und meist pulslos sind. Häufig besteht gleichzeitig
ein Erythem dieser Gegend. Die Polymyalgia rheumatica kann als Vorläufer oder Begleiterscheinung
der Krankheit auftreten. Die Patienten fühlen sich
schwerkrank und klagen über heftige frontale oder
okzipitale Kopfschmerzen. Das ernsteste Krank-
heitsteilsymptom besteht im plötzlichen oder all-
mählichen Visusverlust in einem oder beiden Augen
als Ausdruck der ischämischen Optikusneuropathie,
die zum Totalverschluß der A. centralis retinae führen kann. Die Störung der Sehfunktionen kann auch
als Folge einer kortikalen Erblindung eintreten. Andere zentralnervöse klinische Zeichen sind Paresen
der Gehirnnerven und eine Hirnstammläsion. Die
Diagnose wird bestätigt durch die stark erhöhte
Blutkörperchensenkungsgeschwindigkeit mit Leukozytose und das positive histologische Resultat einer Exzision der A. temporalis oder besser der A. occipitalis. Im Anfangsstadium kann die Blutsenkungsgeschwindigkeit noch normal sein. Sie erreicht
aber meist 80–100 mm in der ersten Stunde. Wichtig
ist die frühzeitige Diagnosestellung, weil die sofort
nach der Diagnosestellung eingeleitete Therapie mit
Corticosteroiden zu einer dramatischen Besserung
führt und nur dadurch weitere Augenkomplikationen zu verhüten sind. Nach anfänglich hohen Steroiddosen können diese allmählich reduziert werden, je nach klinischem Befund und Blutkörperchensenkungsgeschwindigkeit. Die Behandlung
muß aber oft mit geringen Dosen (Prednisolon
5 mg/Tag) manchmal über Jahre weitergeführt werden.

Idiopathische Arteriitis von Takayasu (pulslose Erkrankung)

Diese Erkrankung tritt häufig bei jungen Frauen auf,
selten bei Kindern. Es handelt sich um eine Polyarteriitis unbekannter Ätiologie, die den Aortenbogen
und seine Äste betrifft. Je nach betroffener Gefäßre-
gion sind die Symptome verschieden. Typisch sind
Zeichen zerebrovaskulärer Insuffizienz (Synkopen),
Bewußtseinsstörungen, Fehlen von Pulsationen in
den oberen Extremitäten und ophthalmologische
Veränderungen in Form einer chronischen Hypoxie
aller Augenabschnitte. Die Ophthalmodynamometrie ist hier von Bedeutung, weil damit der verminderte Blutzufluß aus der Karotis nachgewiesen werden kann. In einzelnen Fällen ist die Krankheit mit
einer rheumatoiden Iritis verbunden, was auf eine
Kollagenkrankheit schließen läßt.
Thrombarteriektomie, Gefäßersatz und allgemeine
Steroidbehandlung sind therapeutisch manchmal erfolgreich.

Werner-Syndrom

Das Werner-Syndrom ist eine seltene hereditäre Erkrankung, okulär charakterisiert durch die juvenile
Katarakt, Glaukom und Hornhauttrübung. Wahrscheinlich wird das Syndrom als rezessives Merkmal
übertragen. Es beginnt im 2.–3. Lebensjahrzehnt mit
Ergrauen und Dünnwerden der Kopfbehaarung
und der axillären und genitalen Behaarung. Atrophische Hautveränderungen treten im Gesicht, an
den oberen und unteren Extremitäten sowie an Händen und Füßen auf. Viel seltener ist das Rothmund-
Syndrom mit den typischen Hauteffloreszenzen und
der sich oft im 2. Lebensjahr entwickelnden, plötzlich auftretenden Katarakt.

Laurence-Moon-Bardet-Biedl-Syndrom

Geistige Entwicklungsstörung (Lümmelhaftigkeit),
Polydaktylie, Hypogenitalismus und Pigmentdegeneration der Retina sind die klinischen Zeichen dieses Syndroms. Die Retinaveränderungen sind nicht
immer typisch für eine Retinitis pigmentosa. Sie
können schon kurz nach der Geburt oder erst während des Adoleszentenalters auftreten. Das seltene
Syndrom ist genetisch bedingt und folgt einem autosomal rezessiven Vererbungsmodus mit hoher Kon-
sanguinitätsrate. Der heterozygote Zustand kann
durch die inkompletten Symptome der Krankheit
identifiziert werden. Es ist eindrucksvoll, daß ein

einzelnes abnormales Gen eine solche Vielfalt klinischer Symptome hervorrufen kann.

Rosazea (Akne rosacea)

Die Ursache für diese vorwiegend dermatologische Erkrankung ist unbekannt. Sie beginnt als Hyperämie des Gesichtes mit akneiformem Exanthem und späterer Hypertrophie der Gewebe (z. B. Rhinophym). Häufig ist damit eine chronische Blepharitis mit sekundärer Staphylokokkeninfektion oder Seborrhö verbunden. In ungefähr 5% aller Fälle entwickelt sich eine Rosazeakeratitis. Als seltene Augenkomplikationen können Episkleritis, Skleritis und eine nichtgranulomatöse Iridozyklitis auftreten. Lokale Corticosteroidapplikation hilft bei der Keratitis oder Irodozyklitis. Eine spezifische Therapie ist nicht bekannt.

Lowe-Syndrom

Dieses seltene Syndrom besteht aus zerebralen Defekten, geistiger Entwicklungsstörung und okulären Anomalien mit Zwergwuchs als Folge einer renalen Dysfunktion (kongenitaler Reabsorptionsdefekt in den renalen Tubuli, die zur Aminoacidurie führt). Als Augensymptom tritt eine kongenitale Katarakt auf, oft mit infantilem Glaukom und Nystagmus verbunden. Alle bis jetzt beschriebenen Fälle betreffen männliche Personen, was auf eine geschlechtsgebundene (X-Chromosom) Vererbung schließen läßt. Es besteht eine hohe Mortalitätsrate im 1. und 2. Lebensjahrzehnt.

Okuläre Komplikationen bei allgemein verwendeten Medikamenten

Anticholinergika
(Atropin und verwandte Medikamente)

Alle diese Medikamente, sofern sie präoperativ oder gegen gastrointestinale Störungen verwendet werden, können beim presbyopen Patienten Sehstörungen durch Akkomodationsparese hervorrufen. Sie führen weiterhin zur Pupillenerweiterung (Mydriase), so daß bei Patienten mit engem Kammerwinkel die Gefahr eines Kammerwinkelblockglaukoms besteht, das bei hospitalisierten Patienten präoperativ auftreten kann.

β-Rezeptorenblocker

Diese Medikamente werden seit vielen Jahren verwendet; neuerdings wurden nun Medikamente entwickelt, die selektiv an den kardialen Rezeptoren angreifen. Es können dabei Allgemeinsymptome und Augenstörungen in Form einer Verminderung der Tränenproduktion mit Hornhaut- und Bindehautveränderungen auftreten. Diese Nebenerscheinungen finden sich bei ⅓ aller Patienten. Die Schwere des Erscheinungsbildes ist direkt proportional der Zeitdauer, während welcher der Patient das Medikament eingenommen hat. Nach Absetzen sind die Veränderungen reversibel, mindestens in den Frühstadien der Augenmitbeteiligung. Ein intrazellulärer Antikörper ist im Konjunktivalepithel einzelner Patienten gefunden worden. Ein Keratokonjunktivitissicca-Syndrom kann nach lokaler Pranolol- oder Atenololbehandlung auftreten, ist dann aber meist nicht so schwerwiegend.
Ähnliche Veränderungen des Bindehaut- und Hornhautepithels werden auch nach längerer lokaler Anwendung von Timoptic (beta adrenergisches Timololmaleat) während der Glaukombehandlung beschrieben. Selbst die nur lokale Anwendung eines β-Rezeptorenblockers am Auge kann bei empfindlichen Personen zur Blutdrucksenkung führen.

Chloramphenicol (Chloromycetin)

Chloramphenicol kann zur Störung der Blutzusammensetzung, zu hepatischen, renalen und gastrointestinalen Störungen, aber zusätzlich auch zu einer toxischen Optikusneuropathie führen. Sie findet sich besonders im Kindesalter, mit Herabsetzung der zentralen Sehschärfe. Absetzen des Medikaments führt nicht immer zu vollständiger Remission.
Trotz der Möglichkeit einer toxischen Optikusneuropathie ist Chloramphenicol bei der bakteriellen Endophthalmie immer noch indiziert und muß mindestens eine Woche lang verabreicht werden.

Chloroquin und Derivate

Ursprünglich als Antimalariamedikament verwendet wird Chloroquin auch ausgedehnt bei der Behandlung zahlreicher Kollagenerkrankungen angewendet, z. B. Lupus erythematodes und der rheumatoiden Arthritis sowie bei Hauterkrankungen (Lupus erythematodes und Sarkoidose). Mit der hohen Dosierung (vielfach 250–750 mg/Tag während Monaten und Jahren) sind auch ernsthafte okuläre toxische Komplikationen aufgetreten. Die Hornhautveränderungen bestehen in diffuser Trübung des Epithels und der darunterliegenden Bezirke, die oft stark genug ist, um eine epitheliale Dystrophie vorzutäuschen. Die geringgradige Sehstörung ist nach Absetzen des Medikamentes reversibel. Ähnlich liegen die Verhältnisse nach Quinacrintherapie. Die minimale Hornhautmitbeteiligung erfordert nicht unbedingt das Absetzen der Chloroquintherapie, weil eine Hornhautmitbeteiligung in ungefähr 30% aller Langzeitbehandelten auftritt und nicht zu weiteren okulären Läsionen führt.

Wichtiger, aber weniger häufig ist nach Langzeitchloroquinbehandlung eine Retinaschädigung mit Verlust des zentralen Sehens und Einschränkung des peripheren Gesichtsfeldes. Ophthalmoskopisch findet man Pigmentveränderungen und ein Ödem der Makula mit Gefäßmodifikationen und in einzelnen Fällen auch Pigmentmigrationen in der Peripherie. Die Fluoreszenzangiographie ist bei der Diagnosestellung und Beurteilung der Makulamitbeteiligung wertvoll. Neben einer Farbensinnstörung kann man auch Veränderungen im Elektroretinogramm und der Dunkeladaption finden. Die Läsion ist immer beidseitig und meist identisch. Der Visusverlust ist irreversibel und kann sogar nach Absetzen der Therapie weiter fortschreiten. Eine Behandlung der Augenkomplikationen gibt es nicht.

Eine Langzeitbehandlung soll deshalb nur bei sorgfältiger Abwägung der möglichen okulären Komplikationen erfolgen, und die Patienten sollten jeden 3.–4. Monat augenärztlich untersucht werden. In der Zwischenzeit sollte der Patient wöchentlich seine zentrale Sehschärfe selbst kontrollieren.

Chlorothiazid

Nach Einnahme dieses oral anzuwendenden Diuretikums ist eine Xanthopsie (Gelbsehen) beobachtet worden.

Orale Kontrazeptive (Ovulationshemmer)

Thromboembolische Erkrankungen finden sich bei Frauen über 35 Jahren, die Ovulationshemmer einnehmen, etwas häufiger als dem Durchschnitt entsprechen würde. Der Mechanismus dieses Prozesses ist unklar. Optikusneuritis, retinale, arterielle oder venöse Thrombosen und der Pseudotumor cerebri sind bei Frauen nach Einnahme von Ovulationshemmern beschrieben worden. Weil die Möglichkeit okulärer Komplikationen besteht, sollten Ovulationshemmer nur von gesunden Frauen eingenommen werden, die keine vaskuläre, neurologische oder okuläre Anamnese aufweisen.

Corticosteroide

Es ist deutlich bewiesen, daß die Langzeitcorticosteroidbehandlung zu einem chronischen Glaukom mit offenem Kammerwinkel und Katarakt führen kann. Auch ihr ungünstiger Einfluß auf den Herpes cornea ist bekannt. Werden die Corticosteroide lokal appliziert, so treten okuläre Komplikationen gehäuft auf und begünstigen bei infektiösen Prozessen und nichtintaktem Hornhautepithel ein sekundäres Überwuchern durch Pilze. Die subkapsulären Linsentrübungen führen zu einer deutlichen Sehstörung, aber meistens ist keine Starextraktion nötig. Wenn die Therapie frühzeitig abgesetzt wird, tritt keine Progredienz auf. Die Linsenveränderungen sind aber irreversibel. Eine allgemeine Corticosteroidbehandlung kann während oder kurz nach Absetzen der Behandlung neben dem Papillenödem auch zu einem Pseudotumor cerebri führen.

Digitalis

Die häufigste Digitaliskomplikation besteht in einer Herabsetzung der zentralen Sehschärfe mit Farbensinnstörung. Diese Komplikation ist aber außerordentlich selten geworden, weil die gereinigten Digitalisglykoside weniger toxische okuläre Symptome als der früher verwendete Aufguß hervorrufen.

Die Sehschärfe kann vermindert sein und Objekte werden als gelblich (Xanthopsie), seltener grünbräunlich oder schmutzig-weiß, erkannt. Der Patient kann über Photophobie und Lichtblitze klagen. Skotome und eine vorübergehende oder permanente Visuseinbuße sind nur selten beschrieben worden. Wahrscheinlich handelt es sich dabei um einen direkten toxischen Effekt des Digitalisglykosids auf die Retinarezeptoren oder um eine Retrobulbärneuritis.

Myambutol (Ethambutol)

Okuläre Komplikationen sind selten, wenn die tägliche Dosis 25 mg/kg KG nicht übersteigt, können aber immer noch auftreten, weil dieses Medikament oft bei therapieresistenten Tuberkulosefällen während langer Zeit angewandt wird. Eine Optikusneuropathie mit Läsion im papillomakulären Bündel führt zu einem Zentralskotom und Farbensinnstörung. Manchmal tritt auch ein chiasmaler (bitemporaler) Gesichtsfelddefekt auf. Die Visuseinbuße ist dosisabhängig und kann nach Absetzen der Therapie noch 6 Monate lang eine deutliche Verbesserungstendenz zeigen.

Sauerstoff

Jede Sauerstoffkonzentration, die höher ist als diejenige der Außenluft, kann zu retrolentaler Fibroplasie beim Frühgeborenen führen. Frühgeborene Kinder sollten nur die Sauerstoffkonzentration erhalten, die für ihr Überleben notwendig ist. Die Konzentration sollte i. allg. 40% nicht überschreiten. Bei Erwachsenen kann die Verabreichung von Sauerstoff unter erhöhtem Druck zu einer Konstriktion der retinalen Arterien führen.

Phenothiazinderivate

Die Phenothiazine wirken auf das Auge atropinähnlich, so daß eine Pupillenerweiterung besonders nach hoher Dosierung auftritt. Wichtiger aber sind klinisch die Pigmentveränderungen im Augenhintergrund, die bis zur Pigmentdegeneration der Retina führen können. Weniger bedeutungsvoll sind Pigmentablagerungen im Hornhautepithel und auf der vorderen Linsenkapsel. Das abgelagerte Pigment kann zu Sehstörungen führen, verschwindet aber i. allg. einige Monate nach Absetzen der Therapie. Bei der Pigmentdegeneration der Retina tritt eine Herabsetzung der zentralen Sehschärfe ein, gleichzeitig mit Nachtblindheit und diffuser Verengerung der retinalen Arterien, die bis zur Erblindung führen kann.

Chloropromazin (Megaphen) und Thioridazin (Melleril) sind die wichtigsten Phenothiazine, die Augenkomplikationen hervorrufen können. Für Chloropromazin gilt, daß Komplikationen meist erst nach vielen Monaten dauernder Behandlung mit hohen Dosen (über 200 mg/Tag) auftreten, während die Pigmentatrophie nach Thioridazin bereits nach einer Zeitspanne von nur 3 Wochen in Erscheinung treten kann. Aus diesem Grunde müssen Patienten, die hohe Dosen von Phenothiazin über längere Zeit erhalten, regelmäßig bezüglich Sehschärfe und ophthalmoskopischer Veränderungen untersucht werden.

Salizylate

Allergische Reaktionen werden häufig nach Einnahme von Salizylderivaten in therapeutisch wirksamen Dosen beobachtet. Es tritt ein angioneurotisches Ödem mit Begleitkonjunktivitis auf. Nach Absetzen der Therapie verschwinden diese Symptome meist vollständig.

Tranquilizer

Nach regelmäßiger, langdauernder Einnahme kann die Tränenproduktion verringert werden, was zu den Symptomen des trockenen Auges führt (s. Kap. 6, Tränen). Nach Absetzen der Therapie ist die Tränendrüsenfunktion wieder normal.

Die wichtigsten Medikamente dieser Gruppe sind das Meprobamat (Miltaun), Chlordiazepoxid (Librium) und Diazepam (Valium).

Literatur

Asbury AK Aldrege H, Hershbug R et al. (1970) Oculomotor palsy in diabetes mellitus: A clinico-pathological study. Brain 93/3:555

Bach FH, van Rood JJ (1976) Histocompatibility-complex-genetics and biology. N Engl J Med 295:806–813, 872–878, 927–936

Bergsma D, Bron AJ, Cotlier E (eds) (1976) The eye and inborn errors of metabolism. Liss, New York

Blodi FC (1981) Orbita. In: François J, Hollwich F (eds) Augenheilkunde in Klinik und Praxis. Thieme, Stuttgart New York, pp 5.1–5.48

Brewerton DA (1974) The histocompability antigen (HLA 27) and acute anterior uveitis. Trans Ophthalmol Soc UK 94: 735

Cogan DG (1974) Ophthalmic manifestations of systemic vascular disease. Saunders, Philadelphia

Cordes FC (1952) The diabetic: His visual prognosis. Arch Ophthalmol 48:531

Daicker B (1972) Anatomie und Pathologie der menschlichen retroziliaren Fundusperipherie. Karger, Basel

Dausset J, Svedjgaard A (eds) (1977) HLA and disease. Munksgaard, Kopenhagen

De Venecia G, Rhein GM zu, Pratt MU et al. (1971) Cytomegalic inclusion retinitis in an adult. Arch Ophthalmol 86:44

Diabetic Retinopathy Study Group (1976) Preliminary report on effects of photocoagulation therapy. Am J Ophthalmol. 81:383

Dunlag EA (ed) (1976) Gordon's medical management of ocular disease, 2nd edn. Harper & Row, New York Hagerstown London

Edwards JE et al. (1974) Ocular manifestations of candida septicemie: Review of seventy-six cases of hematogenous candida endophthalmitis. Medicine (Baltimore) 53:47

Elliot AJ (1975) 30-year observation of patients with Eale's disease. Am J Ophthalmol 80:404

Ferry AP, Font RL (1975) Carcinoma metastatic to the eye and orbit. Arch Ophthalmol 93:472

Fraunfelder FT (1976) Drug-induced ocular side effects and drug interactions. Lea & Febiger, Philadelphia

Garner A, Asthon N, Tripathi R et al. (1975) Pathogenesis of hypertensive retinopathy. Br J Ophthalmol 59:3

Garner LL, Wang RIH, Hieb E (1974) Ocular effects of phenothiazines. Drug Ther 4:30

Gass JDM, Olson CL (1976) Sarcoidosis with optic nerve and retinal involvement. Arch Ophthalmol 94:945

Goldberg MF (1976) Retinal vaso-occlusion in sickling hemoglobinopathies. Birth Defects Orig Artic Ser 12/3:475–515

Hart PD, Russel E Jr, Remington JS (1969) The compromised host and infection. 2. Deep fungal infections. J Infect Dis 120:169

Hollwich F (1979) Augenheilkunde, 9. Aufl. Thieme, Stuttgart

Huhnstock K, Kutscha W (1976) Diagnose und Therapie in der Praxis, 4. Aufl. Springer, Berlin Heidelberg New York

Klein E, Kracht J, Krüskemper HL, Reinwein D, Scriba PC (1973) Klassifikation der Schilddrüsenkrankheiten. Dtsch Med Wochenschr 98:2249

Leopold IH (1976) Clinical immunology. Am J Ophthalmol 81:129

Martenet AC (1969) Reitersche Erkrankung, Behçet'sches Syndrom. Ber Dtsch Ophthalmol Ges 70:306

Martenet AC (1973) Les cyclities chroniques. Arch Ophthalmol (Paris) 33:533–540

Mausolf FA (1975) The eye and systemic disease. Mosby, St. Louis

Passarge E (1979) Elemente der klinischen Genetik. Fischer, Stuttgart

Rose FC (1976) Medical ophthalmology, Chapman & Hall, London

Svardsudd K et al. (1978) Hypertensive eye ground changes. Acta Med Scand 204:159

Wise GN, Dollery CT, Henkind P (1971) The retinal circulation, Harper & Row, New York Hagerstown London

Witmer R (1978) Clinical implications of aequous humor studies in uveitis. 31st Proctor Lecture. Am J Ophthalmol 86:39

19. Immunologische Erkrankungen des Auges

Das Auge ist ein häufiger Angriffspunkt für immunologisch bedingte, krankhafte Prozesse. Nur in Ausnahmefällen kann allerdings diese Hypothese auch bewiesen werden. Tatsächlich sind die immunpathologischen Vorgänge hier weniger klar abgegrenzt als z.B. diejenigen der Niere oder der Schilddrüse. Das stark vaskularisierte Auge und die in ihrem Kaliber rasch schwankenden Gefäße der Konjunktiva, die in ein fast durchsichtiges Gewebe eingebettet sind, erlauben hingegen eine regelmäßige, direkte Beobachtung, was bei Niere und Schilddrüse mit Schwierigkeiten verbunden ist. Iris, Ziliarkörper und Chorioidea sind die am stärksten vaskularisierten Gewebe des Auges. Die Uvea, die Nieren und der Plexus chorioideus des Gehirns besitzen eine ähnliche Gefäßversorgung, was dazu geführt hat, daß diese 3 Gewebe, neben anderen, als verwandte Einheiten für Immunkomplexerkrankungen (z.B. Serumkrankheit) betrachtet werden.

Immunologische Erkrankungen können ganz allgemein in 2 Kategorien eingeteilt werden:

1) Erkrankungen, die mit humoraler Antikörperbildung einhergehen.
2) Krankheiten, die durch zellgebundene Antikörper gekennzeichnet sind.

Wie bei anderen Organen können beide Immunsysteme kombiniert zur Krankheit führen.

Krankheiten, die durch Produktion humoraler Antikörper gekennzeichnet sind

Bevor man auf eine mit humoralen Antikörpern verbundene Augenerkrankung schließen kann, müssen folgende Kriterien erfüllt werden:

1) Der Antikörper muß im Serum oder in den Plasmazellen des Patienten nachgewiesen werden können.
2) Das Antigen soll identifiziert und wenn möglich charakterisiert sein.
3) Das gleiche Antigen muß imstande sein, beim Auge eines Versuchstiers eine immunologische Reaktion hervorzurufen und es muß den pathologisch-anatomischen Veränderungen des menschlichen Auges ähnlich sein.
4) Durch Injektion von Serum eines erkrankten Tiers muß es möglich sein, beim passiv sensibilisierten Tier ähnliche Läsionen zu erzeugen.

Solange nicht alle 4 Kriterien erfüllt sind, kann man nur von einer wahrscheinlich humoral bedingten Immunerkrankung sprechen, und zwar in folgenden Fällen:

1) Wenn Antikörper auf ein Antigen in den Gewebssekreten des Auges in höherer Konzentration nachgewiesen werden können als im Serum (nachdem die Korrektur bezüglich Immunglobulinkonzentration in beiden Flüssigkeiten berücksichtigt worden ist).
2) Wenn abnorme Ansammlungen von Plasmazellen im erkrankten Augengebiet vorliegen.
3) Wenn abnorme Ansammlungen von Immunglobulinen im Krankheitsgebiet nachgewiesen werden.
4) Wenn das Komplement durch Immunglobuline am Ort der Erkrankung fixiert ist.
5) Wenn eine Ansammlung von Eosinophilen an der erkrankten Stelle des Auges nachweisbar ist.
6) Wenn die Erkrankung mit einer entzündlichen Läsion in anderen Teile des Körpers verbunden ist, für die eine Antikörperabhängigkeit bewiesen oder als wahrscheinlich vermutet wird.

Heufieberkonjunktivitis

Diese Krankheit ist charakterisiert durch Ödem und Hyperämie der Konjunktiva und der Lider (Abb. 19.1), sowie Juckreiz und vermehrten Tränenfluß in beiden Augen.

Häufig besteht gleichzeitig ein Juckreiz in der Nase mit wäßrigem Schnupfen. Die Konjunktiva ist der Sitz eines blassen Ödems und einer oft plötzlich auftretenden Chemosis. Fast immer findet sich eine jahreszeitliche Abhängigkeit. Bei einzelnen Patienten beginnen die Symptome jedes Jahr fast zur gleichen Zeit, d.h. dann, wenn besondere pollentragende Gräser, Bäume oder Unkräuter zu blühen beginnen.

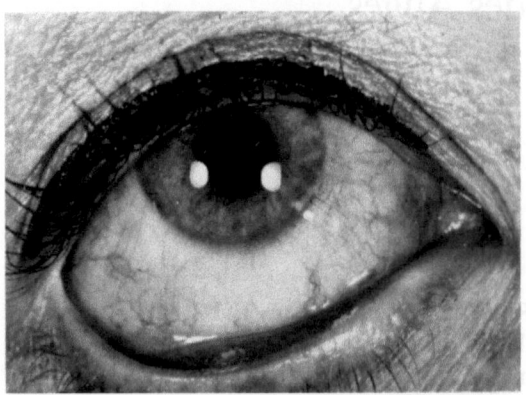

Abb. 19.1. Heufieberkonjunktivitis mit Ödem und Hyperämie der Konjunktiva. (Allansmith u. McClellan 1968)

Immunologische Pathogenese

Die Heufieberkonjunktivitis ist eine der wenigen entzündlichen Augenerkrankungen, für die eine Abhängigkeit von der Antikörperproduktion mit Sicherheit nachgewiesen werden konnte. Sie ist den atopischen Erkrankungen (Asthma, allergische Rhinitis, endogenes Ekzem) mit erblicher Prädisposition zuzuordnen. IgE (Reagin oder homozytotroper Antikörper) in seiner dimerischen Form wird wahrscheinlich an die direkt unter dem Konjunktivalepithel liegenden Mastzellen gebunden. Ein Kontakt des allergieverursachenden Antigens mit IgE löst das Ausschütten vasoaktiver Amine, hauptsächlich von Histaminen, in diesem Gebiet aus, und führt so zu Vasodilatation und Chemosis.

Die Rolle zirkulierender Antikörper gegen Grashalmpollen in der Pathogenese oder Heufieberkonjunktivitis ist durch passives Übertragen von Serum einer allergisierten auf eine nichtallergische Versuchsperson demonstriert worden. Wenn diese dem verursachenden Pollen ausgesetzt wird, treten bei ihr die typischen Zeichen einer Heufieberkonjunktivitis auf.

Immunologische Diagnose

Patienten mit Heufieberkonjunktivitis zeigen zahlreiche Eosinophile im Giemsa-Abstrich des Konjunktivalepithels. Sie weisen ferner eine Sofortreaktion nach dem Hautkratztest mit Pollenextrakten oder anderen allergisierenden Antigenen auf. Eine Biopsie an dieser Hautstelle zeigt das typische Arthus-Phänomen mit Deponierung von Immunkomplexen in der Wand von Hautgefäßen. Die passive kutane Anaphylaxie kann auch zum Nachweis zirkulierender Antikörper verwendet werden.

Behandlung

Die Verordnung eines Antihistaminikums, wie z. B. Diphenhydramin (Benadryl), ist meist wirksam, besonders wenn es während der Zeit der größten Pollenkonzentration schon prophylaktisch angewandt wird. Kapseln mit verzögerter Abgabe des Antihistamins, wie Ornade (Chlorpheniraminmaleat), werden von einzelnen Patienten bevorzugt. Antihistaminika können auch lokal appliziert werden, z. B. als Prefrin-A-Augentropfen, die ein Antihistaminikum (Pyrilamine) und eine vasokonstriktorische Substanz (Phenylephrin) enthalten. Wenn das Konjunktivalödem stark ausgeprägt und plötzlich aufgetreten ist, können Adrenalintropfen (1:100000) in den Konjunktivalsack eingeträufelt mithelfen, das Ödem rasch zum Verschwinden zu bringen. Ebenso lokal applizierte Corticosteroide. Neu ist die Verwendung von Cromolyn (Dinatrium Cromoglycat, Opticrom 2%), dessen stabilisierender Effekt auf die Mastzellen eine günstig wirkende und ungefährliche Behandlungsmethode darstellt.

Eine Desensibilisierung mit graduell ansteigenden Dosen von subkutan injizierten Pollenextrakten oder ähnlichen Allergenen scheint die Schwere des Krankheitsbildes bei einzelnen Personen zu verringern, wenn mit der Therapie lange genug vor dem Auftreten der Symptome (ca. 6 Monate) begonnen wird. Der Mechanismus besteht wahrscheinlich darin, daß die Bildung blockierender Antikörper als Reaktion auf die Injektion geringer, aber in steigender Dosierung applizierten Mengen des Antigens, angeregt wird. Dieses Verfahren kann nicht routinemäßig empfohlen werden. Unter Berücksichtigung der allgemein guten Resultate und geringgradigen Komplikationen wird es vorzugsweise bei therapierefraktären Fällen angewandt. Gelegentlich sind anaphylaktoide Reaktionen nach übermäßiger Densensiblisierungstherapie beobachtet worden.

Conjunctivitis vernalis (Frühjahrskatarrh) und atopische Keratokonjunktivitis

Auch diese beiden Krankheitsbilder gehören zur Gruppe der atopischen Veränderungen. Sie sind charakterisiert durch Juckreiz und Tränenträufeln, weisen aber einen mehr chronisch rezidivierenden Verlauf als die typische Heufieberkonjunktivitis auf. Zudem zeigen beide strukturelle Veränderungen der Lider und der Konjunktiva.

Conjunctivitis vernalis (Frühjahrskatarrh oder Conjunctivitis praeaestivalis, in nördlich gelegenen Regionen) Sie befällt vor allem Kinder und Jugendliche, bildet sich aber i. allg. nach dem 2. Lebensjahr-

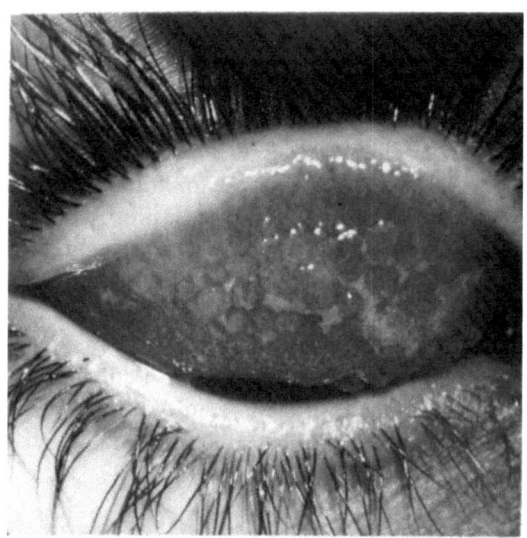

Abb. 19.2. Papilläre Hypertrophie (Pflastersteine) der Conjunctiva palpebrae eines Patienten mit Frühjahrskatarrh

zehnt spontan zurück. Wie die Heufieberkonjunktivitis tritt die Conjunctivitis vernalis vor allem während der warmen Monate des Jahres auf. Die meisten betroffenen Jugendlichen leben in einem warmen, trockenen Klima. Das klinische Erscheinungsbild ist charakterisiert durch die ausgeprägte papilläre Hypertrophie im Gebiet der Conjunctiva tarsi (Abb. 19.2). Keratinisierte Epithelzellen auf diesen Papillen können die darunterliegende Hornhaut erodieren und erzeugen so ein andauerndes Fremdkörpergefühl.

Atopische Keratokonjunktivitis Diese kommt in jedem Lebensalter vor und zeigt keine saisonale Abhängigkeit. Haut und Lidhaut sind auffallend trocken und schuppig. Die Bindehaut selbst ist blaß mit lokalen Verdickungen. Sowohl Konjunktiva wie Kornea können in den Spätstadien Vernarbungserscheinungen zeigen. In seltenen Fällen findet sich eine Begleitkatarakt. Oft sind die lokalen Erscheinungen durch eine Staphylokokkenblepharitis mit Krusten und Schuppenbildung an den Lidrändern kompliziert.

Immunologische Pathogenese

Die IgE (Reagine oder homozytotrope Antikörper) sind bei beiden Krankheiten an die subepithelialen Mastzellen gebunden. Ein Kontakt zwischen Antigen und IgE fördert die Degranulierung der Mastzellen. Dies erlaubt dann die Freisetzung von vasoaktiven Aminen (Serotonin) in das Gewebe. Allerdings sind dafür nicht allein diese Antikörper verantwortlich, da beim Frühjahrskatarrh in der Binde-

haut zusätzlich noch eine starke papilläre Infiltration durch mononukleäre Zellen stattfindet. Heufieber und Asthma treten häufiger bei Patienten mit Conjunctivitis vernalis und atopischer Keratokonjunktivitis als bei der Durchschnittsbevölkerung auf. Von den Kriterien, die für eine wahrscheinlich humoral bedingte Immunerkrankung sprechen (s. S. 309, Krankheiten, die durch Produktion humoraler Antikörper gekennzeichnet sind), treffen nur die Punkte 2, 5 und 6 bei der atopischen Keratokonjunktivitis zu.

Immunologische Diagnose

Wie bei der Heufieberkonjunktivitis findet man im Bindehautabstrich der atopischen Keratokonjunktivitis und der Conjunctivitis vernalis regelmäßig viele Eosinophile. Hauttests mit Nahrungsmittelextrakten, Pollen oder verschiedenen anderen Antigenen zeigen eine positive Reaktion innerhalb 1 h. Die Bedeutung solcher Reaktionen ist aber hier noch nicht genau bekannt.

Behandlung

Nach lokaler Instillation von steroidhaltigen Tropfen oder Salbe zeigt sich eine rasche Besserung der Symptome. Vor einer Langzeittherapie mit solchen Medikamenten muß jedoch wegen der Gefahr eines Steroidglaukoms oder der Steroidkatarakt gewarnt werden. Der Erfolg einer Corticosteroidtherapie ist bei der vernalen Konjunktivitis etwas weniger eindeutig als bei der atopischen Keratokonjunktivitis. Das gleiche gilt für die Antihistamine. Cromolyn (Opticrom 2%) scheint bei beiden Krankheiten günstig zu wirken.

Ist das Allergen einmal bekannt, so sollte ein Kontakt mit demselben (z.B. mit Entenfedern, Tierhaaren, gewissen Nahrungsproteinen wie Eialbumin etc.) möglichst vermieden werden. Ein spezifisches Allergen ist bei der vernalen Konjunktivitis viel schwieriger nachzuweisen. Immerhin ist es wahrscheinlich, daß Roggengraspollen das Krankheitsbild verursachen können. Der Aufenthalt in kühlen, genügend feuchten, klimatisierten Räumen oder — wenn ökonomisch möglich — der Umzug in eine Gegend mit entsprechendem Klima wären zu empfehlen.

Rheumatoide Erkrankungen mit Augenbeteiligung

Die Erkrankungen dieser Kategorie variieren stark bezüglich klinischer Manifestation und Alter des Patienten. Uveitis und Skleritis sind die häufigsten

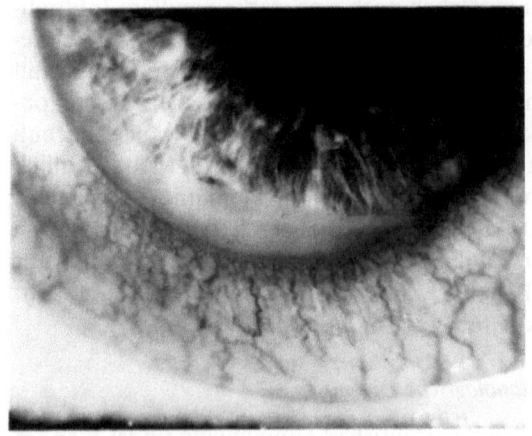

Abb. 19.3. Akute Iridozyklitis mit Fibrin in der Vorderkammer bei einem Patienten mit ankylosierender Spondylitis

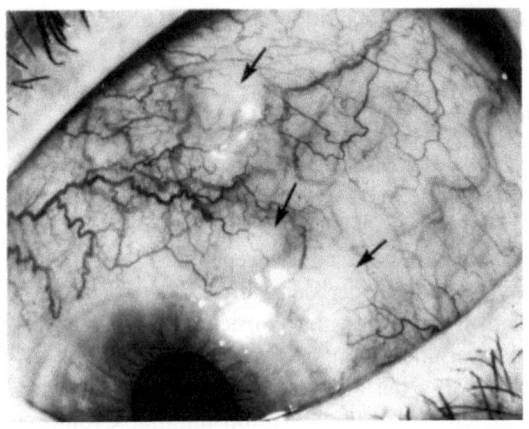

Abb. 19.4. Skleritische Knötchen bei einem Patienten mit rheumatoider Arthritis. (Mit freundlicher Genehmigung von S. Kimura)

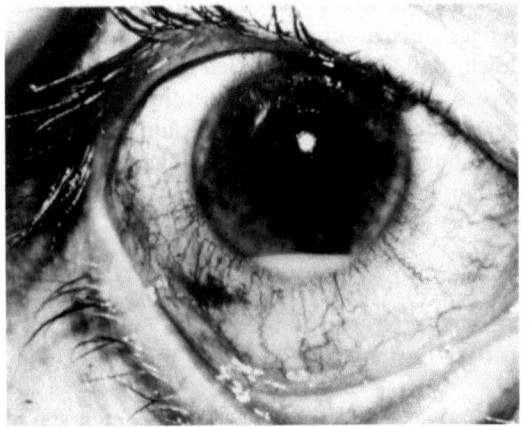

Abb. 19.5. Akute Iridozyklitis mit Hypopyon bei einem Patienten mit Reiter-Krankheit

okulären Erscheinungen bei einer rheumatoiden Krankheit.

Juvenile rheumatoide Arthritis: Diese kommt beim weiblichen Geschlecht häufiger vor als beim männlichen und wird oft von einer Iridozyklitis in einem oder beiden Augen begleitet. Der Beginn ist schleichend und der Patient hat nur geringgradige Beschwerden bei fehlender ziliarer Injektion. Ausgedehnte hintere Synechien, Cataracta complicata und möglicherweise Sekundärglaukom können schon weit fortgeschritten sein, bevor der Patient überhaupt Sehstörungen feststellt. Die Arthritis befällt meist nur eines der großen Gelenke (vorzugsweise das Knie).

Ankylosierende Spondylitis (Bechterew-Krankheit): Sie befällt vorwiegend das männliche Geschlecht und beginnt im 2.–6. Lebensjahrzehnt. Sie kann von einer Iridozyklitis mit akutem Beginn, oft mit Fibrin in der Vorderkammer, und hinterer Synechienbildung (Abb. 19.3) begleitet sein. Schmerzhaftigkeit, Photophobie und ziliare Injektion sind die typischen Anfangserscheinungen.

Rheumatoide Arthritis des Erwachsenen: Die rheumatoide Arthritis des Erwachsenen kann von einer Skleritis oder Episkleritis begleitet sein (Abb. 19.4). Sekundär können Ziliarkörper und Aderhaut als benachbarte Gewebe am Prozeß teilnehmen. Eine seröse Ablösung der Netzhaut entsteht dabei selten. Die Krankheit beginnt meist im 3.–5. Lebensjahrzehnt, wobei das weibliche Geschlecht häufiger betroffen ist als das männliche.

Die Reiter-Krankheit: Die auch als Reiter-Syndrom bezeichnete Trias (unspezifische Urethritis, Konjunktivitis und Arthritis) tritt vorwiegend bei Männern jüngeren Alters in Erscheinung. Das erste entzündliche Konjunktivalzeichen ist eine spontan abklingende papilläre Konjunktivitis, die Tage oder Wochen nach einer unspezifischen Urethritis und einer Arthritis eines oder mehrerer mechanisch belasteter Gelenke auftritt. Rückfälle sind nicht selten, wobei als okuläre Komplikation die Iridozyklitis, ein- oder beidseitig, mit Hypopyonbildung bekannt ist (Abb. 19.5).

Immunologische Pathogenese

Der Rheumafaktor, ein IgM-Autoantikörper, der gegen das patienteneigene IgG gerichtet ist, spielt wahrscheinlich in der Pathogenese der rheumatoiden Arthritis eine wichtige Rolle. Die Verbindung zwischen IgM-Antikörper und IgG führt zu einer Fi-

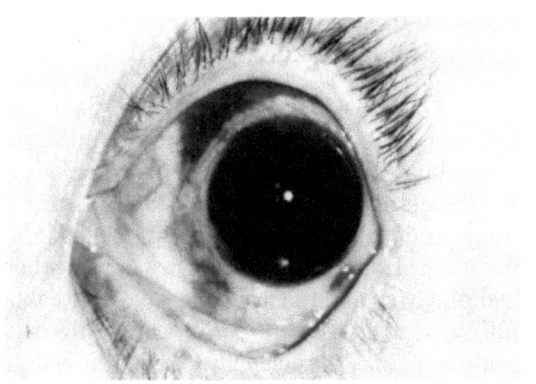

Abb. 19.6. Sklerale Verdünnung bei einem Patienten mit rheumatoider Arthritis. Das darunterliegende dunkle Uvealpigment scheint bläulich durch

xation des Komplements im betreffenden Gewebsabschnitt und zur Anlockung von Leukozyten und Thrombozyten. Daraus entsteht eine okkludierende Vaskulitis, die wahrscheinlich für die Rheumaknötchen in der Sklera und anderen Körperteilen verantwortlich ist. Ein ähnlicher Verschlußmechanismus ernährender Gefäße der Sklera ist vermutlich auch der Grund für die Einschmelzung des skleralen Kollagens, die bei der rheumatoiden Arthritis typisch ist (Abb. 19.6).

Während diese Erklärung zwar für die rheumatoide Arthritis des Erwachsenen gilt, haben Patienten mit okulärer Beteiligung bei juveniler rheumatoider Arthritis, ankylosierender Spondylitis, sowie beim Reiter-Syndrom üblicherweise einen negativen Rheumafaktortest, so daß andere Auslösemechanismen für die Uveitis gesucht werden müssen.

Außerhalb des Bulbus hat man nachgewiesen, daß die Tränendrüse durch zirkulierende Antikörper angegriffen werden kann. Eine Zerstörung der azinösen Zellen innerhalb der Drüse und das Einwandern von Monozyten in die Tränendrüsen (wie auch in die Speicheldrüsen etc.) führen zu verminderter Tränensekretion. Die Kombination von trockenen Augen (Keratoconjunctivitis sicca), trockenem Mund (Xerostomie) und rheumatoider Arthritis wird als Sjögren-Syndrom bezeichnet (s. Kap. 18).

Verschiedene Krankheitsbilder werden heute mit einer Störung immungenetischer Art erklärt, die bei bestimmten Patienten auch für den Ausdruck ihrer okulären Affektion von Bedeutung ist.

Die Analyse des HLA-Antigensystems zeigt, daß die Frequenz von HLA-B27 bei Patienten mit ankylosierender Spondylitis und Reiter-Krankheit bedeutend größer ist als bei der Durchschnittsbevölkerung. Es ist allerdings nicht bekannt, wie dieses Antigen die spezifischen Veränderungen beeinflußt.

Immunologische Diagnose

Der Rheumafaktor kann im Serum durch verschiedene Standardtests, wie die Agglutination von IgG-überzogenen Erythrozyten oder Latexpartikeln, bestimmt werden. Der Test ist allerdings für die Mehrzahl aller isoliert auftretenden rheumatoiden Affektionen des Auges nicht positiv.

Die HLA-Typen von Personen mit Verdacht auf ankylosierende Spondylitis und verwandte Krankheiten können durch standardisierte zytotoxische Tests unter Verwendung hochspezifischer Antisera nachgewiesen werden. Diese recht aufwendige Untersuchung wird i. allg. in Gewebstypisierungszentren (Transplantationschirurgie) durchgeführt.

Eine wichtige klinische Untersuchung ist die röntgenologische Darstellung der Sakroiliakalgelenke. Es finden sich oft radiologisch nachweisbare Zeichen einer ankylosierenden Spondylitis, bevor der Patient über Rückenschmerzen bei der Bechterew-Iridozyklitis klagt.

Behandlung

Die Uveitis spricht gut an auf eine lokale Instillation von Corticosteroidaugentropfen (Dexamethason 0,1%) oder -salben. Eine Therapie mit oralen Corticosteroiden sollte auf kurze Zeit beschränkt bleiben. Salizylate peroral, während der Hauptmahlzeiten eingenommen, vermindern wahrscheinlich sowohl die Frequenz als auch den Schweregrad iritischer Rückfälle. Atropin (1%) wird gleichzeitig zur Ruhigstellung der Iris und zur Verminderung der schmerzhaften Photophobie in der akuten Phase verordnet. Kurzdauernde Mydriatika ohne zykloplegischen Effekt (z. B. Phenylephrin 10%) sollten im subakuten Stadium verwendet werden, um die Bildung von hinteren Synechien zu verhindern. Bei kortisonresistenten Fällen, besonders dort, wo die Sklera verdünnt erscheint, kann mit immunsuppressiven Chlorambucil behandelt werden.

Andere, mit dem humoralen Immunsystem einhergehende Augenerkrankungen

Die folgenden, durch zirkulierende Antikörper gezeichneten Erkrankungen werden nur selten vom praktischen Ophthalmologen beobachtet:

Der **Lupus erythematodes disseminatus,** verbunden mit zirkulierenden Autoantikörpern gegen native DNS, führt zu einer Verschlußvaskulitis in der Nervenfaserschicht der Retina. Solche Mikroinfarkte (cytoid bodies) treten meist in Form von weißen Exsudaten oder „Cotton-wool"-Herden in der Retina auf (Abb. 19.7).

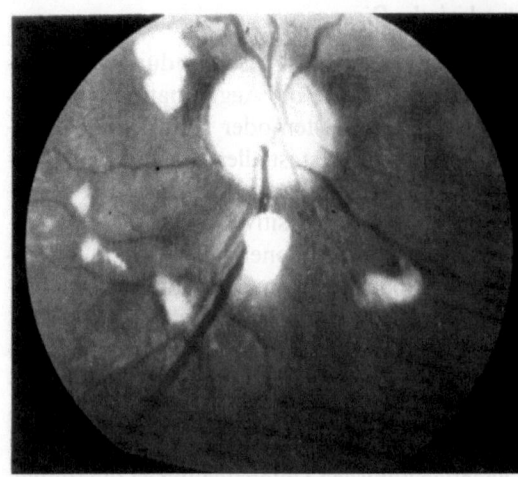

Abb. 19.7. Cotton-wool-Herde (cytoid bodies) in der Netzhaut eines Lupus-erythematodes-Patienten

Der **Pemphigus vulgaris** führt zu schmerzhaften, intraepithelialen Blasen der Konjunktiva. Er ist mit dem Vorhandensein zirkulierender Antikörper auf einem interzellulären Antigen verbunden, das zwischen den tieferen Zellen des Konjunktivalepithels liegt.

Das **okuläre Pemphigoid** ist charakterisiert durch subepitheliale Blasen in der Konjunktiva. Im chronischen Stadium dieser Krankheit tritt eine narbige Kontraktur der Konjunktiva auf, die zu schweren Vernarbungserscheinungen der Kornea, Trockenheit der Augen und später, infolge der Xerose, sogar zur Erblindung führen kann. Das Pemphigoid zeigt lokale Ablagerung von Gewebsantikörpern, die gegen ein oder mehrere Antigene in der Basalmembran des Epithels gerichtet sind.

Bei der **phakoantigenen Uveitis** (durch eigenes Linsenmaterial hervorgerufene Uveitis) handelt es sich ebenfalls um eine seltene Erscheinung, die verbunden ist mit dem Vorhandensein zirkulierender Antikörper, die gegen das eigene Linsenprotein gerichtet sind. Sie tritt auf bei Personen, deren Linsenkapsel infolge eines Traumas oder einer anderen Erkrankung für Proteine durchlässig geworden ist. Schon 1903 hat Uhlenhuth als erster die organspezifische Natur gegen die Linse gerichteter Antikörper nachgewiesen. Witmer zeigte dann 1962, daß Antikörper gegen Linsengewebe durch Lymphoidzellen des Ziliarkörpers produziert werden können.

Krankheiten, die durch zellgebundene Antikörper gekennzeichnet sind

Diese Gruppe von Erkrankungen ist verbunden mit dem zellgebundenen Immunsystem oder der verzögerten Hypersensibilität. Verschiedene Abschnitte des Auges können durch mononukleare Zellen infiltriert werden. Dabei handelt es sich hauptsächlich um Lymphozyten und Makrophagen, die als Reaktion auf einen oder mehrere chronische Antigenstimuli auftreten. Im Falle einer chronischen Infektion, wie Tuberkulose, Lepra, Toxoplasmose und Herpes simplex, kann der antigenische Stimulus klar als ein infektiöser Erreger im Augengewebe identifiziert werden. Solche Infektionen sind nach intradermaler Injektion eines Extrakts entsprechender Mikroorganismen oft verbunden mit einer Hautreaktion vom verzögerten Typ (z. B. Mantoux-Reaktion).

Schwieriger zu erklären sind die granulomatösen Erkrankungen des Auges, für die kein infektiöser Erreger nachgewiesen werden konnte. Wahrscheinlich handelt es sich bei diesen Krankheiten um zellgebundene, vielleicht autoimmune Prozesse, deren Ursache bis heute nicht geklärt werden konnte.

Okuläre Sarkoidose

Die okuläre Sarkoidose ist charakterisiert durch eine Panuveitis mit gelegentlicher entzündlicher Mitbeteiligung des Optikus und der retinalen Blutgefäße. Sie tritt oft als Iridozyklitis mit schleichendem Verlauf ein. Seltener kommt die akute Form vor mit Schmerzen, Photophobie und gemischter Injektion. Große speckige Präzipitate können mit der Spaltlampe auf dem Hornhautendothel gefunden werden. Die Vorderkammer enthält Proteine und zahlreiche Zellen, hauptsächlich Lymphozyten. Knötchen finden sich in der Iris, sowohl im Pupillargebiet als auch im eigentlichen Irisstroma, die letzteren oft vaskularisiert. Synechien sind häufig, besonders bei Patienten von dunkler Hautfarbe. Die schweren Fälle greifen auf das hintere Segment des Auges über, dabei befinden sich dichte Klumpen von Zellen (schneeballförmig) im Glaskörper, und Exsudate, die wie Kerzenwachsflecken aussehen, können entlang der retinalen Blutgefäße beobachtet werden.

Eine herdförmige Infiltration der Chorioidea und des Optikus tritt häufig auf, ebenso die Infiltration der Tränendrüse und der Konjunktiva. Falls solche kleine undurchsichtige Konjunktivalknötchen vorhanden sind, können sie leicht exzidiert und zur Bestätigung der Diagnose histologisch untersucht werden.

Immunologische Pathogenese

Wenn auch zahlreiche infektiöse oder allergische Gründe für die Sarkoidose postuliert worden sind, konnte noch keiner mit Sicherheit bestätigt werden. Nichtverkäsende Granulome werden in Uvea, Optikus und in den dem Auge benachbarten Gewebsstrukturen sowie an anderen Stellen im Körper gefunden. Die Anwesenheit von Makrophagen und Riesenzellen läßt vermuten, daß Gewebsanteile phagozytiert werden, die jedoch noch nicht identifiziert werden konnten.

Patienten mit Sarkoidose zeigen üblicherweise eine anergische Reaktion auf Extrakte mikrobieller Antigene, wie Mumps, Trichophyton, Candida und Mycobacterium tuberculosis. Wie bei anderen lymphoproliferativen Vorgängen (z. B. Hodgkin-Krankheit, chronische lymphozytäre Leukämie etc.) kann dadurch auf eine Suppression der T-Zellaktivität geschlossen werden, in dem Sinne nämlich, daß die normale Hypersensibilität vom verzögerten Typ auf ein gewöhnliches Antigen nicht eintreten kann. Die zirkulierenden, Immunglobuline sind hingegen im Serum meist auf übernormale Werte erhöht.

Immunologische Diagnose

Die Diagnose wird hauptsächlich per exclusionem gestellt. Negative Hauttests auf eine Vielzahl von Antigenen, mit denen der Patient in Kontakt gestanden hat, sind verdächtig. Das gleiche gilt auch für die Erhöhung der Serumimmunglobuline. Die Biopsie eines Konjunktivalknötchens oder Skalenuslymphknotens kann im positiven Falle wertvolle diagnostische Hinweise ergeben, ebenso die Thoraxröntgenaufnahme (Hilusadenopathie). Das Serumlysozym oder Angiotensin (converting enzyme) ist oft erhöht.

Behandlung

Die Sarkoidose des Auges spricht gut auf Steroidtherapie an. Häufige Instillationen von Dexamethasonaugentropfen, 0,1% bringen die vordere Uveitis meist zum Stillstand. In der akuten Phase sollten Mydriatika (Atropin) verschrieben werden, um Schmerz und Photophobie zu lindern. Kurzwirkende Pupillenerweiterer (z. B. Phenylephrin) können später intermittierend angewandt werden, um die Bildung hinterer Synechien zu verhindern. In seltenen Fällen sind Corticosteroide peroral notwendig, um die akute Uveitis anterior und die meist gleichzeitig vorliegende retinale Vaskulitis und Optikusneuritis zu behandeln. Ist der Optikus mitbetroffen, so muß eine zerebrale Erkrankung mit entsprechend ungünstiger Prognose befürchtet werden.

Sympathische Ophthalmie und Vogt-Koyanagi-Harada-Syndrom

Diese zwei Augenerkrankungen weisen bestimmte gemeinsame klinische Zeichen auf. Beide sind mit großer Wahrscheinlichkeit auf autoimmune Mechanismen zurückzuführen, die die pigmentierten Gewebe des Auges und der Haut betreffen, und beide können zu meningealen Reizsymptomen führen.

Klinische Aspekte

Bei der *sympathischen Ophthalmie* handelt es sich um eine Entzündung im 2. Auge, nachdem das 1. Auge ein perforierendes Trauma erlitten hat. In der Mehrzahl aller Fälle hat irgendein Teil der Uvea des verunfallten Auges mindestens 1 h lang freigelegen (prolabiertes Uvealgewebe). Das nicht verletzte oder sympathisierende Auge entwickelt im Anschluß daran diskrete Zeichen einer vorderen Uveitis, meist erst nach Ablauf von 2 Wochen bis zu mehreren Jahren. „Mouches volantes" und Verminderung der Akkommodationsbreite sind häufig die ersten, subjektiven Symptome. Die Krankheit kann aber auch als schwere Iridozyklitis mit Schmerz und Photophobie auftreten. In der Regel bleibt aber das Auge relativ ruhig und schmerzfrei, obwohl die entzündliche Erkrankung sich über die ganze Uvea ausbreitet. Trotz dieser Panuveitis zeigt die Netzhaut meist nur perivaskuläre Einschneidungen mit entzündlicher Zelleinwanderung in die benachbarten Glaskörperabschnitte. Papillenödem und Sekundärglaukom können zusätzlich auftreten. Die Krankheit kann von Vitiligo (fleckförmige Depigmentation der Haut) und Poliosis (Weißwerden) der Wimpern begleitet sein.

Das Vogt-Koyanagi-Harada-Syndrom ist eine Entzündung der Uvea eines oder beider Augen, charakterisiert durch akute Iridozyklitis, fleckförmige Chorioiditis und oftmals durch eine seröse Ablösung der Netzhaut. Es beginnt i. allg. mit einer akuten febrilen Episode, begleitet von Kopfschmerzen, Dysakusis und gelegentlichen Schwindelerscheinungen. Ein herdförmiger Verlust oder Weißwerden des Haupthaars wird innerhalb der ersten Monate nach Ausbruch der Krankheit beschrieben. Vitiligo und Poliosis sind i. allg. vorhanden, aber für die Diagnosestellung nicht unbedingt erforderlich. Auch wenn die initiale Iridozyklitis oft rasch unter Kontrolle gebracht werden kann, zeigt die Krankheit doch einen schmerzlosen, aber protrahierten Verlauf in den hinteren Uvealabschnitten mit lange bestehender seröser Netzhautablösung und dauernder Visusherabsetzung.

Immunologische Pathogenese

Sowohl bei der sympathischen Ophthalmie wie beim Vogt-Koyanagi-Harada-Syndrom scheint eine Hypersensibilität vom verzögerten Typ auf melaninenthaltende Gewebeteile zugrunde zu liegen. Wenn auch eine virale Ätiologie für beide Krankheitsbilder postuliert worden ist, konnte sie bis heute nicht bewiesen werden. Trotzdem wird als Ursache ein infektiöser oder traumatischer Insult angenommen, der die pigmentierten Strukturen des Auges, der Haut und des Haares so verändert, daß eine Hypersibilitätsreaktion vom verzögerten Typ hervorgerufen wird. Wasserlösliche Proteine aus den Außensegmenten der Photorezeptoren sind kürzlich als mögliche Autoantigene inkriminiert worden. Patienten mit dem Vogt-Koyanagi-Harada-Syndrom sind meist Orientalen, was auf eine immungenetische Prädisposition dieser Krankheit schließen läßt. Die histologische Untersuchung eines Auges mit sympathischer Ophthalmie kann eine einheitliche Infiltration der meisten Teile der Uvea durch Lymphozyten, Epitheloidzellen und Riesenzellen aufweisen. Die darüberliegende Retina ist charakterischerweise intakt, aber kleine Zellnester epitheloider Zellen können über das Pigmentepithel gegen die Retina vordringen. Es sind die Dalen-Fuchs-Knötchen. Die Entzündung kann die ganze Uvea zerstören und zur Phthisis bulbi führen.

Immunologische Diagnose

Hauttests mit wasserlöslichen Extrakten von humanem oder bovinem Uvealgewebe sollen eine Hypersensiblitätsreaktion vom verzögerten Typ bei diesen Patienten hervorrufen. Verschiedene Arbeiten haben kürzlich gezeigt, daß kultivierte Lymphozyten von Patienten mit einer oder beiden Krankheiten zu Lymphoblasten in vitro transformiert werden können, wenn Uvealextrakt oder Extrakt aus den Außensegmenten der Stäbchen dem Kulturmedium zugesetzt werden. Zirkulierende Antikörper gegen Uvealantigen sind bei solchen Patienten zwar gefunden worden, können aber bei allen Personen mit langdauernder Uveitis auch infektiöser Ätiologie nachgewiesen werden. Beim Vogt-Koyanagi-Harada-Syndrom weist der Liquor mindestens in den Anfangsstadien eine erhöhte Zahl mononuklearer Zellen und einen erhöhten Proteingehalt auf.

Behandlung

Milde Fälle von sympathischer Ophthalmie können durch lokal applizierte Corticosteroide und Mydriatika unter Kontrolle gebracht werden. Schwerere oder progrediente Fälle benötigen eine perorale Ste-roidtherapie, manchmel in hohen Dosen über Monate und Jahre. Zur Vermeidung einer Nebennierenrindenatrophie wird von verschiedenen Autoren vorgeschlagen, die Steroide nur jeden 2. Tag einnehmen zu lassen. Dies gilt auch für die Vogt-Koyanagi-Harada-Erkrankung. Wenn Patienten in Spätstadien steroidresistent werden oder wenn sekundäre Erscheinungen (pathologische Frakturen, zerebrale Veränderungen etc.) das Absetzen der Steroidtherapie erzwingen, kann eine immunsuppressive Therapie mit Chlorambucil noch erfolgversprechend sein.

Andere Krankheiten mit zellgebundener Immunität

Die Riesenzellarteriitis (Arteriitis temporalis, Polymyalgia rheumatica, s. Kap. 18) kann besonders bei älteren Patienten deletär auf das Auge einwirken. Sie ist von Schmerzen in der Schläfen- und Orbitagegend, sowie von Verschwommensehen und Skotomen begleitet. Bei der ophthalmologischen Untersuchung des Fundus zeigt sich eine retinale Vaskulitis mit Gefäßverschlüssen und chorioidalen Infarkten, oft zusätzlich kompliziert durch Papillenatrophie. Solche Patienten weisen eine stark erhöhte Blutkörperchensenkungsgeschwindigkeit auf, die Biopsie der Temporalarterie oder anderer ergriffener Arterien zeigt eine ausgedehnte Infiltration der Gefäßwände mit Riesenzellen und mononukleären Elementen.

Die Polyarteriitis nodosa (s. Kap. 18) kann sowohl das vordere wie das hintere Augensegment betreffen. Die Kornea zeigt oft eine periphere Verdünnung mit zellulärer Infiltration der limbalen Hornhautabschnitte. Die histologische Untersuchung enukleierter Augen ergibt eine ausgedehnte nekrotisierende Entzündung der Netzhautgefäße, charakterisiert durch eosinophile, plasmazelluläre und lymphozytäre Infiltration.

Die Behçet-Krankheit (s. Kap. 18) ist in der Klassifikation immunologischer Erkrankungen schwer einzuordnen. Sie ist charakterisiert durch rezidierende Iridozyklitiden mit Hypopyon und okklusiver Vaskulitis der retinalen Blutgefäße. Gleichzeitig weist sie viele Charakteristika einer Erkrankung mit Hypersensibilität vom verzögerten Typ auf. Die starke Erhöhung des Serumkomplementspiegels zu Beginn eines Schubes spricht für eine Immunkomplexerkrankung. In neueren Untersuchungen sind zusätzlich große Mengen zirkulierender Immunkomplexe bei diesem Krankheitsbild gefunden worden. *Die Kontaktdermatitis* der Augenlider ist eine typische, wenn auch unbedeutende Erkrankung mit Hypersensibilität vom verzögerten Typ. Atropin, parfü-

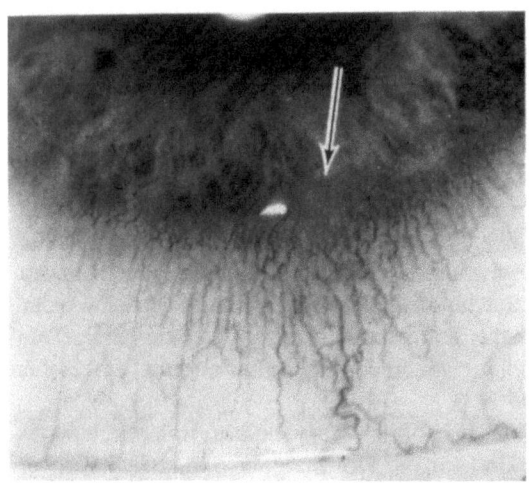

Abb. 19.8. Phlyktäne *(Pfeil)* am Limbus corneae. (Mit freundlicher Genehmigung von P. Thygeson)

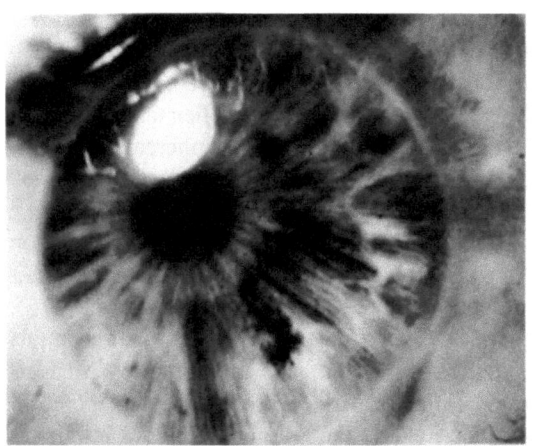

Abb. 19.9. Klares zentrales Transplantat in einer Hornhaut, die dichte Trübungen nach chronischer atrophischer Keratokonjunktivitis aufwies. Die Iriszeichnung ist deutlich sichtbar. (Fudenberg et al. 1978)

mierte Kosmetika, Material von Kunstharzbrillengestellen und diverse lokal applizierte Medikamente können als sensibilisierende Haptene wirken. Das Unterlid ist häufiger betroffen als das Oberlid, wenn das sensibilisierende Agens in Tropfenform appliziert wird. Eine periorbitale Mitbeteiligung in Form erythematöser, vesikulärer oder juckender Läsionen der Haut ist charakteristisch.

Die phlyktänuläre Keratokonjunktivitis (Abb. 19.8) ist ebenfalls das Zeichen einer Hypersensibilitätsreaktion vom verzögerten Typ auf gewisse mikrobielle Antigene, vorwiegend auf das Mycobacterium tuberculosis. Sie ist charakterisiert durch akuten Schmerz und Photophobie des betroffenen Auges mit knötchenförmiger Erhebung in Limbusnähe. Die Krankheit spricht rasch auf lokal appliziertes Cortikosteroid an. Seit der BCG-Impfung und der Chemotherapie der pulmonären Tuberkulose ist die Phlyktänulose selten geworden. Sie wird aber dort noch recht häufig beobachtet, wo die Tuberkulose endemisch ist und die BCG-Impfung nicht ubiquitär angewendet wird, z.B. bei den amerikanischen Indianern und bei den Eskimos in Alaska. In seltenen Fällen können auch andere Erreger zu einer Phlyktäne führen, wie z.B. der Staphylococcus aureus und der Coccidioides immitis.

Immunologische Veränderungen im Hornhauttransplantat

Hornhauttrübungen und starke, evtl. irreguläre Astigmatismen zentraler Hornhautabschnitte, die zu schwerer Visusherabsetzung oder sogar Erblindung führen, sind chirurgisch angehbar. Wenn die übrigen Augenabschnitte intakt sind und eine Herabsetzung der Sehfunktion einzig durch die Hornhauttrübung bedingt ist, kann der Patient mit großer Wahrscheinlichkeit durch Transplantation einer klaren Kornea in die erkrankte Hornhaut mit einer ganz wesentlichen Besserung rechnen (Abb. 19.9). Traumen, aber auch chemische Verätzungen, sind die häufigsten Gründe für eine Trübung der zentralen Hornhautabschnitte. Andere Ursachen sind die herpetische Keratitis und die endoepitheliale Zelldystrophie mit chronischem Hornhautödem (Fuchs-Hornhautdystrophie), der Keratokonus sowie schließlich Trübungen nach früheren, erfolglosen Hornhauttransplantationen. Bei all diesen Veränderungen ist prinzipiell die Indikation für eine perforierende Hornhauttransplantation gegeben, vorausgesetzt, daß das Auge des Patienten nicht mehr entzündet ist und die Hornhauttrübung mindestens 6–12 Monate lang stationär geblieben ist. Es werden in den USA allein schätzungsweise jährlich 10000 Hornhauttransplantationen vorgenommen, von denen ungefähr 90% postoperativ zu einer wesentlichen Visusverbesserung führen.

Die Hornhaut war eines der ersten menschlichen Gewebe, das erfolgreich transplantiert werden konnte. Die Tatsache, daß das Empfängerauge i. allg. das Transplantat ohne Komplikationen einwachsen läßt, kann auf folgende Faktoren zurückgeführt werden:

1) Die Abwesenheit von Blut- oder Lymphgefäßen in der gesunden Empfängerhornhaut.
2) Die Tatsache, daß bei den meisten Empfängern keine vorgängige Sensibilisierung auf gewebsspezifische Antigene stattgefunden hat.

Abstoßungsreaktionen auf das Hornhauttransplantat treten trotzdem auf, besonders bei Personen, deren eigene Kornea durch eine entzündliche Krankheit geschädigt worden ist. In solche Hornhäute sind i. allg. lymphatische Gefäße und Blutgefäße eingedrungen, die afferente und efferente Kanäle für immunologische Reaktionen im Transplantat darstellen.

Transplantate mit artfremden Hornhäuten (Xenograft) sind in Ländern, in denen menschliches Material aus religiösen Gründen nicht erhältlich war, versucht worden. Die meisten Transplantate werden aber aus menschlichen Augen (Allograft) gewonnen. Mit Ausnahme einer theoretisch möglichen Transplantation zwischen homozygoten Zwillingen stellen im Prinzip die Transplantate fremdes Material dar. Damit besteht die Gefahr einer Gewebsabstoßung als Folge einer Immunreaktion auf fremdes Antigen. Die Kornea ist im wesentlichen ein 3schichtiges Gewebe, das aus einem Oberflächenepithel, einem oligozellulären kollagenen Stroma und einem 1schichtigen Endothel besteht. Das Oberflächenepithel kann postoperativ durch Epithel des Empfängers ersetzt werden. Gewisse Stromaelemente und das gesamte Spenderendothel bleiben hingegen lebenslänglich unersetzt im Empfängerauge. Diese Annahme konnte mit Sicherheit durch Markierung der geschlechtsbestimmenden Chromosomen von Hornhautzellen nachgewiesen werden, wenn Spender und Empfänger verschiedenen Geschlechts waren. Das Endothel muß gesund bleiben, um die Hornhauttransparenz zu erhalten, da es wichtig ist, für den energieabhängigen Pumpmechanismus, der die Kornea vom übrigen überflüssigen Kammerwasser leer pumpt und damit klar hält. Weil in den meisten Fällen gerade das Empfängerendothel erkrankt ist, muß es durch das gesunde zentrale Hornhautendothel des Spenders ersetzt werden.

Im Hornhauttransplantat existiert eine Anzahl gewebefremder Elemente, die das Immunsystem des Empfängers zur Abstoßung des Gewebes stimulieren können. Zusätzlich wird das Hornhautstroma kontinuierlich mit IgG und Serumalbumin des Spenders perfundiert, obwohl keine oder nur geringe Quantitäten anderer Blutproteine vorhanden sind. Diese Spenderserumproteine diffundieren rasch ins Empfängerstroma und sind theoretisch immunogen.

Während die ABO-Antigene nachweisbar keinen Einfluß auf die Hornhautabstoßungsreaktionen ausüben, ist wahrscheinlich das HLA-Antigensystem daran beteiligt. Eine HLA-Inkompatibilität zwischen Spender und Empfänger kann das Überleben des Transplantats wesentlich beeinflussen, besonders dann, wenn die Wirtshornhaut vaskularisiert ist. Die meisten Körperzellen enthalten die HLA-Antigene, mitinbegriffen die endothelialen Zellen des

Hornhauttransplantates und ein Teil der Stromazellen, die Keratozyten. Wahrscheinlich befindet sich im Hornhautepithel zusätzlich ein Nicht-HLA-Antigen, das in die vorderen Abschnitte des Hornhautstromas diffundiert. Körperfremdes Antigen kann damit durch bewußte Entfernung des Epithels während der Transplantation eliminiert werden; was aber schon in das Spenderstroma diffundiert war, wird automatisch auf den Empfänger übertragen. Solche Antigene können ausgewaschen werden, wenn das Transplantat vor der Operation einige Wochen lang in einem Zellkulturmedium gewaschen wird.

Sowohl humorale wie zelluläre Immunmechanismen sind für die Hornhautabstoßungsreaktion verantwortlich gemacht worden. Es ist wahrscheinlich, daß die frühzeitige Abstoßung (innerhalb 2 Wochen) durch zellgebundene Abwehrmechanismen hervorgerufen wird. Zytotoxische Lymphozyten wurden in der Limbusgegend und im Stroma solcher Personen beobachtet, und die Phasenkontrastmikroskopie in vivo hat nachgewiesen, daß diese die transplantierten endothelialen Zellen tatsächlich angreifen können. Die aus den peripheren Hornhautabschnitten stammenden Lymphozyten bewegen sich zentripetal und bilden auf ihrer Wanderung eine „Abstoßungslinie". Durch diese Akkumulation von Lymphozyten wird das Endothel des Transplantats geschädigt und die Kornea ödematös.

Eine späte Abstoßungsreaktion des Transplantats tritt nach einem Ablauf von mehreren Wochen bis mehreren Monaten im Anschluß an die Operation auf. Solche Reaktionen können durch das humorale Immunsystem bedingt sein, was durch Nachweis zytotoxischer Antikörper im Serum von Patienten mit anamnestisch multiplen erfolglosen Transplantationen auf eine vaskularisierte Hornhaut bewiesen wird. Diese Antikörperreaktionen sind komplementabhängig, sie locken polynukleäre Leukozyten an, die einen breiten Ring in der Kornea am Ort maximaler Ansammlung von Immunkomplexen bilden. Beim Versuchstier könnten ähnliche Reaktionen durch Transplantation einer artfremden Hornhaut produziert werden. Die Intensität der Reaktion kann entweder durch Dekomplementierung des Versuchstiers oder durch Verminderung der zirkulierenden Leukozyten mittels Mechlorethaminbehandlung wesentlich gemildert werden.

Behandlung

Die Behandlung einer Hornhautabstoßungsreaktion besteht hauptsächlich in der lokalen Steroidapplikation (z.B. Prednisolonazetat 1% stündlich) bis zum Verschwinden der Abstoßungszeichen. Die Symptome sind konjunktivale Hyperämie in der Perilimbalgegend, eine trübe Kornea, Zellen und Protein in der Vorderkammer sowie Präzipitate am Hornhautendothel. Je früher mit der Behandlung begonnen wird, desto wirkungsvoller ist sie. Vernachlässigte Fälle benötigen eine Allgemeinbehandlung durch Steroide (80–150 mg Prednison pro Tag) zusätzlich zur lokalen Steroidapplikation. Gelegentlich können die Vaskularisierung und Eintrübung der Hornhaut so schnell auftreten, daß auch die Corticosteroidtherapie fast nutzlos erscheint. Trotzdem können selbst stark eingetrübte Transplantate unter dieser Behandlung manchmal noch eine wesentliche Aufhellung zeigen.

Sind Abstoßungsmechanismen aus früheren Transplantationen bekannt, werden Voruntersuchung und Vorbehandlung — besonders dann, wenn ein einzig verbleibendes Auge transplantiert werden soll — etwas anders durchgeführt. Man wird versuchen, eine möglichst günstige HLA-Konstellation zwischen Spender und Empfänger herauszufinden. Die Vorbehandlung des Empfängers mit immunsuppressiven Substanzen, wie z. B. Azathioprin, scheint in einzelnen Fällen erfolgversprechend zu sein. Wenn auch diese eingehende HLA-Untersuchung zwischen Spender und Empfänger in besonders schwierigen Fällen sicher indiziert ist, so wird die teure Untersuchung in der Mehrzahl aller Hornhauttransplantationen kaum auszuführen sein.

Literatur

Allansmith MR (1982) The eye and the immunology. Mosby, St. Louis

Allansmith MR, Mc Clellan B, Butterworth M et al. (1968) The development of immunoglobin levels in man. J Pediatr 72:276–290

Brandis H (1972) Einführung in die Immunologie, Fischer, Stuttgart

Cogan DG (1977) Immunosuppression and eye disease. Am J Ophthalmol 83:777

Friedlaender MH (1979) Allergy and immunology of the eye. Harper & Row, New York Hagerstown London

Fudenberg HH, Stites DP. Caldwell JL, Wells JV (1978) Basic and clinical immunology, 2nd edn. Lange, Los Altos

Godfrey WA, Epstein WV, O'Connor GR et al. (1974) The use of chlorambucil in intractable idiopathic uveitis. Am J Ophthalmol 78:415

Humphrey JH, White RG (1972) Kurzes Lehrbuch der Immunologie. Thieme, Stuttgart

Lindenmann J (1971) Lernprogramm Immunologie. Thieme, Stuttgart

O'Connor GR (1978) Eye diseases. In: Fudenberg HH, Stites DP, Caldwell JL, Wells JV et al. (eds) Basic and clinical immunology, 2nd edn. Lange, Los Altos, pp 653–661

Potts AM (1978) The relation of immunology to the study of eye disease. In: Hughes WF (ed) Year book of ophthalmology 1978. Year Book Medical Publishers, Chicago, pp 335–338

Rubinstein A (Hrsg) (1972) Immunologie im Kindesalter. Paediatr Fortbildungskurse Prax

Witmer R (1962) Phaco-antigenic uveitis. Doc Ophthalmol 16:271

Wong VG, Anderson RR, McMaster PBR (1971) Endogenous immune uveitis, Arch Ophthalmol 85:93

20. Augenheilkunde im Kindesalter

Die Untersuchung eines Kindes unmittelbar nach der Geburt beschränkt sich auf die Beurteilung von Hautfarbe, Reflexen, Extremitäten und Fingern und einer kurzen Inspektion der Körperoberflächen. Die weiteren Untersuchungen werden erst auf der Neugeborenenstation durchgeführt.

Da sich das Auge gemeinsam mit den übrigen Geweben und Organen des Organismus entwickelt, manifestieren sich viele kongenitale Störungen auch im Auge. Eine gründliche Augenuntersuchung kurz nach der Geburt kann die Notwendigkeit weiterer Abklärungen aufzeigen. Die subjektive Reaktion der kleinen Patienten beschränkt sich auf das Verfolgen einer bewegten Lichtquelle. Das Instrumentarium zur ophthalmologischen Untersuchung von Neugeborenen besteht nur aus einer Handlampe, einem Ophthalmoskop und einer Lupe.

Äußere Inspektion

Die Augenlider werden auf Verdickungen, Deformitäten, Einziehungen und die Symmetrie der Bewegungen untersucht. Man beurteilt die absolute und relative Größe der Augäpfel und ihre Stellung. Die Aufmerksamkeit des Untersuchers richtet sich auch auf Größe und Glanz der Kornea, die Klarheit der Vorderkammer, die Konfiguration der Iris sowie Größe, Stellung und Lichtreaktion der Pupillen.

Ophthalmoskopische Untersuchung

In einem teilweise verdunkelten Raum erlaubt schon die Ophthalmoskopie in Miosis eine erste Beurteilung. Richtig aber ist die routinemäßige Ophthalmoskopie aller Neugeborenen bei medikamentös erweiterter Pupille. Bei dieser Untersuchung werden etwaige Trübungen der Kornea, der Linse oder des Glaskörpers erkannt, ebenso pathologische Befunde am Augenhintergrund. Man weiß, daß bei 15% aller Neugeborenen Netzhautblutungen zu beobachten sind, die sich im Verlauf von Wochen resorbieren und keine bleibenden Sehstörungen nach sich ziehen.

Zeitplan für die pädiatrische Augenkontrolle

Neugeborenenstation

Äußerliche und ophthalmoskopische Untersuchung bei erweiterter Pupille wie im Text beschrieben. 1 h vor der Untersuchung werden 2 Tropfen Mydriatikum und Phenylephrin, 2,5%, in beide Augen gegeben. Das Augenmerk richtet sich bei der Untersuchung hauptsächlich auf die Sehnervenpapille und die Makula. Eine genaue Untersuchung der Netzhautperipherie ist nicht erforderlich.

4. Lebensjahr

Visusprüfung mit Pflüger-Haken, um eine Amblyopie (Amblyopia ex anopsia) auszuschließen. Im Alter von 4–5 Jahren ist ein Visus von 0,7–1,0 zu erwarten.

5.–16. Lebensjahr

Sehtest im Alter von 5 Jahren. Bei normalem Befund Wiederholung des Sehtests mit den Pflüger-Haken alle 2 Jahre bis zum 16. Altersjahr. Eine Farbensinnprüfung sollte zwischen dem 8. und 12. Lebensjahr erfolgen. Eine ausführliche routinemäßige Augenuntersuchung (z.B. Opthalmoskopie) ist nicht nötig, solange die Sehschärfe normal ist und das Auge bei der äußeren Inspektion unauffällig erscheint.

Der normale Augenbefund bei Neugeborenen und Kleinkindern

Bulbus

Beim Neugeborenen ist der Augapfel im Verhältnis zum gesamten Körper größer als im späteren Lebensalter. Allerdings ist der axiale Durchmesser, der die Refraktion des Auges bestimmt, noch relativ kurz (im Durchschnitt 17,3 mm). Dies würde eine größere Hypermetropie bedeuten, wenn nicht gleichzeitig in diesem Alter auch die Linse mehr kugelförmig und damit stärker brechend wäre.

Kornea

Die Hornhaut erscheint beim Neugeborenen zwar relativ groß, erreicht aber die Größe des Adulten erst im 2. Lebensjahr. Sie ist flacher gewölbt als die Kornea des Erwachsenen, denn im Gegensatz zum Erwachsenen ist der Krümmungsradius in der Peripherie größer als im Zentrum.

Linse

Beim Neugeborenen ist die Linse stärker abgekugelt als beim Erwachsenen. Daraus ergibt sich eine größere Brechkraft, die die relativ kurze axiale Länge des Bulbus kompensiert. Die Linse wächst während des ganzen Lebens, indem neue Linsenfasern von außen angelagert werden. Dabei wird die Linse flacher. Auch die Konsistenz der Linse verändert sich im Laufe des Lebens; beim Neugeborenen ist sie plastisch weich, beim alten Menschen glashart. Dadurch erklärt sich auch der kontinuierliche Abfall der Akkommodationskraft mit zunehmendem Alter.

Refraktion

Etwa 80% der Kinder sind hypermetrop, 5% myop, 15% emmetrop. Etwa 10% der Kinder weisen Refraktionsanomalien auf, die eine Brillenkorrektur vor dem 7. oder 8. Lebensjahr erfordern. Die Hypermetropie bleibt manchmal bestehen, sie kann aber auch bis zum Alter von 19 oder 20 Jahren fortlaufend abnehmen. Die Myopie entwickelt sich oft zwischen dem 6. und 9. Lebensjahr und nimmt während der Pubertät ständig zu. Der Astigmatismus hingegen ist angeboren und bleibt das ganze Leben lang relativ konstant.

Iris

Bei der Geburt befindet sich nur wenig oder kein Pigment im vorderen Blatt der Iris. Die Pigmentschicht des hinteren Blattes scheint durch und ergibt in der Regel einen bläulichen bis blaßgrauen Farbton. Mit der Ausbildung des Pigments im vorderen Blatt bekommt die Iris ihre definitive Farbe. Bei starker Pigmentation entsteht eine braune Iris, bei geringerer Pigmentation bildet sich die blaue, graue, bräunliche oder grüne Augenfarbe aus. Die definitive Pigmentierung der Iris kann 1–2 Jahre dauern. Bis dahin ist es unmöglich, die endgültige Augenfarbe vorauszusagen.

Pupille

Beim Neugeborenen befindet sich die Pupille wenig nasal und unterhalb des Zentrums der Kornea. Wegen der Refraktionskraft der Kornea erscheint die Pupille beim Neugeborenen größer, als sie tatsächlich ist. Der scheinbare Pupillendurchmesser liegt zwischen 2,5 und 5,5 mm, im Durchschnitt bei 4 mm. Im Kleinkindesalter wird die Pupille enger als unmittelbar nach der Geburt. (Die Pupillenreflexe erscheinen etwa im 5. Monat der Embryonalentwicklung und sind im 6. Monat deutlich nachweisbar.) Nach dem 1. Lebensjahr werden die Pupillen wieder weiter, der größte Durchmesser wird während der Adoleszenz beobachtet. Im späteren Lebensalter erfolgt wieder eine Verengerung. Die Myopen haben weitere Pupillen als die Hypermetropen.

Die Pupillen sind normalerweise rund und regelmäßig geformt und befinden sich in ständiger Bewegung entsprechend dem Lichteinfall und dem Akkommodationszustand. Eine Anisokorie (unterschiedliche Weite der beiden Pupillen) kann nicht selten als Normvariante beobachtet werden. Wenn andere neurologische Zeichen fehlen, erübrigen sich weitere diagnostische Bemühungen.

Augenstellung

Während der ersten 3 Lebensmonate sind die Augenbewegungen oftmals noch sehr schlecht koordiniert, so daß eine wechselnde Schielstellung zu beobachten ist. Mit 6 Monaten aber sind die binokulären Reflexe schon gut entwickelt. Jede Abweichung der Augenachsen nach diesem Alter muß weiter abgeklärt werden.

Tränenwege

Die fetale Entwicklung der ableitenden Tränenwege beginnt in Form von Zellsträngen, die sich normalerweise zum Zeitpunkt der Geburt ausgehöhlt haben. Eine verzögerte Ausbildung der Hohlräume ist innerhalb der ersten 3 Lebensmonate noch möglich. Oft ergibt sich aber infolge einer purulenten Konjunktivitis schon vorher die Indikation zur therapeutischen Sondierung der ableitenden Tränenwege.

Sehnervenpapille

Die Markscheiden der Nervenfasern entwickeln sich in der Regel kurz nach der Geburt. Die Myelinisierung geht bis zum 2. Lebensjahr weiter.

Normaler Fundus bei Neugeborenen und Kindern

Bei Neugeborenen kann der ophthalmoskopische Aspekt eines normalen Fundus wesentlich vom Bild beim Erwachsenen abweichen. Verantwortlich ist vor allem die unterschiedliche Anordnung des Pigments.

Bei Frühgeborenen sind oft noch Überreste der Tunica vasculosa lentis mit dem Ophthalmoskop sichtbar, entweder vor oder hinter der Linse. Diese Reste verschwinden i. allg. mit dem Erreichen der normalen Reife, selten können sie aber in der Art eines Spinnengewebes in der Pupille bestehen bleiben. Es können auch Teile des ursprünglichen hyaloiden Systems nicht vollständig resorbiert werden, wodurch eine kegelförmige Auflagerung auf der Sehnervenpapille bestehen bleibt und in den Glaskörper vorragt. Diesen Befund nennt man Bergmeister-Papille. Die physiologische zentrale Exkavation der Sehnervenpapille besteht i. allg. bei Frühgeborenen noch nicht und wird auch bei reifen Neugeborenen kaum gesehen. Vielmehr erscheint die Papille in diesem Lebensalter noch blaß und grau, so daß man an eine Optikusatrophie denken könnte. Diese Blässe verliert sich aber mit der Zeit und wandelt sich im Verlauf des 2. Lebensjahres in den üblichen rötlichen Farbton um.

Beim Neugeborenen fehlt auch der Foveolarreflex. Die Makula hat vielmehr einen starken Perlmutterglanz, der an eine Erhebung denken läßt. Im Alter von 3–4 Monaten wird die Makula etwas konkav, wobei der Foveolarreflex auftritt.

Im Gegensatz zur orangeroten Färbung beim Erwachsenen erscheint die Netzhautperipherie beim Neugeborenen grau. Bei Kindern der weißen Rasse ist die Pigmentation am hinteren Augenpol am stärksten ausgeprägt und verliert sich gegen die Peripherie fast bis zur Weißfärbung. Bei Kindern der schwarzen Rasse ist mehr Pigment im Fundus vorhanden, ein graublauer Reflex dehnt sich bis in die Fundusperipherie aus. Man muß sich demnach davor hüten, die blasse Fundusperipherie bei einem weißen Neugeborenen etwa als Retinoblastom mißzudeuten. Die definitive Pigmentierung des Fundus wird etwa im Alter von 2 Jahren erreicht.

Kongenitale Augenmißbildungen

Die meisten konnatalen Augenmißbildungen sind erblich bedingt. Als Beispiel mögen Ptosis congenita, Refraktionsanomalien, Aniridie, Strabismus, Retinitis pigmentosa und Arachnodaktylie (Marfan-Syndrom) dienen. Eine stumme Familienanamnese schließt eine genetische Schädigung nicht aus (vgl. Kap. 21). Andere konnatale Mißbildungen müssen mit Störungen der embryonalen Entwicklung in Zusammenhang gebracht werden, so z. B. die multiplen Mißbildungen nach einer Rubeoleninfektion in den ersten 3 Schwangerschaftsmonaten. Infolge der Röteln kann das Neugeborene an Katarakt, Herzfehlern, Taubheit, Mikrozephalie, Mikrophthalmus

und geistigen Störungen leiden, wobei die genannten Symptome auch isoliert auftreten können. Augenmißbildungen sind auch bei zerebralgelähmten Kindern besonders häufig.

Anophthalmie

Bei dieser seltenen Störung fehlt der Augapfel ein- oder beidseitig oder ist nur mangelhaft entwickelt. Es kann sich um ein völliges Fehlen von Augenstrukturen oder auch um einen Entwicklungsstillstand des embryonalen Augengewebes handeln, das dann nur histologisch nachweisbar ist. In der Regel sind die Augenlider vorhanden, allerdings oft miteinander verwachsen. Sie lassen sich aber voneinander trennen. Die Anophthalmie gehört zu einer chromosomalen Störung.

Kongenitales Zystenauge

Diese Entwicklungsstörung ist durch ein vollständiges oder teilweises Fehlen der Invagination der primären Sehbläschen verursacht. Das Auge erreicht eine unterschiedliche Größe und weist eine Proliferation von Neuroglia auf. Die Mißbildung entsteht etwa in der 4. Woche der Embryonalentwicklung.

Zyklopie

Bei der Zyklopie kommt es zur Vereinigung der beiden Augenanlagen in der Mittellinie, wobei auch Defekte im Gehirn und im knöchernen Schädel entstehen. Die Kinder mit dieser Mißbildung sind i. allg. nicht lebensfähig, da die Vererbung über Letalfaktoren erfolgt.

Lidkolobome

Am häufigsten kommt die einseitige Spaltbildung in einem Oberlid vor. Beidseitige Spaltbildungen können im Ober- wie auch im Unterlid auftreten und von weiteren Mißbildungen des Gesichtsschädels und des Bulbus begleitet sein. Die Lidkolobome können nicht mit einem spezifischen Mißbildungssyndrom in Zusammenhang gebracht werden.

Mikrophthalmus

Beim Mikrophthalmus sind ein oder beide Augen deutlich kleiner als die Norm. Dabei können auch weitere Mißbildungen der Augen vorliegen, z. B. Katarakt, Glaukom, Aniridie oder Kolobome. Oft sind auch andere Mißbildungen vorhanden, z. B. Polydaktylie, Syndaktylie, Klumpfuß, polyzystische Nieren, Zystenleber, Gaumenspalte oder Meningoenzephalozele. Der Mikrophthalmus ist fast immer genetisch bestimmt, meistens mit rezessivem, selten aber auch mit dominantem Erbgang.

Störungen der Kornea

Teilweise oder gänzliche Trübungen der Kornea können beim kongenitalen Glaukom, bei den Entwicklungsstörungen mit persistierenden Verbindungen zwischen Linse und Kornea, durch Geburtstraumen, durch intrauterine Entzündungszustände, durch eine interstitielle Keratitis oder durch Mukopolysacharidablagerungen wie beim Hurler-Syndrom, entstehen. Die weitaus häufigste Ursache für Hornhauttrübungen bei Neugeborenen und Kleinkindern ist das kongenitale Glaukom. Dabei ist der Augapfel größer als die Norm (Makrophthalmus, Hydrophthalmus oder Buphthalmus genannt). Geburtstraumen können zu ausgedehnten Hornhauttrübungen führen, wobei das Ödem des Hornhautstromas durch Rupturen der Deszemet-Membran entsteht. Solche Trübungen verschwinden in der Regel spontan.

Megalokornea ist der Ausdruck für eine Hornhaut mit vergrößertem Durchmesser ohne andere pathologische Befunde. Es handelt sich um einen X-chromosomalen rezessiven Erbgang. Die Differentialdiagnose zum infantilen Glaukom ist überaus wichtig. Im allgemeinen bestehen keine anderen Mißbildungen.

Mißbildungen von Iris und Pupille

Ektopische (dezentrierte) Pupillen kommen recht häufig vor. Die Pupille ist meistens nach oben und außen (temporal) von der Hornhautmitte verschoben. Selten ist die ektopische Pupille noch von einer ektopischen Linse, einem kongenitalen Glaukom oder einer Mikrokornea begleitet. Das Vorliegen von mehreren Pupillaröffnungen wird *Polykorie* genannt. Eine echte Pupille muß beim Lichteinfall reagieren, da sie einen Schließmuskel besitzt. Die kongenitale Miosis ist auf eine mangelhafte Entwicklung des M. dilatator pupillae zurückzuführen. Die Pupillen ändern in diesem Fall auch nach Eintropfen eines Mydriatikums ihre Größe kaum. Bei der kongenitalen Mydriase dagegen sind die Pupillen weit und reagieren träge infolge eines schlecht entwickelten M. sphincter pupillae. Diese Mydriase muß neurologisch gegen eine juvenile Parese oder einen Pinealtumor abgegrenzt werden. Ein *Iriskolombom* entsteht bei einem unvollständigen Schluß der fetalen Augenspalte und liegt in der Regel unten und nasal. Es kann von einem Kolobom der Linse, der Aderhaut und des Sehnervs begleitet sein. *Aniridie* (Fehlen der Iris) ist eine seltene Störung, die häufig mit einem Sekundärglaukom einhergeht (s. Kap. 14). Es handelt sich um ein autosomal dominant vererbtes Leiden. Verschiedene andere Abweichungen in der Form der Pupille sind beschrieben

worden, sie haben aber meistens keine pathologische Bedeutung. So werden z. B. persistierende mesodermale Anteile der Pupillarmembran als weiße Fäden beobachtet, die quer durch die Pupille ziehen und in ganz typischer Weise an der Iriskrause inserieren. Sie stören die Sehfunktion nicht.

Die Farbe der Iris wird weitgehend durch Erbfaktoren bestimmt. Bei den Farbanomalien ist der *Albinismus* zu erwähnen (s. weiter unten), bei dem die normale Pigmentierung der Augenstrukturen fehlt und der oft mit einer schlechten Sehfunktion und Nystagmus einhergeht. Die *Heterochromie,* ein Farbunterschied zwischen beiden Augen, kann als Entwicklungsstörung ohne Beeinträchtigung der Sehfunktion oder aber als Folge eines chronisch entzündlichen Prozesses der Uvea entstehen.

Anomalien der Linse

Am häufigsten ist die Katarakt, es gibt aber auch andere Entwicklungsstörungen der Linse, wie Kolobome oder Subluxation, z. B. beim Marfan-Syndrom. Eine bei der Geburt beobachtete Linsentrübung wird kongenitale Katarakt genannt, gleichgültig, ob sie die Sehfunktion stört oder nicht. Oft liegen neben der Katarakt noch weitere kongenitale Mißbildungen vor. Eine besonders häufige Ursache für die Cataracta congenita ist die mütterliche Rötelninfektion im 1. Trimenon der Schwangerschaft, es gibt aber auch vererbte Formen.

Wenn eine Linsentrübung umschrieben ist und nicht die gesamte Pupillaröffnung verdeckt, ist die Entwicklung einer guten Sehfunktion möglich. Die Trübung wirkt dann wie eine punktförmige Blende, die dennoch eine scharfe Abbildung erlaubt. Wenn aber die Pupille durch die Trübung ausgefüllt wird, entwickelt sich keine normale Sehfunktion. Die Fixation bleibt exzentrisch, es kommt zu Nystagmus und Amblyopie.

Chorioidea und Retina

Die Kolobome der Aderhaut und der Netzhaut werden bei der Ophthalmoskopie entdeckt. Sie liegen meistens nasal unten, auch Iris und Sehnerv können beteiligt sein. Eine deutliche runde chorioretinale Narbe am hinteren Augenpol spricht für eine intrauterin durchgemachte Toxoplasmose. Als weitere Anomalien kommen Drusen, Aneurysmen, Mißbildungen des Sehnervs, markhaltige Nervenfasern und hereditäre Makuladegenerationen vor.

Allgemeine Entwicklungsstörungen mit Augensymptomen

Albinismus

Die kongenital fehlende Pigmentierung kann den ganzen Körper (kompletter Albinismus) oder auch nur einzelne Organe (inkompletter Albinismus) betreffen. Wenn beim inkompletten Albinismus nur das äußere Auge betroffen ist, kann sich die Sehfunktion weitgehend normal entwickeln. Beim kompletten Albinismus dagegen liegen auch noch eine Störung der Makula, eine große Refraktionsanomalie, ein Nystagmus und eine massive Photophobie vor. Augenbrauen und Wimpern sind weiß, die rote Gefäßzeichnung der Konjunktiva ist deutlich sichtbar, die Iris ist grau oder rot, die Pupillaröffnung schimmert rötlich. Die Behandlung richtet sich nur gegen die Photophobie. Man verordnet dunkle Brillengläser oder dunkle Kontaktlinsen mit einer helleren zentralen Öffnung von 2–3 mm.

Marfan-Syndrom

Diese kongenitale mesodermale Störung wird fast immer autosomal dominant vererbt. Die hauptsächlichen Zeichen sind 1) lange, dünne Finger und Zehen (Arachnodaktylie), 2) allgemeine Erschlaffung der Gelenkbänder, 3) allgemeine Unterentwicklung der Muskulatur, 4) bilaterale Linsensubluxation (Ectopia lentis), 5) Herzfehler und seltener Aortenaneurysma, 6) hochgewölbte Gaumenplatte, 7) weitere Mißbildungen von Sternum, Thorax und Gelenken. Die subluxierten Linsen verhindern die Ausbildung einer guten Sehschärfe, da die optische Achse nicht durch die Linsenmitte geht. Oft entwickeln die subluxierten Linsen auch eine Katarakt. Die Prognose einer Kataraktoperation ist in solchen Fällen schlechter als üblich.

Osteogenesis imperfecta

Diese seltene Störung besteht in einer erhöhten Brüchigkeit der Knochen und Erschlaffung der Gelenkbänder. Man findet oft dislozierte Frakturen, Zahnfehler, Taubheit und blaue Skleren. Die blaue Farbe ist besonders in den vorderen Teilen der Sklera über dem Ziliarkörper ausgeprägt. Sie entsteht durch das Aderhautpigment, das durch die überaus dünne Sklera durchschimmert. Die Farbe bleibt lebenslang bestehen. Oft sind auch Katarakt, Megalokornea und Keratokonus nachweisbar. Fast immer besteht eine autosomal dominante Vererbung.

Gargoylismus oder Hurler-Syndrom

Diese seltene, autosomal rezessiv vererbte Krankheit führt zu einer Infiltration der Gewebe mit Mukopo-lysachariden. Besonders betroffen sind Leber, Milz, Lymphknoten, Glandula pinealis und Kornea. Weitere Augensymptome sind eine leichte Ptosis, vergrößerte und verdickte Lider und Strabismus (Esotropie). Die Hornhaut zeigt anfangs einen nebelartigen Schimmer, der später bis zur milchigweißen Trübung fortschreitet. Es kann sich auch ein Glaukom ausbilden. Eine befriedigende Therapie ist nicht bekannt.

Oxyzephalie (Akrozephalie, Turmschädel)

Obwohl diese Mißbildung unmittelbar nach der Geburt sichtbar ist, wird die Diagnose meistens erst später gestellt, da die Schädeldeformität vorerst mit dem Geburtsvorgang in Zusammenhang gebracht wird. Die typische Schädelform zeigt eine hohe, spitzbogenartig geformte Kalotte, eine hohe Stirn, eine ausgefüllte Fossa temporalis, einen abgeflachten Jochbogen, wenig tiefe Orbitae, einen hohen Gaumenbogen und Synostosen der Sutura cranialis. Es kommt auch eine Syndaktylie vor. Die Augenzeichen bestehen in Exophthalmus (als Folge der seichten Orbita), Hypertelorismus und Exotropie. Der Lidschluß kann schwierig oder unmöglich sein. Die Sehfunktion kann als Folge von intrakranieller Drucksteigerung abnehmen. Nystagmus kommt häufig vor. Es gibt verschiedene gebräuchliche Operationsmethoden zur Entlastung des erhöhten intrakraniellen Drucks. Wenn die Sehfunktion erhalten bleiben soll, muß ein solcher Eingriff natürlich vor der Ausbildung einer Optikusatrophie durchgeführt werden. Das Syndrom wird durch ein autosomal dominantes Gen mit schwacher Penetranz übertragen.

Akrobrachyzephalie

Im Gegensatz zur Oxyzephalie ist bei dieser Abnormität der Schädel besonders breit. Die Akrobrachyzephalie entsteht durch einen vorzeitigen Verschluß der Sutura coronaria. Das Wachstum des Schädels erfolgt nur nach lateral und vertikal, der anteroposteriore Durchmesser des Schädels bleibt kurz. Die Augensymptome sind ähnlich wie bei der Oxyzephalie.

Weitere Entwicklungsstörungen des Schädels sind die Skaphozephalie (verlängerter anteroposteriorer Durchmesser infolge vorzeitigen Verschlusses der Sutura sagittalis) und die Plagiozephalie (asymmetrische Abflachung des Schädels, in der Regel verursacht durch einen einseitigen vorzeitigen Verschluß einer Sutura coronaria).

Dysostosis craniofacialis (Morbus Crouzon)

Diese seltene Mißbildung, die durch ein autosomal dominantes Gen vererbt wird, führt zu Exophthalmus, Atrophie der Maxilla, Verbreiterung der Nasenknochen, Verbreiterung des Augenabstandes (Hypertelorismus), Optikusatrophie und knöchernen Abnormitäten in der Gegend des Sinus perilongitudinalis. Die Lidspalten sind nach unten geneigt, gerade umgekehrt wie beim Mongoloismus (antimongoloide Lidstellung). Oft liegen Strabismus und Nystagmus vor.

Laurence-Moon-Biedl-Syndrom

Das Syndrom umfaßt Retinitis pigmentosa, Polydaktylie, Fettsucht, Hypogenitalismus und geistige Retardation. Es wird autosomal rezessiv vererbt.

Postnatale Störungen

Die häufigsten Augenstörungen bei Kindern sind exogene Infektionen der Bindehaut und der Lider (bakterielle Konjunktivitis, Hordeolum und Blepharitis), Strabismus, Fremdkörper in den Augen, allergische Reaktionen von Bindehaut und Lidern, Refraktionsstörungen (insbesondere Myopie) und die kongenitalen Mißbildungen. Da eine genaue Anamnese oft nicht zu erheben ist, werden nicht selten größere Augenstörungen besonders bei Kleinkindern übersehen. Die Häufigkeitsverteilung der Augenerkrankungen ist bei Kindern zwar verschieden, die Therapie bleibt aber dieselbe wie beim Erwachsenen. Im folgenden werden einige spezielle Probleme behandelt, die bei Neugeborenen und Kleinkindern besonders häufig auftreten.

Ophthalmia neonatorum (Neugeborenenkonjunktivitis)

Die Neugeborenenkonjunktivitis kann chemischen, bakteriellen, chlamydialen oder viralen Ursprungs sein. Die Unterscheidung gelingt meistens bei Berücksichtigung des Zeitpunktes des ersten Auftretens und wird durch die geeigneten Abstriche und Kulturen bestätigt. Am häufigsten ist die chemische Konjunktivitis, die durch das bei der Geburt eingetropfte Silbernitrat (Credéprophylaxe) verursacht wird. Diese Entzündung ist am 1. und 2. Lebenstag am heftigsten. Die bakterielle Konjunktivitis wird in der Regel durch Staphylokokken, Pneumokokken, Pseudomonas oder Gonokokken verursacht, wobei die letztgenannte Infektion wegen einer möglichen Hornhautschädigung am gefährlichsten ist. Die bakterielle Konjunktivitis setzt zwischen dem 2. und dem 5. Lebenstag ein, die ätiologische Diagnose ergibt sich aus Abstrich und Kulturen. Die durch Chlamydien verursachte Einschlußkörperblenorrhö setzt später ein, i.allg. zwischen dem 5. und 10. Lebenstag. Im zytologischen Bindehautabstrich können die typischen Einschlußkörper nachgewiesen werden. Die Konjunktivitis nach Silbernitrat stellt eine erwünschte exfoliative Reaktion dar und verschwindet von selbst. Bei der bakteriellen Konjunktivitis ist eine Lokalbehandlung mit Sulfonamiden, mit einem Oberflächenantibiotikum oder mit Tetracyclinen während einiger Tage notwendig. Die Therapie soll unverzüglich einsetzen, auch wenn das Ergebnis der Abstriche noch nicht bekannt ist. Die Einschlußkörperkonjunktivitis wird mit Sulfonamiden oder Tetracyclinen lokal behandelt.

Die 1%ige Silbernitratlösung sollte aus sterilen Pakkungen zum Einmalgebrauch entnommen werden. An gewissen Kliniken wird anstelle des Silbernitrats eine antibiotische Lösung gegeben. Wichtig ist die Diagnose einer mütterlichen Gonorrhö schon vor der Geburt, wodurch in vielen Fällen die Gonokokkenkonjunktivitis des Neugeborenen verhindert werden kann. Eine prophylaktische Lokalbehandlung ist aber in jedem Fall notwendig. Die Verhütung der Einschlußkörperkonjunktivitis ist kaum möglich, da sich die Chlamydien im Urogenitaltrakt der Mutter nur schwer erfassen lassen.

Retrolentale Fibroplasie

Dieses Krankheitsbild, das in den 40er und 50er Jahren dieses Jahrhunderts sehr häufig war, wird in Kap. 22 ausführlich beschrieben. Seitdem der ursächliche Faktor, nämlich eine zu hohe Sauerstoffkonzentration im Inkubator der Frühgeborenen, erkannt worden ist, wird diese Krankheit glücklicherweise nur noch ganz selten beobachtet.

Kongenitales Glaukom

Das kongenitale Glaukom (vgl. Kap. 14) kann allein oder zusammen mit den verschiedensten kongenitalen Mißbildungen auftreten. Zur Verhütung einer definitiven Erblindung ist die Frühdiagnose entscheidend. Oft sind beide Augen betroffen. Das Leitsymptom besteht in einer außergewöhnlichen Photophobie mit Tränenfluß. Weitere Zeichen sind mehr oder weniger ausgeprägte Hornhauttrübungen, ein vergrößerter Hornhautdurchmesser und ein erhöhter Intraokulardruck. Eine Vergrößerung des Auges ist beim Kind noch möglich, da die Hüllen des Bulbus noch nicht fest sind. Durch eine frühe Diagnose und eine geeignete fachärztliche Behandlung kann die Sehfunktion erhalten bleiben.

Leukokorie (weiße Pupille)

Eine weiße Pupille wird manchmal von den Eltern beobachtet. Differentialdiagnostisch müssen erwogen werden: Ein Retinoblastom, ein persistierender hyperplastischer primärer Glaskörper, eine Katarakt, eine retrolentale Fibroplasie, eine persistierende Tunica vasculosa lentis oder eine Uveitis. Davon zu unterscheiden sind Hornhauttrübungen.

Retinoblastom

Dieser seltene maligne Tumor des Kindesalters führt ohne Behandlung zum Exitus. ⅔ der Fälle werden vor Beendigung des 3. Lebensjahres manifest. Selten ist ein Auftreten im späteren Kindesalter oder in der Adoleszenz, und ganz besonders selten bei Erwachsenen beschrieben worden. Das Retinoblastom ist in etwa 30% der Fälle beidseitig. Der Tumor entsteht durch Mutation eines autosomal dominanten Gens, das mit einer hohen Penetranz weitervererbt wird. Kinder von überlebenden Retinoblastompatienten haben deshalb eine Chance von fast 50%, auch wieder an Retinoblastom zu erkranken. Der beidseitige Befall wird in den nachfolgenden Generationen immer häufiger. Eltern, die ein Kind mit Retinoblastom gehabt haben, tragen ein Risiko von 4–7%, ein weiteres Kind mit Retinoblastom zu bekommen. Das Retinoblastom wird meistens erst entdeckt, wenn es schon so weit gewachsen ist, daß die Weißfärbung der Pupille auffällt. Bei Neugeborenen und Kleinkindern mit Strabismus muß der Augenhintergrund sehr genau untersucht werden, da ein abweichendes Auge manchmal das erste Symptom eines wachsenden Retinoblastoms darstellt.

Die Enukleation ist die Behandlung der Wahl bei allen einseitigen Fällen. Weitere Angaben über die Therapie, insbesondere für das zweite Auge bei doppelseitigem Befall, finden sich in Kap. 22.

Juveniles Xanthogranulom

Diese seltene Krankheit wird am ehesten durch ein spontanes einseitiges Hyphäma diagnostiziert. Das andere Auge ist normal. Die Spaltlampenuntersuchung zeigt eine diffuse Verdickung und Knötchenbildung der Iris. Manchmal sind die Veränderungen so lokalisiert, daß eine Exzision möglich ist. Häufig kommen auch entsprechende Hautveränderungen oder Nävoxanthoendotheliome vor. Dabei entstehen in der Haut der Kleinkinder die typischen kleinen erhabenen Knötchen, die auch wieder spontan verschwinden. Diese Veränderungen von Auge und Haut sind nicht neoplastisch, histologisch sind sie aus mehrkernigen Riesenzellen und Eosinophilen zusammengesetzt. Oft ziehen breite, dünnwandige Kapillaren durch das Granulom. Diese Kapillaren können leicht rupturieren und führen zum Hyphäma, evtl. auch zu einem Sekundärglaukom.

Strabismus

Ein Strabismus läßt sich bei etwa 2% aller Kinder nachweisen. Die Frühdiagnose fällt in den Verantwortungsbereich des Kinderarztes oder Hausarztes. In seltenen Fällen weist ein Strabismus auch auf eine neurologische Störung hin. Die Behandlung eines Strabismus wird am besten schon im Alter von 6 Monaten begonnen. Die Frühbehandlung hat die besten Aussichten für die Ausbildung einer guten Sehschärfe in beiden Augen und von brauchbaren Binokularfunktionen. Der falschen Volksmeinung, wonach sich ein Schielen verwachse, muß entschieden entgegengetreten werden. Ein vernachlässigter Strabismus führt zur kosmetischen Entstellung und kann für das Kind zu einer großen psychischen Belastung werden. Hauptsächlich aber kann sich im schielenden Auge keine brauchbare Sehschärfe entwickeln (Amblyopie, s. unten). Der Strabismus wird in Kap. 15 ausführlicher behandelt.

Amblyopie (Amblyopia ex anopsia)

Unter Amblyopie versteht man eine einseitig herabgesetzte Sehschärfe, die mit Gläsern nicht korrigierbar ist und nicht auf einer organischen Augenkrankheit beruht. Die weitaus häufigsten Ursachen für eine Amblyopie sind Strabismus und Anisometropie.

Beim Strabismus wird das Bild des abgewichenen Auges im kindlichen Sehzentrum supprimiert. Es handelt sich dabei um einen Selbstheilungsversuch gegen das stark störende Doppeltsehen. Wenn die Behandlung nicht vor Abschluß des visuellen Reifungsprozesses (d. h. vor dem 5.–6. Lebensjahr) durchgeführt wird, kann sich im abweichenden Auge nie mehr eine normale Sehschärfe entwickeln. Dieselbe Situation entsteht auch beim Vorliegen einer großen Differenz in der Refraktion (Anisometropie). Wenn in diesen Fällen die Augen auch parallel stehen, können sie sich doch nicht gleichzeitig auf einen Gegenstand einstellen, so daß das Bild des einen Auges supprimiert wird. Es entwickelt sich eine Amblyopie, wenn die optische Korrektur nicht vor dem 5. oder 6. Lebensjahr verordnet wird.

Ein möglichst frühes Erkennen dieser ursächlichen Faktoren und eine frühzeitige Überweisung in fachärztliche Behandlung sind zur Amblyopieprophylaxe überaus wichtig.

Visusprüfung

Im Kindesalter sollte die Visusprüfung Bestandteil jeder pädiatrischen Routineuntersuchung sein (Tabelle 20.1). Man darf mit der Sehprüfung nicht war-

Tabelle 20.1. Ausbildung der Sehschärfe (Schätzung)

Alter	Sehschärfe
2 Monate	0,05
6 Monate	0,1
1 Jahr	0,2
2 Jahre	0,3
3 Jahre	0,7
4–5 Jahre	1,0

ten, bis das Kind auf die üblichen Sehprobentafeln anspricht, da auf diese Weise verläßliche Angaben oftmals erst im Schulalter gemacht werden. Vielmehr soll die Sehfunktion schon von den ersten Lebenstagen an beurteilt werden, zunächst durch Beobachtung der Pupillenreflexe auf Licht. Dadurch läßt sich bereits eine grobe Störung ausschließen. Im Verlauf der weiteren Lebenswochen können Fixationsreflexe auf Licht ausgelöst werden, zunächst einseitig oder beidseitig, später als binokulare Folge- und Konvergenzreflexe. Ein gutes Ergebnis liegt vor, wenn sich die Fixations- und Folgereflexe gleichermaßen in beiden Augen einstellen und dabei der Reflex der Lichtquelle, die der Untersucher nahe bei seinen Augen hält, immer gleichmäßig in beiden Pupillen erscheint. Der Arzt soll auch die Beobachtungen der Eltern berücksichtigen. Angaben über eine Ungeschicklichkeit des Kindes oder aber über eine offensichtlich erbrachte Sehleistung können wichtig sein. Etwa vom 4. Lebensjahr an können subjektive Antworten erwartet werden, wobei sich Bilder oder einzeln gezeigte E-Optotypen (Pflüger-Haken) am besten bewähren. Die üblichen Sehprobentafeln sind erst für Schüler geeignet.

Die Anzahl der Amblyopiefälle als Folge von Strabismus und Anisometropie kann durch die Aufmerksamkeit des Kinderarztes oder Hausarztes ganz drastisch gesenkt werden. Es gilt, bei jedem Kind um das 4. Lebensjahr den Sehtest durchzuführen. Oft empfiehlt es sich auch, ein Blatt mit einem E-Zeichen (Pflüger-Haken) nach Hause mitzugeben. Die Wiederholung der Prüfung zu Hause sagt oft mehr aus, wenn unter Verwendung von viel Zeit auf mehr spielerische Art und Weise der Sehtest durch die Eltern für jedes Auge einzeln durchgeführt wird. Der Arzt soll sich über das Ergebnis telefonisch orientieren lassen. Oftmals gelingt nach einer solchen Angewöhnungsübung der subjektive Sehtest auch in der nächsten Sprechstunde.

Literatur

Axenfeld T, Pau H (1973) Lehrbuch und Atlas der Augenheilkunde. Fischer, Stuttgart
Cameron JH, Cameron M (1978) Visual screening of preschool children. Br Med J II:1693
François J, Hollwich F (1977) Augenheilkunde in Klinik und Praxis, Bd 1–4. Thieme, Stuttgart
Harley RD (ed) (1975) Pediatric ophthalmology. Saunders, Philadelphia
Helveston EM (1975) Strabismus: Annual review. Arch Ophthalmol 93:1205
Pau H (1978) Augenheilkunde im Kindesalter. Marseille, München
Reinecke RD, Feman SS (1978) Handbook of pediatric ophthalmology. Grune & Stratton, New York
Shaffer RN, Weiss DI (1970) Congenital and pediatric glaucomas. Mosby, St. Louis
Velhagen K (1969) Der Augenarzt, 2. Aufl, Bd 1–7. VEB Thieme, Leipzig

21. Genetische Faktoren

Da sich genetische Faktoren für eine steigende Anzahl von Krankheiten als ätiologisch verantwortlich herausgestellt haben, kommt dem Verständnis für die Grundlagen der Vererbung große Bedeutung zu. Die medizinische Genetik hat besonders in der Augenheilkunde in den letzten Jahren viel Forschungsmaterial zusammengetragen. In der Tat eignet sich das Auge besonders gut für die Erforschung erblich bedingter Krankheiten, da wir dank der Hornhaut genau Einsicht in das Augeninnere nehmen und damit eine präzise Diagnose des betreffenden Leidens aufstellen können.

Für viele genetisch determinierte Krankheiten ist es dem Kliniker heute möglich, die Erbprognose zu bestimmen; meistens handelt es sich zwar um seltene, jedoch schwere Affektionen. Bei anderen, gleichfalls familiär auftretenden Anomalien kann die Wahrscheinlichkeit ihres Wiederauftretens weniger genau vorausgesagt werden.

Es ist heute möglich geworden, jedes einzelne Chromosom auf das genaueste zu untersuchen. Der Kern einer normalen Körperzelle enthält 23 Chromosomenpaare (diploider Chromosomensatz). Jedes Paar besteht aus 2 identischen Chromosomen, 22 dieser Paare werden als Autosomen bezeichnet, das 23. Paar setzt sich aus den Geschlechtschromosomen zusammen. Dank spezieller Färbungsmethoden können die Chromosomen klassifiziert werden. Zytogenetische Untersuchungen haben bei verschiedenen Syndromen, z.B. beim Turner- und Down-Syndrom, Anomalien der Chromosomenzahl ergeben. Bei den erwähnten Syndromen kommen auch öfter Augensymptome vor.

Neuere Untersuchungsmethoden der menschlichen Chromosomen sind seit etwa 10 Jahren entwickelt worden; diese beruhen auf der Anwendung von fluoreszierenden Farbstoffen (z.B. Quinacrin-Mustard) oder Giemsa-Färbung nach geeigneter Vorbehandlung (Trypsin und andere Agenzien). Sie gestatten die Darstellung von Querbändermustern, die eine spezifische Identifikation jedes einzelnen Chromosoms erlauben. Diese Techniken haben wesentlich zum Fortschritt der Zytogenetik und der Erkennung chromosomaler Anomalien beigetragen.

Die Gameten (Spermatozoon und Ovum) werden durch einen besonderen Zellteilungsmechanismus erzeugt, der als Reduktionsteilung oder Meiose bezeichnet wird. Bei dieser werden die Chromosomenpaare getrennt, so daß die Tochterzellen von jedem Chromosom nur eines enthalten, also 23 unpaare Chromosomen (haploider Chromosomensatz). Bei der Befruchtung verschmilzt das Spermatozoon mit dem Ovum, wobei jedes Chromosom der männlichen Keimzelle sich mit dem homologen Chromosom der Eizelle vereinigt; hieraus entsteht die Zygote mit 46 Chromosomen. Alle Zellteilungen, die nach der Befruchtung stattfinden, führen über Chromosomenverdoppelung und anschließender Trennung zu Zellen, die wieder die konstante Zahl von 46 Chromosomen aufweisen (Mitose).

Jedes Chromosom setzt sich aus vielen kleinen Einheiten, den Genen zusammen. Ein Gen (Erbfaktor) bildet eine Einheit hereditären Materials und kann für die Ausprägung eines bestimmten Merkmals verantwortlich sein.

Die Gene sind linear auf den Chromosomen angeordnet. Die Lokalisation eines Gens auf einem Chromosom ist ein Genlocus. Gene mit unterschiedlicher Wirkung am selben Genlocus werden Allele genannt. Da die Chromosomen paarweise vorhanden sind, kommen entsprechend auch alle Gene paarweise vor. Bei Ungleichheit der Gene führt eines der beiden zur Ausprägung des betreffenden Merkmals und wird daher als dominant, das andere, nicht exprimierte Gen als rezessiv bezeichnet. Da Gene, die auf verschiedenen Chromosomen liegen, unabhängig segregieren, erfolgt die Wiederanordnung bei der Befruchtung rein nach dem Zufall, d.h. jedes Chromosom eines Paares des einen Elternteils kann sich mit derselben Wahrscheinlichkeit entweder mit dem einen oder mit dem anderen Chromosom des homologen Chromosomenpaares des anderen Elternteils verbinden. Normale Merkmale vererben sich in gleicher Weise wie genetisch determinierte Krankheiten. Letztere werden in den Abschnitten über autosomal dominante, autosomal rezessive und X-chromosomale (geschlechtsgebundene) Vererbung diskutiert.

Autosomal dominante Vererbung

Ein anomales dominantes Gen führt zur Ausprägung eines spezifischen krankhaften Merkmals, obwohl sein auf dem gleichen Genlocus des homologen Chromosoms befindlicher Partner (Allel) normal ist. Beide Geschlechter sind in gleichem Maße befallen und haben eine 50%ige Chance, das krankhafte Gen – und damit die Anomalie – an jedes ihrer Kinder weiterzugeben, unabhängig vom genotypisch normalen Partner (Abb. 21.1).

Wenn eine bestimmte Gruppe von Stammbäumen gegeben ist, kann eine autosomal dominante Vererbung unter folgenden Bedingungen als gesichert angesehen werden:

1) Männer und Frauen sind in gleichem Maße befallen.
2) Eine direkte Vererbung läßt sich über zwei oder mehrere Generationen nachweisen.
3) Ungefähr 50% der Stammbaummitglieder sind befallen.

Eine Anzahl zwar nicht häufiger, aber ziemlich schwerer Leiden, die mit Augenanomalien vergesellschaftet sein können, werden entsprechend diesem Erbgang weitergegeben: Verschiedene Glaukomformen, das Marfan-Syndrom, die angeborene stationäre Nachtblindheit (Abb. 21.2), und sämtliche Phakomatosen, zu denen die Neurofibromatose (v. Recklinghausen), die Lindau-Hippel-Krankheit, tuberö-

se Sklerose und das Sturge-Weber-Krabbe-Syndrom gehören.

Dominante Affektionen können je nach der „Expressivität" des Gens von Generation zu Generation in ihrer Ausprägung schwanken.

Eine Krankheit mit variabler Expressivität kann sich in einer leichten oder schweren Form manifestieren, wobei alle Zwischenstufen möglich sind. Ein gutes Beispiel ist die Neurofibromatose, bei der die Befallenen manchmal nur „Café-au-lait"-Flecken, aber auch schwerere Symptome aufweisen können. Es kann nicht vorausgesehen werden, welchen Verlauf auf Krankheit (die sogar zu zentralnervösen Tumoren und u. a. Optikusgliom führen kann) in der nächsten Generation nehmen wird. Bei vorhandener genotypischer Belastung, jedoch ohne klinische Ausprägung, spricht man von reduzierter bzw. fehlender **Penetranz**. Es ist manchmal schwierig, dominante Vererbung mit fehlender Penetranz von rezessiver Vererbung zu unterscheiden. Die Stammbäume, die weder ein deutlich dominantes, noch rezessives Vererbungsmuster aufweisen, können mit gutem Recht als irreguläre dominante (d.h. dominante Vererbung mit variabler Expressivität) oder inkomplett rezessive Vererbung (mit klinisch erkennbaren Genträgern) eingestuft werden.

Autosomal rezessive Vererbung

Krankhafte rezessive Gene müssen in doppelter Zahl (homozygoter Zustand) vorhanden sein, wenn sich ein abnormes Merkmal manifestieren soll, d. h., daß jeder der beiden Eltern ein anomales Gen zur Manifestation beisteuert. Beide Eltern sind klinisch gesund (d. h. genotypisch befallen, phänotypisch normal), da das vorhandene zweite, normale Gen sich gegenüber dem krankhaften Gen dominant verhält (Abb. 21.3).

Es ist oft schwierig nachzuweisen, daß eine bestimmte Krankheit auf einen autosomal rezessiven

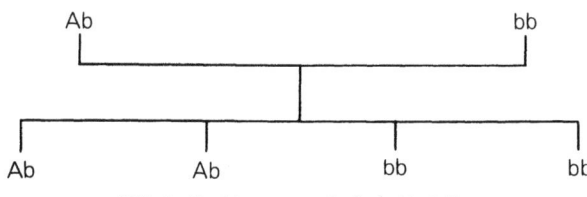

50% der Nachkommenschaft sind befallen

Abb. 21.1. Autosomal dominante Vererbung. *a* anomales dominantes Gen, *b* normales Gen, das sich auf dem gleichen Locus in den paarweise angeordneten Chromosomen befindet (normales Allel)

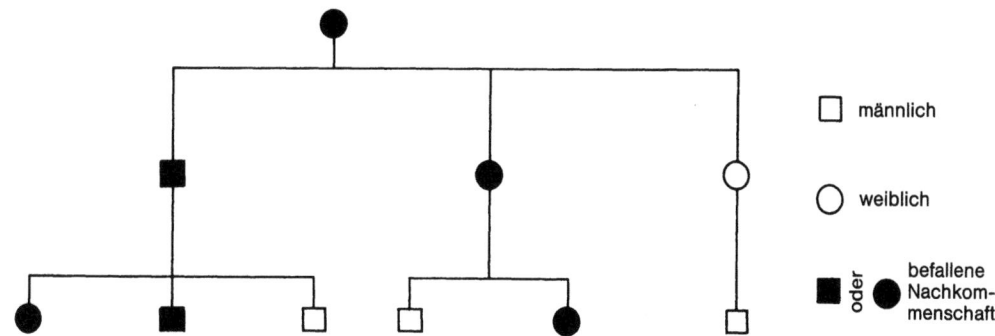

Abb. 21.2. Stammbaum mit kongenitaler stationärer Nachtblindheit. *Bemerkung:* Personen, von denen angenommen wird, daß sie genotypisch normale Ehepartner haben, sind nicht aufgeführt

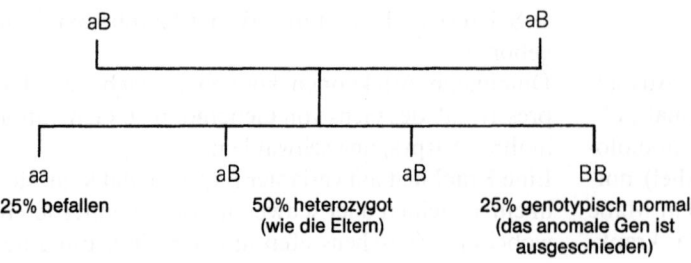

aa
25% befallen

aB   aB
50% heterozygot
(wie die Eltern)

BB
25% genotypisch normal
(das anomale Gen ist
ausgeschieden)

Abb. 21.3. Verbindung zweier heterozygoter Personen. *a* abnormes rezessives Gen, *B* dominantes normales Gen

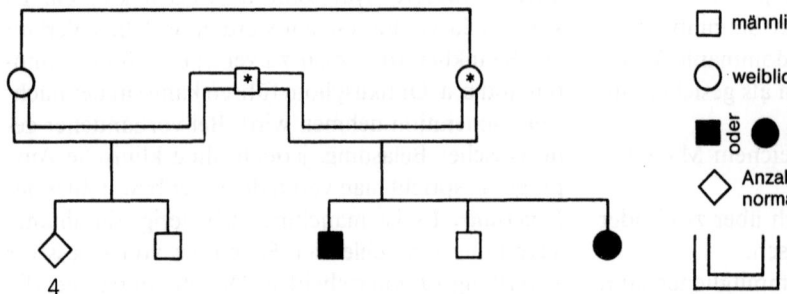

☐ männlich

◯ weiblich

■ oder ● befallene Nachkommenschaft

◇ Anzahl anderer normaler Kinder

⌐⌐ Verwandenehe

Abb. 21.4. Stammbaum eines okulokutanen Albinismus. In diesem Fall heiratete ein Mann nacheinander 2 Schwestern, seine Cousinen 1. Grades. * Diese Personen sind sicherlich heterozygote Genträger, obwohl die Möglichkeit eines klinischen Nachweises nicht vorhanden ist

Erbgang zurückzuführen ist. Einige Kriterien seien hier angeführt:

1) Auftreten der gleichen Krankheit in Seitenlinien der Familie.
2) Konsanguinität in der Familienanamnese. Je häufiger Verwandtenehen unter den Mitgliedern der betreffenden Familie vorkommen, und je seltener die gleiche Krankheit in der allgemeinen Bevölkerung auftritt, um so wahrscheinlicher handelt es sich um eine rezessiv bedingte Krankheit. Verwandtenehen bewirken größere Möglichkeiten für das Zusammentreffen von 2 homologen Genen, da verwandte Ehepartner das gleiche Gen von einem gemeinsamen Vorfahren erhalten können.
3) Die Krankheit wird bei ungefähr 25% der Geschwister angetroffen. Dieser Prozentsatz gilt natürlich nur, wenn man eine größere Zahl von Stammbäumen in Betracht zieht. Es besteht eine Wahrscheinlichkeit von 25%, daß ein Nachkomme beide anomalen Gene von seinen Eltern erhält. Eine Wahrscheinlichkeit von 50% besteht, daß seine Geschwister heterozygote Genträger (wie die Eltern), aber phänotypisch normal sind. In diesem Falle neutralisiert das normale, von dem einen Elternteil erhaltene Gen, das krankhafte Gen des anderen Elters. Bei den übrigen 25% der Geschwister finden sich beide normalen Gene zusammen, während das krankhafte Gen ausgeschieden ist; diese Person ist demnach auch genotypisch normal. Während eine gewisse Anzahl von Stammbäumen nötig ist, um einen rezessiven Stammbaum als gesichert anzusehen, genügt bereits ein einziger mit familiärem Auftreten der Krankheit, um einen rezessiven Erbgang als wahrscheinlich anzusehen.

Für viele Krankheiten kann daher eine rezessive Vererbung als bewiesen angesehen werden; für andere ist ein solcher Erbgang sehr wahrscheinlich, wenn mehr als ein Geschwister bei sonst unauffälliger Familienanamnese die gleiche Störung aufweist. Zu den Leiden, für die eine rezessive Übertragung als gegeben betrachtet werden kann, gehören das Laurence-Moon-Bardet-Biedl-Syndrom, die meisten angeborenen Stoffwechselstörungen, wie der okulokutane Albinismus (Abb. 21.4), die Galaktokinasedefizienz und die Tay-Sachs-Krankheit.

X-chromosomale (geschlechtsgebundene) rezessive Vererbung

Die Geschlechtschromosomen stellen eines der 23 menschlichen Chromosomenpaare dar. Beim weiblichen Geschlecht sind beide Elemente des Chromosomenpaares identisch; man bezeichnet sie als X-Chromosomen. Beim Mann findet sich neben einem X-Chromosom ein kleines Chromosom, das Y-Chromosom. Die XX-Chromosomen kennzeichnen

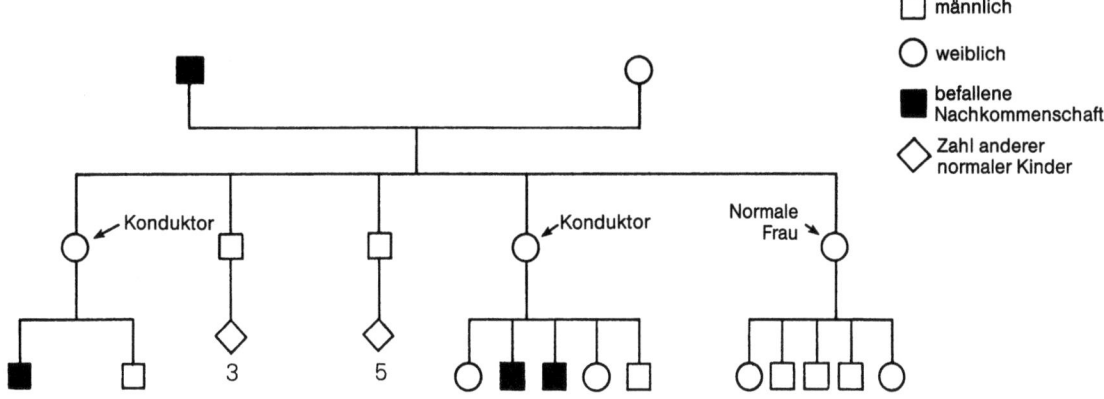

Abb. 21.5. Stammbaum mit Rotgrünblindheit

somit das weibliche Geschlecht, die XY-Chromosomen das männliche Geschlecht.

Der X-chromosomale Erbgang ist durch folgende Kriterien charakterisiert: 1) Nur das männliche Geschlecht ist befallen. 2) Die Krankheit wird durch weibliche Genträger (Konduktorinnen) auf die Hälfte der Söhne weitergegeben. 3) Es findet keine Vererbung vom Vater auf den Sohn statt. Die auf dem X-Chromosom befindlichen Gene haben auf dem Y-Chromosom kein homologes Gen. Deshalb manifestiert sich ein auf dem X-Chromosom gelegenes Gen ohne weiteres beim Mann. Bei der Frau dagegen wird ein abnormes X-chromosomales rezessives Gen durch sein normales, auf dem anderen X-Chromosom gelegenes Allel neutralisiert. Die meisten geschlechtsgebundenen Krankheiten werden somit nur beim Mann beobachtet, während die Frau als heterozygote Konduktorin die Krankheit auf die Nachkommenschaft weiterleitet. Typisch für einen X-chromosomalen Erbgang ist demnach die Übertragung des Leidens vom Großvater auf den Enkel, wobei die Mutter Konduktorin ist.

Zu den häufigsten Augenaffektionen mit geschlechtsgebundener Vererbung gehören die Rotgrünblindheit (Abb. 21.5), der okuläre Albinismus und eine Form der Pigmentdegeneration der Retina. Frauen weisen ein Mosaik der somatischen Zellen auf, wobei in der einen Zellgruppe das eine X-Chromosom und in der anderen Zellgruppe das andere X funktioniert (Lyon-Hypothese). Bei Frauen, die Konduktorinnen bestimmter X-chromosomaler Affektionen sind, kann gelegentlich dieser Mosaizismus nachgewiesen werden. So können z. B. beim okulären Albinismus im Fundus weiblicher Heterozygoten abwechselnd pigmentierte und albinotische Pigmentepithelzellen nachgewiesen werden.

Zytogenetische Anomalien

Die aus Lymphozyten des Blutes gewonnene Zellkultur zur Chromosomenpräparation wird im Metaphasestadium der Mitose durch Colchizin blockiert. Die Zellsuspension wird dann auf einem Objektträger ausgebreitet, die Chromosomen gezählt, photographiert, ausgeschnitten und paarweise nach Länge und Lage des Zentromers geordnet. Die Chromosomen lassen sich dann in 7 Chromosomengruppen einteilen, wobei sich zwischen 2 und 7 Chromosomen pro Gruppe unterscheiden lassen. Es hat sich gezeigt, daß bestimmten klinischen Zustandsbildern spezifische numerische Chromosomenanomalien zugeordnet werden können. Meist handelt es sich um ein überzähliges Chromosom (Trisomie), gelegentlich um ein fehlendes Chromosom (Monosomie). Einige der häufigeren Syndrome werden unten kurz definiert. Da einem zusätzlichen oder fehlenden Chromosom offenbar eine große ätiologische Bedeutung für die Entstehung der genetischen Mißbildung zukommt, zeichnen sich diese Syndrome durch mannigfache und extensive Störungen aus. Viele dieser Chromosomenaberrationen enden in Fehl- und Totgeburten.

Syndrome, die mit einer abnormen Zahl von Chromosomen einhergehen

Trisomie 13 (Patau-Syndrom)

Anophthalmus, Mirophthalmus, retinale Dysplasie, Optikusatrophie, Uvealkolobom und Katarakt stellen die hauptsächlichsten Augensymptome dieser Chromosomenanomalie dar. Hirndefekte, Gaumenspalte, Herzläsionen, Polydaktylie und Hämangiome gehören zu den wichtigsten nichtokulären Störungen. Zytogenetisch findet sich ein Extrachromosom Nr. 13. Der Tod tritt meist um den 6. Lebensmonat ein.

Trisomie 18 (Edward-Syndrom)

Zu den wichtigsten Symptomen dieses seltenen Syndroms gehören psychomotorische Retardierung, kongenitale Herzfehler und Nierenanomalien. Ophthalmologisch sind Hornhaut- und Linsentrübungen, einseitige Ptosis sowie Sehnervatrophie beschrieben worden.

Trisomie 21 (Down-Syndrom)

Obwohl das Down-Syndrom ein ziemlich bekanntes und verbreitetes Krankheitsbild darstellt, ist seine genetische Grundlage lange verkannt worden. Waardenburg dachte 1932 als erster an die Möglichkeit einer chromosomalen Ursache. Zytogenetische Untersuchungen führten 1958 zur Entdeckung eines zusätzlichen Chromosoms, das sich vom Chromosom 21 nicht unterscheiden läßt. Die Hauptmerkmale sind Kleinwuchs, rundes, flaches, mongoloides Gesicht, Sattelnase, dicke Unterlippe, breite Zunge, zarte seborrhoische Haut, feine Haare, Fettsucht, kleine Genitalien, kurze Finger, Vierfingerfurche, angeborene Herzanomalien, geistige Rückständigkeit, manchmal mit anderen psychischen Störungen verbunden. Zu den Augensymptomen gehören Irishypoplasie, schräggestellte enge Lidspalten, häufig Strabismus, Epikanthus, Katarakt, hohe Myopie (bei etwa einem Drittel), Keratokonus sowie Brushfield-Irisflecken (silbergraue). Bei Kindern von über 35jährigen Müttern findet sich das Down-Syndrom zunehmend häufiger.

Anomalien der Geschlechtschromosomen

Das **Turner-Syndrom** ist eine Monosomie (45, XO). Aus unbekannten Gründen erhält das phänotypisch weibliche Individuum nur ein X-Chromosom. Klinisch beobachtet man Minderwuchs, rudimentäre Ovarien mit weiblichen Genitalien, Amenorrhöe, Pterygium colli, Cubitus valgus, Epikanthus und Ptosis. Von besonderem ophthalmologischen Interesse ist die Häufigkeit der Rotgrünblindheit (8%). Diese sonst nur beim Mann angetroffene Häufigkeit (sie beträgt bei der normalen Frau 0,4%) erklärt sich durch die Tatsache, daß das rezessive Gen infolge Fehlens des normalen Allels nicht neutralisiert wird und sich infolgedessen wie beim Mann manifestiert. Das **Klinefelter-Syndrom** (47, XXY) stellt eine die Geschlechtschromosomen betreffende Trisomie dar. Diese phänotypisch männlichen Personen weisen 47 Chromosomen auf, davon 44 Autosomen und

3 Geschlechtschromosomen. Die Männer sind steril, haben kleine Testes und häufig eine Gynäkomastie. Der eunuchoide Habitus ist auffällig. Ophthalmologisch sind sie besonders interessant, weil sie selten rotgrünblind sind. Die Wirkung eines rezessiven X-chromosomalen Gens wird wie bei der normalen Frau von dem dominanten normalen Allel des zweiten X-Chromosoms überdeckt.

Sonstige genetische Betrachtungen

Genetische Beratung

Oft können den Familien, die sich wegen der Möglichkeit der Übertragung einer schweren Erbkrankheit auf ihre Nachkommenschaft sorgen, wertvolle Ratschläge gegeben werden. Die Voraussetzung hierfür sind jedoch solide Kenntnisse der genetischen Grundlagen, sowie Takt und Geschick während der Beratung. In erster Linie ist es notwendig, einen genauen Stammbaum der Familie aufzustellen, da eine gleich aussehende Krankheit manchmal mehr als einen Vererbungsmodus aufweisen kann (z.B. hat die Pigmentdegeneration der Retina 3 oder vielleicht noch mehr Erbgänge). Andererseits können sorgfältige Nachforschungen über die mütterliche Gesundheit während der Schwangerschaft zum Nachweis einer exogenen, während der Embryonalentwicklung wirksamen Noxe führen, somit zu einer Entdeckung einer nicht auf ein Gen zurückzuführenden Schädigung. Auch die Erkennung eines heterozygoten Zustandes kann den Arzt in die Lage versetzen, eine exakte Erbprognose aufstellen zu können.
Verwandtenehen erhöhen die Gefahr von Geburtsdefekten, da angenommen werden muß, daß jedes Individuum Träger mehrerer unerwünschter rezessiver Gene sein kann.
In manchen Fällen, besonders bei bestimmten Stoffwechselstörungen, kann gefährdeten Familien eine **pränatale Diagnose** vorgeschlagen werden. In der Tat ist eine solche Diagnose — anhand der Möglichkeit der Untersuchung von Zellen des Fruchtwassers nach Amniozentese zwischen der 14. und 16. Schwangerschaftswoche — heute eine sichere, praktische und relativ ungefährliche Methode. Dank dieser Methode können immer mehr genetische Affektionen bereits vor der Geburt diagnostiziert werden.

Heterozygotennachweis

Die Erkennung heterozygoter Genträger für bestimmte Erbkrankheiten ist von großer Bedeutung und für eine Reihe von Krankheiten bereits möglich geworden. Es gibt folgende 3 Typen:

1) *Genträger für autosomal dominante Krankheiten.*
Da bei gewissen Personen sich die Affektion in einer leichten oder subklinischen Form manifestiert (schwache Expressivität), und die Nachkommen solcher latenten Merkmalsträger immerhin ein Risiko von 50% tragen, die Krankheit von ihnen zu erben, kommt der Erkennung solcher Genträger für die genetische Beratung große Bedeutung zu.

2) *Heterozygote Träger autosomal rezessiver Gene.*
Krankhafte Gene, deren Wirkung gewöhnlich vom normalen Allel überdeckt wird, können demnach minimal subklinische Symptome verursachen, die auf die Anwesenheit des abnormen Gens schließen lassen. Man kann auf diese Weise manchmal das Auftreten der Krankheit mit einer Wahrscheinlichkeit von 25% voraussagen, immer vorausgesetzt, daß beide potentiellen Ehepartner die gleichen heterozygoten Anzeichen aufweisen.

3) Konduktorinnen für X-chromosomal rezessive Leiden. Subklinische Symptome der Krankheit bei Töchtern befallener Väter erlauben eine Unterscheidung zwischen Konduktorinnen und Nichtkonduktorinnen bei einer Anzahl X-chromosomaler Krankheiten (besonders bei bestimmten tapetoretinalen Affektionen).

Mutation

Eine Mutation des Erbgutes entsteht, wenn ein Gen in der Keimzelle durch eine spontane chemische Veränderung der DNS eine Strukturveränderung erfährt und diese sich durch das Auftreten eines neuen Merkmals erkennen läßt. Die Ursachen solcher Veränderungen sind noch nicht genau bekannt; man weiß jedoch, daß Umweltfaktoren, wie Hitze, Röntgenstrahlen und radioaktive Strahlung, Mutationen auslösen können. Meist sind solche Strukturveränderungen für das Individuum von Nachteil. Ausnahmsweise können solche Mutationen von Vorteil sein und dann den Evolutionsprozeß beeinflussen (Darwin).

Gewisse Mutationen, die spezifische Krankheiten auslösen, können häufiger beobachtet werden. Dazu gehören die Hämophilie, die einem X-chromosomalen Erbgang folgt, sowie das Retinoblastom, das eine autosomal dominante Vererbung aufweist.

Definition genetischer Begriffe[10]

Abiotrophische Leiden: Genetisch determinierte Krankheit, die bei der Geburt noch nicht sichtbar ist, sondern sich erst im späteren Leben manifestiert.

[10] Modifiziert nach Krupp MA (1979) Physician's Handbook, 19. edn. Lange, Los Altos

Allel (oder allele Gene): Eine oder mehrere alternative Formen eines Gens am selben Genlocus zweier homologer Chromosomen. Allele segregieren deshalb bei der Zellteilung unabhängig voneinander.

Autosomen: Alle Chromosomen (insgesamt 22 Paare) mit Ausnahme der Geschlechtschromosomen.

Chromosomen: Das während der Teilungsphase (Mitose) in Form schmaler faden- oder stäbchenförmiger Körperchen sichtbar werdende Kernchromatin. Die Zahl der Chromosomen ist für jede Spezies konstant. Der Mensch besitzt 23 Chromosomenpaare, davon 22 Autosomenpaare und 1 Geschlechtschromosomenpaar.

Kongenital: Angeboren, d.h. eine bei der Geburt oder schon vorher vorhandene Anomalie; nicht unbedingt erblich.

Dominant: Bezeichnet ein Gen, dessen phänotypische Wirkung vollständig oder größtenteils diejenige seines Allels überdeckt.

Erworben: Eine nicht erbliche, sondern z.B. durch Infektion nach der Geburt oder bereits in utero erworbene Störung. Es können aber auch andere Ursachen, z.B. Medikamente, Hypoxie, Abnormitäten des Uterus u.a., zur erworbenen Störung führen.

Familiär: Bezieht sich auf Merkmale, die familiär aufgetreten sind und entweder erblich oder erworben sein können.

Gameten: Reife Keimzellen (Spermatozoon, männlich, oder Ovum, weiblich), die sich bei der Befruchtung vereinigen.

Gen: Eine Erbeinheit, die auf einem bestimmten Locus eines Chromosoms gelegen ist und, entweder allein oder mit einem anderen Gen kombiniert, ein spezielles Merkmal bewirkt. Das Gen entspricht einem Abschnitt DNS, der für die Synthese einer einzelnen Polypeptidkette kodiert.

Genotyp: Die gesamte genetische Information eines Individuums oder einer Zelle.

Geschlechtschromosomen: Ein das Geschlecht eines Individuums bestimmendes Chromosom oder Chromosomenpaar. Beim Menschen ist das weibliche Geschlecht homolog (XX) und das männliche Geschlecht aus verschiedenen Chromosomen (XY) zusammengesetzt.

Geschlechtsgebunden: Siehe unter X-chromosomal.

Heredität: Siehe unter Vererbung.

Heterozygotie: Anwesenheit zweier verschiedener Allele am gleichen Genlocus homologer Chromosomen.

Homozygotie: Anwesenheit identischer Allele am gleichen Genlocus homologer Chromosomen.

Keimzellen: Siehe unter Gameten.

Meiose: Ein besonderer Typ der Zellteilung, der während der Reifung der Geschlechtszellen stattfindet. Hierbei wird die übliche diploide Chromosomenzahl (46) auf die Hälfte (23) reduziert. Während sich die Chromosomen selbst nur einmal teilen, finden 2 aufeinander folgende Kernteilungen statt.

Mitose: Zellteilung der somatischen Zellen, wobei die Tochterzellen die gleiche Zahl von Chromosomen (46) wie die elterlichen Zellen aufweisen.

Mutation: Eine meist plötzliche, **bleibende** Veränderung eines Gens, wobei die Ursache bekannt oder unbekannt sein kann. Das mutierte Gen bildet mit dem normalen Gen ein Allelenpaar.

Penetranz: Wahrscheinlichkeit, mit der ein Gen morphologisch (phänotypisch) zum Ausdruck kommt. Der Grad der Penetranz kann sowohl von Umweltfaktoren als auch von genetischen Faktoren abhängen.

Phänotyp: Das Erscheinungsbild eines Individuums oder einer Zelle, die durch den Genotyp und durch Umwelteinflüsse zustande kommt.

Rezessiv: Genwirkung von Allelen an einem bestimmten Locus, die sich nur im homozygoten Zustand manifestiert.

Somatische Zellen: Körperzellen, im Gegensatz zu Keimzellen.

Trisomie: Das Vorhandensein von 3, statt normalerweise 2 Chromosomen.

Vererbung (Heredität): Erbliche Eigenschaften, die von einem Ahnen auf die Nachkommenschaft übertragen werden.

X-chromosomale Vererbung: Typischer Erbgang der auf den X-Chromosomen gelegenen Gene.

Zygote: Die bei der Befruchtung durch Vereinigung von 2 Gameten gebildete Zelle.

Literatur

François J (1961) Heredity in ophthalmology. Mosby, St. Louis.

Franceschetti A, François J, Babel J et al. (1963) Les hérédodégénérescences choriorétiniennes vol 1–2. Masson, Paris

Keith CG, Melbourne (1981) Genetik in der Augenheilkunde. Buch Augenarzt 83

Klein D, Franceschetti A (1964) Mißbildungen und Krankheiten des Auges. In: Becker PE (Hrsg) Humangenetik, Bd 4. Thieme, Stuttgart. S 1–247

Waardenburg PJ, Franceschetti A, Klein D (1961, 1963) Genetics and ophthalmology, vol 1–2. Van Gorcum Assen.

22. Tumoren

Im Auge und in seiner Umgebung kommen gutartige und bösartige Tumoren vor. Meistens werden sie früh erkannt, da sie sichtbar werden, die Sehfunktion stören oder den Augapfel dislozieren. Die Möglichkeit der Malignität darf nie vergessen werden. Die Fluoreszenzangiographie ist ein wichtiges Hilfsmittel zur Erkennung von intraokularen Tumoren. Eine Differenzierung in benigne oder maligne Veränderungen ist damit oft aber nicht möglich. Die Ultrasonographie kann sehr nützlich zur Abgrenzung von Orbitatumoren oder von intraokulären Massen sein, besonders wenn der ophthalmoskopische Einblick etwa durch eine Katarakt getrübt ist. Eine Verzögerung in der Abklärung kann zur Folge haben, daß ein operativer Eingriff technisch schwieriger wird und eine brauchbare Sehfunktion verloren geht. Wenn möglich sollen von allen verdächtigen Stellen Biopsien entnommen werden, wobei sich kleinere Tumorknötchen gleich ganz entfernen lassen. Nur die histologische Untersuchung gibt verläßliche Auskünfte bezüglich der Malignität. Die systematische und rasche Abklärung von intraokularen oder orbitalen Tumoren ist zwar schwierig, aber oft von vitaler Bedeutung. Eine wirksame Therapie ist nur in den Frühstadien möglich, später muß man sich auf palliative Maßnahmen beschränken.

Sekundäre (metastatische) intraokuläre Malignome kommen vor, sind aber eher selten. Die Metastasen siedeln sich meistens in der Aderhaut an. Bei der ophthalmoskopischen Untersuchung ist die Differenzierung gegenüber einem primären Malignom der Aderhaut oft unmöglich. Deshalb ist bei jedem Aderhauttumor die intensive Suche nach einem Primärtumor an einer anderen Stelle des Körpers besonders wichtig. Die intraokulären Metastasen können auf eine Strahlentherapie ansprechen, oft muß das Auge jedoch infolge starker Schmerzen enukleiert werden.

Symptomatik

Kleine Tumoren der Lider bleiben asymptomatisch. Allerdings kann sich bei der Verruca und beim Molluscum contagiosum eine toxische Konjunktivitis einstellen. Tumoren der Bindehaut verursachen oft keine Schmerzen, solange sie nicht eine rauhe, keratinisierte Oberfläche aufweisen. Eine Veränderung in der Hornhautmitte führt zur Abnahme der Sehschärfe. Eine intraokuläre Veränderung am hinteren Augenpol führt in erster Linie zu einem verschwommenen und verzerrten Seheindruck. Intraokuläre Tumoren außerhalb dem Bereich der Macula lutea bleiben oft über einen langen Zeitraum unbemerkt, bis sie schließlich durch ihre Größe den Strahlengang im Auge stören oder Folgeerscheinungen wie Netzhautablösung, Sekundärglaukom oder Uveitis verursachen. Retrobulbäre Tumoren können lange asymptomatisch bleiben. Erst ab einer gewissen Größe verursachen sie Doppeltsehen, Bulbusverlagerung oder einen Exophthalmus.

Bei Verdacht auf Größenveränderung ist eine genaue Verlaufskontrolle, am besten durch wiederholte Photographien, notwendig. Beim geringsten Verdacht sollte ein von außen zugänglicher Tumor exzidiert und histologisch untersucht werden.

Lidtumoren

Gutartige Lidtumoren

Nävus

Melanozytische Nävi der Augenlider sind gutartig und kommen häufig vor. Sie unterscheiden sich nicht von den Nävi an anderen Hautstellen. Sie sind in der Regel kongenital. Bei der Geburt sind sie noch wenig pigmentiert. Während der Adoleszenz können sie größer oder dunkler werden. Oft werden sie aber überhaupt nie sichtbar pigmentiert und gleichen eher einem harmlosen Papillom. Eine maligne Entartung ist selten.

Falls kosmetisch erforderlich, können die Nävi durch eine oberflächliche Abrasion exzidiert werden.

Verruca (Warze)

Die Verrucae erscheinen meistens auf den Lidrändern in Form von gelappten, breitbasigen oder ge-

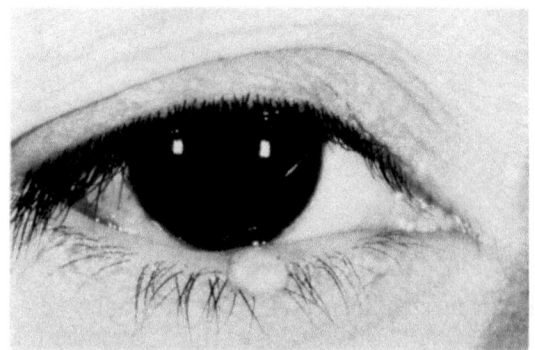

Abb. 22.1. Molluscum contagiosum. Man beachte die zentrale Nabelbildung

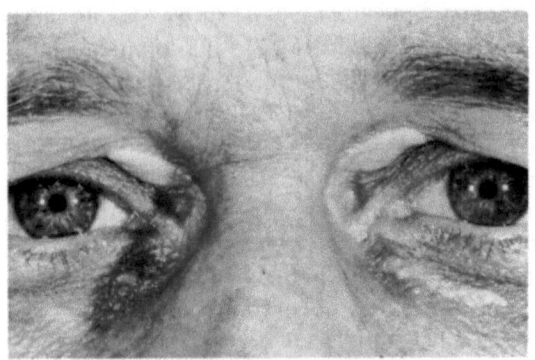

Abb. 22.2. Xanthelasmen. (Mit freundlicher Genehmigung von M. Quickert)

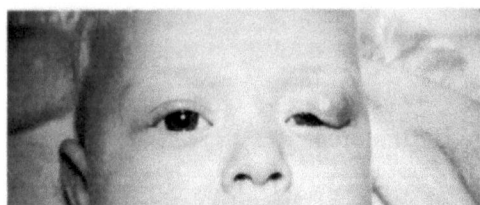

Abb. 22.3. Kavernöses Hämangiom des linken Oberlides

stielten kleinen Tumoren. Sie entstehen wahrscheinlich durch eine Virusinfektion.

Wenn eine Behandlung aus kosmetischen Gründen gewünscht wird, führt man die Exzision mit anschließender Kauterisation der Basis durch. Dabei ist darauf zu achten, daß nicht eine entstellende Eindellung der Lidkante entsteht.

Molluscum contagiosum (Abb. 22.1)

Diese selten gesehenen kleinen Tumoren sind oben abgeflacht und zeigen die typische zentrale Nabelbildung. Sie kommen meistens an den Lidrändern vor. Sie werden durch ein großes Virus hervorgeru-

fen und können eine toxische Konjunktivitis oder Keratokonjunktivitis unterhalten, wenn sich der Inhalt in den Konjunktivalsack ergießt. Ein Molluscum heilt in der Regel schon nach einer einfachen Inzision ab, wenn das Blut in die zentralen Anteile eindringt. Auch Kauterisation oder Exzision sind möglich.

Xanthelasma (Abb. 22.2)

Xanthelasmen kommen häufig vor. Sie entstehen oberflächlich in der Lidhaut, meistens bilateral symmetrisch in der Gegend des inneren Lidwinkels. Sie erscheinen als gelbliche, gefältete Flecken in der Haut, hauptsächlich bei älteren Patienten. Histologisch besteht das Xanthelasma aus Lipidablagerung in Histiozyten in der Dermis der Lidhaut. Eine Abklärung der Serumlipide ist empfehlenswert, wenn auch selten ein direkter Zusammenhang gefunden wird.

Die Indikation zur Behandlung ergibt sich aus kosmetischen Gründen. Die chirurgische Exzision gelingt problemlos, da die umgebende Lidhaut immer erschlafft ist. Kleinere Flecken können manchmal auch erfolgreich durch eine Kauterisation behandelt werden. Rezidive sind häufig.

Hämangiom (Abb. 22.3)

In den Lidern kommen 2 Formen von kongenitalen Gefäßtumoren vor: die kavernösen und kapillären Hämangiome. Die kavernösen Hämangiome bestehen aus breiten venösen Kanälen im subkutanen Gewebe. Sie scheinen in bläulicher Farbe durch und ändern ihre Größe je nach Blutfüllung. Die kapillären Hämangiome (sog. Storchenbiß der Neugeborenen) sind dunkelrote Flecken und bestehen aus erweiterten Kapillaren und proliferierenden Endothelzellen. Sie sind asymptomatisch, falls nicht eine spontane Blutung zu einer plötzlichen Vergrößerung führt. Im Neugeborenenalter können sie rasch wachsen, im späteren Leben kommt es oft zur spontanen Rückbildung.

Eine Behandlung kurz nach der Geburt oder im frühen Kindesalter ist nicht indiziert. Eine Ausnahme bilden die Fälle, bei denen das Hämangiom durch seine große Ausdehnung die Sehachse verdeckt und zur Amblyopie führt. Eine Therapie kann auf verschiedene Arten erfolgen, z. B. durch chirurgische Exzision bei kleineren Tumoren oder durch Kryotherapie. Wegen der starken Narbenbildung wird von einer Strahlentherapie abgeraten.

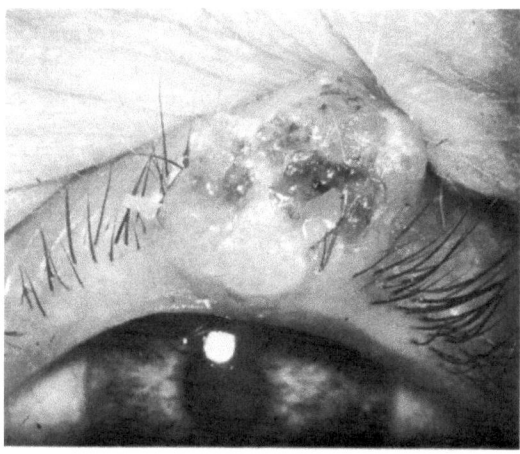

Abb. 22.4. Plattenepithelkarzinom des Oberlides. (Mit freundlicher Genehmigung von A. Rosenberg)

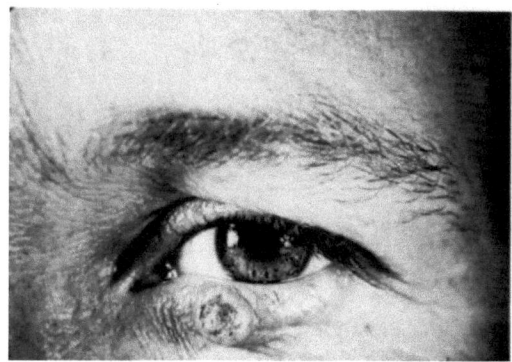

Abb. 22.5. Basaliom des linken Unterlides. (Mit freundlicher Genehmigung von S. Mettier Jr.)

Maligne Primärtumoren der Lider

Karzinom (Abb. 22.4 u. 22.5)

Das Lidkarzinom ist der häufigste maligne Augentumor (43%). Er tritt vornehmlich bei Männern über 50 Jahren auf.

Die Tumoren entwickeln sich meistens an der Kante des Unterlids beim inneren Kanthus. 95% der Lidkarzinome sind Basaliome. Die restlichen 5% sind Plattenepithelkarzinome und Karzinome der Meibom-Drüsen. Davon zu differenzieren sind die Keratoakanthome und die invertierten follikulären Keratosen, die zwar den Plattenepithelkarzinomen gleichen, jedoch gutartig sind. Früher wurde dieser Umstand nicht berücksichtigt und deshalb ein höherer Anteil von Plattenepithelkarzinomen angegeben. Ganz allgemein kommen die Basaliome mehr im Unterlid, die Plattenepithelkarzinome vorzugsweise im Oberlid vor. Die Diagnose ergibt sich aus dem klinischen Aspekt und aus dem Resultat der Biopsie.

Die Plattenepithelkarzinome können durch das lymphatische System in die präaurikulären und submaxillären Lymphknoten metastasieren. Dies kommt allerdings bei rechtzeitiger Diagnose und Behandlung selten vor. Die Basaliome bleiben lokalisiert und wachsen sehr langsam invasiv destruierend in die Tiefe. Sie metastasieren nicht in die regionalen Lymphknoten.

Die Plattenepithelkarzinome wachsen langsam und schmerzlos und können monatelang bestehen, bis sie überhaupt bemerkt werden. Sie beginnen als kleine warzenförmige Erhebungen mit einer keratotischen Oberfläche, die mit der Zeit Erosionen und Fissuren bildet, bis es zur eigentlichen Exulzeration kommt. Der Grund des Ulkus ist induriert und hyperämisch, die Grenzen des Tumors sind verhärtet. Wenn das Karzinom nicht früh exzidiert wird, wächst es durch Haut, Bindegewebe, Knorpel oder Knochen, bis schließlich weite Bereiche des Gesichtes in Form eines höckerigen Kraters zerstört sind und die Ausbreitung sogar intrakraniell weitergeht. In diesen Fällen entstehen dauernde schwere Schmerzen, besonders wenn sensible Nerven betroffen sind. Der Patient kommt durch eine Blutung, durch eine Meningitis oder durch die Kachexie ad exitum.

Das Basaliom beginnt recht ähnlich und kann auch das typische Ulcus rodens mit dem erhabenen, knötchenförmigen Rand und der indurierten Basis bilden. Es kann wie das Plattenzellkarzinom mit der Zeit das umgebende Gewebe erodieren, der Vorgang läuft aber viel langsamer ab. Die Biopsie aus dem Tumor selbst ist leicht durchzuführen und stellt den einzig sicheren Weg zur Diagnose dar.

Da auch die Basaliome im Unterlid, besonders in der Gegend des inneren Kanthus, zum Tiefenwachstum gegen die Orbita neigen, ist eine vollständige Exzision im Gesunden wichtig.

Das sklerosierende oder morphaeaartige Basalzellenkarzinom ist eine außergewöhnlich aggressive Unterform des Basalioms. Es kann unter der Hautoberfläche liegen und sich zuerst diskret in Form von Alopezie, Eindellung der Lidkante, Ektropium oder Entropium äußern.

Karzinome der Talgdrüsen der Lider (Meibom-Drüsen oder Zeis-Drüsen) sind invasiv und lebensbedrohlich. In etwa der Hälfte aller Fälle sehen sie wie harmlose entzündliche Veränderungen aus und können mit einem Chalazion oder einer Blepharitis verwechselt werden.

Ganz prinzipiell sollte atypisch wachsendes Gewebe an den Lidern zur histologischen Beurteilung exzidiert werden. Das Ziel der Behandlung ist eine vollständige Beseitigung des Tumors. Die chirurgische Exzision ist dazu gut geeignet, besonders wenn anhand von Gefrierschnitten ihre Vollständigkeit bestätigt werden kann. Auch die Strahlentherapie kann sowohl beim Basaliom wie auch beim Plattenepithelkarzinom erfolgreich sein. Bei manchen Formen von Basaliom hat sich auch die Kryotherapie als wirksam erwiesen.

Karzinom bei Xeroderma pigmentosum

Diese seltene Erbkrankheit (meistens autosomal rezessiv) beginnt mit der Ausbildung von zahlreichen pigmentierten Flecken auf den Hautpartien, die der Sonne ausgesetzt sind. Es folgen Teleangiektasien und atrophische Felder; schließlich beginnt ein warzenförmiges Gewebswachstum, das karzinomatös degenerieren kann. Die Augenlider sind häufig betroffen und können die erste befallene Stelle sein. Die Folgen sind Atrophie und Ektropium des Lides mit entsprechender Entzündung der Konjunktiva, Symblepharon, Hornhautulkus und Lidkarzinom. Die maligne Entartung kann sich in Richtung Basaliom, Plattenepithelkarzinom oder malignes Melanom entwickeln. Die Konduktoren können oft durch eine übermäßige Fleckung der Haut erkannt werden.

Die Krankheit beginnt im frühen Kindesalter und endet meistens in der Adoleszenz mit dem Exitus als Folge von Karzinommetastasen. Eine Verlängerung des Lebens ist möglich, wenn die Haut sorgfältig vor aktinischer Strahlung geschützt wird und die zahlreichen Karzinome unmittelbar nach ihrer Entstehung behandelt werden.

Sarkom

Sarkome der Lider sind selten und meistens Ausläufer eines Sarkoms der Orbita. Das Rhabdomyosarkom von Orbita und Lidern ist der weitaus häufigste maligne Tumor dieser Gewebe im 1. Lebensjahrzehnt. Auch die anderen Sarkome, benannt nach dem jeweilig vorherrschenden Zelltypus, kommen vor. Die meisten sind strahlenempfindlich, oft ist aber eine kombinierte Therapie mit chirurgischer Exzision und Bestrahlung notwendig. In diesen Fällen ist es übrigens auch äußerst wichtig, nach weiteren sarkomatösen Veränderungen zu suchen.

Malignes Melanom

Die malignen Melanome der Augenlider unterscheiden sich nicht von den bekannten Hautmelanomen. Man kennt 3 Untergruppen: das oberflächlich wachsende Melanom, das Melanom bei Lentigo maligna und das noduläre Melanom. Nicht alle malignen Melanome sind pigmentiert, andererseits sind die meisten Pigmentflecken der Lider keine Melano-

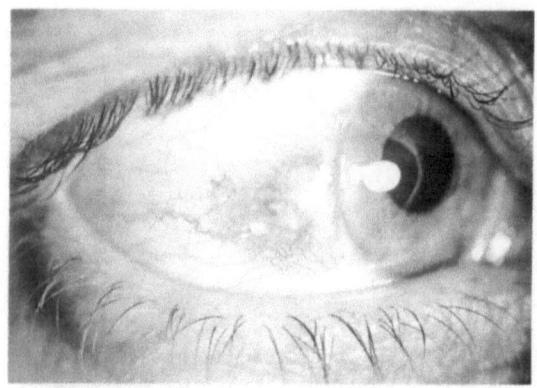

Abb. 22.6. Nävus der Bindehaut. (Mit freundlicher Genehmigung von A. Irvine Jr.)

me. Eine brauchbare Diagnose kann deshalb nur durch eine Biopsie gestellt werden. Die Prognose der Hautmelanome hängt von der Tiefe der Invasion und von der Dicke des Tumors ab.

Tumoren der Bindehaut

Primäre benigne Tumoren der Bindehaut

Nävus (Abb. 22.6)

Ein Drittel der melanozytischen Nävi der Bindehaut sind unpigmentiert. Mehr als die Hälfte haben zystische epitheliale Einschlüsse, die klinisch beobachtet werden können.

Histologisch bestehen die konjunktivalen Nävi aus Nestern oder Schichten der typischen Nävuszellen. Wie bei den übrigen Nävi ist auch bei solchen der Bindehaut eine maligne Entartung selten. Die Indikation zur Exzision ergibt sich oft aus kosmetischen Gründen.

Papillom

Papillome der Bindehaut sind nicht selten. Sie entstehen im Bereich des Limbus, an der Karunkel oder an den Lidrändern. Die beiden letzteren sind oft lang gestielt und haben eine unregelmäßige Oberfläche. Nach der Abtragung kommt es oft zu Rezidiven.

Granulome[11]

Granulome bestehen aus fibrovaskulären Gewebsmassen, die aus Stellen hervorwachsen, wo die Con-

---

[11] Die Granulome werden aus differentialdiagnostischen Gründen hier erwähnt, obwohl sie als entzündliche Prozesse eigentlich nicht den Tumoren zuzuordnen sind.

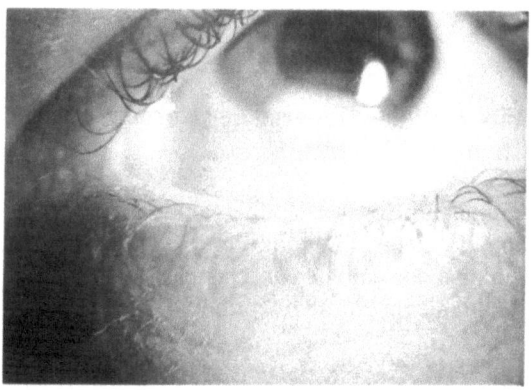

Abb. 22.7. Dermoid am Limbus unten. (Mit freundlicher Genehmigung von A. Irvine Jr.)

junctiva palpebrae eröffnet wurde, z. B. durch eine Inzision eines Chalazions, durch eine offene Konjunktivalwunde oder durch einen konjunktivalen Fremdkörper. Sie sind meistens in der Nähe des Lidrandes lokalisiert. Sehr selten werden histologisch auch spezifische Granulome mit Tuberkelbazillen oder Zysten von Coccidioides immitis diagnostiziert. Die Granulome können so rasch wachsen, daß ihre Gefäßversorgung versagt, worauf es zur spontanen Abheilung kommt. Die übliche Behandlung besteht in einer sorgfältigen Exzision, wobei in diesen Fällen die konjunktivale Wunde vernäht werden muß.

Dermoid (Abb. 22.7)

Dieser relativ seltene, kongenitale Tumor, ein Hamartom, erscheint als glatt begrenzte rundliche, gelbliche, erhabene Gewebsmasse, die oft mit Haaren besetzt ist. Ein Dermoid kann stationär bleiben; oft vergrößert es sich aber während der Pubertät. Die chirurgische Entfernung ist nur indiziert, wenn eine beträchtliche kosmetische Entstellung vorliegt oder das Sehen gestört wird.

Dermolipom

Das Dermolipom ist ein häufiger kongenitaler Tumor, der in der Regel als rundlich vorgewölbte Masse im temporal oberen Quadranten der Conjunctiva bulbi nahe am äußeren Kanthus auftritt. Eine Behandlung ist in der Regel nicht notwendig, eine zumindest partielle Exzision sollte aber durchgeführt werden, wenn der Tumor sich vergrößert oder kosmetisch stört. Die Präparation nach hinten zu sollte, wenn sie überhaupt riskiert wird, mit allergrößter Vorsicht erfolgen. Oft geht das Dermolipom nämlich direkt ins Orbitafett über. Durch die Operation können die Strukturen der Orbita dermaßen in Mitleidenschaft gezogen werden, daß die Narbenbil-

dungen und Komplikationen weitaus störender sind als der ursprüngliche Tumor.

Lymphom und lymphoide Hyperplasie

Diese seltenen Veränderungen der Bindehaut kommen beim Erwachsenen ohne Zeichen für systemischen Befall vor oder als Manifestation eines Lymphosarkoms, einer lymphatischen Leukämie oder eines Morbus Hodgkin. Die benignen Veränderungen können manchmal aufgrund ihrer grobkörnigen Struktur erkannt werden, die einer Follikelbildung entspricht. Das klinische Bild benigner lymphoider Hyperplasien und maligner Lymphome kann sehr ähnlich sein. Wegen der Unsicherheit in der Beurteilung muß die Diagnose durch eine Biopsie gesichert werden.
Die Behandlung der benignen wie auch der malignen Veränderungen erfolgt am besten durch Bestrahlung.

Fibrom

Fibrome sind selten. Sie erscheinen als kleine glattflächige, gestielte und durchsichtige Tumoren überall in der Konjunktiva, am häufigsten aber im unteren Fornix. Die Histologie zeigt ein fibröses Stroma und eine epitheliale Bedeckung. Die Behandlung besteht in einfachem Abtragen.

Angiom

In der Bindehaut kommen 2 Formen vor: Hämangiom und Lymphangiom. Die seltenen Lymphangiome sind in der Regel kongenital. Die konjunktivalen Hämangiome können als diffuse Teleangiektasien oder Kapillarnävi auftreten oder häufiger als abgekapselte kavernöse Hämangiome. Diese bestehen aus breiten, kommunizierenden, gut abgegrenzten Gefäßräumen, die zur Vergrößerung neigen. Die Behandlung besteht in Exzision oder Elektrokoagulation.

Primäre maligne Tumoren der conjunctiva bulbi (Epitheliom, malignes Melanom, Lymphosarkom)

Karzinom

Das Karzinom der Bindehaut entsteht am häufigsten am Limbus im Bereich der Lidspalte, seltener in bedeckten Anteilen der Konjunktiva. Solche Tumoren können aussehen wie ein Pterygium. Meistens haben sie eine glatte Oberfläche, manchmal entsteht durch eine abnorme Keratinisierung des Epithels eine Leukoplakie. Das Karzinom der Bindehaut

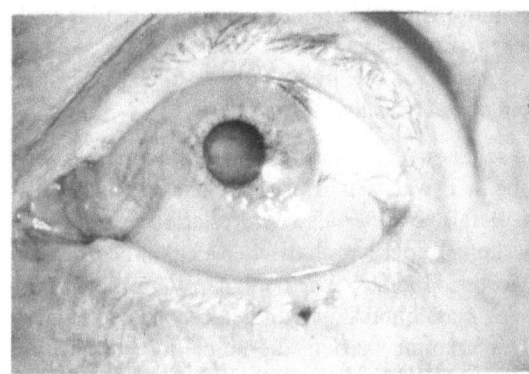

Abb. 22.8. Intraepitheliales Epitheliom. (Mit freundlicher Genehmigung von A. Irvine Jr.)

Tumoren der Kornea

Primäre maligne Tumoren der Kornea (Epitheliom, Melanom)

Karzinome des Hornhautepithels sind selten. Häufiger kommt die Ausbreitung eines Karzinoms der Konjunktiva am Limbus vor. Dasselbe gilt auch für die Melanome im Hornhautepithel.

Intraokuläre Tumoren

Primäre benigne intraokuläre Tumoren

Nävus

Nävi entstehen in allen 3 Anteilen der Uvea, in der Iris, im Ziliarkörper und in der Aderhaut. Sie bestehen in der Regel aus flachen pigmentierten Zellansammlungen im Stroma der Gewebe. Auf der Irisvorderfläche können sie als Flecken beobachtet werden (Abb. 22.9). Weiter hinten in der Aderhaut erscheinen sie als nicht erhabene pigmentierte Felder (Abb. 22.10). Bei großer Ausdehnung sind sie schwer von einem malignen Melanom zu unterscheiden. Bei der Differentialdiagnose sind die unveränderliche braungraue Färbung, das Fehlen einer Erhabenheit und die stets gleichbleibende Ausdehnung von Bedeutung.

Da aber die Differentialdiagnose gegenüber dem malignen Melanom oft schwierig ist, müssen in regelmäßigen Abständen Fundusphotographien und auch Fluoreszenzangiographien oder genaue Zeichnungen von allen verdächtigen Herden angefertigt werden. Diese periodische Verlaufskontrolle ist sehr wichtig.

Angiom der Netzhaut[12]

Das Angiom der Retina (Abb. 22.11) ist eine seltene kongenitale Veränderung. Es kann durch Blutung oder eine sekundäre Netzhautablösung Sehstörungen verursachen. In seltenen Fällen geht das Angiom der Retina mit Angiomen im Cortex cerebri einher (Morbus von Hippel Lindau). Diese Gefäßtumoren finden sich hinten, oft im temporal unteren Quadranten. Sie sind kugelförmig und liegen oft zwischen einer erweiterten Netzhautarterie und -vene. Eine Vergrößerung der Angiome ist möglich. Zur Zeit versucht man, die Angiome durch Photo-

wächst langsam, Invasion in die Tiefe oder Metastasierung sind überaus selten. Deshalb stellt die vollständige Exzision eine wirksame Behandlung dar. Nach einer unvollständigen Exzision ist das Rezidiv die Regel, so daß sich ein erneuter Eingriff aufdrängt.

Die benigne Dysplasie der Konjunktiva kommt isoliert oder manchmal über Pterygien oder einer Pinguecula vor. Sie ist sowohl klinisch wie auch histologisch sehr schwer von einem Carcinoma in situ zu unterscheiden (Abb. 22.8). Die Exzision ist in diesen Fällen die zweckmäßigste Maßnahme für Diagnose und Therapie.

Malignes Melanom

Die malignen Melanome der Konjunktiva sind selten. Sie können aus einem vorbestehenden Nävus, aus einem Gebiet mit erworbener Melanose oder neu aus einer vorher normal erscheinenden Konjunktiva entstehen. Die Pigmentierung kann sehr unterschiedlich sein. Eine Prognose für den klinischen Verlauf läßt sich nicht stellen.

Oft gelingt eine lokale Exzision. Der Wert der radikalen chirurgischen Methoden, z. B. einer Exenteratio orbitae, ist immer noch nicht erwiesen.

Lymphosarkom

Die malignen Lymphome der Konjunktiva sind viel seltener als die benigne lymphoide Hyperplasie. In den meisten Fällen ist auch die Orbita betroffen und es besteht auch ein systemisches Lymphom. Allerdings darf nicht vergessen werden, daß die Veränderung der Bindehaut das erste sichtbare Zeichen einer Allgemeinerkrankung sein kann.

---

[12] Vgl. auch Angiomatosis retinae, Kap. 17, Phakomatosen

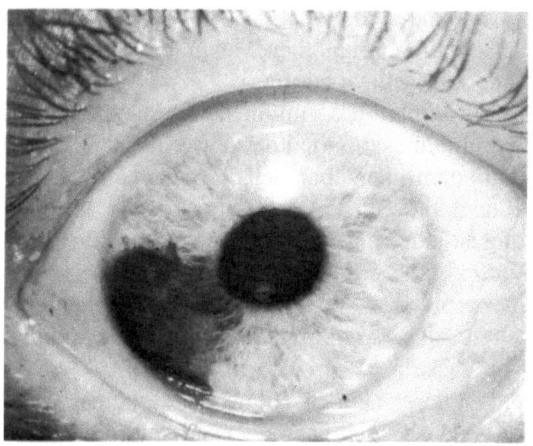

Abb. 22.9. Nävus der Iris. (Mit freundlicher Genehmigung von A. Rosenberg)

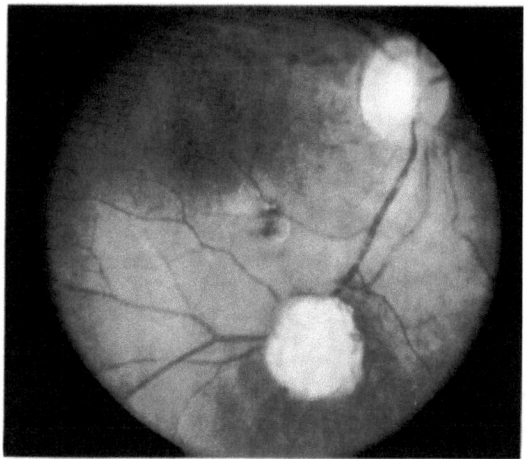

Abb. 22.12. Tuberöse Sklerose

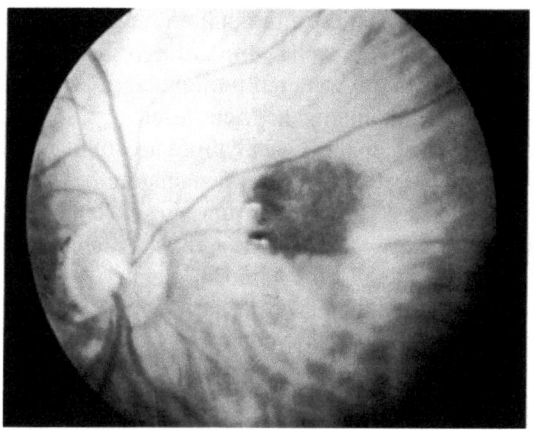

Abb. 22.10. Nävus der Aderhaut. (Photo von Diane Beeston)

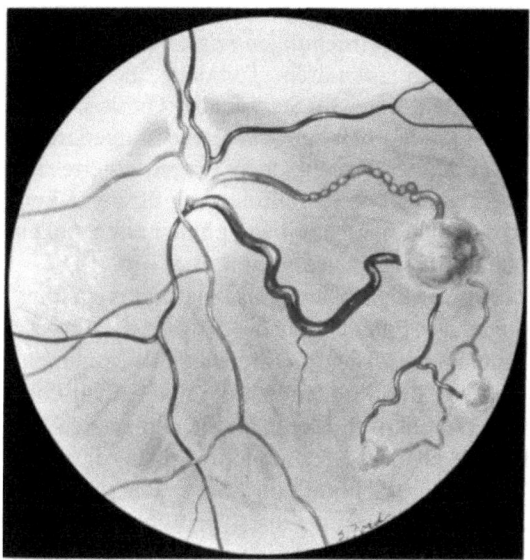

Abb. 22.11. Zeichnung einer Angiomatosis retinae (Morbus von Hippel-Lindau). (Mit freundlicher Genehmigung von F. Cordes)

koagulation (Xenon oder Argonlaser) oder Kryokoagulation zum Verschwinden zu bringen.

Tuberöse Sklerose (Morbus Bourneville)

Das gliöse Hamartom ist ein seltener intraokulärer Tumor und geht etwa in der Hälfte aller Fälle mit einer tuberösen Sklerose (Abb. 22.12) einher. Die Farbe kann verschieden sein, meistens handelt es sich um einen gelben oder weißen knötchenförmigen Tumor mit oft brombeerartiger Oberfläche. Der Tumor kommt überall in der hinteren Retina vor, vorzugsweise aber in der Nähe des Sehnervs. Andere Zeichen der tuberösen Sklerose sind Hautveränderungen (Adenoma sebaceum), intrakranielle Veränderungen mit Epilepsie und geistiger Retardation und weitere neurologische Störungen (vgl. Kap. 17, Phakomatosen).

Eine Behandlung ist nicht möglich. Die Prognose ist sehr schlecht, 75% aller Patienten kommen bis zum 20. Lebensjahr ad exitum.

Hämangiom der Aderhaut

In fast allen Fällen von Sturge-Weber-Syndrom bestehen Angiome der Aderhaut zusammen mit einseitigem infantilem Glaukom (s. Kap. 17, Phakomatosen). Fehlen aber die anderen Zeichen des Sturge-Weber-Syndroms, kann das Hämangiom irrtümlich als ein malignes Melanom der Aderhaut gedeutet werden. Aufgrund solcher Fehldiagnosen sind schon viele Augen unnötigerweise enukleiert worden. Der Gefäßtumor befällt den hinteren Augenpol, in der Regel in der Nähe des Sehnervenkopfs, und dehnt sich oft bis zum Äquator aus, am häufigsten nach temporal. Er kann eine solide Erhebung oder auch eine seröse Amotio der Netzhaut verursachen. Die Begrenzung ist unregelmäßig, der Tumor

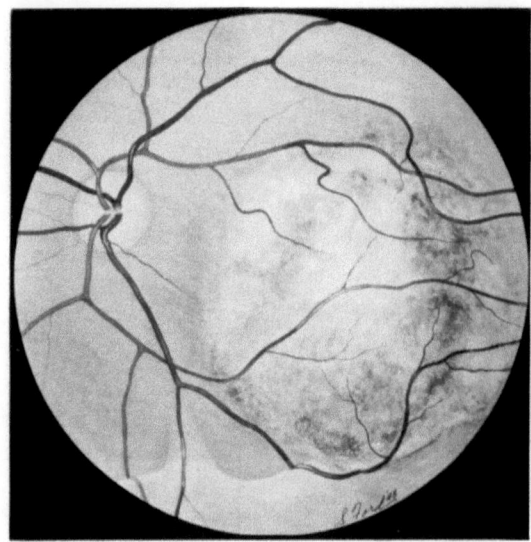

Abb. 22.13. Malignes Melanom der Aderhaut, Makulagegend des linken Auges (Zeichnung). (Mit freundlicher Genehmigung von F. Cordes)

ist nie pigmentiert. Die Hämangiome können im Gesichtsfeld bogenförmige oder lokalisierte Skotome verursachen.

Die Histologie zeigt mit Endothel ausgekleidete blutgefüllte Räume, die von wenig Bindegewebe getrennt sind. Häufig entsteht eine Netzhautdegeneration über dem Tumor.

Bei großer Ausdehnung eines Hämangioms der Aderhaut kann ein schweres Sekundärglaukom entstehen, das oft therapierefraktär ist.

Die Differentialdiagnose zum malignen Melanom ist wichtig, oft aber sehr schwer.

Eine Behandlung ist gelegentlich durch Photokogulation möglich. Kleinere Hämangiome bleiben meist symptomlos. Bei einem therapierefraktären Sekundärglaukom kann die Enukleation wegen der Schmerzen notwendig werden.

Primäre maligne intraokuläre Tumoren

Malignes Melanom

Ein intraokuläres malignes Melanom (Abb. 22.13) findet sich in den USA nach Schätzungen bei 0,02–0,06% aller Augenpatienten. Es kommt nur im Uvealtrakt vor und ist der häufigste intraokuläre Tumor bei der weißen Bevölkerung. Das Durchschnittsalter der befallenen Patienten liegt bei 50 Jahren. Der Befall ist fast immer einseitig. 85% der Melanome erscheinen in der Aderhaut, 9% im Ziliarkörper, 6% in der Iris. Die meisten Tumoren der Aderhaut liegen im hinteren Anteil des Auges, meistens temporal. In der Iris wird eher die untere

Hälfte befallen. Bei der schwarzen Bevölkerung sind die intraokulären malignen Melanome selten, Nävi der Aderhaut jedoch häufig.

Das Frühstadium des Tumors kann rein zufällig bei der Ophthalmoskopie entdeckt werden, oft klagen die Patienten aber über Sehstörungen infolge von Makulaveränderungen. Eine hämatogene Metastasierung ist jederzeit möglich und die Patienten können ad exitum kommen, bevor Anzeichen einer lokalen Ausbreitung oder Störungen im Augenbereich auftreten. Als Spätkomplikation kann sich ein Glaukom entwickeln.

Die histologische Untersuchung der malignen Melanome zeigt spindelförmige Zellen mit oder ohne deutlich sichtbarem Nukleolus oder große epitheloide Tumorzellen. Tumoren mit der erstgenannten Zellart haben eine gute, solche mit Epitheloidzellen eine schlechte Prognose.

Die Ausbreitung eines intraokulären malignen Melanoms geschieht entweder direkt durch die Sklera, durch Invasion von weiteren intraokulären Strukturen oder durch hämatogene Metastasen.

In der Regel fehlen klinische Symptome, solange die Makula nicht betroffen ist. In den späteren Stadien kann durch das Tumorwachstum eine Netzhautablösung verursacht werden, wodurch Ausfälle im Gesichtsfeld entstehen. Ein Tumor in der Iris kann so groß werden, daß die Farbe der Iris wechselt und die Pupille deformiert wird. Schmerzen treten erst auf, wenn sich ein Glaukom entwickelt.

Sehr wichtig ist die fortlaufende ophthalmoskopische Kontrolle eines tumorverdächtigen Bereichs. Die Transillumination kann die Unterscheidung zwischen einem festen Tumor und einer serösen Amotio erleichtern.

Histologische Untersuchungen zeigten eine hohe Inzidenz von intraokulären Tumoren in blinden, schmerzhaften Augen im Stadium der Phthisis. In einer Arbeit fanden sich bei 10% solcher Augen unerwartete und klinisch vorher nicht diagnostizierte maligne Melanome. Die Schlußfolgerung für den Kliniker ist, daß die Enukleation von phthisischen Augen nicht hinausgezögert werden soll.

Die klassische Behandlung des Aderhautmelanoms besteht in der Enukleation des Auges. In jüngerer Zeit sind andere Therapieformen dazugekommen, insbesondere die Strahlentherapie mit Kobaltschalen oder radioaktiven Isotopen. Sie eignen sich besonders für kleinere Melanome in Augen, die noch eine brauchbare Sehfunktion haben. Bei sehr kleinen Melanomen (weniger als 10 mm im Durchmesser) ist die Prognose so gut, daß sie sich kaum von einem benignen Nävus unterscheidet. Viele Autoren raten deshalb, diese Tumoren gar nicht zu behandeln, solange nicht ein eindeutiges Wachstum nach-

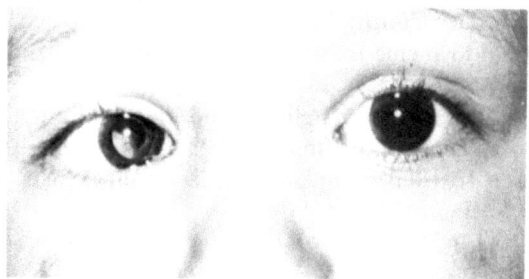

Abb.22.14. Retinoblastom, durch die Pupille sichtbar

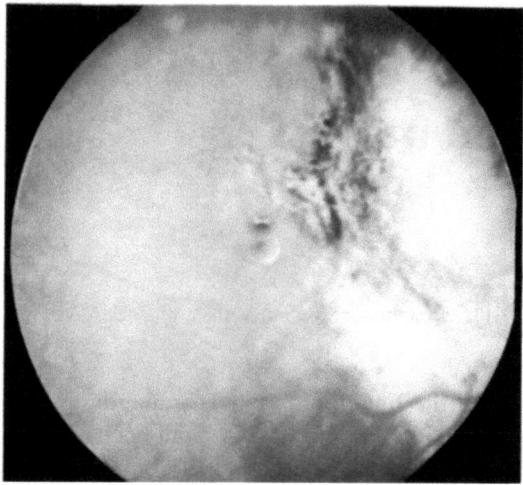

Abb.22.15. Retinoblastom nach Röntgenbestrahlung

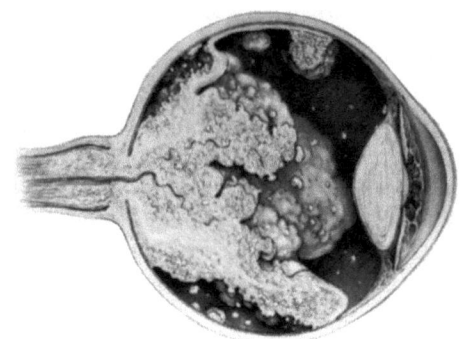

Abb.22.16. Retinoblastom mit zahlreichen Ablegern und Invasion des Sehnervs. (Mit freundlicher Genehmigung von B. Crawford und W. Spencer)

weisbar ist. Die Verlaufskontrollen werden anhand von Serienphotographien oder von Ultraschallmessungen durchgeführt.

Kleine Melanome der Iris, die nicht in die Iriswurzel eingewachsen sind, können ohne weiteres beobachtet werden, bis eine Vergrößerung nachweisbar wird. In diesem Falle werden sie durch eine Iridektomie entfernt. Melanome, die in die Iriswurzel und in den Ziliarkörper einwachsen, können manchmal durch eine Iridozyklektomie entfernt werden.

Retinoblastom

Das Retinoblastom (Abb. 22.14) ist ein seltener, aber lebensgefährlicher Tumor des Kindesalters. ⅔ aller Fälle werden vor Beendigung des 3. Lebensjahres manifest. Seltene Fälle sind aber in fast jedem Lebensalter beschrieben worden. Der Tumor ist in etwa 30% der Fälle bilateral. Er entsteht durch Mutation eines autosomal dominanten Gens, das mit einer recht hohen Penetranz vererbt wird. Etwa 94% der Retinoblastome entstehen durch Mutation. Demnach sind nur etwa 6% familiär vererbt. Bei Vererbung besteht die Gefahr von etwa 50%, daß die Kinder ebenfalls vom Tumor befallen werden.

Die Retinoblastome beginnen in der Regel am hinteren Augenpol. Das Wachstum ist i. allg. nodulär, wobei zahlreiche Satelliten oder abgesprengte Knötchen Sekundärtumoren bilden. Sie füllen allmählich den Augapfel und breiten sich durch den Sehnerv gegen das Gehirn und entlang emissarialen Gefäßen und Nerven in die Sklera und in die Orbita aus. Die Histologie zeigt kleine, dichtgepackte runde oder polygonale Zellen mit großen, dunkel gefärbten Kernen und einem hellen Zytoplasma. Manchmal bilden sie die tpyischen Flexner-Wintersteiner-Rosetten, Ausdruck photorezeptorischer Differenzierung. Oft kommt es zu degenerativen Veränderungen innerhalb des Tumors mit Nekrose und Kalzifizierung. Auf diesem Weg zustandegekommene Spontanheilungen sind vereinzelt berichtet worden. Die Retinoblastome bleiben meistens unbemerkt, bis sie durch ihre intrakuläre Ausbreitung die Pupil-

le weiß färben (Leukokorie). Verursachen sie einen Strabismus, so können sie möglicherweise schon früher entdeckt werden. In den übrigen Fällen wird der Tumor nur gefunden, wenn ausdrücklich nach ihm gefahndet wird, so z.B. bei Kindern mit einer entsprechenden Familienanamnese, oder wenn das andere Augen schon befallen ist. In den Frühstadien kann man kleine, gelblich-weiße Knötchen sehen, die sich von der Retina gegen den Glaskörper vorwölben. Wiederum sei betont, daß Kinder mit Esotropie bezüglich Retinoblastom genau untersucht werden müssen denn ein nichtsehendes Auge neigt im Kindesalter zur Abweichung nach innen.

Bei der Differentialdiagnose müssen retrolentale Fibroplasie, persistierender hyperplastischer primärer Glaskörper, retinale Dysplasie, Morbus Coats und Nematodenendophthalmitis berücksichtigt werden. Je früher der Tumor diagnostiziert wird, um so geringer wird die Wahrscheinlichkeit einer Ausbreitung durch den Sehnerv und durch die Gewebe der Orbita (Abb. 22.15 und 22.16). Bei großen Retinobla-

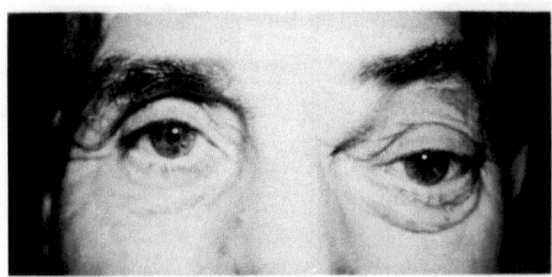

Abb. 22.17. Orbitatumor links mit Verlagerung des Auges

stomen ist die Enukleation die Therapie der Wahl. Kleinere Retinoblastome in Augen mit noch brauchbarer Sehfunktion können durch Bestrahlung, evtl. kombiniert mit Chemotherapie, durch Kryokoagulation oder Photokoagulation behandelt werden.

Medulloepitheliom (Dictyom) des Ziliarkörpers

Die benignen und malignen Medulloepitheliome sind seltene Tumoren, die vom Epithel des Ziliarkörpers ausgehen. Formen mit einem oder mehreren heteroplastischen Elementen, wie hyalinem Knorpel, Hirngewebe oder Rhabdomyoblasten, werden teratoide Medulloepitheliome genannt. Wenn diese Tumoren z. Z. der Geburt entstehen, können sie die Linse umwachsen und eine weiße Pupille wie beim Retinoblastom erzeugen.

Tumoren der Orbita

Langsam wachsende Orbitatumoren können einen Durchmesser bis zu 1 cm erreichen, bevor eine Verschiebung des Augapfels bemerkbar wird (Abb. 22.17). Aus der Richtung der Verschiebung läßt sich die Lokalisation des Tumors vermuten: Posterior gelegene Tumoren drücken den Bulbus nach vorn, Tumoren zwischen Bulbus und einer Orbitawand bewirken eine seitliche Verschiebung. Aus diesen Zeichen ergibt sich auch der Ort des Zugangs für eine Biopsie.

Wenn der Bulbus disloziert wird, kommt es üblicherweise zum Doppeltsehen. Der Druck, der einen massiven Exophthalmus produzieren kann, kann auch die Blutversorgung von Sehnerv und Retina beeinträchtigen, so daß über Trübsehen geklagt wird. Wenn durch eine massive Protrusion des Augapfels der Lidschluß unvollständig wird, entstehen Schäden am Hornhautepithel mit den entsprechenden Schmerzsymptomen.

Durch die Anwendung von CT-Scan und Ultrasonographie sind viele diagnostische Probleme lösbar ge-

worden. Der Chirurg kann nun besser entscheiden, wann und wo eine Exploration der Orbita durchzuführen ist.

In der folgenden Aufstellung sind die wichtigsten Tumoren genannt. Es finden sich auch Hinweise zu anderen Textstellen mit eingehenderen Angaben.

Einteilung[13]

Primär in der Orbita

1. *Choristome:* Dermoidzyste, Epidermoidzyste, Teratom
2. *Hamartome:* Hämangiom, Neurofibrom
3. *Mesenchymal:*
   - Fettgewebe: Lipom, Liposarkom
   - Bindegewebe: Fibrom, Fibrosarkom
   - Muskulatur: Rhabdomyosarkom
   - Knorpel: Chondrom, Chondrosarkom
   - Knochen: Osteom, Osteosarkom
4. *Neural:* Neurofibrom, Neurilemmom und weitere seltene Formen
5. *Epithelial:* Tumoren der Tränendrüse
6. *Lymphatisch:* Lymphom, lymphoide Hyperplasie, weitere entzündliche Infiltrate, Granulome, Sarkoidose

Sekundär in der Orbita aus benachbarten Strukturen

1. *Intraokular:* malignes Melanom, Retinoblastom
2. *Kornea und Konjunktiva:* malignes Melanom, epidermoides Karzinom
3. *Augenlider und Gesicht:* Basaliom, andere seltene Malignome
4. *Oberer Respirationstrakt:* Karzinom des oberen respiratorischen Epithels, Sarkom, Mukozele
5. *Kranial:* Meningeom, andere intrakranielle Tumoren

Metastatisch aus entfernten Stellen

Karzinom, Sarkom, Neuroblastom

Weitere Formen

1. *Retikuloendotheliose:* juveniles Xanthogranulom (s. Kap. 20), eosinophiles Granulom u.a.
2. *Stoffwechselstörungen:* thyreotroper Exophthalmus (nicht neoplastischer raumfordernder Prozeß, s. Kap. 18)
3. *Phakomatosen:* Neurofibromatose (Morbus Rekklinghausen s. Kap. 17)

---

[13] Modifiziert nach Hogan u. Zimmermann (1962)

Primäre Tumoren der Orbita

Choristome

Ein Choristom ist ein Tumor, der aus normalerweise in diesem Gebiet nicht vorhandenen Gewebselementen besteht. In der Orbita gilt dies für Dermoidzysten, Epidermoidzysten und Teratome.

Die Dermoidzysten finden sich am häufigsten temporal oben in der Orbita vor der Tränendrüse. Sie sind gutartig. Oft enthalten sie Haare. Die Zysten können spontan oder nach einem Trauma rupturieren und eine granulomatöse Entzündungsreaktion auslösen. Sie ist oft das erste Symptom eines solchen Tumors.

Hamartome

Hämangiome: Sie sind die häufigsten Orbitatumoren und erscheinen in der Regel im frühen Erwachsenenalter. Ihre Größe ist sehr verschieden, dementsprechend ist auch die verursachte Protrusio bulbi sehr unterschiedlich. Man beobachtet Tumoren mit feinen kapillarartigen, endothelialen Lumina (kapilläre Hämangiome), aber auch Tumoren mit sehr weiten Gefäßkanälen (kavernöse Hämangiome). Dazu kommen meistens sekundäre entzündliche Reaktionen und Narbenbildungen. Maligne Gefäßtumoren sind sehr selten. Eine Behandlung ist i. allg. nicht notwendig. Sie wird nur beim Vorliegen eines beträchtlichen Exophthalmus durchgeführt und besteht in einer partiellen oder totalen chirurgischen Exzision.

Neurofibrom: Es bestehen Zweifel, ob ein isoliertes Neurofibrom als Orbitatumor ohne die übrigen Manifestationen des Morbus Recklinghausen überhaupt vorkommen kann (vgl. Kap. 17, Phakomatosen).

Mesenchymale Tumoren

Lipom: Selten. In der Regel keine oder nur geringfügige klinische Symptome.

Liposarkom: Sehr seltener maligner Tumor der Orbita.

Fibrom: Einfache Fibrome sind selten, sie treten am ehesten oben und innen an der Orbita auf. Sie manifestieren sich in der Regel im 3. Lebensjahrzehnt und führen zu Exophthalmus, Doppeltsehen oder seitlicher Verschiebung des Bulbus.

Die fibromatösen Tumoren besitzen i. allg. eine Kapsel und weisen nur eine schwache Blutversorgung auf. In manchen Fällen ist deshalb eine problemlose Exzision des Tumors möglich.

Rhabdomyosarkom: Dies ist der häufigste Orbitatumor mesenchymalen Ursprungs. Man sieht ihn meist bei Kindern der weißen Rasse vor dem 10. Lebensjahr, Knaben sind etwas häufiger betroffen. Der Tumor wächst schnell und verlagert den Bulbus in der Regel nach unten und temporal. Häufig entstehen Metastasen in das Gehirn und die Lungen. Durch die Strahlentherapie ist die Prognose dieses überaus malignen Tumors etwas besser geworden. In einigen Fällen kann eine Exenteratio orbitae indiziert sein.

Knorpel: Chondrome und Chondrosarkome der Orbita sind sehr selten. Chondrosarkome zusammen mit Osteosarkomen können nach Bestrahlungen eines Retinoblastoms auftreten.

Knochen: Osteome und Osteosarkome sind sehr selten.

Neural

Neurofibrom und andere seltene Tumoren.

Epitheliale Tumoren der Tränendrüse

Man kennt 3 Hauptformen von Tumoren der Fossa lacrimalis: 1) Epitheliale Tumoren der Tränendrüse (50%); 2) entzündliche Pseudotumoren (30%); 3) Lymphome und lymphoide Hyperplasien (20%). Die beiden letzteren Formen werden als entzündliche Reaktionen oder Pseudotumoren der Orbita weiter unten besprochen.

Die Tumoren der Tränendrüse werden eingeteilt in benigne und maligne Mischtumoren sowie Karzinome ohne Beziehung zum Mischtumor.

Die meisten Mischtumoren sind gutartig, zeigen aber doch eine lokale Invasion des Periosts und der weichen Gewebe der Orbita. Oft ist eine operative Entfernung indiziert. Nach einer unvollständigen Exzision kommt es häufig zu Rezidiven.

Das Karzinom der Tränendrüse ohne Beziehung zum Mischtumor läßt sich klinisch nicht von den anderen Tumoren unterscheiden. Da aber dieser Tumor sehr bösartig ist, müssen während jeder Operation an den Tränendrüsen Gefrierschnitte angefertigt werden, damit bei Vorliegen eines Karzinoms radikaler und bis zur Exenteratio orbitae vorgegangen werden kann.

Lymphoide Tumoren

Die benigne lymphoide Hyperplasie, fälschlicherweise auch Pseudotumor genannt, stellt eine ätiologisch ungeklärte Proliferation von gutartigen lymphoretikulären Elementen dar und ist recht häufig. Der klinische Verlauf kann sehr verschieden sein, meist fehlen entzündliche Zeichen. Oft besteht ein massiver Exophthalmus und die Funktion der äußeren Augenmuskeln kann gestört sein. Die Allgemeinbehandlung mit hohen Dosen von Corticosteroiden kann in gewissen Fällen erfolgreich sein, ein fehlendes Ansprechen schließt einen entzündlichen Tumor aber noch nicht aus. Ebensowenig läßt sich durch das Ansprechen auf die Corticosteroidbehandlung ein maligner Tumor ausschließen, da Malignome mit einer begleitenden entzündlichen Reaktion unter der Corticosteroidbehandlung oft eine scheinbare und vorübergehende Rückbildung zeigen.

Die malignen Lymphome der Orbita kommen isoliert oder als Ausdruck einer malignen lymphatischen Allgemeinkrankheit vor. Wenn ein solcher Orbitatumor diagnostiziert wird, muß unbedingt nach analogen Veränderungen im übrigen Körper geforscht werden.

Die Strahlenbehandlung ist in der Regel die geeignete Therapie für die malignen Lymphome und kann auch bei der benignen lymphoiden Hyperplasie helfen, falls Corticosteroide unwirksam waren.

Sekundäre und metastatische Tumoren der Orbita

Ihre Aufzählung befindet sich in der Zusammenstellung.

Die Tumoren aus den umgebenden Strukturen der Orbita wachsen direkt in die Orbita ein und erfordern i.allg. eine radikale operative Behandlung bis zur Exenteratio orbitae. Wenn der Tumor schon metastasiert hat, ist allerdings eine Lokalbehandlung meist sinnlos.

Hämatogene Metastasen in der Orbita werden meistens nicht chirurgisch entfernt. Als palliative Maßnahme kommt eine Bestrahlung in Frage. Die Orbita ist übrigens eine recht seltene Lokalisation für hämatogene Metastasen.

Literatur

Albert DM (1970) Tissue culture study of human retinoblastoma. Invest Ophthalmol 9:64

Aurora AL (1970) Reappraisal of basal cell carcinoma of the eyelids. Am J Ophthalmol 70:329

Beard C (1975) Observations on treatment of basal cell carcinoma of eyelids. Trans Am Acad Ophthalmol Otolaryngol 79:O664

Bedford MA (1979) Color atlas of ocular tumors. Year Book Medical Publishers Chicago

Bedford MA, Bedotto C, Macfaul PA (1971) Retinoblastoma. Br J Ophthalmol 55:19

Blodi FC (1975) Ocular melanocytosis and melanoma. Am J Ophthalmol 80:389

Boniuk M (1964) Ocular and adnexal tumors. Mosby, St. Louis

Boniuk M, Zimmermann LE (1968) Sebaceous carcinoma of the eyelid, eyebrow, caruncle and orbit. Trans Am Acad Ophthalmol Otolaryngol 72:619

Bullock JD, Beard C, Sullivan JH (1976) Cryotherapy of basal cell carcinoma in oculoplastic surgery. Am J Ophthalmol 82:841

Char DH (1978) The management of small choroidal melanomas. Surv Ophthalmol 22:377

Char DH, Crawford BJ, Irvine AR

Char DH et al. (1976) Correlation between degrees of malignancy and the radioactive phosphorus uptake test in ocular melanomas. Am J Ophthalmol 81:71

Chopdar A (1970) Malignant melanoma of the conjunctiva. Br J Ophthalmol 54:631

Collin JRO (1976) Basal cell carcinoma in the eyelid region. Br J Ophthalmol 60:806

Davidorf FH (1970) Conservative management of malignant melanoma. 2. Transscleral diathermy as a method of treatment for malignant melanomas of the choroid. Arch Ophthalmol 82:273

Davidorf FH, Lang JR (1975) The natural history of malignant melanoma of the choroid: Small vs large tumors. Trans Am Acad Ophthalmol Otolaryngol 79:310

Dykstra PC (1969) The cytologic diagnosis of carcinoma and related lesions of the ocular conjunctiva and cornea. Trans Am Acad Ophthalmol Otolaryngol 73:979

Epstein E, Bragg K, Linden G (1969) Biopsy and prognosis of malignant melanoma. JAMA 28:1369

Fraunfelder FT, Wallace TR, Farris HE et al (1977) The role of cryosurgery in external ocular and periocular disease. Trans Am Acad Ophthalmol Otolaryngol 83:713

Gass JDM (1977) Problems in the differential diagnosis of choroidal nevi and malignant melanomas. The 33rd Edward Jackson Memorial Lecture. Trans Am Acad Ophthalmol Otolaryngol 83:19

Hogan MJ, Zimmermann LE (1962) Ophthalmic pathology, 2nd edn. Saunders, Philadelphia

Jensen RD, Miller RW (1971) Retinoblastoma: Epidemiologic characteristics. N Engl J Med 285:307

Korting, GW (1978) Die Basaliome. Dtsch Aerztebl 75: 621–626

McLean IW, Foster WD, Zimmermann LE (1977) Prognostic factors in small malignant melanomas of choroid and ciliary body. Arch Ophthalmol 95:48

Naumann GOH (1980) Pathologie des Auges. Springer, Berlin Heidelberg New York (Spezielle pathologische Anatomie, Bd 12)

Reeh MT (1963) Treatment of lid and epibulbar tumors. Thomas, Springfield

Reese AB (1976) Tumors of the eye, 3rd edn Hoeber, Verlagsort: Harper & Row, New York

Sanders N, Bedotto C (1972) Recurrent carcinoma in situ of the conjunctiva and cornea (Bowen's disease). Am J Ophthalmol 74:688

Shields JA, McDonald PR (1974) Improvements in the diagnosis of posterior uveal melanomas. Arch Ophthalmol 91:259

Sigelman J, Jakobiec FA (1978) Lymphoid lesions of the conjunctiva: Relation of histopathology to clinical outcome. Trans Am Acad Ophthalmol Otolaryngol 85:818

Spencer WH (1975) Optic nerve extension of intraocular neoplasms. Am J Ophthalmol 80:465

Thompson RW, Small RC, Stein JJ et al (1972) Treatment of retinoblastoma. Ophthalmol 34:17

Yanoff M, Fine BS (1975) Ocular pathology. Harper & Row New York Hagerstown London

Zimmerman LE (ed) (1962) Tumors of the eye and adnexa. Little Brown, Boston

23. Trauma

Das Auge ist durch die knöcherne Orbita, durch die Polsterung des Orbitafettes, durch die Lider und die Wimpern gut geschützt. In den vergangenen Jahren sind zusätzlich große Anstrengungen zur Verbesserung der Sicherheit insbesondere mit Schutzbrillen gemacht worden. Trotzdem gibt es immer noch sehr viele Augenverletzungen. Besonders betrüblich sind die Verletzungen im Kindesalter durch Luftgewehre, Pfeil und Bogen, Schleudern und Steinwürfe.

Schmerz oder Photophobie können nach einem Unfall einen derartigen Belpharospasmus verursachen, daß eine Untersuchung des Auges nicht möglich ist. In diesem Fall soll ein steriles Lokalanästhetikum eingetropft werden. Mit Lupenvergrößerung und fokaler Beleuchtung wird dann die Vorderfläche der Hornhaut auf Fremdmaterial oder Verletzungen untersucht, wobei die Regelmäßigkeit und Klarheit des Reflexbildes zu beobachten sind. Die Konjunktiva untersucht man auf Blutungen, Fremdmaterial oder Einrisse. Bei der Vorderkammer werden Tiefe und Klarheit beobachtet. Die Pupille wird nach Größe, Form und Lichtreaktion mit der Gegenseite verglichen. Wenn eine Verletzung des Bulbus ausgeschlossen werden kann, untersucht man die Innenseite der Lider bis zum Fornix, wozu das Oberlid ektropioniert wird. Linse, Glaskörper und Retina werden mit dem Ophthalmoskop beurteilt, wobei besonders auf Blutungen oder eine Netzhautablösung zu achten ist.

Wenn der Patient über Fremdkörpergefühl klagt, bei der Inspektion aber kein Fremdkörper gesehen wird, soll mit sterilem Fluorescein gefärbt werden. Dadurch wird die unregelmäßige Begrenzung einer Hornhauterosion sichtbar gemacht, die durch direkte Gewalteinwirkung oder durch einen Fremdkörper entstehen kann.

Bei einem Kleinkind kann die Augenuntersuchung u. U. schwierig sein. Bei Verdacht auf Ruptur oder Lazeration des Auges soll man sich hüten, einen Druck auf das Auge auszuüben, sondern in einer kurzen Allgemeinnarkose untersuchen. Das gewaltsame Öffnen der Lider in Lokalanästhesie darf nur bei sicher intaktem Bulbus vorgenommen werden. Es ist wichtig, bei jeder Augenverletzung vorerst die Sehschärfe zu bestimmen und festzuhalten. Eine weitere Visusprüfung wird nach der Heilung durchgeführt. Ist dann der Visus herabgesetzt, muß die Refraktion bestimmt werden. Diese Aufzeichnungen können später forensische Bedeutung erlangen. Der Allgemeinpraktiker soll immer daran denken, daß der Schaden bei einer perforierenden Verletzung des Augapfels durch unzweckmäßige Manipulationen vergrößert werden kann.

Vorsicht: Lokalanästhetika, Farbstoffe und andere Medikamente, die in ein verletztes Auge gebracht werden, müssen unbedingt steril sein. Tetracain und Fluorescein können ohne Beeinträchtigung der pharmakologischen Wirksamkeit wiederholt autoklaviert werden. Zweckmäßig sind die steril abgepackten Einzeldosen.

Nichtpenetrierende Verletzungen des Bulbus

Erosion

Erosionen der Lider, der Hornhaut oder der Bindehaut erfordern keine chirurgische Wundversorgung. Wichtig ist nur die Säuberung des Wundbettes von Fremdmaterial. Erosionen von Konjunktiva und Kornea verursachen oft starke Schmerzen, so daß vor einer eingehenden Untersuchung ein Oberflächenanästhetikum, z. B. Novesin 0,4%, eingetropft werden muß. Die fortgesetzte Anwendung eines Oberflächenanästhetikums ist jedoch dem Patienten strikt zu verbieten, da dadurch die Heilung des Hornhautepithels verzögert wird und sich ein neuroparalytisches Ulkus entwickeln kann. Um einer Infektion vorzubeugen, gibt man antibiotische Augentropfen oder -salben. Ein fester Augenverband, der mit vorsichtigem Druck angelegt wird, lindert die Schmerzen und fördert die Heilung, weil sich die Lider so weniger über der verletzten Stelle bewegen können. Beim täglichen Verbandwechsel muß auf den Beginn einer Infektion oder eines Ulkus geachtet werden.

Hornhauterosionen sind sehr schmerzhaft, so daß manchmal ein allgemeines Analgetikum gegeben werden muß. Eine Wundinfektion kommt kaum vor. Bei unvollständigem Heilungsverlauf kann sich das Bild der rezidivierenden Erosion entwickeln.

Contusio bulbi

Die Kontusionen entstehen durch Aufprall eines stumpfen Gegenstandes. Das Ausmaß der Verletzung kann sehr unterschiedlich und bei der oberflächlichen Inspektion nicht eindeutig ersichtlich sein. Genaue Untersuchung und Verlaufskontrolle sind in jedem Fall indiziert. Mögliche Folgen einer Kontusionsverletzung sind Blutung und Schwellung der Lider (Ekchymose, blaues Auge), subkonjunktivale Blutungen (Hyposphagma), Ödem oder Ruptur der Kornea, Vorderkammerblutung (Hyphäma), Abriß der Iriswurzel (Iridodialysis), traumatische Paralyse der Pupille (traumatische Mydriase), Riß des Sphincter pupillae, Paralyse oder Spasmus der Akkommodationsmuskulatur, Einriß des Kammerwinkels mit nachfolgendem Sekundärglaukom (vgl. Kap. 14), traumatische Katarakt, Dislokation der Linse (Subluxation und Luxation), Glaskörperblutung, Netzhautblutung und Netzhautödem (am häufigsten im Bereich der Makula: Commotio retinae oder traumatisches Berlin-Ödem, Makulaloch, Netzhautablösung, Ruptur der Aderhaut und Verletzung des Sehnervs (Abb. 23.1 u. 23.2).

Viele von diesen Veränderungen sind bei der äußerlichen Inspektion nicht sichtbar. Andere, wie Katarakt und Sekundärglaukom, können sich erst nach einer Latenzzeit von Tagen oder Wochen entwickeln.

Wenn der Bulbus nicht rupturiert ist, erfordert eine Kontusionsverletzung keine Sofortmaßnahmen. Wenn aber nach einem schwereren Trauma eine intraokuläre Blutung entstanden ist, besteht die Gefahr einer Nachblutung aus einem verletzten Gefäß der Aderhaut. Dabei kann durch ein therapierefraktäres Glaukom das Auge bleibend geschädigt werden. Deshalb sollten Patienten mit einer intraokulären Blutung durch absolute Bettruhe und einen doppelten Augenverband für 4–5 Tage lang immobilisiert werden, bis die größte Gefahr einer Nachblutung vorbei ist. Eine Nachblutung erfolgt meistens innerhalb von 72 h. Ein kurz wirkendes Zykloplegikum, wie Homatropin 5%, ist zweckmäßig. Erhöhter Augendruck wird vorübergehend mit Acetazolamid per os oder Mannitol intravenös gesenkt.

Ruptur des Bulbus

Die Ruptur entsteht entweder durch einen eindringenden Gegenstand oder durch die plötzliche Steigerung des Intraokulardrucks bei einem Aufprall. Die Hüllen des Augapfels reißen im letzteren Fall an der schwächsten Stelle ein, am häufigsten entlang dem Limbus. Seltener lokalisiert sich die Ruptur rings um den Sehnerv. Vorne gelegene Rupturen können chirurgisch durch Einzelnähte versorgt wer-

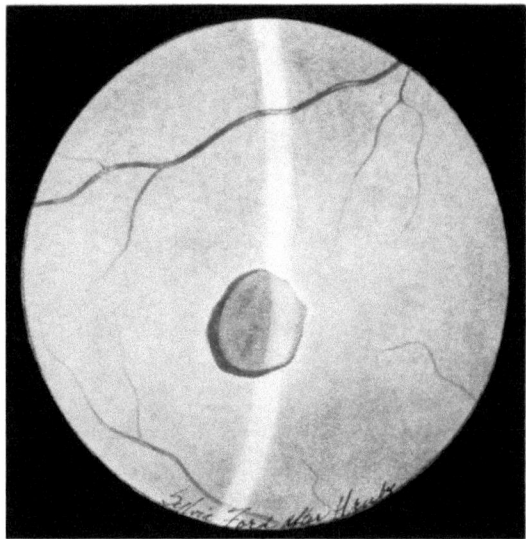

Abb. 23.1. Posttraumatisches Makulaloch

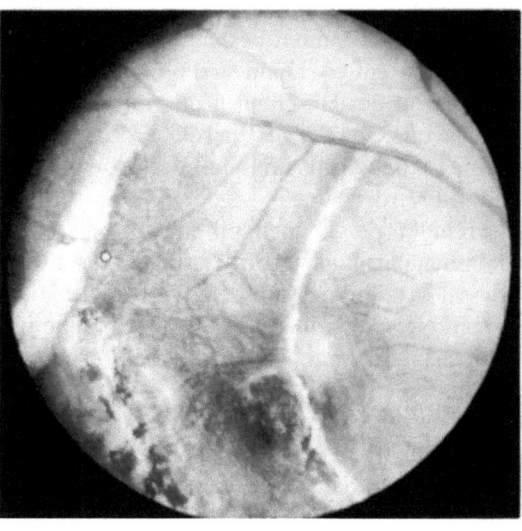

Abb. 23.2. Rupturen der Aderhaut. (Photo von Diane Beeston)

den. Sind aber die inneren Anteile des Bulbus völlig zerstört, kommt oft nur noch eine Enukleation in Frage.

Fremdkörper in Konjunktiva und Kornea

Fremdkörperverletzungen stellen die weitaus häufigsten Unfallfolgen dar. Oft geraten kleine metallische oder nichtmetallische Fremdpartikel ins Auge und können unter dem Oberlid oder im Hornhautepithel festsitzen (Abb. 23.3) Vor der Entfernung der Fremdkörper muß ein steriles Oberflächenanästhetikum verwendet werden. Sehr kleine Hornhautfremdkörper, die bei der äußerlichen Betrachtung

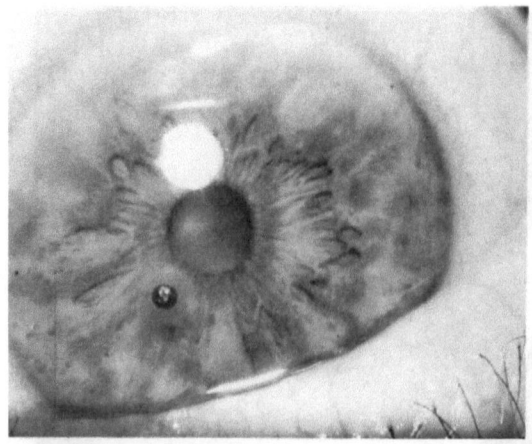

Abb. 23.3. Metallischer Fremdkörper auf der Hornhaut. (Mit freundlicher Genehmigung von A. Rosenberg)

auch mit Lupenvergrößerung nicht sogleich erkennbar sind, können nach Anfärbung mit sterilem Fluorescein in ihren Konturen besser sichtbar gemacht werden. Wenn ein eisenhaltiger Fremdkörper eine gewisse Zeit in der Hornhaut liegt, gibt er Rost in das umliegende Gewebe ab. Ein solcher Rosthof bewirkt eine toxische Iritis und muß deshalb vollständig entfernt werden.

Viele Fremdkörper können problemlos mit einer Handlampe unter Lupenvergrößerung entfernt werden. Besser ist allerdings die Fremdkörperextraktion unter stärkerer Vergrößerung an der Spaltlampe. Die Hornhaut ist zwar überaus solide, aber doch sehr dünn. Bei einem tiefer gelegenen Fremdkörper ist deshalb größte Vorsicht am Platze, damit nicht bei der Fremdkörperentfernung die Hornhaut perforiert wird. Im Zweifelsfalle sollten tief gelegene Hornhautfremdkörper im Operationssaal extrahiert werden, damit nötigenfalls die Vorderkammer unter sterilen Bedingungen wiederhergestellt werden kann. Zur Entfernung oberflächlicher Hornhautfremdkörper gibt es die verschiedensten Instrumente, wie z. B. das sog. Hockeymesser, scharfe Hohlmeißel, feine Lanzetten oder die Spitzen von feinen Injektionskanülen. Ein Zahnarztbohrer mit Mikromotor ist zur sauberen Entfernung der Rostinfiltrate unerläßlich.

Nach der Extraktion eines Hornhautfremdkörpers werden antibiotische Salben oder Lösungen mit Polymyxin B, Bacitracin und Gentamycin mindestens 3mal täglich zur Prophylaxe einer Wundinfektion in den Bindehautsack gegeben. Bei größeren Wunden empfiehlt sich ein Augenverband, der die Lidbewegung über der verletzten Stelle einschränkt. Bis zur definitiven Wundheilung sind tägliche Nachkontrollen erforderlich.

Verätzungen und Verbrennungen

Die Behandlung der chemischen Verätzungen, die eine ernste Notfallsituation darstellen, wird in Kap. 4 besprochen.

Hitzeverbrennungen, die in erster Linie die Lider betreffen, werden genau wie andere Hautverbrennungen behandelt. Wenn bei einer massiven Verbrennung auch das Hornhautgewebe angesengt wurde, ist das Auge oft infolge massiver Narbenbildung oder Perforation verloren.

Ultraviolettbestrahlung, oft in recht geringer Dosierung, erzeugt eine sehr schmerzhafte, oberflächliche Keratitis und Konjunktivitis, die sich im Verlauf von 12–36 h ohne Komplikationen zurückbildet (Keratoconjunctivits photoelectrica). Typischerweise treten die Schmerzen mit einer Latenz von 6–12 h nach erfolgter Strahleneinwirkung auf. Die Exposition geschieht oft in winterlichen Gebirgsregionen und bewirkt die sog. „Schneeblindheit". Noch häufiger entsteht sie beim elektrischen Schweißen, wenn keine zweckmäßige Schutzbrille getragen wird. Oft werden die Augen auch exponiert in der irrigen Annahme, diese sog. „Schweißblende" könne nur beim direkten Blick in den Lichtbogen auftreten. Auch die Strahlung beim Kurzschluß in einer Hochspannungsleitung führt zu solcher Schädigung der Hornhaut.

Bei schweren Fällen von Keratoconjunctivitis photoelectrica ist eine Untersuchung nur nach Eintropfen eines Oberflächenanästhetikums möglich. Zur Behandlung sollte die Pupille mit Homatropin 5% erweitert werden. Die fortgesetzte Schmerzstillung durch Oberflächenanästhetika bewirkt eine verzögerte Heilung des Hornhautepithels und ist wegen der Gefahr eines neuroparalytischen Hornhautulkus kontraindiziert. Nötigenfalls muß ein allgemeines Analgetikum verabreicht werden. Zur Lokaltherapie eignen sich kühle Kompressen.

Die Exposition gegenüber Infrarotlicht führt kaum zu Augenveränderungen. (Die Glasbläserkatarakt ist heute selten, kam früher aber oft bei Arbeitern vor, die die Farbveränderung des schmelzenden Glases in den Öfen ohne die notwendigen Schutzfilter beobachteten.) Hingegen kann durch die Strahlenenergie der Sonne eine schwere Verbrennung der Makula mit definitiver Beeinträchtigung der Sehfunktion entstehen. Die Strahlenschädigung ereignet sich beim Beobachten einer Sonnenfinsternis ohne zweckmäßige Filter. Neuerdings sind solche Netzhautverbrennungen vermehrt bei drogenabhängigen Personen beobachtet worden, die unter dem Einfluß eines Halluzinogens, wie z. B. LSD, unverwandt in die Sonne geschaut haben. Ähnliche Schädigungen der Netzhaut entstehen auch bei Unfällen im Umgang mit Laserstrahlen.

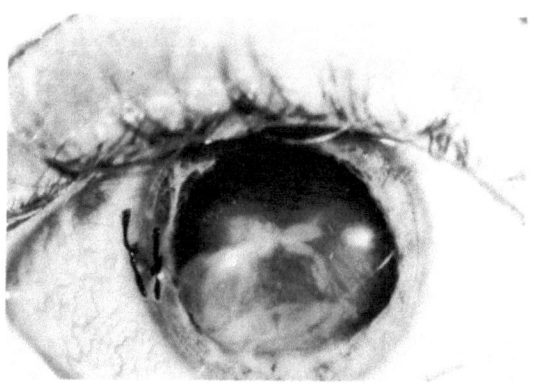

Abb. 23.4. Lazeration der Hornhaut mit den Nähten in situ. Man beachte auch die traumatische Katarakt

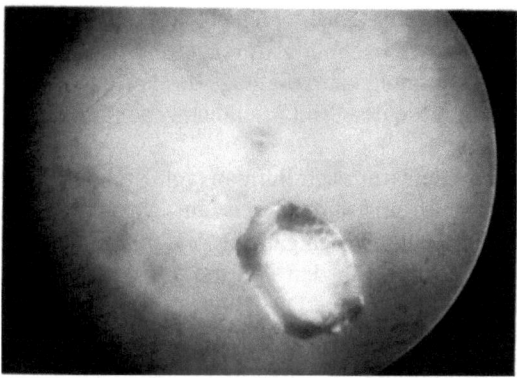

Abb. 23.5. Fremdkörper aus Eisen im Glaskörperraum bei ophthalmoskopischer Beobachtung

Eine massive Röntgenbestrahlung führt zur Kataraktbildung, die oft mehrere Monate nach der Bestrahlung einsetzen kann. Dasselbe Risiko besteht beim Umgang mit radioaktiven Isotopen.

Penetrierende Verletzungen des Augapfels

Wichtig: Bei jeder penetrierenden Augenverletzung ist die Tetanusprophylaxe indiziert.

Lazerationen

Lazerationen entstehen durch scharfe Gegenstände (Messer, Scheren, Splitter einer Windschutzscheibe etc. Abb. 23.4). Die Behandlung ist unterschiedlich, je nachdem ob ein Prolaps von Iris, Aderhaut oder anderen intraokulären Geweben vorliegt oder nicht.

Lazerationen ohne Prolaps: Wenn die Bulbusverletzung in den vorderen Abschnitten und ohne sichtbaren Austritt von intraokulärem Gewebe erfolgt ist, kann eine saubere Wunde direkt mit feiner Seide oder feinsten Perlonnähten adaptiert werden. Blutkoagula in der Vorderkammer lassen sich oft durch eine Spülung entfernen. Nach der Wundnaht wird die Vorderkammer durch Injektion von steriler Kochsalzlösung oder von Luft wiederhergestellt. Die Pupille wird medikamentös weit gestellt, es werden lokale Antibiotika angewandt und beide Augen verbunden. Während einiger Tage ist Bettruhe indiziert. Zur Prophylaxe einer intraokulären Infektion werden auch Antibiotika allgemein gegeben.

Lazerationen mit Prolaps: Wenn nur ein kleines Stück von Iris oder Uveagewebe in der Wunde eingeklemmt ist, kann es mit der Pinzette gefaßt und abgetragen werden. Das intakte Gewebe zieht sich zurück, worauf die Wundversorgung wie oben beschrieben durchgeführt werden kann. In jedem Fall mit Verletzung der Uvea besteht die latente Gefahr einer sympathischen Ophthalmie.

Falls die Wunde sehr groß ist und so viel intraokuläres Gewebe (insbesondere Glaskörper und Retina) ausgetreten ist, daß keine Hoffnung mehr auf eine brauchbare Sehfunktion besteht, ist die Evisceration oder besser noch die primäre Enukleation indiziert.

Intraokuläre Fremdkörper

Wenn ein Fremdkörper in die intraokulären Gewebe eingedrungen ist, sollte er möglichst bald identifiziert und lokalisiert werden (Abb. 23.5). Eisen- oder Kupferpartikel müssen entfernt werden, um einer Gewebsschädigung mit nachfolgender Degeneration zuvorzukommen (Siderose bei Eisen, Chalkose bei Kupfer). Moderne Legierungen sind z.T. chemisch weniger aktiv und werden vom Gewebe vertragen. Andere Fremdkörper, wie Glas oder Porzellan, stören manchmal überhaupt nicht und werden besser belassen.

Die Anamnese von Schmerz im Auge und gestörtem Visus bei einem Patienten, der mit einem Hammer gearbeitet hat, muß den schweren Verdacht auf einen intraokulären Fremdkörper erwecken. Die vorderen Abschnitte des Auges, d.h. Kornea, Iris, Linse und Sklera, sollten mit einer Lupe oder besser an der Spaltlampe auf die typische kleine Verletzung an der Eintrittsstelle abgesucht werden. Der Fremdkörper ist bei der Ophthalmoskopie manchmal direkt sichtbar. Eine Röntgenaufnahme der Weichteile der Orbita beweist das Vorhandensein eines röntgendichten Fremdkörpers. Das Bild kann auch forensische Bedeutung erlangen.

Die Lokalisation des Fremdkörpers im Röntgenbild geschieht in der Regel nach der Methode von Comberg, indem eine markierte Kontaktschale auf das Auge gelegt wird. Bei der Methode nach Sweet wird von einem genau eingerichteten Fixpunkt aus eine geometrische Berechnung durchgeführt. Mit Hilfe dieser Aufnahmen kann die Lage des Fremdkörpers im Auge oder in der Orbita ziemlich genau festgelegt werden.

Der Metalldetektor nach Berman (vgl. Kap. 3) ist ein elektronisches Instrument, das auf Metallpartikel anspricht. Es eignet sich ganz besonders zur Fremdkörperlokalisation in den von außen zugänglichen Strukturen des Auges. Die Hülle des Instruments kann sterilisiert werden, so daß die direkte Lokalisation auch während der Operation möglich ist.

Wenn der Fremdkörper vor der Linse und den Zonulafasern liegt, sollte er durch eine Inzision am Limbus via Vorderkammer extrahiert werden. Liegt der Fremdkörper hinter der Linse, jedoch anterior am Äquator, wird er durch die Pars plana im Meridian des Fremdkörpers extrahiert, da so die Netzhaut am meisten geschont wird. Ein Fremdkörper, der posterior vom Äquator liegt, muß an Ort und Stelle direkt durch die Wand des Auges entfernt werden, außer es würde sich gerade um die Gegend der Makula handeln.

Bei magnetischen Fremdkörpern gelingt die Extraktion meistens mit Hilfe des Handmagneten oder des Riesenmagneten, deren Spitzen sterilisiert werden können. Wenn bei einem nichtmagnetischen Fremdkörper die Extraktion wirklich indiziert ist, müssen feine Pinzetten ins hintere Augensegment eingeführt werden, wobei eine Verschiebung und Traumatisierung der Gewebe nicht zu umgehen ist. Zum Fassen von runden Luftgewehrkugeln und Schrotkörnern wird ein spezielles Instrument empfohlen.

Wenn bei solchen Fremdkörperextraktionen die Retina verletzt wurde, muß unmittelbar danach das Gebiet mit Diathermie oder Photokoagulation abgeriegelt werden, um einer Netzhautablösung vorzubeugen.

Lidverletzungen

Wenn die Lidkante intakt ist, können Lazerationen der Lider wie andere Hautverletzungen genäht werden. Wenn aber auch die Lidkante eingerissen ist, besteht die Gefahr einer häßlichen Stufenbildung, weshalb die fachärztliche Wundversorgung zu empfehlen ist. Manchmal müssen die lazerierten Wundränder senkrecht zur Lidkante angefrischt werden, in den meisten Fällen genügt jedoch eine sog. Intermarginalnaht aus grober Seide. Die eigentliche Wundversorgung des Lides darf erst erfolgen, wenn die Lidkante auf diese Weise tadellos adaptiert ist. Es empfiehlt sich, die Enden der Seideneinzelknopfnähte im Lidkantenbereich etwa 5 mm lang zu las-

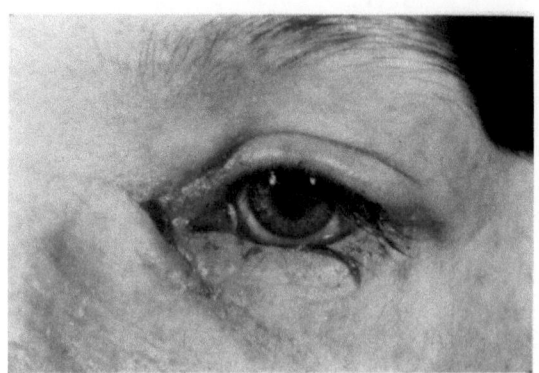

Abb. 23.6. Lazeration des oberen und unteren Canaliculus bei Verletzung im inneren Lidwinkel. Man beachte den Siliconschlauch in den Tränenröhrchen. (Mit freundlicher Genehmigung von J. Sullivan)

sen, weil dadurch die Hornhaut weniger gereizt wird.

Wenn eine primäre Wundversorgung nicht in den ersten 24 h möglich war, zwingt das Ödem oft zu einem Hinausschieben der Endversorgung. Man spült mit antibiotischen Lösungen und verschließt die Wunde nach Abklingen des Ödems. Das Débridement muß ganz sparsam erfolgen, besonders bei jüngeren Patienten mit straffer Lidhaut.

Verletzungen in der Gegend des inneren Lidwinkels betreffen oft auch die Tränenröhrchen. Eine möglichst baldige Revision durch den Facharzt ist wünschenswert, da die Gewebsstrukturen mit zunehmender Ödembildung immer schwerer zu unterscheiden sind. Der obere Canaliculus, dessen Funktion normalerweise nicht sehr wichtig ist, kann nach Verletzung des unteren die Aufgabe des Tränenabflusses teilweise übernehmen. Viel besser ist aber die Wiederherstellung eines zerrissenen Canaliculus. Die heute bewährte Methode besteht im Aufsuchen der Lumina mit der sog. Schweineschwanzsonde, worauf ein feiner Silikonschlauch nachgezogen wird (Abb. 23.6). Durch einen geknoteten Faden im Lumen des Schlauches wird ein Ring gebildet, der die beiden Canaliculi durchläuft und den inneren Lidwinkel frei überbrückt. Die Nahtstelle im Ring wird durch Rotation in die Gegend des Konfluens gebracht. Der auf dem Auge liegende Anteil des Silikonröhrchens wird bei dieser Technik meistens problemlos wochenlang ertragen, bis sich das Epithel des Canaliculus wieder gebildet hat und die Gefahr von Narbenstrikturen behoben ist. Eine andere Methode besteht darin, die Silikonröhrchen nach Intubation der Canaliculi durch den Ductus nasolacrimalis nach unten ziehen.

Verletzungen der Orbita

Knochenfrakturen

Frakturen in der Wand der Orbita können durch direkten Anprall oder durch Ausweitung einer Frakturlinie aus der Nachbarschaft entstehen. Die Tabula externa des Os frontale kann Stöße von oben her auffangen und den Inhalt der Orbita schützen. Bei Impressionsfrakturen des Gesichtsschädels, meistens als Folge von Autounfällen, sind evtl. der Jochbogen, das Nasenbein, die mediale Orbitawand und die Nebenhöhlen betroffen. Wenn eine Nebenhöhle verletzt ist, meist das Ethmoid, kann ein Luftemphysem mit dem typischen Knistern der Haut bei der Palpation entstehen. Eine mögliche Folge ist die chronische Osteomyelitis.

Blow-out-Fraktur

Dieser Begriff umschreibt den Einbruch des Orbitabodens ohne Mitbeteiligung der Orbitaränder, wie er bei einem stumpfen Trauma des Auges (Contusio bulbi) entstehen kann. Dabei bildet sich eine Hernie von Orbitainhalt in den Sinus maxillaris. Insbesondere können auch die Mm. rectus inferior und obliquus inferior in der Frakturspalte inkarzeriert werden.

Die Symptomatik besteht in Schmerz und Übelkeit im Zeitpunkt des Unfalls sowie in Doppeltsehen beim Blick nach oben und unten. Oft ist auch der N. infraorbitalis betroffen, wodurch Oberlippe und Zahnfleisch gefühllos werden. Der Enophthalmus (Einwärtsverlagerung des Bulbus) ist anfänglich infolge des traumatischen Ödems in der Orbita oft nicht sichtbar. Die Frakturstelle wird im Röntgenbild halbaxial oder tomographisch als Deformation im Dach des Anthrum am besten sichtbar. Die Einschränkung der Bulbusbeweglichkeit zeigt sich besonders gut beim Duktionsversuch mit der Pinzette. Die chirurgische Wiederherstellung des Orbitabodens ist notwendig, wenn ein großer Defekt im Röntgenbild nachweisbar ist oder aufgrund des Enophthalmus und der eingeschränkten Bulbusbeweglichkeit beim Blick nach oben angenommen werden muß. Der Duktionsversuch mit der Pinzette hilft bei der Unterscheidung zwischen der Einklemmung eines Muskels und einer Muskelkontusion. Wenn Enophthalmus oder Motilitätseinschränkung fehlen, ist die chirurgische Revision auch bei einem nachweisbaren Knochendefekt nicht notwendig. Unmittelbar nach der Verletzung ist es oft schwer zu entscheiden, ob eine chirurgische Revision indiziert ist. Man darf in solchen Fällen die Entscheidung ohne Gefahr 7–10 Tage hinausschieben.

In der chirurgischen Behandlung gibt es 2 geeignete Methoden. Bei der Anthrostomie nach Caldwell-Luc wird der Orbitaboden direkt von unten her reponiert und das Anthrum für 2 Wochen tamponiert. Bei der anderen Methode wird der Zugang durch das Unterlid entlang dem Orbitaboden erreicht. Auch auf diese Art läßt sich das prolabierte Gewebe befreien, worauf der Defekt im Orbitaboden mit einem Transplantat von Knochen, Knorpel oder mit einem Kunstmaterial geschlossen wird. Nach der Reposition des M. obliquus inferior läßt sich schon auf dem Operationstisch die wiedergewonnene Beweglichkeit des Bulbus durch vertikale Duktionsbewegungen mit der Pinzette nachweisen.

Penetrierende Verletzung

Die penetrierenden Verletzungen der Orbita entstehen durch Geschosse oder scharfe Gegenstände. Die Lokalisation von röntgendichten Fremdkörpern geschieht nach denselben Grundsätzen wie bei den intraokulären Fremdkörpern. In den meisten Fällen ist es am besten, die Fremdkörper in der Orbita zu belassen.

Kontusionen

Nach einer Kontusion mit Blutung in die Gewebe der Orbita kann in der Folge eine Gewebsatrophie mit Enophthalmus entstehen. Auch die traumatische Parese der Augenmuskeln geschieht durch eine Kontusion, bleibt aber in der Regel transitorisch.

Pulsierender Exophthalmus

Nach einer penetrierenden Verletzung oder einer Kontusion kann das seltene Bild eines pulsierenden Exophthalmus entstehen, wenn sich eine direkte Verbindung vom arteriellen zum venösen Schenkel einstellt und die Pulsationen auf die Gewebe der Orbita übertragen werden. Überaus selten kommt diese Entwicklung auch spontan vor. Am häufigsten handelt es sich um eine Fraktur im Bereich des Sinus cavernosus.

Zur Behandlung eines pulsierenden Exophthalmus ist i. allg. die einseitige Ligatur einer A. carotis notwendig.

Literatur

Adams BBT (1971) The retinal manifestations of fat embolism. Injury 2:221

Alberth B (1971) Die chirurgische Behandlung der Ätzverletzungen des Auges. Enke, Stuttgart

Benson WE, Machemer R (1976) Severe perforating injuries treated with pars plana vitrectomy. Am J Ophthalmol 81:728

Brown SI, Rosen J Scleral perforation. Arch Ophthalmol 93:1047

Brown SI, Tragakis MP, Pearde DB (1972) Treatment of the alkali-burned cornea. Am J Ophthalmol 74:316

Cinotti AA, Maltzman BA (1975) Prognosis and treatment of perforating ocular injuries. Ophthalmol Surg. 6:54

Cullen GCR, Luce CM, Shannon GM (1977) Blindness following blowout orbital fractures. Ophthalmol Surg 8:60

Eagling EM (1974) Ocular damage after blunt trauma to the eye. Br J Ophthalmol 58:126

Eagling EM (1976) Perforating injuries of the eye. Br J Ophthalmol 60:732

Edwards WC, Layden WE (1973) Traumatic hyphema: A report of 184 consecutive cases. Am J Ophthalmol 75:110

Emery JM, von Noorden GK, Schlernitzauer DA (1972) Management of orbital floor fractures. Am J Ophthalmol 74:299

Helveston EM (1975) Eye trauma in childhood. Pediatr. Clin North Am 22:501

Hoeffe FB (1968) Initial treatment of eye injuries. Arch Ophthalmol 79:33

Holekamp TLR, Becker B (1977) Ocular injuries from automobile batteries. Trans Am Acad Ophthalmol Otolaryngol 83:805

Jabaley ME, Lerman M, Sanders HJ (1975) Ocular injuries in orbital fractures. Plast Reconstr Surg 56:410

Jaensch PA (1963) Verletzungen, physikalische Schädigungen und Giftwirkungen. In: Velhagen K (Hrsg) Der Augenarzt, Bd. V. Thieme, Leipzig, S 837–946

Keeney AH, Fintelmann E, Renaldo D (1972) Clinical mechanisms in non-industrial spectacle trauma. Am J Ophthalmol 74:662

McKinlay RT, Cohen DN (1975) Ophthalmic injuries: Handbook of initial evaluation and management. Trans Am Acad Ophthalmol Otolaryngol 79:880

Paton D, Goldberg MF (1976) Management of ocular injuries. Saunders Philadelphia

Percival SPB (1972) A decade of intraocular foreign bodies. Br J Ophthalmol 56:454

Putterman AM (1977) Late management of blowout fractures of the orbital floor. Trans Am Acad Ophthalmol Otolaryngol 83:650

Putterman AM et al. (1974) Nonsurgical management of blowout fractures of one orbital floor. Am J Ophthalmol 77:232

Salz J, Donin J (1972) Blindness after burns. Can J Ophthalmol 7:243

Sanders N (1975) Repair of corneal lacerations. Ann Ophthalmol 7:1515

Yasuna E (1974) Management of traumatic hyphema. Arch Ophthalmol 91:190

24. Optik und Refraktion

Der Sehvorgang wird durch einen Reiz ausgelöst, der in Form von Lichtstrahlen von der Außenwelt durch Kornea, Kammerwasser, Linse und Glaskörper auf die Netzhaut gelangt. Die unterschiedliche optische Dichte (Brechungsindex) dieser Medien ändert die Richtung der durchtretenden Lichtstrahlen. Ein Gegenstand kann nur dann scharf gesehen werden, wenn er auf die Fovea centralis fokussiert ist. Die Lehre von der Optik vermittelt die Grundlagen zur Diagnose und Korrektur der Refraktionsanomalien (Sehfehler) der Augen.

Das Licht ist der Ausschnitt aus der Strahlungsenergie, der Gegenstände für das Auge sichtbar macht. Wenn Licht auf ein Material auftrifft, kann es von dessen Oberfläche reflektiert, absorbiert oder durchgelassen werden. Die Sichtbarkeit eines Materials hängt vom Grad seiner Lichtreflexion ab. Substanzen, wie Luft, klares Glas oder Wasser, durch die das Licht hindurchgeht und durch die hindurch man Gegenstände deutlich sehen kann, werden **transparent** genannt. Substanzen, die das Licht nur schlecht durchlassen, wie Opal, Milchglas oder dünnes Papier, sind **transluzid.** Substanzen ohne Lichtdurchlässigkeit nennt man **opak.** Die Eigenschaften von Reflexion und Transparenz spielen beim Auge eine besondere Rolle.

Das Licht bewegt sich in Form von Strahlen fort. Von einer nahen Lichtquelle gehen divergente Strahlen aus, von einer fernen Lichtquelle (Sonnenlicht) parallele. Wegen der relativ kleinen Aperturblende des Auges (Pupille) können in der Ophthalmologie Lichtstrahlen ab 6 m Distanz als parallel betrachtet werden.

Eine Ansammlung von parallelen Lichtstrahlen wird als *Lichtbündel* bezeichnet. Die Ansammlung der Strahlen einer Lichtquelle heißt *Lichtbüschel.* Die konvergente oder divergente Ansammlung von Strahlen, die sich an einem Punkt treffen, heißt *Fokus* oder Brennpunkt.

Optische Linsen, wie sie in Brillen gebraucht werden, lenken die Lichtstrahlen genau so ab, daß sie in der Makula fokussiert werden. Als Maßeinheit für die Stärke von Linsen und Prismen dient die Dioptrie[14]. Wenn parallele Lichtstrahlen auf eine Konvexlinse mit der Stärke von 1 dpt treffen, entsteht

1 m hinter der Linse ein Fokus. Wenn ebensolche parallele Lichtstrahlen durch eine Linse mit der Stärke von 10 dpt gehen, entsteht der Fokus 10 cm hinter der Linse.

Optik von planen Oberflächen

Wenn Licht in einem schrägen Winkel auf ein transparentes Material auftrifft und dabei in ein Medium von anderer optischer Dichte gelangt, wird es an der Berührungsfläche abgelenkt. Man nennt dies *Refraktion.* Wenn der Strahl senkrecht auf die Oberfläche trifft, setzt er sich in gerader Linie fort. Das konstante Verhältnis der Lichtbrechung zwischen 2 verschieden dichten Medien wird durch das Refraktionsgesetz folgendermaßen ausgedrückt: „Das Verhältnis der Sinus der Einfallswinkel zu den Refraktionswinkeln zwischen 2 transparenten Medien ist gleich einem konstanten Verhältnis der Sinus". Diese trigonometrische Gleichung bildet die Grundlage zur Berechnung der Brechkraft von Materialien und Linsen[15] (Abb. 24.1).

Prismen

Das Prisma stellt ein optisches Medium mit 2 gegeneinander geneigten Planflächen dar (Abb. 24.2). Wenn ein Strahl auf eine der geneigten Oberflächen auftrifft, wird er gegen die Basis des Prismas abgelenkt und tritt bei der 2. Oberfläche mit einer weiteren Ablenkung aus. Wenn man allerdings durch ein Prisma schaut, wird ein Gegenstand scheinbar gegen die Spitze, also von der Basis weg, verschoben. Der Begriff einer Prismendioptrie oder cm/m wird als Maß für die Stärke eines Prismas gebraucht (Abb. 24.3).

---

[14] Das Symbol D wird in der Optik für Dioptrie (dpt) gebraucht. Das Symbol △ oder die Maßeinheit cm/m bezeichnet die Dioptrienstärke eines Prismas

[15] $\dfrac{\sin \varepsilon}{\sin \varepsilon'} = \dfrac{n'}{n} = \text{konstant}$

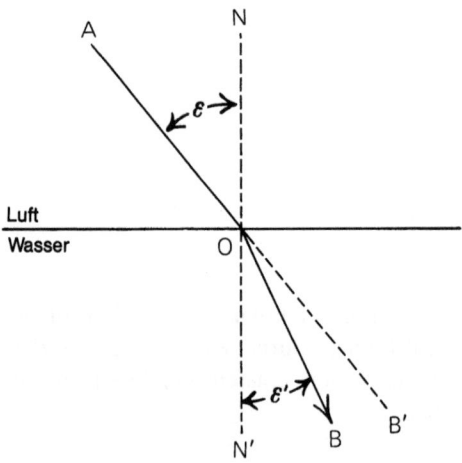

Abb. 24.1. Brechung an einer Planfläche. Der Strahl, der von *A* kommend auf die Oberfläche auftrifft, wird im dichteren Medium zum Lot gebrochen *(A–B)*. Das scheinbare Bild liegt bei *B'*, als wäre es in der Ebene von *A*. *O* Oberfläche, *N* und *N'* Senkrechte dazu. ε Einfallswinkel, ε' Brechungswinkel

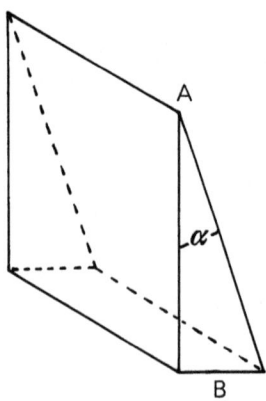

Abb. 24.2. Perspektivistische Zeichnung eines Prismas. *A* brechende Kante, *B* Basis, α Prismenwinkel

Optik von sphärischen Oberflächen

Brechung durch eine sphärische Oberfläche (Abb. 24.4)

Nicht parallele Lichtstrahlen werden bei Eintritt in eine sphärische Oberfläche zur Achse hin abgelenkt (OO'). Je weiter peripher ein Strahl auftrifft, um so stärker wird er abgelenkt, so daß eine „fokale Linie" entsteht (U'R').

Konvexe Linsen (Abb. 24.5)

Parallel eintretende Lichtstrahlen konvergieren zum Fokus (F), dem Brennpunkt der Linse. Die Strecke LF in Abb. 24.5 ist die Distanz des Hauptfokus oder die Brennweite der Linse.

Konkave Linsen (Abb. 24.6)

Parallele Lichtstrahlen divergieren, bilden aber ein *virtuelles Bild* im Fokus, dem Brennpunkt der Linse.

Prismatische Wirkung einer Konvexlinse (Abb. 24.7)

Für Lichtstrahlen, die nicht in den Mittelpunkt fallen, bildet die Konvexlinse ein Prisma, wobei der dickere zentrale Anteil der Linse zur Basis des Prismas wird. Nahe dem Mittelpunkt eintretende Strahlen werden nur wenig abgelenkt, weiter peripher eintretende immer mehr, da die prismatische Kraft gegen den Rand der Linse zu immer stärker wird.

Zylindrische Linsen (Abb. 24.8)

Wenn eine gebogene Oberfläche nicht in allen Meridianen vollständig sphärisch ist, bildet sich ein Hauptmeridian mit einem größeren, und ein Hauptmeridian mit einem kleineren Krümmungsradius. Das menschliche Auge ist kaum je vollkommen sphärisch und weist fast immer einen solchen zylindrischen Effekt auf. Die unterschiedlichen Krümmungsradien führen zum *Astigmatismus* und verhindern die punktförmige Abbildung eines Gegenstandes durch ein solches Linsensystem.

Abbildungsfehler der Linsen

Die in der Ophthalmologie gebrauchten Linsen weisen je nach Stärke und Material manche Fehler oder Aberrationen auf.

Sphärische Aberration: Wenn ein Lichtbündel durch eine Konvexlinse geht, werden die zentralen Strahlen weiter hinter der Linse fokussiert als die peripheren. Je weiter entfernt von der optischen Achse ein Strahlenkranz auf die Linse auftrifft, desto näher hinter der Linse wird er fokussiert. Durch diese sphärische Aberration entsteht ein Fehler in der fokalen Länge, der bei großer Linsenapertur ausgeprägter ist. Zwischen dem Fokus der axialen Strahlen und den weiter peripher gelegenen Strahlen entsteht eine 3dimensionale konische Figur, die „Kaustik". In bezug auf das Auge kommt der sphärischen Aberration wenig Bedeutung zu, da die Pupille nur den Durchtritt von mehr axial gelegenen Strahlen erlaubt.

Chromatische Aberration (Abb. 24.9): Sie entsteht durch die Dispersion (Zerlegung) des weißen Lichtes in seine farbigen Komponenten. Rot wird am wenigsten abgelenkt und hat die größte Brennweite. Für Violett ist die Ablenkung am größten, wodurch die kürzeste Brennweite entsteht. Blau, Grün, Gelb und Orange liegen zwischen Violett und Rot. Eine

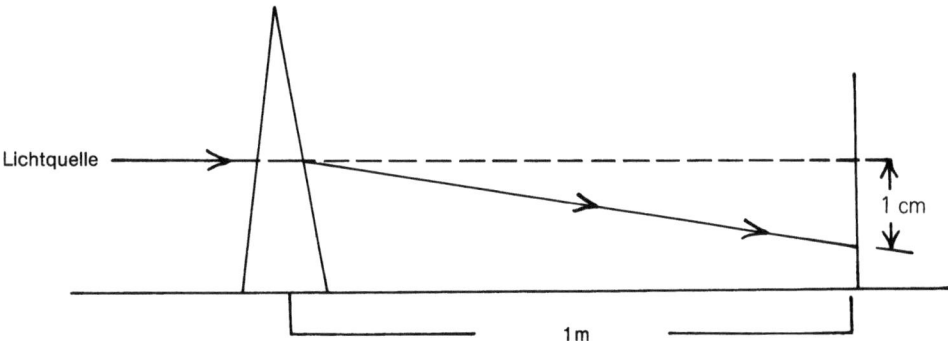

Abb. 24.3. Prismatische Abweichung. Ein Prisma mit der Stärke von 1 Prismendioptrie oder 1 cm/m lenkt einen Strahl auf eine Distanz von 1 m um 1 cm ab

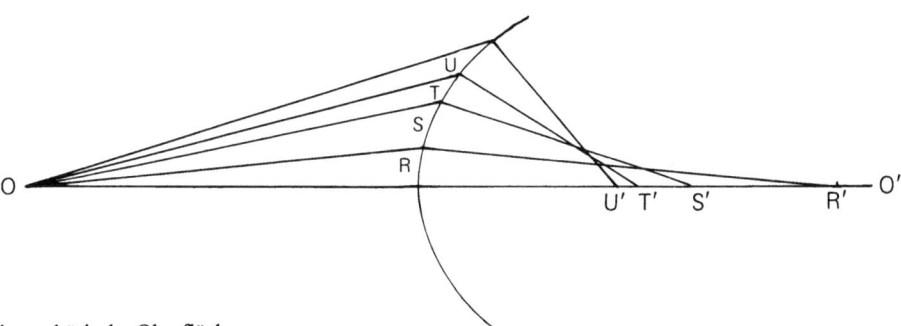

Abb. 24.4. Brechung durch eine sphärische Oberfläche

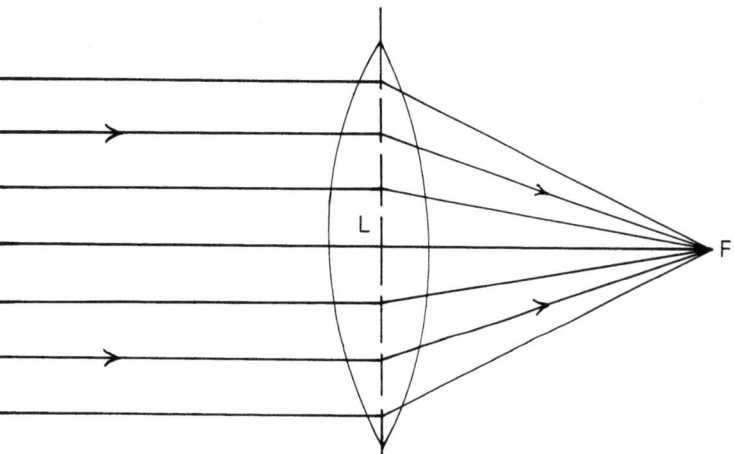

Abb. 24.5. Brechung durch eine Konvexlinse

chromatische Korrektur ist bei photographischen Geräten erforderlich, nicht jedoch für Brillengläser, weil die Linsenstärken nicht sehr hoch sind und ein Glas mit relativ niedriger Dispersion verwendet wird.

Bildfeldwölbung: Wenn ein entfernt gelegener flacher Gegenstand durch eine Linse mit kurzer Brennweite abgebildet wird, produziert die relativ verkürzte Bilddistanz hinter dem Zentrum der Linse anstatt der flachen eine gebogene Abbildung. Dieser Vorgang bleibt im Auge ohne Folgen, da er durch die Krümmung der Retina kompensiert wird.

Distorsion (Verzeichnung): Die zunehmende Vergrößerung für mehr peripher auf die Linse auftretende Strahlen führt zu einer Verzerrung. So erscheinen die Seiten eines Quadrats durch eine Konvexlinse nach innen und durch eine Konkavlinse nach außen verzogen.

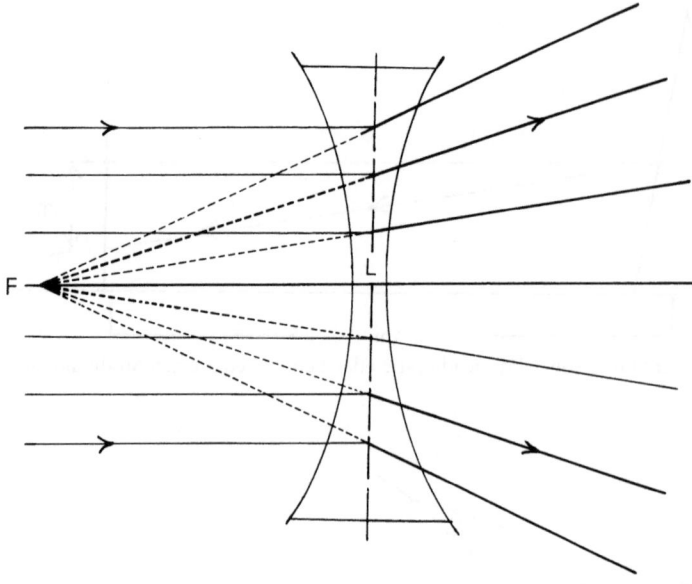

Abb. 24.6. Brechung durch eine Konkavlinse

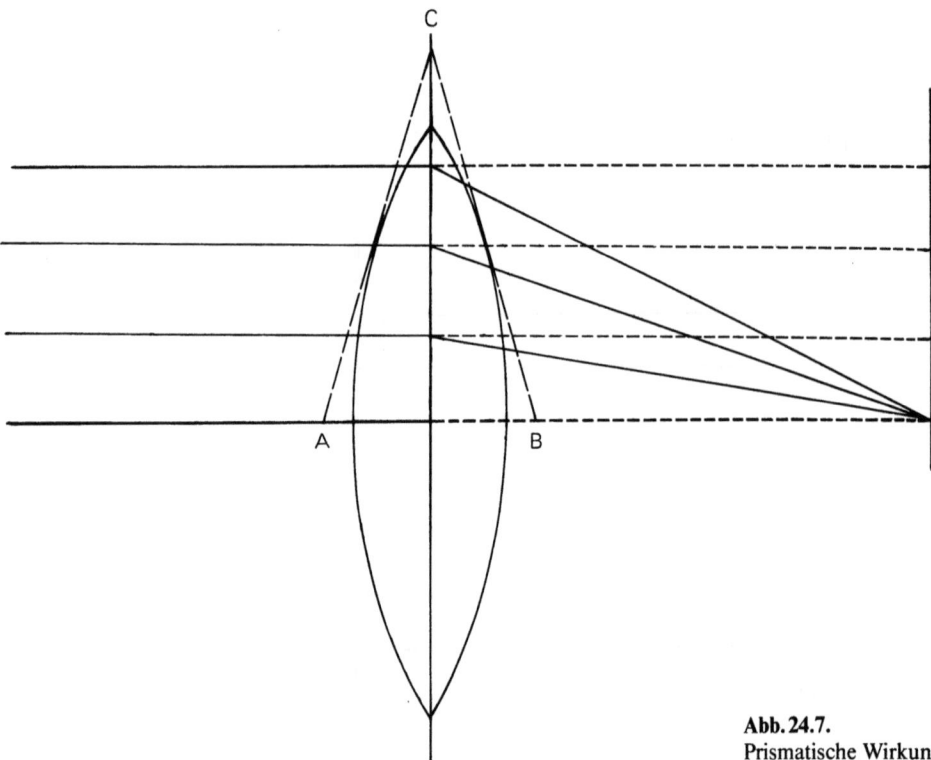

Abb. 24.7.
Prismatische Wirkung einer Konvexlinse

Physiologische Optik

Emmetropie, Hypermetropie, Myopie

Das *emmetrope* (normalsichtige) Auge fokussiert parallel einfallende Strahlen ohne Akkommodation in der Fovea. Ein *hypermetropes* (übersichtiges) Auge ist kleiner als die Norm, so daß parallel einfallende Strahlen hinter der Retina fokussiert werden.

Erst die Anstrengung der Akkommodation oder das Vorsetzen einer konvexen Linse (Pluslinse) bringt die Strahlen zu größerer Konvergenz und damit zum Fokussieren in der Fovea. Das **myope** (kurzsichtige) Auge ist größer als die Norm, so daß parallel einfallende Lichtstrahlen vor der Netzhaut fokussiert werden. Das Annähern des Gegenstandes oder das Vorsetzen einer konkaven Linse (Minuslinse) bringt die erforderliche Divergenz, damit die Strahlen in der Fovea fokussiert werden.

Die Größe des Augapfels spielt für die Lage des Fokus eine entscheidende Rolle. Da das Längenwachstum des Augapfels erst etwa mit dem 25. Lebensjahr abgeschlossen ist, wird ohne weiteres verständlich, wie z. B. ein übersichtiges Auge zwischen dem 10. und dem 20. Lebensjahr weniger übersichtig oder sogar kurzsichtig werden kann, wie ein normalsichtiges Auge kurzsichtig oder ein bereits kurzsichtiges Auge noch weiter kurzsichtig wird. Es handelt sich um eine durch Erbfaktoren gesteuerte Wachstumserscheinung in Richtung Kurzsichtigkeit, die sich im Prinzip weder durch Übungen noch durch Verordnung von Brillengläsern beeinflussen läßt. Diese sog. korrigierenden Maßnahmen können die axiale Länge des Augapfels niemals beeinflussen. (Es gibt auch seltene Fälle, in denen eine Myopie oder eine Hypermetropie durch Veränderung des Brechungsindex in den optischen Medien entsteht.)

Akkommodation

Bei der Akkommodation stellt sich der fokussierende Apparat des Auges auf die verschiedenen Distan-

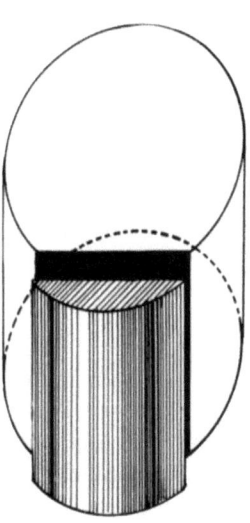

Abb. 24.8. Zylindrische Linse. Diese stellt ein Segment eines Zylinders dar. Die vertikale Achse entlang der Planfläche hat keine Brechkraft und wird Zylinderachse genannt. Rechtwinklig dazu liegt der horizontale Meridian mit der größten Krümmung und Brechkraft

zen ein. Durch parasympathische Nervenfasern des III. Hirnnervs wird der Ziliarmuskel zur Kontraktion gebracht, wodurch die Augenlinse sich abkugelt und eine höhere Brechkraft erhält. Dadurch werden Lichtstrahlen aus dem Nahbereich auf der Netzhaut fokussiert, obwohl sie divergent ins Auge einfallen. Die Akkommodation verläuft weitgehend reflektorisch, so daß sie unter normalen Umständen für den Menschen selbstverständlich und unbemerkt bleibt (Abb. 24.10 u. 24.11).

Der genau Mechanismus, der die Abkugelung der Linse bei Kontraktion des Ziliarmuskels bewirkt, ist immer noch Gegenstand von Diskussionen. Young und Helmholtz nahmen an, die Linse sei elastisch und die Kontraktion des Ziliarmuskels, insbesondere der zirkulären Muskelanteile (Müller-Fasern), ziehe die Ziliarfortsätze zusammen, so daß die Zonula entspannt werde. Die Zonula besteht aus einem Band von feinen Fasern, die die Linse am Äquator durch Insertion an der Kapsel halten.

Tatsächlich ist aber nicht die Linse selbst elastisch, sondern nur die Linsenkapsel. Eine intrakapsulär aus dem Auge entfernte Linse ist mehr kugelförmig als eine im akkommodationslosen Auge liegende Linse. Bei Erschlaffung der Zonulafasern führt also die elastische Linsenkapsel zur Annäherung an die Kugelform, wodurch die Vorderfläche der Linse stärker konvex wird.

Die Kontraktion des Ziliarmuskels bewirkt eine Zunahme der Brechkraft der Linse vom frühesten Kindesalter bis ins Alter zwischen 45 und 50 Jahren.

Sehschärfe

Zur subjektiven Sehschärfenprüfung stehen die verschiedensten Untersuchungsmethoden zur Verfügung. Man verwendet Bilder, Tafeln, Kreissegmente, Buchstaben und Zahlen. Snellen hat als erster eine Figur zur zahlenmäßigen Erfassung der Sehschärfe angegeben. Bei seinen Testfiguren sind Strichdicke und Zwischenräume so gewählt, daß sie auf die angegebene Untersuchungsdistanz eine Bogenminute betragen, wobei die gesamte Testfigur 5 Bogenminuten umfaßt (Abb. 24.12).

Die Sehschärfe wird als Zahlenbruch angegeben, welcher die Sehschärfe des Patienten mit einem Normwert vergleicht. Die im amerikanischen

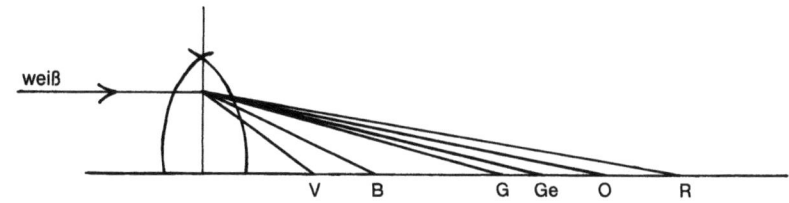

Abb. 24.9. Chromatische Aberration; V = violett, B = blau, G = grün, Ge = gelb, O = orange, R = rot

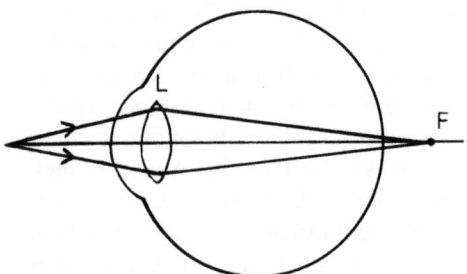

Abb. 24.10. Akkommodationsloses Auge

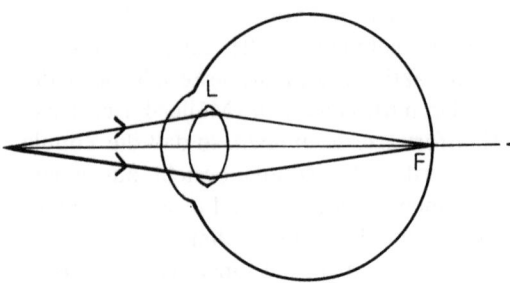

Abb. 24.11. Auge bei Akkommodation. Man beachte die stärker konvexe Linsenoberfläche

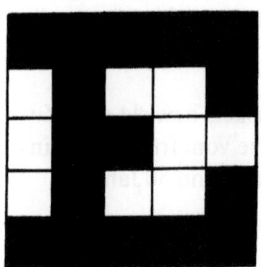

Abb. 24.12. E-Zeichen nach Snellen

Sprachbereich übliche Angabe von z. B. 20/40 bedeutet, daß die entsprechende Testfigur von einem normalsehenden Menschen in einem Abstand von 40 Fuß gesehen würde, vom Patienten aber nur in einem Abstand von 20 Fuß erkannt wurde. Im deutschen Sprachbereich wird ein Dezimalbruch angegeben, im vorliegenden Beispiel ein Visus von 0,5. Ein normaler Visus wird im deutschen Sprachbereich mit 1,0 angegeben, nach amerikanischer Art in Fuß: 20/20 oder nach englischer Gepflogenheit im metrischen System: 6/6.

Die Sehproben für den Nahvisus folgen demselben System. Gebräuchlich sind die Tafeln von Jaeger oder Birkhäuser.

Die Ergebnisse der subjektiven Sehschärfenprüfung sind stark abhängig von der Beleuchtung der Testtafeln. Bis zu einem gewissen Punkt steigt die Sehschärfe bei zunehmender Leuchtdichte.

Refraktionsanomalien

Der optische Apparat des Auges

Ein Lichtstrahl durchläuft im Auge die Kornea, das Kammerwasser, die vordere und hintere Oberfläche der Linse und den Glaskörper, um auf der Retina fokussiert zu werden. Infolge der größeren Krümmung ist die Brechkraft der Kornea höher als diejenige der Linse. Die Kornea hat aber keine Akkommodationskraft. Durch ihre gleichmäßige Oberfläche und ihre Durchsichtigkeit übernimmt sie optisch die Funktion der Lichtbrechung (Refraktion). Da das Kammerwasser denselben Brechungsindex hat wie die Kornea (1,33), können diese Strukturen optisch zusammen betrachtet werden.

Die *Linse* stellt den veränderlichen Teil der brechenden Medien dar. Sie ist elastisch und liegt im vorderen Augensegment direkt hinter der Iris. In ihrer Form erinnert sie an ein Vergrößerungsglas (Konvexlinse). Bei jüngeren Menschen kann die Linse durch ihre Formveränderung Gegenstände im Nahbereich (näher als 6 m) unverzüglich fokussieren. Dieser Vorgang ist die *Akkommodation*. Lichtstrahlen, die das Auge aus einer Distanz von mehr als 6 m erreichen, werden als parallel betrachtet, so daß keine Nahakkommodation notwendig ist. In diesem Fall wird das Auge als *akkommodationslos* bezeichnet.

Die einzige optische Funktion des Glaskörpers ist die Transmission des Lichtes. Es handelt sich um ein durchsichtiges, gelatinöses optisches Medium zwischen Linse und Retina, durch welches das Licht ohne Änderung der Refraktion hindurchgeht.

Emmetropie

Wenn das Nervensystem und die Netzhaut intakt sind, wenn keine Medientrübung in Hornhaut, Linse und Glaskörper vorliegt und wenn der Augapfel eine normale Größe hat, bildet sich ein parallel einfallender Strahl im akkommodationslosen Auge scharf in der Fovea centralis ab. Dieser Zustand wird *Emmetropie* (Normalsichtigkeit) genannt. Die Emmetropie stellt eigentlich eher den Idealfall als den Normalzustand dar, da fast alle erwachsenen Menschen eine größere oder kleinere Refraktionsanomalie aufweisen. Das emmetrope Auge ist in Abb. 24.13 dargestellt.

Ametropie

Unter dem Begriff *Ametropie* (Fehlsichtigkeit) werden die Abweichungen von der Normalsichtigkeit zusammengefaßt, die ohne Medientrübungen oder

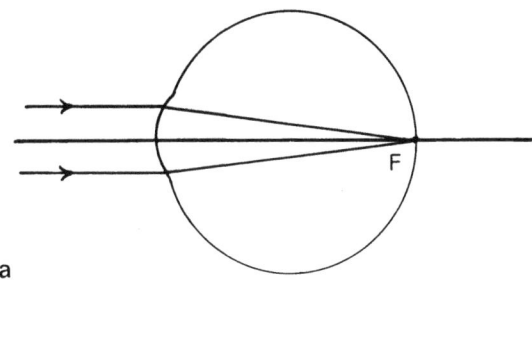

a

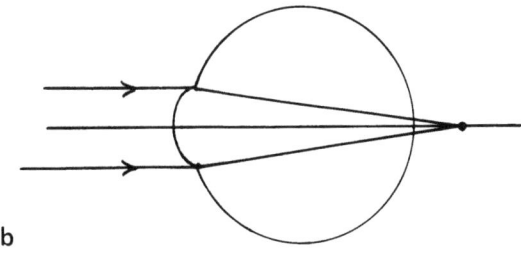

b

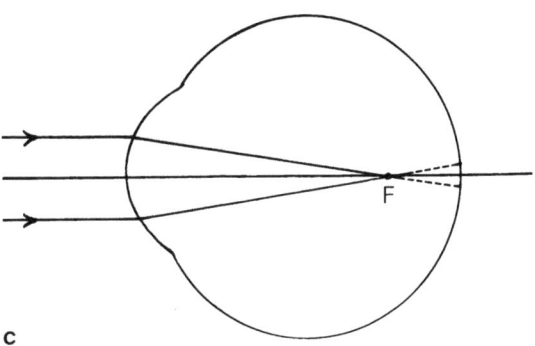

c

Abb. 24.13. a Emmetropie, **b** Hypermetropie, **c** Myopie

andere pathologische Veränderungen zustandekommen. Die Hauptgruppen sind die *Hypermetropie* (Übersichtigkeit), die *Myopie* (Kurzsichtigkeit), der *Astigmatismus* (Stabsichtigkeit, auch Hornhautverkrümmung) und die *Presbyopie* (Alterssichtigkeit, Altersweitsichtigkeit). Weitere Gruppen sind die *Anisometropie* (unterschiedliche Refraktion in beiden Augen) und die Aniseikonie (verschiedene Bildgrößen von den beiden Augen).

Nichtvisuelle Symptome

Die Refraktionsanomalien können neben den eigentlichen Sehstörungen auch noch eine Vielzahl von begleitenden Symptomen hervorrufen. Diese sind besonders im Kindesalter von großem diagnostischem Wert. Es handelt sich dabei um Blinzeln, Stirnrunzeln, Augenreiben, schräge Kopfhaltung, Schließen eines Auges, Ungeschicklichkeit, Photophobie, Rötung der Augen und Tränenfluß. Erwachsene können über ein Druckgefühl in den Augen klagen, das auf eine überanstrengte Akkommodation zurückzuführen ist. Durch Refraktionsanomalien werden auch Kopfschmerzen, Schwindelgefühle und sogar Übelkeit ausgelöst.

Vererbung der Refraktionsanomalien

Alle Formen der Refraktionsanomalien zeigen eine klare Tendenz zur Vererbung, wobei allerdings eine genaue Prognose niemals möglich ist. Die Erklärung liegt in der Vielzahl von variablen Größen, die die Refraktion beeinflussen, wie Hornhautkrümmung, Tiefe der Vorderkammer, axiale Länge des Auges und Form der Augenlinse.

Hypermetropie
(Hyperopie, Übersichtigkeit)

Im hypermetropen Augen werden parallel einfallende Strahlen beim Fehlen der Akkommodation hinter der Retina fokussiert. Das Ergebnis ist ein unklarer Seheindruck für jeglichen Abstand. Ein scharfes Bild entsteht erst durch die Akkommodation, deren Aufwand für die Ferne geringer ist als für die Nähe. Die vorhandene Akkommodationsbreite setzt hier die natürlichen Grenzen.

Die Hypermetropie entsteht entweder durch einen zu kurzen Augapfel oder durch eine zu schwache Brechkraft von Hornhaut und Linse. Eine physiologische Übersichtigkeit wird bei etwa 80% der Neugeborenen beobachtet, bei denen die axiale Länge des Augapfels noch zu kurz ist. Sie wird z. T. kompensiert durch eine gegenüber dem Erwachsenen erhöhte Krümmung der Linse. Weitere 5% der Neugeborenen sind myop, ca. 15% emmetrop. Zwischen dem 2. und etwa 25. Lebensjahr nimmt die Hypermetropie langsam, aber stetig ab. Allerdings bleibt bei vielen Erwachsenen eine geringgradige Hypermetropie bestehen.

Klinische Befunde (s. auch Abb. 24.14)

Außer bei sehr schweren Fällen von Hypermetropie besteht eine normale Fernsicht für Distanzen von 6 m oder mehr. Wenn die Anstrengung für die Akkommodation nicht allzugroß ist, kann auch der Nahvisus praktisch normal erscheinen (latente oder kompensierte Hypermetropie). Ist eine größere akkommodative Anstrengung erforderlich, klagt der Patient über Druckgefühl in den Augen, evtl. auch über Augenschmerzen, Kopfweh und sogar Übelkeit. Bei ausgeprägten Fällen von Hypermetropie (hohe Hypermetropie) kann eine klare Fernsicht nur bei größter Anstrengung der Akkommodation ge-

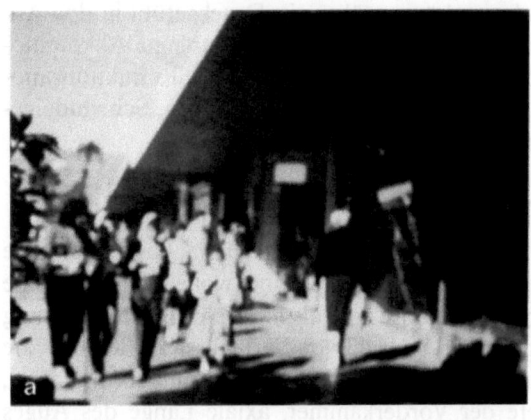

Mäßig verschwommene Abbildung auf 15 m durch die Augen einer mäßig myopen oder stark hypermetropen Person

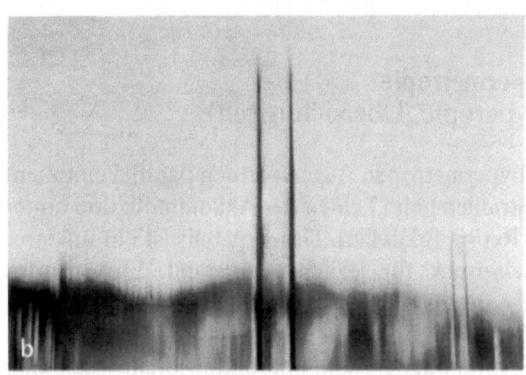

Starker Astigmatismus mit der Regel. Man beachte die scharfe Abbildung der vertikalen Linien

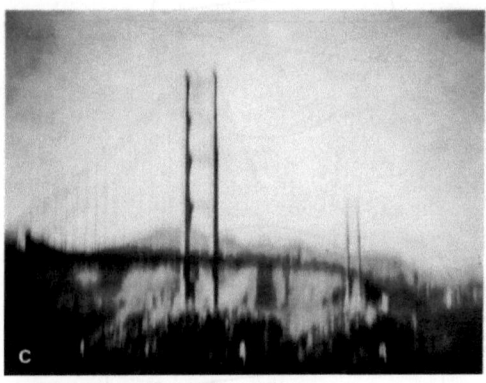

Mäßiger Astigmatismus mit der Regel

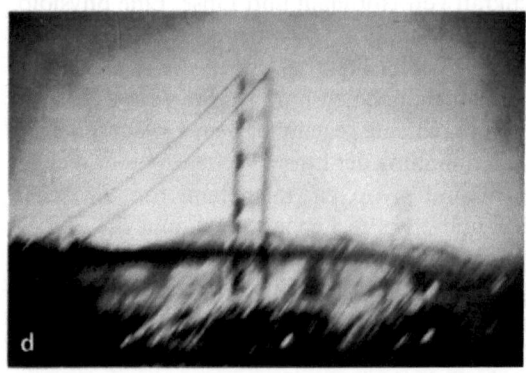

Mäßiger schräger Astigmatismus (Achse 45°). Man beachte die scharfe Abbildung des Brückenkabels bei 45°

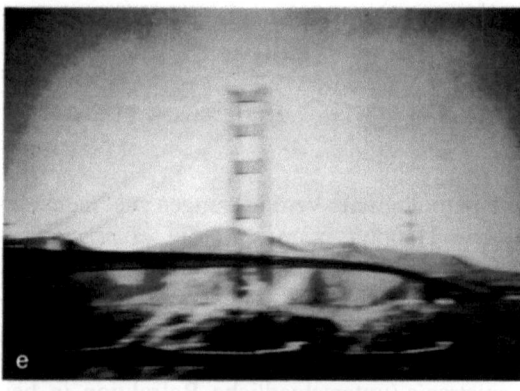

Hypermetroper Astigmatismus gegen die Regel (Achse 180°, Korrektur durch eine entsprechende konvexe zylindrische Linse mit Achse 180°) Man beachte die scharfe Abbildung der horizentalen Strukturen)

Abb. 24.14a–e. Photographische Darstellung von verschiedenen unkorrigierten Refraktionsanomalien. Die Bilder wurden mit vor der Kamera aufgesetzten Probiergläsern aufgenommen. (Mit freundlicher Genehmigung von E. Goodner)

halten werden, und die Nahsicht bleibt trotz aller Anstrengungen getrübt. Bei hypermetropen Kindern kann eine Myopie vorgetäuscht werden:
Wenn sich das Bild für die Nähe zu trüben beginnt, wird der Gegenstand noch näher ans Auge gebracht, um den Vergrößerungseffekt auszunützen. Dies ist nur bei der im Kindesalter noch vorhandenen großen Akkommodationsbreite möglich.

Auch bei Kindern können nichtvisuelle Begleiterscheinungen der Hypermetropie wie Kopfschmerzen oder Unlust beim Lesen auftreten, besonders bei hoher Hypermetropie.

Der Strabismus convergens bei Kindern ist oft mit einer Hypermetropie verbunden. Es handelt sich um die akkommodative Esotropie (s. Kap. 15).

Bei der direkten Ophthalmoskopie ergibt die Einstellung der Rekoss-Scheibe am Ophthalmoskop einen ungefähren Anhaltspunkt für das Ausmaß der Hypermetropie. Zudem erscheinen die Abstände zwischen den Netzhautgefäßen und der Durchmesser der Sehnervenpapille kleiner als normal. Die Netzhautvenen können im hypermetropen Auge vermehrt gewunden sein. Die genaue Diagnose ist nur mit Probiergläsern möglich. Bei Kindern, die noch über eine sehr starke Akkommodationskraft verfügen, ist zudem die Untersuchung in Zykloplegie (z. B. Atropinmydriase) unerläßlich. Wegen der abnehmenden Akkommodationsbreite sind Zykloplegika nach dem 40. Altersjahr kaum erforderlich.

Therapie

Eine Hypermetropie kann durch konvexe Linsen (Plusgläser) korrigiert werden, indem die Konvergenz der ins Auge einfallenden Lichtstrahlen verstärkt wird (Abb. 24.5). Bei Kindern mit einer mäßigen Hypermetropie, die nicht an Strabismus leiden, ist eine Korrektur nur selten erforderlich.

Verlauf und Prognose

Bei Kindern erübrigt sich in der Regel die Korrektur der Hypermetropie, solange kein Strabismus vorliegt (vgl. Kap. 15, akkommodative Esotropie). Infolge der abnehmenden Akkommodationsbreite wird im Verlauf des 4. Lebensjahrzehntes zumindest eine Teilkorrektur für einen ungestörten Nahvisus erforderlich. Mit etwa 45 Jahren benötigen die Patienten die Fernkorrektur sowie eine zusätzliche Pluslinse für die Nähe (Addition), entweder in Form von 2 getrennten Brillen oder — zweckmäßiger — als Mehrstärkenglas.

Einfache Myopie
(Kurzsichtigkeit)

Im myopen Auge werden die einfallenden parallelen Lichtstrahlen vor der Retina fokussiert. Dadurch kommt der Fernpunkt, der beim emmetropen Auge im Unendlichen und beim hypermetropen sogar weiter als im Unendlichen liegt, beim myopen Auge in eine bestimmte Distanz des Nahbereichs, näher als 6 m, je nach Ausmaß der Myopie. Bei einer Myopie von 1 dpt liegt der Nahpunkt beispielsweise 1 m vor dem Auge. Bei höheren Myopien liegt er entsprechend dem Kehrwert der Dioptrien der Myopie näher.

Die Myopie kann durch einen vergrößerten Augapfel (Axenmyopie) oder durch eine stärkere Brechkraft der Medien (Indexmyopie) entstehen. Bei den meisten Fällen handelt es sich um eine Axenmyopie, wobei die Vererbung eine wichtige Rolle spielt. Die Myopie nimmt in der Regel im 1. und 2. Lebensjahrzehnt als Ausdruck des fortschreitenden Längenwachstums des Augapfels zu und stabilisiert sich im Alter von etwa 25 Jahren. Dabei spielen oft angeschuldigte andere Faktoren, wie Naharbeit, Beleuchtung, Entspannung, Vitamine und Hormone oder Überbeanspruchung der Augen, offensichtlich keine Rolle.

Klinische Befunde (s. auch Abb. 24.14)

Das am häufigsten gefundene Symptom ist die getrübte Fernsicht, so daß z. B. die Wandtafel im Schulzimmer oder die Verkehrszeichen auf der Straße nicht klar erkannt werden. Allerdings sind sich viele myope Kinder, die die Erfahrung eines guten Fernvisus nie machen konnten, ihres Problems gar nicht bewußt. Die Kurzsichtigkeit wird in diesen Fällen erst bei den schulärztlichen Reihenuntersuchungen entdeckt.

Der Myope versucht durch Stirnrunzeln und Blinzeln seinen Fernvisus zu verbessern. Durch Verengung der Lidspalte entsteht eine kleinere Apertur wie bei der Lochkamera. Durch die Ausschaltung der mehr peripher gelegenen Lichtstrahlen entsteht infolge Zunahme der Schärfentiefe ein klareres Bild auf der Netzhaut (dasselbe gilt für Photoapparate, wenn eine kleinere Blende verwendet wird). Dieses Stirnrunzeln führt oft zu Ermüdungserscheinungen in den Lidern und zu Kopfschmerzen, und kann als Lichtscheu fehlgedeutet werden.

Myope Kinder halten ihre Lesevorlage nahe ans Auge, wenn der myopiebedingte Fernpunkt kürzer als die übliche Lesedistanz liegt.

Therapie

Konkave Linsen (Minusgläser) bringen die einfallenden Lichtstrahlen zu vermehrter Divergenz, wodurch die richtige Fokussierung auf der Retina möglich wird. Die Brillenkorrektur hilft dem Myopen zu einer wirklich normalen Sehfunktion und soll nicht als Prothese angesehen werden, die möglichst wenig zu benützen sei. Entgegen der oft gehörten Meinung im Volksmund führen Brillengläser weder zu einer Stärkung noch zu einer Schwächung der Augen. Sie gleichen nur ganz einfach die von der Natur vorgegebene Refraktionsanomalie aus und ermöglichen dem Patienten einen klaren und beschwerdefreien Sehvorgang.

Bei Kindern sind schwache Korrekturgläser (weniger als 1–1,5 dpt) zu Beginn der Schulzeit oft noch nicht erforderlich, da in diesem Alter die Anforderungen an den Fernvisus noch nicht hoch sind.

Verlauf und Prognose

Die Myopie neigt zur Zunahme im 1. und 2. Lebensjahrzehnt und stabilisiert sich um das 25. Altersjahr. Wenn im 4. Lebensjahrzehnt die Presbyopie auftritt, muß der Myope zum Lesen seine Fernbrille weglegen. Zweckmäßiger ist die Verordnung eines Mehrstärkenglases.

Ganz im Gegensatz zur oft gehörten Volksmeinung werden Ausmaß und Fortschreiten der Myopie durch das Tragen oder Nichttragen der Brillengläser in keiner Weise beeinflußt. Auch die oft empfohlenen Augenübungen müssen wirkungslos bleiben, da sie die erbbedingte Vergrößerung der Bulbuslänge oder die Brechkraft der Medien nicht zu beeinflussen vermögen.

Pseudomyopie

Die Pseudomyopie ist eine seltene Störung, die auf einem Spasmus des Ziliarmuskels (Akkommodationsspasmus) beruht. In diesem Zustand der angespannten Akkommodation werden die Lichtstrahlen wie bei der echten Myopie vor der Netzhaut fokussiert. Die Störung tritt als Zeichen einer übermäßigen Akkommodation bei Hypermetropie oder auch als hysteriformes Symptom auf.

Die Diagnose einer Pseudomyopie ergibt sich mit Leichtigkeit, wenn nach Anwendung eines Zykloplegikums die Kurzsichtigkeit verschwindet. Wenn in einem solchen Fall die Brillenverordnung ohne Zykloplegie vorgenommen wird, verursacht die fälschlicherweise verordnete Minusbrille eine noch größere Anstrengung der Akkommodation. Der gesteigerte Akkommodationsspasmus führt zu einer weiteren Zunahme der Pseudomyopie. Aus diesem Grunde ist bei Kindern eine Brillenverordnung ohne vorgängige Untersuchung in Zykloplegie als sehr bedenklich anzusehen.

Degenerative Myopie
(Maligne Myopie, progressive Myopie)

Der Begriff der progressiven Myopie für diese Sonderform ist ungeeignet, da jede Myopie zur Zunahme tendiert. Besser ist der Ausdruck der degenerativen Myopie, da auch die Diagnose auf den ophthalmoskopischen Befunden von Retina und Chorioi-

dea beruht. Die degenerative Myopie ist viel seltener als die einfache Myopie. Nach Literaturangaben kommt sie bei Frauen häufiger vor und bevorzugt auch gewisse Rassen- und Bevölkerungsgruppen, wie Chinesen, Araber und Juden. Es besteht kein Zweifel, daß ein in der Regel rezessiver Erbfaktor vorliegt. In Südeuropa kommen mehr Fälle vor als in Nordeuropa und den USA. Man kennt 2 Formen, die kongenitale und die später sich entwickelnde. Der pathologische Befund ist in beiden Fällen derselbe.

Klinische Befunde

Die Symptome der degenerativen Myopie sind zunächst dieselben wie bei der einfachen Myopie, wobei aber auch mit den besten korrigierenden Gläsern kein voller Visus erzielt werden kann. Die degenerativen Veränderungen stehen nicht in einem direkten Verhältnis zum Ausmaß der Myopie. Es ist durchaus möglich, daß eine leichte Myopie zu ausgeprägten degenerativen Erscheinungen führt, während eine große Myopie von 6–20 dpt ohne degenerative Veränderungen bleibt. Die Diagnose kann also nur durch die Ophthalmoskopie gestellt werden. Die wichtigsten Veränderungen bei der degenerativen Myopie sind folgende:

Veränderungen an der Sehnervenpapille: Die ophthalmoskopische Untersuchung zeigt am temporalen Rand der Sehnervenpapille eine weiße Sichel, wo die Aderhaut weggezogen ist und der Blick direkt auf die Sklera fällt (Conus myopicus). Außerhalb dieser weißen Sichel kann die Aderhaut einen 2. pigmentierten Konus bilden. Außerdem besteht eine nasale Supertraktion. Dieser Begriff bedeutet, daß die Gefäße über die nasale Kante der Sehnervenpapille gezogen werden und einen geknickten Verlauf haben.

Veränderungen an Chorioidea und Retina: Die Chorioidea wird ausgespannt und verdünnt, wodurch Felder von Atrophie und Pigmentverschiebungen entstehen. Durch diese Veränderungen können weiße Flecken von entblößter Sklera durchscheinen; daneben entstehen Pigmentansammlungen, die einer chorioretinitischen Narbe gleichen. Selten kommt es zu einer Proliferation von ungewöhnlich viel Pigment im Bereich der Makula, wodurch der schwarze Förster-Fuchs-Fleck entsteht.

Veränderungen der Sklera: Durch eine lokale Ausdehnung der Sklera entsteht ein Staphylom, das am häufigsten am hinteren Augenpol lokalisiert ist (Staphyloma posticum). Durch ein solches Staphylom wird die Achsenlänge des Auges vergrößert, das Gebiet des Staphyloma posticum ist also noch stärker myop als die übrige Retina.

Veränderungen im Glaskörper: Grobfaserige Degeneration und hintere Glaskörperabhebung sind häufig.

Histologische Befunde

Die Histologie zeigt eine allgemeine Degeneration mit Verdünnung und Atrophie aller Schichten.

Therapie

Die Korrektur mit Brillengläsern soll so lange wie möglich durchgeführt werden. Eine chirurgische Verkürzung oder Verstärkung der Sklera am hinteren Augenpol befindet sich noch im Experimentierstadium. Eine bedeutende Komplikation ist die Netzhautablösung, die eine unverzügliche Behandlung erfordert.

Verlauf und Prognose

Die degenerativen Veränderungen können zu einer schweren Beeinträchtigung der Sehfunktion führen. Die Verdünnung und Atrophie der Aderhaut sind fast immer auch von einem Funktionsverlust der Netzhaut im betroffenen Gebiet begleitet. Es kommen auch Blutungen der Aderhaut vor. Degenerative Veränderungen der Makula beeinträchtigen den zentralen Visus. Die Netzhautablösung ist eine häufige Komplikation. Degenerative Glaskörpertrübungen können die Sehfunktion herabsetzen. Patienten mit degenerativer Myopie entwickeln auch in vermehrtem Maße Katarakt und Sekundärglaukom.

Erworbene Myopie

Unter Umständen paßt eine Myopie in keine der obenerwähnten Gruppen. In solchen Fällen ergibt die Anamnese eine ziemlich rasche Abnahme der Fernsicht. Wenn eine Myopie nachweisbar ist, müssen einige Punkte abgeklärt werden, die die Differenzierung von einer richtigen Refraktionsanomalie ermöglichen.

Diabetes mellitus

Ein schlecht eingestellter Diabetes mellitus kann zu raschen Änderungen der Refraktion führen, sowohl in Richtung Myopie als auch Hypermetropie. Die Änderungen entstehen wahrscheinlich durch einen gestörten Flüssigkeitshaushalt in der Substanz der Augenlinse. Wenn der Diabetes richtig behandelt wird, kehrt die Refraktion in der Regel zur Norm zurück. Es sind Fälle von Refraktionsänderungen bekannt, bei denen der Urinzucker und sogar der Nüchternblutzucker normal waren und erst der Glucosetoleranztest die Verdachtsdiagnose eines Diabetes bestätigte.

Katarakt

Im Frühstadium der Entwicklung einer Katarakt können die Veränderungen in der Linsensubstanz fast ausschließlich in Flüssigkeitsverschiebungen bestehen. Dabei entsteht eine Myopie ohne merkliche Abnahme der Linsentransparenz infolge eines veränderten Brechungsindex (Indexmyopie).

Astigmatismus

Unter Astigmatismus versteht man eine Bildverzerrung, die durch verschiedene Refraktionsstärken in 2 Hauptmeridianen des Auges entsteht. Man kennt einen regelmäßigen und einen unregelmäßigen Astigmatismus. Der regelmäßige Astigmatismus kann mit der Regel und gegen die Regel verlaufen. Meistens handelt es sich um eine ungleiche Wölbung der Hornhaut (daher der Name *Hornhautverkrümmung*), es kommen aber auch Linsenveränderungen (z.B. bei der Ausbildung einer Katarakt) oder Unregelmäßigkeiten am hinteren Augenpol (Astigmatismus fundi) in Frage. Wie bei der Hypermetropie und der Myopie spielt auch bei dieser Refraktionsanomalie die Vererbung eine große Rolle.

Beim *regulären Astigmatismus* kann die unterschiedliche Refraktion in den Meridianen auf 2 Hauptschnitte reduziert werden, die rechtwinklig aufeinanderstehen. Beim Astigmatismus mit der Regel ist der vertikale Meridian stärker gewölbt. Diese Veränderung der Hornhautform kommt am häufigsten bei jungen Leuten vor. Im Verlauf des Lebens neigt die Hornhaut zur Abflachung, so daß ein schwacher Astigmatismus mit der Regel verschwinden kann oder sich in einen Astigmatismus *gegen die Regel* (größere Wölbung in der Horizontalen) verwandelt. Der *irreguläre Astigmatismus* entsteht durch ungleichmäßige Krümmungsänderungen der Hornhaut bei Keratokonus, narbigen Veränderungen der Kornea, kleinen Lidtumoren, die auf die Kornea drücken, oder auch infolge von Linsenveränderungen.

Der Astigmatismus wird nach der zur Korrektur notwendigen Linse benannt: Beim myopischen Astigmatismus ist ein Konkavzylinder, beim hypermetropen Astigmatismus ein Konvexzylinder erforderlich.

Man unterscheidet zwischen einem einfachen Astigmatismus (ohne gleichzeitige Hypermetropie oder Myopie), einem Astigmatismus mit Hypermetropie (zusammengesetzter hypermetroper Astigmatismus), einem Astigmatismus mit Myopie (zusammengesetzter myopischer Astigmatismus) und einem gemischten Astigmatismus (Kombination von myopischen und hypermetropen Astigmatismus).

Klinische Befunde (Abb. 24.14)

In leichten Fällen von Astigmatismus bestehen oft keine Beschwerden oder nur Ermüdungszeichen (Asthenopie) bei langem und angestrengtem Gebrauch der Augen. Der astigmatische Patient versucht, durch eine ständige Änderung der Akkommodation ein schärferes Bild zu erreichen. Dabei überanstrengt er den Akkommodationsmechanismus, was zur Ermüdung führt. Bei stärker ausgeprägtem Astigmatismus ist auf keine Distanz eine scharfe Abbildung möglich. Der Astigmatismus wird oft bei Reihenuntersuchungen der Schüler entdeckt, wo eine gegenüber dem Normalen herabgesetzte Sehschärfe auffällt.
Ein Kind mit Astigmatismus hält oft die Gegenstände zu nahe an das Auge heran. Man beobachtet auch Stirnrunzeln und Blinzeln zur Bildung eines Lochblendeneffektes wie beim Kurzsichtigen. Kopfschmerzen infolge dieses Blinzelns und einer überanstrengten Akkommodation sind häufig.
Die unterschiedliche Refraktion in den beiden Hauptebenen führt dazu, daß bei der direkten Ophthalmoskopie die Netzhautgefäße nur in einem Meridian scharf erscheinen und im anderen erst nach Einstellung einer anderen Linse fokussiert werden. Auch die Sehnervenpapille kann ausgezogen erscheinen. Der Fundus ist aber selbstverständlich normal. Das genaue Ausmaß eines Astigmatismus läßt sich nur skiaskopisch unter Verwendung von Probiergläsern ermitteln. Bei Erwachsenen kommen auch subjektive Prüfungsmethoden zur Anwendung.

Behandlung

Die Korrektur dieser Refraktionsanomalie geschieht durch eine zylindrische Linse, die im geeigneten Meridian ausgerichtet ist (Zylinderachse). Zur Erzielung eines sphärischen Effektes muß die zylindrische Linse ggf. auch noch mit sphärischen Konvex- oder Konkavlinsen kombiniert werden. Dadurch wird auch eine etwaige begleitende Hypermetropie oder Myopie korrigiert. Ein leichter Astigmatismus kann als Normvariante betrachtet werden, die überhaupt keine Korrektur erfordert.
Ein nicht allzugroßer unregelmäßiger Astigmatismus infolge Keratokonus oder Hornhautnarben kann oft nur durch eine korneale Kontaktlinse befriedigend korrigiert werden. Dabei wird die deformierte Kornea in eine sphärische Form gezwungen. In schweren Fällen kommen auch innentorische korneale Kontaktlinsen zur Anwendung, deren bearbeitete Innenseite der Topographie der Kornea entspricht.

Verlauf und Prognose

Abgesehen von den oben beschriebenen Veränderungen im Wachstumsalter bleibt ein mäßiger Astigmatismus während des ganzen Lebens ziemlich konstant. Der irreguläre Astigmatismus beim Keratokonus jedoch steigert sich oft bis zu einem Ausmaß, das mit optischen Mitteln nicht mehr korrigiert werden kann. In solchen Fällen ist eine Hornhauttransplantation (Keratoplastik) indiziert.

Presbyopie
(Alterssichtigkeit, „Altersweitsichtigkeit")

Beim Neugeborenen ist die Linse weich und elastisch, so daß sie durch die Arbeit des Ziliarmuskels (Akkommodation) in die gewünschte Form gebracht werden kann. Im Lauf des Lebens werden immer weitere Linsenfasern angelagert, wodurch die Linse allmählich steifer wird. Besonders der Linsenkern wird immer weniger verformbar, so daß eine normalsichtige Person im Verlauf des 4. Lebensjahrzehntes immer mehr Mühe hat, feine Gegenstände oder Druckschrift in der Nähe scharf zu sehen. Die Erscheinung der Presbyopie beruht also nicht auf einer Zunahme der Hypermetropie, sondern allein auf einer Abnahme der Akkommodationskraft für die Nähe. Mit Hilfe von statistischen Tabellen (z. B. die Zahlen von Duane, Tabelle 24.1) läßt sich eine ziemlich gute Korrelation zwischen Lebensalter und Akkommodationsbreite herstellen. Es ist demnach auch möglich, aus der gemessenen Akkommodationsbreite auf das Alter eines Menschen zu schließen.

Tabelle 24.1. Akkommodationskraft (Modifiziert nach Duane)

Alter (Jahre)	Durchschnittliche Akkommodationskraft (dpt)
8	14,0
25	10,0
35	7,5
40	6,0
45	4,0
50	2,0
55	1,5

Klinische Befunde

Die Beschwerden äußern sich bei der Naharbeit in Form von verschwommenem Sehen und Ermüdung. Patienten mit einer latenten Hypermetropie werden in einem früheren Lebensalter betroffen als Normalsichtige. Patienten mit einer Myopie können sich behelfen, indem sie die Brille zur Fernkorrektur ablegen. Auch sonst normalsichtige Menschen klagen evtl. über einen verschwommenen Fernvisus, wenn sie von einer Naharbeit aufblicken. Es handelt sich dabei um eine verzögerte Entspannung der übermäßig beanspruchten Nahakkommodation. In der Regel bemerken die Patienten, daß sie eine Druckschrift weiter vom Auge entfernt halten müssen als früher und erklären daher, „die Arme seien zu kurz geworden".

Behandlung

Bei der Brillenbestimmung wird neben dem Grundrezept für die Ferne auch ein geeigneter Nahzusatz (Addition) in Form einer Konvexlinse verordnet. Dadurch kommt der Nahpunkt wieder in einen zweckmäßigen Abstand vor das Auge. Eine solche Zusatzlinse trübt aber naturgemäß den Blick in die Ferne. Man verordnet aus diesem Grunde deshalb oft Mehrstärkengläser (Bifokal-, Trifokal- oder Gleitsichtgläser). Manche Patienten sind auch allein mit Lesegläsern oder mit gesonderten Brillenkorrekturen für Ferne und Nähe zufrieden.

Verlauf und Prognose

Die ersten Lesegläser werden etwa zwischen dem 42. und 45. Lebensjahr benötigt. Diese Brillenkorrektur ersetzt die verlorene Akkommodationskraft für die Nähe. Infolge der fortschreitenden Abnahme der Akkommodationsbreite werden in der Folge etwa alle 2 Jahre weitere Anpassungen notwendig, bis zu Beginn des 5. Lebensjahrzehnts der definitive Wert der Nahkorrektur erreicht ist. Weitere Änderungen erübrigen sich dann oft während langer Zeit, falls nicht die Refraktion des Auges durch pathologische Vorgänge, wie Linsentrübungen, Glaukom oder degenerative Myopie, beeinflußt wird.

Grundsätze der Refraktionsbestimmung des Auges

Der Ausdruck „Refraktion" wird in der Augenheilkunde allgemein angewendet und beschreibt den Untersuchungsvorgang zur Bestimmung des Refraktionszustandes des Auges, d.h. zur Bestimmung der sphärischen und zylindrischen Linsen, die ein fehlsichtiges Auge emmetrop machen. Im engeren Sinne bedeutet Refraktion die Brechung des Lichtes in den optischen Medien des Auges.

Eine ausführliche Beschreibung der Refraktionstechnik sprengt den Rahmen dieses Buches. Es sei nur erwähnt, daß die Bestimmung mit oder ohne Zykloplegie durchgeführt werden kann.

Refraktion mit Zykloplegie

Durch Eintropfen eines Zykloplegikums (Scopolamin, Atropin oder Homatropin) in den Konjunktivalsack wird der Ziliarmuskel vorübergehend gelähmt, so daß das Auge akkommodationslos wird. Gleichzeitig erfolgt auch eine Pupillenerweiterung (Mydriase), die die Ophthalmoskopie erleichtert. Die Bestimmung der Refraktion erfolgt objektiv (Refraktometer, Skiaskop) oder subjektiv mit Probiergläsern.

Bei der Skiaskopie werden die vom Instrument erzeugten Bewegungen von Licht und Schatten im Auge durch das Vorsetzen von geeigneten Brillengläsern neutralisiert, bei der subjektiven Bestimmung stützt man sich auf die Angaben des Patienten über die bestmögliche Sehschärfe.

Refraktion ohne Zykloplegie

Bei dieser Untersuchung bleibt die Akkommodation erhalten und kann besonders bei Kindern zu sehr ungenauen Ergebnissen führen. Im Erwachsenenalter jedoch, wo die Akkommodationsbreite geringer ist, sind durchaus brauchbare Messungen möglich. Auch hier werden sowohl objektive wie auch subjektive Methoden angewandt.

Brillenverordnungen

Die Verordnung einer Brillenkorrektur geschieht hauptsächlich zur Verbesserung der Sehschärfe (visuelle Indikation) und zur Verminderung der Beschwerden, die durch eine Refraktionsanomalie entstehen (nichtvisuelle Indikation).

Ein voller Visus von 1,0 ist nicht unbedingt für jedermann erforderlich. Gerade Kleinkinder und Kinder in den ersten Schuljahren kommen oft auch mit einer etwas geringeren Sehschärfe zurecht, so daß beim Fehlen von anderen Symptomen mit einer Brillenverordnung oft abgewartet werden darf. Auch Erwachsene fühlen sich oft durch eine herabgesetzte Sehschärfe in keiner Weise behindert und können die korrigierenden Brillengläser sogar ablehnen. Hier sind allerdings die visuellen Anforderungen von Beruf und Straßenverkehr zu beachten.

Besonders wichtig ist die Brillenverordnung bei Kindern mit Anisometropie, da sonst eine Amblyopie infolge Nichtgebrauchs des einen Auges entstehen kann. Auch bei der Behandlung von Heterophorien und Strabismus spielt die Brillenkorrektur eine entscheidende Rolle.

Eine Brillenverordnung soll wirklich nur dann vorgenommen werden, wenn die entsprechenden Symptome vorliegen. Ein erfahrener Untersucher wird beim Vorliegen von kleinen Refraktionsfehlern, die nicht zu subjektiven Symptomen führen, von einer unnötigen Brillenverordnung absehen.

Die Brillenverordnung stellt eine echte ärztliche Kunst dar, bei der die subjektiven Angaben des Patienten und die objektiven Meßbefunde genau abzuwägen sind. Allgemein gültige Regeln lassen sich nicht aufstellen. In jedem Einzelfall muß die bestmögliche Lösung gesucht werden. Dabei sollte stets komfortables Sehen angestrebt werden.

Kontaktlinsen

Die ersten brauchbaren Haftschalen wurden in den frühen 30er Jahren hergestellt. Es handelte sich um sehr große sklerale Linsen, die individuell aus Glas geblasen oder nach Abdrücken aus Kunststoff gefertigt wurden. 1947 erschienen die ersten kornealen Kontaktlinsen aus Kunststoffmaterial, die viel kleiner und dünner als die Sklerallinsen waren. Die Funktion der Tränenflüssigkeit als Gleitmittel für die Linse und als Ernährungsmedium für die Kornea ist durch die allseitige Benetzung dieser Kontaktlinsen besser gewährleistet.

In den vergangenen Jahren hat die Verbreitung der Kontaktlinsen stark zugenommen. Gut angepaßte Linsen lassen sich problemlos während des ganzen Tages tragen, müssen aber zum Schlafen unbedingt aus dem Auge genommen werden. Sie sind nicht indiziert bei Patienten mit chronischen Allergien oder Infektionen der Augen.

Die meisten Kontaktlinsen werden auf Wunsch des Patienten angepaßt, etwa aus kosmetischen Gründen, bei Sportlern oder bei Arbeitern mit einem sehr feuchten Arbeitsplatz. Es gibt aber auch ophthalmologische Indikationen für Kontaktlinsen, wie z.B. bei 1) Hornhautunregelmäßigkeiten, die sich durch Brillengläser nicht korrigieren lassen, wie etwa der Keratokonus; 2) einseitiger Aphakie, wo die unterschiedliche Bildgröße (Aniseikonie) mit Brillengläsern ein Binokularsehen verunmöglicht. Wer Kontaktlinsen tragen möchte, sollte etwas intelligent,

einsichtig und verantwortungsbewußt sein. Durch falsche Handhabung von Kontaktlinsen können die Augen geschädigt werden, meistens als Folge von Entzündungen und Infektionen.

Weiche Kontaktlinsen

Weiche Kontaktlinsen sind aus einem Kunststoffmaterial, dem Hydrogel, hergestellt. Durch die Aufnahme von Wasser in der Größenordnung von 40–80% des Eigengewichtes werden diese Linsen sehr flexibel (nicht alle Hydrogelfabrikate haben denselben Wassergehalt). Die ersten weichen Linsen kamen in den frühen 60er Jahren aus der Tschechoslowakei. Wegen der möglichen Komplikationen werden die weichen Kontaktlinsen in den USA noch heute nur sehr restriktiv zu bestimmten therapeutischen Zwecken zugelassen.

Weiche Linsen wurden ursprünglich im Schleudergußverfahren hergestellt; heute entstehen auch sie in dehydriertem Zustand auf der Drehbank. Ihr Durchmesser beträgt 13–15 mm. Sie sind also wesentlich größer als die harten kornealen Linsen mit einem Durchmesser von durchschnittlich 9 mm. Nicht zuletzt dank ihrer Größe haften die weichen Kontaktlinsen sehr fest im Auge, so daß sie auch bei starker körperlicher Aktivität (Sport) kaum aus dem Auge fallen.

Der Hauptvorteil der weichen Kontaktlinsen liegt im sofortigen ausgezeichneten Tragkomfort, Beschwerden bei der Anpassung sind kaum bekannt. Einer der Hauptnachteile neben dem hohen Preis ist die Eigenschaft der weichen Linse, mit der Flüssigkeit auch alle möglichen toxischen Substanzen in sich aufzusaugen. Zudem wird bei einem größeren Astigmatismus meist keine gute Sehschärfe erzielt, da die weichen Linsen die Form der deformierten Hornhaut annehmen.

Weichlinsen können als sog. Verbandlinsen bei gewissen Hornhauterkrankungen (Keratitis superficialis, Erosionen und Lazerationen, Keratitis bullosa) ein nützliches therapeutisches Hilfsmittel darstellen. Die wissenschaftlichen Arbeiten sind auf diesem Gebiet noch längst nicht abgeschlossen. Die Weichlinse kommt auch als Träger von Medikamenten in Frage, die ihr beim Vorgang der Hydratation beigefügt wurden. So können z.B. Lösungen von Pilocarpin oder Antibiotika ganz langsam während Stunden regelmäßig aus einer im Auge getragenen Weichlinse austreten. Im praktischen Gebrauch hat sich diese Methode aber noch nicht durchgesetzt.

Literatur

Curtin BJ (1970) Myopia: A review of its etiology, pathogenesis and treatment. Surv. Ophthalmol 15:1

Diepes H (1975) Refraktionsbestimmung, 2. Aufl. Postenrieder, Pforzheim

Duke-Elder S (ed) (1970) System of ophthalmology, vol 5: Ophthalmic optics and refraction. Mosby, St. Louis

Ehrich W (1978) Atlas der Kontaktlinsenanpassung, Enke, Stuttgart

Faye EE (1977) Low vision: Care in the private office. Trans Am Acad Ophthalmol Otolaryngol 83:342

Fincham WHA, Freeman MH (1974) Optics, 8th edn. Butterworth, London

Fonda G (1970) Management of the patient with subnormal vision, 2nd edn. Mosby, St. Louis

Glaser JS (1977) Office and laboratory testing of visual function. Trans Am Acad Ophthalmol Otolaryngol 83:797

Hartstein J (1971) Review of refraction. Mosby, St. Louis

Kelly TSB, Chatfield C, Tustin G (1975) Clinical assessment of the arrest of myopia. Br J Ophthalmol 59:529

Michaels DD (1975) Visual optics and refraction. Mosby, St. Louis

Montague R (1975) Contact lens practice. William & Wilkins, Baltimore

Mütze K, Rohleder F (1968) Formelsammlung und Tabellenbuch. VEB Verlag Technik, Berlin

Mütze K, Nehrling B, Reuter F (1964) Brillenglasbestimmung, 1. Aufl. VEB Verlag Technik, Berlin

Ophthalmologists' Symposium on the Soft Lens. Royal College of Surgeons, London, 1972. Br J Ophthalmol 56:920

Reiner J (1978) Auge und Brille. Beiträge zur Optik des Auges und der Brille, 3. Aufl. Enke, Stuttgart

Rubin ML (1975 Symosium: Automatic refractions. Trans Am Acad Ophthalmol Otolaryngol 79:511

Sachsenweger R, Mütze K (1972) Ophthalmologische Optik und Brillenlehre, 1. Aufl. Thieme, Leipzig

Schweizer Optikerverband (Hrsg) (1979) Formelheft Augenoptik, 3. Aufl. Schweizer Optikerverband, Langenthal

Stark WJ, Kracher GP, Cowant CL et al. (1979) Extended-wear contact lenses and intraocular lenses for aphakic correction. Am J Ophthalmol 88:535

Velhagen, K (1972) Der Augenarzt, 2. Aufl, Bd 2. Thieme, Leipzig

Zeiss C (1977) Handbuch für Augenoptik, 2. Aufl. Zeiss, Oberkochen

25. Präventive Ophthalmologie

Ein wichtiges Teilgebiet ärztlicher Betreuung von Patienten ist die vorbeugende Medizin. In der Augenheilkunde bedeutet dies einerseits Ausmerzung von Gefahren für das Auge (Unfallverhütung, Verwendung steriler Augenmedikamente) und andererseits Erkennen von Krankheiten, wenn eine Heilung, zumindest aber ein stabiler Zustand, durch entsprechende Behandlung erreicht werden soll (z. B. beim Glaukom).

Die Verantwortung für eine erfolgreiche, präventive Medizin liegt oft beim Allgemeinpraktiker. Wenn alle praktisch tätigen Ärzte mit den speziellen Problemen der vorbeugenden Ophthalmologie vertraut wären, könnten zahlreiche Fälle von Sehstörungen infolge Verletzung, Glaukom, Strabismus, Infektion etc. verhindert werden. Es ist tragisch, wenn ein Patient während regelmäßiger ärztlicher Behandlung wegen einer Allgemeinerkrankung gleichzeitig an einer schweren Augenerkrankung leidet, die nicht erkannt worden ist. Jeder Allgemeinpraktiker sollte deshalb die wenigen wichtigen Augenerkrankungen kennen, die einer vorbeugenden Medizin zugänglich sind.

Glaukom

Ungefähr 1–2% aller Menschen jenseits des 3. Lebensjahrzehnts leiden an Glaukom. Allein in den USA rechnet man damit, daß mindestens 500 000 Personen an einem bisher nicht entdeckten Glaukom leiden. Davon weisen ungefähr 90% ein chronisches Weitwinkelglaukom auf, das im Frühstadium keine subjektiven Symptome verursacht, später aber bis zur Blindheit führen kann. Die betroffenen Patienten suchen keinen Arzt auf, weil zu Beginn weder eine Sehstörung noch Schmerzen auftreten.

Die beste Methode zur Erfassung eines Glaukoms ist die routinemäßige Druckmessung (Tonometrie) in einem Intervall von 3 Jahren bei allen Personen nach dem 40. Lebensjahr. Wenn die Familienanamnese durch ein Glaukom belastet ist, sollte die Druckmessung sogar jährlich stattfinden. Weitere wichtige diagnostische Maßnahmen sind die Gesichtsfelduntersuchung und eine exakte ophthalmologische Beobachtung einer eventuellen Papillenexkavation. Die Gesichtsfelduntersuchung sollte am Kugelprojektionsperimeter erfolgen, weil eine konfrontatorische Prüfung mit dem Finger des Untersuchers nur grobe Gesichtsfelddefekte auffinden läßt.

Amblyopia ex Anopsia
(schwachsichtiges Auge)

Mit Amblyopia ex anopsia bezeichnet man eine verminderte zentrale Sehschärfe eines Auges bei Fehlen organischer Veränderungen. Das Sehvermögen entwickelt sich von der Geburt an bis zum 7. Lebensjahr. Was sich als Sehschärfe bis zum 7. Lebensjahr nicht entwickelt hat, wird sich mit größter Wahrscheinlichkeit nachher nicht mehr einstellen.

Die 2 Hauptursachen, die die Entwicklung einer normalen Sehschärfe beim Kind beeinträchtigen, sind der Strabismus und die Anisometropie.

Strabismus: Ein- oder Auswärtsschielen beim Kleinkind bewirkt Doppeltsehen. Das Kleinkind lernt sehr schnell, das Doppelbild des abweichenden Auges zu unterdrücken und benutzt von da an nur noch das nichtabweichende Auge zum Sehakt. Beim abweichenden Auge entwickelt sich deshalb keine normale Sehschärfe, solange das fixierende Auge nicht abgedeckt und das Kind so gezwungen wird, mit dem abweichenden Auge Gegenstände zu fixieren. Eine Amblyopie tritt beim Einwärtsschielen häufiger auf als beim Auswärtsschielen.

Anisometropie: Das Interesse von Kleinkindern konzentriert sich mehr auf Nahobjekte als auf Objekte in der Ferne. Wenn ein Auge kurzsichtig (myop) und das andere Auge weitsichtig (hyperop) ist, wird das Kleinkind das kurzsichtige Auge bevorzugen. Deswegen wird das weitsichtige Auge beim Sehakt nicht gebraucht, auch dann nicht, wenn kein Abweichen der Augenachsen festgestellt werden kann. Das Resultat ist gleich wie beim unbehandelten Strabismus: es liegt eine monokuläre, starke Herabsetzung der zentralen Sehschärfe beim nichtbenutzten Auge vor.

Ungefähr 0,75–1% der Normalbevölkerung leidet an Anisometropie, d.h. an einem Refraktionsunterschied beider Augen, der mehr als 3 dpt beträgt.

Die beste Methode, um eine Amblyopie zu verhindern, ist die Untersuchung aller Vorschulkinder. Wenn ein Kind bereits das Schulalter erreicht hat, ist es oft schon zu spät, um eine erfolgreiche Okklusionstherapie einzuleiten. Die Untersuchung kann sogar von den Eltern zu Hause unternommen werden mit der Richtungsangabe von E-Buchstaben. Kinderärzte und Schulärzte sollten dafür sorgen, daß die Sehschärfe bereits im Kindesalter kontrolliert wird.

Hornhaut- oder intraokuläre Infektion

Mikroorganismen können i. allg. das intakte Hornhautepithel nicht durchdringen. Wenn aber diese Barriere durch eine Epithelläsion durchbrochen ist, kann der Mikroorganismus leicht in das Hornhautgewebe eindringen. Ein sehr gefährlicher und opportunistischer Mikroorganismus, der im Hornhautgewebe sogar leichter wächst als in jedem anderen Kulturmedium, ist der Pseudomonas aeruginosa. Dieser kann als Verunreiniger von Augentropfen vorkommen.

Jeder bei einem verletzten Auge angewandte Augentropfen muß steril sein. Wenn nach Verletzungen kontaminierte Lösungen verwendet werden, kann eine ernsthafte Infektion auftreten, die möglicherweise sogar zur Zerstörung der Hornhaut und des Auges führt. Aus diesem Grunde müssen Ärzte, ärztliches Hilfspersonal und Apotheker beim Herstellen von Augenlösungen mindestens die gleichen Vorsichtsmaßnahmen treffen, wie bei der Herstellung intravenöser Lösungen in der Chirurgie.

Für praktische Zwecke definiert man ein intaktes Auge als ein Auge, bei welchem das Hornhautepithel nicht lädiert worden ist; als verletztes Auge wird ein Auge bezeichnet, bei welchem das Hornhautepithel verletzt worden ist. Die Verwendung steriler Augentropfen ist beim intakten Auge wünschenswert, während beim verletzten Auge die Anwendung steriler Augentropfen unumgänglich notwendig ist. Glücklicherweise werden die meisten flüssigen Augenmedikamente sowohl zu Hause wie auch in der augenärztlichen Praxis bei Augen angewandt, deren Hornhautepithel intakt ist. Trotzdem kann nach Applizieren kontaminierter Augenlösung eine Konjunktivitis auftreten, die allgemein leicht unter Kontrolle gebracht werden kann.

Sterile Augenlösungen können durch Erhitzung im Autoklaven oder durch sterile Filtration unter sterilen Kautelen im Abfüllraum erreicht werden.

Blenorrhagie der Neugeborenen

In den meisten Ländern wird dem Neugeborenen eine antibiotische oder bakterizide Lösung direkt nach der Geburt eingetropft (Credé-Methode). Dieses Vorgehen wurde ursprünglich entwickelt, um die früher häufig auftretende gonorrhoische Infektion des Bindehautsackes und die damit verbundene Gefahr einer Hornhauteinschmelzung zu verhindern. Am häufigsten wird immer noch eine 1%ige Silbernitratlösung verwendet, die bakteriostatisch wirkt und gleichzeitig wegen der nach der Instillation auftretenden Hyperämie zur Phagozytose anregt. Höhere Silbernitratkonzentrationen (5–10%) können zu Hornhautvernarbungen führen.

In einzelnen Krankenhäusern werden Antibiotika enthaltende Augentropfen oder bakteriostatisch wirkende Medikamente (Merfen) verwendet.

Augenverletzungen

Intraokuläre Fremdkörper

Intraokuläre Fremdkörper treten immer noch als Unfälle in der Industrie auf, i. allg. dann, wenn ein Arbeiter mit einem Hammer auf harten Stahl schlägt. Es kann dabei zu einem Loslösen kleiner Eisenpartikel kommen, die mit großer Geschwindigkeit auf das Auge aufprallen und die Hornhaut perforieren können. Das Tragen von Sicherheitsgläsern hat die Anzahl solcher Verletzungen drastisch herabgesetzt.

Strahlenschädigungen

Eine Ultraviolettbestrahlung kann zur oberflächlichen epithelialen Keratitis führen (Keratoconjunctivitis actinica), die sich in starker Photophobie, Rötung und Tränen äußert. Die Symptome treten üblicherweise 6–12 h nach der Bestrahlung auf.

Man findet sie hauptsächlich bei Skifahrern — auch bei bedecktem Himmel — im Hochgebirge, sowie beim Schweißen mit dem elektrischen Lichtbogen. Das Tragen entsprechend absorbierender Gläser verhindert die Erkrankung.

Solare Retinitis. Wird bei einer Sonnenfinsternis das Sonnenbild ohne entsprechende Filter beobachtet, so tritt eine Makulaläsion auf. Unter normalen Bedingungen verhindert die Blendung ein längeres Betrachten der Sonne. Drogenabhängige, welche die Sonne bewußt während längerer Zeit fixieren, können an einer solaren Retinitis erkranken. Das optische System des Auges wirkt wie ein Brennglas, welches das Bild der Sonne als schmalen Flecken auf der Makula abbildet. Ophthalmoskopisch findet man in der Makulagegend ein Netzhautödem, das bis zum Makulaloch und zum dauernden zentralen Sehverlust führen kann.

Stark lichtabsorbierende Gläser können diese Makulaläsion verhindern.

Röntgen- und γ-Strahlen führen zu Linsentrübungen bei Personen, die ungenügend geschützt sind.

Blow-out-Fraktur der Orbita

Nach stumpfem Augentrauma (Faustschlag auf das Auge) kann der Orbitaboden einbrechen, und einen Enophthalmus, eine leichte Ptosis und eine Einschränkung der Augenbewegung nach oben mit sich bringen. Ein frühzeitiges Erkennen und die chirurgische Revision verhindern Spätkomplikationen.

Xerophthalmie

Eine A-Hypovitaminose tritt bei prekärer Ernährungslage, bei chronischem Alkoholismus, aber auch bei ungenügender Absorption aus dem Gastrointestinaltrakt auf. Hohe parenterale Dosen können den Verhornungsprozeß an Kornea und Bindehaut rückgängig machen.

Keratitis e lagophthalmo

Eine Austrocknungskeratitis kommt vor bei komatösen Patienten, Personen mit Fazialisparese oder bei starkem Exophthalmus. Das vorbeugende häufige Instillieren künstlicher Tränenflüssigkeit oder einer Augensalbe, sowie die Anpassung einer weichen Kontaktschale und die Vernähung der Lider (temporäre oder bleibende Tarsorrhaphie) verhindern solche Komplikationen.

Visusverlust als Folge medikamentöser oder iatrogener Beeinflussung

Corticosteroidbehandlung

Es ist bewiesen, daß eine langdauernde allgemeine Corticosteroidbehandlung ein chronisches Weitwinkelglaukom und eine Katarakt provozieren kann. Ebenso kann die allgemeine Steroidtherapie eine Herpes-simplex-Keratitis ungünstig beeinflussen. Lokal applizierte Corticosteroide sind infolge der lokal höheren Konzentration weit schädlicher und weisen zudem den Nachteil auf, daß bei nichtintaktem Hornhautepithel ein Überwachsen durch pathogene Pilze stattfinden kann. Aus diesem Grunde müssen Corticosteroide in jeder Form immer mit der nötigen Vorsicht verwendet werden.

Chloroquinschäden

Chloroquin wird über längere Zeitabschnitte beim Lupus erythematodes verwendet, wobei in ungefähr 10% aller behandelten Patienten Sehstörungen auftreten können. Die Hornhautniederschläge verschwinden nach Absetzen der Chloroquintherapie. Dagegen ist das Makulaödem und die Makulapigmentation oft irreversibel. Wenn ein Patient während längerer Zeit unter Chloroquintherapie steht, sollten die Augen in regelmäßigen 4- bis 6monatigen Abständen untersucht werden. Im Intervall sollte der Patient seine zentrale Sehschärfe anhand einer entsprechenden Leseprobe mindestens 1mal wöchentlich selbst kontrollieren.

Mydriatika

Vor Applikation eines Mydriatikums sollte der behandelnde Arzt die Tiefe der Vorderkammer beurteilen. Wenn die Vorderkammer seicht erscheint, die Iris also nahe der Kornea zu liegen scheint, sollte die Entscheidung über eine Pupillenerweiterung dem Augenarzt überlassen werden. Ein akuter Kammerwinkelverschluß kann bei engem Kammerwinkel innerhalb von 30 min provoziert werden. Oft benötigt dann der Patient eine chirurgische Intervention, um durch Normalisierung des Intraokulardrucks den Glaukomanfall zu beheben.

26. Die Computertomographie in der ophthalmologischen Diagnostik

Die Entwicklung einer ungefährlichen, schnellen und nichtinvasiven Untersuchungstechnik der Orbita und des Gehirns hat nachgerade zu einer revolutionären Verbesserung der ophthalmologischen Diagnostik geführt. Die axiale Computertomographie wurde 1967 von G. N. Hounsfield in den Laboratorien von EMI Ltd. entwickelt. Die erhebliche Vereinfachung der Diagnose intrakranieller Läsionen, unabhängig von der zerebralen Angiographie und Luftenzephalographie, bedeutete einen erheblichen Vorteil für Neurologen und Ophthalmologen.

Die Orbita erwies sich als eine für die computertomographische Untersuchung − infolge der hohen Dichtedifferenzen zwischen den wesentlichen orbitalen Strukturen und dem sie umgebenden Fett − besonders geeignete Körperregion. So können Augenmuskeln, Sehnerv und die größeren orbitalen Gefäße ebenso gut dargestellt werden wie die angrenzenden Kompartimente des Schädels, wie Nasennebenhöhlen und Schädelhöhlen (Abb. 26.1–26.3). Dies erwies sich als besonders hilfreich in der Diagnostik von Visusminderungen, für die Differentialdiagnose des Exophthalmus, okulomotorischer Störungen und von Gesichtsfeldausfällen (Abb. 26.4–26.9). In neuerer Zeit hat die Einführung von Computerdünnschichten mit besserer räumlicher Auflösung und Kontrastauflösung die detaillierte Untersuchung intrakranieller und orbitaler Strukturen wesentlich erleichtert. Die Dünnschichtcomputertomographie stellte darüberhinaus die technische Basis für qualitativ hochwertige Computerrekonstruktionen dar, d. h. die Fähigkeit, Bilder in jeder beliebigen Ebene auf der Basis der Information aus einer Serie axialer Schichtbilder zu rekonstruieren. Dabei ist die Anzahl sog. Rekonstruktionen oder Reformationen unbegrenzt und erfordert keine zusätzliche Strahlenbelastung. Der Gebrauch von Computerreformationen erlaubt die quantitative Darstellung von Strukturen, wie Sehnerv, Augenmuskeln, Canalis opticus etc., unabhängig von der ursprünglichen Schichtungsebene und Kopfposition. Die gleichzeitige Darstellung der intrakraniellen und intraorbitalen Weichteilstrukturen zusammen mit der Darstellung der knöchernen Fissuren und Kanäle vermindert die Anzahl der in der Orbitadia-gnostik notwendigen röntgenologischen Untersuchungen. Die Computertomographie hat deshalb den ersten Platz unter den röntgenologischen Untersuchungen in der Orbitadiagnostik eingenommen.

Grundlagen und Technik

Eine konventionelle Röntgenaufnahme erhält man dadurch, daß ein Röntgenstrahl eine Struktur passiert und die verbliebenen Röntgenstrahlen auf einem Röntgenfilm gemessen werden. Je dichter eine Struktur ist, um so mehr Röntgenstrahlen absorbiert sie. Von dreidimensionalen Strukturen entstehen auf diese Weise zweidimensionale Aufnahmen. Eine befriedigende Darstellung unterschiedlicher Gewebskomponenten kommt nur dann zustande, wenn sie sich hinsichtlich ihrer Dichte deutlich unterscheiden. Diese Einschränkung läßt sich mit der Gabe von Kontrastmitteln umgehen, die entweder ins arterielle oder venöse Blut, oder direkt in spezielle anatomische Räume eingeführt werden. Die Komplikationen solcher invasiver Techniken sind nur allzu bekannt.

Die Computertomographie ersetzt den photographischen Film durch Kaliumjodidkristalle, die wie ein Röntgenfilm funktionieren. Die Kristalle senden, wenn sie von Röntgenstrahlen getroffen werden, Photonen aus, die über einen Photomultiplier ein elektrisches Signal bilden. Durch einen eng fokussierten Röntgenstrahl wird eine Vielzahl von einzelnen Aufnahmen in verschiedenen Richtungen durch den Kopf aufgenommen. Die Daten werden dann in einem Computer weiterverarbeitet und die Summe der Einzeldichtewerte von anatomischen Strukturen innerhalb einer Schicht mathematisch errechnet. Mit der dadurch erreichbaren Auflösung lassen sich Weichteilgewebe darstellen; aus einer Serie axialer Schichtbilder lassen sich dreidimensionale Rekonstruktionen herstellen.

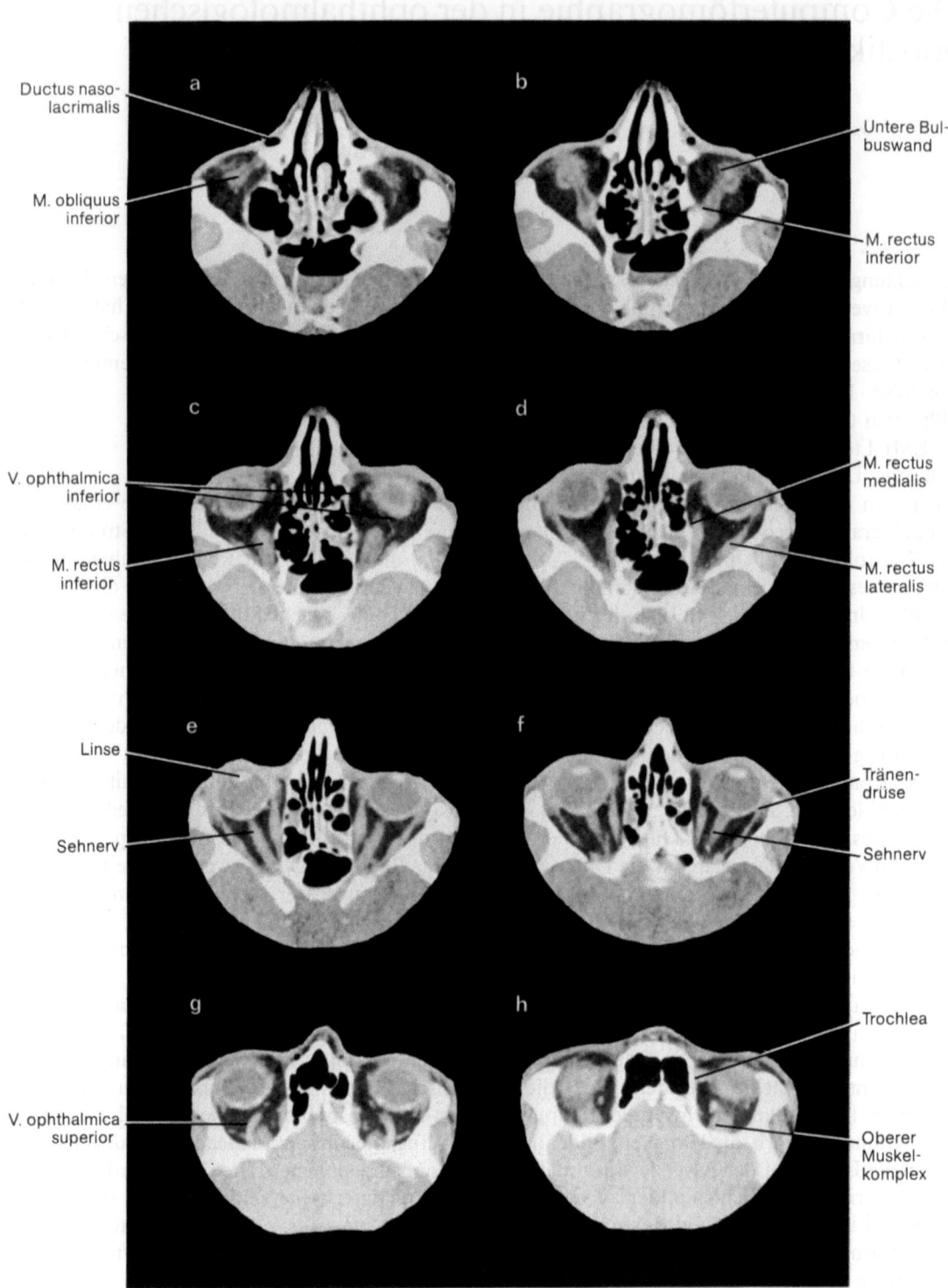

Abb. 26.1 a–h. Normales axiales Computertomogramm (Schichtdicke 1,5 mm). Die normale Anatomie der Orbita ist dargestellt. **a** Unterste, **b** oberste Schicht. Die einzelnen Weichteilstrukturen, wie Augenmuskeln, Sehnerv und größere Venen, sind innerhalb des orbitalen Fettes scharf begrenzt

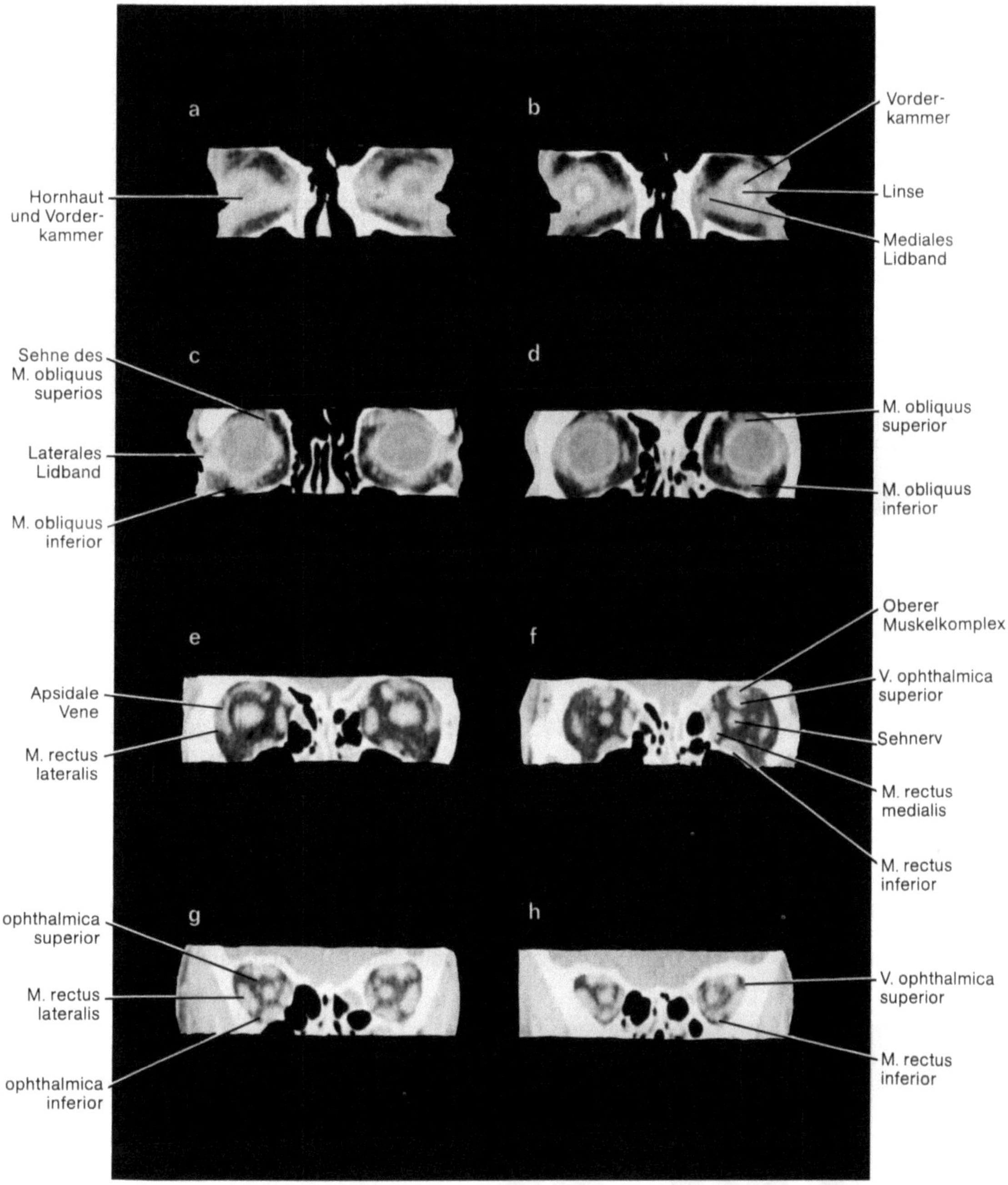

Hornhaut
und Vorder-
kammer

a

b

Vorder-
kammer

Linse

Mediales
Lidband

Sehne des
M. obliquus
superios

c

d

M. obliquus
superior

Laterales
Lidband

M. obliquus
inferior

M. obliquus
inferior

e

f

Oberer
Muskelkomplex

Apsidale
Vene

V. ophthalmica
superior

M. rectus
lateralis

Sehnerv

M. rectus
medialis

M. rectus
inferior

V. ophthalmica
superior

g

h

M. rectus
lateralis

V. ophthalmica
superior

V. ophthalmica
inferior

M. rectus
inferior

Abb. 26.2 a–h. Koronale Computerreformationen aus einer Serie axialer Dünnschichten. **a** Am weitesten vorn, **b** am wei-testen hinten gelegenes Schichtbild. Beachte die detaillierte Darstellung der okulären und orbitalen Strukturen

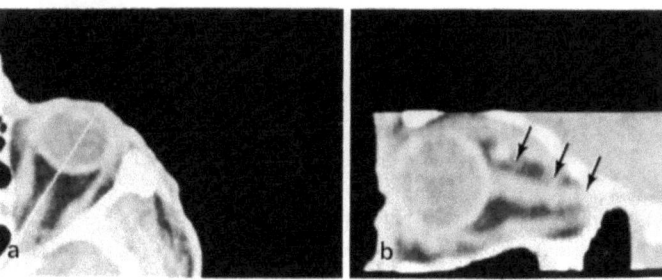

Abb. 26.3 a, b. Paraxiale Computerreformationen durch den Sehnerv. **a** Computerreformationen, **b** Ebene der paraxialen Computerreformationen auf dem axialen Schichtbild

Die Computertomographie in der Orbitadiagnostik

Der Sehnerv

Verlauf und Kaliber des Sehnervs lassen sich mit der Computertogographie und insbesondere mit Computerreformationen sehr gut darstellen (Abb. 26.3). Das Erscheinungsbild des Sehnervs ist jedoch in hohem Maße von der Schichtebene und der Position der Augen in der Orbita abhängig, was stets bei einer quantitativen Beurteilung zu beachten ist. Eine mäßige beidseitige Erweiterung der Sehnervs zwischen

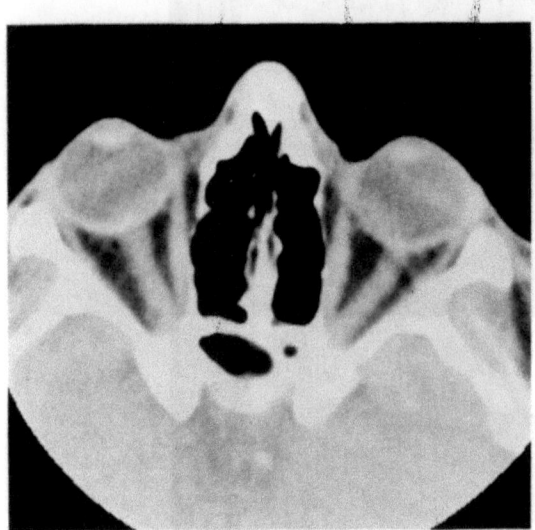

Abb. 26.4. Beidseitige Ausweitung der Nervenscheide infolge intrakranieller Druckerhöhung bei einem Patienten mit Pseudotumor cerebri

dem Canalis opticus und dem Bulbus wird bei einer Erhöhung des intrakraniellen Druckes beobachtet, die zu einer Ausweitung des Subarachnoidalraumes um den Sehnerv führt (Abb. 26.4). Eine gleichmäßige diffuse Erweiterung findet sich auch bei entzündlichen Sehnervenläsionen, beispielsweise bei einer Sarkoidose. Umschriebene Verdickungen des Sehnervs werden bei Optikusscheidenmeningiomen und Optikusgliomen beobachtet.

Augenmuskeln

Das computertomographische Erscheinungsbild der Augenmuskeln stellt ein wichtiges Kriterium für die Differentialdiagnose orbitaler Erkrankungen dar. Eine Verdickung von Augenmuskeln beobachtet man bei der endokrinen Orbitopathie, beim Pseudotumor der Orbita, bei einer orbitalen Venenstauung und bei einer neoplastischen Infiltration. Eine Verminderung der Muskeldurchmesser findet sich bei einer Atrophie beispielsweise durch kongenitale oder erworbene Nervenlähmungen oder sekundäre fibrotische Umbauvorgänge innerhalb des Muskels.

Orbitatumoren

Die Computertomographie erlaubt eine Darstellung der Lage und Ausdehnung orbitaler Weichteiltumoren ebenso wie die Darstellung ihrer topographischen Verhältnisse zu angrenzenden Weichteilstrukturen und Veränderungen der benachbarten knöchernen Orbita. Die gleichzeitige Darstellung anderer intrakranieller Räume, wie der Nasennebenhöhlen und der vorderen und mittleren Schädelgrube, erlaubt häufig die Bestimmung des Ursprungsortes

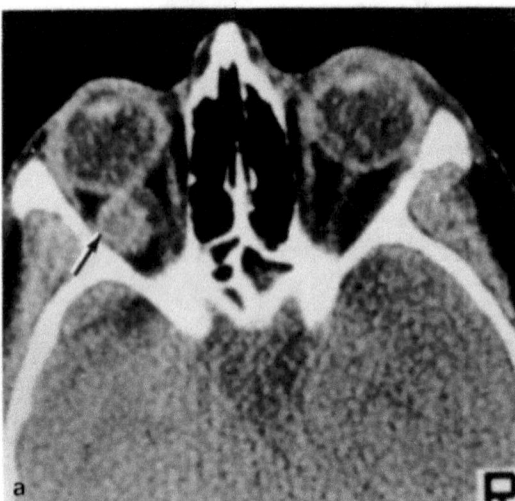
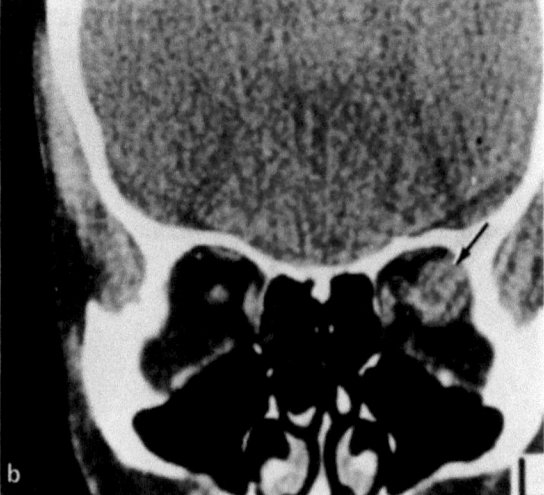

Abb. 26.5 a, b. Kavernöses Hämangiom der linken Orbita. Axiales und koronales Schichtbild in Orbitamitte. Der glatt begrenzte, nahezu runde Tumor befindet sich an typischer

Stelle innerhalb des äußeren oberen Quadranten des Muskeltrichters und verlagert den Sehnerv nach medial

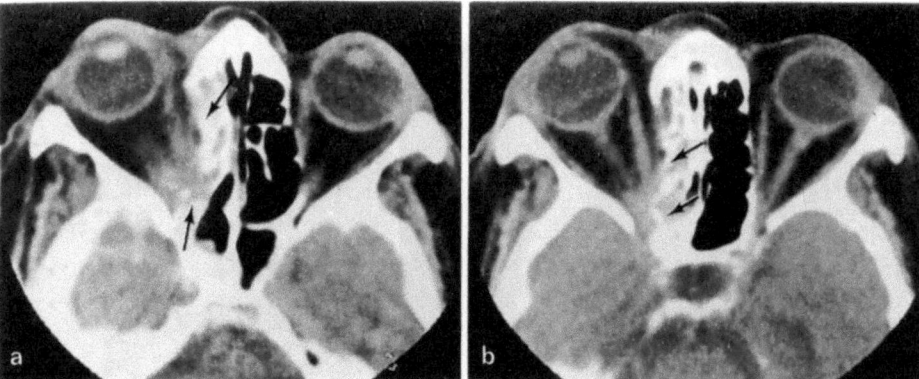

Abb. 26.6 a, b. Chronische Pilzinfektion der linken Nasennebenhöhlen mit Einbruch in die Orbita und mittlere Schädelgrube. Die mediale knöcherne Orbitawand ist teilweise zerstört. Klinisch bestand ein geringer Exophthalmus, eine leich-te Schwellung und Rötung im Bereich der linken Orbita, eine Erblindung sowie eine Sensibilitätsstörung im Bereich des ersten Trigeminusastes

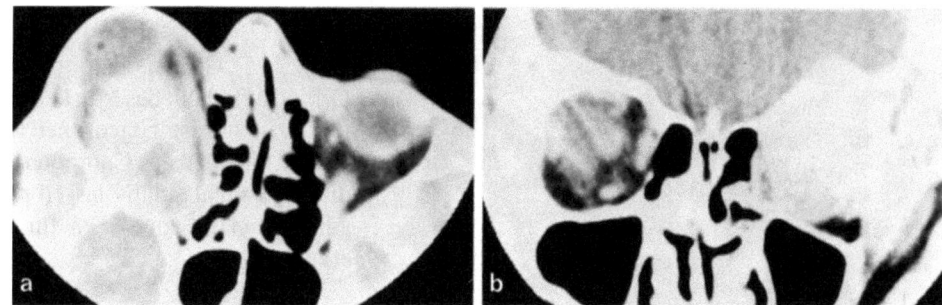

Abb. 26.7 a, b. Bioptisch gesichertes Schwannom der linken Orbita mit einer Erweiterung der knöchernen Orbita, einer Erblindung und chronischen Schmerzzuständen

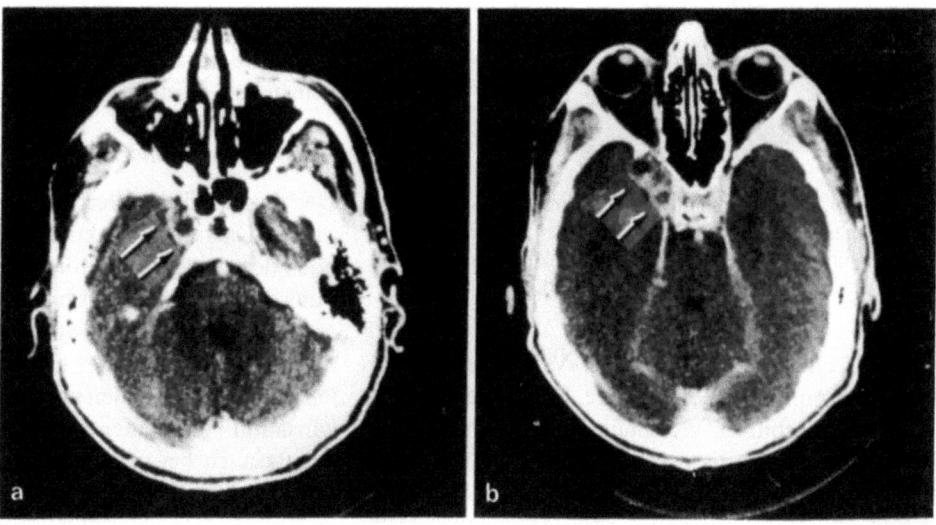

Abb. 26.8 a, b. Parasellärer Weichteiltumor mit Ausdehnung bis in die Orbitaspitze und den Sinus cavernosus. Klinisch bestand ein progredienter Visusverlust und Hirnnervenausfälle

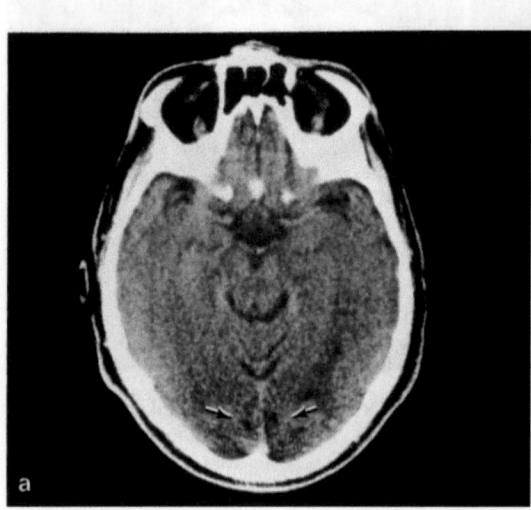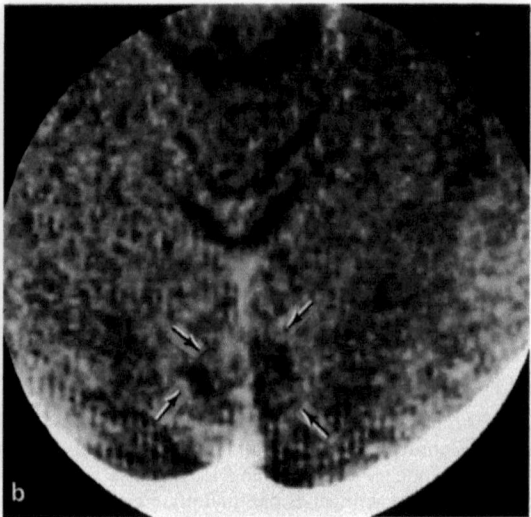

Abb. 26.9a, b. Bilateraler Infarkt der mittleren Sehrinde. Klinisch bestanden ringförmige Skotome im mittleren Gesichtsfeld beidseits. a Axiales Schichtbild, Vergrößerung der Okzi-pitallappen. Die infarzierten Bereiche stellen sich als Zone erniedrigter Dichte dar. Die Sehrindenanteile nahe dem Okzipi-talpol und des Spleniums sind erhalten

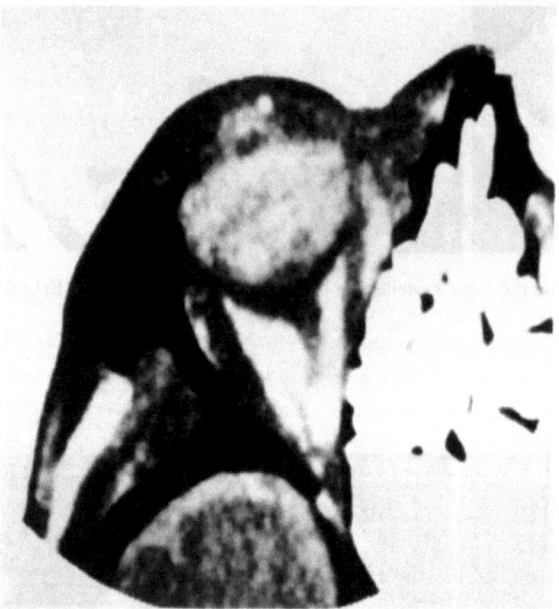

Abb. 26.10. Panophthalmitis. Der Glaskörper ist von Zonen unregelmäßig erhöhter Dichte durchsetzt. Lider, Tenon'sche Kapsel und angrenzende Muskeln sind entzündlich geschwollen. Das orbitale Fett erscheint unverändert.

einer Läsion, z.B. im Falle einer Mukozele oder eines Karzinoms (Abb. 26.6). Lage, Form und Begrenzung eines orbitalen Weichteiltumors geben weitere differentialdiagnostisch wichtige Aufschlüsse. Kavernöse Hämangiome beispielsweise, die häufigsten benignen Orbitatumoren im Erwachsenenalter, stellen typischerweise runde oder ovale, im äußeren oberen Muskeltrichter gelegene Tumoren dar

(Abb. 26.5). Orbitale Tumoren in der oberen äußeren Orbita außerhalb des Muskeltrichters können häufig der Tränendrüse zugeordnet werden. Auch in den Fällen, in denen das Computertomogramm eine Artdiagnose nicht zuläßt, lassen sich auf ihm doch die günstigsten Zugangswege für eine Gewebsbiopsie erkennen.

Diffus infiltrierende Läsionen

Diffuse zelluläre Infiltrationen orbitaler Gewebe kommen bei spezifischen und unspezifischen Entzündungen wie der orbitalen Zellulitis und dem orbitalen Pseudotumor vor, aber auch bei Lymphomen und anderen Neoplasmen. Läßt sich aufgrund der Anamnese und klinischen Befunde eine entzündliche Ursache der Infiltration nicht mit Sicherheit stellen, ist eine Gewebsbiopsie erforderlich.

Intraokuläre Veränderungen

Der diagnostische Wert der Computertomographie für die Diagnose intrakulärer Erkrankungen bedarf noch der genaueren Prüfung. Auf Dünnschichtcomputertomogrammen lassen sich intraokuläre Blutungen, Fremdkörper, und intraokuläre Tumoren, wie das Retinoblastom oder ein Morbus Coats, darstellen und in vielen Fällen auch unterscheiden. Die Lokalisation von kleinen intraokulären Fremdkörpern gelingt auch bei trüben Medien meist gut. Weitere Indikationen für die Computertomographie intraokulärer Läsionen befinden sich in der Entwicklung.

Die Computertomographie in der Diagnose intrakranieller Ursachen ophthalmologischer Symptome

Untersuchung von Visusminderungen

Die unterschiedlichsten Ursachen von ein- oder beiseitigen Visusminderungen, wie im Canalis opticus oder dem Keilbein gelegene Meningiome, Aneurysmen der A. carotis interna oder Hypophysenadenome, lassen sich auf demselben Computertomogramm darstellen, das auch mögliche orbitale Ursachen, z. B. einen Sehnerventumor oder eine Kompression des Sehnervs durch einen Orbitatumor, ausschließt.

Untersuchung von Gesichtsfeldausfällen

Das Computertomogramm erlaubt die Darstellung der Ursachen einer Chiasmakompression oder anderer Läsionen der Sehbahn (Abb. 26.9). Auf diese Weise läßt sich häufig eine definitive Diagnose stellen, ohne daß sich der Patient einer invasiven Untersuchungsmethode mit ihren gefährlichen Komplikationen unterziehen muß.

Untersuchung von Augenbewegungsstörungen

Behandlungsbedürftige Ursachen von Hirnnervenparesen, wie beispielsweise Aneurysmen im Bereich des Circulus arteriosus Willisi und basale oder paraselläre Tumoren lassen sich i. allg. computertomographisch darstellen (Abb. 26.8). Der Ausschluß eines solchen Tumors erlaubt dem Kliniker eine zu-
wartende Haltung bei Hirnnervenläsionen durch Entzündungen oder fokale Ischämien. Die Darstellung von Tumoren, Blutungen, Infarkten oder fokalen Hirnatrophien durch die Computertomographie erlaubt die Erkennung der Ursachen von Blickparesen, bestimmten Nystagmusformen, des Parinaud-Syndroms und anderer okulomotorischer Störungen im Bereich des Hirnstammes, des Mittelhirns, des Aquaeductus cerebri und des Cerebellums.

Literatur

Cohen MM (1982) Brain computer-assisted tomography. In: Lessell S, Van Dalen JTW (eds) Neuro-Ophthalmology, vol 2. Excerpta medica, pp 350–372

Hilal SR, Kreps SM, Trokel SL (1976) Computerized tomography. In: Duane TD (ed) Clinical ophthalmology, Chapt 23.

Kazner E, Wende S, Grumme T, Harper and Row, Philadelphia et al. (Hrsg) (1981) Computertomographie bei Oritaprozessen. In: Computertomographie intrakranieller Tumoren aus klinischer Sicht. Springer, Berlin Heidelberg New York, S 463–502

Leib ML, Trokel SL (1982) Orbital computer-assisted tomography. In: Lesselle S, Van Dalen JTW (eds) Neuro-Ophthalmologie, Vol 2. Excerpta medica, Amsterdam, pp 340–349

Trokel SL, Hilal (1980) Submillimeter resolution CT scanning of orbital diseases. Ophthalmology 87:412–420

Unsöld R (1982) Zur computertomographischen Differentialdiagnose der Erkrankungen des Sehnerven. Graefes Arch Clin Exp Ophthalmol 218:124–138

Unsöld R, Feldon S, Newton TH (1981) zur Diagnose orbitaler Muskelerkrankungen. Klinische Anwendung von Computer-Rekonstruktionen. Klin Monatsbl Augenheilkd 178:436–438

27. Ophthalmologie und Ophthalmochirurgie – juristische Aspekte*

Nicht nur wegen der sich (vor allem in den USA) vervielfachenden Haftpflichtprozesse gegen Ärzte, sondern weil dies zum Basiswissen der Berufsausübung sowohl im Krankenhaus als auch in der eigenen Praxis gehört, sollte der Augenarzt wie jeder andere Arzt auch sich über die Rechte des Patienten, über die ärztliche Sorgfaltspflicht und den Kunstfehlerbegriff, über die zivil- und strafrechtliche Haftung bei seiner Tätigkeit wie auch über die Aufklärungspflicht Gedanken machen. Während die Academia Ophthalmologica Internationalis (1979) einen 108 Artikel umfassenden „Codex der augenärztlichen Ethik" verfaßt hat, der zwar lesens- und beherzigenswert ist, sind letzten Endes aber vor allem die in den einzelnen Ländern geltenden Gesetze, Vorschriften und Urteile der obersten Gerichtshöfe wegleitend und verbindlich. Deswegen muß jeder Augenarzt über den Inhalt der einschlägigen Gesetze und Vorschriften orientiert sein.

Die Rechte des Patienten

Es ist verständlich, daß Charten der Patientenrechte formuliert werden, weil der Patient im Krankenhaus häufig – leider nicht zu Unrecht – das Gefühl haben muß, in ein in Automatismen ablaufendes Räderwerk geraten zu sein, das er kaum beeinflussen, geschweige denn steuern kann (American Hospital Association 1973; Unterausschuß der EWG, s. Schweiz. Ärztezeitung 60; 09.05.1979. p.2272). Es sind keineswegs neue Rechte, die da geschaffen werden, aber die bestehenden Rechte werden für die gegebene Situation formuliert (vgl. auch Gross 1977). Die wesentlichen Punkte sind:
Der Patient hat das Recht
– auf Leistungen des Krankenhauses, die seiner Krankheit und seinem Zustand angemessen sind,
– auf rücksichtsvolle Betreuung mit Respektierung der menschlichen Würde,
– auf Zustimmung oder Verweigerung von diagnostischen und therapeutischen Verfahren,
– auf Information, die entsprechend seiner Lage für ihn von Bedeutung ist.
Umstritten ist, inwieweit Patienten Einsicht in ihre Krankengeschichten haben sollen. Während man dazu neigt, Einblick in Röntgenbilder, Laborwerte, auch in Operations- und andere Befundberichte zu gewähren – wobei es bei Operations- und Pathologieberichten sicher eingehender vorheriger Gespräche bedarf –, scheint es vom ärztlichen Standpunkt aus unzweckmäßig und letzten Endes nicht im Sinne des Patienten, wenn die laufenden Eintragungen der Ärzte in die Krankengeschichte so erfolgen müssen, daß der Patient jederzeit Einsicht nehmen kann. Persönliche Stellungnahmen, Beurteilungen im Sinne einer Erfassung des ganzen Charakters des Patienten, seiner Familienverhältnisse, seiner Beziehungen zu anderen Menschen, aber auch die Schilderung problematischer Verhaltensweisen des Patienten und deren Korrekturversuche würden damit verhindert. Der Gesetzgeber trägt dem in der Regel Rechnung.
Weiter hat der Krankenhauspatient das Recht
– auf Information im voraus über Risiken unerprobter diagnostischer und therapeutischer Methoden (Miteinbezug in wissenschaftliche Untersuchungen muß auf absoluter Freiwilligkeit beruhen),
– auf Schutz der Privatsphäre, die Respektierung der religiösen und weltanschaulichen Überzeugungen,
– auf Beschwerden.
Es gibt auch Verpflichtungen der Patienten:
– Angemessenes Verhalten,
– Rücksichtnahme und Respektierung der Rechte der Mitpatienten,
– Zusammenarbeit mit Personal und Leitung des Krankenhauses.
In modifizierter Form finden diese Formulierungen Eingang in die Gesetzgebungen der Länder der Bundesrepublik Deutschland und Österreich, und in der Schweiz in die neueren kantonalen Sanitätsgesetze. Während das Recht auf adäquate Behandlung in unserer Zivilisation gefordert werden darf, kann es

---

* Modifiziert nach einem Vortrag von Prof. B.Gloor, Basel, erschienen (1980) Klin Monatsbl Augenheilkd 178:236–240

kein Recht auf Gesundheit geben. Die Frage ist dann: Gibt es ein Recht auf Krankheit? Seit Parsons Hinweis auf die Entlastungsfunktion der Krankheit wurde dies z. B. von Bodamer (1969) postuliert. Gross (1977) kommentiert: „Es ist klar, daß ein solches ‚Recht auf Krankheit‘ nie als Grundrecht im technischen Sinne verstanden wurde und verstanden werden durfte. Immerhin vermag aber das hier zum Ausdruck kommende Anliegen, eine bereits mit Nachdruck vertretene Auffassung zu untermauern: es liegt nicht am Staat, ‚Gesundheit‘ abschließend zu bestimmen und dem Bürger gewissermaßen das Glück zu verordnen. Die ‚Flucht in die Krankheit‘ ist ein Akt persönlicher Selbstbestimmung und nicht a priori ‚moralisch oder sozial verwerflich‘.“

Die Frage des Kunstfehlers

Bringt ein chirurgischer Eingriff einem Patienten nicht das erhoffte Ergebnis, so stellt er nicht selten die Frage nach dem Kunstfehler. Nach Glaus (1979) „liegt häufig gar kein medizinisch-technischer, also handwerklicher Fehler vor, sondern ganz einfach die bloße, psychologisch ungeschickte oder akademisch arrogante Arbeitsweise des Arztes“. Und dies stimmt leider allzu oft. Es gibt aber auch den schwierigen, nie zufriedenzustellenden Patienten!

Walder (1978) definiert den Kunstfehler wie folgt: „Ein Verhalten des Arztes, das eine Verletzung der umschriebenen Sorgfaltspflicht darstellt, wird zweckmäßig als Kunstfehler bezeichnet. Anders ausgedrückt: ein ärztliches Verhalten, dessen schlimme Folgen voraussehbar waren, das daher hätte unterbleiben oder zur Vermeidung einer solchen Folge modifiziert werden sollen, ist ein Kunstfehler, doch nur dann, wenn das erlaubte Risiko überschritten und ein besseres Verhalten unter den gegebenen Umständen zumutbar gewesen ist.“

Das Bundesgericht der Schweiz hat wiederholt unterstrichen: „Der Arzt haftet nicht einfach für jedes Versehen, sondern für unentschuldbare Irrtümer, fraglos unangebrachte Behandlung, für Mißachtung der Regeln der Kunst und der Grundkenntnis allgemein anerkannter und zum Gemeingut der medizinischen Wissenschaft gewordener Grundsätze“ (Glaus 1979).

Nun ist aber der Begriff des Kunstfehlers juristisch und medizinisch umstritten: Zivilrechtliche Haftung und Kunstfehler jedenfalls überdecken sich nicht (Ott 1978). In Österreich kommt seit 1. 1. 1975 § 6 des Strafgesetzbuches zur Anwendung. Dieser lautet: „(1) Fahrlässig handelt, wer die Sorgfalt außer Acht

läßt, zu der er nach den Umständen verpflichtet und nach seinem geistigen und körperlichen Verhältnissen befähigt ist und die ihm zuzumuten ist, und deshalb nicht erkennt, daß er einen Sachverhalt verwirklichen könne, der einem gesetzlichen Tatbild entspricht. (2) Fahrlässig handelt auch, wer es für möglich hält, daß er einen solchen Sachverhalt verwirkliche, ihn aber nicht herbeiführen will“ (Für Ärzte ausführlich kommentiert von Bauer 1981). Vor allem in Deutschland, z. Z. noch wesentlich weniger in Österreich und der Schweiz, verlagern sich die sog. „Kunstfehlerprozesse“ mehr und mehr auf die Frage der *Aufklärung*.

Belastend sind diejenigen Vorkommnisse, die für den Nicht-Arzt, den Außenstehenden, als Kunstfehler erscheinen mögen, jedoch seltene, aber schwerste Komplikationen sind, z. B. Erblindung nach Retrobulbäranästhesie oder nach Ethmoidoperation (vgl. dazu Gloor u. Pfaltz). Solche Ereignisse sind versicherungstechnisch nicht abgedeckt. Es scheint mir juristisch inkorrekt, dem Patienten in solchen Fällen eine finanzielle Kompensation zu verschaffen, indem die Aufklärungspflicht auch für kleinste Komplikationen auf die Spitze getrieben wird (s. unten), oder daß die Beweislast, daß die ärztliche Sorgfaltspflicht nicht verletzt wurde, dem Arzt übertragen wird.

Die Frage stellt sich aber, ob solche Vorkommnisse mit einer Kausalhaftungsversicherung abgedeckt werden können, solange der Patient nicht anderweitig versichert ist, in der Schweiz z. B. durch die Invalidenversicherung. Kausalhaftung ist Haftung ohne Verschulden. Sie hat juristisch korrekt z. B. in der Motorfahrzeug- und Fahrradhaftpflichtversicherung Eingang gefunden, de facto in den USA aber auch in der juristischen Auslegung der ärztlichen Tätigkeit bzw. des Arzt-Patienten-Verhältnisses. In einzelnen europäischen Ländern wird sie von militanten Patientenorganisationen gefordert. Überträgt man diese Haftung dem Arzt und den Krankenhausträgern, so wird sie die ärztliche Versorgung der Bevölkerung über kurz oder lang paralysieren: Fälle von Nichtversorgung von Notfallopfern aus Angst vor Haftpflichtansprüchen sind bekannt. Soll für seltene, schwer voraussehbare Komplikationen, die dem Unfallbegriff nahestehen und die zu einem schweren Integritätsschaden führen, die Kausalhaftung eingeführt werden, kann dies niemals von den Ärzten und/oder den Krankenhausträgern, sondern nur von einem an der Versicherung interessierten Kollektiv von möglichen Patienten oder von der gesamten Bevölkerung getragen werden. Was unter eine solche Kausalhaftung fallen darf, müßte mit größter Sorgfalt formuliert werden. Eine Erblindung nach Perforation der Lamina papyracea des Ethmoids wird wenig Probleme bieten, aber die Lähmung nach intrakraniellem Eingriff wegen eines Tumors oder die Keloidbildung nach Appendektomie bei einer 25jährigen Patientin dürften hingegen sehr schwierig sein. Zu bedenken ist ferner, daß eine Kausalhaftpflichtversicherung dann ad absurdum führen würde, wenn man damit dem Wunsch nach ewigem Leben gerecht werden wollte, bzw. wenn man den Sinn für die Realität unseres letztlich beschränkten Lebens verlöre.

Die Aufklärungspflicht

Nach deutscher (Abschnitt 17, DStGB) und österreichischer juristischer Dogmatik (§ 1325 ABGB, bzw. § 83 des Öst. StGB) ist jeder operative Eingriff eine vorsätzliche Körperverletzung. Die Körperverletzung (Operation) ist nur dann nicht strafbar, wenn der Operierte mit ihr einverstanden war. Die Einverständniserklärung ist somit Voraussetzung für die Straffreiheit des Arztes; sie ist jedoch nur dann rechtswirksam, wenn der mit der Operation Einverstandene weiß, womit er einverstanden ist. In Österreich ist die Einwilligung seit 1975 in § 110 StGB wie folgt kodifiziert:

Absatz 1: Wer einen anderen ohne dessen Einwilligung, wenn auch nach den Regeln der medizinischen Wissenschaft, behandelt, ist mit Freiheitsstrafe bis zu 6 Monaten oder mit Geldstrafe bis zu 360 Tagessätzen zu bestrafen.
Absatz 2: Hat der Täter die Einwilligung des Behandelten in der Annahme nicht eingeholt, daß durch den Aufschub der Behandlung das Leben oder die Gesundheit des Behandelten ernstlich gefährdet wäre, so ist er nach Absatz 1 nur zu bestrafen, wenn die vermeintliche Gefahr nicht bestanden hat und er sich dessen bei Aufwendung der nötigen Sorgfalt (§ 6) hätte bewußt sein können.
Absatz 3: Der Täter ist nur auf Verlangen des eigenmächtig Behandelten zu verfolgen.

Die Aufklärungspflicht gehört damit dringend zum Inhalt des Behandlungsverfahrens und ist nicht dem freien Ermessen des Arztes überlassen, d.h. das „Ob" ist dem freien ärztlichen Entscheid entzogen. Demgegenüber wird in Österreich und der Schweiz bezüglich des „Wie" dem Arzt ein nicht zu enger Ermessensspielraum offengehalten, innerhalb dessen er eine Entscheidung trifft (Ott 1978, Magistris 1979). Ziel ist es, dem Patienten eine vernünftige Einschätzung der Art und Risiken sowie der Vor- und Nachteile der vorgeschlagenen Behandlung zu ermöglichen (Ott 1978). Bei der Abschätzung, wie weit die Aufklärung gehen muß, darf man vom Begriff des verständigen oder Durchschnittspatienten ausgehen. Es darf als allgemein bekannt gelten, daß

keine ärztliche Behandlung völlig gefahrlos ist. Der Patient soll nicht die Respektierung seines Selbstbestimmungsrechtes letztlich „durch eine ihn erschütternde Aufklärung teuer" büßen. Die Prognose einer schwerwiegenden oder gar zum Tode führenden Entwicklung darf dem Patienten verschwiegen werden, muß aber in der Regel seinen Angehörigen bekannt gegeben werden. Dies wurde in einem neuesten Bundesgerichtsurteil (13. 11. 1979, OR 47, S. 284–289) erneut bestätigt. Während in Österreich und der Schweiz die Aufklärungspflicht sehr ähnlich aufgefaßt wird (vgl. dazu Magistris 1979, Bauer 1981), beachte man, daß in Deutschland die Aufklärungspflicht von denen, die eine Forderung hieraus ableiten möchten, ganz außergewöhnlich ausgeweitet wurde. Der Deutsche Bundesgerichtshof hat die Auffassung vertreten, daß „selbst bei extrem seltenen Zwischenfallrisiken (1:2000) die Entscheidungsfreiheit des Patienten gewahrt" bleiben muß. In der Schweiz und in Österreich dürfte sich eine solche, das Arzt-Patienten-Verhältnis strapazierende Praxis nicht durchsetzen.

Um der Aufklärungspflicht nachzukommen, steht das Aufklärungsgespräch im Vordergrund. Nach Knappen (1975) sollte – therapeutische Sonderlagen vorbehalten – das Gespräch über folgende Punkte aufklären:

1) Erläuterung der Art der Erkrankung (Diagnose) sowie der Folgen, die möglicherweise eintreten können, wenn der beabsichtigte Eingriff nicht durchgeführt wird (Prognose).
2) Die Schilderung des Herganges der beabsichtigten Behandlung bzw. des beabsichtigten Eingriffes in allgemein verständlicher Form, sowie des damit angestrebten Erfolges.
3) Hinweis auf evtl. nachteilige Folgen des beabsichtigten Eingriffes, aufgegliedert in
   – Allgemeines Behandlungsrisiko
   – Typisches Risiko der beabsichtigten Behandlung bzw. des beabsichtigten Eingriffes
   – Individuelles Risiko bei Vorliegen von Vorschädigungen
   – Hinweis auf andere mögliche Behandlungsmethoden sowie deren Vor- und Nachteile, Erfolgsaussichten und Gefahren

Für das Ausmaß des Aufklärungsgespräches sind die 4 folgenden Operationskategorien zu unterscheiden.

Obligate Operation

Bei diesen Operationen geht es um Notfallsituationen, um die Rettung des Sehvermögens, selbst in unserem Fachgebiet gelegentlich um die Rettung des Lebens. Eingriffe, bei denen das Sehvermögen ohne

Operation auf jeden Fall definitiv geschädigt wird, sind meistens dem Patienten und/oder seinen Angehörigen unschwer zu erklären. In diese Kategorie fallen vor allem Traumen mit Perforatio bulbi und intraokulärem Fremdkörper, die Netzhautablösung, der akute Glaukomanfall, u. U. auch das Glaucoma chronicum simplex in dekompensierter Phase, dann Tumoren, aber sehr selten Katarakte (phakogene Uveitis, phakogenes Glaukom).

Wahloperation

Wahloperationen sind aufschiebbar; ob überhaupt operiert werden soll und wann, ist Ermessenssache. In diese Kategorie gehören, abgesehen von den oben erwähnten Ausnahmen, die Kataraktoperation, ganz besonders aber die Vorderkammerlinsenimplantation. Hier sind auch das Glaucoma chronicum simplex, u. U. die Keratoplastik, Schieloperationen, die Tränenwegschirurgie und in gewissem Sinne auch die Photokoagulationstherapie der diabetischen Retinopathie einzureihen.

Prophylaktische Operation

Bei prophylaktischen Operationen muß das Verhältnis von Risiko zu Gewinn ganz besonders sorgfältig abgewogen und dem Patienten genau dargestellt werden; dazu gehören periphere Netzhautdegenerationen, prophylaktische Iridektomien am 2. Auge, u. U. sogar am 1. Auge, und auch wieder die diabetische Retinophathie.

Kosmetische Operation

Auf besonderes Glatteis begibt man sich mit kosmetischen Operationen. Hier sind eingehendste Erörterungen mit dem Patienten notwendig. Er muß willens sein, am Operationsrisiko wesentlich mitzutragen.

Wie stellt man den *Beweis* sicher, daß ein Aufklärungsgespräch stattgefunden hat? Es bieten sich folgende Möglichkeiten: Festhalten des Aufklärungsgespräches in der Krankengeschichte; Formular; Aufklärungsbroschüre; Aufklärungsbrief. Während nach Ott das Formular im allgemeinen zivilrechtlichen Publikumsverkehr auf wachsende Bedenken stößt, breitet es sich im medizinischen Bereich immer noch aus. Sicher ist ein sog. „Operationsrevers" völlig ungenügend, wie z. B.: „Ich bin mit dem mir vorgeschlagenen Eingriff einverstanden. Sollte sich während des Eingriffs eine erweiternde Operation als notwendig erweisen, erkläre ich mich auch damit einverstanden. Unterschrift." (Vgl. für Österreich dazu Magistris 1979).

Wenn ein Formular nicht eine eigentliche Aufklärungsschrift ist, ist es demnach juristisch keinesfalls ausreichend. Leydhecker et al. (1979) haben günstige Erfahrungen mit einer Aufklärungsschrift bei Kataraktoperation und anschließendem Aufklärungsgespräch mitgeteilt. Der Zeitbedarf liegt durchschnittlich bei 15 min. Die systematische Aufklärung wird die Medizin nicht etwa verbilligen, aber wahrscheinlich im ganzen verbessern. Die größte Gefahr der Formulare ist aber, daß das Aufklärungsgespräch zu kurz kommt oder sogar unterbleibt. Das Gespräch bleibt das Wesentliche, insbesondere das Eingehen auf Fragen des Patienten. Generell ist ferner wichtig, daß der Patient auch darauf hingewiesen wird, was ihn selbst bei normalem Verlauf mit Bestimmtheit, und bei ungünstigem Verlauf an möglichen Komplikationen konkret erwartet. Die Aniseikonie, das ungewöhnlich große Bild, die astigmatische Verziehung nach gewöhnlicher Staroperation, die mögliche beschleunigte Linsentrübung nach Glaukomoperation, die Möglichkeit der u. U. notwendigen Reoperation bei Amotio retinae sind einige Beispiele.

In Übereinkunft mit Juristen und aufgrund der Ausführungen von Ott (1978) gilt bei uns z. Z. folgende Weisung über die Aufklärung der Patienten:

Hospitalisierte, aber auch ambulante Patienten müssen über eine beabsichtigte medikamentöse und/oder operative Behandlung und deren mögliche Folgen und Risiken aufgeklärt werden. Besonders wichtig ist das bei prophylaktischen Maßnahmen, z. B. Lichtkoagulation. Dabei soll die Verhältnismäßigkeit gewahrt werden. Derjenige Arzt, welcher den Eingriff vornehmen wird, hat mindestens das abschließende Aufklärungsgespräch selbst zu führen. Oberarzt und Chefarzt sind in problematischen Fällen und bei auftretenden Schwierigkeiten dem Assistenzarzt behilflich. Auf zu unterschreibende Formulare, welche rechtlich von umstrittener Relevanz sind, wird vorerst verzichtet. Hingegen soll, während der Operateur den bevorstehenden Eingriff mit dem Patienten bespricht, unter speziellem Hinweis darauf, daß er ihm nun erklären möchte, um was es bei der Therapie gehe, und daß er diese nur mit seinem Einverständnis durchführen möchte, ein weiterer Arzt ein Stichwortprotokoll in die Krankengeschichte schreiben. Dieses soll dann von beiden Ärzten unterschrieben werden. Falls das Aufklärungsgespräch ohne Drittperson durchgeführt wird, soll dieses in der Krankengeschichte vom das Gespräch führenden Arzt selbst, in der Regel handschriftlich, festgehalten und signiert werden. Die Gegenwart weiterer Anwesender wird im Protokoll erwähnt (z. B. Schwestern, Ärzte bei der Chefvisite, Oberarztvisite, Angehörige).

Wie steht es aber mit dem freien Willen des Patienten, wenn er bereits im Krankenhaus ist? Die Umstände und der ganze Aufwand, der für den Krankenhausaufenthalt betrieben wurde, schränken diesen freien Willen de facto ein. Deshalb sollte vor Wahloperationen – also dann, wenn der Patient selbst entscheidet, ob und wann er ins Krankenhaus zur Behandlung kommen wird – der einweisende

Augenarzt den Patienten bereits eingehend aufgeklärt haben. Trotzdem können sich Schwierigkeiten ergeben, weil die Operationsindikation nämlich letztlich bei dem den Patienten operierenden Arzt liegt, der auch die Verantwortung für den Patienten ganz übernehmen muß. Diese Schwierigkeiten treten vor allem in denjenigen Bereichen auf, in welchen man über eine Operationsindikation geteilter Ansicht sein kann; dies geschieht speziell dann, wenn sich bei weitergehenden Untersuchungen, wie sie nur im Krankenhaus möglich sind, neue Gesichtspunkte ergeben. Dies bedeutet, daß der einweisende Arzt zwar aufzuklären hat, aber auch darauf vorbereiten muß, daß der Krankenhausarzt letztlich entscheidet.

Häufigste Ursache von Haftpflichtprozessen

Mit einer korrekten Aufklärung werden wir den Haftpflichtprozeß nicht sicher vermeiden. Er kann so oder so auf uns zukommen, wahrscheinlich dann, wenn wir ihn am wenigsten erwarten. Die sorgfältige Aufklärung gehört aber zur korrekten Therapie und zum richtigen menschlichen Umgang mit den Patienten. Es wäre falsch, wenn man den zu vermeidenden Haftpflichtprozeß als Leitlinie für die eigene Praxisführung wählen würde. Es lohnt sich jedoch, die häufigsten Ursachen von Haftpflichtprozessen zur Kenntnis zu nehmen, um unser Verhalten zu überprüfen und aus den häufigsten Fehlern zu lernen. Eine Tabelle von Bettman (1979) aus den USA ist aufschlußreich (Tabelle 27.1).

Bei der *Kataraktoperation* sind es die postoperative Endophthalmitis, der Endothelschaden nach Phakoemulsifikation und die Komplikationen nach intraokulärer Linsenimplantation, die zum Haft-

Tabelle 27.1. Gruppierung von 276 Haftpflichtfällen nach Diagnose (Gruppen überschneiden sich). [Nach Bettman (1979)]

Diagnose	n	%
Kataraktoperation	71	25,7
Medikamentenverschreibung	52	18,8
Netzhautablösung	42	15,2
Trauma und Fremdkörper	33	12,0
Postoperative Infektion	24	8,7
Netzhauterkrankungen	24	8,7
Retrolentale Fibroplasie	23	8,3
Anästhesie	19	6,9
Plastische Chirurgie	9	3,3
Vermischtes	51	17,2

pflichtprozeß führen. Je ungünstiger das Verhältnis zwischen Gewinn und Risiko ist, um so vorsichtiger muß man seine Methode wählen; um so vorsichtiger muß man aber auch bei der Operationsindikation sein, z. B. bei der frühzeitigen Kataraktoperation bei noch wenig reduziertem Visus.

Die *Medikamentenverschreibung* steht bereits an zweiter Stelle. Man tut gut daran, die Nebenwirkungen aller zu verwendenden Medikamente genau zu kennen. Wenn man bei engem Kammerwinkel eine Mydriase vornehmen will, muß man sich im klaren darüber sein, ob dies notwendig und im Interesse des Patienten ist. Die Problematik muß mit dem Patienten besprochen werden.

Bei der *Netzhautablösung* geht es häufig um die zu spät gestellte Diagnose. Um dies zu vermeiden, ist die genaue Instruktion der Praxishilfe eminent wichtig, d. h. es empfiehlt sich, seinen Mitarbeitern klare Instruktionen über Notfallsituationen zu geben, deren Kenntnisse zu überprüfen, ferner in übersichtlichen, neben dem Telefon liegenden Tabellen festzuhalten, welche Symptome der sofortigen ärztlichen Untersuchung bedürfen, bzw. welche einen gewissen Aufschub erlauben (Tabelle 27.2). Notfälle müssen von der Praxishilfe erkannt werden, damit die Untersuchung durch den Arzt rechtzeitig erfolgen kann. Nicht eingehaltene Termine soll die Praxishilfe in die Krankengeschichte eintragen.

Beim frisch Traumatisierten stellt man mit Recht die möglichst rasche Versorgung des Patienten in den Vordergrund. Es ist aber wichtig, ihm so früh wie möglich die Gesamtsituation zu erklären: bei einer Contusio sind die möglichen Komplikationen, wie Amotio retinae, Katarakt und Glaukom zu erwähnen; wegen der Amotiogefahr sind Kontrollen über sehr lange Zeit vorzunehmen und der Patient sollte über mögliche Symptome der Netzhautablösung orientiert sein. Auch der Notfall erfordert nicht nur eine sofortige, sondern auch sorgfältige Untersuchung beider Augen.

Ganz generell darf dann aber festgehalten werden, daß wir uns mit den meisten Augenoperationen im Bereich sehr kleiner Risiken bewegen. Die Erfolgsraten sind gegenüber Eingriffen in anderen Gebieten der Chirurgie außerordentlich hoch, wenn man Therapieerfolge statistisch vergleicht.

Nicht erst der drohende Haftpflichtfall soll lehren, die folgenden wichtigsten Grundregeln der Praxisführung einzuhalten:

- Kompetenzschwelle nicht überschreiten (sich nicht vom Patienten zu Dingen verleiten lassen, die man gar nicht tun will und kann)
- Konsiliarii frühzeitig zuziehen (hier muß man gelegentlich über den eigenen Schatten springen)

Tabelle 27.2. Untersuchungsfristen bei Patientenangaben

Bei folgenden (telefonischen) Angaben muß dem Patienten in folgenden Fristen eine Konsultation verschafft werden:

Sofort
1. Unfall (mechanisch, Verätzung, Verbrennung)
2. Plötzliche Erblindung eines oder beider Augen
3. Plötzliche oder raschere Sehverschlechterung (seit einigen Tagen)
4. Blitzen, auf- und abtanzende Gebilde vor den Augen, Rauch (Glaskörperabhebung!)
5. Zunehmender Schatten oder Vorhang (Netzhautablösung!)
6. Plötzliche Doppelbilder, frisch aufgetretene Ptosis
7. Schmerzen im Augenbereich
8. Neu aufgetretene Kopfschmerzen
9. Rotes Auge, „Eiter", trübe Hornhaut
10. Beim Säugling „etwas" bemerkt, z. B. Tränen, eitriger Ausfluß (Gonoblenorrhö!), weiße Pupille, großes Auge, Strabismus
11. Frische Schwellung und/oder Rötung im Lidbereich und Protrusio bulbi
12. Defekte Brille bei Patient, der auf Brille unbedingt angewiesen ist

Ein bis einige Tage
1. Seit langem rotes Auge ohne Sehverschlechterung
2. Seit langem etwas Schmerzen oder Sehverschlechterung

Im Verlaufe einer Woche
1. Allmähliche Sehverschlechterung seit langem
2. Tränen seit langem
3. Neu aufgetretener oder noch nie untersuchter länger bestehender Strabismus (Achtung bei Kleinkindern!)
4. Kleines „Gewächs" am Lidrand

Sobald regulär Platz vorhanden ist
(Sobald Wartefrist 2 Wochen übersteigt, Patienten fragen, ob er zu einem Kollegen gehen wolle)
1. Patient, der nach Brille verlangt
2. Bekannter, bereits behandelter Strabismus
3. Verlangte Kontrolluntersuchung ohne eigentliche Krankheitssymptome (Check-up)

— rechtzeitig Röntgenbilder anfertigen (Fremdkörper!)
— Röntgenbilder auch zu Nachkontrolle (nach Fremdkörper)
— Nur wenige, aber sorgfältig ausgewählte Medikamente verwenden, deren Wirkungen und Nebenwirkungen genau bekannt sind
— Pläne erstellen für Notfallsituationen
— Notfallbehandlungen einüben
— Krankengeschichten korrekt und sorgfältig führen

Nachträgliche Korrekturen in der Krankengeschichte, selbst wenn im guten Glauben vorgenommen, sind nicht nur nicht gestattet und werden als Dokumentenfälschung gewertet, sondern sie machen den Arzt bei einer Haftpflichtklage praktisch unverteidigbar. Nachträge sind erlaubt, müssen aber als solche gekennzeichnet und mit dem Datum versehen werden.

Organtransplantation

Eine besondere juristische Frage ist die Hornhautübertragung. Solange diese die einzigen, überhaupt durchgeführten Organtransplantationen waren, ließen sich die Hornhautentnahmen im Rahmen der getroffenen Regeln über Autopsien als Teil derselben im wesentlichen uneingeschränkt durchführen (so z. Z. noch in Österreich), insbesondere weil die Entnahme der Hornhaut nicht unmittelbar nach dem Tode, sondern ohne Schaden für den Empfänger bis einige Stunden danach erfolgen konnte. Mit den großen Fortschritten in der Transplantationschirurgie — insbesondere im Bereich der Nieren, aber auch des Herzens — wurde die Augenheilkunde mit in die Problematik der anzustrebenden Gesetzesformulierungen über Eingriffe an Verstorbenen zu Transplantationszwecken einbezogen.

In der Schweiz konnte man sich auf Hinderling (1970) stützen, dem es zu verdanken ist, daß es in der Schweiz praktikable Lösungen für diese heiklen Probleme gibt. Hinderling faßt seine wegbahnenden Ausführungen wie folgt zusammen:

1. Erste Voraussetzung für die Entnahme wesentlicher Organe des menschlichen Körpers ist der Tod des Spenders. Als Tod ist auch der ‚Hirntod' anzusehen. Ob dagegen dessen Eintritt (vor Eintritt des Herz-Kreislauf-Todes) mit zuverlässiger Sicherheit festgestellt werden kann, ist auf Bedenken gestoßen, für deren Aufklärung der Jurist auf den Mediziner angewiesen ist. Hier hat die Schweizerische Medizinische Akademie die entsprechenden Richtlinien erlassen. Für Ophthalmologen ist die Feststellung des Todes nicht kritisch, hingegen — und dies nun abgesehen von den juristischen Aspekten — die Grundkrankheit des Spenders. Zu denken ist an die Viruserkrankungen, vor allem an die Hepatitis und die Jakob-Creutzfeld-Erkrankung (slow virus infection).

Hinderling fährt fort:
2. Zweite Voraussetzung für die Organentnahme zum Zwecke der Transplantation ist, daß letztere sich als Heilmaßnahme in bezug auf den Empfänger (dessen Einwilligung unerläßlich ist) verantworten und empfehlen läßt. Trifft dies zu, so kann und soll von einer Befragung der nächsten Angehörigen des Spenders abgesehen werden. Ein spontaner, zum voraus erklärter Einspruch des Spenders oder ein Veto seiner nächsten Angehörigen ist nur insofern beachtlich, als darauf abgestellt werden soll, wenn im konkreten Fall zwei gleichgeeignete Organe zur Verfügung stehen, von denen bloß das eine mit einem Einspruch belastet ist.
3. Die bisherige medizinische Praxis behilft sich damit, daß zwar am Erfordernis der Einwilligung festgehalten, aber eine ausdrückliche Zustimmung nicht verlangt wird und die Anforderungen an die Kenntnis der Einsprachemöglichkeit herabgesetzt werden. Damit wird aber doch wohl im Einzelfall die Grenze zwischen echter und bloß fingierter Zustimmung überschritten. Im Ergebnis macht daher die Praxis Zugeständnisse an die richtige Erkenntnis: Daß nämlich unter bestimmten Voraussetzungen von einer Zustimmung abgesehen werden darf und soll.

Hier spielen Güterabwägung und Notstand als besondere Rechtfertigungsgründe, nämlich daß die Organtransplantation das letzte Mittel zur Rettung eines Patienten ist, die entscheidende Rolle. Leben und Gesundheit eines Patienten verdienen den Vorrang vor der Respektierung der Unversehrtheit des Leichnams und der darauf bezogenen Gefühlssphäre. Augenärzte müssen sich aber vor Augen halten, daß die Hornhauttransplantation kaum je ein „letztes Mittel zur Rettung eines Patienten" ist.

Diesem Umstand tragen die Transplantationsgesetze mehrerer Staaten der EWG Rechnung, indem die Organentnahme bei Verstorbenen von der *Einsprache* des Spenders bzw. Angehörigen, aber nicht von dessen bzw. deren *Einwilligung* abhängig gemacht wird. In der BRD wird von den Ärzten um die Einsprachelösung gerungen, wahrscheinlich vergeblich. Wenn man bedenkt, daß in der BRD pro Jahr ca. 4000, in der Schweiz ca. 150–200 Hornhauttransplantationen nötig sind, kann man ermessen, wie wichtig es ist, daß der Gesetzgeber für die Organtransplantation praktikable Lösungen findet. Augen- und Organbanken können diese Probleme nur mangelhaft und erst nur mit enorm größerem Aufwand lösen. Gesetzgeber und Richter, die die heiklen Fragen in dem Grenzbereich zwischen Gesundheit, Krankheit, Sterben und Tod zu regeln haben, werden ihren Mitmenschen am besten dienen, wenn sie bei der Formulierung neuer Gesetze die Erfahrungen der Ärzte miteinbeziehen.

In Österreich steht die Inkraftsetzung eines Transplantationsgesetzes ebenfalls bevor. Vorläufig gilt, daß die Entnahme von Leichenteilen nur mit vorher erteilter Zustimmung des Verstorbenen oder aber seiner nahen Angehörigen zulässig ist. Wenn jedoch an einer Leiche eine vom Krankenanstaltengesetz vorgesehene Leichenöffnung stattfindet, dann wird in diesem Zusammenhang auch die Entnahme von Leichenteilen ohne weitere Zustimmung zulässig sein.

In der Schweiz hat man sich bislang an die Überlegungen von Hinderling (1963) gehalten. Die Organtransplantation kann aber im Rahmen der Sanitäts- und Spitalgesetze kantonal geregelt werden. Eines der neuesten Spitalgesetze der Schweiz, nämlich das des Kantons Basel-Stadt, formuliert in § 12: „Ist es zur Lebensrettung oder lebenswichtigen Behandlung eines Patienten erforderlich, können einem verstorbenen Patienten Gewebsstücke oder Organe zur Transplantation entnommen werden. Die Entnahme hat zu unterbleiben, wenn der Verstorbene selbst, bzw. seine nächsten Angehörigen, Einspruch erhoben haben. Die Einspracheberechtigten sind in geeigneter Weise auf die Einsprachemöglichkeit aufmerksam zu machen." Mit dem letzten Satz wird die Einsprachelösung de facto in eine Einwilligungslösung umgewandelt, die klaren Gedankengänge Hinderlings werden so verwässert.

Literatur

Academia Ophthalmologica Internationalis (1979) Codex der ophthalmologischen Ethik. Klin Monatsbl Augenheilkd 174:760

Bauer G (1981) Der Arzt im Straf- und Zivilrecht. Österr Ärztez 36/15–16:991

Bettman JW (1977) The art, the law and a bit of science. Äsculapius, Birmingham

Bettman JW (1979) Special problems in ophthalmic subspecialties. Ophthalmology 86:1246

Bettman JW (1980) How to reduce medicolegal involvement in cases of trauma. Ophthalmology 87:432

Bodamer O (1969) Das Recht des Menschen auf seine eigene Krankheit. In: Keller M (Hrsg) Revolution der Technik, Evolutionen des Rechts. Schulthers, Zürich

Charta der Patientenrechte, Amer Hosp Assoc 1973. Unterausschuß der EWG (1979) Schweiz Ärztez 60:2272

Glaus B (1979) Deine Rechte als Patient. Regina, Zürich

Gloor B (1981) Ophthalmochirurgie – juristische Aspekte. Klin Monatsbl Augenheilkd 178:236–240

Gloor B, Pfaltz CR (1982) Die Lamina papyracea – fragwürdiger Schutz des Nervus opticus bei der Ethmoidchirurgie. Fortschr Ophthalmol 79: 97–99

Gross J (1977) die persönliche Freiheit des Patienten. Stämpfli, Bern

Hinderling H (1963) Die ärztliche Aufklärungspflicht. Helbing & Lichtenhahn, Basel

Hinderling H (1970) Juristische Aspekte der Organtransplantation. Schweiz Med Wochenschr 100:401

Magistris F (1979) Der „Operationsrevers" (Einwilligung in die Heilbehandlung): Strafrechtliche Bedeutung, praktische Handhabung. Österr Ärztez 34/17:987

Knappen FJ (1975) In: Becker W, Deutsch E, Knappen FJ, Nüssgens K (Hrsg) (1975) Probleme der fachärztlichen Aufklärungspflicht. Laryngol Rhinol 54:783

Leydhecker W, Gramer E, Kreiglstein GK (1979) Erste Erfahrungen mit der schriftlichen Aufklärung vor Kataraktoperation. Klin Monatsbl Augenheilkd 175:262

Ott WE (1978) Voraussetzungen der zivilrechtlichen Haftung des Arztes. Schultheiss, Zürich

Parsons T (1975) Definition von Gesundheit und Krankheit im Lichte der Wertbegriffe und der sozialen Struktur Amerikas. In: Mitscherlich A (Hrsg) Der Kranke. S 57ff. Suhrkamp, Frankfurt

Stellamor K (1977) Ärztliche Berufsordnung. Eine Rechts- und Standeskunde. Manzsche Verlags- und Universitätsbuchhandlung, Wien

Walder H (1978) Der Fahrlässigkeitsbegriff im Rahmen der ärztlichen Tätigkeit. Schweiz Ärztez 59:2236

Die ophthalmoskopische Untersuchung

Der deutsche Physiker und Physiologe Hermann v. Helmholtz beschrieb sein Ophthalmoskop im Jahre 1851. Er stellte damit dem Arzt – insbesondere dem Internisten und Neurologen – ein Instrument zur Verfügung, das bei der Diagnostik von Allgemeinerkrankungen mit Augenbeteiligung unentbehrlich geworden ist. Nirgendwo sonst im Körper können Gefäße und Nervenstrukturen unter Vergrößerung in vivo beobachtet werden. Besonders wertvoll ist die Ophthalmoskopie bei der Verlaufskontrolle von Krankheitsprozessen, da Änderungen der pathologischen Befunde leicht zu registrieren sind.

Das Ophthalmoskop wird in erster Linie zur Untersuchung des Augenhintergrundes verwendet. So versteht man unter dem Begriff Ophthalmoskopie (auch Fundoskopie genannt) gemeinhin die Untersuchung von Sehnervenpapille, Netzhaut, Netzhautgefäßen, Makula und Aderhaut. Neben seinem hauptsächlichen Anwendungszweck zur Betrachtung des Fundus gibt das Ophthalmoskop aber auch die Möglichkeit, andere Strukturen des Auges, wie Kornea, Iris, Linse und Glaskörper, zu untersuchen. Für diese Untersuchungen ist die Spaltlampe dem Ophthalmoskop zwar überlegen, sie bleibt aber dem Facharzt vorbehalten. Der Allgemeinpraktiker kann mit Hilfe des Ophthalmoskops zahlreiche Veränderungen im vorderen Augensegment erkennen und der fachärztlichen Untersuchung zuführen. So sind beispielsweise Vaskularisationen und Trübungen der Kornea, Blutungen und Exsudate in der Vorderkammer und Trübungen der Linse ophthalmoskopisch gut sichtbar. Es gelingt sogar, die Lage von Trübungen in der Linse oder von degenerativen Glaskörperveränderungen zu bestimmen.

Wegen ihrer reichen Möglichkeiten muß die Untersuchung mit dem Ophthalmoskop Teil einer jeden Allgemeinuntersuchung sein. Die Befunde von den brechenden Medien des Auges und vom Augenhintergrund sind derart wichtig, daß sich jeder Allgemeinpraktiker, Internist oder Pädiater schon in den frühen klinischen Ausbildungsjahren mit dem Gebrauch des Ophthalmoskops vertraut machen sollte. Die Ophthalmoskopie stellt eine außergewöhnlich informative, aber doch eigentlich leicht zu beherrschende Untersuchungstechnik dar.

Medikamentöse Mydriase

Bei der routinemäßigen Allgemeinuntersuchung gelingt die Ophthalmoskopie fast immer ohne Pupillenerweiterung. Die brechenden Medien und der Fundus lassen sich mit genügender Sicherheit beurteilen, wenn der Untersuchungsraum verdunkelt wird und wenn sich die Lichtquelle des Ophthalmoskops in ordentlichem Zustand befindet. Falls eine Mydriase wünschenswert erscheint, beispielsweise zur Abklärung einer Sehstörung unbekannter Genese, sollte ein Mydriatikum mit kurzer Wirkungsdauer und möglichst wenig Wirkung auf die Akkommodation verwendet werden.

Phenylephrintropfen, 2,5–10%, sind für diesen Zweck bestens geeignet (andere Mydriatika werden im Anhang C beschrieben). Allgemeine Nebenerscheinungen sind beim Gebrauch dieser Augentropfen kaum zu erwarten. Nach Applikation von 1–2 Tropfen Phenylephrin erweitert sich die Pupille rasch. Eine dunkel pigmentierte Iris spricht viel schlechter an als eine helle, so daß evtl. zusätzlich 1 Tropfen eines Zykloplegikums, wie Homatropin oder noch besser Tropicamid (Mydriatikum), gegeben werden muß.

Vorsicht: Bei älteren Patienten mit einer seichten Vorderkammer kann durch die Pupillenerweiterung ein Anfall von akutem Winkelblockglaukom ausgelöst werden. Es ist deshalb unerläßlich, vor der Gabe des Mydriatikums die Vorderkammertiefe bei schräger Beleuchtung von außen zu beurteilen (s. Abb. 14.7).

Arten der Ophthalmoskopie

Man kennt 2 Arten der Ophthalmoskopie: die direkte und die indirekte. Die Abb. A.2–A.4 geben weitere Aufschlüsse. Beide Methoden haben ganz bestimmte Anwendungszwecke entsprechend ihren Vor- und Nachteilen. Wichtig sind die Verdunkelung des Untersuchungsraumes und eine ausreichende Beleuchtungsstärke des Ophthalmoskops. Bei der direkten Ophthalmoskopie sitzt der Patient in der Regel und der Untersucher steht daneben. Bei der oft länger

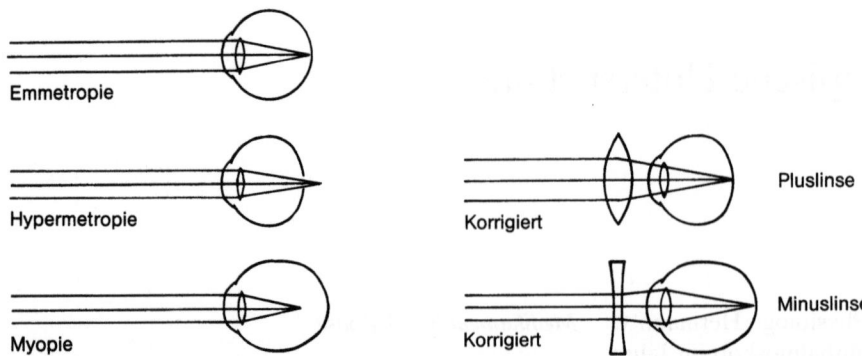

Abb. A.1. Die häufigsten optischen Fehler des Auges. Bei der Hypermetropie ist der Augapfel zu kurz, so daß die Lichtstrahlen hinter der Netzhaut fokussiert werden. Der Fehler wird durch eine bikonvexe Linse korrigiert, die zusätzliche Brechkraft erbringt. Bei der Myopie ist der Augapfel zu lang, so daß der Fokus der Lichtstrahlen vor der Retina liegt. Durch Vorsetzen einer bikonkaven Linse vor dem Auge wird eine Divergenz der eintretenden Lichtstrahlen erreicht, wodurch sich der Fokus auf die Retina verschiebt. (Nach Ganong 1979)

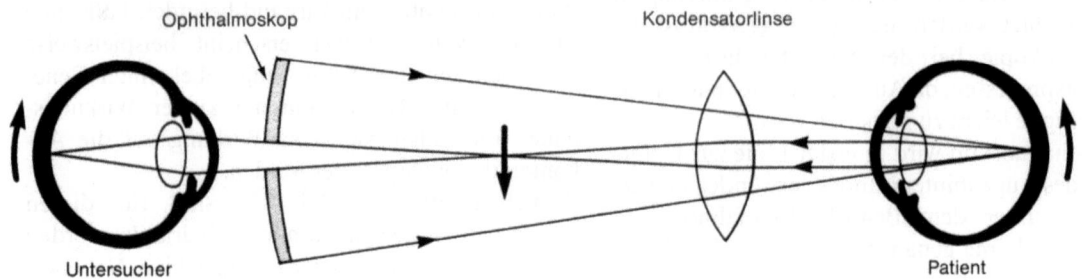

Abb. A.2. Indirekte Ophthalmoskopie. Der *Pfeil* im Fokus entspricht dem umgekehrten Bild des Fundus vom Patientenauge

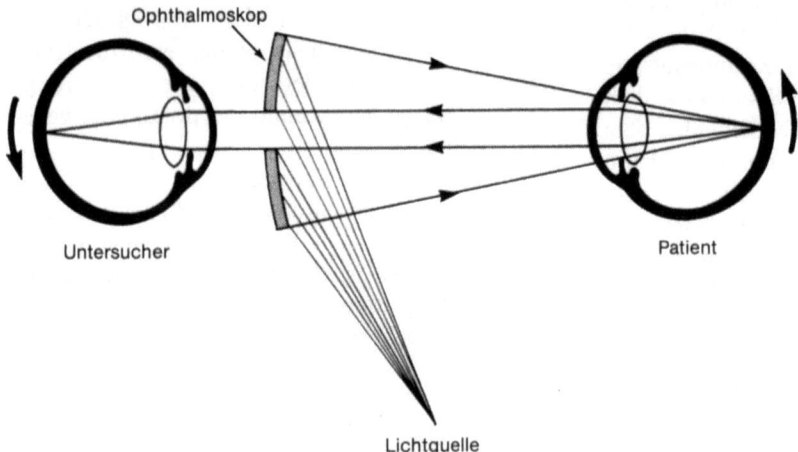

Abb. A.3. Direkte Ophthalmoskopie. Die *Pfeile* bezeichnen die räumliche Orientierung zwischen Untersucher- und Patientenauge. (Nach Nover 1971)

dauernden indirekten Ophthalmoskopie zur Beurteilung der Netzhautperipherie kann der Patient liegen.

Indirekte Ophthalmoskopie

Bei der indirekten Ophthalmoskopie wird der Augenspiegel in einer Entfernung von 30–50 cm vom Patientenauge gehalten. Zur Ausschaltung der Akkommodation des Untersucherauges kann eine leichte Pluslinse von 3 oder 4 dpt in die Apertur ge-

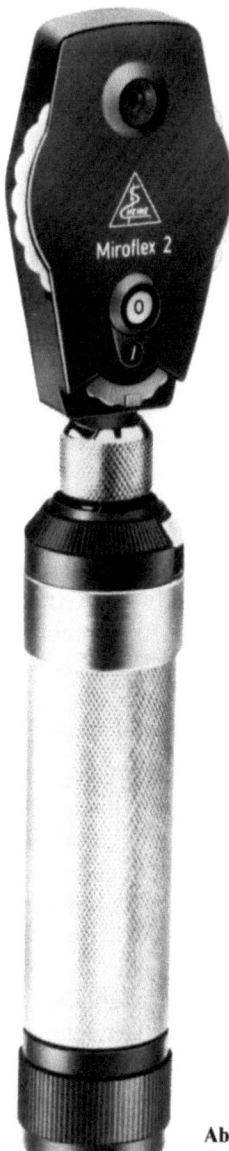

Abb. A.4. Ophthalmoskop
(Heine Optotechnik)

Tabelle A.1. Vergleich der indirekten mit der direkten Ophthalmoskopie

	Indirekt	Direkt
Untersuchtes Netzhautareal	8 Papillendurchmesser	2 Papillendurchmesser
Möglicher Einblick	Bis zur Ora serrata	Bis zum Äquator
Stereopsis	Ja	Nein
Bild	Umgekehrt, virtuell	Aufrecht, reell
Vergrößerung	2- bis 4mal	15- bis 20mal

bei leichten Medientrübungen gewährleistet. 2. Auch große Refraktionsfehler des Patientenauges bleiben ohne Einfluß auf den Untersuchungsgang. Die Nachteile liegen in der geringen Vergrößerung und in der Umkehrung des Bildes. Bei der Anfertigung von Skizzen des Augenhintergrundes darf diese Bildumkehr nie vergessen werden.

Binokulare indikrekte Ophthalmoskopie

Die binokulare indirekte Ophthalmoskopie kam in den 50er Jahren auf und hat sich unterdessen zu einer unentbehrlichen Untersuchungsmethode entwickelt. Alle angehenden Ophthalmologen werden in dieser technisch nicht ganz einfachen Untersuchungsmethode ausgebildet, die insbesondere bei der Netzhautchirurgie alle anderen Arten der Ophthalmoskopie verdrängt hat. Der große Vorteil dieser Methode liegt in dem überaus lichtstarken stereoskopischen Bild und in der ausgezeichneten Übersicht, die bis zur äußersten Netzhautperipherie reicht und auch durch Medientrübungen, wie beginnende Katarakte, nur wenig gestört wird. Wegen der technischen Schwierigkeiten und dem apparativen Aufwand bleibt die binokulare indirekte Ophthalmoskopie dem Facharzt zur Beurteilung von Netzhauterkrankungen vorbehalten. Für die Bedürfnisse des Allgemeinpraktikers ist das direkte Ophthalmoskop wesentlich besser geeignet (Tabelle A.1).

Direkte Ophthalmoskopie

Die Beschreibung der verschiedenen Anwendungsmöglichkeiten des direkten Ophthalmoskops soll das Kernstück dieses Kapitels sein.

Das Prinzip des direkten Augenspiegels ist seit seiner ersten Beschreibung durch Helmholtz unverändert geblieben, die Instrumente sind aber seither technisch stetig verbessert worden. Im Prinzip handelt es sich um eine starke Lichtquelle, die über einen kleinen Spiegel zum Patientenauge abgelenkt

geben werden. Das virtuelle und umgekehrte Bild des Fundus wird durch eine starke Pluslinse (Lupe von +12 bis +30 dpt, Kondensatorlinse) erzeugt, die unmittelbar vor dem Patientenauge in den Strahlengang gebracht wird.

Die Sehnervenpapille wird sichtbar, wenn man dem Patienten mit dem rechten Auge über die rechte, mit dem linken Auge über die linke Schulter des Untersuchers blicken läßt. Andere Netzhautareale werden durch Augenbewegungen des Patienten oder entsprechende Stellungsänderungen von Augenspiegel und Kondensatorlinse abgebildet.

Die Hauptvorteile der indirekten Ophthalmoskopie sind folgende: 1. Weites Gesichtsfeld. Damit ist der Überblick schon bei unerweiterter Pupille und auch

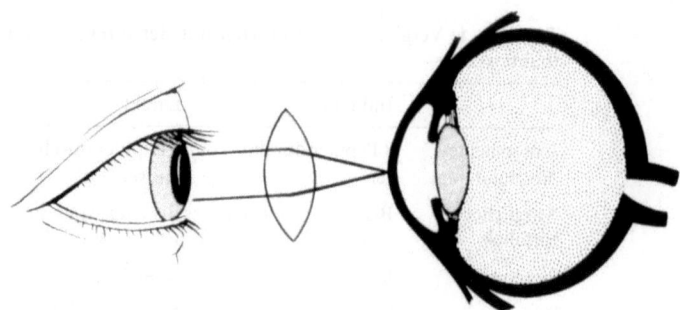

Abb. A.5. Beobachtung der Kornea mit einer starken Konvexlinse aus kurzer Distanz (Lupenspiegel)

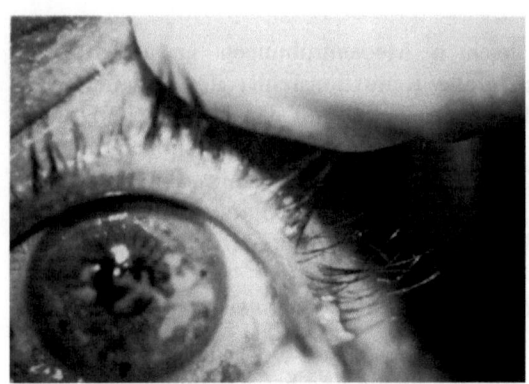

Abb. A.6. Dendritische Hornhautfigur bei Herpes-simplex-Keratitis

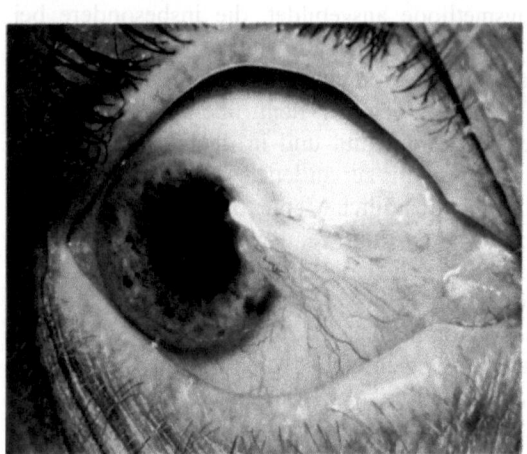

Abb. A.7. Pterygium des rechten Auges. (Photo von Diane Beeston)

wird. Das vom Patientenauge reflektierte Licht wird vom Untersucher durch eine kleine, hinter diesem Ablenkungsspiegel gelegene Apertur beobachtet. Es entsteht ein reelles aufrechtes Bild.

Bei der direkten Ophthalmoskopie liegt der Augenspiegel möglichst dicht zwischen den Augen des Untersuchers und des Patienten. Der Untersucher erhält ein scharfes Bild vom Augenhintergrund des

Patienten, wenn Untersucherauge und Patientenauge emmetrop und akkomodationslos sind. Zum Ausgleich von möglichen Refraktionsfehlern kann der Untersucher verschiedene auf einer sog. Rekoss-Scheibe angebrachte Plus- oder Minuslinsen vor die Apertur bringen. So muß z. B. bei der Untersuchung eines aphaken Auges eine Linse von +8 bis +12 dpt zwischengeschaltet werden, wodurch die Refraktionsanomalie des Patienten und die Akkommodation des Untersuchers neutralisiert werden (Abb. A.1).

Anwendungsarten des direkten Ophthalmoskops

Untersuchung bei fokaler Beleuchtung: Der Lichtstrahl des Ophthalmoskops wird auf das äußere Auge oder das vordere Augensegment fokussiert. Besitzt das Ophthalmoskop eine Spaltblende, kann bei seitlichem Lichteinfall und Beobachtung durch eine zusätzliche Lupe (Konvexlinse +12 dpt) eine rudimentäre Spaltlampenuntersuchung durchgeführt werden. Man kann aber auch das Ophthalmoskop selbst als Lupenspiegel benützen, indem man eine Linse von +10 bis +40 dpt auf der Rekoss-Scheibe einstellt und in entsprechender Distanz die vorderen Augenabschnitte mit Vergrößerung beobachtet (Abb. A.5).

Beobachtung im durchfallenden (regredienten) Licht: Der Augenspiegel wird ohne zusätzliche Linse in der Apertur 25–40 cm vor dem Patientenauge gehalten. Dadurch läßt sich der rote Fundusreflex auslösen. Mit etwas Übung gelingt es dem Untersucher, Medientrübungen in Linse und Glaskörper oder eine Netzhautablösung sofort zu erkennen. Durch Zuschaltung von schwachen Pluslinsen auf der Rekoss-Scheibe kann die Lage einer etwaigen Medientrübung abgeschätzt werden. Ebenso wichtig ist die Bewegung einer Trübung: Erfolgt sie gleichsinnig mit den Bewegungen des Augapfels, liegt sie vor dem Iris-Linsen-Diaphragma, bei gegenläufiger Bewegung weiter hinten.

Der Untersucher soll es sich zur Regel machen, in jedem Fall den roten Fundusreflex zu beurteilen, be-

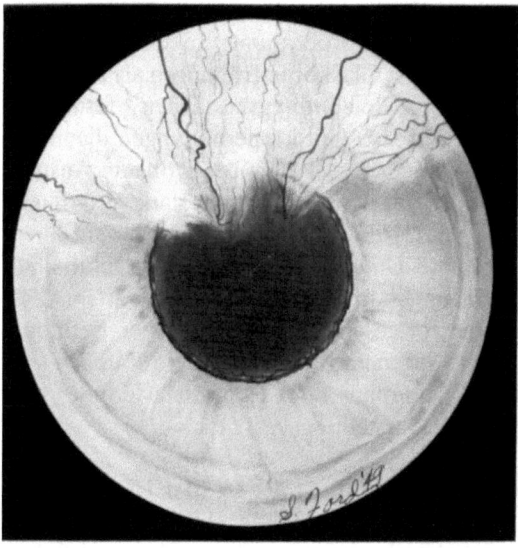

Abb. A.8. Pannus trachomatosus. (Mit freundlicher Genehmigung von P. Thygeson)

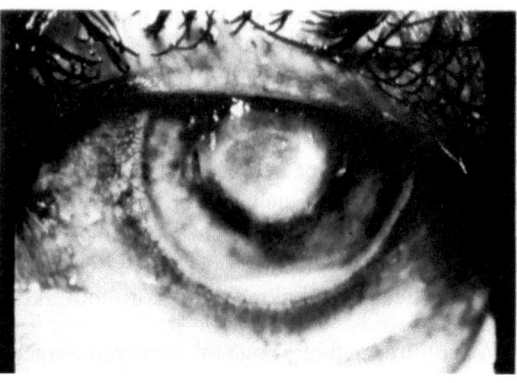

Abb. A.10. Hypopyon. (Mit freundlicher Genehmigung von K. Tabbara)

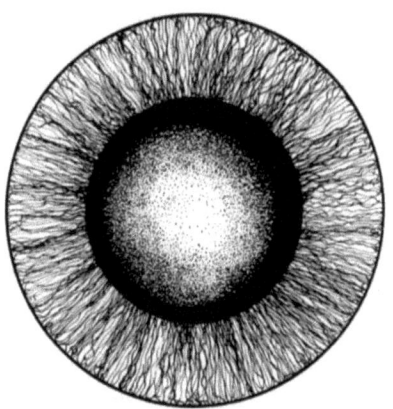

Abb. A.9. Disziforme Keratitis bei Herpes simplex

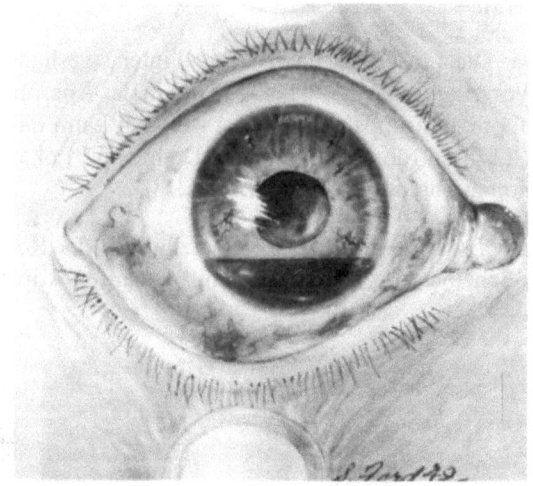

Abb. A.11. Blutspiegel in der Vorderkammer (Hyphäma). (Mit freundlicher Genehmigung von M. Hogan)

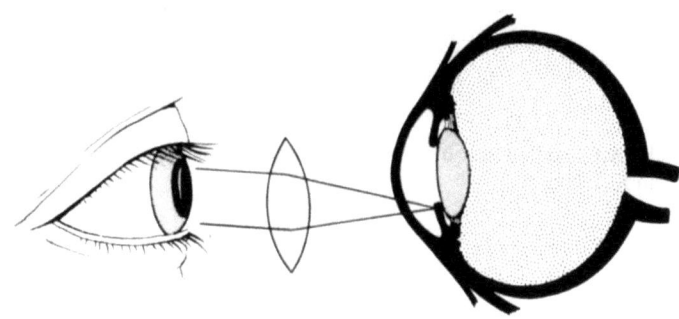

Abb. A.12. Untersuchung der Iris mit einer starken Konvexlinse aus kurzer Distanz (Lupenspiegel)

vor er sich der eigentlichen direkten Ophthalmoskopie zuwendet.

Ophthalmoskopie: Der Augenspiegel wird nun möglichst nahe an das Patientenauge herangebracht. Durch eine geeignete Linseneinstellung durch Dre-

hen an der Rekoss-Scheibe wird ein scharfes Bild des Fundus eingestellt.

Untersuchungsbefunde (Abb. A.6–A.11)

Kornea: Auf der Rekoss-Scheibe wird eine starke Pluslinse von +20 bis +40 dpt vor die Apertur des

Ophthalmoskops geschaltet, wonach in einem Abstand von 10 bzw. 5 cm beispielsweise Narbentrübungen, Ulzera, Fremdkörper, Vaskularisationen oder ein Pterygium beobachtet werden können.

Kammerwasser: Mit der beschriebenen Einstellung als Lupenspiegel lassen sich Veränderungen in der Vorderkammer erkennen, z. B. ein Blutspiegel (Hyphäma) nach einem Trauma oder ein Eiterspiegel (Hypopyon) bei einem bakteriellen Hornhautulkus.

Iris: Wegen ihrer tieferen Lage im vorderen Augensegment wird die Iris bei der Verwendung des Ophthalmoskops als Lupenspiegel am besten mit der Vorschaltung von +15 dpt auf der Rekoss-Scheibe beobachtet. So lassen sich beispielsweise Tumoren, Knötchen, Pigmentanomalien oder hintere Synechien unter Vergrößerung beobachten (Abb. A.12 u. A.13).

Linse: Die Linse liegt noch weiter hinten, weshalb die Vorschaltung von +8 bis +12 dpt in der Apertur des Opthalmoskops zweckmäßig ist. Man kann dadurch Linsentrübungen bezüglich Dichte und Lokalisation gut beurteilen (Abb. A.14–A.18).

Glaskörper (Abb. A.19): Die Vorsatzlinse in der Rekoss-Scheibe wird stufenweise von +8 auf +4 dpt

zurückgeschaltet, wodurch die verschiedenen Abschnitte des Glaskörperraumes fokussiert werden. Man kann dabei Glaskörpertrübungen als Folge von intraokulären Entzündungszuständen feststellen. Ebenso lassen sich Glaskörperblutungen diagnostizieren, die in der Regel auch bei geringem Ausmaß den Einblick auf den Fundus sehr stark verdunkeln. Anstelle des roten Fundusreflexes sieht man schwarz. Die Untersuchung mit dem Ophthalmoskop bringt auch fibrovaskuläre Strukturen im Glaskörper bei fortgeschrittener diabetischer Retinopathie oder degenerative Glaskörpertrübungen wie Synchysis scintillans oder Hyalosis asteroides sehr deutlich zur Darstellung.

Fundus (Abb. A.20 u. A.21): Bei der Untersuchung des Fundus werden Sehnervenpapille, Makula, Netzhaut, Netzhautgefäße, Chorioidea und Sklera beurteilt. Alle diese Strukturen werden durch eine geeignete Einstellung der Rekoss-Scheibe entsprechend der Summe der Refraktionsfehler von Untersucher- und Patientenauge mit dem Ophthalmoskop scharf abgebildet. Ist das Patientenauge hoch myop, erscheint die Abbildung vergrößert, bei starker Hypermetropie oder bei Aphakie entsprechend verkleinert. Auch bei stark erweiterter Pupille kann bei der direkten Ophthalmoskopie die Netzhaut nur etwa bis zum Äquator des Augapfels eingesehen werden. Die weiter peripher gelegenen Netzhautbezirke können nur mit dem indirekten Ophthalmoskop oder mit dem Funduskontaktglas beurteilt werden.

Die Untersuchung des Augenhintergrundes muß immer systematisch vorgenommen werden. Es empfiehlt sich sehr, in einer einfachen Skizze den Befund von Papille, Makula und den größeren Gefäßen festzuhalten. In diese halbschematische Zeichnung werden etwaige pathologische Befunde eingefügt. Oft ist eine photographische Dokumentation mit der Funduskamera unerläßlich.

Sehnervenpapille (Abb. A.22–A.26): Dank der intensiven Beleuchtung und Vergrößerung durch das direkte Ophthalmoskop kann von der Sehnervenpa-

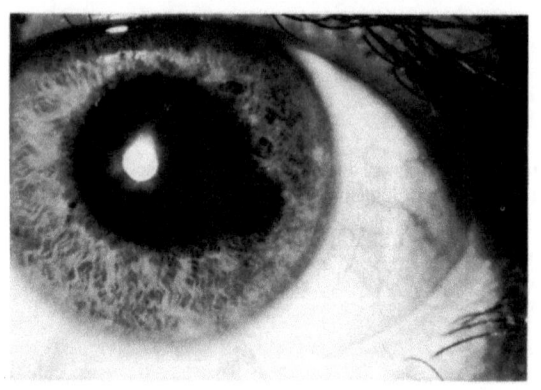

Abb. A.13. Tumor der Iris. (Mit freundlicher Genehmigung von K. Tabbara)

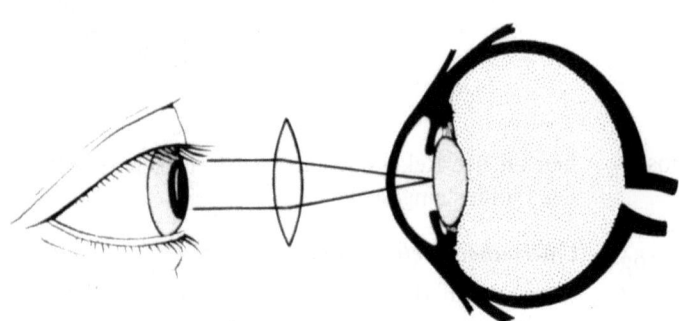

Abb. A.14. Untersuchung der Linse mit einer schwächeren Konvexlinse

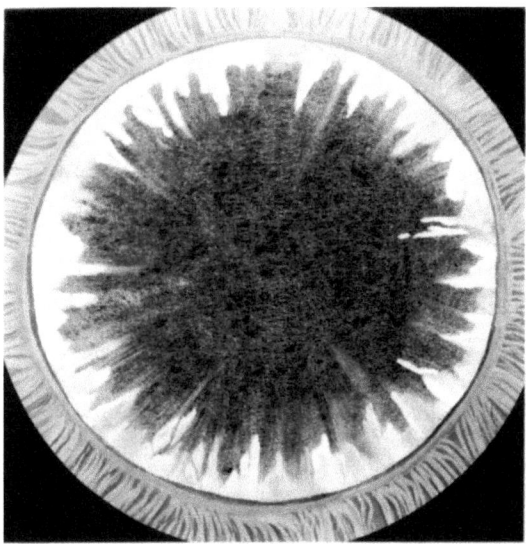

Abb. A.15. Cataracta senilis vom kuneiformen Typus. (Cordes 1965)

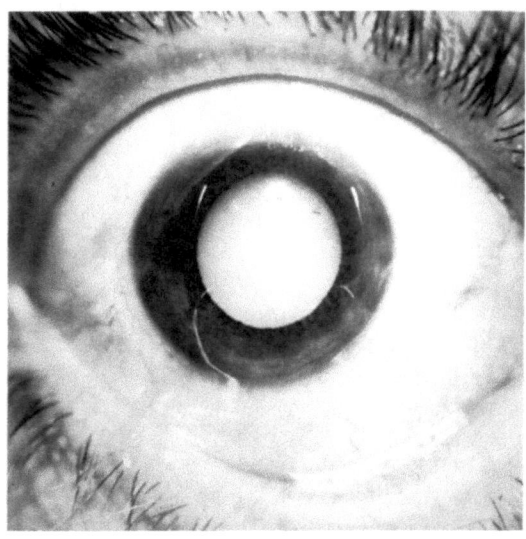

Abb. A.17. Cataracta senilis matura. (Mit freundlicher Genehmigung von A. Rosenberg)

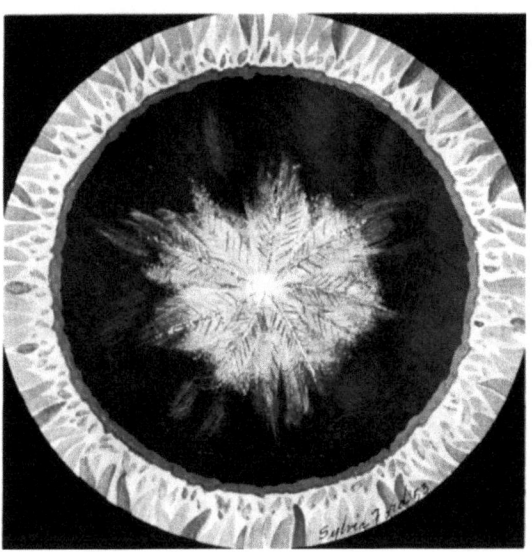

Abb. A.16. Cataracta traumatica: sternförmige Trübung in der hinteren Linsenrinde. (Cordes 1965)

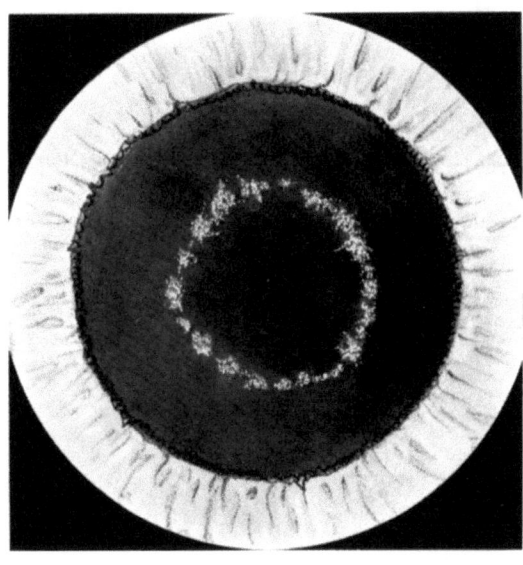

Abb. A.18. Vossius-Ringtrübung nach Contusio bulbi: Pigmentabklatsch des Pupillarsaums. (Cordes 1965)

pille eine klinische Information gewonnen werden, wie dies sonst im ganzen Körper bei keinem Nerv möglich ist. Zunächst werden Farbe, Gefäßzeichnung und Exkavation der Papille beurteilt.

Obwohl der Durchmesser der Sehnervenpapille beim Erwachsenen nur etwa 1,5 mm beträgt, erscheint die Papille im direkten ophthalmoskopischen Bild ausreichend groß. Alle Einzelheiten sind genau sichtbar, wie die zentralen Arterien und Venen und alle die Kapillaren, die für die rötliche Farbe des Papillengewebes verantwortlich sind.

Die Sehnervenpapille ist rund bis hochoval, ihre temporale Begrenzung ist immer scharf abgesetzt,

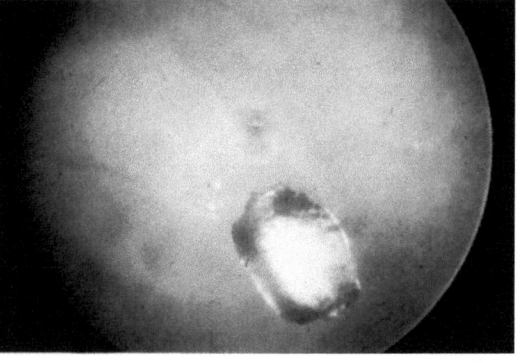

Abb. A.19. Metallischer Fremdkörper im Glaskörperraum bei ophthalmoskopischer Betrachtung

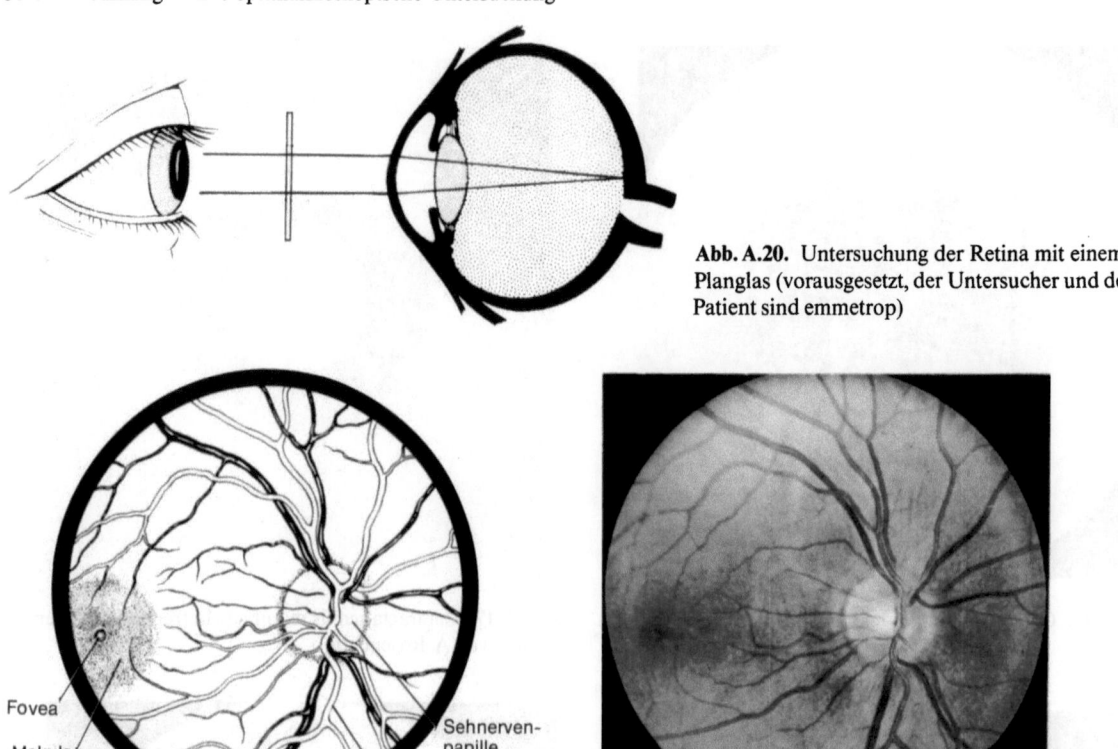

Abb. A.20. Untersuchung der Retina mit einem Planglas (vorausgesetzt, der Untersucher und der Patient sind emmetrop)

Fovea

Makula

a

Sehnerven-
papille

Arterie

Vene

b

Abb. A.21 a, b. Der normale Fundus. **a** Die wichtigsten Bezugspunkte, **b** photographischer Befund. (Photo von Diane Beeston)

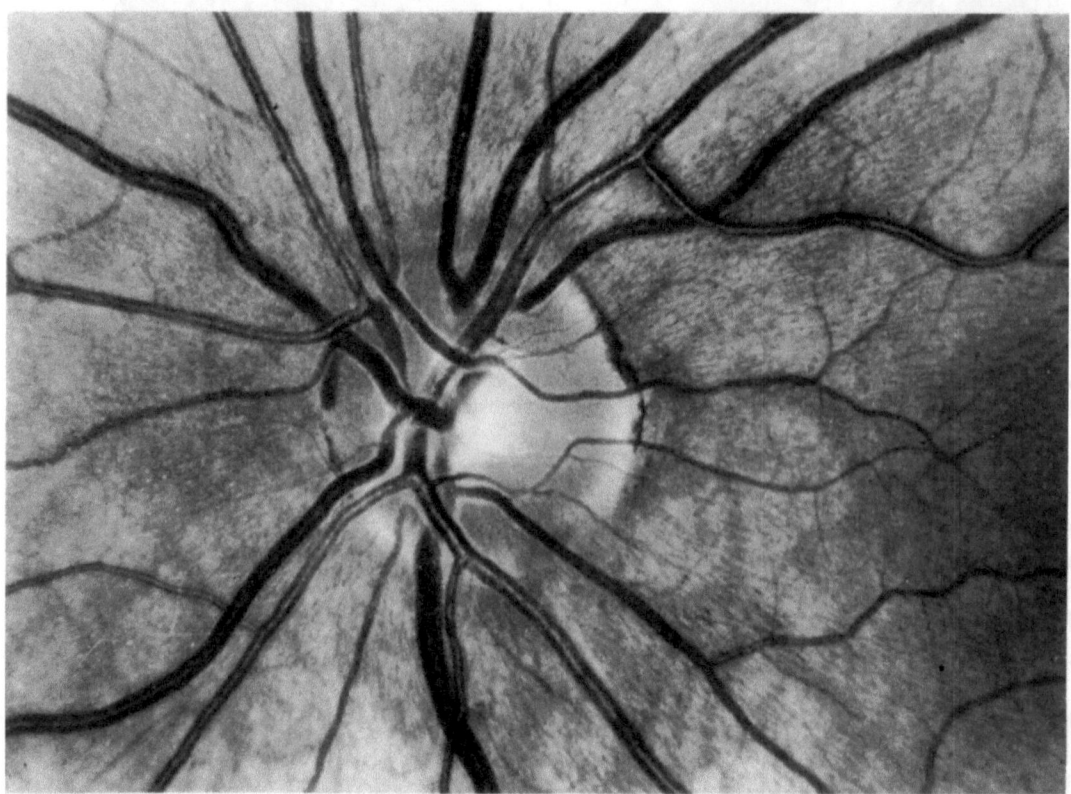

Abb. A.22. Normaler Befund von Sehnervenpapille und peri-papillärer Netzhaut. Man beachte die reichliche peripapilläre Vaskularisation und die Zeichnung der Nervenfaserschicht.

(Photo von Ron Eckelhoff, mit freundlicher Genehmigung von W. F. Hoyt)

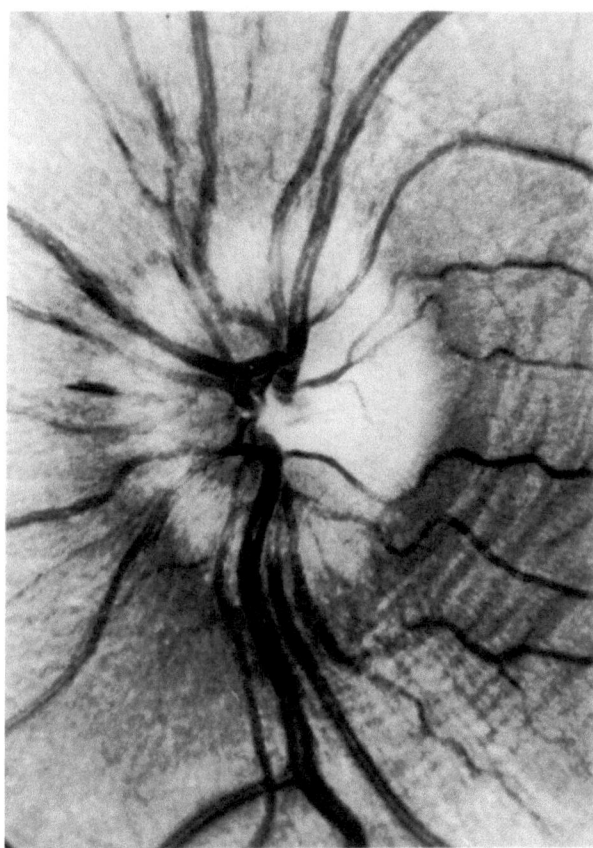

Abb. A.23. Frühstadium der Stauungspapille. Die Begrenzung der Sehnervenpapille ist verwaschen, die peripapilläre
Nervenfaserschicht erscheint ödematös. Die Gefäße
werden durch das umgebende Ödem verdeckt. Einzelheiten
der peripapillären Netzhaut sind nicht mehr zu erkennen.
(Photo von Ron Eckelhoff, mit freundlicher Genehmigung von W. F. Hoyt)

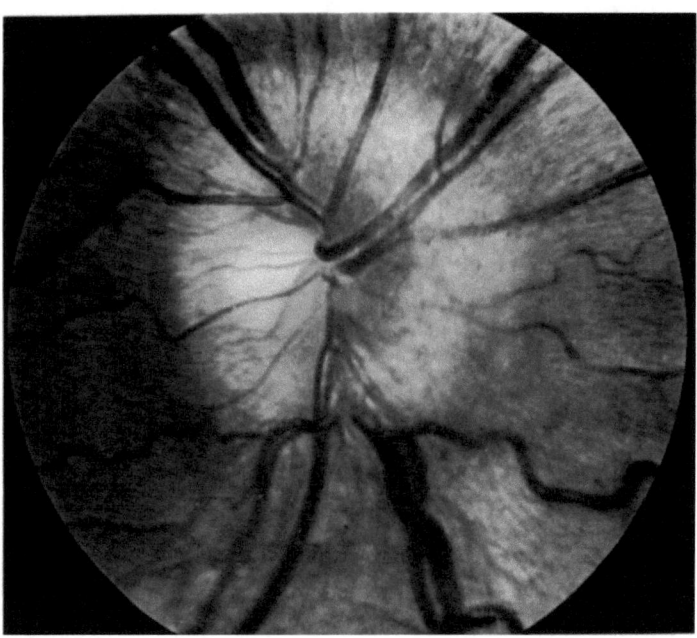

Abb. A.24 Stauungspapille mit mäßiger
Elevation ohne Blutungen. (Photo von Ron
Eckelhoff, mit freundlicher Genehmigung
von W. F. Hoyt)

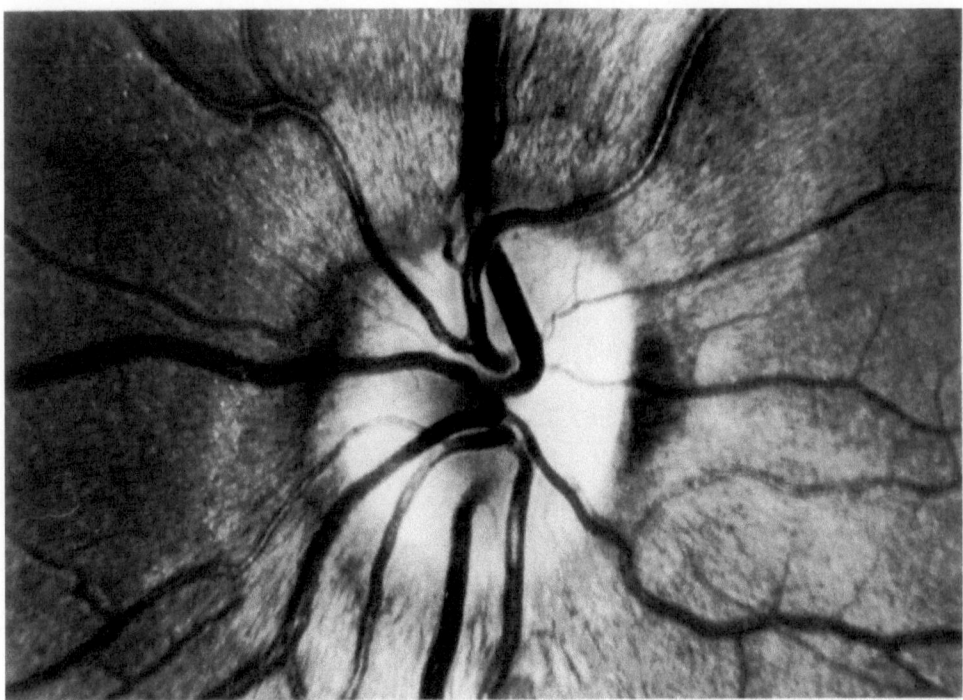

Abb. A.25. Sog. Pseudoneuritis. Man beachte insbesondere die Gefäße oben am Papillenrand, die nicht verdeckt sind. (Photo von Ron Eckelhoff, mit freundlicher Genehmigung von W. F. Hoyt)

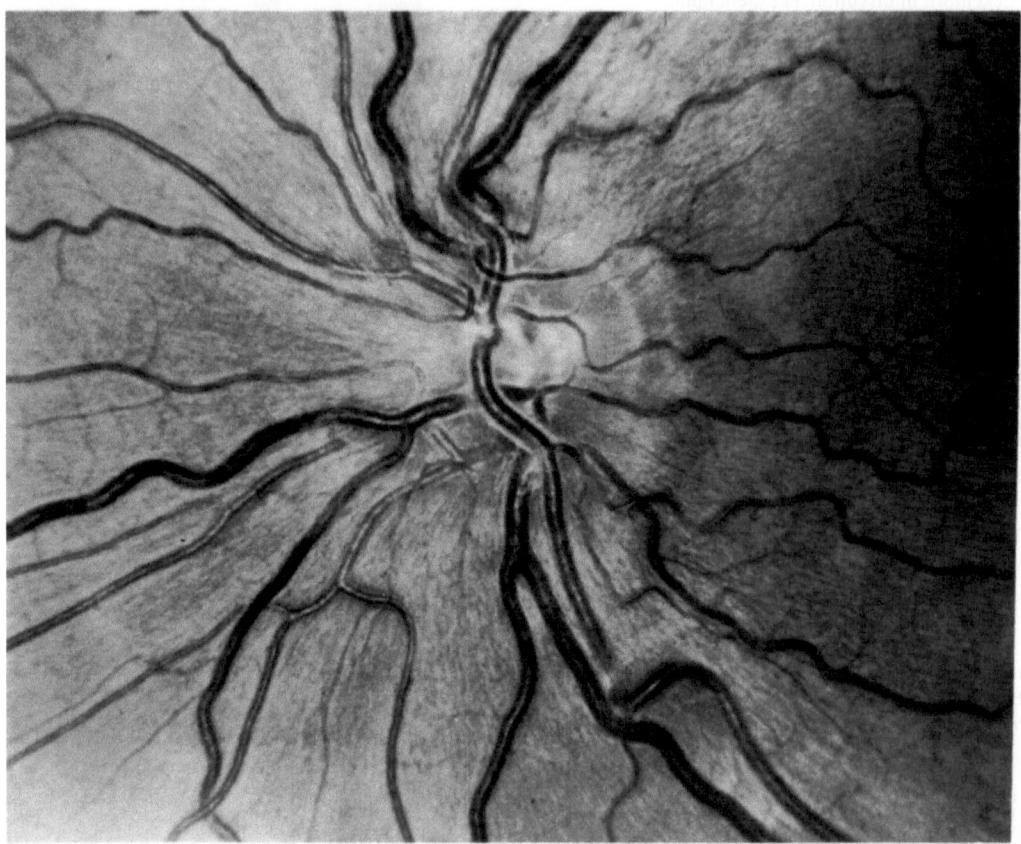

Abb. A.26. Kongenital verstrichene Papille. Es bestehen weder Ödem noch Elevation. (Photo von Ron Eckelhoff, mit freundlicher Genehmigung von W. F. Hoyt)

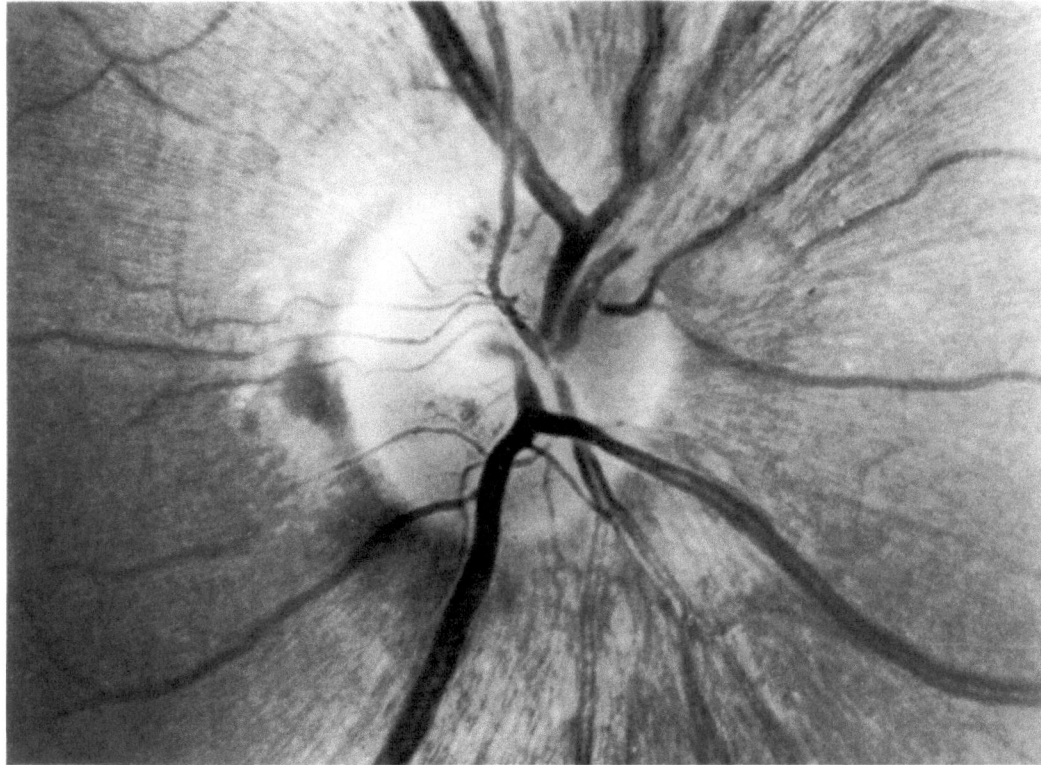

Abb. A.27. Neuritis optica (Papillitis). Man sieht an der Seh-nervenpapille ein leichtes Ödem und kapillare Blutungen. (Photo von Ron Eckelhoff, mit freundlicher Genehmigung von W. F. Hoyt)

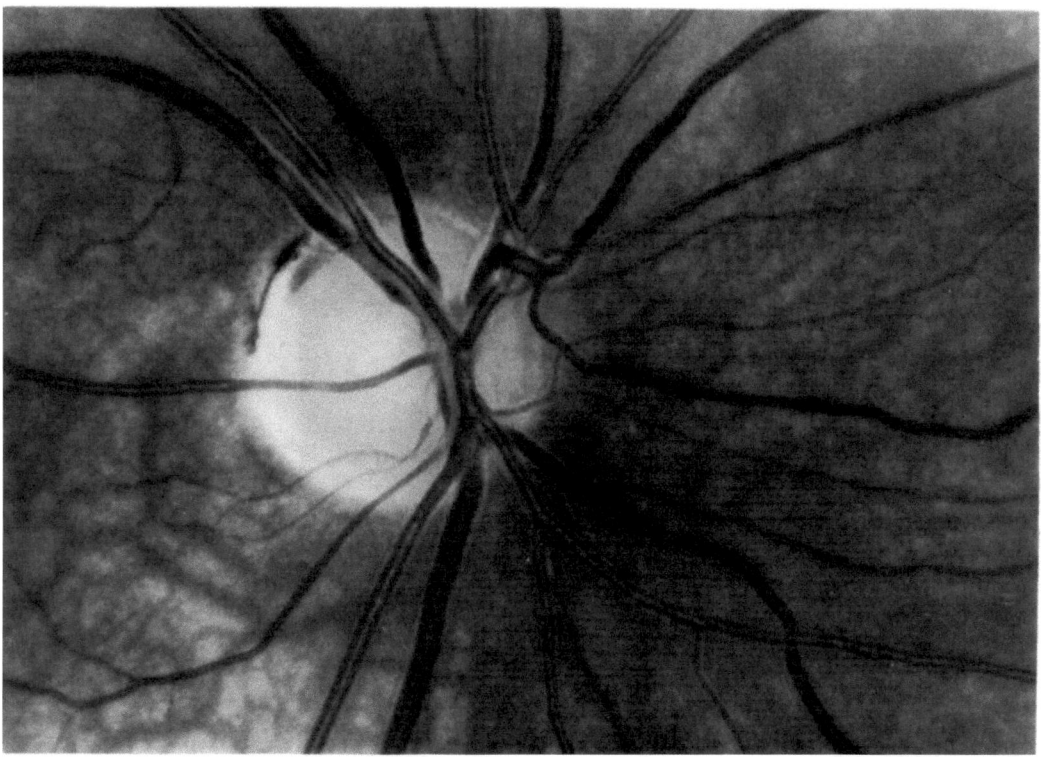

Abb. A.28. Optikusatrophie. Man beachte die avaskuläre weiß-atrophische Sehnervenpapille und das Fehlen der peri- papillären Gefäße. (Photo von Ron Eckelhoff, mit freundli-cher Genehmigung von W. F. Hoyt)

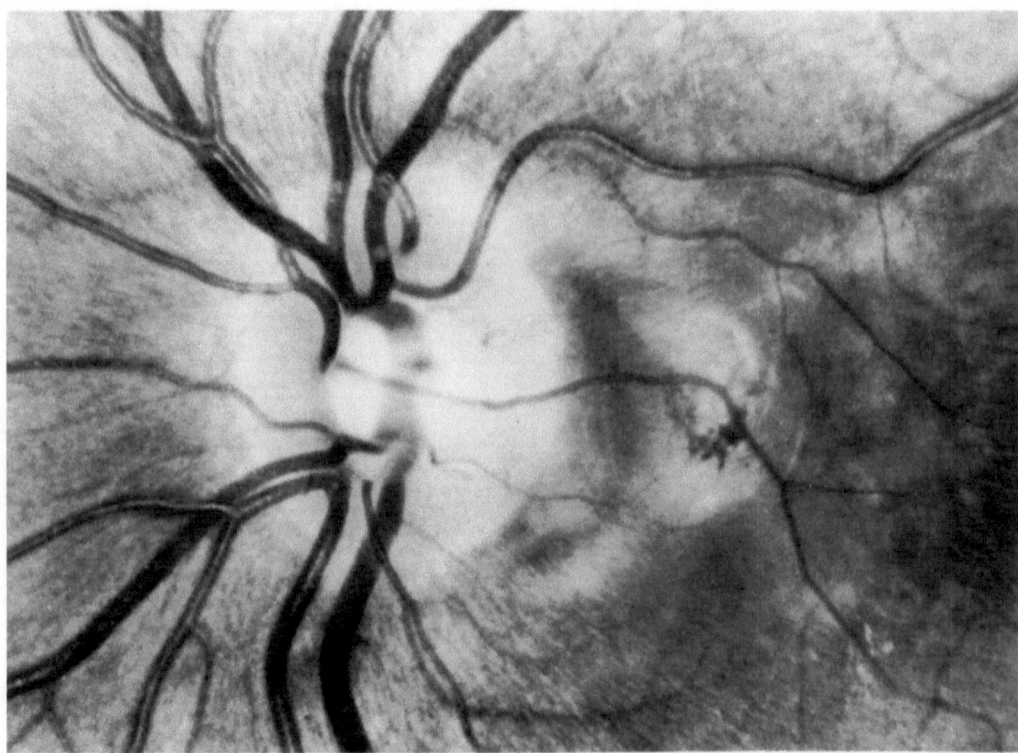

Abb. A.29. Parapapilläre Netzhautnarbe mit sektorieller Atrophie der Nervenfaserschicht (Chorioretinitis juxtapapillaris, wahrscheinlich Toxoplasmose). Der zentrale Visus ist beeinträchtigt. (Photo von Ron Eckelhoff, mit freundlicher Genehmigung von W. F. Hoyt)

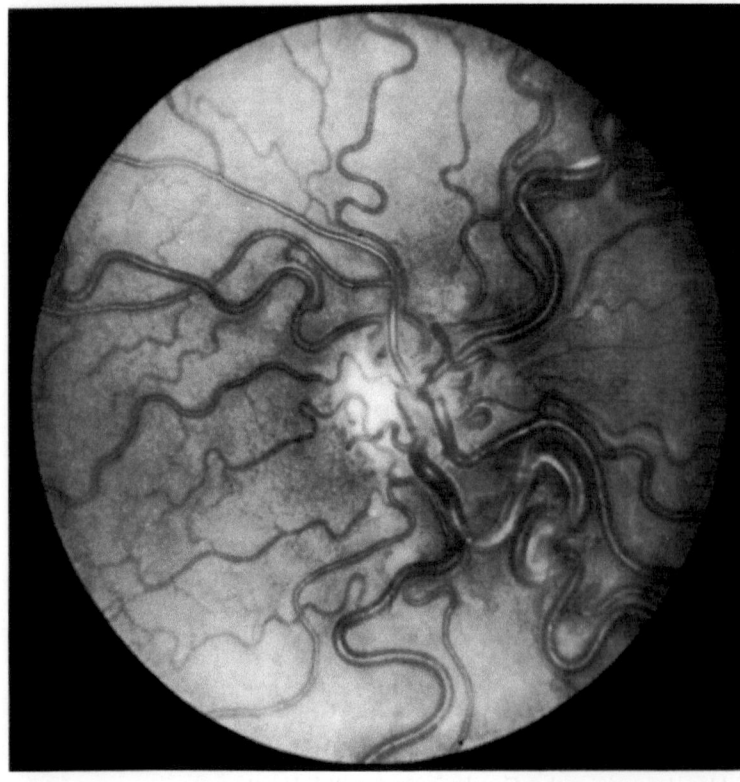

Abb. A.30. Arteriovenöse Gefäßmißbildung von Papille und Retina (Wyburn-Mason-Syndrom). (Photo von Ron Eckelhoff, mit freundlicher Genehmigung von W. F. Hoyt)

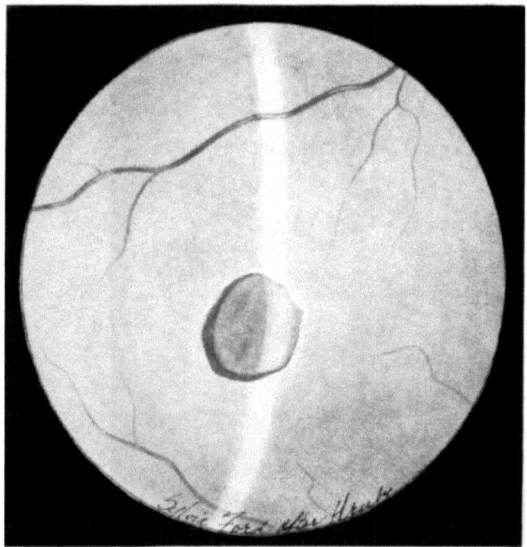

Abb. A.31. Posttraumatisches Makulaloch

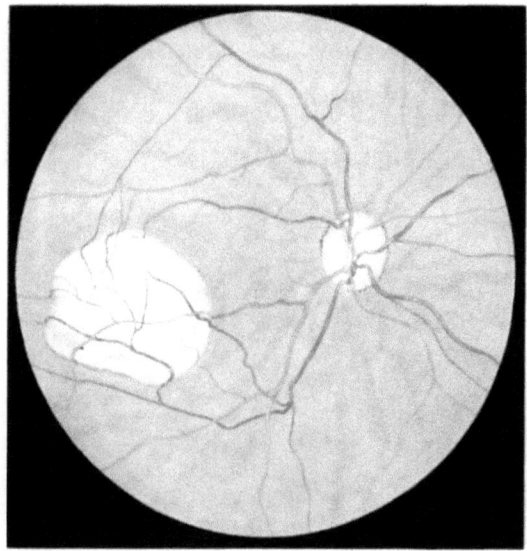

Abb. A.33. Vernarbte disziforme Makuladegeneration, Zeichnung. (Mit freundlicher Genehmigung von F. Cordes)

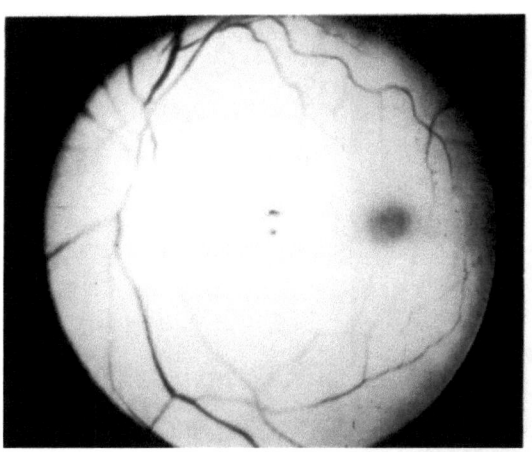

Abb. A.32. Zentralarterienverschluß. Status nach 24 h mit dem typischen kirschroten Makulafleck

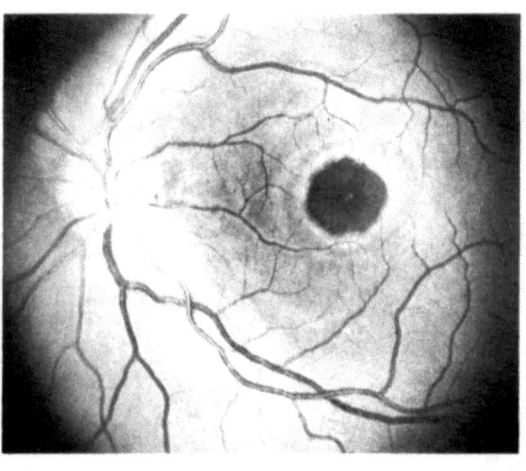

Abb. A.34. Hereditäre juvenile Makuladegeneration. (Photo von Ron Eckelhoff, mit freundlicher Genehmigung von W. F. Hoyt)

die nasale eher verwaschen. Parallel zur temporalen Begrenzung kann eine weiße Sichel von Sklera sichtbar werden, besonders bei myopen Augen. Dieser sog. Conus temporalis entsteht durch eine Retraktion der Aderhaut.

Als Normvariante in hypermetropen Augen kann die Sehnervenpapille nicht nur nasal verwaschen, sondern auch mehr oder weniger erhaben erscheinen. Dieser mit Pseudoneuritis bezeichnete Befund muß zu späteren Vergleichszwecken besonders sorgfältig festgehalten werden (s. Abb. A.25).

In der Mitte der Sehnervenpapille befindet sich eine weiße Eindellung (Exkavation), die im Normalfall etwa ⅓ Papillendurchmesser beträgt. Man registriert das Verhältnis von Papillendurchmesser zur Exkavation, z. B. 0,3. Als Normvarianten kommen die verschiedensten Verhältnisse von 0 (ausgefüllte Exkavation) bis 0,9 (Riesenexkavation) vor. Eine besondere Bedeutung hat die Papillenexkavation beim Glaukompatienten, da hier eine fortschreitende Vergrößerung der Exkavation auf den Schwund der Nervenfasern hinweist. Die Registrierung des Verhältnisses von Papillendurchmesser zu Exkavation stellt eine sehr wichtige Verlaufskontrolle beim Glaukom dar.

Bei der Neuritis optica (Abb. A.27) erscheint die Papille verwaschen, etwas erhaben und infolge der vermehrten Gefäßzeichnung gerötet. Man beobachtet

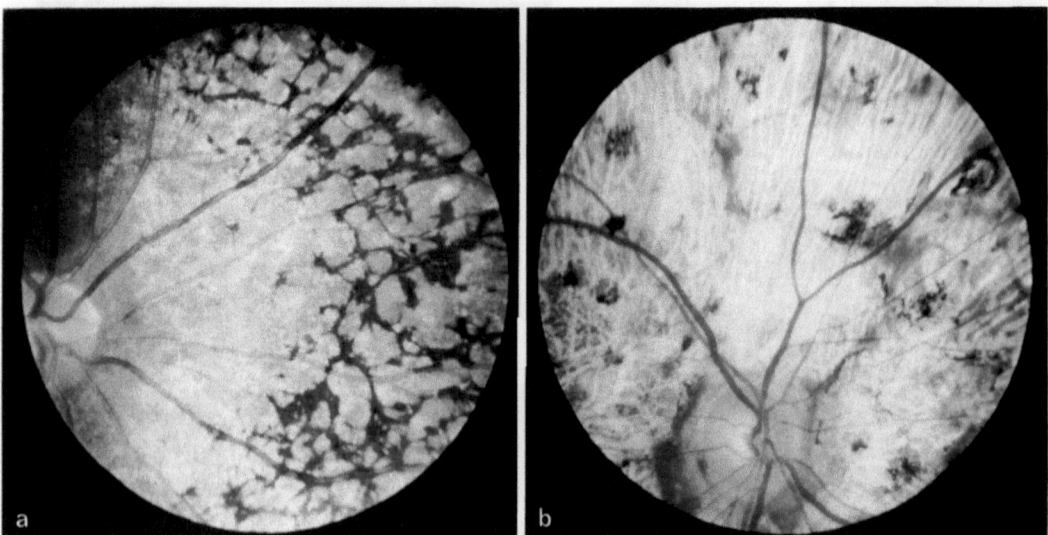

Abb. A.35a, b. Retinitis pigmentosa, **a** Typische Anordnung des Pigments in Form von Knochenkörperchen, **b** massive Pigmentverschiebungen, verdünnte Arterien, Sklerose der Aderhaut und Optikusatrophie. (Photo von L. Arlinghaus)

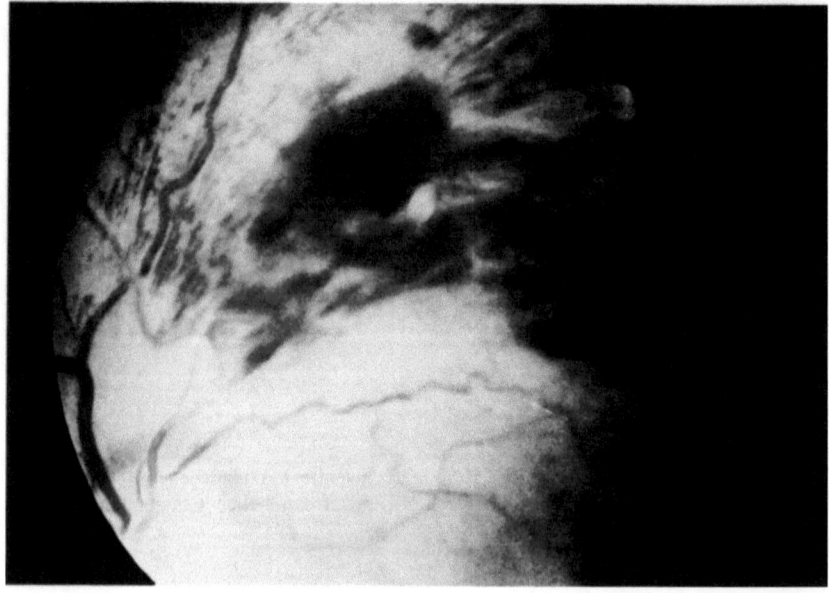

Abb. A.36. Thrombose der V. temporalis superior. (Mit freundlicher Genehmigung von K. Tabbara)

auch kleine Blutungen. Die Sehfunktion ist schwer beeinträchtigt.

Bei der Stauungspapille wird das Papillengewebe von hinten (normalerweise durch den Liquor cerebrospinalis) unter Druck gesetzt. Das Nervengewebe ist ödematös, die Gefäße auf der Papille sind breit gestaut, oft kommt es auch zu streifigen Blutungen. Die Sehfunktion ist anfänglich fast normal (Abb. A.23–A.24).

Bei der Optikusatrophie (Abb. A.28) nimmt die Gefäßzeichnung der Papillenoberfläche ab. Anstelle der hellroten entsteht die weiße, blaß-atrophische Farbe.

Beim Zentralarterienverschluß wird die Sehnervenpapille sogleich blaß. Im Verlauf von Wochen oder Monaten entwickelt sich die atrophische Verfärbung.

Beim Verschluß der Zentralvene entsteht ein sehr auffälliges Bild. Die rings um die Papille streifenförmig angeordneten Blutungen erwecken den Eindruck, als wäre mit einem Pinsel rote Farbe verspritzt worden.

Makula (Abb. A.31–A.34): Die Makula ist ein ovales Gebilde, das etwa 2 Papillendurchmesser temporal und etwas unterhalb der Papille liegt. Die Makula ist

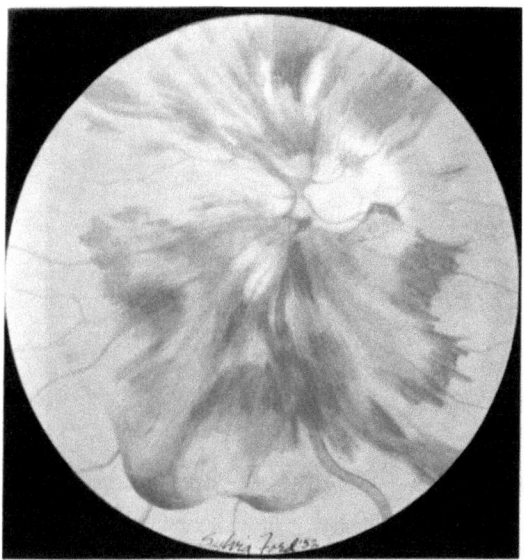

Abb. A.37. Präretinale, subhyaloide Blutungen um die Sehnervenpapille bei Subarachnoidalblutung (Terson-Syndrom)

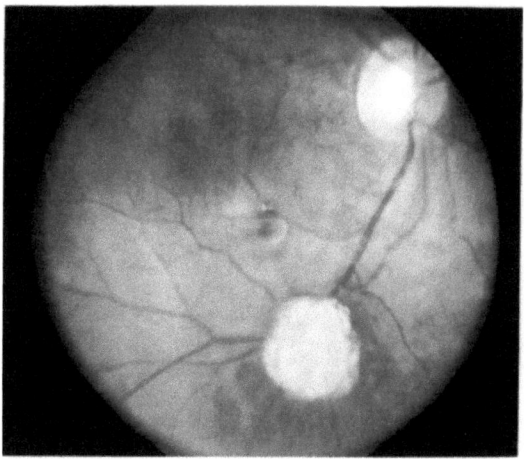

Abb. A.39. Tuberöse Sklerose (Morbus Bourneville)

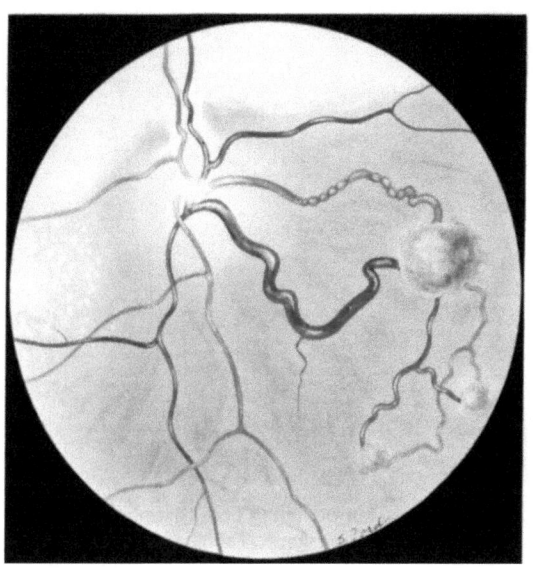

Abb. A.38. Hämangiome der Retina. (Mit freundlicher Genehmigung von F. Cordes)

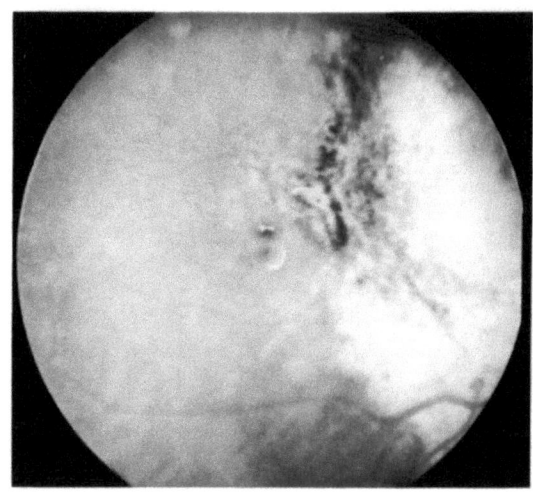

Abb. A.40. Retinoblastom, röntgenbestrahlt

frei von Gefäßen und erscheint etwas dunkler als die umliegende Retina. Von der etwas eingedellten Fovea centralis geht ein heller Lichtreflex aus.

Die am häufigsten beobachtete Makulaveränderung ist die senile disziforme Degeneration. Sie erscheint im Endstadium als gut umschriebene, erhöhte weißliche Scheibe. Andere Formen von Makuladegeneration (hereditäre, zystische, Retinitis circinata) werden in Kap. 13 beschrieben.

Bei einem Verschluß der Zentralarterie wird die ganze Netzhaut ödematös und ischämisch. In der Ma-

kula scheint die normal durchblutete Aderhaut durch, so daß der typische kirschrote Fleck der Makula entsteht.

Retina: Eine Netzhautablösung erscheint als graue Blase, welche sich über die oberen Quadranten oder auch über die ganze Retina ausdehnt.

Auch manche andere Veränderungen der Netzhaut werden mit dem direkten Ophthalmoskop gut sichtbar, so z. B. die Retinitis pigmentosa (Abb. A.35).

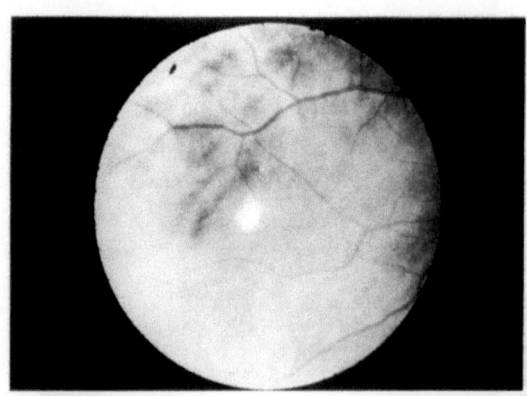

Abb. A.41. Fettembolie der Retina. (Mit freundlicher Genehmigung von K. Tabbara)

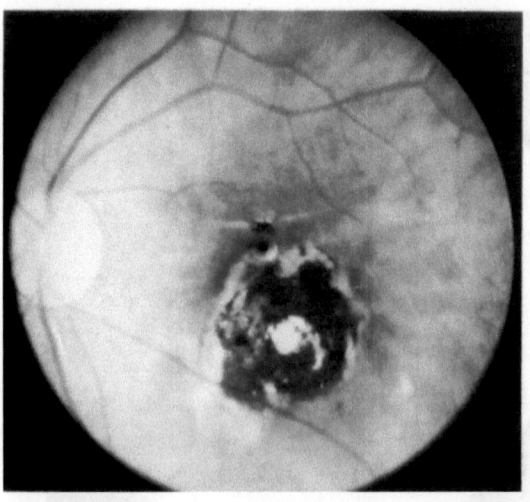

Abb. A.43. Abgeheilte Narbe nach kongenitaler Toxoplasmose der Makula, linkes Auge

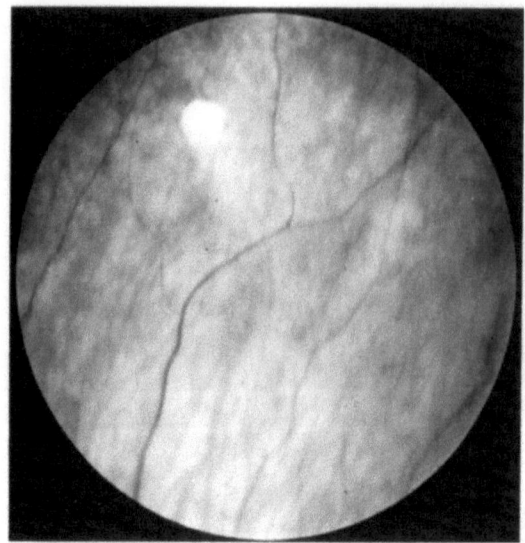

Abb. A.42. „Histoplasmosefleck". Depigmentiertes Feld in der peripheren Retina. (Mit freundlicher Genehmigung von K. Tabbara)

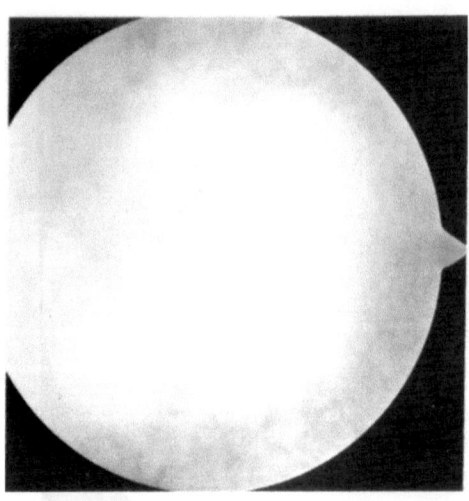

Abb. A.44. Akute Chorioretinitis bei Toxoplasmose. (Mit freundlicher Genehmigung von K. Tabbara)

Netzhautgefäße (Abb. A.36–A.44): Die retinalen Arterien und Venen sind mit dem direkten Ophthalmoskop ausgezeichnet zu beobachten und zu beurteilen. Die Äste der Zentralarterie werden nach der ersten Bifurkation Arteriolen genannt. Man achtet bei der Untersuchung auf das Kaliber, auf die Wallreflexe, auf Farbe und Lichtreflexe der Blutsäule, auf ihre Windungen, auf mögliche Pulsationen, Kompressionen, Aneurysmen oder Verschlüsse.

Bei der Arteriosklerose werden die Wände der Netzhautarterien durch die Einlagerung von Lipiden und Cholesterin verbreitert. Diese Sklerose läßt sich mit dem direkten Ophthalmoskop leicht beobachten.

Bei der arteriellen Hypertension entstehen an den Netzhautarteriolen Spasmen, Sklerose oder sogar Verschlüsse. Beim Vollbild der hypertensiven Retinopathie beobachtet man Netzhautödem, Cottonwool-Herde, Blutungen und Papillenödem. Die hypertensiven Veränderungen (Abb. A.45) werden nach Keith-Wagener in 4 Stadien eingeteilt, die etwas vereinfacht wie folgt dargestellt werden können: Stadium I entspricht der altersgemäß zu erwartenden Sklerose. Stadium II zeigt deutliche sklerotische Veränderungen der Netzhautarterien, Verbreiterung der Netzhautvenen und die typischen Gunn-Überkreuzungsphänomene. Im Stadium III wird ein Ma-

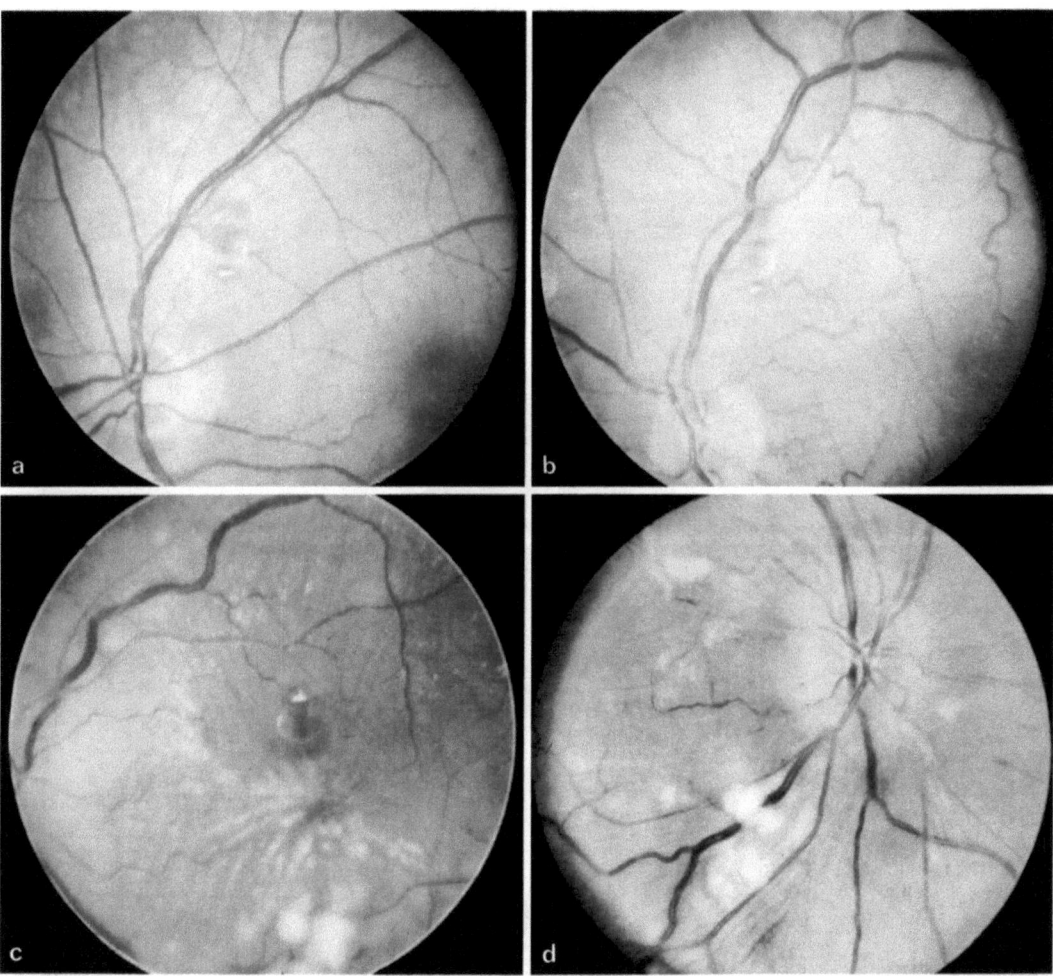

Abb. A.45 a–d. Hypertensive Retinopathie nach Keith-Wagener. **a** Stadium I, **b** Stadium II, **c** Stadium III, **d** Stadium IV

kulaödem beobachtet. Das Stadium IV stellt die eigentliche hypertensive Retinopathie mit Gefäßveränderungen, Makulaödem, Cotton-wool-Herden sowie Papillenödem dar.

Die Veränderungen der Netzhautgefäße beim Diabetes mellitus (Abb. A.46) sind im Anfangsstadium den hypertensiven Veränderungen ähnlich, die Mikroangiopathie nimmt aber viel schlimmere Ausmaße an. Man beobachtet Mikroaneurysmen, erweiterte Venen, Blutungen und Exsudate und in späteren Stadien vor allem Neovaskularisationen. Durch diese Gefäßneubildungen, die sich anfänglich auf die Ebene der Netzhaut beschränken, in späteren Stadien jedoch auf die Sehnervenpapille und in den Glaskörperraum übergreifen, entsteht das Bild der proliferativen diabetischen Retinopathie. Das neugebildete fibrovaskuläre Gewebe führt zu Glaskörperblutungen und zur Netzhautablösung durch Traktion. Dadurch kommt es früher oder später zur Erblindung.

Das Bild der Retinopathie ist keineswegs spezifisch. Ganz ähnliche Netzhautveränderungen wie bei der arteriellen Hypertonie oder beim Diabetes mellitus können auch bei Blutdyskrasien sowie beim Lupus erythematodes entstehen.

Chorioidea und Sklera (Abb. A.47–A.48): Normalerweise verhindert das Pigmentepithel den Einblick auf die Aderhautgefäße. Bei Fehlen des Pigmentepithels durch kongenitale oder degenerative Schädigungen kann aber das Gefäßsystem der Aderhaut sichtbar werden. Beim myopischen Konus werden Netzhaut und Aderhaut weggezogen, so daß temporal neben der Sehnervenpapille eine weiße Sichel von Sklera sichtbar wird. Die Sklera wird auch bei abgeheilten Herden von Retinochorioiditis sichtbar, so z. B. nach Toxoplasmose oder Histoplasmose. Diese atrophischen, wie ausgestanzt erscheinenden Herde sind normalerweise von Proliferationen des Pigmentepithels umgeben (Abb. A.42, A.43).

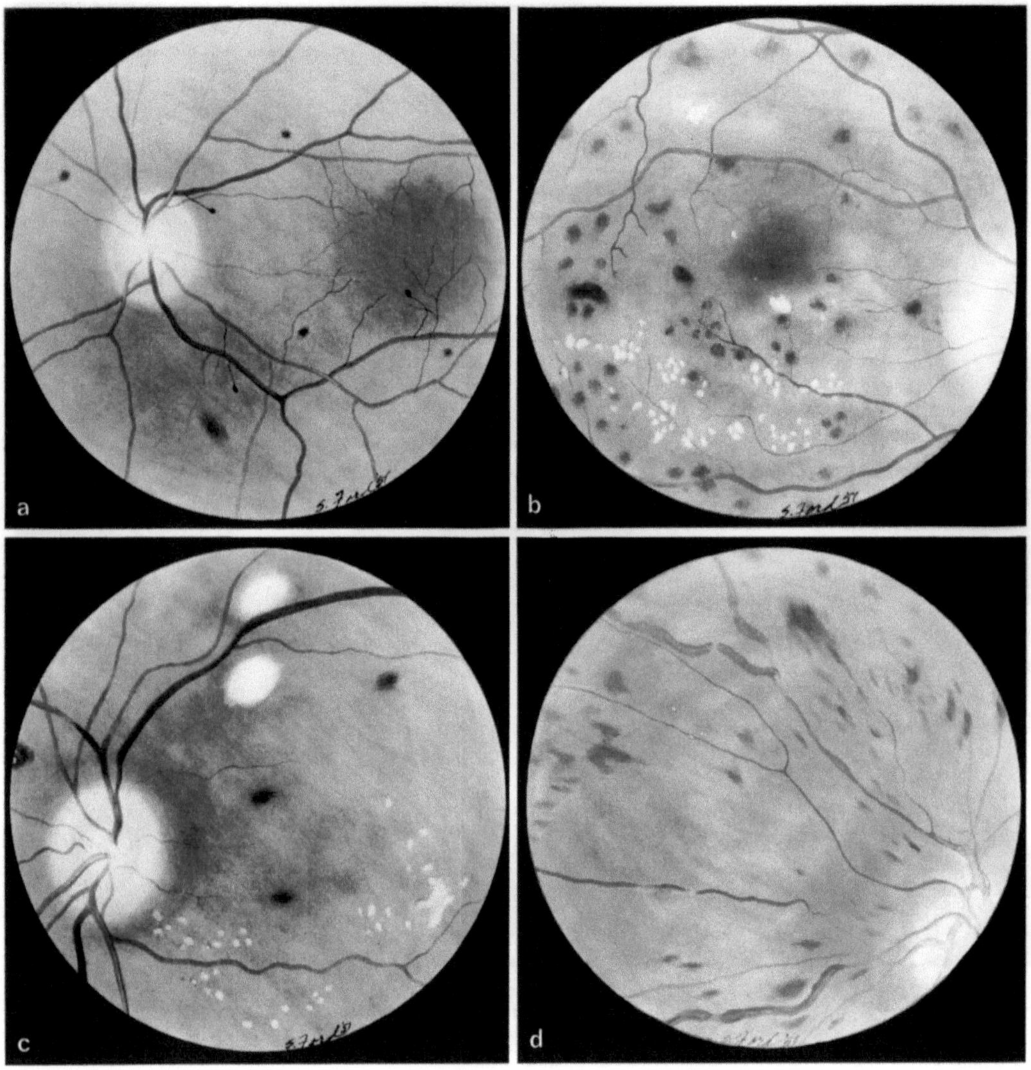

Abb. A.46 a–d. Diabetische Retinopathie. **a** Stadium I, **b** Stadium II, **c** Stadium III, **d** Stadium IV

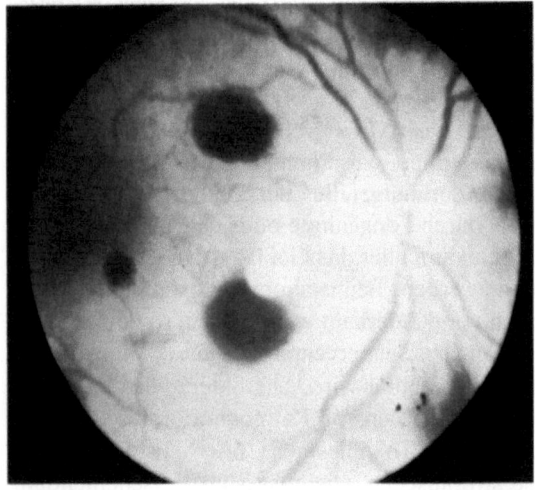

Abb. A.47. Netzhautblutungen bei schwerer perniziöser Anämie

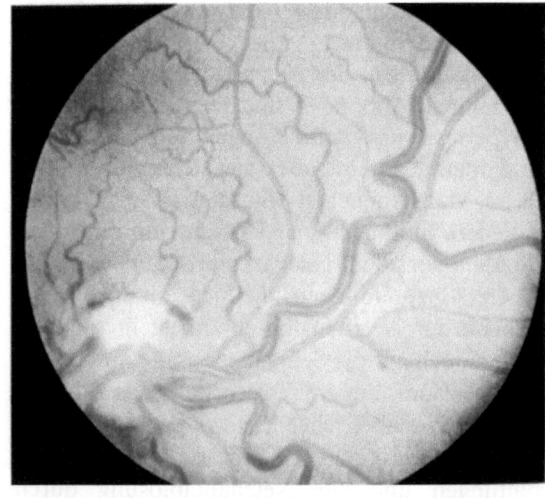

Abb. A.48. Gestaute und massiv gewundene Netzhautvenen bei Polycythaemia vera. (Photo von L. Arlinghaus)

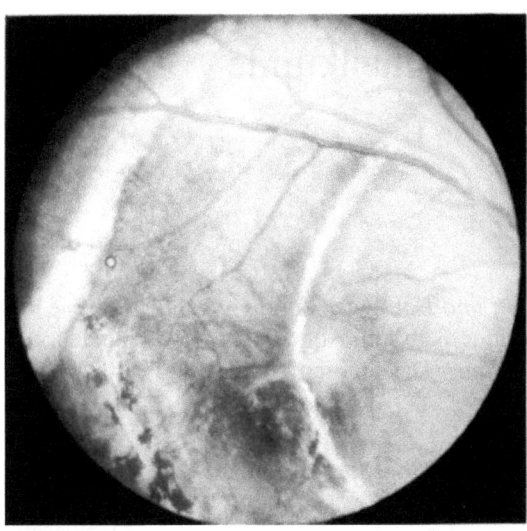

Abb. A.49. Status nach Aderhautruptur. (Photo von Diane Beeston)

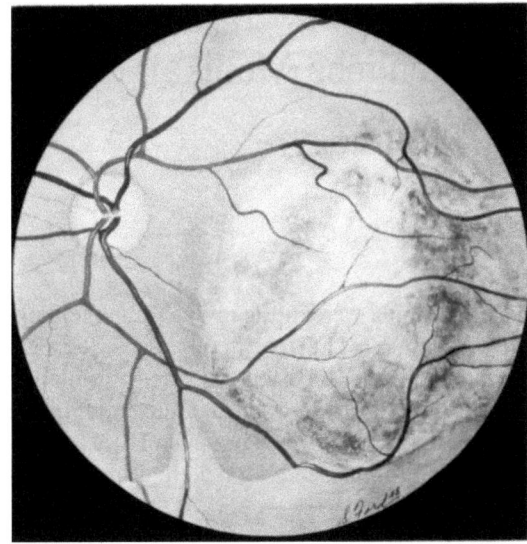

Abb. A.50. Malignes Melanom der Aderhaut im Bereich der Makula des linken Auges, Zeichnung. (Mit freundlicher Genehmigung von F. Cordes)

Die Sklerose der Aderhaut wird besonders gut sichtbar, wenn auch eine degenerative Verdünnung der Retina vorliegt. Charakteristisch sind die traumatisch entstandenen Aderhautrupturen nach schwerer Contusio bulbi, die konzentrisch um den hinteren Augenpol verlaufen und den Einblick auf die Sklera freigeben (Abb. A.49).

Die malignen Melanome der Aderhaut (Abb. A.50) erscheinen bei der Ophthalmoskopie als pigmentierte Erhebungen (sog. solide Amotio), meistens in den hinteren und temporalen Anteilen der Aderhaut.

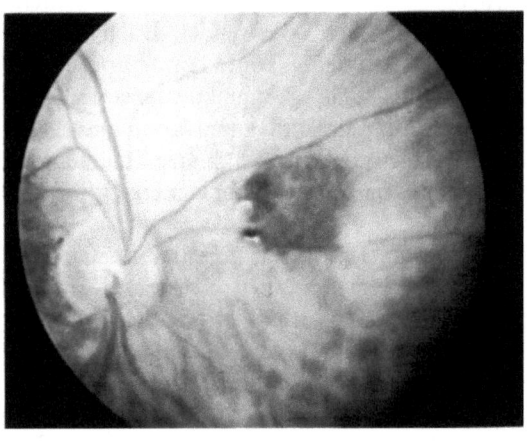

Abb. A.51. Nävus der Aderhaut. (Photo von Diane Beeston)

Literatur

Ballantyne AJ, Michaelson IC (1970) Textbook of the fundus of the eye, 2nd edn. Livingstone, Edinburgh

Cogan DG (1974) Ophthalmic manifestations of systemic vascular disease. Saunders, Philadelphia

Cordes FC (1965) Cataract types, 3th edn. American Academy of Ophthalmology and Otolaryngology

Ganong WF (1979) Review of medical physiology, 9th edn. Lange, Los Altos

Hoyt WF, Beeston D (1966) The ocular fundus in neurologic disease. A diagnostic manual and stereo atlas. Mosby, St. Louis

Jensen PE, Kalina RE (1976) Congenital anomalies of the optic disk. Am J Ophthalmol 82:27

Keeney AH (1976) Ocular examination: Basis and techniques, 2nd edn. Mosby, St. Louis

Marchesani O, Sauter H (1972) Atlas des Augenhintergrundes. Urban & Schwarzenberg, München

Nover A (1969) Der Augenhintergrund. Schattauer, Stuttgart

Nover A (1971) The ocular fundus, 2nd edn. Lea & Febiger, Philadelphia

Rucker CW (1971) History of the ophthalmoscope. Whiting, Rochester

Anhang B

Gebräuchliche Medikamente in der Augenheilkunde

In diesem Kapitel werden die in der Augenheilkunde am meisten verwendeten Medikamente kurz zusammengefaßt und vorgestellt. Für den Einblick in die großen pharmakologischen Zusammenhänge wie auch zur Vertiefung von speziellen Fragen ist indessen das Studium der pharmakologischen Lehrbücher unerläßlich.

Oberflächenanästhetika

Die Oberflächenanästhetika werden mit großem Nutzen bei zahlreichen diagnostischen und therapeutischen Eingriffen angewendet. Dazu gehören Tonometrie, Entfernung von Fremdkörpern oder Nähten, Gonioskopie, Konjunktivalabstriche und die Kleinchirurgie an Kornea und Konjunktiva. Die Anästhesie tritt schon nach 1–2 Instillationen ein, während des Eingriffs muß aber weitergetropft werden.

Die meistgebrauchten Oberflächenanästhetika sind Oxybuprocain (Novesin), Proxymetacain (Keracain) und Tetracain (Pantocain). Sie sind alle etwa gleich wirksam, Novesin ist für das Hornhautepithel am wenigsten toxisch.

Cocain in Lösungen von 1–10% bewirkt eine Anästhesie von der Oberfläche der Kornea bis in die Iris. Wegen der Toxizität für das Hornhautepithel und nicht zuletzt wegen der möglichen Suchtbildung wird diese Substanz aber immer weniger verwendet.

Oxybuprocain (Novesin)

Handelsformen: Lösung 0,4 und 1%.
Dosierung: 1–2 Tropfen; wenn nötig zu wiederholen.
Eintritt und Dauer der Wirkung: Die Anästhesie setzt nach 20 s ein und dauert 10–15 min.
Bemerkung: Am wenigsten reizendes Oberflächenanästhetikum.

Tetracain (Pantocain)

Handeslformen: Lösung 0,5%.
Dosierung: 1–2 Tropfen; wenn nötig zu wiederholen.

Eintritt und Dauer der Wirkung: Die Anästhesie beginnt innerhalb 1 min. und dauert 15–20 min lang.
Bemerkung: Die Tropfen brennen beträchtlich.

Lokalanästehetika zur Injektion

Procain, Lidocain (Xylocain) und Mepivacain (Scandicain, Carbocain) sind die gebräuchlichsten Lokalanästhetika in der Augenchirurgie. Wenn auch diese Substanzen bei sparsamem Gebrauch völlig unproblematisch sind, darf ihre allgemein toxische Wirkung nie vergessen werden. Diese Gefahr besteht bei übermäßiger Dosierung oder bei intravasaler Injektion.

Die Beimengung von Hyaluronidase (Hyason) begünstigt die Ausbreitung des Lokalanästhetikums im Gewebe und führt zu einem Wirkungseintritt schon nach 1 min. Daher wird der Hyaluronidasezusatz beispielsweise bei der Retrobulbäranästhesie vor der Kataraktoperation routinemäßig verwendet, wo 1–3 ml Anästhetikum in der Regel problemlos hinter den Bulbus injiziert werden können. Da die unter Lokalanästhesie durchgeführten Augenoperationen meistens ältere Menschen betreffen, wird mit Rücksicht auf mögliche kardiale Arrhythmien in der Regel auf einen Adrenalinzusatz zum Lokalanästhetikum verzichtet.

Procain

Handelsformen: Lösung 1 und 2%, mit und ohne Adrenalinzusatz.
Dosierung: Von der 1%igen Lösung können bis 50 ml ohne allgemeine Nebenwirkungen injiziert werden.
Wirkungsdauer: 45–60 min.

Lidocain (Xylocain)

Handeslformen: Lösung 1 und 2% mit und ohne Adrenalinzusatz.
Wegen des raschen Wirkungseintrittes und wegen der längeren Wirkungsdauer (1–2 h) ist Lidocain zum meistgebrauchten Lokalanästhetikum geworden. Es zeigt einen leicht gefäßverengernden Effekt.

Seine Wirkung ist derjenigen des Procains etwas überlegen. Von der 1%igen Lösung können bis 40 ml ohne Nebenwirkungen injiziert werden. Bei der Kataraktoperation sind allerdings 20 ml mehr als genügend.

Mepivacain (Scandicain, Carbocain)

Handelsformen: Lösung 1 und 2%.
Dosierung: Zur Infiltrations- oder Leitungsanästhesie, bis 20 ml der Lösungen 1 oder 2%.
Wirkungsdauer: Etwa 2 h.
Bemerkung: Scandicain ist eher weniger wirksam als Procain oder Lidocain. Da es zu keiner Vasodilatation führt, ist die Beimengung von Adrenalin in der Regel überflüssig. Scandicain kommt auch dort zur Anwendung, wo eine Überempfindlichkeit auf andere Lokalanästhetika bekannt ist.

Mydriatika und Zykloplegika

Die sympathomimetischen Mydriatika und die vagolytischen (parasympatholytischen) Zykloplegika bewirken gleichermaßen eine Pupillenerweiterung. Bei den Zykloplegika kommt es zusätzlich zu einer Paralyse der Akkommodation (der Patient sieht unscharf in die Nähe und kann Druckschrift nicht mehr lesen). Die Substanzen werden einzeln oder in Kombination in der Ophthalmologie häufig gebraucht: 1) zur Pupillenerweiterung bei der Ophthalmoskopie: 2) zur Lähmung der Akkommodation besonders bei jungen Patienten bei der Refraktionsbestimmung: 3) zur Pupillenerweiterung und Akkommodationslähmung bei der Behandlung einer Uveitis, wodurch einerseits die Ausbildung von hinteren Synechien verhindert, andererseits Schmerz und Photophobie gelindert werden.
Vorsicht: Ein einziger Tropfen eines Mydriatikums oder Zykloplegikums kann bei seichter Vorderkammer zum Anfall eines Winkelblockglaukoms führen. Bei engem Kammerwinkel sind pupillenerweiternde Medikamente kontraindiziert.

Sympathomimetische Mydriatika

Phenylephrin ist ein sympathomimetisch wirkendes Adrenalinderivat und führt zur Mydriase ohne zykloplegischen Nebeneffekt.

Phenylephrin (Neo-Synephrine)

Handelsformen: Lösungen 2–10%.
Dosierung: 1–2 Tropfen, nötigenfalls nach 5–10 min zu wiederholen.

Eintritt und Dauer der Wirkung: Die Mydriase entsteht in der Regel innerhalb von 30 min und dauert 2–3 h.
Bemerkung: Phenylephrin wird allein oder in Kombination mit Zykloplegika zur Erleichterung der Ophthalmoskopie, vor der Kataraktoperation und zur Behandlung der Uveitis verwendet. Wegen der kurzen Wirkungsdauer und der fehlenden zykloplegischen Nebenwirkung wird es bei der Ophthalmoskopie allen anderen Substanzen vorgezogen.

Zykloplegika
(Parasympatholytika)

Atropinsulfat

Handelsformen: Lösungen 0,25–2%. Salben 0,5 und 1%.
Dosierung: Zur Refraktionsbestimmung in Zykloplegie bei Kindern werden Tropfen 0,3–0,5% während 3 Tagen vor der Untersuchung morgens und abends sowie 1 h vor der Untersuchung appliziert.
Eintritt und Dauer der Wirkung: Die Zykloplegie setzt nach 30–40 min ein, wird bei Kindern aber erst nach etwa 3 Tagen vollständig. Die Wirkung dauert in einem normalen Auge bis zu 2 Wochen an. Bei einem entzündeten Auge mit Uveitis muß allerdings zur Erhaltung der Wirkung mehrmals täglich getropft werden.
Toxizität: Die toxische Wirkung infolge von Resorption der Augentropfen darf nicht vergessen werden. Die Symptome sind Unruhe bis Exzitation, Mundtrockenheit, trockene und gerötete Gesichtshaut, Fieber, Hemmung der Schweißproduktion und Tachykardie. Diese Allgemeinwirkungen treten besonders bei Kleinkindern auf. Es ist sehr darauf zu achten, daß Atropinaugentropfen nicht versehentlich von Kindern eingenommen werden. Der Inhalt einer Augentropfenflasche kann eine letale Dosis enthalten.
Bemerkung: Atropin ist ein überaus wirksames und langdauerndes Zykloplegikum. Seine Anwendungsbereiche sind die Refraktionsbestimmung bei Kindern, die Behandlung der Uveitis und die postoperative Behandlung nach Eingriffen am Auge.

Scopolaminhydrobromid

Handelsformen: Lösung 0,25%, Salbe 0,25%.
Dosierung: 1–2 Tropfen 2- bis 3mal täglich.
Eintritt und Dauer der Wirkung: Die Zykloplegie setzt nach 40 min ein und dauert 48–72 h beim normalen Auge. Bei einem wegen Iritis entzündeten Auge ist die Wirkungsdauer stark abgekürzt.

Toxizität: Scopolamin kann besonders bei älteren Patienten zu Schwindel und Verwirrtheit führen.

Bemerkung: Scopolamin ist ein wirksames Zykloplegikum. Es wird zur Refraktionsbestimmung, zur Behandlung der Iritis und zur postoperativen Zykloplegie verwendet.

Homatropinhydrobromid

Handeslformen: Lösung 1%, Salbe 1%.
Dosierung: 1–2 Tropfen, 2- bis 3mal in Abständen von 10–15 min wiederholt.
Wirkungsdauer: Die zykloplegische Wirkung des Homatropins dauert nur 3 h, was bei diagnostischen Eingriffen gegenüber Atropin oder Scopolamin einen Vorteil bedeutet.
Toxizität: Allgemeine Nebenerscheinungen sind bei Homatropin selten.

Cyclopentolathydrochlorid (Cyclogyl)

Handelsformen: Lösung 0,5 und 1%.
Dosierung: 1–2 Tropfen, nach 10 min zu wiederholen.
Eintritt und Dauer der Wirkung: Pupillenerweiterung und Zykloplegie erfolgen innerhalb von 30–60 min. Die Wirkung hält weniger als 24 h an.
Bemerkung: Wegen des raschen Wirkungseintrittes, der ausgeprägten zykloplegischen Wirkung und der kurzen Wirkungsdauer stellt Cyclogyl das Mittel der Wahl zur Refraktionsbestimmung bei größeren Kindern und bei Erwachsenen dar.

Tropicamid (Mydriaticum Dispersa)

Handelsformen: Lösung 0,5%.
Dosierung: 1–2 Tropfen in Abständen von 5 min 2- oder 3mal zu wiederholen.
Eintritt und Dauer der Wirkung: Die maximale mydriatische Wirkung liegt nach 20–25 min vor und hält nur 15–20 min lang an. Diesem Zeitablauf muß bei der Untersuchung Rechnung getragen werden. Nach 5–6 h ist die Wirkung vollständig abgeklungen.
Bemerkung: Tropicamid ist ein sehr gutes Mydriatikum mit relativ schwacher zykloplegischer Nebenwirkung. Seine Wirkung wird durch die gleichzeitige Anwendung von Phenylephrin potenziert. Es stellt das Mittel der Wahl bei der Ophthalmoskopie dar.

Medikamente zur Behandlung des Glaukoms
(vgl. Kap. 14)

Die Konzentration und Häufigkeit der Anwendung der Medikamente richtet sich individuell nach dem tonometrisch festgestellten Erfolg. Man sucht nach der niedrigsten Dosierung, die den Intraokulardruck genügend zu senken vermag, so daß ein Schaden am Sehnerv ausbleibt.

Direkt wirkende cholinergische (parasympathomimetische) Mittel

Pilocarpin (Isopto-Carpin, Spersacarpin u. a.)

Handelsformen: Lösungen 0,5–6%, Salben 0,5–3%, als Pilocarpinhydrochlorid, -borat oder -nitrat.
Dosierung: 1–2 Tropfen bis 6mal täglich.
Bemerkung: Pilocarpin wurde 1876 eingeführt und ist bis heute eines der wichtigsten Medikamente bei der Glaukombehandlung geblieben. Unangenehme Nebenerscheinungen sind besonders bei jüngeren Patienten die Miose und der Akkommodationsspasmus mit Myopisierung nach dem Eintropfen. Zu beachten ist auch die Gefahr eines Pupillarblocks.

Carbachol (Isopto-Carbachol, Spersacarbachol)

Handeslformen: Lösungen 0,75–3%.
Dosierung: 1–2 Tropfen 3- bis 4mal täglich.
Bemerkung: Carbachol dringt nur schlecht durch die Kornea ein und wird nur gebraucht, wenn Pilocarpin unwirksam ist. Die Wirkungsdauer beträgt 4–6 h. Bei der Verwendung von Benzalkoniumchlorid als Lösungsvermittler wird die Penetration con Carbachol wesentlich verbessert.

Aceclidin (Glaucostat)

Dieses synthetisch hergestellte Cholinergikum hat eine längere Wirkungsdauer, jedoch eine schwächere miotische und akkommodative Wirkung als Pilocarpin.
Handelsformen: Glaucostat 2%, Glaucadrin (kombiniert mit 1% Epinephrin).

Indirekt wirkende Cholinergika mit reversibler Cholinesterasehemmung

Physostigmin (Eserin)

Handelsformen: Dispersa Eserinsalbe 1%, Isopto P-Es-Lösung (Eserin 0,25%, Pilocarpin 2%), Dispersa Pilo-Eserin, Lösung und Salbe (Eserin 0,5%, Pilocarpin 2%).
Dosierung: Salbe oder Tropfen 3- bis 4mal täglich.
Bemerkung: Dieses von alters her bekannte und wirksame Glaukommedikament wird wegen allergischer Nebenwirkungen (Eserinkatarrh der Konjunktiva) kaum mehr gebraucht. Die sehr wirksame Kombination mit Pilocarpin (Pilo-Eserin) kommt jedoch in der Ophthalmochirurgie zur Anwendung.

Neostigmin (Prostigmin)

Handeslfromen: Lösung 3%.
Dosierung: 2- bis 6mal täglich.

Indirekt wirkende Cholinergika mit irreversibler Zerstörung der Cholinesterase

Diese fluorierten Organophosphate mit überaus starker und langdauernder Wirkung kommen zur Anwendung, wenn Pilocarpin, Carbachol oder auch Epinephrin oder Timolol den Intraokulardruck nicht senken. Sie führen zu einer ausgeprägten Miose. Die lokale Anwendung führt in der Regel zu starken Reizerscheinungen. Phospholinjodid kann die Kataraktbildung begünstigen. Die Gefahr eines Pupillarblocks ist bei diesen Substanzen besonders groß. (vgl. Kap. 14). *Wichtig:* Es entsteht eine systemische Senkung der Cholinesterase, was im Falle einer Narkose unbedingt zu beachten ist.

Fluostigmin (DFP)

Handelsform: 0,075% in Öl.
Dosierung: 2mal täglich.

Echothiopat (Phospholinjodid)

Handelsformen: Lösungen 0,03–0,25%.
Dosierung: Je nach Wirkung 1- bis 2mal täglich, evtl. auch weniger.
Bemerkung: Phospholin ähnelt in seiner langdauernden Wirkung dem Fluostigmin, ist aber wegen der Wasserlöslichkeit lokal viel weniger reizend.

Demecariumbromid (Tosmilen) und Paraoxone (Mintacol)

Dies sind besonders nachhaltig wirkende Miotika durch Cholinesterasezerstörung.

Adrenergische (Sympathomimetische) Mittel

Der Vorteil der Adrenalinderivate bei der Glaukombehandlung liegt in der langen Wirkungsdauer (12–72 h) und dem Fehlen einer Miose und eines Akkommodationsspasmus. Die Adrenalinderivate eignen sich deshalb besonders für Patienten mit beginnender Katarakt, bei denen die Miose zu einer übermäßigen Visusverminderung führen würde, sowie bei jüngeren Patienten, die unter dem Akkommodationsspasmus und der dadurch bewirkten Myopisierung nach dem Eintropfen der bisher besprochenen Medikamente besonders stark leiden. Allerdings kommt es mit den Adrenalinpräparaten etwa bei ¼ der Patienten zu lokalen Reizerscheinungen. Häufig sind auch Klagen über Kopfschmerzen und Herzklopfen. Bei langdauerndem Gebrauch kann eine Braunfärbung der Bindehaut infolge von Adrenochromeinlagerung entstehen.

Die Adrenalinderivate wirken in erster Linie hemmend auf die Produktion des Kammerwassers.

Es folgen einige der gebräuchlichen Adrenalinderivate zur Behandlung des Weitwinkelglaukoms.
Dosierung: 1- bis 2mal täglich 1–2 Tropfen.
- Epinephrinbitartrat (Epitrate) 2%
- Epinephrinhydrochlorid (Glaucon) 0,5, 1 und 2%
- Epinephrylborat (Isopto-Epinal und Eppy) 0,5 und 1%
- Links-Glaukosan
- Epiglaufrin 1 und 2%
- Suprexon: Kombinationspräparat mit Guanethidin (Ismelin)

β-Blocker

Der β-Blocker Timolol ist vor einigen Jahren neu zur lokalen Glaukomtherapie eingeführt worden und erfreut sich einer ständig wachsenden Beliebtheit bei der Behandlung von Weitwinkelglaukom, Aphakieglaukom und Sekundärglaukomen. Die Wirkung einer einzigen lokalen Applikation dauert über 12–24 h an. Timolol ist bei manchen Patienten, die auf eine maximale Therapie mit anderen Glaukommedikamenten nicht angesprochen haben erfolgreich. Die Timololtropfen reizen lokal sehr wenig. Der Hauptvorteil des Medikaments liegt aber darin, daß Pupillenweite und Akkommodation nicht beeinflußt werden. Die Anwendung am Auge führt zu einer Allgemeinwirkung. Timololtropfen sind deshalb bei Patienten mit einer Kontraindikation für eine Behandlung mit β-Blockern (Herzinsuffizienz und vor allem Asthma) zu vermeiden.

Timololmaleat (Timoptic)

Handelsformen: Lösungen 0,25 und 0,5%.
Dosierung: 1 Tropfen 1- bis 2mal täglich, wobei mit der schwächeren Konzentration angefangen wird. Eine höhere Dosierung von Timoptic führt zu keiner weiteren Wirkungssteigerung.

Karboanhydrasenhemmer

Die Karboanhydrasehemmer sind Sulfonamidabkömmlinge. In ihrer ursprünglichen Indikation als Diuretika sind sie längst obsolet. In der Ophthalmologie spielen sie aber wegen der Hemmung der

Kammerwasserproduktion im Ziliarkörper eine unverändert wichtige Rolle.

Die orale Gabe eines Karboanhydrasehemmers erreicht ihr Wirkungsmaximum nach 2 h, bei intravenöser Gabe schon nach 20 min. Die Wirkungsdauer bei oraler Gabe beträgt 4–6 h. Die Indikation für die Karboanhydrasehemmer ist in erster Linie das Weitwinkelglaukom. Sie werden aber auch mit Erfolg vorübergehend präoperativ bei Sekundärglaukomen und beim akuten Winkelblockglaukom angewendet. Die Karboanhydrasehemmer werden dann eingesetzt, wenn der Intraokulardruck durch die Lokalbehandlung nicht gesenkt werden kann. Wegen der vielen Nebenerscheinungen können sie oftmals nur vorübergehend gegeben werden. Man kann eine Hypokaliämie mit gastrointestinalen Störungen und Parästhesien in den Extremitäten, eine exfoliative Dermatitis und die Bildung von Nierensteinen beobachten. Bei einer länger dauernden Behandlung mit Karboanhydrasehemmern muß Kalium substituiert werden.

Acetazolamid (Diamox, Glaupax)

Handelsformen und Dosierung:
Oral: Tabletten zu 250 mg 1- bis 2mal täglich 1–2 Tabletten (Gesamtdosis von 1 g in 24 h nicht überschreiten). Kapseln mit verzögerter Wirkstoffgabe (Sustets) zu 500 mg 2mal täglich.
Parenteral: Ampullen zu 500 mg zur intramuskulären oder intravenösen Injektion in Notfallsituationen.

Diclofenamid (Daranid, Oratrol)

Handelsform: Tabletten zu 50 mg.
Dosierung: Initialdosis 100–200 mg, dann alle 12 h 100 mg bis zum Eintritt der gewünschten Wirkung. Die übliche Erhaltungsdosis liegt bei 25–50 mg 3- bis 4mal täglich. Die gesamte Tagesdosis sollte 300 mg nicht überschreiten.

Ethoxzolamid (Ethamid)

Handelsform und Dosierung: Tabletten zu 125 mg 2- bis 4mal täglich.
Die beiden letztgenannten Präparate werden von gewissen Patienten besser als Acetazolamid ertragen. Sie sind allerdings bei uns nicht im Handel eingeführt.

Osmotische Mittel

Die Gabe von hyperosmotischen Substanzen, wie Harnstoff, Mannitol oder Glycerol, bewirkt ein osmotisches Gefälle zwischen Plasma und Kammerwasser. Durch die Abnahme des Glaskörpervolumens kommt es zur Senkung des Intraokulardrucks und zu einem Zurückfallen des Iris-Linsen-Diaphragmas. Diese Wirkung ist beim akuten Winkelblockglaukom ganz besonders erwünscht. Die osmotische Therapie wird auch vorsorglich vor bulbuseröffnenden Operationen durchgeführt. Die übliche Dosierung beträgt für alle Substanzen etwa 1,5 g/kg KG.

Urea (Harnstoff, Carbamidum)

Handelsform: 30%ige Lösung von lyophilisiertem Harnstoff in Invertzucker.
Eintritt und Dauer der Wirkung: Die größte Drucksenkung erfolgt nach etwa 1 h und hält während 5–6 h an.
Toxizität: Die Reaktion bei paravenöser Injektion reicht von leichter Reizung bis zur Gewebsnekrose.

Mannitol

Handelsformen: Wässerige Lösungen 10 und 20% zur intravenösen Infusion.
Eintritt und Dauer der Wirkung: Die größte hypotensive Wirkung wird nach 1 h erreicht und dauert 5–6 h.

Glycerol (Glycerotone)

Handelsform: Glycerin wird oral gegeben in einer 50%igen Lösung, die durch Zitronenaroma geschmacklich korrigiert ist. Die für den Patienten oft sehr unangenehme Einnahme kann durch Abkühlung der Trinklösung erleichtert werden. Bei der Dosierung ist das spezifische Gewicht von 1,25 zu beachten.
Eintritt und Dauer der Wirkung: Die größte Drucksenkung erfolgt nach 1–2 h und dauert 5–6 h an.
Toxizität: Übelkeit und Erbrechen sind leider nicht selten, wodurch die Wirksamkeit der Medikation in Frage gestellt wird.
Bemerkung: Die Möglichkeit der oralen Gabe und das Fehlen einer diuretischen Wirkung sind entscheidende Vorteile des Glycerols gegenüber den anderen osmotisch wirkenden Medikamenten.

Corticosteroide zur Lokaltherapie

Indikationen

Die Lokalbehandlung mit Corticosteroiden ist bei vielen entzündlichen Prozessen des vorderen Augensegmentes indiziert, so z. B. bei allergischer Konjunktivitis, Episkleritis, Skleritis, Uveitis, Phlyktänulose, Keratitis superficialis punctata, Keratitis interstitialis und Keratoconjunctivitis vernalis.

Handelsformen und Dosierung

Die antiinflammatorische Wirksamkeit der Corticosteroidabkömmlinge ist verschieden. So ist Prednisolon 4mal wirksamer als Hydrocortison; Dexamethason und Betamethason sind sogar 30mal wirksamer. Mit der höheren Wirksamkeit nehmen aber auch die unerwünschten Nebenwirkungen zu, selbst wenn eine entsprechend niedrigere Dosierung gewählt wird.

Die Dauer der Therapie richtet sich nach dem Krankheitsbild und beträgt oft nur wenige Tage. Bei längerer Anwendung ist ganz besonders auf die möglichen Nebenwirkungen zu achten.

Die Initialbehandlung besteht in 1- bis 2stündlichen Instillationen tagsüber. Sobald die erwünschte Wirkung eingetreten ist, soll die Dosierung reduziert und die Therapie sobald als möglich abgebrochen werden.

Vorsicht! Die Corticosteroide begünstigen die Ausbreitung des Herpes-simplex-Virus. Bei der Behandlung einer herpetischen Keratitis mit Corticosteroiden kann ein perforierendes Hornhautulkus entstehen. Vor der Corticosteroid-Ära war die Hornhautperforation beim Herpes simplex eine überaus selten gesehene Komplikation.

Andere Nebenwirkungen der Corticosteroide sind überbordende Pilzinfektionen in Form von Keratitis oder Endophthalmitis. Bekannt sind auch die Kataraktbildung (selten) und ein reversibles Sekundärglaukom vom Typ des Weitwinkelglaukoms (sog. Steroidglaukom, häufig!). Bei einer Allgemeinbehandlung mit Corticosteroiden treten diese Komplikationen wesentlich seltener auf. Bei den Neuentwicklungen Medryson und Fluorometholon ist das Steroidglaukom nicht zu befürchten.

Jeder Patient, der unter einer lokalen oder einer langdauernden allgemeinen Corticosteroidtherapie steht, muß unbedingt augenärztlich überwacht werden.

Die meistgebrauchten Corticosteroide sind zur Lokalbehandlung in der Augenheilkunde folgende:
— Hydrocortisonacetatsuspension in Salben- und Tropfenform 0,5–2,5%
— Prednisolonacetat und Prednisolontrimethylacetatsuspension 0,5%, Tropfen und Salben
— Dexamethasonsuspension und -salbe 0,1%
— Dexamethasonbiphosphatlösung 0,1%
— Medrysonsuspension 1%
— Fluorometholonsuspension 0,1%
Es gibt auch zahlreiche Kombinationspräparate mit Antibiotika.

Antiinfektiös wirkende Medikamente in der Augenheilkunde

Oberflächenantibiotika

Die Indikation zur antibiotischen Lokalbehandlung ergibt sich in der Ophthalmologie sehr oft, z.B. bei der bakteriellen Konjunktivitis, beim Hordeolum, bei der Blepharitis und beim Hornhautulkus. Die Dosierung richtet sich nach dem Schweregrad der Infektion. Die antibiotische Behandlung einer intraokularen Infektion wird auf S.414 beschrieben.

Aus Gründen der Resistenzbildung werden systemisch nicht anwendbare Antibiotika, wie Bacitracin, Neomycin und Polymyxin B bevorzugt. Gebräuchlich sind auch Erythromycin, Tetracyclin und Gentamycin. Die Antibiotika werden einzeln oder als Kombinationspräparate in Form von Tropfen und Salben verwendet.

Bacitracin

Handelsform: Salbe mit 1000 E/g.
Bemerkung: Fast alle grampositiven Erreger sind auf Bacitracin empfindlich. Eine Allgemeintherapie ist wegen der nephrotoxischen Wirkung nicht möglich.

Erythromycin

Erythromycin als Salbe 1% ist besonders bei der Staphylokokkenkonjunktivitis wirksam.

Neomycin

Handelsformen: Lösung 2,5 mg/ml, Salbe 5 mg/g. Zur Intensivbehandlung bei Hornhautulzera werden auch Lösungen mit 50–100 mg/ml hergestellt.
Dosierung: Tropfen (Spersa-Polymyxin) 3- bis 4mal täglich, Salbe (Neotracin, Nebacetin) während der Nacht.
Bemerkung: Neomycin ist wirksam gegen grampositive und gramnegative Erreger. Durch Kombination mit anderen Antibiotika wird das Wirkungsspektrum noch erweitert. Lokale Überempfindlichkeitsreaktionen sind leider nicht selten.

Für den Allgemeinpraktiker bestens geeignet sind die Neosporinaugentropfen, ein Kombinationspräparat mit Neomycin, Polymyxin-B und Gramicidin. Framycetin (Frakitazin) ist dem Neomycin verwandt und ebenso wirksam (in der BRD nicht im Handel).

Lokale Anwendung von allgemein gebräuchlichen Antibiotika

Wegen der Möglichkeit von Sensibilisierung und Resistenzbildung sollten allgemein gebräuchliche Antibiotika nur bei dringender Indikation lokal verwendet werden. Manchmal zwingt die klinische Erfahrung den Arzt, die theoretischen Bedenken fallen zu lassen. Das eindrucksvollste Beispiel ist die Lokalbehandlung des Trachoms mit Tetracyclinen; das Trachom ist die weltweit häufigste Augeninfektion!

Tetracyclin

Tetracyclin, Oxytetracyclin und Chlortetracyclin sind in der Augenheilkunde wegen der Entwicklung von resistenten Stämmen nur beschränkt brauchbar. Die Lösungen dieser Substanzen sind chemisch instabil. Sehr verbreitet sind die Präparationen von Achromycin in Sesamöl bei der Behandlung des Trachoms.

Gentamycin (Garamycin)

Handelsformen: Lösung und Salbe mit 3 mg/ml.
Bemerkung: Gentamycin gewinnt immer mehr Bedeutung bei der Behandlung von schwerwiegenden Infektionen durch gramnegative Erreger, insbesondere bei Ulcus corneae und Endophthalmitis.

Penicillin

Handelsform: Salbe mit 1000 E/g.
Bemerkung: Penicillin kann anstelle der Credé-Prophylaxe mit Silbernitrat zur Verhinderung der Gonokokkenblenorrhö beim Neugeborenen verwendet werden.

Chloramphenicol

Handelsformen: Tropfen 0,5%, Salbe 1%.
Bemerkung: Dieses sehr wirksame und in der Regel besonders gut verträgliche Antibiotikum wird heute nur noch bei zwingender Indikation gegeben. Es bestehen nämlich Anzeichen dafür, daß die von der Allgemeinbehandlung her bekannte deletäre Knochenmarksdepression auch durch die Lokalbehandlung ausgelöst werden kann.

Sulfonamide

Die Sulfonamide finden ausgedehnte Anwendung bei der Behandlung der bakteriellen Konjunktivitis. Ihre Hauptvorteile sind 1) Wirksamkeit gegenüber grampositiven wie auch gramnegativen Erregern; 2) relativ niedrige Gestehungskosten; 3) geringe Tendenz zur Allergiebildung; 4) die Tatsache, daß auch bei langdauernder Lokalbehandlung im Gegensatz zur antibiotischen Therapie keine Superinfektion mit Pilzen zu befürchten ist.

Sulfacetamid (Spersacet)

Handelsformen: Lösungen und Salbe 10%.
Dosierung: Je nach Schweregrad der Infektion 3mal täglich bis stündlich 1 Tropfen, Salbe während der Nacht.

Sulfafurazol (Gantrisin)

Handelsform: Gantrisinaugentropfen.

Sulfadicramid (Irgamid)

Handelsform: Salbe 15%.
Bemerkung: Für den Allgemeinpraktiker bestens geeignete polyvalente Augensalbe.

Lokale Mykostatika

Nystatin (Mycostatin)

Ein eigentliches Präparat für die Augenheilkunde existiert nicht. Die dermatologische Suspension mit 100 000 E/ml reizt aber kaum und kann mit Erfolg auch am Auge angewendet werden.

Natamycin

In der BRD ist die Pima-Biciron-Augensalbe (Natamycin 1%, Chloramphenicol 1%) erhältlich.

Amphotericin B (Fungizone)

Diese Substanz ist wirksamer als Nystatin, jedoch als Augenheilmittel nicht erhältlich. Die dermatoligischen Formen reizen das Auge zu stark. Eine Lösung von 2,5–10 mg/ml in Dextrose 5% muß aus der Trockensubstanz eigens hergestellt werden.

Virostatika

Jododesoxyuridin (IDU, Herpidu)

Handelsformen: Lösung 0,1%, Salbe 0,25%.
Dosierung: 1–2 Tropfen tagsüber stündlich, nachts alle 2 h. Sobald der Behandlungserfolg klinisch sichtbar wird, kann die Anwendung auf 4- bis 6mal täglich, und Salbe nachtsüber reduziert werden.
Bemerkung: Jododesoxyuridin eignet sich für die Erstbehandlung der Herpes-simplex-Keratitis. Die Behandlung soll nach der klinischen Heilung noch 3–4 Tage weitergeführt werden. Wenn sich nicht ein prompter Behandlungserfolg einstellt, wird der Augenarzt immer noch die früher übliche Abrasio des Hornhautepithels durchführen.

Jododesoxycytidin (IDC, CéBéViran)

Anwendung wie bei IDU.

Vidarabin (Adeninarabinosid, Ara-A, Vira-A)

Handelsform: Augensalbe 3%.
Dosierung: 4mal täglich 7–10 Tage bei herpetischer Keratitis.
Bemerkung: Ara-A (9-β-D-Arabinofuranosyladenin) ist ein neuerdings eingeführter Purinkörper, der bei der Fermentation von Streptomyces antibioticus gewonnen wird. Er ist wirksam gegen das Herpessimplex-Virus, nicht jedoch gegen die anderen RNS- oder DNS-Viren. Ara-A greift in die DNS-Synthese ein, wobei als wichtigster Metabolit Arabinosylhypoxanthin (Ara-Hx) entsteht. Die Substanz ist wirksam bei herpetischem Befall des Hornhautepithels, wirkt aber kaum bei Stromakeratitis und Uveitis. Die lokale zelluläre Toxizität ist zwar geringer als bei IDU, sie kann aber trotzdem den Heilungsvorgang des Hornhautepithels stören.

Acycloguanosin (Acyclovir)

Ara-A und IDU sind in ihrer Hemmwirkung auf DNS nicht spezifisch. Acyclovir hingegen scheint eine selektive Wirkung auf die Thymidinkinase des Virus zu haben. Auf der Suche nach wirksameren und weniger toxischen Virostatika könnte diese Substanz in den kommenden Jahren klinische Bedeutung erlangen.

Trifluorothymidin (TFT)

Es handelt sich um ein Thymidinanalog, das in die DNS-Synthese des Virus eingreift. Die Substanz ist wasserlöslich und klinisch wirksam bei der Herpessimplex-Keratitis. Auch diese Substanz ist indessen für die Zellen des Hornhautepithels toxisch.
Handelsformen: Triherpin 1%, Tropfen und Salbe, Bephen 1%, Tropfen.

Desinfizienzien und Adstringenzien

Diese von altersher bekannten Substanzen haben eine bakteriostatische und bakterizide Wirkung, die vorwiegend auf der Ausfällung von Eiweiß beruht. Sie wirken außerdem entzündungs- und sekretionshemmend und werden zur Behandlung von leichteren Erkrankungen der Lider und der Bindehaut verwendet. Sie stellen auch heute noch eine echte Alternative zu den Kombinationspräparaten mit Antibiotika und Corticosteroiden dar. Ihr großer Vorteil ist das Fehlen von Nebenwirkungen.

Zinksulfat

Handelsformen: Augentropfen und Augenbäder 0,2–0,5% (Kombinationspräparate: Zincfrin, Oculosan).

Wismuthaltige Verbindungen

Handelsform: Noviformaugensalbe 1–5%.

Antihistaminika

Bei allen allergischen Erkrankungen der äußeren Augenabschnitte mit einem chronisch-rezidivierenden Verlauf sollen die lokal wirksamen Antihistaminika unbedingt versucht werden. Oft kann so eine längerdauernde, wegen der potentiellen Nebenwirkungen (Superinfektion, Glaukom, Katarakt) gefährliche Lokalbehandlung mit Corticosteroiden vermieden werden.

Naphazolin, Antazolin und Tetryzolin

Handelsformen: Kombinationspräparate wie Albalon, Spersallerg und Antistin-Privin

Dinatriumcromoglycinicum

Diese neuartige Substanz hemmt die Histaminfreisetzung mit einem den Kortikosteroiden ähnlichen Wirkungsmechanismus, ohne deren potentiell gefährliche Nebenwirkungen aufzuweisen. Sie ist erfolgversprechend bei der Behandlung von chronisch-rezidivierenden allergischen Prozessen wie Keratokonjuktivitis vernalis (Frühjahrskatarrh) oder atopische Keratokonjunktivitis (Ekzem).
Handelsform: Opticrom Augentropfen 2%.

Gefäßverengende und schleimhautabschwellende Medikamente

Bei chronischen Reizzuständen der Bindehaut, welche keine spezifische Diagnose erlauben, können diese Substanzen eine Linderung bringen. Die wohltuende symptomatische Wirkung ist von beschränkter Zeitdauer, gegen wiederholter Applikationen bestehen aber keine Bedenken. Als geeignete Wirkstoffe kommen Adrenalinderivate, oft kombiniert mit Desinfizienzien, in Frage.
Handelsformen: Kombinationspräparate wie Visine (Yxin), Otrivin, Biciron, Oculosan oder Zincfrin.

Künstliche Tränen und Benetzungsmittel

Methylzellulose, Polyvinylalkohol, Gelatine und chemische Derivate dieser Substanzen werden zur Herstellung von künstlichen Tränenflüssigkeiten und Benetzungsmittel verwendet. Sie leisten bei der Behandlung des Sicca-Syndroms gute Dienste. Ähnlich zusammengesetzt sind auch die Lösungen für Kontaktlinsenträger und die Flüssigkeiten zur diagnostischen Kontaktglasuntersuchung.

Handelsformen: Liquifilm tears, Tears Naturale, Dialens, Methocel.

Manchen Augentropfen wird bei der Herstellung Methylzellulose oder Polyvinylalkohol beigegeben. Durch die erhöhte Viskosität ergibt sich eine längere Verweildauer des Medikaments im Auge.

Diagnostische Vitalfärbungen

Natriumfluorescein

Handelsformen: Lösung 2% in abgepackten Einzeldosen oder eingetrocknet auf sterilen Filterpapierstreifen. Lösung 10% zur i.v. Injektion bei der Fluoreszenzangiographie.

Dosierung: 1–2 Tropfen oder Einbringen des benetzten Papierstreifens in den Konjunktivalsack.

Bemerkung: Sehr wichtiges diagnostisches Hilfsmittel bei Hornhautverletzungen. Routinemäßig angewendet bei der Applanationstonometrie und bei der Anpassung von kornealen Kontaktlinsen.

Achtung: Fluoresceinlösungen neigen zur Kontamination mit Pseudomonas aeruginosa. Der Sterilität ist größte Beachtung zu schenken!

Bengalrot (rose bengale)

Handelsform: Lösung 1%.
Dosierung: 1 Tropfen.
Bemerkung: Wichtiges Hilfsmittel bei der Diagnose der Keratoconjunctivitis sicca. Die Schleimfetzen und die veränderten Hornhautepithelien kommen deutlicher als mit Fluorescein zur Darstellung.

Behandlungsschema für eine postoperativ aufgetretene bakterielle Endophthalmitis

1. *Parazentese der Vorderkammer*
   a) Giemsa-Färbung
   b) Gramfärbung
   c) Kulturen (Blutagar, Thioglycolat, Sabouraud) und antibiotische Sensibilitätsprüfung

2. *Sofortbehandlung vor dem Eintreffen der mikrobiologischen Diagnose*
   a) Allgemein: Nafcillin 1 g i.v. alle 4 h *und* Gentamycin 40 mg i.m. 3mal täglich (Nafcillin und Gentamycin müssen in gesonderten Spritzen injiziert werden)
   b) Subkonjunktival: Nafcillin 100 mg täglich als Einzelinjektion Gentamycin 20 mg täglich als Einzelinjektion in gesonderter Spritze
   c) Lokal: Gentamycin 3 mg/ml 2 Tropfen stündliche rund um die Uhr
   Atropin 1% 2 Tropfen 4mal täglich

3. Spezifische antibiotische Behandlung mit Maximaldosen, sobald die Ergebnisse von Kultur und Resistenzprüfungen vorliegen

Literatur

Fraunfelder FT, Roy FH (1980) Current ocular therapy. Saunders, Philadelphia

Gloor B (1969) Auge und Toxikologie neuerer Pharmaka. Ther Umsch 26:358–363

Havener WH (1971) Ocular pharmacology. Mosby, St. Louis

Index nominum (1980) Wissenschaftliche Zentralstelle des Schweiz. Apothekervereins, Zürich

Meyers FH, Jawetz E, Goldfien A (1975) Lehrbuch der Pharmakologie. Springer, Berlin Heidelberg New York

Thiel R (1970) Therapie in der Augenheilkunde. Thieme, Stuttgart

Waser PG, Steinbach C (1980) Praktische Pharmakotherpaie. Schwabe, Basel Stuttgart

Sachverzeichnis

A. angularis 48
A-Avitaminose 57
A-Schielform 214
A-Syndrom 218
Abdecktest 202
Abduktion 197
Abduzensparese 211
Abetalipoproteinämie 161
abiotrophische Leiden 333
A. carotis 28
Aceclidin 408
A. centralis retinae 153
Acetazolamid(Diamox)141,177,349,410
Acetylcystein 42
Achromycin 412
Achsenlänge des Auges 365
Acne rosacea 86
Actinomyces 53
– israeli 55, 89
Acyclovir 104, 105
Addition 363, 367
Adduktion 197
Adenoma sebaceum 341
Adenosinarabinosid (Vidarabin) 293
Adenoviren 73, 74, 96
Adenoviruskeratitis 96, 105
Adie-Syndrom 18
Aderfigur 25
Aderhaut 29, 31, 340
–, Melanom 191
Aderhautabhebung 167
Aderhaut-Kolobom 323
Aderhautmelanom 342
Aderhautruptur 349, 405
Adrenalin 183
Adrenalinderivate 177, 409
Adrenalinlösung 81
adrenergische (sympathomimetische) Mittel 409
Adrenochrom 183, 409
Aggravation 20, 27
Aggregationshemmer 171
Akinese des M. orbicularis 86
Akkomodation 359, 360, 366
–, Akkomodationskraft 136
Akkomodationsbreite 361, 367
Akkommodationsspasmus 183, 364
akkomodative Esotropie 210, 363
Akrobrachyzephalie 324
Akromegalie 37
Akrozephalie 324
aktinische Strahlung 338, 350
akute Chorioretinitis 402
– hämorrhagische Konjuktivitis 75, 76, 106

Alakrimie, kongenitale 57
Albimismus 323, 324
–, okulärer 331
–, okulokutaner 330
Alkaliverätzungen 42
Alkoholinjektion 51
Allel (oder allele Gene) 333
Allograft 318
Alopezie 303, 337
alternierende Sursumduktion 218
Alterssichtigkeit 366
„Altersweitsichtigkeit" 366
Amaurosis fugax 15, 28
– –, Ursachen 269
Amblyopia ex anopsia 41, 370
Amblyopie 14, 34, 200, 323, 326
Amblyopiebehandlung 207
Amblyoskop 205
Ametropie 360
Aminoacidurie 305
Amotio 168
Amphotericin B 78, 293, 412
Amsler-Netz 31, 32
Amyloidose 57
Anämie, perniziöse 274
Anästhetika 98
Anamnese 14
Anatomie des Auges 1ff.
– –, Aderhaut 3
– –, Ansatz des M. obliquus inferior 5
– – – – superior 5
– –, Arachnoidea 3
– –, Caruncula lacrimalis 2
– –, Choriodea 3
– –, Circulus arteriosus iridis major 4
– –, Dura 3
– –, episklerale Vene 3
– –, Glaskörper 3
– –, Hinterkammer 3
– –, Hornhaut 3
– –, Iris 3
– –, Iriswurzel 4
– –, Kammerwinkel 3
– –, Lamina cribrosa 3
– –, Limbus 2
– –, Linse 4
– –, Linsenkapsel 3
– –, Makula 3
– –, Netzhaut 3
– –, Öffnung der Meibom-Drüsen 2
– –, Ora serrata 3, 4
– –, Papille 3
– –, Pia 3
– –, Plica semilunaris 2
– –, Pars plana 4

– –, Pigmentepithel der Retina 3
– –, Schlemmer'scher Kanal 3, 4
– –, Sehnerv 3
– –, Sklera 3, 4
– –, Trabekelwerk 4
– –, Vorderkammer 3
– –, Vortex-Vene 3, 5
– –, Ziliararterien, kurze hintere 5
– –, –, lange hintere 3, 5
– –, –, – hintere 5
– –, Ziliarepithel 4
– –, Ziliarfortsatz 4
– –, Ziliarkörper 3
– –, Ziliarmuskel 4
– –, Ziliarnerv, langer hinterer 5
– –, Ziliarvenen, kurze hintere 5
– –, Zonula 3
– –, Zonulafasern 4
„Angioid streaks" 170, 172
angioimmunoplastische Lymphadenopathie 269
Angiom der Bindehaut 339
– der Retina 340
Angiomatosis retinae 257
anguläre Konkunktivitis 67
Aniridie 111, 177, 189, 323
Aniseikonie 368
Anisokorie 18, 321
Anisometrophie 326, 367, 370
Annulus zinnii 196
Anomalien der Linse, Entwicklungsstörungen 323
Anomaloskop nach Nagel 27
Anophthalmie 322
Antazolin 413
Anthrostomie 353
Antibiotika 88, 98
Antibiotikakonzentrationen und -dosierungen für die Behandlung von Hornhautulzera 100
Antidota 86
Antihistaminika 81, 413
antiinfektiös wirkende Medikamente 411
Antikörper, humorale 309
Antikörperbildung, zellgebundene 309
Antikoagulanzien 171
Antikonzeptiva, zentralnervöse Komplikationen nach Gabe von 263
Antimalariamedikamente 16
antimongoloide Lidstellung 325
A. ophthalmica 28, 48
Apert-Syndrom 111
Aperturblende 355
Aphakie 164, 368

Apollo-XI-Konjuktivits 75
Apoplexia nervi optici 266
Applanationstonometer 21
Applanationstonometrie 184
Ara-A 413
Arachnodaktylie 324
Arcus senilis 113
– –, Lipidstoffwechselstörung 113
Argonlaser 166
Argyll-Robertson-Pupille 18, 243, 290
Arsenvergiftung 261
Arterie, zilioretinale 31
arterielle Hypertension 402
– Hypertonie 403
arterieller Verschluß der Retina 154
Arteriitis 85
–, generalisierte 267
– temporalis 15
Arteriosklerose 402
arteriovenöse Gefäßmißbildung 398
Arthritis 84, 88
–, rheumatoide 108, 121, 122
Arthus-Phänomen 310
Ascaris lumbricoides 80
Aspergillus 55, 89, 102
Asthenopie 216, 366
Astigmatismus 49, 321, 356, 366
–, Einteilung 365
–, irregulärer 365
–, regulärer 365
Astverschluß der V. centralis retinae
    270
Atherosklerose und Arteriosklerose
    270
Athylendiamintetra-Azetat 42
atopische (allergische Konjunktivität)
    81
– Erkrankungen 310
– Keratokonjunktivitis 413
Atrophie der Aderhaut 365
atrophische Netzhautlöcher 165
atrophisches Makulaloch 173
Atropin 84
Atropinsulfat 407
Aufhängebänder 210
Aufklärung 381
Aufklärungsbrief 383
Aufklärungsbroschüre 383
Aufklärungsgespräch 382
–, Beweis 383
Aufklärungspflicht 382
–, Deutschland 382
–, kosmetische Operation 383
–, obligate Operation 383
–, Österreich 382
–, Operationskategorien 382
–, prophylaktische Operation 383
–, Schweiz 382
–, Wahloperation 383
Auge und Anhangsgebilde 6
– –, Ganglion pterygopalatinum 6
– –, Glaskörper 6
– –, Hornhaut 6
– –, M. levator palpebrae 6
– –, – rectus inferior 6
– –, – rectus superior 6
– –, Linse 6

– –, N. abducens 6
– –, – frontalis 6
– –, – infraorbitalis 6
– –, – lacrimalis 6
– –, – maxillaris 6
– –, – nasociliaris 6
– –, – oculomotorius 6
– –, – trochlearis 6
– –, obliquus inferior 6
– –, Sehnerv 6
– –, Vorderkammer 6
Augen, trockene 17
Augenbäder 413
Augenbewegungen, Abduzensparese
    248
–, Augenmuskelparesen, Symptome
    und klinische Zeichen 248
–, Benedikt-Syndrom 248
–, Blickfolgebewegungen 245
–, Divergenz 245
–, Duane-Syndrom 248
–, Foville-Syndrom 249
–, Gradenigo-Syndrom 248
–, Hirnstammläsionen 246
–, Hirnstammsyndrome 248
–, horizontale Blickbewegungen 245
–, konjugierte Willkürbewegungen 245
–, Konvergenz 245
–, Konvergenzparalyse 246
–, Läsionen supranukleärer Zentren 245
–, Millard-Gubler-Syndrom 249
–, N. abducens 247
–, Naheinstellungsspasmus 246
–, N. trochlearis 247
–, nukleäre und infranukleäre Verbin-
    dungsbahnen 247
–, N. oculomotorius 247
–, okulgyre Krisen 246
–, Okulomotoriusparese 247
–, Ophthalmoplegia externa progres-
    siva 248
–, – interna 247
–, Orbitaspitzensyndrom 248
–, Parinaud-Syndrom 245
–, prätektales Syndrom 245
–, Sinus-cavernosus-Syndrom 248
–, Störungen der III., IV., VI. Hirn-
    nerven 247
–, supranukleäre Läsionen und Strabis-
    mus 246
–, – Syndrome 246
–, – Zentren 244
–, Trochlearisparese 247
–, vertikale Blickbewegungen 245
–, Weber-Syndrom 248
–, Wernicke-Syndrom 249
–, zentrale Verbindungsbahnen der III.,
    IV., und VI. Hirnnerven 247
Augenerkrankungen, diagnostische Irr-
    tümer 45
–, Gefahren der Lokalanästhetika 45
–, lokale Kortikosteroidtherapie 45
–, Pupillenerweiterung 45
–, Verabreichung verunreinigter Augen-
    medikamente 45
–, Vorsichtsmaßnahmen bei der Be-
    handlung 45

Augenfarbe 321
Augenheilkunde im Kindesalter 320 ff.
Augeninfektionen, Behandlungstech-
    nik 45
–, –, Augensalben 45
–, –, Augentropfen 45
–, –, Augenverband 45
–, –, warme Umschläge 45
Augenkosmetika 86
Augenlider 47
–, Anatomie 47
–, Blepharitis marginalis 49
–, Chalazion 48
–, Hordeolum 48
–, Infektionen und Entzündungen 48
–, Meibomitis 49
–, Physiologie der Symptome 48
–, Technik des Elektropionierens am
    Oberlid 48
Augenlinse 359
Augenmedikamente 84
Augenmißbildungen, angeborene 11
–, –, Anophthalmus 11
–, –, Dermoide 11
–, –, intrauterine Entzündungen 11
–, –, Kolobome 11
–, –, Mikrophthalamus 11
Augenmotilität 15
Augenmuskeln, gerade Muskeln 196
–, schräge Muskeln 196
–, Tenon'sche Kapsel 11
Augenmuskelparesen 248
Augenprothesen 83
Augenspiegel 389
Augenspülung 86
Augenstellung beim Neugeborenen
    321
Augenveränderungen und Allgemein-
    erkrankungen 265–308
– – s. auch spezifische Erkrankungen
Augenveränderungen im zunehmenden
    Alter 13
Augenverletzungen 348
Augenwurm 79
Auswärtsschielen 212
Autoimmunerkrankungen 107, 108
Autosomen 333
Axenfeld-Konjunktivitis 86
Axenfelds intrasklerale Nerven-
    schleifen 121
Axenfeld-Syndrom 177, 189, 190
Axenmyopie 363
Axyclovir 413
Azathioprin 319
A. zygomatica 48

bakterielle Endophthalmitis 414
– Konjunktivitis 66
Bakterien, fakultativ pathogene 95
–, „opportunistische" 98
Bacitracin 411
Basaliom 337
Basalzellenkarzinom, morphaeartiges
    337
Basophile Zellen 63
Bassen-Kornzweig-Syndrom 161

Bauchlagetest 180
Becherzellen 61, 63
Bedsonien 68
Begleitkonjunktivitis bei Kontakt-
    blepharitis 84
Begleitschielen 198
Benadryl 310
Bengalrot 414
Bengalrotfärbung 59
Bengalrotlösung 58
Bergmeister-Papille 322
Berlin-Ödem 174, 349
Best-Krankheit 173
Bestrahlung 344
Betamethason 411
Biciron 413
Bielschowsky-Test 215
Bietti-Keratopathie 111
Bifokalgläser 367
Bildfeldwölbung 357
Bilharziose 80
Bindehaut s. Konjunktiva
    und Conjunctiva
Bindehautdeckung 103
Bindehautentzündung s. Konjunktivitis
    und Conjunctivitis
Bindehautfremdkörper 39, 349
binokulare indirekte Ophthalmoskopie
    389
Binokularlupe 36
Biomikroskopie 19
Bipolarzellenschicht 33
Birkhäuser 360
Bitot-Flecken 97, 109, 286
Bjerrum-Skotom 181
blaue Skleren 120, 324
Blepharitis 67
- marginalis 38
Blepharospasmus 86
blinder Fleck 20, 181
β-Blocker 409
Blow-out-Fraktur der Orbita 353
Blutdyskrasien 403
Blutgefäße 11
-, A. centralis retinae 11
-, - hyaloidea 11
-, Circulus iridis major 11
-, Ziliararterien, lange 11
Blutungen, lineare 266
- unter dem Pigmentepithel 266
-, präretinale 266
-, punktförmige 266
-, subretinale 266
Blutverlust, akuter massiver 274
Bogenminute 359
Bogenskotom 181
Bowman-Membran 94
Brailey-Merkmal 283
Brechkraft 355
Brechungsgesetz 355
Brechungsindex 355, 365
Breitspektrumantibiotika 72, 84, 91
Brennpunkt 355, 356
Brennweite 356
Brillengläser 16
Brillenkorrektur 363, 367, 368
Bromovinyldesoxyuridin 105

Bronchialkarzinom 276
Bruch-Membran 152, 162, 170, 171
-, Drusen 171
-, Einriß 174
-, senile Degeneration 171
Bubo 72
Bulbus beim Neugeborenen 320
Bulbusmassage 154
Bulbusmotilität 18
Bulbusverletzung 351
Bundesgericht, Schweiz 381
Buphthalmus 18, 177, 188, 323

Caldwell-Luc 353
Canaliculi 52
Canaliculus 23, 24
Canaliculusstenose 42
Candida 54, 89, 102
- albicans 55, 83, 293
Candidablepharitis 78
Candidiasis 293
Carbachol 183, 188, 408
Carbamidum 410
Carboanhydrasehemmer 41, 183
Carbocain 406
Carcinoma in situ 340
Cataracta complicata 140
- congenita 137, 141
- - und Nystagmus 139
-, Nachstar 140
- secundaria 140, 141
Cataracta senilis 137, 139, 393
Cataracta traumatica 139, 393
CéBéViran 413
Cephalosporium 102
Cerclage 168
Chalkose 351
Chalazion 38, 66, 339
Checkligamente 208
Chemosis 63, 80, 81
Chemotherapie 344
Chinin-Amblyopie 260
Chiasma 33
- opticum, Anatomie 238
- -, Erkrankungen 238
- -, intraselläre Hypophysentumoren
    238
Chiasmasyndrom, Gliome des Chiasma
    opticum 240
-, intraselläre Hypophysentumoren
    238
-, Kraniopharyngeome 240
-, supraselläre Meningiome 240
Chlamyda lymphogranulomatis 68
- oculogenitalis 68
- trachomatis 68
Chlamydia lymphogranulomatis 83, 91
Chlamydien 68, 86, 89, 325
Chlamydienkeratitis 106
Chlamydienkonjunktivitis 65, 68
Chlorambucil 316
Chloramphenicol 412
Chlorochin 113
Chloropromazin 112
- (Megaphen) 307
Chloroquin 15

Chloroquinschäden 372
Chlortetracyclin 412
cholinergische Mittel 408
Cholinesterasehemmer 183, 408
Cholinesterasezerstörung 409
Chondrom der Orbita 345
Chondrosarkom der Orbita 345
Chorioidalinfarkt 267
Chorioidalinfarkte (Elschnig-Perlen)
    273
Chorioidea 10, 80
-, Bruch'sche-Membran 10
Choriokapillaris 152, 171
Chorioretinitis 79, 165
- juxtapapillaris 398
Choristome der Orbita 345
chromaffine Zellen 89
chromatische Aberration 357
Chromatopsie 15
Chromosomen 333
-, Autosom 328
-, Chromosomenzahl, diploide 328
-, -, haploide 328
-, Geschlechtschromosom 328
-, Chromosomenpräparation 331
chronische follikuläre Konjunktivitis
    86
- katarrhalische Konjunktivitis 67
- Zyklitis (Pars planitis) 130
Cocain 406
Coccidioides immitis 83, 91, 108, 339
Cogan-Dystrophie 112
coliforme Bazillen 67
Colitis ulcerosa 108
Comberg 351
Commotio retinae 173, 349
- - (Berlin-Ödem) 174
Computertomographie 373, 376, 379
-, Augenmuskeln 376
-, diffus infiltrierende Läsionen 378
-, Grundlagen und Technik 373
-, intrakranielle Ursachen ophthalmo-
    logischer Symptome 379
-, intraokuläre Veränderungen 378
-, Orbitadiagnostik 376
-, Orbitatumoren 376
-, Sehnerv 376
-, Untersuchung von Augenbewegungs-
    störungen 379
-, - von Gesichtsfeldausfällen 379
-, - von Visusminderungen 379
Concha inferior 53
Conjunctiva bulbi 61
- palpebrae 47, 61
Conjunctivitis lignosa 65
Conjunctivitis vernalis 82
Contusio bulbi 349, 353, 393, 405
Conus myopicus 364
- temporalis 399
Cornea verticillata (M. Fabry) 112
Corona ciliaris 29
Corticosteroide 85, 95, 98, 101,
    104-106, 107, 108, 116, 121, 411
- zur Lokaltherapie 410
Corticosteroidbehandlung, Gefahren
    372, 411
Corynebacterium diphteriae 67

Corynebacterium xerosis 109
Cotton-wool-Herde 157
cotton wool spot 266
Coxsackie-Konjuktivitis 76
Credé-Prophylaxe 71, 86, 91, 325, 371, 412
Cromolyn 310
CT-Scan-Aufnahme 282
Cyclopentathydrochlorid (Cyclogyl) 408
Cyclophosphamid 295

Dakryolith 54
Dakryorhinostomie 54
Dakryozystektomie 54
Dakryozystitis 38, 54, 70, 89, 98
–, Erwachsener 38
–, Kleinkind 55
–, Neugeborenes 38
Dakryozystitisinfektion, chronische 54
Dakryozystorhinostomie 25
Dalen-Fuchs-Knötchen 316
Dalrymple-Zeichen 282
Daranid 183, 410
Defektbildung, angeborene Linsen-
   trübung 12
–, Anophthalmus 12
–, chorioidale Strukturen 12
–, Irissegment 12
–, kongenitaler Katarakt 12
–, Mikrophthalmus 12
–, Papille 12
–, Sehnerv 12
–, Ziliarkörper 12
Dellen von Herbert 69
Dendriten auf der Kornea 75
Denguefieber 15
Dermatitis, atopische 111
– herpetiformis 88
Dermoid 339
Dermoidzyste 345
Dermolipom 339
Descemet Membran 94
Desinfizienzien und Adstringenzien 413
Deuteranopie 175
Dexamethason 411
Dextroversion 198
DFP 409
Diabetes 156
Diabetes mellitus 211, 279–282, 403
– –, echte diabetische Katarakt 281
– –, Iridozyklitis 282
– –, Irisveränderungen 281
– –, Lähmung extraokulärer Muskeln
   282
– –, Optikusneuropathie 282
– –, Refraktionsschwankungen
   der Linse 281
– –, Retinopathie 280
– –, Rubeosis iridis 281
– –, senile Katarakt 281
– –, Veränderungen an der Linse 281
diabetische Retinopathie 156, 157, 168,
   403, 404
– –, Cotton-wool-Herde 157
– –, Glaskörpertraktion 158

– –, Hintergrundretinopathie 157
– –, IRMA 157
– –, Mikroaneurysmen 157
– –, Neovaskularisationen 157
– –, proliferative Retinopathie 157
– –, Retinopathia circinata 157
– –, Vitrektomie 159
diagnostische Vitalfärbungen 414
Diamox 183, 410
Diathermie 162, 166, 168
Dichromaten 175
Dictyom 344
Digitalisintoxikation 15
Dinatrium Cromoglycat 310, 413
Dioptrie 355
Diphtherie 65
direkte Ophthalmoskopie 388–404
Dispersion 357
dissoziiertes Höherschielen 218
Distorsion 357
disziforme Keratitis 391
– Makuladegeneration 399
Divergenz 198
Divergenzexzeß 213
Divergenzinsuffizienz 213
DNS-Synthese 413
Doppelbilder 16, 212
Doppeltsehen 326, 353
Down-Syndrom 111
dringende Fälle 43
– –, akute Dakryozystitis 44
– –, Amblyopie im Vorschulalter 43
– –, frisch aufgetretener
   Exophthalamus 44
– –, Glaskörperblutung 44
– –, okuläre Tumoren 44
– –, Sehnervenerkrankungen 44
– –, Strabismus 43
– –, Sympathische ophthalmie 44
Drogen 371
Duane-Syndrom 262, 366
Ductus nasolacrimalis 24, 52–54
Duktionsversuch mit der Pinzette 353
Dunkelraumtest von Seidel 179
durchfallendes Licht 390
Dysakusis 315
Dysautonomie, familiäre 57
Dysostosis craniofacialis 324
– mandibulofacialis 263
Dystrophie, bröcklige 113
–, fleckförmige 113
–, gittrige 113
–, hintere polymorphe (Schlichting)
   113
–, muskuläre 52

Echographie 34
Echophthalmographie 34
Echothiopat 409
Ectopia lentis 143, 324
Ehlers-Danlos-Syndrom 111, 120
Einschlußkeratitis 106
Einschlußkörper 70, 72
Einschlußkörperblenorrhö 71, 91, 325
Einschlußkörperkinjunktivitis 66,
   70–72

Einschlußkörperkrankheit 68
Einsicht, Krankengeschichten 380
Einteilung der Glaukome 177
– –, kongenitale Glaukome 177
– –, primäre Glaukome 177
– –, Sekundärglaukome 177
Einverständniserklärung 382
Einwärtsschielen 208
Ekchymose 349
ektropionieren 17
Ektropium 109
Ekzem 82
Elefantiasis der Augenlider 72
Elektrookulogramm 161
Elektroretinogramm 161
Elektroretinographie (ERG) 32
Elementarkörper 76
Embolie, Blutbläschen-Fibrin- 268
–, Cholesterinembolus (Hollenhorst-
   Plaque) 268
–, retinale 268
–, verkalkte 268
Embryologie, A. hyaloidea 8
–, Augenbecher 8
–, Augenbläschen 8
–, Augenblase 8
–, Augenmuskeln 11
–, Augenspalte, fetale 8
–, Augenstiel 10
–, Blutgefäße 11
–, Choriodea 10
–, Defektbildung 12
–, Ektoderm 8
–, Embryonalplatte 8
–, Glaskörper 10
–, –, primärer 10
–, Hornhaut 11
–, Iriskörper 10
–, Lider 11
–, Linsenbläschen 8
–, Linsenplatte 8
–, Makula 10
–, M. dilator pupillae 10
–, Mesoderm 8
–, M. sphincter pupillae 10
–, Neuralrinne 8
–, Neuralrohr 8
–, Neuroektoderm 8
–, Oberflächenektoderm 8
–, Retina 10
–, Sehnerv 10
–, Sklera 11
–, Tränenapparat 11
–, Vorderkammer 11
–, Ziliarfortsätze 10
–, Ziliarkörper 10
Emmetropie 358, 360, 388
endoepitheliale Zelldystrophie 317
Endokarditis, subakute bakterielle 274
Endophthalmitis 150
–, Anaerobierinfektion 150
–, Bacillus subtilis 150
–, Candida albicans 150
–, hämatogene Aussaat 150
–, Toxocara canis 150
Endotheliitis herpetica 103
Engwinkelglaukom 177

Enophthalmus 18, 353
-, Atrophia hemifacialis 225
-, chronische Sinusitis maxillaris 225
-, Fettatrophie 225
-, Orbitaoperation 224
-, Trauma 225
Entmarkungserkrankungen, andere seltene 231
-, beidseitige Neuritis nervi optici 234
-, Devic-Syndrom 231, 234
-, diffuse periaxiale Enzephalitis 231, 234
-, multiple Sklerose 231, 233
-, Neuromyelitis optica 231, 234
-, Paraplegie 234
-, postinfektiöse Enzephalomyelitis 231
-, Schilder-Syndrom 231, 234
Entropium 87
Entwicklung, ableitende Tränenwege 13
-, Augapfel 12
-, Augenlider 13
-, Augenstellung 12
-, Bindehaut 13
-, Chorioidea 13
-, Glaskörper 13
-, Hornhaut 12, 13
-, Iris 12
-, Linse 12, 13
-, Myelisierung 13
-, Refraktionszustand 12
-, Retina 13
-, Sehnerv 13
Entwicklungsstörungen mit Augensymptomen 324
Enukleation 342, 344, 351
Enzephalitis, diffuse periaxiale 234
-, - - beidseitige spastische Lähmung 234
-, - -, Bulbärparalyse 234
-, - -, geistiger Abbau 234
-, - -, Koma 234
-, - -, kortikale Erblindung 234
-, - -, Krampfanfälle 234
Eosinophile 63, 82, 83
epidemische Keratokonjunktivitis (EKC) 73, 74
Epidermoidzyste 345
Epidermolysis bullosa 88
Epinal 409
Epinephrin 41
Epiphora 17, 95
epiretinale Fibroplasie 168
Episkleritis 121
-, einfache 121
-, noduläre 121
Epitheleinwanderung 178, 191
Epithelödem der Hornhaut 186
- der Kornea 188
Epitrate 409
Eppy 409
Erbkrankheiten der Makula 173
Erblindung 154, 171
Erkrankungen, atopische 310
- des Sehnervs 231, 236
ernährungsbedingte Amblyopien 260

- -, Chinin-Amblyopie 260
- -, Tabak-Alkohol-Amblyopie 260
- und metabolische Erkrankungen, (Diabetes mellitus) 231
- - -, Malignome 231
- - -, perniziöse Anämie 231
- - -, Thyreotoxikose 231
Erosion der Hornhaut 348
- der Konjunktiva 348
- der Lider 348
Erosio, rezidivierende 96
Erythema multiforme 87
Erythromycin 71, 72, 411
Escherichia coli 67
Eserin 408
Eserinkatarrh 408
Esophorie 198
Esotropie 198, 208, 213
- bei Retinoblastom 343
essentielle, Irisatrophie 191
Esthiomène 72
Ethamid 183, 410
Ethmoid 85
Evisceration 351
Exenteratio orbitae 345
exfoliatives Syndrom 177
Exkavation der Papille 393
Exkochleation 49
Exophorie 198
Exophthalmometer nach Hertel 25, 26
Exophthalmometrie 25
Exophthalmus 18, 109, 224, 282, 324, 346, 371
-, akuter 224
-, beidseitiger 225
-, -, endokrine Orbitopathie 225
-, Biopsie 225
-, Blutung 224
-, einseitiger 224
-, -, Augenmuskelparesen 225
-, -, endokriner 89
-, -, entzündlicher 224
-, -, leukämische Tumoren 225
-, -, orbitale Varizen 225
-, -, Optikuskompression 225
-, -, Rhabdomyosarkom 225
-, -, traumatisch 225
-, -, Tränendrüsentumoren 225
-, -, Tumoren 225
-, -, vaskulärer 224
-, Luftemphysem 224
-, Orbitabestrahlung 225
-, orbitale Zellulitis 224
-, Parese der extraokulären Muskeln 224
-, Pseudoexophthalmus 224
-, pulsierender 178, 192, 224, 353
-, raumfordernde Läsion 224
-, Schwellung retrobulbärer Gewebe 224
-, thyreotroper 89
Exotropie 198, 212, 213, 324
-, intermittierende 212
Expositionskeratitis 97, 109
Extorsion 198
exzentrische Fixation 201

Fadenoperation 210
Fältchenretinopathie 168
Farbenblindheit 27, 175
Farbensehen 174
Farbensinn 27
- und Farbenblindheit 174
Farbensinnprüfungen 26
Farnsworth-100-Hue-Test 27
Fascia lata 52
Fazialisparese 109, 372
Febris uveoparotidea 55
felderförmige Sklerose der Aderhaut 173
Fernsicht 363
Fettembolie der Retina 402
Fibrom 345
- der Bindehaut 339
Q-Fieber 77
Filamente 58, 84
Filarien 79
Filzlaus 80
Fingerabdruckdystrophie 112
Fixationsreflexe 327
Fleckfieber (Läusetyphus, Typhus exanthematicus) 78
fleckförmige Dystrophie 113
Fleischerkonjunktivitis 80
Fleischer-Ring 117
Flexner-Wintersteiner-Rosetten 343
Fliegenlarven 81
Flimmerskotome 15
Flintenrohrgesichtsfeld 161, 181
Flügelfell 90
Fluorescein 23, 31
Fluoresceintechnik 58
Fluoresceintest 54
Fluoreszenzangiogramm 273
Fluoreszenzangiographie 29-31, 170, 273, 335, 340
Fluorocytosin (Fluocytosin) 293
Fluorometholon 411
Fluostigmin 409
„Flußblindheit" 79
Förster-Fuchs-Fleck 364
fokale Beleuchtung 390
- Linie 356
Fokus 355
Follikel 63, 69, 71
- der Konjunktiva 65
Follikulose 70, 86
Formular 383
Fornix 61, 85
Fortifikationsspektrum 148
Fossa lacrimalis 53
Fovea centralis 20, 152, 164, 168, 401
Frakitazin 411
Francisella tularensis 91
Frei-Test 72
Fremdkörper 15
-, eisenhaltiger 350
- im Glaskörperraum 393
-, intraokulare 32, 34
- in Konjunktiva und Kornea 349
-, magnetische 352
-, nichtmagnetische 352
-, orbitale 32

Fremdkörperbett 23
Fremdkörperextraktion 350, 352
Fremdkörperlokalisation 351 352
Fremdkörperverletzungen 349
Frühjahrskatarrh 81
Fuchs-Dystrophie 113
Fuchs-Hornhautdystrophie 317
Fundus 394
–, Untersuchung 392
Funduskamera 29, 30, 392
Funduskontaktglas 19, 392
Fundoskopie 387
Fundusphotographie 340
Fundusreflex 390
Fungizone 412
Fusarium 102
Fusion 197, 200
Fusionsbreite 205, 207
Fusionsgrade 205

Galaktokinasedefizienz 330
Gamene 80
Gameten, Ovum 328, 333
–, Spermatozoon 328, 333
Ganglienzellenschicht 33
Gantrisin 412
Garamycin 412
Gargoylismus 324
Geburtstrauma 323
Gefahren der Corticosteroide 411
Gefäßtumor 341
gefäßverengende und schleimhaut-
  abschwellende Medikamente 413
Gefäßversorgung des Auges 6
– –, Aderhautgefäße 6
– –, A. und V. centralis retinae 6
– –, Circulus arteriosus iridis major 6,
  7
– –, – – – minor 6
– –, Duragefäße 6
– –, episklerale Gefäße 6
– –, Konjunktivalgefäße 6, 7
– –, Netzhautgefäße 6
– –, Piagefäße 6
– –, Ziliararterie, kurze hintere 6
– –, –, lange hintere 7
– –, –, vordere 7
– –, Ziliargefäße, vordere 6
– –, Ziliarkörper 7
– –, Ziliarkörpergefäße 6
Gelatine 414
Gen, Allele 328
–, dominant 328, 333
–, Genlocus 328
–, rezessiv 328, 334
genetische Beratung, exogene Schädi-
  gung während der Embryonal-
  entwicklung 332
– –, Verwandtenehe 332
Genotyp 333
Gentamicin 411, 412, 414
Geschlechtschromosomen 333
geschlechtsgebunden 334
Gesichtsfeld 153, 177
Gesichtsfeldausfälle 15, 18
Gesichtsfeldbestimmung 20

Gesichtsfelder beim Glaukom 180
Gesichtsfeldprüfung, konfrontatori-
  sche 18
Gesichtsfeldrest, temporaler 181
Gicht (Arthritis urica) 282
Gicht-Konjunktivitis 89
Giemsa 82
Giemsafärbung 64, 69
gitterförmige Degeneration 162, 163
gittrige Dystrophie 113
Glandula lacrimalis 53
Glasbläserkatarakt 350
Glaskörper 10, 39, 80, 144 ff., 162, 164
–, A. hyaloidea 10
–, Altersveränderungen 146
–, Amotio retinae 148
–, Anatomie und Zusammensetzung
  144
–, asteroide Hyalose 149
–, Canalis hyaloideus 10
–, Cloquet-Kanal 144
–, Elektrovitreotomie 151
–, Endophthalmitis 150
–, entzündliche Infiltrate 150
–, Faseraggregation (Syneresis) 145
–, fliegende Mücken 149
–, Glaskörperabszeß 150
–, Glaskörperblutung 148, 150
–, Glaskörperchirurgie 151
–, Glaskörpergrenzmembran 144, 147
–, Glaskörpermembranen 146
–, Glaskörpertrübung 149
–, hintere Glaskörperabhebung 147,
  148
–, Hyaluronsäure 144
–, massive Glaskörperschrumpfung
  149
–, Mittendorf-Fleck 144
–, Neovaskularisation 144
–, Netzhautablösung 148
–, Netzhautriß 148
–, pathologische Glaskörpertrübung
  149
–, persistierender hyperplastischer pri-
  märer 160, 343
–, Phosphene 147, 148
–, Photopsien 148
–, plötzlich auftretende Lichterschei-
  nungen 148
–, primärer 10
–, Scan-Ultrasonographie 145
–, sekundärer 10
–, Synchysis nivea 149
–, – scintillans 149
–, Syneresis 146
–, tanzende Mücken 147
–, tertiärer 10
–, Traumatologie 150
–, Tunica vasculosa lentis 10
–, Untersuchung 145, 392
–, Vitrektomie 144, 151
Glaskörper, vitreoretinale Adhärenzen
  144, 147, 148
Glaskörperabhebung 163, 166, 168, 174
Glaskörperbasis 29, 163, 165, 174
Glaskörperblutung 174
Glaskörperfibrillen 163

Glaskörpertraktion 164, 174
Glaskörpertrübung 34
–, Eales-Krankheit 149
–, pathologische, chronische Zyklitis
  149
–, –, Coats-Krankheit 149
–, –, diabetische Retinopathie 149
–, –, Hypertonie 149
–, –, Kapillarblutung 149
–, –, Leukämie 149
–, –, subkutane bakterielle Endokardi-
  tis 149
–, –, Thrombose eines Venenastes 149
–, –, vasculitis retinae 149
Glaskörperzug 163–166
Glaucoma capsulare 177, 190
– chronicum simplex 21, 177
– simplex 177
Glaucon 409
Glaucostat 408
Glaukom 20, 41, 110, 177–192, 370, 399
–, absolutes 186, 187
–, akutes 63, 185
–, Behandlung 177
–, chirurgische Behandlung 184, 187,
  188, 192
–, chronisches einfaches 41
– und Corticosteroide 192
–, Dislokation der Linse 177
–, Einteilung 177
–, Erbfaktoren 177
–, Familienanamnese 182
–, fistulierende Operationen 184
–, Gesichtsfelder 180
–, Gesichtsfeldveränderung 180
–, Glaukomverdacht 179
–, Gonioskopie 179
–, hämorrhagisches 155
–, Häufigkeit 177
–, histologische Veränderungen 181,
  186
– ohne Hochdruck 179, 184
–, infantiles 194, 341
–, Intumeszenz der Linse 177
–, juveniles 189, 194
–, Kammerwasserphysiologie 178
–, Kataraktoperationen 184
–, kongenitales 323, 325
–, kongestives 177
–, Laser-Iridektomie 187
–, Laser-Trabekuloplastik 184
–, malignes 178, 187
–, medikamentöse Behandlung 183,
  187, 188
–, Mikrozirkulation an der Sehnervenpapille 184
–, okuläre Hypertension 192
–, Ophthalmoskopie 179
–, phakolytisches 131, 177, 190
–, Physiologie 178
–, primäres kongenitales oder infantiles 177, 188
–, Provokationstest 179
–, Sekundär- 190–192
–, subakutes oder chronisches Winkelblockglaukom 187
–, Tagesschwankungen 184

-, Tonometrie 179
-, Weitwinkel- 181
-, Winkelblock- 185
-, Ziliarblock- 187
glaukomatöse Exkavation der Sehnervenpapille 182, 186, 188
Glaukombehandlung 408
Glaukomdiagnostik 20, 22, 179
Glaukomformen 329
Glaukomoperation, mikrochirurgische 193
Glaukomverdacht 21
Glaukosan 409
Glaupax 410
Gleitsichtgläser 367
Gliom der Retina 40
Gliose 166
γ-Globulin der normalen Tränenflüssigkeit 56
Glomerulonephritis 85
Glycerin 42
Glycerotone 410
Glyzerin 187
Goldmann-Perimeter 182
Gonioskopie 22, 179, 187
-, Kontaktglas nach Goldmann 22
-, Koppe-Linse 22
Goniotomie 189, 194
Gonokokken 65, 91
Gonokokkenkonjunktivitis 66
- des Neugeborenen 325
Gramfärbung 64
Granula, eosinophile 82
Gregg-Syndrom 291
Groenblad-Strandberg-Syndrom 172
Grubenpapille 170
Gunn-Überkreuzungsphänomene 402

Hämangiom 336, 342
- der Aderhaut 341
-, kapilläres 336, 345
-, kavernöses 336, 339, 345
- der Orbita 345
- der Retina 401
Hämatokornea 116
Hämochromatose 57
β-hämolysierende Streptokokken 89
Hämophilie 333
Hämophilus aegypticus 66, 67
- influenzae 67
hämorrhagische Retinopathie 155
hämorrhagisches Diathesen 274
- Glaukom 155
Haftpflichtprozeß 384
Haftpflichtprozesse, häufigste Ursache 384
Haftung, zivilrechtliche 381
Halluzinogen 350
Halo 15, 186
Hamartom 341
Hamartome der Orbita 345
Handmagnet 352
Harnstoff 410
- intravenös 187
Hasner-Klappe 24, 25
Hauptblickrichtungen 215

Heerfordt-Syndrom 55, 288
HeLa-Zellen 73, 74
Hemeralopie 15
Hemianopsien, bitemporale 18
-, einseitige 18
-, homonyme 18
Henle-Faserschicht 159
Herberts Pits 69, 72
hereditäre juvenile Makuladegeneration 399
hereditäre Erkrankungen, erbliche Optikusatrophie 231
- -, Leber'sche Optikusatrophie 231
- Linsenluxation 142
Heredität 334
Hering-Gesetz 204, 214
- über die seitengleiche Bewegung beider Augen 199
Herpes genitalis 102
- labialis 102
- zoster 121, 261
Herpesbläschen 74
Herpesinfektion, gegeralisierte 75
Herpesiritis 103
Herpeskeratitis 74
Herpes-simplex-Infektion 88
Herpes-simplex-Keratitis 102, 390
-, atopische Patienten 102
-, Endotheliitis herpetica 103
-, Hornhautperforation 103
-, Hornhautsensibilität 103
Herpes-simplex-Keratitis, Hornhauttransplantation 103
-, interstitielle Herpeskeratitis 103
-, Keratitis dendritica 102
-, - disciformis 103
-, marginale 107
-, primäre herpetische Keratokonjunktivitis 102
-, Randkeratitiden 103
-, Rezidive 102, 104
-, Steroide 103
Herpes-simplex-Konjunktivitis 66, 74
Herpes-simplex-Primärinfektion 65
Herpes-simplex-Virus 74, 411
Herpestherapie 104
-, Acyclovir 104
-, Corticosteroide 104
-, Epithelabrasio 104
-, Joddesoxyuridin (IDU) 104
-, Trifluorthymidin (TFT) 104
-, Vidarabin 104
-, Virostatika 104
Herpesvirus Typ 2 91
Herpidu 412
Heterochromie 323
Heterochromieuveitis (Fuchs-Heterochromie) 130
Heterophorie 197, 202, 203, 216, 368
Heterophorien, Beurteilung und Behandlung 217
-, Esophorie 217
-, Exophorie 217
-, Hyperphorie 218
-, Zyklophorie 218
Heterotropie 202, 203, 216
Heterozygotennachweis 332

- für autosomal dominante Krankheiten 333
- - rezessive Krankheiten 333
-, Konduktorinnen für X-chromosomal rezessive Leiden 333
Heterozygotie 334
Hetrazan 79, 80
Heufieber 65
Heuschnupfenkonjunktivitis 81
hintere polymorphe Dystrophie (Schlichting) 113
Hinterkammer 185
Hinterkammerblutung 178
Hippel-Lindau 341
Hirnstammerkrankungen 214
Hirnstammsyndrome 248
-, Benedikt-Syndrom 248
-, Foville-Syndrom 249
-, Millard-Gubler-Syndrom 249
-, Ophthalmoplegia externa progressiva 248
-, Weber-Syndrom 248
-, Wernicke-Syndrom 249
Hirschberg-Test 203
Histaminfreisetzung 413
Histokompatibilitäsantigene 297
Histoplasmose 170, 172
Histoplasmosefleck 402
Hitzeverbrennungen 350
HLA-Antigene und Krankheiten 299
HLA-Antigensystem 318
HLA-Antigentypisierung 280
HLA-B27 89
- und ankylosierende Spondylitis (Morbus Bechterew) 299
HLA-Inkompatibilität 318
HLA-Typisierung 298
Hockeymesser 350
Hodgkin-Krankheit 276
Höhenabweichung 214
Höherschielen, dissoziiertes 218
Hohlmeißel 350
Hohlsonden nach Bangerter 24
Homatropinhydrobromid 408
Homozygotie 334
Homozystinurie 142
Hordeolum externum 38
- internum 38
Hornhaut, Anatomie 94
-, Bowman'sche Membran 4, 11
-, Brechkraft 94
-, Dehydratation 95
-, Descemet'sche Membran 4, 11
-, Durchsichtigkeit 94
-, Eindringen von Medikamenten 95
-, Endothel 4
-, Endothelzelle 11
-, Epithel 4, 11
-, Epithelödem 186
-, korneoskleraler Übergang 11
-, Randulzera 67
-, Schmerzfasern 95
-, Schutz vor Infektionen 95
-, sensible Versorgung 94
-, Stroma 4
Hornhautabrasio 95
Hornhautabstoßungsreaktion 318

Hornhautastigmatismus 23
Hornhautdegenerationen 110
–, bandförmige Degeneration 110, 296
–, klimatische Keratopathie 111
–, marginale Degeneration 110
–, Morbus Terrien 110
–, noduläre Degeneration nach Salz-
    mann 111
–, sphäroide 111
Hornhautdurchmesser 188, 325
Hornhautdystrophien 110, 111
–, bröcklige Dystrophie 113
–, Cogan-Dystrophie 112
–, Cornea verticillata (M. Fabry) 112
–, Fingerabdruckdystrophie 112
–, fleckförmige Dystrophie 113
–, Fuchs-Dystrophie 113
–, gittrige Dystrophie 113
–, hintere polymorphe Dystrophie
    (Schlichting) 113
–, Keratokonus 111
–, Meesmann-Dystrophie 112
–, Reis-Bücklers-Dystrophie 112
–, rezidivierende Hornhauterosio 112,
    114, 115
Hornhautepithel 23, 95, 371
Hornhauterkrankungen, herpetische
    95
–, Hypästhesie 95
Hornhauterosio, rezidivierende 39,
    112, 114, 115
Hornhauterosion 15, 23, 39, 348
Hornhautfremdkörper 39, 95, 96, 349,
    350
–, Extraktion 350
Hornhautgeschwüre 95
–, bakterielle 95
–, mykotische 95
–, neurotrophische 109
Hornhautinfektionen, Hypopyonulze-
    ra 96
–, Laboruntersuchungen 96
Hornhautperforation 103
Hornhautpigmentierungen 116
–, Fleischer-Ring 117
–, Hämatokornea 116
–, Kayser-Fleischer-Ring 116
–, Krukenberg-Spindel 116
–, Strähli-Linie 117
Hornhautsensibilität 105
Hornhauttransplantation 103
Hornhauttrübung 25, 326
Hornhautübertragung 385
Hornhautulzera, akutes Ulcus serpens
    98
–, Antibiotika 98, 99
–, Behandlung, Antibiotikakonzentra-
    tionen und -dosierungen 100
–, bei Dakryozystitis 98
–, Herpes-simplex-Keratitis 102
–, Hypopyonulzera 98
–, indolente 98
–, mykotische 101
–, Pilzulzera 98
–, Pneumokokkenulkus 98
–, Pseudomonasulkus 98
–, virale 102

–, –, Vakzinekeratitis 105
–, –, Varioalkeratitis 105
–, –, Varizellen-Zoster-Keratitis 105
–, zentrale 98, 99
–, –, Hornhautulzera durch Staphylo-
    coccus aureus, Staphylococcus epi-
    dermidis und Staphylococcus viri-
    dans 101
–, –, Klebsiella-pneumoniae-Ulcus 101
–, –, Moraxella-liquefaciens-Ulkus 101
–, –, Mycobacterium fortuitum und No-
    cardia-Ulzera 101
–, –, Pseudomonasulkus 101
–, –, Streptococcus-pyogenes-Ulcus 101
Hornhautverkrümmung 365
Hornhautverletzungen 95
humorale Antikörperbildung 309
Hurler-Syndrom 323, 324
Hutchinson-Trias 115
hyaloides System 322
Hyalosis asteroides 392
Hyason 406
Hydrocortison 411
Hydrogel 368
Hydrophthalmus 177, 188, 323
Hyperämie 16
Hypermetropie 358, 361, 363, 388
Hyperopie 361
Hyperornithinämie 303
Hyperparathyreoidismus 110
Hyperphorie 198
–, doppelte 217
Hypersekretion von Kammerwasser
    181
Hypertelorismus 324
Hypertension, okuläre 193
hypertensive Retinopathie 402, 403
– –, Klassifikation 271
Hypertropie 198, 214
Hyperviskositätssyndrom 275, 276
Hyphäma 326, 349, 391
Hypopyon 16, 391
Hypopyonulzera 96, 98
Hyposhagma 16, 91, 349
Hypothyreose (Myxödem) 285
Hypovitaminose
– A-Hypovitaminose 372
Hysterie 20

iatrogene Konjunktivitis durch Lokal-
    behandlung 85
IDC 413
IDU 412
IgA 63
IgG 63
Ikterus 15, 16
Inbibition der Kornea 191
Immunkomplexerkrankungen 309
immunologische Erkrankungen 293
– – des Auges 309
– –, Behçet-Krankheit 297
– –, Dermatomyositis 294
– –, juvenile rheumatoide Arthritis
    (Still-Chauffard-Erkrankung) 296
– –, Lupus erythematodes disseminatus
    (Erythematodes visceralis) 294

– –, Polyarteriitis nodosa 294
– –, Reiter-Krankheit 297
– –, rheumatoide Arthritis (primär
    chronische Polyarthritis, Polyarthritis
    chronica progressiva) 295
– –, Sjögren-Syndrom (Keratoconjunc-
    tivitis sicca) 296
– –, Sklerodermie 294
– –, Spondylitis ancylopoetica (Morbus
    Bechterew-Marie-Strümpell) 297
– –, Uveitis in Verbindung mit entzünd-
    lichen Veränderungen des Gastroin-
    testinaltrakts (ulzerative Kolitis,
    Crohn-Krankheit) 297
– –, Wegener-Granulomatose (Wege-
    ner-Syndrom) 295
– Veränderungen im Hornhautepithel
    317
Immunosuppressiva 85
immunsuppressive Therapie 316
Impressionsfraktur des Gesichtsschä-
    dels 353
Indexmyopie 363
indirekte Ophthalmoskopie 388, 389
Indomethazin 113, 160
infektiöse Augenerkrankungen 44
– –, Chloramphenicol 44
– –, Gentamycin 44
– –, Prinzipien ihrer antibiotischen und
    chemotherapeutischen Behandlung
    44
– –, Sulfonamide 44
– Mononukleose 106
Influenza 15
Influenzakomplikation 55
Infraduktion 197
Infrarotlicht 350
Inspektion 17
Interferonstimulation 293
Intermarginalnaht 352
intermittierender Winkelblock 177
interstitielle Keratitis 116
– – – –, Cogan-Syndrom 116
– – bei konnataler Syphilis 115
Intorsion 198
intraepitheliales Epitheliom 340
intrakranielle Drucksteigerung 324
– Infektionen, akute bakterielle Menin-
    gitis 256
– –, Enzephalomyelitiden in Verbin-
    dung mit infektösen Erkrankungen
    256
– –, Hirnabszeß 256
– –, Meningitis 256
– –, syphilitische Meningitis 256
– –, tuberkulöse Meningitis 256
– – – –, Untersuchung von Augenbe-
    wegungsstörungen 379
– – – –, Untersuchung von Gesichts-
    feldausfällen 379
– – – –, Untersuchung von Visusmin-
    derungen 379
intraokuläre Blutung 349
– Fremdkörper 351
– Tumoren, Angiom der Netzhaut 340
– –, Hämangiom der Aderhaut 341
– –, malignes Melanom 342

- -, Medulloepitheliom (Dictyom) des
   Ziliarkörpers 344
- -, Morbus Bourneville 341
- -, Nävus 340
- -, Retinoblastom 343
- -, tuberöse Sklerose 341
Intraokulardruck 15, 20, 21, 155, 177,
   179, 181, 325
intraokulare Blutung 16
Intubation der Canaliculi 352
Intumeszenz der Linse 190
Irgamid 412
Iridektomie, periphere 187, 188, 192
Irido corneoendotheliales Syndrom
   (ICE) 191
Iridodialysis 349
iridokorneale mesodermale Dysgene-
   sie 189
Iridozyklektomie 343
Iridozyklitis 178
- mit Hypopyon 316
Iris 340
- bombata 185
-, M. dilatator pupillae 4
-, - sphincter pupillae 4
- beim Neugeborenen 321
-, Pigmentepithel 4
-, Untersuchung 391
Irisatrophie, essentielle 178, 191
Iris-Farbe 321
Iriskörper 10
Iriskolombom 323
Iriskrause 323
Irisleprome (Irisperlen) 289
Iris-Linsen-Diaphragma 188
Irismelanom 342
Irisprolaps 178, 191, 351
Iriswurzel 178
-, Rückwärtsverlagerung 191
Iritis 63, 67, 186
IRMA 157
Irvine-Gass-Syndrom 159, 160
ischämische Optikusneuropathie 267
Ismelin 183
Isopteren 20

Jaeger 360
Jododesoxyctidin 413
Jododesoxyuridin (IDU) 65, 70, 86,
   104, 412
juveniles Xanthogranulom 326

Kammerwasser 177, 193
-, Hypersekretion 181
Kammerwasserabfluß 181
Kammerwasserproduktion 183
Kammerwinkel 22, 179, 187-189, 193
-, Einriß 190
-, Rezession 178
-, Vertiefung 191
Kammerwinkelblockglaukom 37, 41
Kammerwinkelrezession 191
Kammerwinkelsynechien 179
Kammerwinkelverschluß 372
Kanalikulitis 70, 89
Kanthus 61

Kapillaren 157
Kapillarnävus 339
Kapselhäutchenglaukom 177, 190
Karboanhydrasenhemmer 409, 410
Karunkel 61
Karzinoid-Konjunktivitis 89
Karzinom der Bindehaut 339
- der Konjunktivalkapillaren 92
- der Meibom-Drüsen 92
- der Talgdrüsen 337
- der Tränendrüse 345
- bei Xeroderma pigmentosum 338
Katarakt s. auch Cataracta
Katarakt 25, 40, 79, 186, 326, 365
- und Allgemeinerkrankungen 140
- -, Cataracta syndermatotica 140
- -, Diabetes mellitus 140
- -, disseminierte Neurodermitis 140
- -, Galaktosämie 140
- -, Hypoparathyreoidismus 140
- -, Lowe-Syndrom 140
- -, myotonische Dystrophie (Stei-
   nert) 140
- -, Rothmund-Syndrom 140
- -, Sklerodermie 140
- -, Trisomie 140
- -, Werner-Syndrom 140
-, Cataracta incipiens 136
-, Fremdkörper 140
-, Hypermaturität 136
-, Intumeszenz 136
-, Kern- 136
-, kongenitale 189
-, Rinden- 136
-, Speichentrübung 136
-, Therapie 141
-, toxische 140
-, Virusembryopathie 138
Katzenpneumonie 70
Kausalhaftung 381
Kausalhaftungsversicherung 381, 382
Kaustik 25
Kawasaki-Krankheit 89
Kayser-Fleischer-Ring 116
Keimzellen 334
Keith-Wagner Stadien 402
Keracain 406
Keratitis 63, 79, 87
-, Adenovirus- 96
- dendritica 102, 291
- e lagophthalmo 57, 372
-, epitheliale 73, 88, 96
-, -, durch Medikamente 106
-, Expositions- 97
-, Herpes-simplex- 96
-, interstitielle 95
-, -, andere Ursache 116
-, -, - -, Cogan-Syndrom 116
-, -, bei konnataler Syphilis 115
-, Keratoconjunctivitis vernalis 97
-, Masern, Röteln und Mumps 97
-, medikamentenbedingte 97
- neuroparalytica 262
-, neuroparalytische 57
- nummularis 96
-, obere Limbuskeratokonjunktivitis
   97

- parenchymatosa 115
-, Sjögren-Syndrom 96
-, sklerosierende 114
-, -, Skleritis 114
-, Staphylokokken- 96
-, subepitheliale 96
- - punctata (Thygeson) 96, 97, 114
-, Trachom 97
-, trophische 97
-, Varizellen-Zoster- 96
-, Vitamin-A-Mangel 97
Keratoakanthom 337
Keratonconjunctivitis 65
- actinica 371
- epidemica 96, 106
- -, Corticosteroide 106
- photoelectrica 350
- phlyctaenulosa 108, 111
- -, Coccidioides immitis 108
- -, Staphylokokkenblepharokonjunc-
   tivitis 108
- -, Tuberkulose 108
Keratoconjunctivitis sicca 56, 64, 84,
   106, 414
- -, Pemphigoid 106
- -, Sjögren Syndrom 106
- -, Tränendrüsen 106
Keratoconjunctivitis vernalis 65, 70, 81,
   82, 97, 111, 413
- -, limbäre Form 82
- -, palpebrale Form 81
Keratokonjunktivits 15, 17
-, atopische 65
-, epidemische 65, 66, 96
- des oberen Limbus 88
Keratokonus 23, 111, 317, 365, 366, 368
„Keratomalazie" 109
Keratometrie 23
Keratoplastik 86, 112, 117, 366
Keratose, invertierte follikuläre 337
Keratoskop nach Klein 23
kirschroter Fleck 154
- Makulafleck 399
Klimatische Keratopathie 111
Klinefelter-Syndrom (47, XXY) 332
Knochenfrakturen der Orbita 353
Knochenkörperchen 161, 400
Koagulationsnekrose 42
Kobaltschale 342
Koch-Weeks-Bazillen 66
Kodak-Wratten-Filter 29
Körperverletzung, operative Eingriffe
   382
Kokainlösung 36
Kokzidioidomykose 66
- (San-Joaquin-Fever) 78
Kollagenaseinhibitoren 42
Kolliquationsnekrose 42
Kolobom 323
Kondensatorlinse 389
Konfluens der Tränenröhrchen 24
kongenitale Augenmißbildungen 322
- Gefäßtumoren 336
- Katarakt 189, 323
- Miosis 323
- Mydriase 323
kongenitales Glaukom 323

kongenitales konjunktivales Lymph-
ödem 90
- Zystenauge 322
Konjunktiva 61 ff., 64, 66, 90, 91
-, Anatomie und Physiologie 61
-, Chemosis 65
-, degenerative Krankheiten der Binde-
haut 90
-, Exsudation 65
-, Follikel 65
-, Granulome 65
-, Hyperämie 64
-, kongenitales konjunktivales Lymph-
ödem 90
-, Lymphangiektasie 90
-, papilläre Hypertrophie 65
-, Papillen 65
-, Phlyktänen 66
-, Pinguecula 90
-, präaurikuläre Lymphknoten 66
-, Pseudomembranen und Membra-
nen 65
-, Pseudoptosis 65
-, Pterygium 90
-, subkonjunktivale Blutung 91
-, Tränenfluß 65
-, Vernarbung 87
-, Zystinose 90
konjunktivale Granulome 91
- Injektion 64
Konjuntivalkapillaren, Karzinom 92
Konjunktivalkarzinom in situ 92
Konjunktivitis 42, 61, 63, 64, 66-68,
72-89, 91, 92, 186
-, akute hämorrhagische 106
-, äthiolgische Einteilung 61
-, akute 65
-, - hämorrhagische 66, 75, 76
-, - katarrhalische 66
-, allergische 64
-, allgemeine Betrachtungen 63
-, anguläre 67
-, Ascaris lumbricoides 80
-, atopische (allergische) 81
-, - Keratokonjunktivitis 82
-, bakterielle 66, 325
-, Behandlung 67
-, Berufskrankheit 86
-, Blepharokonjunktivitis bei Molluscum contagiosum 76
-, - bei Vakzinepusteln (Kuhpocken)
76
-, - bei Varizellen und Zoster 77
-, Bilharziose 80
- durch Candida 78
-, Chlamydienkonjunktivitis 68
-, chronische follikuläre 86
-, - katarrhalische 67
-, Coxsackie-Virus 76
-, Dakryozystitis 89
-, Dermatitis herpetiformis 88
-, Differentialdiagnose 63, 64
-, Einschlußkörper- 71
-, eitrige 66
-, vepidemische Keratokonjunktivitis
73
-, Epidermolysis bullosa 88

- bei Erkrankungen der Schilddrüse
89
-, Erythema multiforme 87
-, Q-Fieber 77
-, Filzlaus 80
-, Fleckfieber (Läusetyphus, Typhus ex-
anthemsticus) 78
-, Fleischer- 80
-, Fliegenlarven (okuläre Myiasis) 81
-, follikuläre 70
-, Follikulose 86
-, Gefahren der Corticosteroide 75, 82,
84, 87
-, Gicht 89
-, granulomatöse 65
-, Herpes-simplex-Virus 74
-, Heuschnupfen- 81
-, iatrogene, durch Lokalbehandlung 85
-, Kanalikulitis 89
-, Karzinoid 89
-, Katzenpneumonie 73
- und Keratitis durch chemische Ein-
wirkung 42
-, Keratokonjunktivitis bei Masern 77
-, - des oberen Limbus 88
-, - sicca (mit Sjögren-Syndrom) 84
-, - vernalis 81
-, klinische Befunde 64
-, Kokzidioidomykose (San-Joaquin-
Fever) 78
-, Komplikationen 67
-, Laborbefunde 67
-, leichte Begleitkonjunktivitis bei Kontaktblepharitis 84
-, Leptotrichosis der Bindehaut 91
-, letales Mittellinien-Granulom 85
- lignosa 65, 88
-, Lymphogranuloma venereum 72
-, Loa-Loa 79
-, Marseille-Fieber (Fièvre Bouton-
neuse) 78
-, mukokutanes Lymphknotensyn-
drom 89
-, murines Fleckfieber (endemischer
Typhus) 78
-, Neoplasmen 92
-, Newcastle-Krankheit 75
-, noduläre 87
-, okuläre Rosazea 86
-, okulogenitale 63
-, okuloglanduläres Syndrom 91
-, Onchozerkose 79
-, Ophthalmia neonatorum 91
-, parasitäre 79
-, Pharyngokonjuktivalfieber 73
-, Phlyktänulose 83
-, Phthirius pubis 80
-, Pilzerkrankungen 78
-, Psittakose 72
-, Psoriasis 85
-, Raupenhaare (nodöse Ophthalmie) 81
-, Reiter-Syndrom 88
-, Rhinosporidium Seeberi 78
-, Rickettsien- 77
-, Riesenpapillenkonjunktivitis (Pseu-
dovernalis) 83
-, Schleimhautemphigoid 85

-, Schistosoma haemotobium 80
-, Selbstbegrenzung 63
-, Sporotrichum schenckii 78
-, staphylogene 84
-, subakute katarrhalische 67
-, Symptome 64
-, Taenia solium 80
-, Thelazia californiensis 79
-, toxische 65, 336
-, Trachom 68
-, Trichinella spiralis 80
-, Verlauf 68
-, virale 70, 73
-, Wegener-Granulomatose 85
-, Zeckenbiß-Fleckfieber (Rocky-
mountain-spotted-fever) 78
-, Zytologie 63
konkave Linsen 356
Kontaktdermatitis 316
Kontaktlinsen 83, 112, 368
-, korneale 23
Kontaktlinsenträger 414
kontaminierte Augentropfen 74
- Lösungen 371
Kontusionen der Orbita 353
Kontusionstrauma 191
Konvergenz 198
Konvergenzexzeß 213
Konvergenzinsuffizienz 213
Konvergenzreflexe 327
konvexe Linsen 356
Kopfneigetest 215
Kopfschmerzen 15
Koplik-Flecken 77
Kornea 23
-, Dendriten 75
-, Epithelödem 188
-, Inbibition 191
- beim Neugeborenen 321
-, Untersuchung 390
Korrektur 17
Krahn-Exophthalmometer 282
Kraniosynostosen 262
Krankheiten durch Produktion humora-
ler Antikörper, atopische
- - - -, Conjunctivitis vernalis (Früh-
jahrskatarrh) 309, 310
- - - -, Heufieberkonjunktivitis 309
- durch zellgebundene Antikörper 314
- - -, Sarkoidose 314
- - -, sympathische Ophthalmie 315
- - -, Vogt-Koyanagi-Harada-Syn-
drom 315
- mit zellgebundener Immunität, Arte-
riitis temporalis 316
- - -, Behçet-Krankheit 316
- - -, phlyktänuläre Keratokonjunkti-
vitis 317
- - -, Polymyalgia rheumatica 316
- - -, Riesenzellenarteriitis 316
Krause-Drüsen 48, 61
Krukenberg-Spindel 116, 189
Kryokoagulation 162, 164, 166, 168,
344
künstliche Tränen und Benetzungsmittel 414
Kuhpocken-Konjunktivitis 76

Kunstfehler 381
Kurzsichtigkeit 363
Kveim-Test 288
Kyklopie 322

Labradorkeratopathie 111
Lähmungsschielen 198
Lamina limitans interna 168
Lanzette 350
Laser-Iridektomie 193
Laser-Trabekuloplastik 184, 194
Laserstrahl 158
Laserstrahlen, Unfälle 350
latente Hypermetropie 361
LATS: long acting thyroid stimulator 282
Laugenverätzung 65, 86
– der Konjunktiva 42
Laurence-Moon-Bardet-Biedl-Syndrom 161, 325, 330
Lazeration der Hornhaut 351
Lentigo maligna 338
Lepra 110
Leptotrichia buccalis 91
Leptotrichose 66
Leptotrichosis der Bindehaut 91
letales Mittellinien-Granulom 85
Leukämie 57, 275
–, lymphatische 55
Leukoplakie 339
Leukokorie 343
–, Differentialdiagnose 325
Leukozytenantigene 297
LE-Zellen 294
Librium 307
Licht 174
Lichtbogen 350
Lichtprojektion 25
Lichtscheu 95
Lichtstrahlen 355
Lider, anatomische Veränderungen 50
–, – –, Blepharochalasis 50
–, – –, Blepharospasmus 51
–, – –, Dermatochalasis 50
–, – –, Epikanthus 51
–, – –, Ptosis 51
–, – –, –, Ätiologie 52
–, – –, –, Behandlung 52
–, – –, –, klinische Befunde 52
–, Konjunktiva 11
–, Liddrüsen 11
–, Lidhaut 11
–, Meibom'sche Drüsen 11
–, Stellungsanomalien 50
–, –, Ekropium 50
–, –, Entropium 50
–, Wimpern 11
Lidkarzinom 337
Lidkolobome 322
Lidlazerationen 42
Lidocain 406
Lidphlegmone 48
Lidschwellung 16
Lidtumoren, gutartige 335
–, Hämangiom 336
–, Karzinom 337

–, Karzinom bei Xeroderma pigmentosum 338
–, malignes Melanom 338
–, Molluscum contagiosum 336
–, Nävus 335
–, Sarkom 338
–, Verruca (Warze) 335
–, Xanthelasma 336
Lidverletzungen 352
Limbus 61, 83, 88, 349
Lindau-Hippel-Krankheit 329
lineare Blutungen 266
Linse 8, 40, 135 ff., 185
–, Anatomie und Funktion 135
–, Ectopia lentis 143
–, hereditäre Linsenluxation 142
–, Homozystinurie 142
–, Intumeszenz 190
–, Linsenäquator 135
–, Linsenfaser 135
–, Linsenkapsel 135
–, Linsenkern 135
–, Linsenluxation 142
–, Linsennähte 135
–, Linsenschale 137
–, Linsenschlottern 143
–, – (Iridodonesis) 143
–, Linsentrübung 137
–, –, kongenitale 137
–, Marchesani-Syndrom 142
–, Marfan-Syndrom 142
– beim Neugeborenen 321
–, Subluxatio lentis 142
–, symptomatische Myopie 137
–, traumatische Linsenluxation 143
–, Untersuchung 392
–, Y-Nähte 135
–, Zusammensetzung 136
Linsendislokation 190
Linsenextraktion 190
Linsenkapsel, Pseudoexfoliation 190
Linsenluxation 40, 299, 349
–, hereditäre 142
Linsensubluxation 324
Lipidstoffwechselstörung 113
Lipom 345
Liposarkom 345
Liquifilm 414
Liquor cerebrospinalis 170
Loa-Loa 79
Lokalanästhetika 36
– zur Injektion 406
lokale Ausdehnung entzündlicher Erkrankungen, intraokuläre Entzündungen 231
– – – –, Meningitis 231
– – – –, orbitale Entzündungen 231
– – – –, Sinusitiden 231
Lowe-Syndrom 177
low pressure glaucoma 184
LSD 350
Lymphangiektasie der Konjunktiva 90
lymphatische Leukämie 339
Lymphgranuloma venerum 66, 68, 106
Lymphogranulom, malignes 57
lymphoide Tumoren der Orbita 345
Lymphom der Bindehaut 339

Lymphosarkom 339
Lysozymgehalt der Tränenflüssigkeit 296
Lymphozyten 63
Lymphsarkom 276
Lyon-Hypothese, Mosaizismus 331
β-Lysin 63
Lysozym 56, 63
Lues 18, 20, 65
Luftemphysem 353
Lupenbrille 17
Lupenspiegel 390
Lupus erythematodes 108, 403
– – disseminatus 313

Madarose 49
Maddox-Glas-Test 203
Makroglobulinämie 276
Makroaneurismen der Retina 160
Makropannus 106
Makrophthalmus 18, 323
Makula 156, 157, 159, 169–171, 400
–, Abhebung des Pigmentepithels 170
–, Angioid streaks 172
–, disziforme Makuladegeneration 170
–, Drusen 172
–, Erbkrankheiten 173
–, Histoplasmose 172
–, Neovaskularisation unter dem Pigmentepithel 170
–, Retinitis centralis serosa 169
–, senile Degeneration der Bruch-Membran 171
Makuladegeneration 20, 25, 401
–, disziforme 170, 174
–, vitelliforme 173
–, zystoide 160, 170
Makulaloch 399
–, atrophisches 173
Makulalöcher 173
Makulaödem 159, 160
maligne Lymphome der Orbita 346
– Melanome der Augenlider 338
malignes Glaukom 187
– Lymphom der Konjunktiva 340
malignes Melanom 167, 340, 405
– – der Aderhaut 342
– –, intraokuläres 342
– – der Konjunktiva 340
Mammakarzinom 276
Mannitol 42, 187, 349, 410
Mantoux-Reaktion 314
Marchesani-Syndrom 40, 142
Marcus-Gunn-Zeichen 262
Marfan-Syndrom 37, 40, 111, 120, 142, 177, 329, 324, 329
marginale Degeneration 110
Marseille-Fieber (Fièvre boutonneuse) 78
Masern 106
Masern-Keratokonjunktivitis 77
Masernkomplikation 55
Maskierungssyndrom 92
Mastzellen 310
Maxwell-Lyons-Zeichen 81
Medientrübung, Lokalisation 390

426   Sachverzeichnis

Medikamente in der Augenheilkunde
    406–414
– –, Antihistaminika 413
– –, antiinfektiös wirkende 411
– –, Behandlung des Glaukoms 408
– –, Corticosteroide zur Lokaltherapie
    410
– –, diagnostische Vitalfärbungen 414
– –, Desinfizienzien und Adstringen-
    zien 413
– –, gefäßverengende und schleimhaut-
    abschwellende 413
– –, künstliche Tränen und Benetzungs-
    mittel 414
– –, Lokalanästhetika zur Injektion
    406
– –, Mydriatika und Zykloplegika 407
– –, Oberflächenanästhetika 406
– zur Behandlung des Glaukoms 408
–, zytotoxische 98
medikamentöse Mydriase 387
Medryson 411
Medulloepitheliom (Dictyom) des Zi-
    liarkörpers 344
Meesmann-Dystrophie 112
Megalokornea 18, 177, 189, 299, 323
Mehrstärkenglas 363
Meibom-Drüsen 38, 47
–, Karzinom 92, 337
Meiose, diploide 334
–, Reduktionsteilung 328
Melanom 171, 338, 340
– der Aderhaut 191, 341
–, Behandlung 342
–, Histologie 342
–, Invasion 342
–, malignes 167
–, multiples 276
–, Transillumination 342
Melanose 340
Membran 65
Membrana limitans interna 164
Meningitis 256, 337
–, akute bakterielle 256
–, Enzephalomyelitiden in Verbindung
    mit infektiösen Erkrankungen 256
–, syphilitische 256
–, tuberkulöse 256
Meningokokkenkonjunktivts 65, 66
Menopause 84
Mepivacain 406
Meprobamat 307
Merfen 371
mesenchymale Tumoren der Orbita
    345
Mesoderm 8
Metalldetektor 32
– nach Berman 352
Metamorphopsie 15, 32
metastatische Veränderungen 276
– –, Chiasmaläsionen 278
– –, extraokuläre Muskeln 278
– –, Glaskörper 278
– –, Iris, Ziliarkörper und Chorioidea
    278
– –, Konjunktiva 278
– –, Optikus 278

– –, Orbita 278
– –, Retina 278
– –, Sklera 278
– –, Tractus opticus, Gratiolet-Seh-
    strahlung und Sehrinde 278
Methanolamblyopie 259
–, Behandlung 259
–, klinische Befunde 259
–, Verlauf und Prognose 260
Methylzellulose (Methocel) 414
Meyer-Zeichen 77
Migräne, Fortifikationsspektrum 148
–, Hemikranie 148
Mikroaneurysmen 157, 403
Mikroangiopathie 403
mikrochirurgische Glaukomoperation
    193
Mikrofilarien 79, 80
Mikrokornea 177
Mikropannus 71, 72, 106
Mikrophthalmus 18, 322
Mikulicz-Syndrom 288
Milroy-Syndrom 90
Mintacol 183, 409
Minusgläser 363
Minuslinse 358, 388
Miotika 36, 65, 70, 86, 164, 177, 183
Mischtumor der Tränendrüse 345
Mißbildungen 322
Mitose 18, 328, 333, 334
Mittelliniengranulom 108
M. levator palpebrae 47, 52
M. obliquus inferior 196, 353
– – superior 196
Möbius-Zeichen 282
Moll-Drüsen 38, 47
Moll-Schweißdrüsen 48
Molluscum contagiosum 70, 76, 92, 336
Molluscum contagiosum-Konjunktivi-
    tis 76
Mononukleose, infektiöse 106
Monosomie 331
Mooren-Ulkus 107
Moraxella lacunata 64, 67
– liquefaciens 95
M. orbicularis 47
– – oculi, Pumpaktion 53
Morbus Basedow 89
– Boeck 110
– Bourneville 341, 401
– Coats 343
– Crohn 108
– Crouzon 324
– von Hippel Lindau 340
– Hodgkin 339
– Recklinghausen 345
– Terrien 110
– Thygeson 88
„mouches volantes" 15
M. rectus externus 196
– – inferior 196
– – superior 52, 196
Müller-Muskel 47, 282
mukokutanes Lymphknotensyndrom
    89
Mukopolysacharidablagerungen 323
Mukopolysacharide 324

Mukopolysacharidosen 301
multiples Melanom 276
multiple Sklerose 34, 40, 214, 233
– –, beidseitige Neuritis nervi optici
    234
– –, Devic-Syndrom 234
– –, Doppelbildwahrnehmung 233
– –, Entmarkungsherde 233
– –, Frühzeichen 234
– –, γ-Globulinen Konzentration 234
– –, internukleäre Ophthalmoplegie
    233
– –, Neuromyelitis optica 234
– –, Nystagmus 234
– –, Paraplegie 234
– –, Therapie 234
– –, Uveitis 234
– –, visuell evozierte Potentiale 234
– –, Zentralskotom 233
Mumps 57, 106
Mumpskomplikation 55
murines Fleckfieber (endemischer Ty-
    phus) 78
Mutation 334
–, Abschnitt DNS 333
–, Polypeptidkette 333
–, DNS, Strukturveränderungen 333
–, Ursachen 333
Muzindefekte 57
Myasthenia gravis 52, 214, 263
Myastheniesyndrom (Eaton-Lambert)
    278
Mycobacterium tuberculosis 67, 91
Mycostatin 412
–, traumatische 349
Mydriase 18, 185
Mydriasetest 179
Mydriaticum (Dispersa) 36, 408
Mydriatika 36
– und Zykloplegika 407
Mydriatikum 387
Myiasis 81
Mykose 121
mykotische Hornhautulzera 101
Myopie 14, 164, 172, 321, 358, 363, 364,
    388
–, degenerative 364
– bei Diabetes mellitus 365
–, einfache 363
–, erworbene 365
– bei Katarakt 365
–, maligne 364
–, progressive 364
– und Wachstum 364
myopischer Konus 403
Myopisierung 183

Nachbildtest 206
Nachtblindheit 15, 161
–, stationäre 329
Nävoxanthoendotheliom 326
Nävus 335, 338, 340
– der Aderhaut 341, 405
– flammeus 257
– der Iris 341
– konjunktivaler 338

-, melanozytischer 335, 338
- der Uvea 340
Nafcillin 414
Nahvisus 360, 363
Nahakkomodation 367
Nahpunkt 363
Naphazolin 413
Narbenentropium 50
Narbenpemphigoid 85
Natamycin 412
Natriumfluorescein 29, 414
Natriumfluoresceinlösung 30
Nebennierenangiographie bei Phäo-
    chromozytomverdacht 273
Nebenschilddrüsenerkrankungen 285
-, Hyperparathyreoidismus 285
-, Hypoparathyreoidismus 285
Neisseria catarrhalis 64, 67
- gonorrhoeae 66, 67
- meningitidis 66, 67
Nematodenendophthalmitis 343
Neomycin 84, 86, 411
Neoplasma-Konjunktivitis 92
Neosporin 411
Neo-Synephrine 407
Neovaskularisationen 157
Neovaskularisation unter dem Pigment-
    epithel 170
Neptazane 183
Nervenfaserbündel 181
Nervenfaserschicht 33, 394, 395
- der Retina 182
N. abducens 197
N. opticus, Durchmesser 228
- -, Neuroglia 228
Netzhaut vgl. Retina
Netzhaut 29
Netzhautablösung 20, 34, 40, 163, 165,
    166, 174, 352, 365, 401
-, rhegmatogene 162, 163, 166, 167
Netzhautarterien 31
Netzhautblutungen 155
- beim Neugeborenen 320
Netzhautchirurgie 28
Netzhautdeckelchen 165
Netzhautfunktion 25
Netzhautgefäße 28, 402
Netzhaut-Kolobom 323
Netzhautkorrespondenz 206
-, anomale 200
-, retinale 200
Netzhautloch 166, 168
Netzhautlöcher 164
-, atrophische 165
-, Behandlung 165
-, Beziehung der Blutgefäße zu den
    Netzhautrissen 165
- ohne Deckel 165
-, Ursache der Netzhautrisse 165
Netzhautnarbe 398
Netzhautödem 159
Netzhautriß 163–165, 168
-, traumatischer 174
Neugeborenen-Konjunktivitis 91
Neugeborenen-Untersuchung 320
Neugeborenes, Augenstellung 321
-, Bulbus 320

-, Iris 321
-, Kornea 321
-, Linse 321
-, Netzhautblutungen 320
-, Pupille 321
-, Refraktion 321
-, Sehnervenpapille 321
-, Tränenwege 321
Neugeborenenkonjunktivitis 325
Neuritis N. optici 40
Neuritis nervi optici 231
- - -, afferente Pupillenstörung 232
- - -, andere seltene Entmarkungser-
    krankungen 231
- - -, Arsen 231
- - -, Behandlung 232
- - -, Blei 231
- - -, Bluterkrankungen 231
- - -, Chinin 231
- - -, Devic-Syndrom 231
- - -, diabetes mellitus 231
- - -, Differentialdiagnose 232
- - -, diffuse periaxiale Enzephalitis
    231
- - -, Durchblutungsstörungen 231
- - -, ernährungsbedingte und meta-
    bolische Erkrankungen 231
- - -, hereditäre Erkrankungen 231
- - -, Influenza 231
- - -, intraokuläre Entzündungen 231
- - -, klinische Symptomatik 232
- - -, lokale Ausdehnung entzündli-
    cher Erkrankungen 231
- - -, Malignome 231
- - -, Masern 231
- - -, Meningitis 231
- - -, Methanol 231
- - -, multiple Sklerose 231, 233
- - -, Mumps 231
- - -, Neuromyelitis 231
- - -, orbitale Entzündungen 231
- - -, pathologische Anatomie 231
- - -, perniziöse Anämie 231
- - -, Pneumokokken 231
- - -, Poliomyelitis 231
- - -, postinfektiöse Enzephalomye-
    litis 231
- - -, Papillenschwellung 232
- - -, Retrobulbärneuritis 231, 232
- - -, retrograde Sehnervenatrophie
    232
- - -, Salizylsäure 231
- - -, Schilder-Syndrom 231
- - -, Sinusitiden 231
- - -, systematische Infektionen 231
- - -, Tabak 23
- - -, Thyreotoxikose 231
- - -, toxische Amblyopien 231
- - -, Trauma 231
- - -, Verlauf und Prognose 232
- - -, Zentralskotome 232
Neuritis optica 20, 397, 399
Neuritis optici nervi, Entmarkungser-
    krankungen 231
Neuroektoderm 8
Neurofibrom 345
Neurofibromatose 177, 257, 329

Neuromyelitis optica, beidseitige Neuri-
    tis nervi optici 234
- -, Erblindung 234
- -, Paraplegie 234
Neuroophthalmologie 228 ff.
Neutrophile, polymorphkernige 63
neurotrophische Hornhautgeschwüre
    109
Newcastle-disease-Konjunktivitis 66,
    75
nichtpentrierende Verletzungen des Bul-
    bus 348, 350
- - -, Contusio bulbi 349
- - -, Erosion 348
- - -, Fremdkörper in Konjunktiva
    und Kornea 349
- - -, Ruptur des Bulbus 349
- - -, Verätzungen und Verbrennun-
    gen 350
Nickhaut 61
Niclosamid 80
N. infraorbitalis 353
Niridazole 80
Nissen 80
N. oculomotorius 197
noduläre Degeneration nach Salzmann
    111
N. optici 79
N. opticus 33, 228
- -, Foramen opticum 228
- -, Myelinscheide 228
normaler Fundus bei Neugeborenen
    und Kindern 321
Notfälle 42
-, akute Iritis 43
-, akutes Glaukom 43
-, chemische Verätzung 43
-, eitrige Bindehautentzündung 43
-, Herpes cornea 43
-, Hornhautulkus 43
-, Netzhautablösung 43
-, Orbitaphlegmone 43
-, Trauma 42
-, Verschluß der A. centralis retinae 43
Novesin 406
Novesinlösung 36
Noviform 413
Noxen, chemisch-physikalische 86
N. trochlearis 197
Nystagmus 249, 323
-, Blickrichtungs- 250
-, Klassifikation 250
-, kongenitaler 250
-, Läsionen 251
-, langsame Komponente 249
-, latenter 250
-, „ocular flutter" 250
-, optokinetischer 250
-, pathologischer 250
-, Pathophysiologie 249
-, Pendel- 250
-, physiologischer 250
- reactorius 251
-, Ruck- 250
-, Schaukel- 251
-, schnelle Komponente 249
-, „See-saw"- 250

Nystagmus, Spasmus nutans 250
-, vestibulärer 250, 251
-, Willkür- 250
Nystatin 412
Nystatinpräparate 78

Oberflächenanästhetika 406
-, Gefahren 348, 350
Oberflächenantibiotika 411
Oberflächenektoderm 8
Oberlidretraktion 282
Oculosan 413
Okklusion, faziale 207
Okklusionsbehandlung 41
okuläre Hypertension 193
-, Komplikationen bei allgemein verwen-
  deten Medikamenten 305
- - - -, Anticholinergika 305
- - - -, Chloramphenicol (Chloromy-
  cetin) 305
- - - -, Chloroquin und Derivate
  305
- - - -, Chlorothiazid 306
- - - -, Corticosteroide 306
- - - -, Digitalis 306
- - - -, Myambutol (Ethambutol)
  306
- - - -, Phenothiazinderivate 307
- - - -, orale Kontrazeptiva (Ovula-
  tionshemmer) 306
- - - -, β-Rezeptorenblocker 305
- - - -, Salizylate 307
- - - -, Sauerstoff 307
- - - -, Tranquilizer 307
- - - -, Xanthopsie 306
- Rosazea 86
okuläres Pemphigoid 85, 314
okuloglanduläres Syndrom 91
okzipitale Rinde 33
Onchozerkose 79
Operation nach Hummelsheim 212
Operationskategorien, oligate Opera-
  tion 382
Ophthalmia neonatorum 91, 325
- nodosa 81
Ophthalmie, gonorrhoische 91
-, nodöse 81
-, sympathische 131, 351
Ophthalmodynamometrie 28
Ophthalmologie, präventive 370
Ophthalmometer nach Javal 23
Ophthalmoplegie, externe 52
Ophthalmopathie, endokrine 282
-, -, Ätiologie 282
-, -, Klassifikation 283
-, -, - der Augensymptome 284
-, -, klinische Zeichen 282
-, -, Pathogenese und Augenmitbeteili-
  gung 283
-, -, Schilddrüsenfunktionstest 284
-, -, Therapie 284
Ophthalmoskop 36
Ophthalmoskopie 387, 407
-, direkte 387, 388
-, indirekte 388, 389
-, - binokulare 28

Opsin 153
Opticrom 82, 83, 310, 413
Optik und Refraktion 355–368
- -, Akkomodation 359
- -, Ametropie 360
- -, Astigmatismus 365
- -, Bildfeldwölbung 357
- -, Brechung durch eine sphärische
  Oberfläche 356
- -, Brillenverordnungen 367
- -, chromatische Aberration 356
- -, degenerative Myopie 364
- -, Distorsion 357
- -, einfache Myopie 363
- -, Emmetropie 360
- -, erworbene Myopie 365
- -, Hypermetropie 358, 361
- -, konkave Linsen 356
- -, Kontaktlinsen 368
- -, konvexe Linsen 356
- -, Myopie 358
- -, nichtvisuelle Symptome 361
- -, Optik von planen Oberflächen
  355
- -, - von sphärischen Oberflächen
  356
- -, physiologische Optik 358
- -, Presbyopie 366
- -, prismatische Wirkung einer Konvexlinse 356
- -, Prismen 355
- -, Pseudomyopie 364
- -, Refraktionsanomalien 360
- -, Refraktionsbestimmung 367
- -, Sehschärfe 359
- -, sphärische Aberration 356
- -, Vererbung der Refraktionsanoma-
  lien 361
- -, zylindrische Linsen 356
Optikusatrophie 234, 324, 397, 400
Optikusatrophien, hereditäre 237
-, -, Behr'sche Optikusatrophie 237
-, -, kongenitale hereditäre Optikus-
  atrophie 237
-, -, Leber'sche Optikusatrophie 237
Optikusneuropathie 274
-, ischämische 267
optische Fehler des Auges 388
optischer Schnitt 19
E-Optotypen 327
Orariß 165
Ora serrata 29, 152, 174
Oratrol 410
Orbita 220 ff., 345
-, Anulus tendineus 224
-, Augenmuskeln 222
-, „Blow-out"-Fraktur 220
-, Blutversorgung 222
-, Canalis opticus 220
-, Fissura orbitalis interior 220/221
-, - - superior 220
-, Ganglion ciliare 224
-, mediale Orbitawand 220
-, N.abducens 224
-, N.oculomotorius 224
-, N.ophthalmicus 224
-, N.opticus 224

-, N.trigeminus 224
-, N.trochlearis 223
-, Orbitaboden 220
-, Orbitadach 220
-, Orbitainhalt 221
-, orbitale Nerven 222
-, Orbitspitzensyndrom 222
-, Orbitawand, laterale 220
-, raumfordernde Erkrankungen 222
-, Septum orbitale 221
-, Tränendrüse 220
-, Volumen 221
Orbitaboden 353
Orbitadiagnostik 376
-, Augenmuskeln 376
-, diffus infiltrierende Läsionen 378
-, intraokuläre Veränderungen 378
-, Orbitatumoren 376
-, Sehnerv 376
Orbitafett 339
orbitale Entzündungen 225
- -, Abszeß 226
- -, entzündlicher Pseudotumor der
  Orbita 226
- -, Nasennebenhöhlenentzündung
  225
- -, Neuritis nervi optici 226
- -, orbitale Zellulitis 225
- -, Periostitis 226
- -, Rhabdomyosarkom 226
- -, Sinuscavernosus-Thrombose 226
- -, Systemerkrankungen 227
- -, Tenonitis 226
Orbitatumor 18, 334
Orbitatumoren 214
Organtransplantation 385
-, Güterabwägung 386
-, Notstand 386
Ornade (Chlorpheniraminmaleat) 310
Orthophorie 198, 203
Osmotika 187
osmotische Mittel 410
Osteitis deformans 172
Osteogenesis imperfecta 120, 324
Osteom 345
Osteomyelitis 353
Osteosarkom 345
Otrivin 413
Oxybuprocain 406
Oxytetracyclin 412
Oxyzephalie 324

Paget-Krankheit 172
Pannus 69, 72
- trachomatosus 391
Pantocain 406
Papillen 82
Papillenexkavation 182, 399
Papillitis 397
Papnicolaou-Färbung 75
parasitäre Konjunktivitis 79
Parazentese 154
Parinaud-Konjunktivitis 66, 91
Parinaud-Syndrom 70, 91
-, okuloglanduläres 70
Pars plana 29, 174

Pasteurella (Yersinia) pseudotuberkulo-
    sis 91
Patienten, Verpflichtungen 380
Patientenrechte 380
Pemphigoid 57, 106
Pemphigus vulgaris 314
Penetranz 334
penetrierende Verletzungen des Aug-
    apfels 351
– – –, intraokuläre Fremdkörper 351
– – –, Lazerationen 351
– – der Orbita 353
Penicillin 91, 412
Penicillium 102
perforierendes Trauma 164
Perimeter, computergesteuerter 20
Perimetrie 18
–, automatische 20, 181
–, instrumentelle 18, 20
–, –, kinetische 20
–, –, statische 20
periphere Iridektomie 187, 188, 192
periphere vordere Synechien 186, 188
periphere zystoide Degeneration 162
persistierender hyperplastischer pri-
    märer Glaskörper 326
Perlentaucherkeratopathie 111
perniziöse Anämie 274, 404
Peters-Defektmißbildung 190
Pfeffer-und-Salz-Fundus 289
Pflastersteindegeneration 165
– der Retina 162
Pflüger-Haken 17, 327
Phänotyp 334
Phäochromozytom 273
phakoantigene Uveitis 314
phakolytisches Glaukom 131
Phakomatosen 257, 329, 341
–, Angiomatosis retinae 257
–, – Bourneville 258
–, – Hippel-Lindau 257
–, – Recklinghausen 257
–, – Sturge-Weber 257
–, Naevus flammeus 257
–, Neurofibromatose 257
–, tuberöse Sklerose 258
Pharyngokonjunktivalfieber (PCF) 66,
    73
Phenylephrin 36, 310, 387, 407
Phlyktäne 83, 84, 95
Phlyktänulose 83
Phosphene 15
Phosphene 40
Phospholinjodid 183, 211, 409
Photokoagulation 157, 159, 160, 162,
    164, 166, 168, 170–172, 174, 342, 344
–, panretinale 159
Photophobie 15, 324, 325
Photorezeptorische Zellschicht 33
Phthirius pubis 80
Phthisis 342
physiologische Optik 358
Physostigmin 408
Pigmentdegeneration der Retina 331
Pigmentepithel 152, 162, 166, 169–171,
    403
–, Abhebung 170

–, Blutungen 266
–, hämorrhagische Abhebung 171
–, Neovaskularisation 170
– der Retina 31
–, seröse Abhebung 171
Pigmentglaukom 177, 189
Pilocarpin 177, 183, 187, 188, 408
Pilzinfektion 54, 411
Pilzulzera 98
Pima-Biciron 412
Pinguecula 90
Pinguekulitis 90
Pityrosporum 49
Placido-Scheibe 23
Plagiozephalie 324
Plasmazelle 63
Plattenepithelkarzinom 337
Plexus pterygoideus 5
Plica semilunaris 61
Plombierung 168
Pluslinse 358, 388
Pneumokokken 54, 89
Pneumokokkus 37, 66, 95, 98
Pocken 77
Poliosis 315
Polyarteriitis nodosa 108
Polychondritis, rezidivierende 108
Polycythaemia 404
Polykorie 323
Polymyalgia rheumatica 267
Polymyxin B 411
Polyvinylalkohol 414
präaurikulärer Lymphknoten 73, 75, 91
präretinale Blutungen 266
– Diagnose 332
– Membran 168
– Retraktion 168
präventive Ophthalmologie 370
Praxisführung, Grundregeln 384
Prednisolon 411
Presbyopie 14, 366
primär kongenitales oder infantiles
    Glaukom 188
primäre Abweichung 198
prismatische Wirkung einer Konvex-
    linse 356
Prismen 355
Prismendioptrie 198, 355
Prismenreflextest (Krimsky-Test) 203
Prismenvergenztest 217
Procain 406
Projektionsperimeter 20, 181
Protanopie 175
Proteus 67
Proteusspezies 67
Protrusio bulbi 16, 18
Pseudoexfoliation 177
– der Linsenkapsel 190
Pseudohypoparathyreoidismus 120
pseudoisochromatische Tafeln 27
Pseudomembran 65, 71, 73, 87
Pseudomonas aeruginosa 23, 95, 98,
    371, 414
Pseudomyopie 364
Pseudoneuritis 396, 399
Pseudoptosis 50, 52, 65, 71
Pseudostauungspapille 236

–, Drusen 236
Pseudostrabismus 51, 202
Pseudotumor der Orbita 345
– –, Corticosteroidbehandlung 346
Pseudovernalis 83
Pseudoxanthoma elasticum 120, 172
Psittakose 70
Psoriasis 85, 108
Psychopharmaka 17
Pterygium 90, 339, 390
pulsierender Exophthalmus 353
Pumpaktion des M. orbicularis oculi 53
Puncta lacrimalia 52
Punctum lacrimale 23, 24
punktförmige Blutungen 266
Pupillarblock 183, 185, 188, 190
Pupillarmembran 323
Pupille, Argyll-Robertson-Pupille 243
–, ektopische 323
–, Horner-Syndrom 244
–, Lichtreaktion 18
–, Mißbildungen 323
– beim Neugeborenen 321
–, Pupillenweite 243
–, Pupillotonie 243
–, tonische 18
Pupillendurchmesser 321
Pupillenreaktion 154
Pupillenreflexbahn 242
–, Lichtreflex 243
–, Naheinstellungsreaktion 243
–, Neuroanatomie 243
Pupillenreflexe 321
Pupillenstarre, reflektorische 18
Pupillotonie 243
–, Adie-Syndrom 243
Purkinje-Spiegelbildchen 203

radioaktive Isotope 342
Randinfiltrate und -ulzera 107
– –, katarrhalisches Randgeschwür
    107
– –, Staphlokokkenblepharokonjunkti-
    vitis 107
Randkeratitis bei Autoimmunerkran-
    kungen 108
Randulzera der Hornhaut 67
Raupenhaare 81
Rauschgift 18
Recht auf Gesundheit 381
– – Krankheit 381
Rechte des Patienten 380
Reduktionsteilung 328
reflektorische Pupillenstarre 18
Reflex, fovealer 152
Reflexion 355
Refraktion 355, 360
– beim Neugeborenen 321
Refraktionsänderung, wachstums-
    bedingte 359
Refraktionsanomalie 14, 355, 360
Refraktionsbestimmung 23, 367, 407
regredientes Licht 390
Reis-Bücklers-Dystrophie 112
Reiter-Syndrom 88, 108
Rekoss-Scheibe 363, 390

Retikulosarkom 276
Retina 10, 33, 40, 80, 152–169, 171, 173,
    174, 181
–, arterieller Verschluß 154
–, Bipolarzellen 152
–, Blutversorgung 152
–, Bruch-Membran 152
–, Bulbusmassage 154
–, Commotio retina (Berlin-Ödem) 174
–, diabetische Retinopathie 158, 159
–, Einriß der Bruch-Membran 174
–, epiretinale Fibroplasie 168
–, Farbensinn und Farbenblindheit
    174
–, Fluoreszenzangiographie 158
–, Fovea centralis 152
–, Ganglienzellen 152
–, gitterförmige Degeneration 162, 163
–, Henle-Faserschicht 152
–, histologische Schichten 152
–, Horizontalzellen 153
–, Irvine-Gass-Syndrom 159, 160
–, Kapillaren 157
–, kirschroter Fleck 154
–, Makroaneurysmen 160
–, Makula 10, 169–173
–, Makulaödem 159, 160
–, Nervenfaserschicht 182
–, Netzhautablösung 166
–, Netzhautlöcher 164
–, Netzhautödem 159
–, Ora serrata 152
–, Parazentese 154
–, periphere zystoide Degeneration
–, Pflastersteindegeneration 162
–, Photokoagulation 158
–, Physiologie 153
–, Pigmentation 10
–, Pigmentdegeneration 331
–, Pigmentepithel 10, 31, 152
–, Reflex, fovealer 152
–, Retinitis pigmentosa 161
–, retrolentale Fibroplasie 160
–, Rezeptorenzellen 152
–, Risse durch intermittierenden Glas-
    körperzug 164
–, – – ständigen Glaskörperzug 164
–, senile Retinoschisis 162
–, Stäbchen 153
–, traumatischer Netzhautriß 174
–, Untersuchung 154, 394
–, Venenastverschluß 156
–, vitreoretinale Traktion 158
–, Zapfen 153
–, Zentralvenenverschluß 155
–, zystoide Degeneration 162
–, – Makuladegeneration 160
Retinal 153
retinale Dysplasie 343
– Embolie 268
Retinitis centralis serosa 169, 170
Retinitis circinata 159
Retinitis pigmentosa 20, 111, 400, 401
Retinoblastom 40, 160, 208, 325, 326,
    333, 401
–, Differentialdiagnose 343
– und Strabismus 343

–, Vererbung 343
Retinopathia circinata 157
Retinopathie 403
–, diabetische 168
–, hypertensive, Klassifikation 271
–, proliferative diabetische 164
Retinoschisis 158, 162, 167
–, senile 162
Retrobulbäranästhesie 406
Retrobulbärneuritis 15, 40
retrolentale Fibroplasie 160, 325, 326,
    343
retrovitrale Blutung 165
Rezession des Kammerwinkels 178
rezidivierende Erosion 348
– Hornhauterosio 112, 114, 115
– Polychondritis 108
Rhabdomyosarkom 338, 345
rhegmatogene Amotio 166
– Netzhautablösung 162, 163
rheumatoide Arthritis 108, 121, 122
rheumatoide Erkrankungen mit Augen-
    beteiligung 311
– – –, ankylosierende Spondylitis
    (Bechterew-Krankheiten) 312
– – –, juvenile rheumatoide Arthritis
    312
– – –, Reiter-Krankheit 312
– – –, rheumatoide Arthritis des
    Erwachsenen 312
Rhinosporidium Seeberi 78
Rickettsienkonjunktivitis 77
Rieger-Syndrom 189, 190
Riesenmagnet 352
Riesenpapillen 70, 81
Riesenpapillenkonjunktivitis 83
Riesenzellenarteriitis temporalis 267
Rifampicin 71, 293
Rigidität 21
– der Sklera 184
Riley-Day-Syndrom 57
Ringgeschwüre 107
–, Autoimmunerkrankungen 107
Ringskotom 181
Retinitis pigmentosa 161
Röntgenuntersuchung 32
Röteln 106
Rötelninfektion 323
Rosazeakeratitis 305
Rose bengale 23, 414
Rosthof 350
Rotationsprisma nach Risley 217
Rotgrünblindheit 27, 331
Rothmund-Syndrom 304
Rubeosis 178, 192
Rubeoleninfektion 322
Rubeolenretinopathie 171
Rückwärtsverlagerung der Iriswurzel
    191
Ruptur des Bulbus 349
Rupturen des Deszemet-Membran 323

Sabin-Feldmann-Farbtest 291
Säureverätzung 86
– der Konjuktiva 42
Sagittalisation 210

– des M.obliquus nach Gobin 216
Sakroiliakalgelenke 313
Salizylat-Amblyopie 261
Salzmann-Hornhautdystrophie 84
Sarkoidose 57
Sarkome der Lider 338
Scandicain 406
Scan-Ultrasonographie 145
Scleromalacia perforans 122
Scopolamin 408
Scopolaminhydrobromid 407
seborrhoische Blepharitis 49
Segmentierung 154
Sehbahnen 33
Sehbahn, Anatomie 240
–, Differentialdiagnose 241
–, Läsionen 241
Sehfehler 355
Sehnerv 228
–, Durchmesser 228
–, Foramen opticum 228
–, Hüllen 230
–, Myleinscheide 228
–, Myelisierung 10, 13
–, Neuroglia 228
–, Septen, vaskuläre 10
Sehnervenatrophie 40, 236
–, ätiologische Klassifikation 236
–, Behandlung, Verlauf und Prognose
    237
–, degenerativ 236
–, glaukomatöse 237
–, hereditäre Optikusatrophien 237
–, klinische Befunde 237
–, metabolisch 237
–, Neuritis nervi optici 237
–, Sehnervenkompression 237
–, Stauungspapille 237
–, toxisch 237
–, traumatisch 237
–, vaskulär 236
Sehnervenkopf 181
Sehnervenpapille 177, 394, 395
–, Abbildungen 394–398
–, glaukomatöse Exkavation 182, 186,
    188
– beim Neugeborenen 321
–, Untersuchung 392
Sehprobentafel 36
Sehschärfe 17, 181, 359
Sehschärfe, zentrale 154, 171
sekundäre Abweichung 198
– und metastatische Tumoren der
    Orbita 346
Sekundärglaukom 184, 190, 323, 342,
    349, 365
– bei arteriovenösen Fisteln 192
– nach Augenoperation 191
– bei Krankheiten der Uvea 190
– bei Linsenveränderung 190
– bei lokaler Corticosteroidbehand-
    lung 192
– bei Rubeosis iridis 192
– nach Trauma 191
senile Degeneration der Bruch-Mem-
    bran 171
Septum orbitale 47

seröse Amotio 166, 341
Serotonin 89
Serumlipide 336
Sherrington-Gesetz der reziproken
    Innervation einzelner Augen 199
Sicca-Syndrom 414
Sicherheitsbrillen 139
Sicherheitsgläser 371
Sichelzellenanämie 172
Sichelzellkrankheit 276
Siderose 351
Silbernitrat 88, 91, 325, 371
Silbersonden nach Bowman 24
Silikonschlauch 352
Sinus cavernosus 5
Sinus-cavernosus-Thrombose 226
–, Lähmung der Augenmuskeln 226
–, septische Fieberschübe 226
–, Stauungspapille 226
Sinus sagittalis inferior 5
Sinus sagittalis superior 5
Sjögren-Syndrom 17, 56–58, 84, 96, 121
Skaphozephalie 324
Sklera 120
–, Anatomie und Physiologie 120
–, Axenfelds intrasklerale Nervenschlei-
    fen 121
–, blaue Skleren 120
–, hyaline Degenerationen 123
–, Rigidität 184
–, Staphylom 120
–, Tenon'sche Kapsel 11
Sklera, Verfärbung 16
–, –, blaue Skleren 16
–, –, dunkle Skleren 16
–, –, gelbe Skleren 16
sklerale Plombierung 162
Sklerallinsen 368
Skleraverletzungen 123
Sklerektasie 120
Skleritis 122
–, diffuse 122
–, hintere 122
–, nekrotisierende 122
–, noduläre 122
–, Sclermalacia perforans 122
–, vordere 122
Sklerodermie 108
Sklerose der Aderhaut 405
Sklerosierende Keratitis 114
– –, Skleritis 114
Sklerotomie, hintere 188
Skotome 20, 32
Smog 86
Snellen 359
solare Retinitis 371
solide Amotio 405
somatische Zellen 334
Sondierung der ableitenden Tränen-
    wege 24
– – – bei Neugeborenen 24
Sonnenfinsternis 350
Sorgfaltspflicht, Verletzung 381
sphärische Aberration 356
sphäroide Hornhautdegeneration 111
Spaltbildung 189
Spaltlampe 21, 350

Spaltlampenuntersuchung 19, 390
Speicheldrüsen 84
Spersacet 412
Sphingomyelie 259
Sporotrichum schenckii 78
Stauungspapille 109
–, Glaskörperblutung 234
–, Hyperämie 234
subakute katarrhalische Konjunktivitis
    67
subakutes oder chronisches Winkel-
    blockglaukom 187
Subarachnoidalblutung 401
subkonjunktivale Blutung 91
subretinale Blutung 174, 266
subretinale Flüssigkeit 170
Succinylcholin 183
Sulfadicramid 412
Sulfonamide 71, 72, 88, 412
Sursumduktion, alternierende 218
Supraduktion 197
Supraversion 198
Suppression 200, 206, 326
Suprexon 183, 409
Sweet 351
Symblepharon 42, 85–87
sympathische Ophthalmie 131
Sympathomimetische Mydriatika 407
Symptomatik 14 ff.
Synechien, periphere vordere 186, 188
Synchysis scintillans 392
Syndrom des trockenen Auges (Kerato-
    conjunctivitis sicca: KCS) 57, 58
– – –, Äthiologie und prädisponieren-
    de Faktoren 57
– – –, klinische Befunde 58
– – –, Komplikationen 59
Syphilis 66, 121
Systematische Infektionen, Influenza
    231
– –, Masern 231
– –, Mumps 231
– –, Pneumokokken 231
– –, Poliomyelitis 231
Systemerkrankungen mit Augenbeteili-
    gung 303
– –, Arteriitis temporalis 304
– –, Idiopathie Arteriitis von Takayasu
    (pulslose Erkrankung) 304
– –, Laurence-Moon-Bardet-Biedl-
    Syndrom 304
– –, Lowe-Syndrom 305
– –, Polymyalgia rheumatica 304
– –, Rosazea (Akne rosacea) 305
– –, Erythema exsudativum multiforme
    (Stevens-Johnson-Syndrom) 303
– –, Riesenzellenarteriitis 304
– –, Vogt-Koyanagi-Harada-Krank-
    heit 303
– –, Werner-Syndrom 304
Systemerkrankungen, Augenkomplika-
    tionen 287
–, –, Brucellosen 290
–, –, Eales-Krankheit 289
–, –, Lepra 289
–, –, Sarkoidose 288
–, –, Syphilis (Lues) 289

–, –, Toxoplasmose 290
–, –, Tuberkulose 287

Schambehaarung 80
Schiefhals, okulärer (Tortikollis) 214
Schielen 41
–, Schielbehandlung 41
Schielen s. auch Strabismus 196 ff.
Schieloperation 207
Schilder-Syndrom 234
–, beidseitige spastische Lähmung 234
–, Bulbärparalyse 234
–, geistiger Abbau 234
–, Koma 234
–, kortikale Erblindung 234
–, Krampfanfälle 234
Schilddrüse 88, 89
Schiötz-Handtonometer 20, 36
Schirmer-Test 22, 53, 59
Schistosoma haemotobium 80
Schleimhautemphigoid 85
–, benignes 85
Schlemm-Kanal 181, 188, 193
Schneeblindheit 350
Schutzbrille 90, 348
Schwangerschaftstoxikose 273
schwachsichtiges Auge 370
Schweineschwanzsonde 352
Schweißblende 350
Schwindel 16

Stäbchen 153, 175
Stäbchenmonochromaten 175
Stammhirntumoren 253
–, Mittelhirntumoren 253
–, pontine Tumoren 253
–, Tumoren der Medulla oblongata
    253
Staphylococcus aureus 38, 49, 54, 67
staphylogene Blepharitis 49
Staphylokokken 64, 83
Staphylokokkenblepharokonjunctivi-
    tis 107, 108
Staphylokokkenkeratitis 96
Staphylokokkenkonjunktivitis 68
Staphylokokkus 37
Staphylom 120
Staphyloma posticum 364
Stargardt-Behr-Krankheit 173
Staroperation, Chymotrypsin 141
–, Dauertraglinse 142
–, Diszision 140
–, extrakapsuläre Extraktionsmethode
    136, 141
–, Hinterkammerkunststofflinse 142
–, Hornhautlinse 142
–, Indikation 141
–, intrakapsuläre Extrationsmethode
    141
–, Kryosonde 141
–, Linsenaspiration 139
–, Linsenextration 141
–, Linsenimplantation 142
–, Phakoemulsifikation 142
–, postoperative Behandlung 142

Staroperation, Starbrille 142
–, Ultraschallfragmentation 139
–, Vitrektomiegerät 139
–, Vorderkammerkunststofflinse 142
–, Zonulolyse 141
Stauungspapille 40, 234, 395, 400
–, Abszesse 234
–, Differentialdiagnose 235
–, Hirntumoren 234
–, Hydrozephalus 234
–, klinische Befunde 234
–, Komplikationen 236
–, Lumbalpunktion 236
–, maligner Hypertonus 234
–, Nervenfaserschwellung 234
–, Pseudostauungspapille 236
–, sekundäre Optikusatrophie 236
–, subdurales Hämatom 234
–, Therapie 236
–, Verlauf und Prognose 236
Stellwag-Zeichen 282
Stereopsis 207
Sternfigur 159
Steroide 103
Steroidglaukom 178, 411
Stevens-Johnson-Syndrom 57, 87, 88
Storchenbiß 336
Strabismus 196ff., 326, 370
–, Anatomie 196
–, Bestimmung des Schielwinkels 202
–, chirurgische Behandlung 209
–, Definition 197
–, Einteilung 207
–, Esotropie 196
–, Exotropie 196
–, Hypertrophie 196
–, Inspektion der Augenstellung 202
–, latenter 210
–, Motorik 198
–, Okklusionsbehandlung 208
–, pleoptische Behandlung 209
–, Prüfung der Augenmotilität 203
– bei Retinoblastom 326
–, Sensorik 199
–, Untersuchung 201
Strabismus concomitans 198
Strabismus convergens 196, 363
Strabismus convergens concomitans 208
Strabismus deosumvergens 196, 214
Strabismus divergens 196, 212
Strabismus paralyticus 198
Strabismus sursumvergens 196, 214
Strabismus verticalis 196, 214
Stähli-Linie 117
Strafgesetzbuch, Österreich 381
Strahlenbehandlung 346
Strahlenschädigung 350
Strahlentherapie 342
Streptococcus pneumonia 54
Streptococcus pyogenes 67
Streptokokken 65
Streptokokkus, betahämolytischer 54
Sturge-Weber-Syndrom 177, 341
Sturge-Weber-Krabbe-Syndrom 329

Tabak-Alkohol-Amblyopie 260
Tabes 290
Taenia solium 80
Tagesdruckkurve 21, 184
Tangentenskala 20, 181
Tanometrie 20
Tarsorrhapie 89, 372
Tarsus 47, 61, 88
Tay-Sachs-Krankheit 330
Tenon-Kapsel 61, 197
temporaler Gesichtsfeldrest 181
Teratome 345
Terson-Syndrom 401
Tetanusprophylaxe 351
Tetracain 406
Tetracyclin 71, 72, 87, 411, 412
Tetrazyolin 413
TFT 413
Thelazia californiensis 79
Thiabendazol 80
Thioridazin (Melleril) 307
Thrombose der V. centralis retinae 40
thrombozytopenische Purpura 275
Thyreotoxikose 214
Tiefensehen 207
Timolol 41, 409
Timolol-Maleat 177
Timoptic 183, 305, 409
Tonographie 21, 22, 184
Tonometer 22, 74
Tonometrie 177, 179
–, Applanationstonometer 21
–, Schiötz-Tonometer 20
Torsion 198
Tosmilen 409
toxische Amblyopien, Arsen 231
– –, Blei 231
– –, Chinin 231
– –, Methanol 231
– –, Salizylsäure 231
– –, Tabak 231
toxische Iritis 350
Toxoplasmose 323, 398, 402
Trabeculodysgenese 188
Trabekulektomie 184, 193
Trabekulotomie 189, 190, 193
– ab externo 184
Trabekelwerk 178, 181, 187, 193
Trachom 57, 64–66, 68, 72, 76, 97, 106, 111, 412
–, Ausbreitung 68
–, Behandlung 71
–, Differentialdiagnose 70
–, Einteilung 68
–, – von MacCallan 69
–, Komplikationen 70
–, Laborbefunde 69
–, Symptomatik 69
–, Verlauf und Prognose 71
Tränen 56ff.
–, Keratoconjunctivitis sicca: KCS 57
–, präkornealer Tränenfilm 57
–, Syndrom des trockenen Auges 57
–, Ursprung und Funktion 56
–, Zusammensetzung der Tränenflüssigkeit 56
Tränenapparat, Canaliculi 11

–, Ductus nasolacrimalis 11
–, tränenableitende Wege 11
–, Tränendrüse 11
–, Tränensack 11
Tränendrüsen 52, 56, 61, 106
–, akzessorische 48, 52, 56, 59, 61
– nach Wolfring und Krause 47
Tränenfilm 56, 59, 84, 85
Tränenflüssigkeit 63, 87, 368, 372
Tränenflüssigkeit, Lysozymgehalt 296
Tränenfluß 325
Tränenorgane, Anatomie 52
–, Physiologie der Symptome 53
Tränenproduktion 53
Tränenpunctum 23
Tränenpunkt 89
Tränenröhrchen 89, 352
Tränensack 52
Tränenträufeln 54
Tränenwege 17, 24, 68
–, Infektion 54
–, –, Behandlung 54
–, –, Dakryoadenitis 55
–, –, Dakryozystitis 54
–, –, Kanalikulitis 55
–, –, klinische Symptome 54
– beim Neugeborenen 321
–, –, Verlauf und Prognose 55
–, Intubation 25
Tränenwegspülung 23
Tränenwegstenose beim Neugeborenen 25
Tränenwegsverletzung 352
Traktionsamotio 158
transkorneale Transillumination 29
Transparenz 355
Transplantate mit artfremden Hornhäuten 318
Transplantationsgesetze 386
–, Einsprachelösung 386
–, Einwilligung 386
–, Einwilligungslösung 386
Trauma 165, 348–353
–, Lidverletzungen 352
–, nichtpenetrierende Verletzungen des Bulbus 348
–, perforierendes 164
–, penetrierende Verletzungen des Augapfel 351
–, Untersuchungstechnik 348
–, Verletzungen der Orbita 353
traumatische Katarakt 349
traumatische Mydriase 349
Traumatologie des Glaskörpers 150
– –, Bulbusruptur 150
– –, intraoperativer Glaskörperverlust 150
– –, Kontusionstrauma 150
Treponema pallidum 67, 91
Trifluorthymidin (TFT) 104
Trichiasis 50, 68, 85, 87
Trichinella spiralis 80
Trichinose 65
Trichromaten, anomale 175
Trifokalgläser 367
Trisomie 331, 334
Trisomie 13 (Patau-Syndrom) 331

Trisomie 18 (Edward-Syndrom) 332
Trisomie 21 (Down-Syndrom) 332
– – –, Brushfield-Irisflecken 332
– – –, Epikanthus 332
– – –, Irishypoplasie 332
– – –, Mongolismus 332
Tritanopie 175
Trochlea 196
trockene Augen 17
Tropicamid 408
trophische Keratitis 97
Tuberkelbazillen 54, 83, 339
Tuberkelprotein 84
Tuberkulose 55, 65, 66, 108, 121
tuberöse Sklerose 258, 329, 341, 401
Tularämie 66
Tumore 178, 335–346
– der Bindehaut 338–340
– –, Angiom 339
– –, Dermoid 339
– –, Dermolipom 339
– –, Fibrom 339
– –, Granulome 338
– –, Karzinom 339
– –, Lymphom und lymphoide Hyper-
  plasie 339
– –, Lymphosarkom 340
– –, malignes Melanom 340
– –, Nävus 338
– –, Papillom 338
–, Biopsie 335
–, intraokulare 34, 340–344
– der Kornea 340
– –, Epitheliom 340
– –, Melanom 340
–, Lid- 335–338
–, Malignität 335
–, Metastasen 335
– der Orbita 344–346
– –, Choristome 345
– –, epitheliale Tumoren der Tränen-
  drüse 345
– –, Hamartome 345
– –, lymphoide 345
– –, mesenchymale 345
– –, neural 345
– –, sekundäre und metastatische 346
–, Symptomatik 335
– des zentralen Nervensystems 252
– – –, Frontlappentumoren 252
– – –, Kleinhirnbrückenwinkeltumo-
  ren 253
– – –, Meningiome der Keilbeinkante
  253
– – –, Mittelhirntumoren 253
– – –, Okzipitallappentumoren 253
– – –, Pinealistumoren 254
– – –, pontine Tumoren 253
– – –, Stammhirntumoren 254
– – –, Temporallappentumoren 252
– – –, Tumoren der Medulla oblonga-
  ta 253
– – –, zerebrale Hemisphäre 252
– – –, zerebelläre Tumoren 253
– der zerebralen Hemisphäre 252
– – –, Frontlappentumoren 252
– – –, Temporallappentumoren 252

Tunica vasculosa lentis 322, 326
Turmschädel 324
Turner-Syndrom, Monosomie (45,
  XO) 332
–, Rotgrünblindheit 332
T-Zellaktivität 315

Übersichtigkeit 361
Uhrglasverband 89
Unfälle mit Laserstrahlen 350
Unterlidretraktor 50
Untersuchungsfristen, Patienten-
  angaben 385
Untersuchungsmethoden 14 ff.
Ulcus rodens 337
Ulcus serpens 98
Ultraschall, diagnostischer 34
Ultrasonographie 34, 335
Ultraviolettbestrahlungen 350, 371
ultraviolettes Licht 90
Urea 410
Urethritis 88
Uvea, Funktion 125
–, Physiologie und Symptome 125
Uvealtrakt 124 ff.
–, Anatomie 124
–, Bruch-Membran 125
–, Choriocapillaris 125
–, Choriodea 124
–, Iris 124
–, Ziliarfortsätze 125
–, Ziliarkörper 124
–, Ziliarmuskel 124
–, Zonulafasern 125
Uveatumoren 39
Uveitis 79, 126, 190, 326, 407
Uveitis anterior 39, 126
–, Behandlung 128
–, Chorioretinitis 126
–, Differentialdiagnose 128
–, tuberkulöse 132
Uveitis und Gelenkserkrankungen 129
–, granulomatöse Form 126
–, Histoplasmose 127, 133
–, klinische Befunde 127
–, Köppe-Körperchen 127
–, Komplikationen und narbige Ver-
  änderungen 128
–, Laboruntersuchungen 127
–, Lues 127
–, Mycobacterium tuberculosis 127
–, nichtgranulomatöse 126
–, – Form 126
–, phakogene 131
–, Sarkoidose 127
–, Sarkoidose (Morbus Boeck) 132
–, sympathische Ophthalmie 127
–, Toxocara canis 127
–, Toxoplasma gondii 127
–, Toxoplasmose 133
–, Verlauf und Prognose 129
Uveitis posterior 39, 126
Uveitissyndrome 129
–, bandförmige Hornhautdystrophie
  129
–, Cataracta complicata 129

–, – heterochromica 130
–, chronische Zyklitis (Pars planitis)
  130
–, Heterochromie 129
–, Heterochromiesekundärglaukom 130
–, Heterochromieuveitis (Fuchs-Heterochromie) 130
–, HLA-B27-Antigen 129
–, intraokulare Druckerhöhungen 129
–, phakogene Uveitis 131
–, phakolytisches Glaukom 131
–, rheumatoide Arthritis (Still-Chauffard-Krankheit) 129
–, Sekundärglaukom 130
–, Spondylitis amkylopoetica (Stümpell-
  Bechterew-Marie 129
–, symphatische Ophthalmie 131
–, Uveitis und Gelenkserkrankungen
  129

V.angularis 5
V.facialis anterior 5
V.auricularis posterior 5
V.facialis posterior 5
V.frontalis 5
V.jugularis externa 5
V.jugularis interna 5
V.nasofrontalis 5
V.occipitalis 5
V.ophthalmica inferior 5
V.ophthalmica superior 5
V.submentalis 5
V.temporalis superficialis 5
V-Schielform 214
V-Syndrom 218
Vakzinekeratitis 105
Valium 307
Valsalvaversuch 22
Vanillinmandelsäure 273
Variolakeratitis 105
Varizellen-Blepharokonjunktivitis 77
Varizellen-Zoster-Keratitis 96, 105
–, Corticosteroide 105
–, Hornhautsensibilität 105
–, Keratouveitis 105
–, postherpetische Neuralgie 105
–, pseudodendritica 105
–, Varizellen 105
–, Zoster ophthalmicus 105
Venenastverschluß 156
–, diabetische Retinopathie 156
VEP 33
Verbandlinsen 103, 368
Verätzungen, chemische 350
Verätzungen und Verbrennungen 350
Verbrennung der Makula 350
vererbliche Krankheiten des Binde-
  gewebes 299
– – –, Fragilitas ossium 301
– – –, Marchesani-Syndrom 301
– – –, Marfan-Syndrom (Arachno-
  daktylie) 299
– – –, Osteogenesis imperfecta 301
– – –, Osteopsatyrose 301
vererbliche Stoffwechselkrankheiten
  301

vererbliche Stoffwechselkrankheiten,
  Albinismus 302
– –, Atrophia gyrata der Chorioidea
  und der Retina 303
– –, Galaktosämie 303
– –, Hepatolentikuläre Degeneration
  (Wilson-Krankheit) 302
– –, Homozystinurie 303
– –, Mukopolysacharidosen 301
– –, Zystinose 302
Vererbung (Heredität) 334
–, autosomal dominante 329
–, – –, Expressivität, variable 329
–, – –, Penetranz, reduzierte bzw. feh-
  lende 329
–, autosomal rezessive, familiäres Auf-
  treten 330
–, – –, homozygoter Zustand 329
–, – –, Konsanguinität 330
–, – –, Verwandtenehe 330
–, geschlechtsgebunden 330
– von Refraktionsanomalien 361
Vererbung, X-chromosomale 330, 334
Vergenzen 198
–, Divergenz 205
–, Konvergenz 204
Vergiftungen 175
Verletzung 18
Verletzungen der Orbita 353
– –, Blow-out-Fraktur 353
– –, Knochenfrakturen 353
– –, Kontusionen 353
– –, penetrierende 353
– –, pulsierender Exophthalmus 353
Verruca (Warze) 92, 335
Verschluß der Zentralvene 400
Versionen 198, 204
Vertiefung des Kammerwinkels 191
Vidarabin 104, 413
virale Erkrankungen 291
– –, Herpes simplex 291
– –, Herpes Zoster 291
– –, Impfpocken (Vaccina) 292
– –, infektiöse Mononukleose 292
– –, Masern (Morbilli) 292
– –, Mumps 292
– –, Pfeiffer-Drüsenfieber 292
– –, Pocken (Variola) 292
– –, Polimyelitis 291
– –, Röteln (Rubellae) 291
– –, Windpocken (Varizellen) 292
– –, Zytomegalie (Einschlußkörper-
  chenkrankheit) 293
Virostatika 104
Viruskonjunktivitis 65, 74
Visine 413
Visus 17, 360
Visusprüfung im Kindesalter 327
Vitalfärbungen 23
Vitamin A 161
Vitamin-A-Mangel, Bitot-Fleck 109
–, Hornhautgeschwüre 109

–, Corynebacterium xerosis 109
–, „Keratomalazie" 109
–, Xerophthalmie 109
Vitamin-D-Intoxikation 110
Vitamine und Augenerkrankungen 285
– –, A-Hypervitaminose 286
– –, D-Hypervitaminose 286
– –, Vitamin A (A-Avitaminose) 285
– –, Vitamin B 286
– –, Vitamin-C-Hypovitaminose (Skor-
  but) 287
Vitiligo 303, 315
vitreoretinale Adhäsionen 164
Vitrektomie 159, 169
Vorderkammer 11
–, aufgehobene 192
–, Kammerwasser 11
–, Kammerwinkel 11
–, Schlemm Kanal 11
–, seichte 387
–, Trabekelwerk 11
Vorderkammerblutung 178, 191
Vorderkammertiefe 185
Vossius-Ringtrübung 393

Waardenburg-Syndrom 263
Waisenkinderkonjunktivitis 86
Waldenström-Makroglobulinämie 269
Wechselschielen 208
Wegener-Granulomatose 85, 108
Weichlinsen 368
Weitwinkelglaukom 177, 179, 181
Winkelblockglaukom 15, 21, 22, 177,
  179, 185, 407
–, Anfall 185
–, Differentialdiagnose 186
–, intermittierendes 187
–, subakutes oder chronisches 187
Winkel Kappa 198, 203
Wismuthaltige Verbindungen 413
Wolfring-Drüsen 48, 61
Wundnaht 351
Wyburn-Mason-Syndrom 398

Xanthelasma 52, 336
Xanthopsie 306
X-Chromosom 161, 175
X-chromosomale Vererbung 334
X-chromosomale (geschlechtsgebunde-
  ne) rezessive Vererbung 330
Xenograft 318
Xenonbogen 166
Xerophthalmie 109, 285, 372
Xerose des Hornhautepithels 286
Xerostomie 84
Xylocain 406

Yxin 413

Zahnarztbohrer 350

Zapfen 153, 174
Zapfenmonochromaten 175
Zeckenbiß-Fleckfieber (Rocky Moun-
  tain-spotted-fever) 78
Zeis-Drüsen 38, 47, 48
Zeitplan für die pädiatrische Augenkon-
  trolle 320
Zentralskotom 31
Zentralverschluß, Behandlung 269
– der V. centralis retinae 268
Zentralvenenverschluß 155, 399, 400
–, arterielle Hypertonie 155
–, Behandlung 155
–, Cotton-wool-Herde 155
–, hämorrhagisches Glaukom 155
–, hämorrhagische Retinopathie 155
–, Netzhautblutungen 155
zerebrale Speicherkrankheiten 258
– –, Morbus Niemann-Pick 259
– –, Sphingomyelie 259
zerebrovaskuläre Erkrankungen 254
– –, Migräne 255
– –, Minderdurchblutung im Basilaris-
  kreislauf 254
– –, Minderdurchblutungen und Ge-
  fäßverschlüsse der A. carotis interna
  254
– –, Subarachnoidalblutungen 255
– –, subdurale Blutungen 254
– –, Verschluß der A. basilaris 254
– –, cerebri posterior 254
– –, cerebri media 254
– –, Sinus-cavernosus-Thrombose 254
zerebrovaskulärer Insult 28
Zervikalsekret 91
Ziliarblockglaukom 187
ziliare Injektion 64
Ziliarkörper 10, 29, 135, 340
Ziliarkörpermelanom 342
Ziliarmuskel 135, 359
Zilien 10
Zincfrin 413
Zinksulfat 413
Zonula 359
Zonula Zinni 135
Zonulafasern 135, 165
Zoster-Blepharokonjunktivitis 77
Zygote 334
Zygote, Mitose 328
Zyklitis 110
Zyklokryothermie 194
Zyklophorie 198
Zykloplegie 202, 364, 367
Zykloplegika 407
Zylinderachse 366
zylindrische Linsen 356
Zystinose der Konjunktiva 90
Zystizerkose 80
zystoide Makuladegeneration 170
Zytologie der Konjunktivitis 63
Zytomegalievirus 293
zytotoxische Medikamente 98

G. O. H. Naumann

Pathologie des Auges

Unter Mitarbeit von D. J. Apple, D. von Domarus, E. N. Hinzpeter, K. W. Ruprecht, H. E. Völcker, L. R. Naumann

1980. 546 Abbildungen in 1003 Einzeldarstellungen, davon 115 zweifarbige schematische Skizzen, 1 Farbtafel, 188 differentialdiagnostische Tabellen. XLIX, 994 Seiten. (Spezielle Pathologische Anatomie, Band 12)
Gebunden DM 680,-
Subskriptionspreis (gilt bei Verpflichtung zur Abnahme aller Bände) DM 544,-
ISBN 3-540-09209-9

Dieser Band bringt eine Zusammenfassung des heutigen Wissensstandes über die Morphologie von Augenkrankheiten vom makro- bzw. „bio" - mikroskopischen bis zum histologischen Bereich einschließlich der Elektronenmikroskopie.
Entscheidendes Anliegen ist die klinisch-pathologische Korrelation; Gegenüberstellung von am Auge bereits klinisch sichtbaren strukturellen Veränderungen zu denen im mikroskopischen Schnitt mit über 1000 Abbildungen und schematischen Skizzen sowie eine Differentialdiagnose definierter Befunde in 180 Tabellen.
Nach einleitenden Kapiteln über die Anatomie und einer Übersicht des Untersuchungsmaterials in einem ophthalmologischen Labor folgen Kapitel über Mißbildungen, intraokulare Entzündungen, Folgen von Trauma und chirurgischen Eingriffen sowie der Glaukome. Anschließend werden die einzelnen Gewebsabschnitte systematisch abgehandelt: Konjunktiva, Kornea, Uvea, Linse, Glaskörper, Retina, Optikus und kursorisch die okulären Adnexe. Die Voraussetzungen für die Leitstrukturen und Elemente des ophthalmoskopischen Bildes erfahren getrennte Erörterung.
Abschließend folgt eine Übersicht der morphologischen Augenveränderungen bei Allgemeinerkrankungen und als Therapie-Folge. 4500 Literaturstellen erleichtern den Einstieg in das unmittelbare Schrifttum.

E. Alexandridis

Die Pupille

Physiologie – Untersuchung – Pathologie

1982. 36 Abbildungen. XII, 96 Seiten. Gebunden DM 74,-. ISBN 3-540-11686-9

W. Leydhecker

Augenheilkunde

Mit einem Repetitorium und einer Sammlung von Examensfragen für Studenten

21., in allen Teilen überarbeitete Auflage. 1982. 313 zum Teil farbige Abbildungen in 402 Einzeldarstellungen. IX, 317 Seiten. DM 58,-. ISBN 3-540-11638-9

W. Leydhecker

Die Glaukome in der Praxis

Ein Leitfaden

3., völlig neubearbeitete Auflage. 1979. 64 Abbildungen, 6 Tabellen. XII, 216 Seiten. (Kliniktaschenbücher). DM 28,-. ISBN 3-540-09184-X

W. Leydhecker

Manual der Tonographie für die Praxis

1977. 84 Abbildungen, 4 Tabellen, 2 Ausklapptafeln. VII, 115 Seiten. (Kliniktaschenbücher). DM 26,-. ISBN 3-540-08093-7

W. D. Schäfer

Strabismus in der Praxis

Untersuchungstechnik und Behandlungsablauf
Mit einem Geleitwort von W. Leydhecker
1976. 37 Abbildungen. XI, 137 Seiten. (Kliniktaschenbücher).
DM 27,-. ISBN 3-540-07782-0

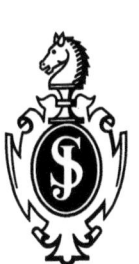

Springer-Verlag
Berlin
Heidelberg
New York
Tokyo

Springer Lehrbücher/Examens-Fragen

Eine Auswahl für den zweiten Abschnitt der ärztlichen Prüfung

J. C. Adams
Orthopädie
Eine Einführung für Studierende der Medizin
Übersetzt aus dem Englischen und überarbeitet von
F. Brussatis, H. Blümlein
1982. (Heidelberger Taschenbücher, Band 200)
DM 27,80. ISBN 3-540-09336-2

Allgemeine und spezielle Chirurgie
Herausgeber: M. Allgöwer
Unter Mitarbeit zahlreicher Fachwissenschaftler
4., völlig neubearbeitete Auflage. 1982.
DM 48,-. ISBN 3-540-11613-3

H.-G. Boenninghaus
Hals-Nasen-Ohrenheilkunde
Für Medizinstudenten
Gegliedert nach dem 1979 erschienenen
Gegenstandskatalog 3
Im Anhang 280 Prüfungsfragen
6., überarbeitete Auflage. 1983. (Heidelberger Taschenbücher,
Band 76). DM 29,80. ISBN 3-540-12355-5

G. Heberer, W. Köle. H. Tscherne
Chirurgie
Lehrbuch für Studierende der Medizin und Ärzte
Mit erweitertem Hinweisindex zum neuen Gegenstands-
katalog
4., neubearbeitete und erweiterte Auflage. 1983.
Gebunden DM 78,-. ISBN 3-540-11899-3

Innere Medizin
Ein Lehrbuch für Studierende der Medizin und Ärzte
Begründet von L. Heilmeyer
Herausgeber: H. A. Kühn, J. Schirmeister
Bearbeitet von zahlreichen Fachwissenschaftlern
4.,völlig neubearbeitete Auflage. 1982.
Gebunden DM 136,-. ISBN 3-540-10097-0

Kinderheilkunde
Herausgeber: G.-A. von Harnack
Unter Mitarbeit zahlreicher Fachwissenschaftler
5., neubearbeitete Auflage. 1980.
DM 48,-. ISBN 3-540-09603-5

Lehrbuch der Geburtshilfe und Gynäkologie
Physiologie und Pathologie der Reproduktion
Von K. Knörr, H. Knörr-Gärtner, F. K. Beller, C. Lauritzen
Unter Mitarbeit von R. Schuhmann
2., völlig überarbeitete und erweiterte Auflage. 1982.
Gebunden DM 98,-. ISBN 3-540-10444-5

T. Nasemann, W. Sauerbrey
**Lehrbuch der Hautkrankheiten
und venerischen Infektionen**
Für Studierende und Ärzte
4., erweiterte und überarbeitete Auflage. 1981.
DM 58,-. ISBN 3-540-10589-1

K. Poeck
Neurologie
Ein Lehrbuch für Studierende und Ärzte
6., völlig neubearbeitete Auflage. 1982.
DM 48,-. ISBN 3-540-11537-4

R. Tölle
Psychiatrie
Kinder- und jugendpsychiatrische Bearbeitung
von R. Lempp
6., neuverfaßte und erweiterte Auflage. 1982.
DM 48,-. ISBN 3-540-11687-7

Examens-Fragen Chirurgie
Zum Gegenstandskatalog 3
Von J. Heinzler, E. Kasperek, F. Schön
2., überarbeitete Auflage. ISBN 3-540-09931-X
In Vorbereitung

Examens-Fragen Gynäkologie und Geburtshilfe
Zum Gegenstandskatalog 3
Herausgeber: E. Kasperek, F. Schön
1979. DM 18,-. ISBN 3-540-09139-4

Examens-Fragen Innere Medizin
Zu den Gegenstandskatalogen 3 und 4
Von J. Heinzler, E. Kasperek, F. Schön
5., überarbeitete Auflage. 1979.
DM 32,-. ISBN 3-540-09426-1

Examens-Fragen Kinderheilkunde
Zum Gegenstandskatalog
Von G.-A. von Harnack, O. Hövels
3., überarbeitete und erweiterte Auflage. 1980.
DM 29,80. ISBN 3-540-09805-4

Examens-Fragen Neurologie
Zum Gegenstandskatalog
Von K. L. Birnberger, D. Burg
3., überarbeitete Auflage. 1981
DM 20,-. ISBN 3-540-10974-9

Examens-Fragen Psychiatrie
Zum Gegenstandskatalog
Herausgeber: H. Lauter, R. Tölle
Unter Mitarbeit zahlreicher Fachwissenschaftler
1982. DM 24,-. ISBN 3-540-11392-4

Springer-Verlag
Berlin
Heidelberg
New York
Tokyo

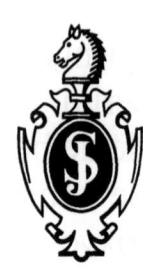